U0929892

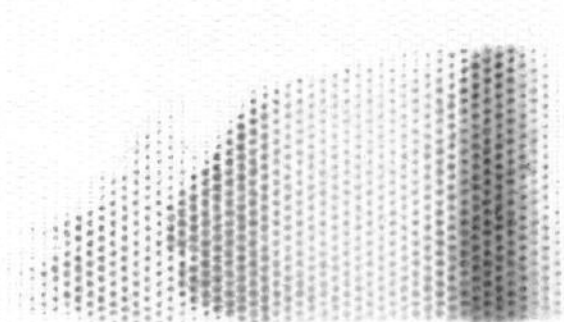

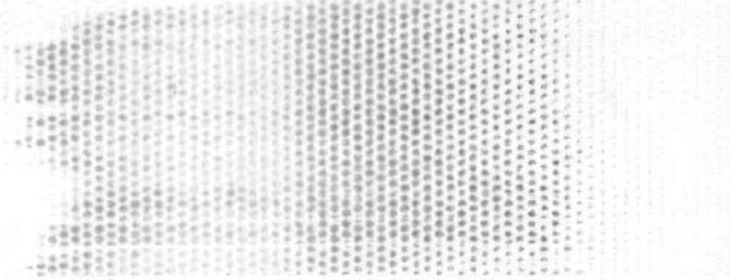

SELLAR REGION NEUROSURGERY

鞍区神经外科学

主　编　朱贤立　马廉亭
副主编　赵洪洋　秦尚振

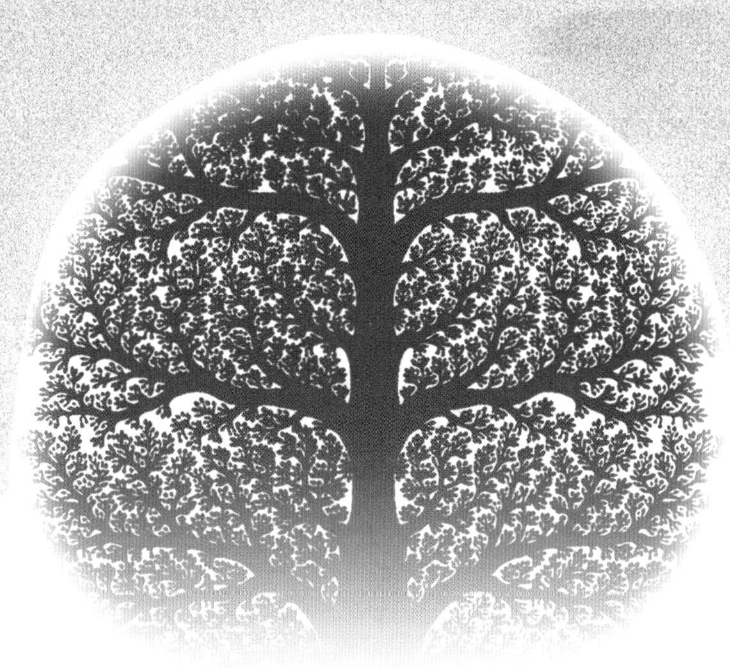

河 南 科 学 技 术 出 版 社
·郑州·

内容提要

本书是国内第一部有关鞍区神经外科方面的专著。全书共分四篇：第一篇介绍了鞍区应用解剖与生理，着重介绍鞍区显微解剖及其临床应用价值；第二篇重点介绍了鞍区疾病的症候学与影像学，既全面阐述了诊断方法和要点，又吸收了在此领域的最新成就（如CTA、MRA等）；第三篇按病种详细介绍了鞍区疾病的相关内容，特别就其病理学单独进行了介绍；第四篇重点论述鞍区疾病的治疗，包括麻醉、手术入路、显微神经外科、血管内神经外科、内镜神经外科、立体定向放射神经外科、立体定向、放射治疗等方面均予以详细介绍，突出反映了微侵袭神经外科方法（显微神经外科、血管内神经外科、内镜神经外科、立体定向放射神经外科、立体定向等）在鞍区疾病治疗中的作用和具体技术。由于鞍区疾病外科治疗的效果与围手术期处理的关系极为密切，所以本书特设两章讨论了“鞍区肿瘤术前术后处理”和“鞍区疾病的围手术期护理”。

本书汇集了国内在此领域享有盛誉的专家，在编写中既总结了各自在多年临床实践中的经验，又广泛吸收了国内外同行的先进经验，反映了此领域的最新成就和发展动态，对神经科医师、研究生，相关专业医师、教学和科研人员具有较高的参考价值。

图书在版编目（CIP）数据

鞍区神经外科学／朱贤立，马廉亭主编.—郑州：河南科学技术出版社，2007.5
ISBN 978-7-5349-3377-6

Ⅰ.鞍…　Ⅱ.①朱…②马…　Ⅲ.颅－神经外科学　Ⅳ.R651.1

中国版本图书馆CIP数据核字（2006）第070716号

出版发行：河南科学技术出版社
地址：郑州市经五路66号　　邮编：450002
电话：（0371）65737028　65714379
责任编辑：仝广娜　楚宪襄
责任校对：徐小刚　王艳红　李　华
封面设计：张　伟
版式设计：栾亚平
印　　刷：河南第一新华印刷厂
经　　销：全国新华书店
幅面尺寸：185mm × 260mm　　印张：33.75　　字数：760千字
版　　次：2007年5月第1版　　2007年5月第1次印刷
定　　价：198.00元

如发现印、装质量问题，影响阅读，请与出版社联系。

主要作者简介

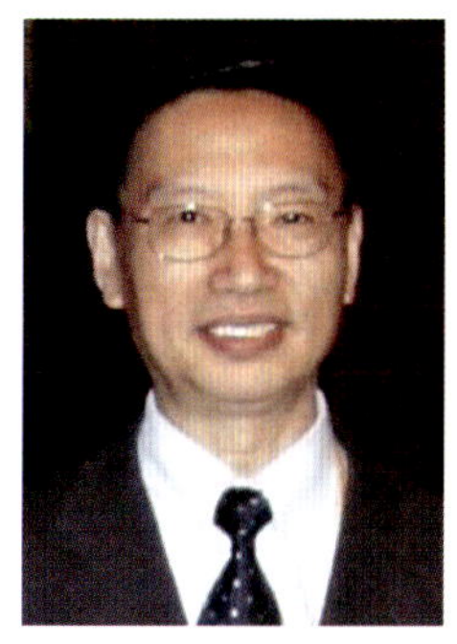

朱贤立 1933年3月出生，浙江宁波人。1956年毕业于同济医学院医疗系本科。毕业后一直在母校附属协和医院外科工作。曾从事普通外科专业（受管汉屏教授等指导）；1960年起兼神经外科工作(受蒋先惠教授指导），1971年后专事神经外科，1977年开始研究显微神经外科。

1992年获国务院特殊津贴，1993年起任国家规划教材《外科学》编写人，1994年任博士生导师，1998年任中华神经外科杂志编委。1983年起历任中华医学会湖北分会理事、湖北神经外科学会副主任委员及武汉神经外科学会副主任委员等。2000年受聘为中央保健委员会会诊专家。

1979年经考试录取、受教育部派遣，以访问学者身份赴瑞士，向当代最杰出的显微神经外科大师——M.G.Yasargil教授学习，担任其手术助手2年，研究脑血管病和颅底等深部脑瘤的显微手术，获苏黎世大学科学院客座院士荣誉称号。

1981年归国，将Yasargil技术与我国实际相结合，全面开展显微神经外科业务，建立系列临床和实验研究课题，接连取得成果；不断以举办学习班、招收研究生和进修医师、接受参观访问、录制和发行手术录像片以及应邀至各省市会诊手术等方式，向全国积极推广显微神经外科技术。其所在科室成为我国最早实现全体医师均掌握显微外科技术、全部手术均采用显微外科技术的医疗、科研和培训中心。研究生、进修和参观访问医师来自全国各地，并经常应邀赴全国各地50余所院校，协助开展显微外科业务。

擅长颅内动脉瘤、脑动静脉畸形、脑深部及颅底肿瘤的显微手术，其中颅咽管瘤全切除术为国内最先开展和研究的项目，至今已完成300余例，疗效显著。

1985年以来已完成并通过省级科研成果鉴定的有“脑动脉瘤的显微外科技术”、“颅咽管瘤全切除的显微外科技术”、“三脑室肿瘤的显微外科切除技术”、“蝶骨嵴内1/3脑膜瘤全切除的显微外科技术”、“双极电凝止血技术与方法研究”以及“翼点入路操作技术之改进与应用”等10项课题，其中6项达国际先进水平，

4项为国内领先水平，5项获省科技进步奖。在国内外发表论文 40余篇。

1990年完成自己手术的大型系列科教录像片《显微神经外科入门》，包括《显微操作实验室训练》、《显微神经外科基本操作与显微解剖》、《颅内肿瘤显微手术》、《脑血管病显微手术》及《其他显微神经外科手术》共5集，对学术交流和我国显微神经外科事业起到了积极促进作用。

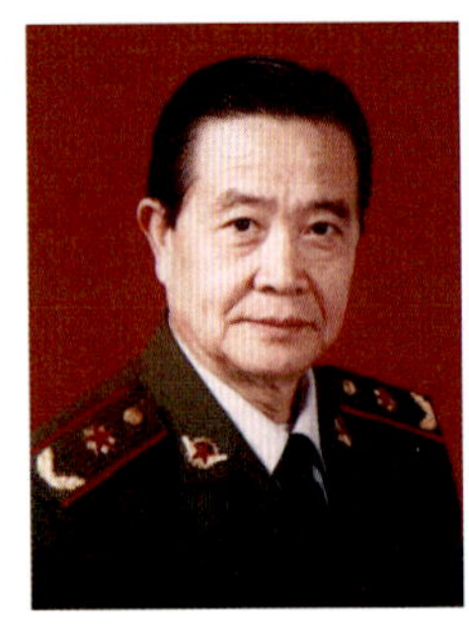

马廉亭 1937年3月出生，河南安阳人。1962年6月毕业于河南医学院医疗系本科，现任广州军区武汉总医院神经外科主任医师、中国人民解放军神经外科中心主任、文职将军，第一军医大学、第三军医大学、华中科技大学同济医学院、武汉大学医学院、武汉理工大学化学工程系兼职教授，华中科技大学同济医学院、第一军医大学博士生导师。从事神经外科专业，擅长脑脊髓血管疾病的血管内栓塞治疗。现任中华医学会神经外科学分会常务委员、血管治疗专业学组副组长，中南六省(区)神经外科学会主任委员，湖北省暨武汉市医学会常务理事，湖北省神经外科学会主任委员，全军科委会委员、神经外科学会副主任委员等20多项社会职务。中华实验外科杂志副总编，中华外科杂志、中华神经外科杂志、中华神经外科疾病研究杂志、解放军医学杂志编委，国外医学神经病学神经外科学脑血管疾病分册编委，中国临床神经外科杂志总编辑，中国微侵袭神经外科杂志、临床外科杂志、河南实用神经病学杂志、华南国防医学杂志副总编，中国神经精神疾病杂志、中国耳鼻咽喉颅底外科杂志、创伤外科杂志、现代神经疾病杂志、医学影像学杂志、介入放射学杂志编委。撰写论文100余篇。专著有《神经外科血管内治疗学》、《实用神经外科手册》、《微侵袭神经外科学》、《脑血管疾病血管内治疗技术及图谱》、《创伤性假性动脉瘤与动静脉瘘》。参加《手术学全集·神经外科卷》、《黄家驷外科学》第6版等10部著作编写。是我国介入神经外科创建人之一，多次举办全国神经外科血管内治疗新技术推广应用学习班，为推动我国此项新技术的开展起到促进作用。曾获国家科技进步二、三等奖各1项，军队、省(部)级科技进步二等奖10项，荣立三等功5次，享受政府津贴，曾获广州军区优秀专业技术人才奖励基金特等奖与二等奖，被评为湖北省科技先进个人与白求恩式的卫生工作者。中央电视台、湖北电视台及多家报纸曾多次介绍其先进事迹，并深受国内同行及病人好评。为表彰其突出功绩，2000年8月28日江泽民总书记亲自签署通令为其记二等功。2002年获全军专业技术重大贡献奖。2002年被评为湖北省优秀科技工作者。

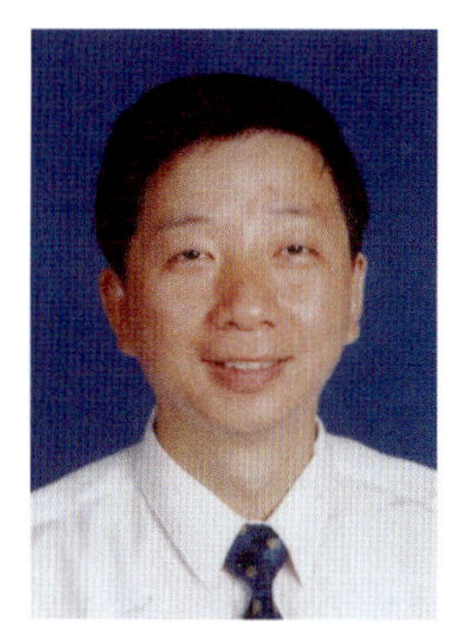

赵洪洋 1960年5月出生，湖北武汉人。德国萨尔州立大学医学博士，教授、主任医师、博士生导师。现任华中科技大学同济医学院附属协和医院神经外科主任、γ刀治疗研究中心主任、外科副主任，湖北省和武汉市神经外科学会副主任，湖北省神经科学会常务理事，中国临床神经外科杂志副主编，中华实验外科杂志特约编辑，中华现代临床医学杂志、功能与立体定向神经外科杂志、临床外科杂志、临床神经外科杂志、急诊医学杂志、中国神经肿瘤杂志、国外医学神经外科和神经内科分册、中华全科医学杂志、中国耳鼻咽喉颅底外科杂志、卒中与临床神经疾病杂志及中华外科杂志特约编委。湖北省有突出贡献中青年专家，湖北省医疗保健专家，湖北省医学司法鉴定委员会委员，湖北省和武汉市医疗事故鉴定委员会委员。德国萨尔州立大学客聘教授。获湖北省科技进步二等奖3项，中国人民武装警察部队科技进步二等奖1项，湖北省卫生厅科技进步一等奖1项。发明的脑室外引流及颅内压监测仪获得专利。获得国家自然基金项目、湖北省科技攻关项目、国家教委资助基金的科研课题各1项，同济医学院资助基金的科研课题1项。主编专著《神经外科学新进展》、《颅底显微神经外科》2部，参编专著11部。在国内外期刊已发表论文100余篇，其中第一作者论文60余篇。

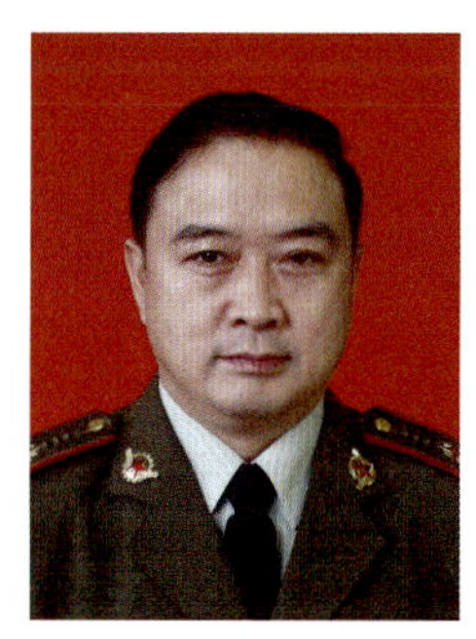

秦尚振 1951年4月出生。1976年毕业于第四军医大学。教授、主任医师、硕士生导师。技术四级，享受军队特殊岗位津贴。现任中国人民解放军全军神经外科中心、广州军区武汉总医院神经外科主任，广州军区神经外科专业委员会主任委员，广州军区第六届医学科学技术委员会委员，湖北省神经外科学会常委，武汉市神经外科学会委员，中国临床外科杂志副总编，中华外科杂志特约编委，中国微侵袭神经外科杂志编委。曾先后到日本福岗大学和美国纽约大学短期访问学习。主办湖北省、全军、全国显微外科新进展讲习班3期。发表论文96篇，参编专著5部。获国家、军队和湖北省科技进步奖22项。荣立集体二等功1次、个人三等功2次。被广州军区评为学雷锋、学李向群、学英模先进个人。曾获“1383”特殊人才一等奖。

作 者 名 单

丁建军	深圳市第二医院神经外科	主任医师
马廉亭	广州军区武汉总医院全军神经外科中心	教授
丰育功	青岛大学医学院附属医院神经外科	主任医师
王　锐	海军总医院神经外科	副主任医师
冯纪祥	湖北省肿瘤医院放疗科	主任医师
刘　伟	青岛市立医院神经外科	副主任医师
刘宗惠	海军总医院神经外科	教授
华　莎	广州军区武汉总医院全军神经外科中心	主管护师
吕　健	西安交通大学第二医院神经外科	博士
吕　健	广州军区武汉总医院全军神经外科中心	主管护师
朱贤立	华中科技大学同济医学院协和医院神经外科	教授
阮旭中	华中科技大学同济医学院同济医院神经内科	教授
余　泽	广州军区武汉总医院全军神经外科中心	主任医师
吴佐泉	广州军区武汉总医院全军神经外科中心	主任医师
张小鹏	广州军区广州总医院神经外科	副主任医师
张　戈	广州军区武汉总医院全军神经外科中心	硕士
张方成	华中科技大学同济医学院协和医院神经外科	副教授
张永学	华中科技大学同济医学院协和医院核医学科	教授
张新元	广州军区武汉总医院全军神经外科中心	博士
李　俊	广州军区武汉总医院全军神经外科中心	博士
李春德	北京天坛医院神经外科	副教授
李爱冰	广州军区武汉总医院全军神经外科中心	博士
杜　浩	广州军区武汉总医院全军神经外科中心	主治医师
杨　剑	广州军区武汉总医院全军神经外科中心	护师
杨　铭	广州军区武汉总医院全军神经外科中心	副主任医师
沈七襄	广州军区武汉总医院麻醉科	主任医师
陈卫东	湖北省肿瘤医院放疗科	副主任医师
陈谦学	武汉大学人民医院神经外科	教授
林　宁	华中科技大学同济医学院协和医院神经外科	副主任医师
林武延	广州军区武汉总医院耳鼻喉科	主任医师

林　洪	华中科技大学同济医学院协和医院神经外科	副教授
罗世祺	北京天坛医院神经外科	教授
姚国杰	广州军区武汉总医院全军神经外科中心	博士
柯昌庶	广州军区武汉总医院病理科	副主任医师
胡军民	广州军区武汉总医院全军神经外科中心	博士
赵甲山	华中科技大学同济医学院协和医院神经外科	教授
赵洪洋	华中科技大学同济医学院协和医院神经外科	教授
项　伟	华中科技大学同济医学院协和医院神经外科	博士
徐卫明	华中科技大学同济医学院协和医院神经外科	博士
徐国政	广州军区武汉总医院全军神经外科中心	主任医师
徐　敏	广州军区武汉总医院全军神经外科中心	护士
秦尚振	广州军区武汉总医院全军神经外科中心	主任医师
曹作为	海口市人民医院神经外科	教授
曹国祥	华中科技大学同济医学院协和医院核医学科	副教授
黄　楹	天津脑系科医院神经外科	主任医师
龚　杰	广州军区武汉总医院全军神经外科中心	副主任医师
彭　翔	湖北省十堰市东风总医院神经外科	主任医师
舒　凯	华中科技大学同济医学院同济医院神经外科	主治医师
蒋年华	华中科技大学同济医学院协和医院神经外科	主管护师
詹升全	广东省人民医院神经外科	主任医师
雷　霆	华中科技大学同济医学院同济医院神经外科	教授
潘　力	广州军区武汉总医院全军神经外科中心	博士
薛　峥	华中科技大学同济医学院同济医院神经内科	副教授
魏少波	中国人民解放军总医院神经外科	教授

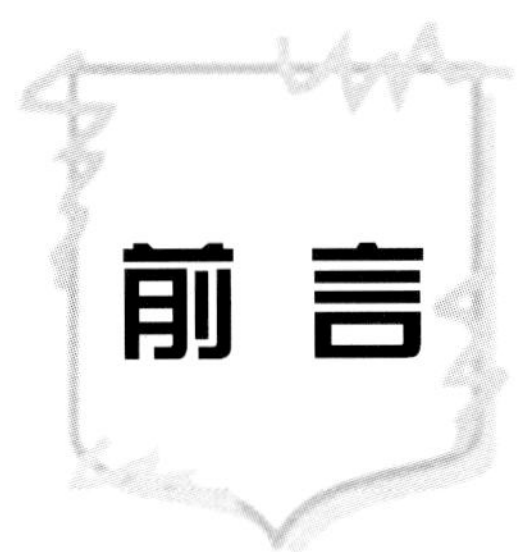

前言

医学是人类和疾病作斗争的科学，自有人类就有疾病，疾病的历史至少与人类的历史一样长。可以认为神经外科疾病和对神经外科疾病处理的历史同样久远。

神经外科是20世纪才发展起来的。Harvey Cushing、Walter Dandy和其他一些人对神经外科的发展做出了很大贡献。在外科历史上，早就有颅骨钻孔术，但是钻孔的目的是为了“驱除魔鬼”或减轻创伤后的压力，或治疗癫痫，因此还难算作神经外科，一直到19世纪后期，对大脑皮层功能解剖定位研究以后，外科医生才有可能真正开始对颅内病变进行有效处理。

据史书记载，公元141～208年，我国一代神医华佗就有为病人剖颅治病的历史，并因给曹操治偏头痛（脑痛）而被其杀害。在旧中国，我国的神经外科事业几乎是空白。据记载，北京的关颂涛、赵以成，上海的沈克菲、裘法祖，西安的张同和等曾做过一些脑瘤手术，但例数很少。新中国成立后赵以成教授成为开创我国神经外科的先驱，1952年受卫生部委托组织了全国第一个神经外科专科医师培训班，培养了许多神经外科骨干力量，同年在天津市立总医院创立神经外科，随后在北京创立神经外科及北京市神经外科研究所。在这些前辈的领导下，目前我国神经科学已达到世界先进水平，在某些方面，如王忠诚院士的脑干肿瘤的显微外科治疗已达到世界领先水平。

医学的发展离不开社会科学和自然科学及其他学科的发展，神经外科的发展也同样如此。20世纪后半期以来，由于X线、核医学、计算机技术的发展，出现了CT、CTA、MRI、MRA、DSA、SPECT、PET、MEG等先进的仪器设备，使神经系统疾病的定位、定性诊断，不再单纯依靠神经系统检查、定位诊断知识、头颅X线平片、气脑造影、脑室造影、脑血管造影等间接定位征象，而使定位诊断更加直观、准确。由于手术显微镜、显微器械、导管、栓塞材料、γ刀、X刀、立体定向仪、射频毁损仪、神经导航、内镜等的出现，使神经外科医生不再单纯依靠裸眼及一把手术刀来治疗神经系统的疾病。神经外科的发展经历了传统、古典神经外科，到20世纪70年代的显微神经外科，再至20世纪八九十年代的微创神经外科的不同阶段。目前神经外科分出更多、更新的专业分支：显微神经外科、内镜神经外科、血管内神经外科、功能与立体定向神经外科、立体定向放射神经外科、分子神经外科等学科，这些统称为微创（微侵袭）神经外科，是以对病人最小的损伤来治疗颅内各种复杂疑难疾病，且随着各种设备制作的精巧和多功能化，加

上各种技术的相互结合，其治疗范围不断扩大，疗效不断提高，死亡率和残废率不断降低，取得了传统手术不能达到的效果，这是21世纪神经外科发展的方向。为此，1990年，Wickham Fitzpatrick首先提出“微侵袭外科(minimally invasive surgery)”的概念；1992年，Bauer和Hellwig进一步提出“微侵袭神经外科(minimally invasive neurosurgery)”的概念。国际上曾召开过4次微侵袭神经外科学术会议，国内曾于1999年、2001年召开过2次微侵袭神经外科学术会议；1996年刘承基教授创办了我国第一本微侵袭神经外科杂志；1999年马廉亭教授主编出版了我国第一部微侵袭神经外科专著《微侵袭神经外科学》。这些，对国际和我国微侵袭神经外科的发展都起到了积极的推动作用。

鞍区神经外科学是最能体现“微创神经外科”概念的领域之一。主编之一朱贤立教授在20世纪80年代初从Yasargil教授处学成回国，是最早在中国开展显微神经外科的学者之一，其娴熟的显微神经外科技巧在鞍区疾病的治疗中得到了充分的展现，尤其在颅咽管瘤全切除方面更有独到之处。另一位主编马廉亭教授是我国血管内神经外科的开创者之一，多年致力于动脉瘤、颈动脉海绵窦瘘等脑血管病的介入放射治疗。副主编赵洪洋教授和秦尚振主任多年从事鞍区疾病的微创外科治疗，在显微神经外科、立体定向放射外科治疗鞍区疾病方面取得了令人瞩目的成绩。鉴于国内尚无有关鞍区神经外科学方面的专著，主编们联合国内各方面的专家，撰写了本书，力图全面、系统地阐述鞍区神经外科学领域的问题。

本书的出版得到河南科学技术出版社的鼎力支持，在此表示衷心感谢。也十分感谢此书的搭桥人——郑州大学医学院楚宪襄教授的鼓励、支持和鞭策。同济医学院神经外科计算机专家陈忠技师和主编秘书李俊博士也付出了大量的辛勤劳动。

希望本书能为我国微创神经外科的发展起到添砖加瓦的作用，使我国鞍区微创神经外科向更普及、更规范、更高层次发展。由于作者水平有限，本书难免有这样或那样的错误，敬请各位同道批评指教。

编者
2004年6月于武汉

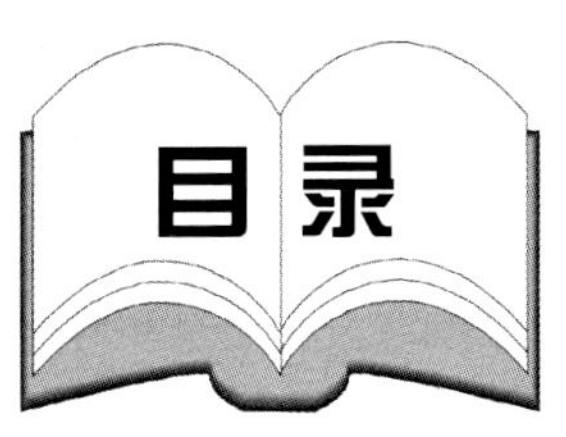

第一篇　鞍区应用解剖与生理

第二篇　鞍区疾病的诊断

第三篇　鞍区疾病

第四篇　鞍区疾病的治疗

第一篇

鞍区应用解剖与生理

第一章　鞍区解剖

第一节　鞍区骨与硬脑膜

鞍区位于颅底中部，以马鞍形蝶鞍为中心，前部是蝶骨平台、鞍结节，二者间的沟为视交叉沟。视交叉沟向两侧与视神经管相延续并与眶内相沟通。蝶骨体中部有3对突起，从前向后分别为前床突、中床突和后床突。前床突最靠前，中床突位于鞍结节下外方，后床突则是鞍背的外上缘。

蝶鞍在矢状位呈一骨沟状，位于蝶骨体的后上方，前界为鞍结节，后界为鞍背和后床突，即斜坡的上部。两侧则由海绵窦内壁限定。在正常成年人鞍底骨质是连续完整的，在胎儿鞍底可见一约0.5mm大小的孔，位于中线或偏一侧，为中颅咽管，是咽垂体管的残余，在蝶骨体未开始气化前消失。在成年人，上斜坡与鞍结节宽度相当，前床突位于鞍结节外侧，两侧前床突间距离大于两侧后床突间距离。

蝶窦在大小、形状、气化程度方面有很大差异。刚出生时，蝶窦仅为一微小腔隙，主要在青春期迅速发展。早期，蝶窦向后扩展达鞍前区，逐渐发展进入蝶鞍下方和后方，在青春期后发展至正常大小。如果蝶窦扩大可部分环绕至视神经管。成年后，蝶窦可随其骨壁的不断吸收而进一步扩大。偶尔蝶窦骨壁有小裂隙，使蝶窦黏膜直接与硬膜贴附。根据蝶窦气化程度及其与蝶鞍的关系可将之分为鞍前型（24%）、鞍型（75%）和甲介型（1%）。在甲介型中蝶窦到蝶鞍的骨质厚度至少10mm。颈内动脉经常形成蛇状突起突入蝶窦壁底部下方，并沿蝶鞍前缘延伸。视神经管也经常从蝶窦壁外上方突入蝶窦。在视神经和颈内动脉突入蝶窦壁之间的位置可见一隐窝，称视神经颈内动脉隐窝。去掉蝶窦外侧壁的黏膜和骨质，可显露覆盖海绵窦内侧面的硬膜和视神经管，打开硬膜可显露出海绵窦内的颈内动脉。展神经位于颈内动脉外侧和三叉神经眼支内侧之间。约有50%分隔视神经和颈内动脉的蝶窦壁的骨质厚度不足0.5mm，也有少数情况下这些结构与蝶窦壁缺乏骨性分隔。蝶窦的隔相对于鞍底从大小、形状、厚度、位置等都有很大差异。两侧蝶窦

腔很少对称，并且经常被分割成不规则小腔。蝶窦隔跨越鞍底时经常偏离中线，或呈不规则形态。约68%的蝶窦被一主要的隔分割成两个大腔，由于此隔偏离中线或弯曲，因此两侧蝶窦腔并不对称，大腔又被分成多个小腔。

鞍区通过3组连续的硬脑膜结构分出垂体窝和海绵窦的边界、床突间褶、鞍膈和包含垂体的硬膜囊。每侧的岩床前褶从同侧前床突发出，沿矢状方向向后，朝颞骨岩部尖端上方伸展，并靠内侧达三叉切迹，与小脑幕游离缘相延续。岩床后褶从后床突开始延伸到颞骨岩部尖端，并从后外侧在颞骨岩部上面与小脑幕相延续，在三叉神经的上方穿过，其内包含岩上窦（岩斜静脉汇入处）。岩床前褶和岩床后褶走行方向不同，但在颞骨岩部尖端呈“V”形交叉，岩床前褶位于岩床后褶之上。而这种“V”形交叉构成4个三角区域：前外侧方，位于中颅窝，包含大脑颞叶前部；后外侧方，小脑幕所在；后内侧方，小脑幕切迹所在，包含中脑；前内侧方，被由水平走向、连结两侧岩床前褶的一硬膜所覆盖。这一硬膜结构向前与鞍结节的硬脑膜相延续，向后与鞍背和上斜坡表面的硬脑膜相延续，在侧方，于岩床前褶外侧，硬膜由水平变为近乎垂直到达圆孔和卵圆孔区域构成海绵窦的侧壁。两侧岩床前褶之间的硬膜结构构成蝶鞍的顶和鞍旁区，中线区成为鞍膈，侧方被称为海绵窦顶。鞍膈构成蝶鞍的顶，覆盖垂体。鞍膈的侧方与海面窦顶相延续，前方与鞍结节的硬脑膜相延续，后方与鞍背表面的硬脑膜相延续。鞍膈中部有膈孔，包含垂体柄和与垂体柄伴行的垂体上动脉的终末段。鞍膈孔直径通常是垂体柄直径的2倍。鞍膈孔62%呈卵圆形，38%呈圆形。鞍膈和海绵窦顶之间没有韧带或特殊硬膜结构将其分隔。垂体囊直接包裹垂体，囊的两侧为海绵窦，后面凸入鞍背凹内，上面与鞍膈附着在一起。垂体囊紧密包裹垂体，形状与垂体一致，并使垂体与周围结构尤其是海绵窦保持相互独立。垂体窝本身的侧壁没有直接的矢状硬膜层，只是垂体囊前后和上下的凸起。鞍膈在孔缘处最薄，周围相对稍厚，平均厚度0.2mm，常被看作经蝶手术中膈上结构的保护屏障。鞍膈有54%下凹，4%上凸，42%扁平。前后方附着点常低于鞍结节顶点和后床突。有5%的鞍膈阙如，1/3厚度小于0.1mm。65%的垂体柄靠近鞍膈孔后缘，35%向前方游离，后者在经颅手术中容易损伤。由于多数鞍膈孔缘远离垂体柄，鞍上蛛网膜沿垂体向垂体柄反折，约有8%～56%的蛛网膜突入鞍膈孔内，但其深度多小于2mm。鞍膈孔较大者，垂体被压低，并可发生位置偏移，甚至形成空蝶鞍。

第二节　海绵窦的解剖

海绵窦是颅底最复杂的结构，Parkinson在研究了海绵窦的解剖后称其为“解剖领域的珠宝盒”(anatomical jewel box)。自1965年Parkinson首次成功完成海绵窦直接手术以来，众多学者利用显微外科技术不断积极探讨海绵窦临床显微解剖研究，同时也发展了海绵窦病变的手术入路。

海绵窦位于垂体和蝶鞍两侧，向前延伸至眶上裂，向后扩展至颞骨岩部尖端，每侧长约2cm，宽约1cm。其内由大小不同的静脉丛构成，并与后颅窝硬膜外的基底静脉丛相沟通。两侧海绵窦还通过静脉通道相互交通。海绵窦是颅内、眶内、两侧颅底之间和颅内外之间多组静脉回流、沟通的中转站。颈内动脉海绵窦段及其分支、展神经及包绕

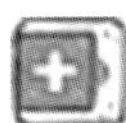

颈内动脉周围的交感神经丛行于海绵窦内，动眼神经、滑车神经、三叉神经眼支和上颌支行于海绵窦侧壁中。鉴于海绵窦位置深在及复杂的神经血管关系，下面从几个方面进行介绍。

一、海绵窦与周围骨结构的关系

与海绵窦相关的重要骨性标志包括了前颅窝和中颅窝的结构：蝶骨体、蝶骨大翼、蝶骨小翼、前床突、中床突、后床突、颈内动脉床突孔和床突间骨桥。海绵窦位于蝶骨体的两侧，蝶骨体形似马鞍，由靠前的蝶骨前部和靠后的蝶骨底部构成，这两部分很自然地融合在一起。蝶骨体前面与蝶骨小翼连结，侧面与蝶骨大翼和翼突内侧板连结，蝶骨大翼在海绵窦前下方并向侧方伸展，蝶骨小翼位于海绵窦顶壁的前外侧缘，蝶骨大翼和蝶骨小翼构成眶上裂，二者共同形成海绵窦的骨性前界。前床突在蝶骨小翼的内侧和视神经管颅内端的外侧，是海绵窦的骨性前顶；后床突在鞍背的后上缘是海绵窦骨性后顶的一部分。颈内动脉沟位于蝶骨体侧面，在卵圆孔、圆孔和眶上裂之内侧，其在颞骨岩部尖端进入破裂孔处标志最显著。圆孔位于蝶骨体和蝶骨大翼相交处，在眶下裂的上端。卵圆孔和棘孔则沿蝶骨大翼后缘排列。颈内动脉在行经破裂孔时则位于颈内动脉沟和颞骨岩部尖端相交处。而后床突与颞骨岩部尖端形成了海绵窦的骨性后界。中床突是鞍结节外侧和颈动脉沟内侧的一个骨性突起。前床突是蝶骨小翼向后内侧的延续，并通过上脚柱和下脚柱与蝶骨体连结。上脚柱为平面状，形成视神经管的顶，向内延续为蝶骨平台；下脚柱即视柱，形成视神经管的侧壁和前壁，将蝶骨小翼与蝶骨底部连结在一起。正常情况下，前床突由表面薄层的皮质骨包裹其内的网状骨组成，个别情况下前床突可被气化，经视柱与蝶窦相通。前床突的长度从视神经管的顶到前床突的尖为3～18mm，平均7mm；宽度为2～4mm，平均3mm。中床突是位于蝶骨体的侧面，颈内动脉沟内侧，鞍结节下1～2mm处的一个骨性投影，其出现率约为25%。约75%可以辨认出，但经常被忽略。它的存在往往更进一步增加了海绵窦手术的难度。后床突位于鞍背外上缘，为一指向前和后的骨性突起，后床突也可以被气化并与蝶窦相通。

前床突、后床突和中床突，两两之间或三者间均可形成骨性或纤维性连结。前床突与中床突之间的骨性连结可使颈内动脉沟末端形成骨孔，即颈内动脉床突孔。Keyes统计此孔出现率为27.46%，Inoue统计占25%。Keyes观察分析2 178例颅骨标本，将前床突与中床突间骨性连结的程度分为完全型（形成骨桥）、不完全型（纤维连结，由颈内动脉床突间韧带连结形成环状）和缝隙连结（两床突间未形成骨桥，但骨性间距少于1mm）。其中完全型占7.08%，不完全型占19.15%，缝隙连结占1.23%。前床突和后床突之间也可出现骨性连结形成床突间骨桥。床突间骨桥出现率约占4%～8.68%，且床突间骨桥两侧同时存在几率是单侧出现的1倍。通常床突间骨桥的存在提示颈内动脉床突孔的必然形成。多数情况下，前床突和后床突之间缺乏骨性连结，由致密的纤维带即床突间韧带连结。

二、海绵窦的硬膜构成和硬膜的薄弱区

在冠状切面上，单侧海绵窦中部呈四边形，有4个壁，两侧窄，上下高。上壁与外壁间、上壁与内壁间都接近呈直角；内壁与下壁间呈钝角；外壁与下壁间为锐角。在矢

状切面上，海绵窦前部尖小，后部宽大。外壁表面积最大，处于中颅窝大脑颞叶的内下侧。海绵窦外壁与上壁即海绵窦顶的交界是岩床前褶。海绵窦内壁是将海绵窦与垂体分开的鞍膈硬膜向下的延伸。硬膜的脑膜层（dura propria）构成海绵窦的内壁、上壁和外壁，蝶骨体表面的硬膜骨膜层（periosteal dura）构成海绵窦的下壁。目前已知海绵窦的外壁和上壁又包括两层组织：表层和里层。表层较里层厚韧致密，里层菲薄半透明。海绵窦顶前部的前床突外表面覆盖有硬膜脑膜层的表层，其下表面被硬膜脑膜层的里层覆盖，而此两层在海绵窦上壁与内壁交界处紧密粘连在一起。因此颈内动脉紧贴前床突内侧出海绵窦顶时的表层形成硬膜的远侧环，里层形成硬膜的近侧环，中间一段楔形颈内动脉即为床突段。动眼神经、滑车神经、展神经穿入海绵窦的硬膜脑膜层后走行在里层中。这些颅神经也将自己的脑膜和蛛网膜鞘带入海绵窦内。Umansky 认为海绵窦外壁的里层是由这些颅神经的硬膜鞘之间互相连续形成的，在 60% 的标本中里层发育完整，40% 的标本中里层在动眼神经和三叉神经眼支之间（Parkinson 三角处）常不完整。海绵窦外壁的里层和内壁的硬膜间有许多硬膜纤维小梁，其中一些伸入海绵窦腔内颈内动脉的外膜内将其固定在窦壁上。Kawase（1996）发现海绵窦硬膜上有 3 个薄弱区易被肿瘤侵入：①蝶顶窦和大脑中静脉汇入海绵窦处，蝶骨嵴内侧型脑膜瘤可经此侵入海绵窦和眶内；②海绵窦内壁的硬膜组织比较疏松，不似外壁表层致密坚韧，可被垂体腺瘤从中线方向侵入海绵窦；③动眼神经和滑车神经入海绵窦处，硬膜组织也比较疏松，海绵窦内肿瘤，如脑膜瘤和侵入海绵窦的垂体腺瘤常可从此处突破海绵窦硬膜侵入硬膜下隙。

海绵窦的病变可依所处位置划分为海绵窦内、海绵窦侧壁硬膜两层间和侵犯并破坏侧壁正常解剖结构的病变。海绵窦外侧壁硬膜表、里两层间有非常明显的界面。外侧壁的肿瘤，如胆脂瘤和三叉神经的肿瘤，可仅经硬膜表层手术，而不进入海绵窦腔内。海绵窦腔内的肿瘤通常需解剖硬膜外壁并经各个适当的解剖三角来暴露肿瘤。有些侵犯海绵窦外壁的肿瘤，如蝶骨嵴脑膜瘤，也可侵犯海绵窦内的神经血管结构。对这些病变应否全切既富于挑战性也兼具争议。Sekhar 根据肿瘤侵犯海绵窦和海绵窦段颈内动脉的程度，将海绵窦肿瘤分为五型。他认为已侵犯双侧海绵窦的第Ⅴ型肿瘤通常不宜手术。

海绵窦由上下内外 4 个壁构成，海绵窦顶或上面和外侧壁由硬脑膜覆盖，内侧壁和下面由骨膜覆盖。

海绵窦顶由两层硬膜构成。后床突为小脑幕的附着点，当小脑幕向前延伸及鞍膈向外侧延续即构成海绵窦的顶。当小脑幕朝前内侧弯曲时，形成两个硬膜返折，一个是朝前床突延伸的床突前返折，另一个是朝后床突反转的床突后返折。而前床突和后床突之间的膜性连结又构成床突间硬膜返折。将海绵窦顶的外层硬膜剥离后，可显露出内层硬膜，为带有孔隙的薄膜。连结前床突和后床突的床突间韧带与整个内膜层融合在一起。从解剖角度出发，将海绵窦顶分成两个三角，即后外侧的动眼神经三角和前内侧的颈内动脉三角。动眼神经三角由床突前、床突后和床突间硬膜返折围成，此三角构成海绵窦顶的后 2/3，动眼神经穿过此三角进入海绵窦，此三角可经硬膜下直接显露。在动眼神经三角内，内膜层构成动眼神经的鞘膜，并且继续延续成为海绵窦外侧壁的内膜层。颈内动脉三角则占海绵窦顶的前 1/3，被前床突遮盖。

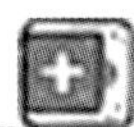

前床突由两层硬膜覆盖，外层覆盖前床突的上表面，内层覆盖前床突的下面，两层硬膜分开包裹前床突，当前床突磨除后可显露出一个空间，也称为床突间隙。因此床突间隙是被前床突占据的一个潜在腔隙。覆盖前床突上表面的海绵窦顶的外层硬膜，向内侧延续与颈内动脉的外膜融合，围绕颈内动脉形成远端硬膜环。除形成远端硬膜环外，海绵窦顶的外层硬膜向内延续覆盖蝶骨平台和鞍结节，同时形成镰状韧带、视神经的鞘膜及鞍膈。远端硬膜环是紧紧包绕颈内动脉的，如果分离此环必将损伤颈内动脉外膜。连结前床突与颞骨岩部尖端的硬膜返折，即前岩床韧带在侧面与远端硬膜环融合在一起，并加固此环。在前面，覆盖前床突下面的内层硬膜围绕颈内动脉形成近端硬膜环，并沿着颈内动脉床突段延续与远端硬膜环融合在一起。因此，颈内动脉床突段就由内层硬膜形成的一个硬膜套所包裹。与远端硬膜环不同的是，近端硬膜环不与颈内动脉的外膜相融合，相对产生一定的间隙。海绵窦内静脉丛可沿此间隙延伸至远端硬膜环。

海绵窦的外侧壁由两层硬膜构成，浅层为中颅窝固有硬膜，深层为内膜层；而内膜层实际是由穿行于海绵窦侧壁的颅神经的神经外膜所构成。内侧壁由蝶鞍侧壁的骨膜和固有硬膜形成。海绵窦的底部由蝶骨体的骨内膜形成。

三、与海绵窦相关的颅神经

动眼神经、滑车神经、三叉神经眼支和上颌支、展神经与海绵窦关系密切。动眼神经自脚间窝发出后走在岩床后褶之上，经后床突外侧海绵窦后顶的动眼神经三角入海绵窦内。动眼神经进入海绵窦处与前床突、后床突等是海绵窦外侧入路的重要解剖标志。动眼神经在海绵窦外壁硬膜表层内斜向下走行至前床突，其神经鞘膜与滑车神经和眼神经的鞘膜交织形成了海绵窦半透明的外壁硬膜里层。动眼神经经过前床突下外侧和海绵窦颈内动脉外侧时与颈内动脉间形成颈动脉动眼神经膜，也就是颈内动脉近侧环。动眼神经于前床突外下缘出海绵窦进入眶上裂，此可作为打开海绵窦侧壁的标志，但在切除前床突时易受损伤。动眼神经进入眶上裂后在视网膜中央总腱环内的外直肌两头端之间走行，它在眶上裂内分成上、下两支。上支支配上睑提肌和上直肌，下支支配内直肌、下直肌和下斜肌。术中无论从硬膜外还是硬膜内去除前床突，都有损伤动眼神经的危险。

滑车神经经后床突的后外侧，斜行于前、后岩床突硬膜返折间，穿入小脑幕游离缘内，沿小脑幕游离缘潜行数毫米，之后，进入海绵窦外侧壁。在海绵窦外侧壁内，滑车神经靠上时，在动眼神经外下穿行，而在深处则靠近固有硬膜，并悬浮于内膜层，几乎与窦顶平行前行，滑车神经跨越动眼神经之上进入眶上裂。进入眶上裂时，在视网膜中央总腱环之外走行，并在上睑提肌和眶周之间穿行，进入上斜肌的眶面，并支配上斜肌。

眼神经在海绵窦外侧壁最下部进入海绵窦，在海绵窦外侧壁内，走行在滑车神经的外下方，并从外侧进入眶上裂。在眶上裂内，又分成 3 支，即大的额支、小的泪腺支和鼻睫中间支。额支与滑车神经伴行，泪腺支在眶上裂最外侧穿行，这两支均在视网膜中央总腱环外穿行；鼻睫中间支则在视网膜中央总腱环内穿行，走行在外直肌两头端之间。海绵窦的硬膜由眼神经和上颌神经支配。

展神经出桥延沟后，穿入斜坡硬膜，朝 Dorello 管前行。Dorello 管位于颞骨岩部尖

端和后床突之间，由纤维性或骨性岩床突韧带构成。穿过Dorello管，展神经在海绵窦后部进入海绵窦，并贴附于颈内动脉外侧走行，处于眼神经水平之上。展神经在海绵窦内约10%～20%可分为若干小支，以2～3支多见，最多可达5支。来自颈丛的交感神经纤维在海绵窦内与展神经同行。

颅神经的血液供应对维持神经功能起重要作用，因此颅神经的血液供应不可忽略。与海绵窦有关的动眼神经、滑车神经、展神经、三叉神经眼支和上颌支在其行程中可由不同的血管分支供血。在海绵窦内，所有相关颅神经的血供主要来自颈内动脉的外下干，亦称海绵窦下动脉。外下干发出4个分支，上支或小脑幕支供应动眼神经、滑车神经；前内侧支供应动眼神经、滑车神经、展神经、三叉神经眼支；外侧支或前外侧支供应三叉神经上颌支；后支供应三叉神经下颌支和GG节。此外，椎－基底动脉系统的后穿质血管也参与海绵窦向后部的颅神经供血。为了保持颅神经的功能，术中不仅要保护颅神经的解剖完整性，也要注意保护颅神经的供血血管。Grimson和Sekhor报道，对损伤和受肿瘤侵犯而切除的颅神经，将鞘膜端端吻合，或用耳大神经或腓神经移植吻合也能取得部分神经功能的恢复。

四、与海绵窦相关的血管

（一）动脉

颈内动脉自颈总动脉分出后，向上在颅底经颈动脉孔入颅穿过海绵窦，止于前床突上方大脑前动脉和大脑中动脉分叉处。颈内动脉分4段：颈段、岩段、海绵窦段和脑内段。海绵窦段为颈内动脉在三叉神经节下穿出颈动脉孔或破裂孔后，朝海绵窦上升，在海绵窦后下部穿入海绵窦。入海绵窦后，颈内动脉先朝后床突上升，然后在蝶骨外侧颈内动脉沟内走行，在靠近前床突内侧面急弯向后、内、上穿过硬脑膜出海绵窦。颈内动脉海绵窦段长达14.5～23.0mm（平均18mm），行程中因其方向变化形成后曲、侧曲、内曲、前曲。

颈内动脉海绵窦段发出3个分支：脑膜垂体干、外下干及McConnell动脉。其中脑膜垂体干最恒定，出现率100%。脑膜垂体干从内曲发出，距破裂孔5～18mm（平均10.2mm），并发出3个分支：垂体下动脉、小脑幕动脉、脑膜背侧动脉。但脑膜垂体干约有30%机会出现变异，表现为上述3支动脉可直接发自颈内动脉，其中以脑膜背侧动脉最常见。外下干又称海绵窦下动脉，出现率84%，发自水平段侧面或下面，距脑膜垂体干3～13mm（平均7.4mm），少数情况在内曲与脑膜垂体干共干。McConnell动脉出现率28%，发自水平段内侧面，经常成对出现。眼动脉发自颈内动脉海绵窦段约占8%，有时还可看到发育不全的副眼动脉，位于海绵窦上方。另外在靠近脑膜垂体干处可见三叉动脉，约占2%。三叉动脉在靠近三叉神经节处经Dorello管外侧进入后颅窝。

（二）静脉

颅底海绵窦的概念由Winslow（1732）最早提出。当时他认为海绵窦是一组薄壁静脉丛的组合。200多年来，海绵窦究竟是薄壁静脉丛的组合，还是含有很多纤维小梁的硬膜两层间构成的静脉通道，一直存在争议。Parkinson和Taptus等人认为是前者，而更多的当代学者认为是后者。特别是近10余年来，随着海绵窦区显微解剖研究的不断深

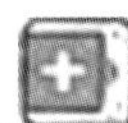

入，海绵窦是由含有许多纤维小梁的硬膜两层间构成的静脉通道的学说逐渐占据了上风。

Harris和Rhoton（1976，1979）将海绵窦内的静脉空间以颈内动脉海绵窦段为参照分为颈内动脉内侧的内侧间隙、颈内动脉外侧的外侧间隙、颈内动脉前下部的前下间隙和颈内动脉后上部的后上间隙4个间隙。Inoue（1990）比较矢状面上海绵窦的前下与后上间隙，发现前下间隙占优势者为60%，后上间隙占优势者为16%，两间隙大小接近者为24%；而水平面上的内侧和外侧间隙，前者占优势者为48%，后者占优势者为22%，两间隙大小接近者为30%。Sadasvian（1991）发现在海绵窦前下间隙与眶上裂之间还存在一个四面体状的静脉间隙，并命名它为海绵窦前间隙。此间隙尖端是眶上裂，内上界是前床突的基底，内下界是蝶骨体，外界是集中了动眼神经、滑车神经、眼神经和展神经的海绵窦外壁里层，后界的内侧是颈内动脉海绵窦段的前曲部，后界的外侧与海绵窦的外侧间隙相通。Spector和Umansky（1997）经显微解剖研究不仅证实了此间隙的存在，还发现海绵窦前间隙的尖端与眼上静脉或眼上、下静脉汇合成的眼总静脉相通。

每侧海绵窦向前与眶内眼上、下静脉相通；向上与引流大脑半球的侧裂浅静脉和蝶顶窦相通；向外与脑膜中静脉窦相通；向下经中颅窝底导血管孔与颞下凹的翼静脉丛相通；向后与鞍背外表面沟通岩上、下窦和椎管硬膜外静脉丛的基底窦相通。两侧海绵窦之间在鞍背之前有垂体硬膜两层间的前、下、后海绵窦间窦相通，在鞍背之后则通过基底窦相通。基底窦是两侧海绵窦间最大最恒定的静脉交通。据李振强统计，海绵窦前和下间窦的出现率为93.3%，后间窦出现率仅有53.3%。通常前间窦最大，矢状截面上呈三角形，下间窦和后间窦较小，呈裂隙状。

海绵窦的交通静脉中变异最多者是侧裂浅静脉。它源自缘上回附近，沿途汇集中央沟、额下回、颞上回、颞中回等处的小静脉，至侧裂膝部时80%呈多支，20%呈单支。侧裂浅静脉可经蝶顶窦或直接在海绵窦外上壁汇入海绵窦，也可经眶上裂外缘分成数小支后经蝶骨大翼上骨孔直接汇入颞下窝内的翼静脉丛，还可在颞极的下外侧，经卵圆孔外缘跨过中颅窝底直接汇入横窦，形成一个蝶岩静脉，此种情况的发生率在左侧为10%，右侧为19%。个别情况下，侧裂静脉发育不良，侧裂中见不到静脉，回流静脉血由Trolard、Labbe甚至Rosenthal等静脉代偿引流。

了解海绵窦的静脉间隙和海绵窦的交通静脉，在术中可估计到出血来源，有的放矢地应用止血海绵，既可堵住静脉出血，保持术野清晰，也可减少止血海绵用量，并且减少对海绵窦颅神经的压迫和干扰。此外，无障碍的静脉腔隙，也可以是肿瘤直接侵犯转移的途径之一。海绵窦丰富的静脉交通途径，不仅可使CCF和海绵窦大DAVF的临床表现复杂多变，也可与潜在的静脉引流开放促成血管内栓塞治疗后的复发。掌握海绵窦静脉间隙和交通静脉的解剖，对选择适当的血管内治疗途径和合适的栓塞材料也是至关重要的。

五、海绵窦的解剖三角

下表概述了海绵窦在解剖学上三角区的划分。

表 1-1-1　海绵窦的解剖三角

三　角	边界		
	内　边	外　边	基　底
鞍旁区			
前内（Dolenc）	视神经	动眼神经	岩床前褶
旁内	动眼神经	滑车神经	岩床前褶
Parkinson	滑车神经	眼神经	岩床前褶
动眼神经	前后床突间褶	岩床前褶	岩床后褶
颈内动脉（Umansky）	鞍膈的最外缘	前后床突间褶	前床突内缘与视神经孔外缘
中颅窝区			
前外（Mullen）	眼神经	上颌神经	眶上裂至圆孔
外侧	上颌神经	下颌神经	圆孔至卵圆孔
后外（Glasscock）	岩大浅神经	下颌神经外缘	弓状隆起至棘孔
后内（Kawase）	三叉神经	颞骨岩部尖端	岩大浅神经
岩旁区			
下内	后床突至展神经入岩斜硬膜孔	滑车神经入小脑幕点至展神经入岩斜硬膜孔	后床突至滑车神经入小脑幕点
下外	滑车神经入小脑幕点至展神经入岩斜硬膜孔	岩静脉至展神经入岩斜硬膜孔间	岩静脉至滑车神经入小脑幕点

六、解剖三角所含解剖结构

在表 1-1-2 中，列出了海绵窦在解剖学上划分的各三角内的重要结构。

表 1-1-2　解剖三角内的解剖结构

鞍旁区	
前内（Dolenc）	前床突、颈内动脉近远环、颈内动脉床突段、前曲部和水平部远端、海绵窦前和外侧间隙
旁内	颈内动脉水平部、海绵窦下动脉、展神经、脑膜垂体干、海绵窦外侧间隙
Parkinson	颈内动脉水平部及后曲部、脑膜垂体干、展神经、海绵窦后上间隙、颈内动脉交感神经丛
动眼神经	颈内动脉水平部远端、海绵窦内侧间隙、动眼神经
颈内动脉（Umansky）	颈内动脉陷凹及前曲部、McConnell 动脉、海绵窦内侧间隙
中颅窝区	
前外（Mullen）	颈内动脉水平部远端、展神经
外侧	颈内动脉水平部
后外（Glasscock）	颈内动脉岩部段、鼓膜张肌、咽鼓管外襻
后内（Kawase）	颈内动脉岩部段、岩斜区硬膜、岩部尖端、岩上窦
岩旁区	
下内	基底窦、Dorello 管、Gruber 韧带、海绵窦后壁、展神经、脑膜背侧动脉、岩下窦
下外	三叉神经

（黄　楹）

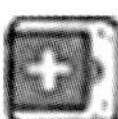

第三节　鞍区的脑池

1976年，Yasargil将“脑池”这一概念引入显微神经外科手术，提出“颅内手术应从一个脑池到另一个脑池”，建立了显微神经外科最基本的理念和方法。

显微神经外科手术强调有序地解剖蛛网膜。蛛网膜及其小梁一方面是术中开放脑池、解剖或游离血管和神经的障碍，另一方面也为病变的显露及其周围结构的保护提供了天然的解剖界面。

脑池为颅内绝大多数动脉瘤、动静脉畸形、脑外（轴外）肿瘤、颅神经病变提供了天然的手术路径。Yasargil指出，显微神经外科手术应“循着脑池系统形成的天然的无侵袭通道(noninvasive approach)抵达病变，完成纯粹的病变切除(pure lesionectomy)”。术者不仅要熟悉脑池内的结构，还要了解各池之间的毗邻关系，了解病变可能涉及的蛛网膜的结构特点及其与相关脑池的关系。在某种意义上，显微神经外科手术入路的设计，就是根据病变的位置和范围，对可能涉及的脑池进行统一规划，寻找一条到达病变的无创伤的手术操作通道。

蝶鞍区是颅内蛛网膜最丰富、脑池最集中的区域（表1-1-3，图1-1-1，图1-1-2）。

表1-1-3　鞍区的蛛网膜和脑池

蛛网膜	脑　池
颈内动脉内侧蛛网膜	颈内动脉池
颈内动脉外侧蛛网膜	后交通动脉池
后交通蛛网膜	颈内动脉－后交通动脉池
脉络膜前蛛网膜	视交叉池
大脑前蛛网膜	终板池
嗅神经蛛网膜	垂体池
视交叉蛛网膜	嗅池
外侧裂蛛网膜	Sylvian池
Liliequist膜	胼胝体周围池前部
基底动脉分叉蛛网膜	脚间池
后穿蛛网膜	动眼神经池
动眼神经外侧蛛网膜	脚池
中脑脑桥内侧蛛网膜	环池
中脑脑桥外侧蛛网膜	

一、蛛网膜

根据蛛网膜的位置可将颅内蛛网膜分为颅底蛛网膜、凸面蛛网膜和小梁蛛网膜三类。颅底蛛网膜和凸面蛛网膜相连续，共同组成“蛛网膜外层”，覆盖脑表面。颅底蛛网膜及凸面蛛网膜与软脑膜之间的间隙即蛛网膜下隙。小梁蛛网膜由蛛网膜小梁交织而成，横

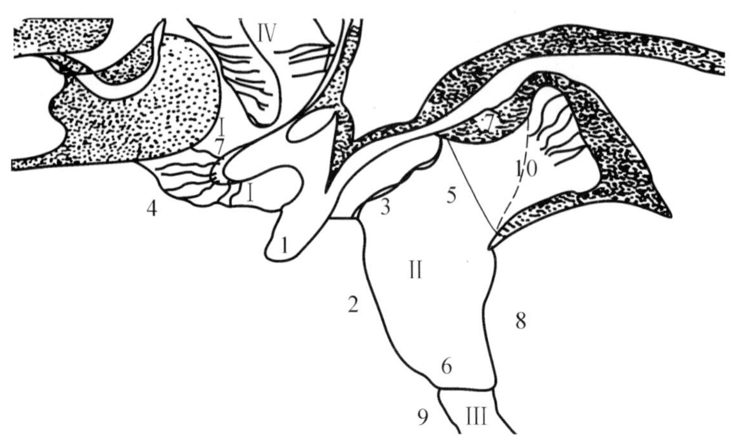

图 1-1-1　鞍区蛛网膜和脑池矢状面观（示意图）

1.漏斗－垂体柄　2.Liliequist 膜中脑叶　3.Liliequist 膜间脑叶　4.视交叉蛛网膜颅底层　5.基底动脉分叉蛛网膜　6.连结中脑叶下端与脑桥的小梁蛛网膜　7.乳头体　8.脑桥　9.脑桥腹侧蛛网膜　10.后穿蛛网膜
Ⅰ.视交叉池　Ⅱ.脚间池　Ⅲ.桥前池　Ⅳ.终板池

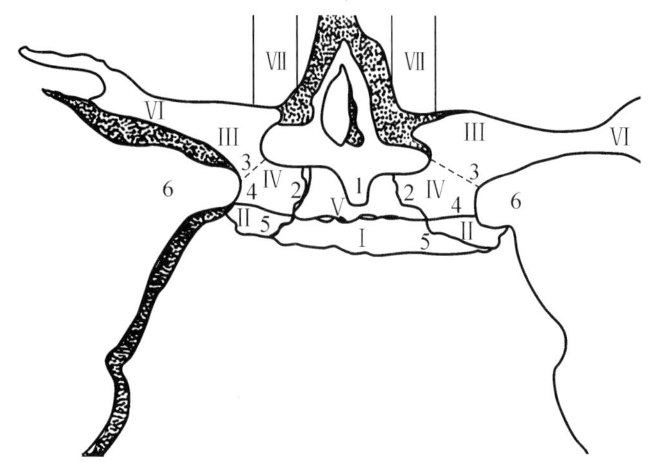

图 1-1-2　鞍区蛛网膜和脑池横断面观

1.漏斗－垂体柄　2.颈内动脉内侧蛛网膜　3.后交通蛛网膜
4.Liliequist 膜间脑叶　5.Liliequist 膜中间叶　6.颞叶
Ⅰ.脚间池　Ⅱ.动眼神经池　Ⅲ.颈内动脉池　Ⅳ.后交通动脉池　Ⅴ.视交叉池　Ⅵ.Sylvian 池　Ⅶ.嗅池

跨蛛网膜下隙，连结颅底或凸面蛛网膜与软脑膜，将蛛网膜下隙分隔为相对独立的池，是真正的脑池间隔，包裹、缠绕或附着于穿行在脑池之间的血管和神经。

鞍区蛛网膜中，视交叉蛛网膜、嗅神经蛛网膜、外侧裂蛛网膜以及 Liliequist 膜中脑叶属于颅底蛛网膜，其余均为小梁蛛网膜（表 1-1-4）。

1.颈内动脉内侧蛛网膜（medial carotid membrane）　成对，可单侧甚至双侧阙如。网状多孔或无窗孔呈完整致密膜状。位于颈内动脉内侧，近矢状位，两侧大致平行。连结视神经外侧缘和 Liliequist 膜间脑叶，向上与间脑底面相连，向下附着于视

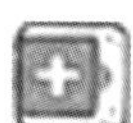

表 1-1-4　鞍区蛛网膜的出现率

	出现率（%）		单侧阙如	双侧阙如
	例	侧	（%）	（%）
颈内动脉内侧蛛网膜	75	68.75	12.5	25
颈内动脉外侧蛛网膜	37.5	31.25	12.5	62.5
后交通蛛网膜	75	56.25	37.5	25
脉络膜前蛛网膜	75	62.5	25	25
大脑前蛛网膜	100	87.5	25	0
嗅神经蛛网膜	100	100	0	0
视交叉蛛网膜	100	/	/	0
动眼神经外侧蛛网膜	100	100	0	0
外侧裂蛛网膜	100	100	0	0
基底动脉分叉蛛网膜	87.5	/	/	12.5
后穿蛛网膜	12.5	/	/	87.5
Liliequist 膜	100	/	/	0
中脑脑桥内侧蛛网膜	75	/	/	25
中脑脑桥外侧蛛网膜	100	100	0	0

交叉蛛网膜颅底层，不完全分隔视交叉池与颈内动脉池、后交通动脉池或颈内动脉－后交通动脉池，构成后交通动脉池、颈内动脉池或颈内动脉－后交通动脉池的内侧壁和视交叉池的外侧壁。有时后端附着于后交通蛛网膜内侧缘，与Liliequist膜间脑叶之间无连结，仅构成视交叉池和颈内动脉池之间的间隔，不分隔后交通动脉池与视交叉池，与颈内动脉壁之间有小梁连结。

2.颈内动脉外侧蛛网膜（lateral carotid membrane）　成对，可双侧或单侧阙如。网状多孔或无窗孔呈完整致密膜状。位于颈内动脉和颞叶内侧面之间，近矢状位，前端与视神经外侧缘及眶回后部相连，后端附着于动眼神经蛛网膜鞘前壁的Liliequist 膜间脑叶，向上与颈内动脉分叉有小梁连结，向下附着于视交叉蛛网膜颅底层，构成颈内动脉池、后交通动脉池或颈内动脉－后交通动脉池外侧壁。

3.后交通蛛网膜（posterior communicating membrane）　成对，可单侧或双侧阙如。致密或稀疏网状，或无窗孔呈完整膜状，两侧可不相同。位于后交通动脉自颈内动脉起始处，紧邻颈内动脉后壁，与颈内动脉后壁相距0～2.18mm。向中线附着于视交叉或视交叉－视束外侧缘或背外侧面或颈内动脉内侧蛛网膜，向外或后外附着于颞叶内侧面或颈内动脉外侧蛛网膜或Liliequist 膜间脑叶，参与构成动眼神经蛛网膜鞘前壁，上缘游离或由小梁连结于间脑底面或脉络膜前蛛网膜，下缘附着于视交叉蛛网膜颅底层，不完全分隔颈内动脉池和后交通动脉池，构成颈内动脉池的后壁和后交通动脉池的前壁，若该膜阙如，则两池合并为颈内动脉－后交通动脉池。后交通蛛网膜与Liliequist 膜间脑叶将后交通动脉划分为颈内动脉池段、后交通动脉池段和脚间池段（图1-1-3）。

4.脉络膜前蛛网膜（anterior choroidal membrane）　成对，可双侧或单侧阙如（图1-1-4）。稀疏、多孔网状，或无窗孔呈完整膜状。位于脉络膜前动脉和后交通

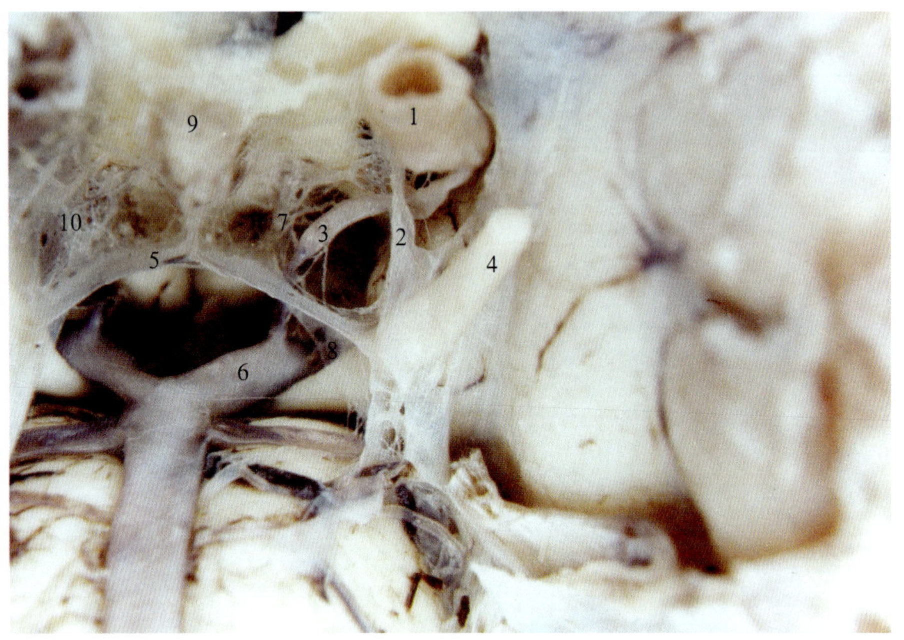

图 1-1-3　左侧后交通动脉池及后交通蛛网膜颅底观

1.颈内动脉　2.后交通蛛网膜　3.后交通动脉　4.动眼神经　5.Liliequist 膜间脑叶　6.大脑后动脉　7.颈内动脉内侧蛛网膜　8.Liliequist膜中间叶　9.垂体柄　10.视交叉蛛网膜颅底层

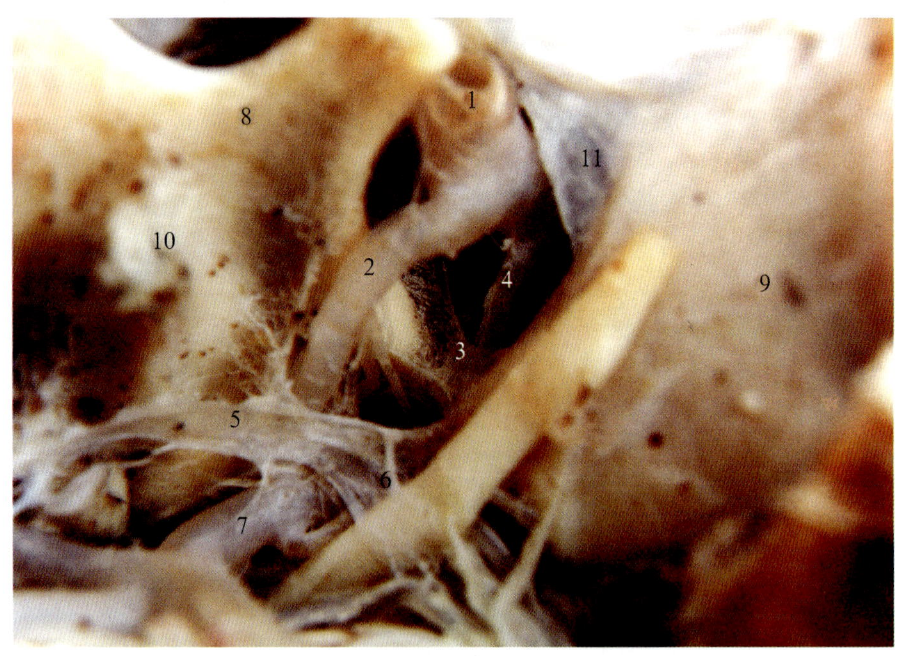

图 1-1-4　左侧脉络膜前蛛网膜和颈内动脉－后交通动脉池颅底观

1.颈内动脉　2.后交通动脉　3.脉络膜前蛛网膜　4.脉络膜前动脉　5.Liliequist 膜间脑叶　6.Liliequist 膜中间叶　7.大脑后动脉　8.视交叉　9.颞叶　10.垂体柄　11.外侧裂蛛网膜

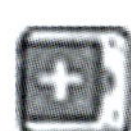

动脉之间，紧邻脉络膜前动脉，向内与视交叉或视束外侧缘相连，外侧端游离或与颞叶内侧面相连，后端附着于动眼神经蛛网膜鞘前壁的Liliequist膜间脑叶，前端游离或经小梁与颈内动脉壁或大脑前蛛网膜相连，前端与颈内动脉虹吸部后壁相距2.56～4.78 mm，不完全分隔颈内动脉－后交通动脉池或后交通动脉池与脚池。

5.大脑前蛛网膜（anterior cerebral membrane） 成对，可单侧阙如。形态各异，可呈带状、网状、完整膜状或丛状（图1-1-5）。近矢状位，由后内侧向前外侧斜行。后端附着于视交叉与终板移行部的前外侧缘，前端终止于直回后部外侧缘并与嗅神经蛛网膜后部相连，上下两端游离，两侧大脑前蛛网膜相距12.32～16.04 mm，构成终板池外侧界，不完全分隔终板池与其外上方的Sylvian池（图1-1-6）和外下方的颈内动脉池或颈内动脉－后交通动脉池。

6.嗅神经蛛网膜（olfactory membrane） 成对。薄而透明。深入嗅沟内，包裹嗅球和嗅束，构成嗅池的壁，后部与大脑前蛛网膜、视交叉蛛网膜相附着。位于嗅池顶的部分有筛孔，其余部分均完整、致密、无孔。

7.视交叉蛛网膜（chiasmatic membrane） 不成对。前端附着于双侧直回后部，与双侧嗅神经蛛网膜相附着，向前外侧包裹视神经进入视神经管。向后沿视交叉分为上下两叶：视交叉上层和颅底层（图1-1-7）。视交叉上层位于视交叉前上方，紧贴额叶后部向上斜行，构成视交叉池前上壁。颅底层位于视交叉下方，紧贴鞍膈表面向后延伸，围绕垂体柄与Liliequist 膜中脑叶相续，两侧附着于颞叶内侧面并与外侧裂蛛网膜相续，构成颈内动脉池、后交通动脉池或颈内动脉－后交通动脉池的底（图1-1-8）。视

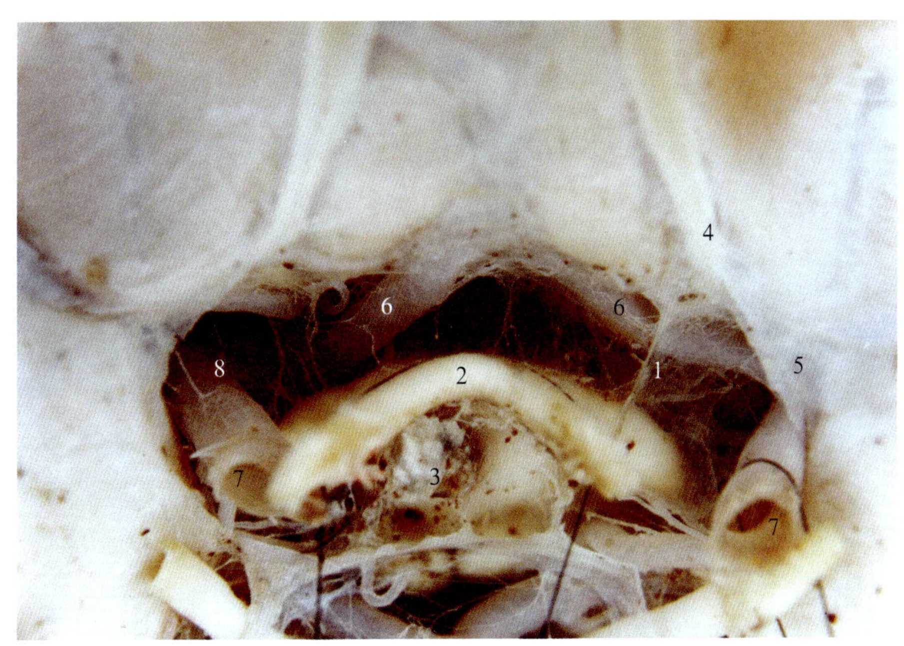

图1-1-5 双侧大脑前蛛网膜

1.大脑前蛛网膜 2.视交叉 3.垂体柄 4.嗅神经蛛网膜 5.外侧裂蛛网膜 6.大脑前动脉 7.颈内动脉 8.颈内动脉分叉

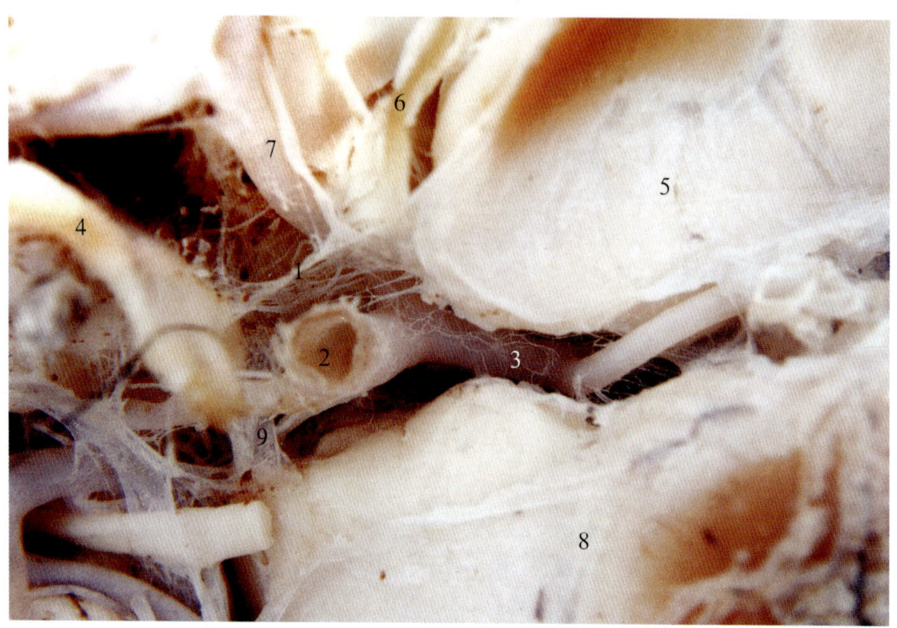

图 1-1-6　大脑前蛛网膜分隔终板池和 Sylvian 池（左侧）

1.大脑前蛛网膜　2.颈内动脉　3.大脑中动脉　4.视交叉　5.额叶　6.嗅神经　7.大脑前动脉　8.颞叶　9.脉络膜前蛛网膜

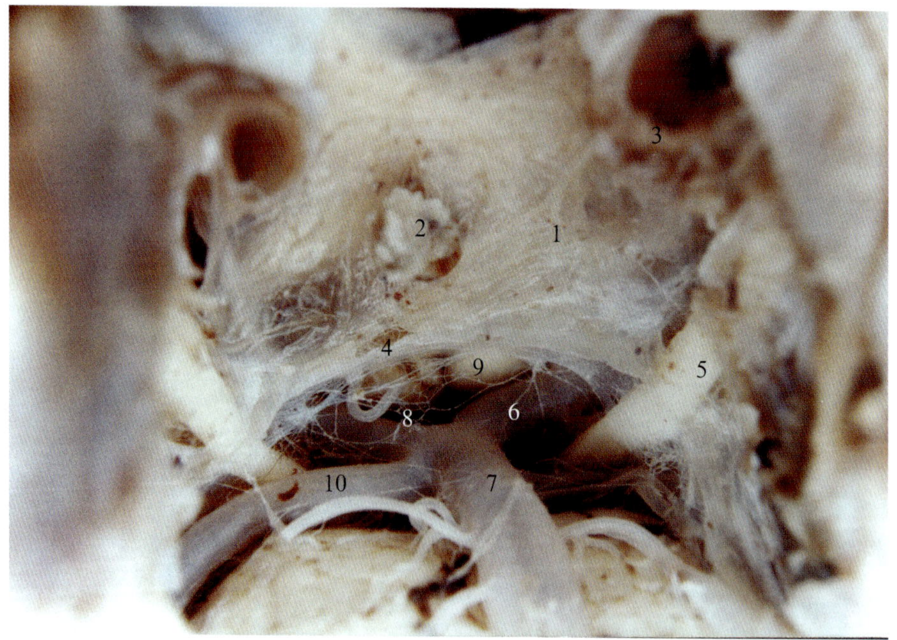

图 1-1-7　视交叉蛛网膜颅底层

1.视交叉蛛网膜颅底层　2.垂体柄　3.颈内动脉　4.Liliequist 膜间脑叶　5.动眼神经　6.大脑后动脉　7.基底动脉　8.基底动脉分叉蛛网膜（稀疏网状）　9.乳头体　10.小脑上动脉

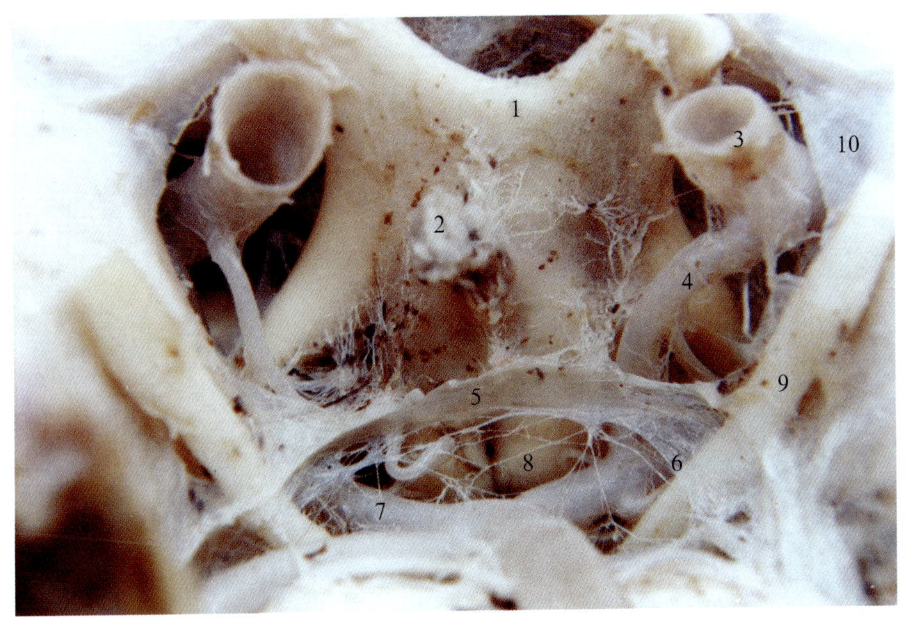

图 1–1–8　去除视交叉蛛网膜颅底层后见视交叉池、颈内动脉 – 后交通动脉池

1.视交叉　2.垂体柄　3.颈内动脉　4.后交通动脉　5.Liliequist 膜间脑叶　6.Liliequist 膜中间叶　7.大脑后动脉　8.乳头体　9.动眼神经　10.外侧裂蛛网膜

交叉上层与视交叉表面紧邻，有小梁连结，小梁较稀疏；颅底层与视交叉底面之间空隙较大，小梁较稠密。该膜完全位于鞍膈上方，有时颅底层沿垂体柄返折并随垂体柄进入鞍内与 Liliequist 膜中脑叶的返折部分一起构成垂体池壁。视交叉上层和颅底层均呈完整膜状，前者较薄，后者较厚，除颈内动脉和垂体柄穿过处外无窗孔。

8.外侧裂蛛网膜（sylvian　membrane）　成对。完整、致密、厚、无窗孔。是颅底蛛网膜向大脑凸面蛛网膜的过渡，张开于额叶和颞叶之间，向前与额叶底部蛛网膜相续，向后与颞叶前部和底部蛛网膜相续，向内于颈内动脉虹吸部周围与视交叉蛛网膜颅底层相续并与嗅神经蛛网膜、大脑前蛛网膜相邻，向外上移行为大脑凸面蛛网膜。封闭外侧裂，构成 Sylvian 池的底。

9.Liliequist 膜（Liliequist　membrane）　Liliequist 膜由中脑叶、间脑叶和中间叶组成，三叶同时存在（图 1–1–9）。Liliequist 膜的相关数据见表 1–1–5。

（1）中脑叶（mesencephalic leaf）（图 1–1–11）：脚间池前下壁，斜跨小脑幕上下。完整、致密、无窗孔，透明或半透明，大多数较薄，有时较厚。前端紧邻鞍膈孔终止于漏斗 – 垂体柄背侧面距离垂体柄下端 1.48～3.98mm 处，围绕漏斗 – 垂体柄向前与视交叉蛛网膜颅底层相续，于鞍背和后床突上端被间脑叶下端附着。一般完全位于鞍膈上，不随垂体柄进入鞍内；有时与视交叉蛛网膜颅底层一起沿垂体柄返折并随之进入鞍内，包围垂体和垂体柄，形成垂体池。中脑叶下端终止于基底动脉上中 1/3 或上下 1/2 交界处前壁以及该水平的脑桥腹侧面，与脑桥腹侧蛛网膜、小脑脑桥蛛网膜相续，由中脑脑桥内侧蛛网膜、中脑脑桥外侧蛛网膜将其连结于脑桥表面，有时与脑桥之间无任何连结。中脑叶外侧缘位于小脑幕上的部分附着于两侧颞叶内侧面，小脑幕下的部分围绕动眼神经

表 1-1-5 Liliequist 膜的相关数据（mm）

	$\overline{X}$ ± s（min～max）
中脑叶前后径	14.15 ± 2.339（11.54～17.62）
中脑叶前端横径	26.89 ± 2.879（21.74～31.14）
中脑叶后下端横径	28.54 ± 2.002（25.58～30.90）
中脑叶外侧缘距离（左）	1.32 ± 0.693（0.58～2.56）
小脑幕游离缘（右）	1.29 ± 0.494（0.56～1.86）
间脑叶上下径	7.81 ± 2.688（5.22～13.08）
间脑叶横径	23.22 ± 3.601（17.66～27.62）
间脑叶与垂体柄背侧面距离	2.17 ± 2.356（0～4.92）
两侧中间叶相距	18.68 ± 2.808（14.42～21.76）

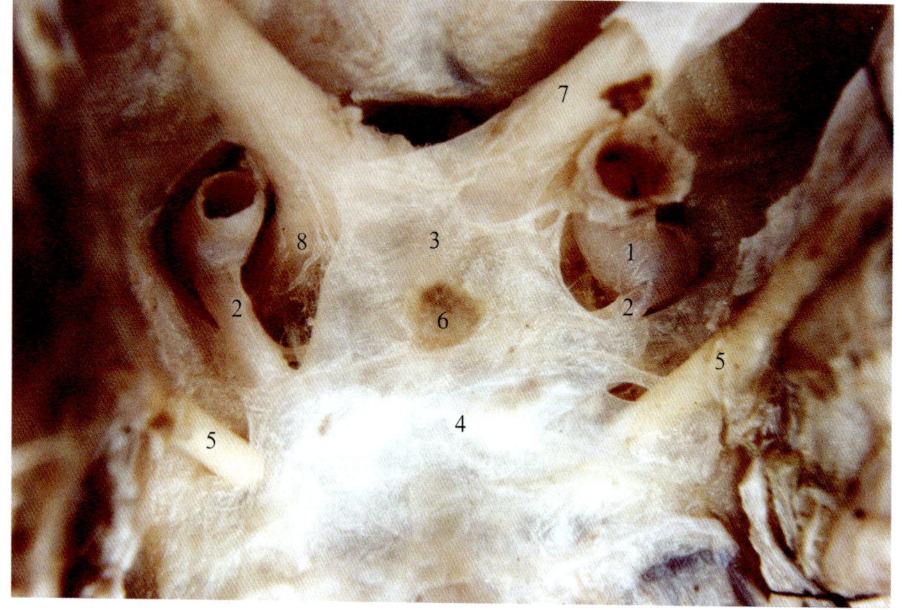

图 1-1-9 Liliequist 膜中脑叶和视交叉蛛网膜颅底层

1.颈内动脉 2.后交通动脉 3.视交叉蛛网膜颅底层 4.Liliequist 膜中脑叶 5.动眼神经 6.垂体柄 7.视神经 8.视交叉

与两侧覆盖小脑半球顶和中脑外侧面的蛛网膜相续并包裹动眼神经直至进入海绵窦，经过小脑幕切迹时与小脑幕游离缘之间有狭窄间隙（图 1-1-9，图 1-1-10）。

（2）间脑叶（diencephalic leaf）（图 1-1-12）：构成脚间池和动眼神经池前上壁，视交叉池、后交通动脉池、颈内动脉池或颈内动脉－后交通动脉池的后壁，将视交叉池、后交通动脉池、颈内动脉－后交通动脉池或颈内动脉池与后方的脚间池、动眼神经池分隔开。

间脑叶上端附着于双侧乳头体前缘的间脑底面，位于两侧视束外下缘与颞叶之间的部分游离；下端于鞍背和后床突上端附着于中脑叶；外侧缘附着于双侧颞叶内侧面。间脑叶紧密附着于漏斗－垂体柄背侧面或位于漏斗－垂体柄背侧面后方 1.96～4.92mm 处，与漏斗－垂体柄之间有稠密的小梁丛连结，丛中无血管（图 1-1-13）。

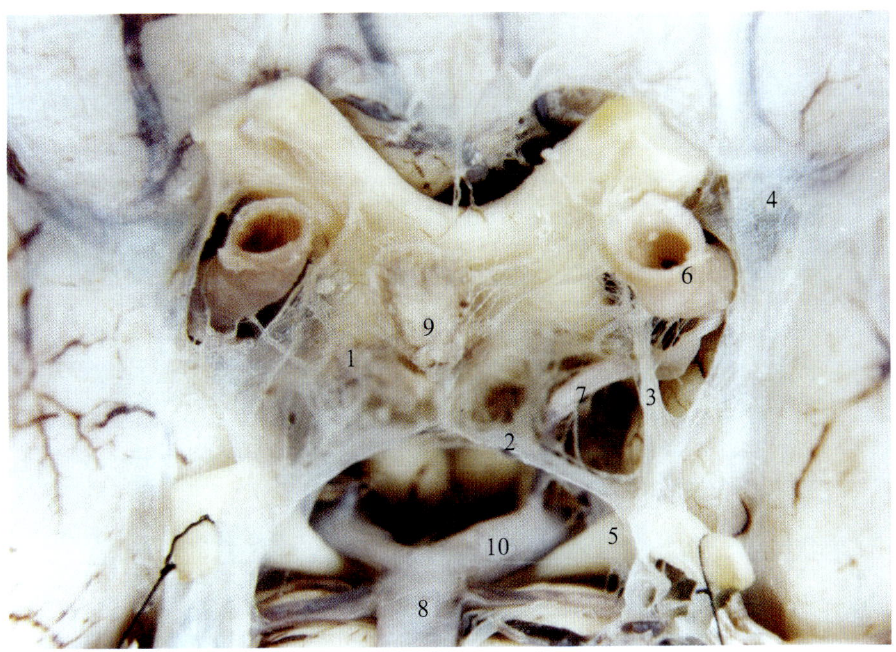

图 1–1–10 鞍区蛛网膜颅底观

1.视交叉蛛网膜颅底层 2.Liliequist 膜间脑叶 3.后交通蛛网膜 4.外侧裂蛛网膜 5.Liliequist膜中间叶 6.颈内动脉 7.后交通动脉 8.基底动脉 9.垂体柄 10.大脑后动脉

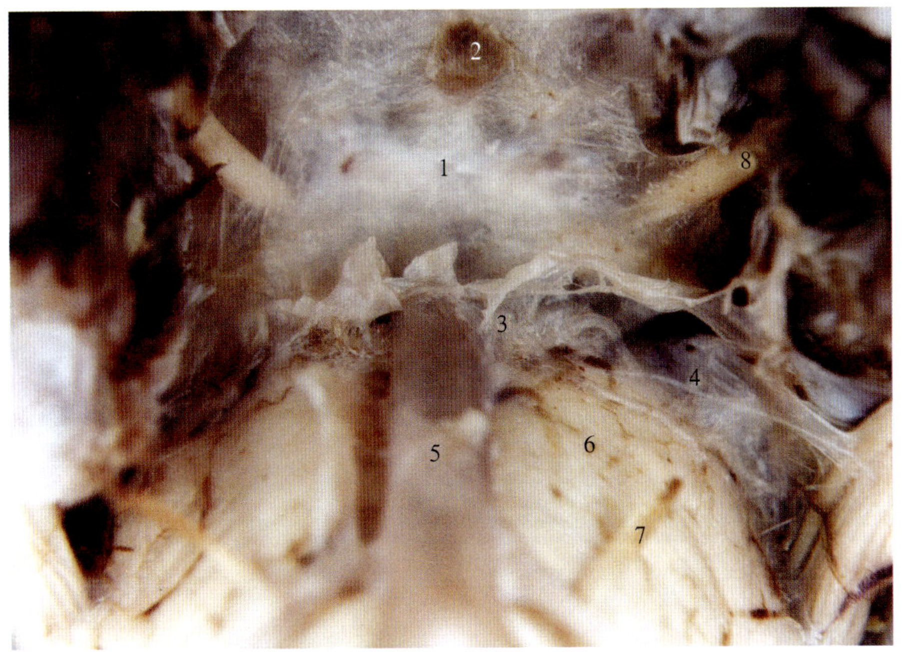

图 1–1–11 Liliequist 膜中脑叶

1.Liliequist 膜中脑叶 2.垂体柄 3.中脑脑桥内侧蛛网膜 4.中脑脑桥外侧蛛网膜 5.基底动脉 6.脑桥 7.展神经 8.动眼神经

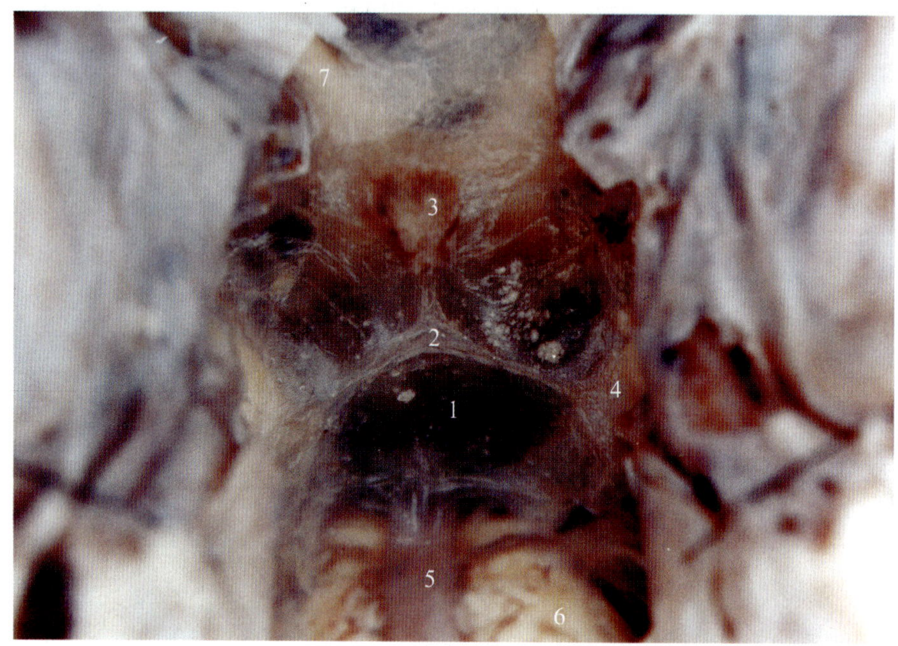

图 1–1–12 Liliequist 膜间脑叶与中脑叶附着处池外观

1.Liliequist 膜中脑叶 2.间脑叶与中脑叶附着处 3.垂体柄 4.动眼神经 5.基底动脉 6.脑桥 7.视神经

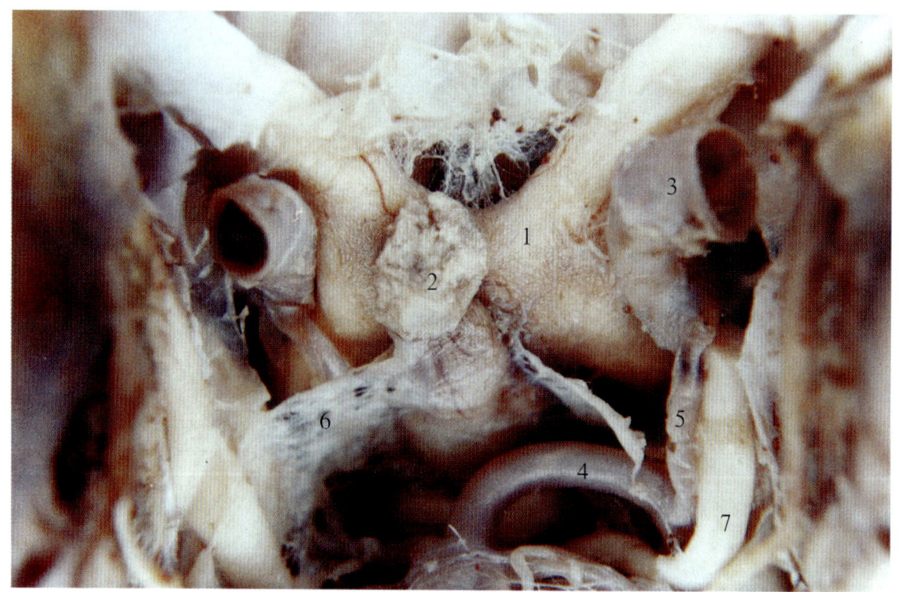

图 1–1–13 Liliequist 膜间脑叶紧密附着于漏斗–垂体柄背侧面

1.视交叉 2.垂体柄 3.颈内动脉 4.大脑后动脉 5.后交通动脉 6.Liliequist 膜间脑叶 7.动眼神经

后交通动脉穿过间脑叶由颈内动脉–后交通动脉池或后交通动脉池进入脚间池，有时后交通动脉于间脑叶近下端处穿入并完全走行于该膜之中，于该膜上端紧邻间脑底面穿出，进入脚间池深部。

位于间脑叶前方与之附着的蛛网膜有颈内动脉内侧蛛网膜、颈内动脉外侧蛛网膜和后交通蛛网膜。当后交通蛛网膜附着于动眼神经蛛网膜鞘前壁的间脑叶时，后交通动脉池和颈内动脉池呈近矢状位并列于间脑叶前方，后交通动脉池位于颈内动脉池内侧，间脑叶不仅分隔脚间池与视交叉池及其两侧的后交通动脉池，还分隔颈内动脉池与动眼神经池。位于间脑叶后方与之附着的蛛网膜有 Liliequist 膜中间叶、基底动脉分叉蛛网膜和动眼神经外侧蛛网膜。

间脑叶大多数较厚，少数较薄，半透明或不透明。可分为无窗孔的完全型和有窗孔的不完全型，后者使后交通动脉池与脚间池部分相通。

(3) 中间叶（diencephalic–mesencephalic leaf）：成对，大致平行，近矢状位，张开于中脑叶、间脑叶之间，位于大脑脚腹侧、动眼神经内侧，参与构成动眼神经蛛网膜鞘，并分隔脚间池和动眼神经池。

中间叶前上缘附着于间脑叶，上端到乳头体外侧缘；前下缘附着于中脑叶，下端与中脑脑桥内侧蛛网膜或中脑脑桥外侧蛛网膜相连，有时与基底蛛网膜相连并呈一直线；后缘游离，与大脑脚腹侧面之间无连结，有时与基底动脉分叉蛛网膜外侧缘相连。脚间池与脚池、环池经中间叶后缘与大脑脚之间的空隙相通。

中间叶呈三角形或四边形，完整致密膜状或稀疏网状。

(4) Liliequist 膜的临床意义：病变与 Liliequist 膜间脑叶的关系可为手术入路的选择提供一定的线索。Liliequist 膜是颅内最发达的蛛网膜，现代影像学技术如 MRI 矢状位已经可以清晰地显示 Liliequist 膜间脑叶。例如，Rhoton 指出，对于发生于 Willis 环的动脉瘤而言，位于 Liliequist 膜间脑叶之前者宜采用翼点入路；位于该膜之后的可选用翼点入路或颞下入路；对于视交叉与鞍底之间的肿瘤，若位于 Liliequist 膜间脑叶前方，可选用经蝶窦入路或额下入路。

有报道认为 Liliequist 膜是脑脊液循环发生梗阻的常见部位。Higashi 等认为脑动脉瘤手术中若未充分打开 Liliequist 膜会导致术后发生脑积水的机会增加。我们观察发现，Liliequist 膜间脑叶大多数较厚且无窗孔，形成对颅底蛛网膜下隙较完全的分隔，Liliequist 膜间脑叶前后的蛛网膜下隙只能通过间脑叶上端游离缘与视束及颞叶内侧面之间的间隙及后交通动脉穿过间脑叶时血管壁周围的缝隙相通，可以推测，当发生蛛网膜下隙出血或炎症时，这些狭窄间隙极易阻塞，造成脑脊液循环障碍。

近年来一些学者用内镜施行第三脑室底穿通手术治疗导水管狭窄或闭塞引起的梗阻性脑积水。Buxton 强调打开第三脑室底的同时必须打开 Liliequist 膜（即 Liliequist 膜间脑叶），否则会导致手术失败。刘恩重等也强调穿透 Liliequist 膜，但必须在直视下操作，以免损伤该膜后方的基底动脉及其分支。

Liliequist 膜与下丘脑关系密切。间脑叶上端附着于乳头体前缘的间脑底面，中脑叶前端终止于漏斗－垂体柄背侧面，颈内动脉内侧蛛网膜将间脑叶与视交叉背侧面连结。由于漏斗－垂体柄与鞍背距离不等，间脑叶或直接附着于漏斗－垂体柄背侧面，或与之相距数毫米，由稠密的蛛网膜小梁丛或束将其与漏斗－垂体柄甚至灰结节背侧面相连结。后交通动脉穿过间脑叶，其发出的供应下丘脑的穿支与间脑叶之间亦有坚韧的小梁连结，

因此，术中对间脑叶的牵拉或撕扯均有可能造成下丘脑及其血供的直接损伤。

翼点入路中由于头位的旋转和倾斜，人们容易将颈内动脉内侧蛛网膜误认为Liliequist膜间脑叶。后交通动脉和颈内动脉的穿动脉及其分支穿过颈内动脉内侧蛛网膜，钝性或锐性分离该膜均可损伤穿动脉。因此，术中应准确识别间脑叶，避免因误认而导致对周围结构不必要的解剖和损伤。翼点入路经间隙Ⅱ、间隙Ⅲ均可见到间脑叶；颈内动脉内侧蛛网膜位于间隙Ⅱ，连结于间脑叶和视交叉之间，与间脑叶几乎垂直，和后交通动脉大致平行，打开颈内动脉内侧蛛网膜可进入视交叉池，尤其漏斗－垂体柄周围的区域；而间脑叶位于垂体柄后方，被后交通动脉穿过，打开间脑叶才能进入脚间池；有时可见后交通蛛网膜，但该膜位于后交通动脉起源于颈内动脉处且不完整；有时打开间脑叶之后还可见基底动脉分叉蛛网膜，需再打开该膜才能完全显露脚间池。因此，翼点入路中辨认Liliequist膜间脑叶的关键在于显露后交通动脉，根据蛛网膜与后交通动脉的关系，确认间脑叶，避免因误认而损伤血管或穿支。

10.基底动脉分叉蛛网膜（basilar artery bifurcation membrane） 不成对，有时阙如，稀疏或致密网状，或无窗孔完整膜状，位于脚间池内。下端附着于基底动脉分叉和双侧大脑后动脉或小脑上动脉近侧段的前壁，向前上方斜行；上端于双侧乳头体前缘的间脑底面与Liliequist膜间脑叶上端相附着，两侧直接附着于或由小梁连结于Liliequist膜中间叶，将脚间池分为浅、深两部（图1-1-14，图1-1-15）。

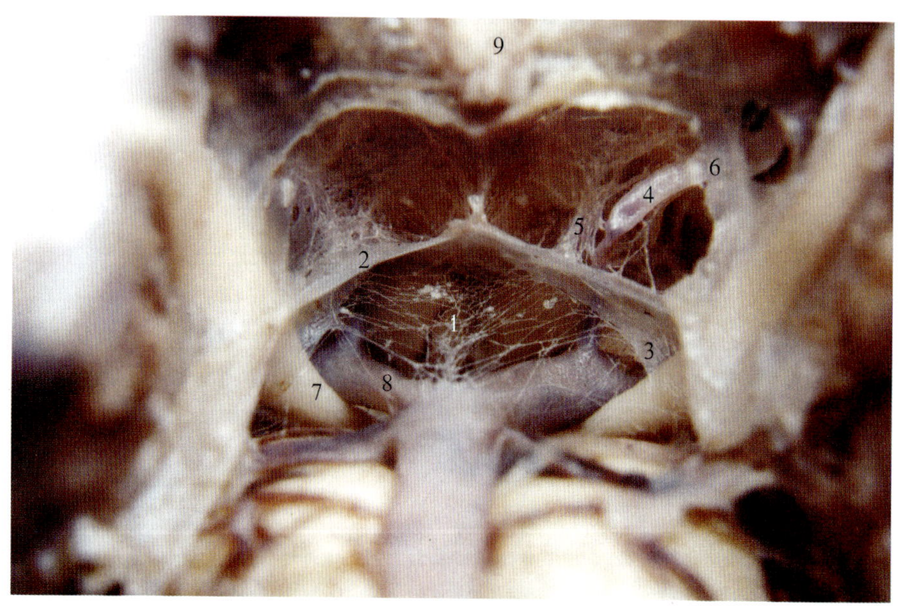

图1-1-14　后交通动脉池与基底动脉分叉蛛网膜

1.基底动脉分叉蛛网膜（细密网状）　2.Liliequist膜间脑叶　3.Liliequist膜中间叶　4.后交通动脉　5.颈内动脉内侧蛛网膜　6.后交通蛛网膜　7.动眼神经　8.大脑后动脉　9.垂体柄

11.后穿蛛网膜（posterior perforated membrane） 不恒定，大多数阙如。不成对，位于脚间池深部、基底动脉分叉蛛网膜后方，下端附着于基底动脉分叉上端和

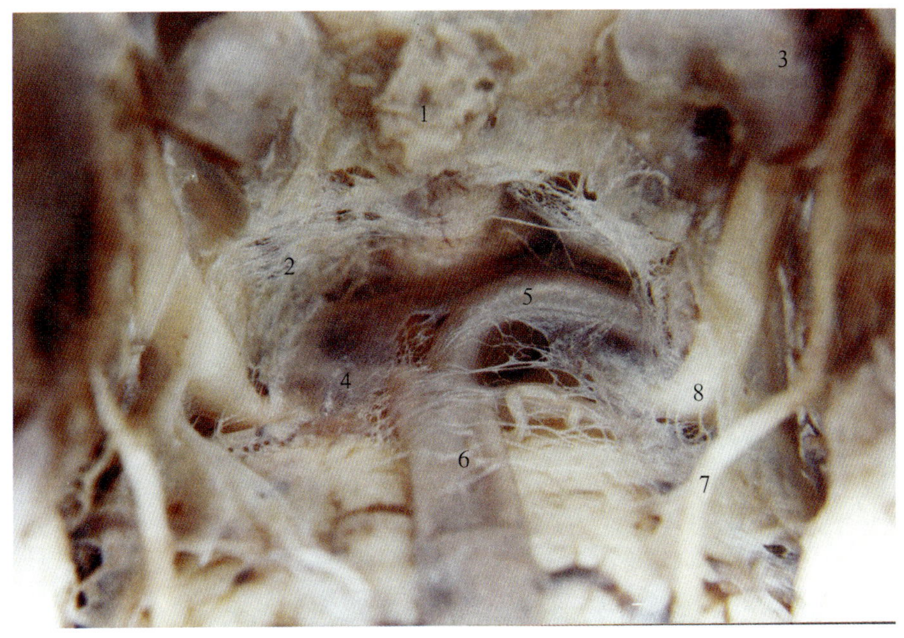

图 1–1–15　基底动脉分叉蛛网膜与脚间池

1.垂体柄　2.Liliequist 膜间脑叶　3.颈内动脉　4.基底动脉分叉蛛网膜　5.大脑后动脉　6.基底动脉　7.展神经　8.动眼神经

双侧大脑后动脉近侧段上壁，上端附着于双侧乳头体后上缘，两侧由小梁连结于 Liliequist 膜中间叶，稀疏网状，小梁纤细，将脚间池深部又分为前、后两部。

12.动眼神经外侧蛛网膜（lateral oculomotor membrane）　成对，大多数呈无窗孔完整膜状，少数为稀疏网状。近矢状位，位于动眼神经外侧，连结 Liliequist 膜间脑叶和中脑脑桥外侧蛛网膜，远端附着于 Liliequist 膜中脑叶，近端游离，与大脑脚腹侧面之间无附着，分隔动眼神经池和环池。

13.中脑脑桥内侧蛛网膜（medial pontomesencephalic membrane）　不成对，网状或栅栏状。连结基底动脉上中 1/3 或上下 1/2 交界处前壁及该水平的脑桥腹侧面与 Liliequist 膜中脑叶下端和脑桥腹侧蛛网膜交界处；两侧与中脑脑桥外侧蛛网膜内侧端相连或游离，与基底蛛网膜上端相附着或游离。不完全分隔脚间池和桥前池，构成桥前池上壁和脚间池下壁，基底动脉穿过该膜进入脚间池。若该膜阙如，则脚间池与桥前池完全相通。

14.中脑脑桥外侧蛛网膜（lateral pontomesencephalic membrane）　成对，完整膜状或网状。垂直于脑桥表面，位于小脑上动脉与三叉神经之间，连结脑桥上中 1/3 交界或中脑脑桥交界的腹外侧面与脑桥腹侧蛛网膜和小脑脑桥蛛网膜；内侧端距离基底动脉侧壁 2.5～6.5mm，与中脑脑桥内侧蛛网膜外侧端相连或游离，有基底蛛网膜上端附着；外侧端游离或终止于三叉神经蛛网膜鞘。分隔脚间池、环池与小脑脑桥池。

中脑脑桥外侧蛛网膜内侧端或该膜与中脑脑桥内侧蛛网膜外侧端连结部直接附着于

动眼神经或位于动眼神经尾侧0～8.45mm处，参与形成动眼神经池或动眼神经蛛网膜鞘的尾侧壁，又称动眼神经尾侧蛛网膜（caudal oculomotor membrane）。

二、脑池

脑池由脑表面或软脑膜、小梁蛛网膜、颅底或凸面蛛网膜围成，一般沿大的血管或脑的沟、裂延伸，相邻脑池之间由小梁蛛网膜分隔。

以Liliequist膜间脑叶为界，可将鞍区的脑池分为Liliequist膜前、后两组。Liliequist膜前组包括终板池、嗅池、视交叉池、垂体池、颈内动脉池、后交通动脉池、颈内动脉－后交通动脉池以及Sylvian池。Liliequist膜后组包括脚间池、脚池、动眼神经池、环池。

鞍区的脑池大致呈同心圆排列，以视交叉池为中心，其他脑池如嗅池、终板池、颈内动脉池、后交通动脉池和／或颈内动脉－后交通动脉池、脚池、脚间池、动眼神经池环绕在视交叉池周围（图1－1－22）。

1.颈内动脉池（carotid cistern）　成对。前端以眶回和嗅神经蛛网膜后部为界，与嗅池相邻。后端以后交通蛛网膜或Liliequist膜间脑叶为界，与后交通动脉池或动眼神经池相邻。向内经颈内动脉内侧蛛网膜和大脑前蛛网膜分别与视交叉池和终板池不完全分隔，有时完全相通。外侧壁为颈内动脉外侧蛛网膜或颞叶内侧面。上端达颈内动脉分叉水平，与Sylvian池近侧端无确切分隔，大多数完全相通，少数由颈内动脉外侧蛛网膜前部不完全分隔。底为视交叉蛛网膜颅底层，颈内动脉出海绵窦后裸露少许（1.00～4.86mm）即穿过视交叉蛛网膜颅底层进入该池。

2.后交通动脉池（posterior communicating cistern）　成对。前壁为后交通蛛网膜，与颈内动脉池相邻。后壁为Liliequist膜间脑叶，与动眼神经池和脚间池相邻。向内以颈内动脉内侧蛛网膜与视交叉池相隔，有时完全相通。外侧壁为颈内动脉外侧蛛网膜或颞叶内侧面或后交通蛛网膜；底为视交叉蛛网膜颅底层；顶为间脑底面和脉络膜前蛛网膜，经后者与脚池相邻。该池前后径6.60～12.16mm，横径7.16～8.12mm，深6.82～7.68mm。后交通动脉自颈内动脉池发出，穿过后交通蛛网膜进入后交通动脉池，走行6.60～10.12mm后穿过Liliequist膜间脑叶进入脚间池。后交通动脉与动眼神经平行，其间隔以Liliequist膜间脑叶。该池各壁与后交通动脉之间均有小梁连结，有时该池被大量小梁充满，后交通动脉位于该池顶端。

3.颈内动脉－后交通动脉池（carotid and posterior communicating cistern）　若后交通蛛网膜阙如，颈内动脉池和后交通动脉池合并为颈内动脉－后交通动脉池。前端为眶回和嗅神经蛛网膜后部，与嗅池相邻。后壁为Liliequist膜间脑叶，与脚间池和动眼神经池相邻。内侧以颈内动脉内侧蛛网膜与视交叉池相隔，有时完全相通。外侧壁为颞叶内侧面或颈内动脉外侧蛛网膜。上端达颈内动脉分叉，经大脑前蛛网膜与终板池相邻，与Sylvian池近侧端完全相通，有时由连结颈内动脉分叉与颞叶内侧面的稀疏小梁分隔。与脚池直接相通或由脉络膜前蛛网膜大致分隔。底为视交叉蛛网膜颅底层。该池前后径8.62～14.38mm，横径9.28～11.36mm，深10.06～12.26mm。

4.视交叉池（chiasmatic cistern）　不成对。前端为双侧直回、眶回和嗅神经蛛网膜后部及视交叉蛛网膜起始部，与双侧嗅池相邻。前上壁为视交叉蛛网膜视交叉上层，与双侧额叶后部及纵裂相邻。上端经视交叉蛛网膜视交叉上层与视交叉－终板交界处之间的小梁网与终板池不完全分隔。底为视交叉蛛网膜颅底层，紧贴鞍膈，有垂体柄穿过。两外侧壁为颈内动脉内侧蛛网膜，与颈内动脉池、后交通动脉池或颈内动脉－后交通动脉池相邻，有时完全相通。后壁为Liliequist膜间脑叶，与脚间池相邻。视交叉蛛网膜包裹视神经进入视神经管，视交叉池随之延伸。绝大多数视交叉池完全位于鞍上，有时向鞍内延伸形成垂体池。视交叉将该池分为前上部和后下部：前上部狭窄，小梁偏少；后下部宽阔，小梁较多，视交叉、垂体柄、漏斗、灰结节位于其中。两侧视神经之间、视交叉与漏斗－垂体柄之间、漏斗－垂体柄与Liliequist 膜间脑叶之间、视交叉与Liliequist 膜间脑叶之间均有小梁连结。垂体柄长（6.57 ± 2.00）mm（3.98～10.80mm），直径（2.22 ± 0.82）mm（1.18～3.36mm），柱状，由上向下逐渐增粗，红褐色，表面光滑。

5.垂体池（pituitary cistern） 不恒定。由视交叉蛛网膜颅底层和Liliequist 膜中脑叶沿垂体柄返折的部分经鞍膈孔进入鞍内包裹垂体和垂体柄形成，是视交叉池向鞍内的延伸。

6.终板池（lamina terminalis cistern） 不成对。上端到达胼胝体嘴，与胼胝体池前部相通。下端经视交叉蛛网膜视交叉上层和视交叉－终板交界处之间的小梁网与视交叉池相邻。两侧经大脑前蛛网膜与Sylvian 池和颈内动脉池或颈内动脉－后交通动脉池相邻，有时完全相通。后壁为终板，与第三脑室相邻。向前伸入纵裂，前壁为双侧直回后部及其内侧面之间、前交通动脉复合体远侧的小梁，与纵裂及双侧嗅池相邻。前交通动脉复合体与终板之间有大量小梁连结。大脑前动脉交通前段被大脑前蛛网膜分隔为颈内动脉池段和终板池段，前者从颈内动脉分叉到大脑前蛛网膜，后者从大脑前蛛网膜到前交通动脉发出处。

7.嗅池（olfactory cistern） 成对。鞘状，位于嗅沟全长，直回和眶回之间，由嗅神经蛛网膜包裹嗅球和嗅束形成。前至嗅球前端；后端正对颈内动脉分叉周围的脑池群：后内侧为视交叉池，后上内侧为终板池，后外侧为Sylvian 池近侧端，后正中为颈内动脉池或颈内动脉－后交通动脉池。

8.Sylvian 池（Sylvian cistern） 成对。鞍区蛛网膜下隙向大脑半球凸面蛛网膜下隙的过渡，位于外侧裂深部，前壁为额叶后部，后壁为颞叶前部，底为外侧裂蛛网膜。自颈内动脉分叉到大脑中动脉分叉，向外移行于大脑半球凸面蛛网膜下隙；向内经大脑前蛛网膜与终板池相邻，经嗅神经蛛网膜后部与嗅池相邻，与颈内动脉池或颈内动脉－后交通动脉池完全相通或由额叶或颈内动脉分叉与颞叶之间的稀疏小梁分隔，有时颈内动脉分叉和大脑中动脉近侧段周围小梁稠密，将颈内动脉、大脑中动脉与颞叶、额叶、外侧裂蛛网膜连结，形成一隧道，大脑中动脉从中通过。该池内侧端宽阔，随大脑中动脉延伸，向外上逐渐变窄，到达脑岛附近再度变宽。有时额叶后部与颞叶前内侧端之间有一由小梁组成的带状结构分隔颈内动脉池与Sylvian 池。大脑中动脉与颞叶之间的小梁多于与额叶之间。

9.胼胝体周围池（pericallosal cistern） 不成对。马蹄铁形，位于大脑镰下缘、胼胝体顶、双侧扣带回之间，沿胼胝体延伸。顶为大脑镰下方、双侧扣带回之间的稀疏

小梁，底为胼胝体顶，两外侧壁为扣带回内侧面。向前于胼胝体嘴下方与终板池相邻，向后于胼胝体压部后下方以 Galen 静脉复合体蛛网膜鞘为界与四叠体池相邻，两侧深入胼胝体沟。池中含胼周动脉。

10.脚间池（interpeduncular cistern） 不成对。上壁为间脑底面。后壁为脚间窝、双侧大脑脚和脑桥上端腹侧面。前上壁为 Liliequist 膜间脑叶，与视交叉池及其两侧的后交通动脉池或颈内动脉－后交通动脉池相邻。前下壁为 Liliequist 膜中脑叶，与鞍背和斜坡相邻。外侧壁为 Liliequist 膜中间叶，与动眼神经池相邻。经动眼神经池近侧端与大脑脚腹侧面之间的狭窄间隙与环池相通。与外上方的脚池无界限，有时有稀疏小梁分隔。下端以中脑脑桥内侧蛛网膜和中脑脑桥外侧蛛网膜为界与桥前池和两侧小脑脑桥池相邻。被基底动脉分叉蛛网膜分为浅、深两部，浅部与动眼神经池相邻，深部与环池相通。浅部只有基底动脉上段和小梁；深部包含基底动脉分叉、大脑后动脉和小脑上动脉起始部、动眼神经脚间池段、后交通动脉脚间池段以及乳头体动脉，后交通动脉与大脑后动脉汇合于深部（图 1－1－16，图 1－1－17，图 1－1－20）。脚间池深部又被后穿蛛网膜分为前、后两部，前部只有乳头体。

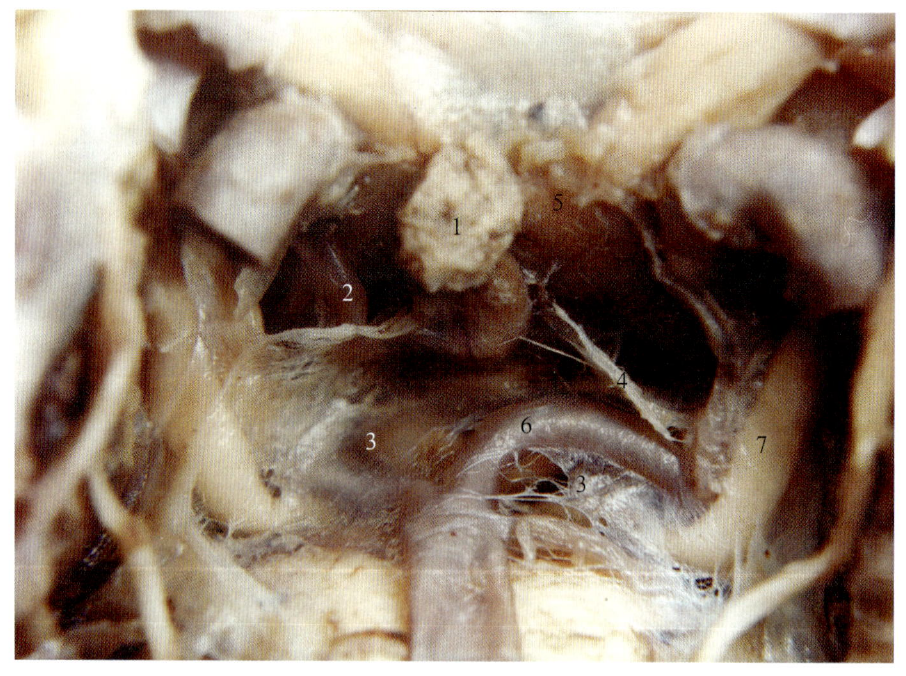

图 1－1－16　后交通动脉进入脚间池深部

1.垂体柄　2.后交通动脉　3.基底动脉分叉蛛网膜　4.Liliequist 膜间脑叶　5.视交叉　6.大脑后动脉　7.动眼神经

11.脚池（crural cistern） 成对，位于小脑幕上方（图 1－1－18）。内侧壁为大脑脚腹外侧面，外侧壁为海马旁回内侧面。向上以视束下缘为界，向下以大脑后动脉上缘为界，与环池前部相邻。脚池与环池之间无蛛网膜结构分隔，直接相通，可以人为地以大脑后动脉上缘为界区分二池。向前以脉络膜前蛛网膜为界与后交通动脉池或颈内动

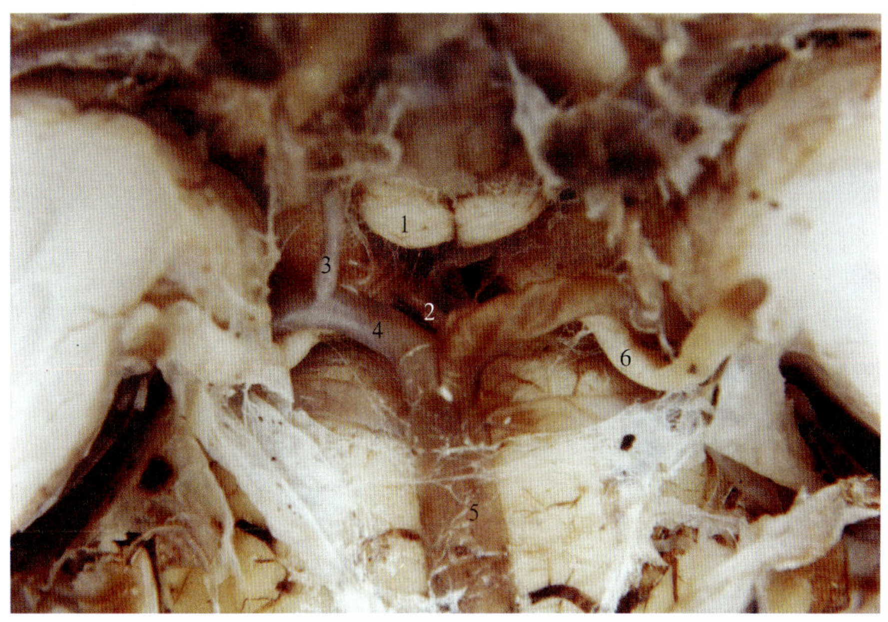

图 1-1-17 脚间池及乳头体动脉

1.乳头体 2.乳头体动脉 3.后交通动脉 4.大脑后动脉 5.基底动脉 6.动眼神经

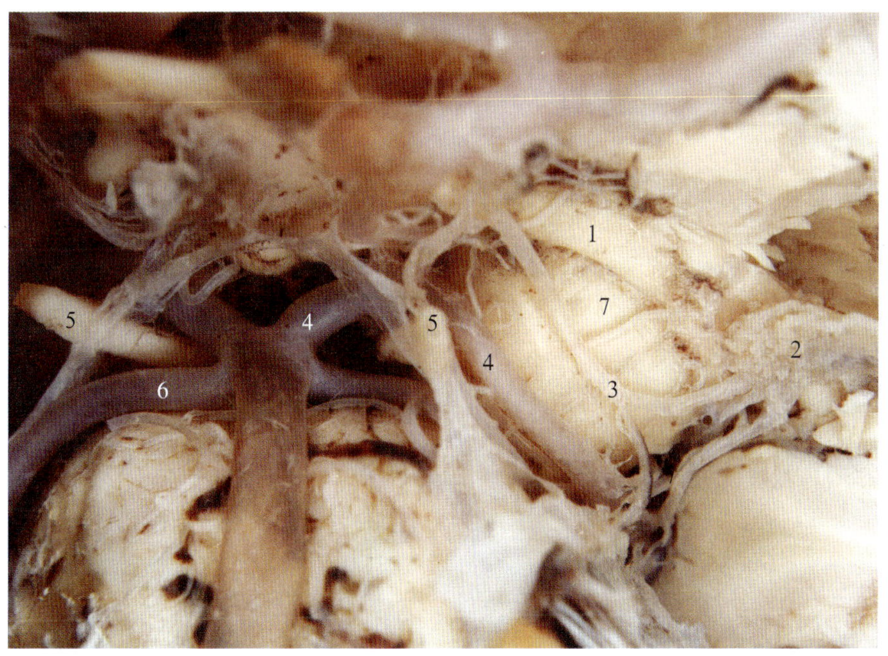

图 1-1-18 脚池

1.视束 2.脉络丛 3.脉络膜前动脉 4.大脑后动脉 5.动眼神经 6.小脑上动脉 7.大脑脚

脉－后交通动脉池相邻，有时完全相通。与脚间池之间无界限，偶有稀疏小梁分隔。后端为大脑后动脉或小脑前中央蛛网膜前缘，经前者与环池后部相邻，经后者与中脑之间的间隙与四叠体池相通。该池大致呈四边形，由前向后因大脑后动脉向视束靠近而逐渐变窄。后上端于小脑前中央蛛网膜或大脑后动脉与视束夹角处与侧脑室颞角的脉络裂相通，可见侧脑室脉络丛进入脚池后部。脉络膜前动脉从颈内动脉发出，越过视束进入脚池，环绕中脑外侧面走行，于脚池后上端进入脉络裂，与大脑后动脉之间有小梁连结。

Yasargil 指出，脚池位于颈内动脉池、脚间池和环池之间，于后交通动脉和脉络膜前动脉之间与脚间池、颈内动脉池有清晰的界限，术中可以清楚地将其与脚间池和环池分开，该池在后交通动脉与脉络膜前动脉之间建立了一个手术操作界面。

12.动眼神经池（oculomotor cistern） 动眼神经池是鞍区蛛网膜最集中的部位，颈内动脉内侧蛛网膜，颈内动脉外侧蛛网膜，后交通蛛网膜，脉络膜前蛛网膜，动眼神经外侧蛛网膜，动眼神经尾侧蛛网膜，Liliequist 膜的中脑叶、中间叶和间脑叶汇集于此并包裹神经形成蛛网膜鞘（图 1–1–19）。这一蛛网膜鞘不仅有助于术中动眼神经的定位，也为术中解剖和保护动眼神经提供了一个可靠的界面。若蛛网膜鞘与神经之间空隙较大，则形成动眼神经池。

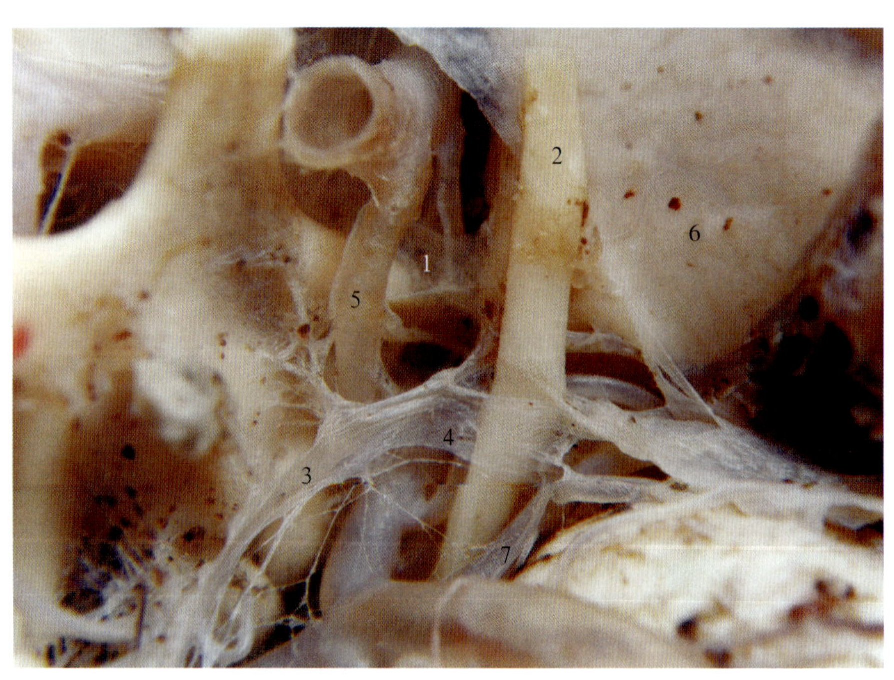

图 1–1–19　动眼神经蛛网膜鞘

1.脉络膜前蛛网膜　2.动眼神经　3.Liliequist 膜间脑叶　4.Liliequist 膜中间叶　5.后交通动脉　6.颞叶　7.小脑上动脉

动眼神经池成对，鞘状。前上壁为 Liliequist 膜间脑叶外侧段并有颈内动脉内侧蛛网膜、颈内动脉外侧蛛网膜、后交通蛛网膜、脉络膜前蛛网膜附着，与后交通动脉池或颈内动脉－后交通动脉池或颈内动脉池相邻。后下壁为动眼神经尾侧蛛网膜，与小脑脑

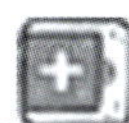

桥池相邻。内侧壁为Liliequist 膜中间叶，与脚间池相邻。外侧壁为动眼神经外侧蛛网膜，与环池相邻。近侧端与大脑脚腹侧面之间有一间隙，脚间池与环池经此间隙相通，大脑后动脉与小脑上动脉亦经此间隙由脚间池进入环池。远侧端靠近海绵窦，由Liliequist膜中脑叶封闭构成池底并包裹动眼神经直到海绵窦，中脑叶包裹动眼神经进入海绵窦2.72～4.98mm。该池前后径3.62～9.22mm，横径2.64～4.10mm，深4.50～9.38 mm。动眼神经被划分为脚间池段、动眼神经池段和海绵窦段。

13.环池（ambient cistern）　成对，跨小脑幕上下，位于中脑和脑桥外侧面与颞叶、小脑方形小叶内侧面之间（图1-1-20，图1-1-21）。向前以动眼神经外侧蛛网膜与动眼神经池相隔，并经动眼神经池近侧端与大脑脚之间的狭窄间隙与脚间池相通。向后以小脑前中央蛛网膜前缘为界，经该膜与中脑之间的宽阔间隙与四叠体池相通。向上与脚池相通，以大脑后动脉为界，与脉络裂颞部和三角部相通。向下经中脑脑桥外侧蛛网膜与小脑脑桥池相邻。小脑上蛛网膜将环池分为上、下两部：大脑后动脉环池和小脑上动脉环池，前者含大脑后动脉，脉络膜后内、后外动脉及其穿支，后者含小脑上动脉，滑车神经走行于小脑上动脉环池内或穿行于小脑上动脉蛛网膜之中。有时小脑上动脉自脚间池进入环池后，在环池内走行一段距离，穿过中脑脑桥外侧蛛网膜进入小脑脑桥池，与三叉神经接触后，于三叉神经后方再次穿过中脑脑桥外侧蛛网膜回到环池。

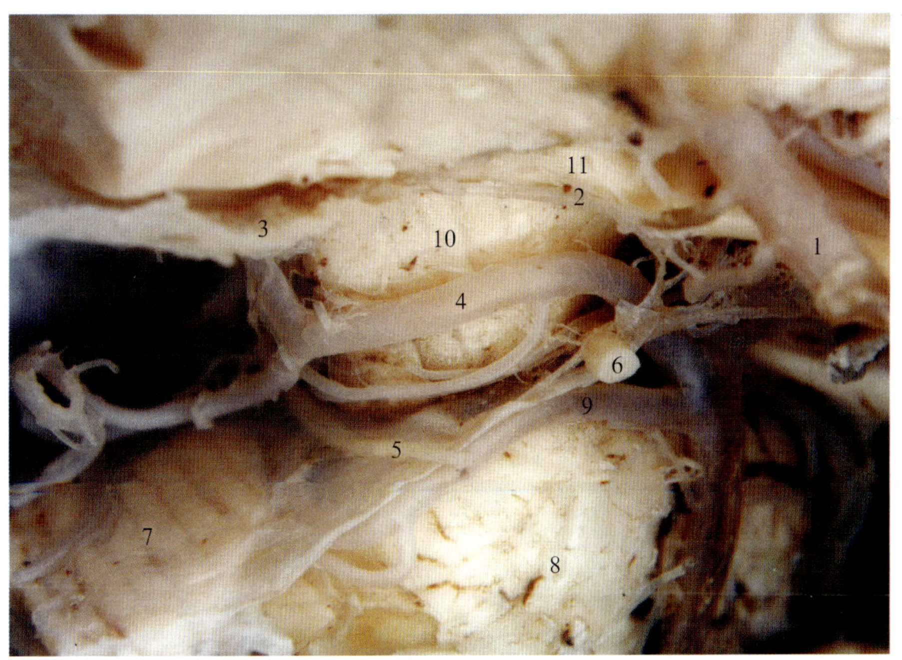

图1-1-20　脚池、环池与脚间池

1.颈内动脉　2.脉络膜前动脉　3.脉络丛　4.大脑后动脉　5.滑车神经　6.动眼神经　7.小脑　8.脑桥　9.小脑上动脉　10.大脑脚　11.视束

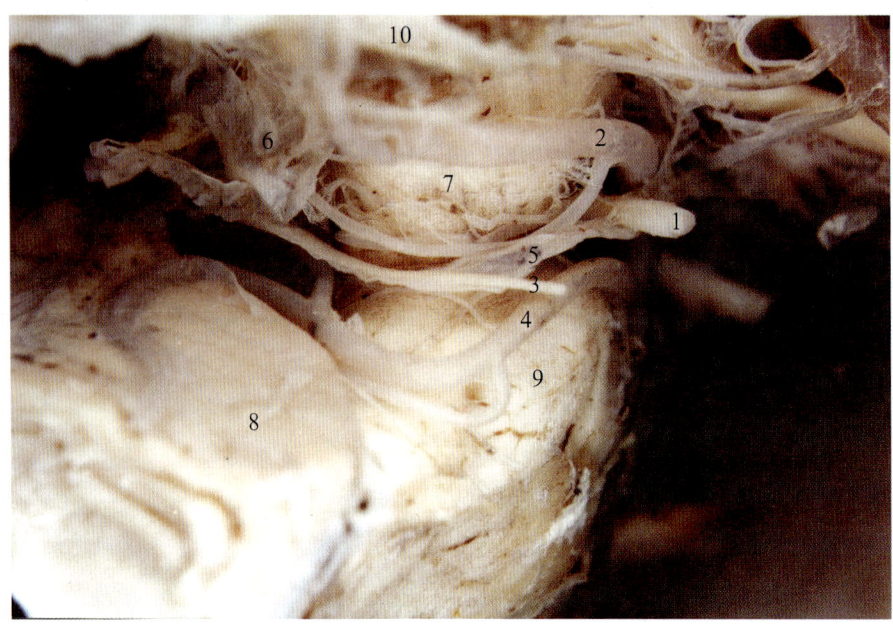

图 1-1-21　环池

1.动眼神经　2.大脑后动脉　3.滑车神经　4.小脑上动脉　5.小脑上蛛网膜　6.小脑前中央蛛网膜　7.大脑脚　8.小脑　9.脑桥　10.脉络丛

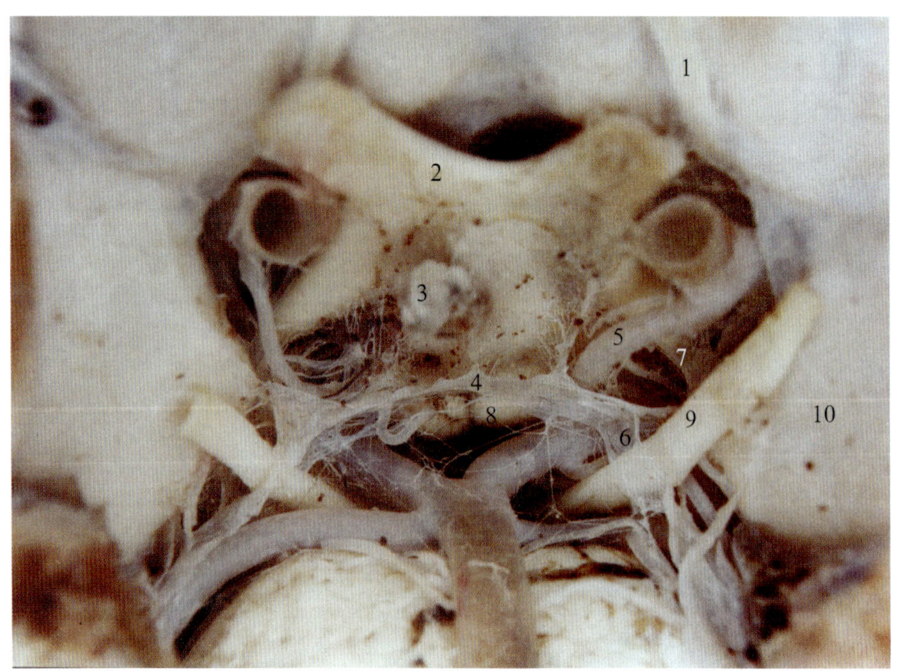

图 1-1-22　鞍区主要脑池

1.嗅池　2.视交叉　3.垂体柄　4.Liliequist膜间脑叶　5.后交通动脉　6.Liliequist膜中间叶　7.脉络膜前蛛网膜　8.乳头体　9.动眼神经　10.颞叶

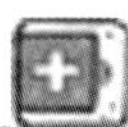

鞍区的重要解剖结构见表1-1-6。

表1-1-6　鞍区各脑池的内容

脑池	内容
颈内动脉池	颈内动脉、眼动脉和后交通动脉起始、供应前床突硬脑膜的动脉、脉络膜前动脉起始以及供应视神经和垂体柄的分支、眶额静脉
后交通动脉池	后交通动脉及其穿支
颈内动脉－后交通动脉池	颈内动脉、眼动脉和后交通动脉起始、后交通动脉的穿支、供应前床突硬脑膜的动脉、脉络膜前动脉起始以及供应视神经和垂体柄的分支、眶额静脉
视交叉池	视神经、垂体柄、视交叉动脉、垂体动脉、眼静脉丛
终板池	大脑前动脉第1段和第2段、前交通动脉、内侧纹状动脉近侧段、Heubner返动脉、到视交叉的穿支、眶额内侧动脉（起始）、嗅动脉（起始）、大脑前静脉、终板静脉丛、眶静脉
垂体池	垂体、垂体柄
嗅池	嗅神经、嗅动脉、嗅静脉、额眶内侧动脉、眶静脉
Sylvian池	大脑中动脉第1段及分支、大脑中浅静脉、大脑中深静脉
胼胝体周围池前部	大脑前动脉第2段、额极动脉（起始）、胼缘动脉（起始）、大脑前静脉
脚间池	基底动脉上段、大脑后动脉第1段、丘脑穿动脉、脉络膜后内动脉起始、四叠体动脉、脑桥中脑静脉、动眼神经
动眼神经池	动眼神经
脚池	脉络膜前动脉、Rosenthal基底静脉
环池	大脑后动脉第2段和第3段、小脑上动脉、脉络膜后外动脉起始、四叠体动脉、脑桥中脑外侧静脉、Rosenthal基底静脉、滑车神经

三、鞍区蛛网膜和脑池的临床意义

1．病变在蛛网膜下隙的发展一定程度上受蛛网膜和脑池形态的影响　病变在蛛网膜下隙的发展常遵循蛛网膜和脑池的形态和界限，例如，分隔脑池的蛛网膜和小梁可以阻止动脉瘤破裂后血液向相邻脑池扩散，所以根据CT或MRI中积血的位置可以确定破裂动脉瘤所在的部位。Rhoton按照肿瘤与脑池的关系将颅内肿瘤分为五型：①位于单个脑池内；②位于单个脑池内但压迫相邻脑池；③位于多个脑池；④起源于脑池外向脑池内扩展；⑤起源于脑池外压迫但未进入脑池。

2．手术早期打开脑池释放脑脊液是避免过度牵拉脑组织的最重要步骤　释放脑脊液可以有效地缩小脑体积，但由于小梁蛛网膜阻碍着脑脊液的自由流动，尽管脑池之间通过小梁蛛网膜的孔隙互相交通，但打开一个脑池并不会使相邻脑池的脑脊液立即顺畅流出，因此，术中往往需解剖脑池间的小梁蛛网膜，开放多个脑池，释放足量脑脊液，以获得足够的操作空间。解剖脑池的范围和方法取决于病变的位置和所选择的手术入路。

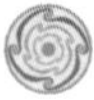

例如，翼点入路切除鞍区肿瘤，往往需要开放Sylvian池、颈内动脉池、后交通动脉池或颈内动脉－后交通动脉池、视交叉池、终板池，必要时尚需切开Liliequist膜间脑叶打开脚间池。

3.蛛网膜和脑池为鞍区病变及其周围结构的显露和分离提供了可靠的解剖间隙和解剖界面 病变所在脑池的蛛网膜壁不仅可以勾勒出病变的界限和范围，而且可以形成一个将病变与相邻结构分隔开的界面，有利于保护相邻脑池内的结构不被损伤，因此，术中应尽量寻找病变与其周围结构之间的蛛网膜界面，并尽可能地将手术操作控制在病变所在脑池或由蛛网膜限定的区域内。

垂体腺瘤起源于鞍内，可向鞍上及鞍旁发展，根据视交叉蛛网膜颅底层和Liliequist膜中脑叶是否进入鞍膈下，垂体腺瘤与蛛网膜及蛛网膜下隙的关系也不同。视交叉蛛网膜与Liliequist膜中脑叶一般位于鞍膈上方，不进入鞍内，因此大多数垂体腺瘤位于蛛网膜外，不进入蛛网膜下隙即视交叉池。肿瘤起源于鞍内，经鞍膈孔向鞍膈上方生长，将视交叉蛛网膜颅底层向上顶起，肿瘤与第三脑室底、颈内动脉、视交叉、视神经之间始终有一层蛛网膜分隔，若肿瘤沿Liliequist膜中脑叶与鞍膈之间向鞍后发展，将Liliequist膜间脑叶、中脑叶向后或后上方推移，Liliequist膜中脑叶与视交叉蛛网膜颅底层一起构成覆盖肿瘤上极和后极的第一层膜，Liliequist膜间脑叶则构成覆盖肿瘤后极的第二层膜，将肿瘤与脚间池隔离。若视交叉蛛网膜随垂体柄进入鞍膈下，即有垂体池存在，则肿瘤位于蛛网膜下，自垂体池发生，向上进入视交叉池，在视交叉池内生长，与第三脑室底、视神经、视交叉之间无蛛网膜分隔，可直接侵袭或包裹视神经；与颈内动脉和后交通动脉之间则隔以颈内动脉内侧蛛网膜，若该膜阙如或稀疏，则可直接侵袭或包裹颈内动脉，若肿瘤向鞍后发展，则肿瘤与脚间池之间以Liliequist膜间脑叶相隔。

鞍区颅咽管瘤可分为膈上型和膈下型。膈上型位于视交叉池内，由于颈内动脉内侧蛛网膜大多呈网状多孔结构或阙如，肿瘤可以向颈内动脉池、颈内动脉－后交通动脉池或后交通动脉池生长，与颈内动脉、视神经及下丘脑直接相邻，由于Liliequist膜间脑叶的限制，肿瘤一般不会进入脚间池。膈下型与垂体腺瘤相似。

4.术中对蛛网膜或小梁均应采取锐性分离 蛛网膜及其小梁广泛分布于颅内，纵横交错，包裹、缠绕或附着于穿行在各脑池之间的脑血管和颅神经，并且与间脑、脑干附着紧密，必须采取锐性分离，任何牵拉、撕扯等钝性操作均可能导致间脑、脑干及有关颅神经、脑血管的机械性损伤。

鞍区蛛网膜与下丘脑关系密切，Liliequist膜中脑叶和间脑叶、后交通蛛网膜、颈内动脉内侧蛛网膜、视交叉蛛网膜颅底层、基底动脉分叉蛛网膜、后穿蛛网膜直接附着于或由坚韧小梁连结于下丘脑，对于这些蛛网膜的任何钝性操作均可能直接造成下丘脑的机械性损伤，尤其Liliequist膜间脑叶，或直接附着于漏斗－垂体柄背侧面，或与之相距数毫米由稠密的小梁丛或束将其与漏斗－垂体柄以及灰结节紧密相连，对该膜的牵拉、撕扯可能是鞍区手术后发生尿崩症等并发症的原因之一。

蛛网膜的分离是动脉瘤手术成功的关键。动脉瘤手术中，增厚变色的蛛网膜会增加显露动脉瘤的难度。Yasargil指出，动脉瘤可被脑池的蛛网膜壁包裹，即使解剖蛛网膜的部位与动脉瘤尚有一定距离，作用在蛛网膜的力仍可传递到动脉瘤底。Rhoton建议，

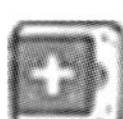

为了避免夹闭动脉瘤时动脉瘤破裂，残留一部分附着于动脉瘤底和动脉瘤壁的蛛网膜是必要的。例如，动眼神经池和动眼神经蛛网膜鞘不仅可以将动眼神经与周围病变隔离，还可以在一定程度上缓冲或抵御病变对动眼神经的压迫和侵袭。因此，对于任何一个指向动眼神经的动脉瘤，一旦出现动眼神经麻痹症状，就意味着动脉瘤与动眼神经蛛网膜鞘之间已经存在相当程度的粘连。动眼神经是颅内附着蛛网膜最多的结构，对其中任何一支蛛网膜或小梁的牵拉和撕扯均可将力传递到与蛛网膜鞘相粘连的动脉瘤壁，导致动脉瘤破裂。可见，在动脉瘤手术中，一方面要辨认哪些蛛网膜或小梁与动脉瘤直接附着或间接相连，另一方面要尽量消除传递到动脉瘤的外力。只有锐性分离，才能最大限度地减少传递到动脉瘤壁的力。不仅对直接包裹或附着于动脉瘤壁的蛛网膜采取锐性分离，对远离动脉瘤的蛛网膜亦应锐性分离，以避免对动脉瘤的间接干预。

5．不同的手术入路或同一入路到达不同的部位所涉及的脑池及其解剖方向和次序均不相同　Yasargil强调有序地解剖蛛网膜和脑池，并指出“脑池打开的方向和顺序应根据病变的位置而定”。例如翼点入路所涉及的脑池和蛛网膜及其解剖次序如下：

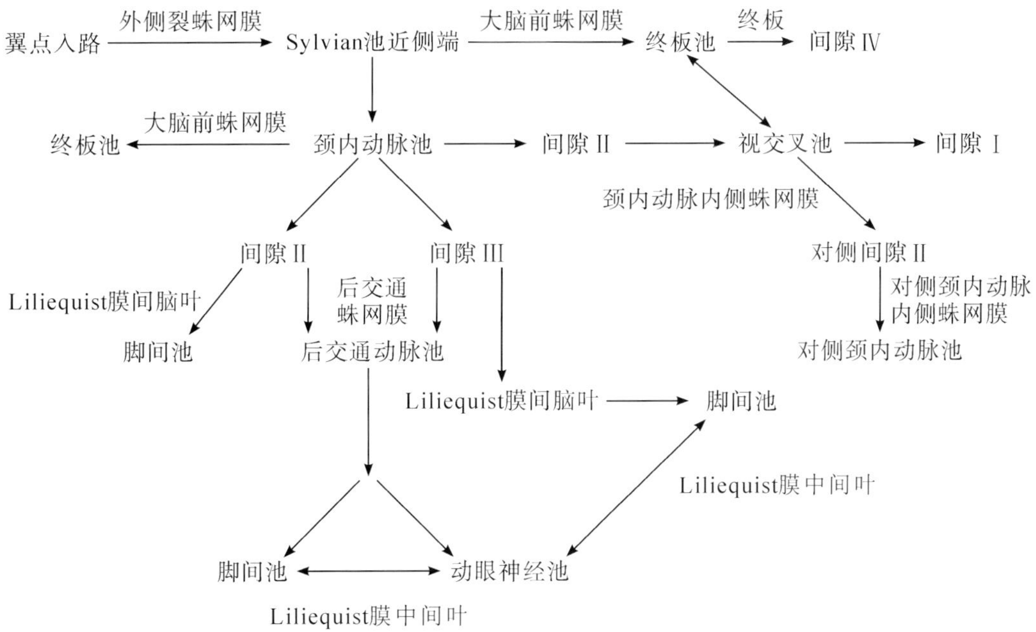

6．熟悉脑池和蛛网膜的解剖学特点是开展和完善锁孔手术的前提　随着计算机技术、影像学技术、现代工艺和材料学的发展，显微神经外科的内容也不断地被丰富，锁孔手术就是其中之一。

神经外科锁孔手术即内镜辅助的显微神经外科，将现代神经内镜技术与显微神经外科技术相结合，继承了显微神经外科的基本思想，即利用颅内自然存在的解剖间隙到达病变。锁孔手术甚至更加依赖于脑池和蛛网膜所提供的解剖间隙和解剖标志，就其技术特点而言，脑池系统较“小切口”、“小骨窗”更能体现“锁孔”概念的真正内涵，而颅内的蛛网膜结构如小梁蛛网膜则可以为内镜下的操作提供必要的解剖标志。

神经内镜凭借其“广角”的观察方式以及“鱼眼效应”，可以在一幅画面中提供更多

的局部解剖信息，可以观察到手术显微镜下的“盲区”或“死角”，有助于术中更充分地利用蛛网膜和脑池形成的解剖界面或解剖间隙，减少蛛网膜和脑池的解剖范围。然而，内镜只能提供不连续的、变形的二维图像，给术中确认靶区的真实解剖如形态、大小和空间关系等带来了困难，因此，必须对颅内结构在内镜下独特的解剖学特点进行专门的研究。作为锁孔手术的主要操作空间和解剖标志，熟悉各脑池和蛛网膜在神经内镜下的解剖学特点，无疑是开展和完善锁孔手术的前提。

（吕　健　朱贤立）

第四节　鞍区及 4 个解剖间隙的显微外科解剖

鞍区是颅内肿瘤和颅内动脉瘤的好发部位。位于此区的视神经、视交叉是重要的视觉传导通路，而垂体、垂体柄和下丘脑则是重要的内分泌调节系统，颈内动脉海绵窦段和动眼神经、滑车神经、三叉神经眼支和上颌支、展神经都要经过海绵窦这一静脉窦性结构。这个区域的肿瘤或多或少都要累及到这些结构，在这个区域行显微手术时都要在这些结构之间进行操作。因此，熟练掌握鞍区的显微解剖结构是非常重要的。

经翼点入路行鞍区周围肿瘤切除及 Willis 环前部动脉瘤夹闭术的显微手术时，必须利用鞍区的 4 个解剖间隙即间隙Ⅰ（视交叉前间隙）、间隙Ⅱ（视神经－颈动脉三角）、间隙Ⅲ（颈内动脉－小脑幕三角）、间隙Ⅳ（打开终板所得的间隙）才能充分显露病变，达到既能全切肿瘤和夹闭动脉瘤，又能最大限度地减少对脑组织和邻近血管及神经的损伤，减少术后并发症，提高治愈率的目的。必须熟练掌握这 4 个间隙的组成及其重要的血管和神经的显微解剖。下面我们将结合所做的 40 例成人头颅鞍区的显微解剖资料，详细叙述这 4 个间隙内各结构的显微解剖。

一、间隙Ⅰ

间隙Ⅰ又称视交叉前间隙（图 1-1-23，图 1-1-24），呈三角形。由左右两侧视神经的内侧缘组成三角的左侧缘和右侧缘，蝶骨平台后缘组成三角的前缘。三边的长度分别为：左侧缘（9.05 ± 1.60）mm、右侧缘（8.95 ± 1.45）mm、前缘（12.33 ± 1.67）mm。

（一）视神经和视交叉

在间隙Ⅰ中，首先看到的是左右两侧视神经和视交叉。

1. 视神经　视神经是指从视交叉前缘到视神经管之间的一段视神经而言（图 1-1-23）。这一段视神经的长度国外 Renn 等报道为 8～19mm，平均 12 mm；国内周敬德等报道左侧为 4～14mm，平均 8.49mm，右侧为 4～14mm，平均 8.44mm；我们的一组资料为（8.78 ± 1.63）mm。在同一标本中，两侧视神经长度相差 2mm 或更长的占 10%。视神经管内口处两侧视神经内侧缘之间的距离，国外 Renn 等报道为 9～24mm，平均为 14mm；国内周敬德等报道为 7.0～14.5mm，平均为 10.4mm；我们的一组资料为（12.33 ± 1.67）mm。视神经管近端的视神经其横断面宽度大于它的高度，因此使视神经呈扁平状（图 1-1-24）。有报道宽度为 3.5～6.0mm，平均为 5mm；高度为

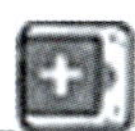

2～5mm，平均为3mm。我们的资料为宽度（5.60 ± 0.67）mm，高度（2.89 ± 0.56）mm。

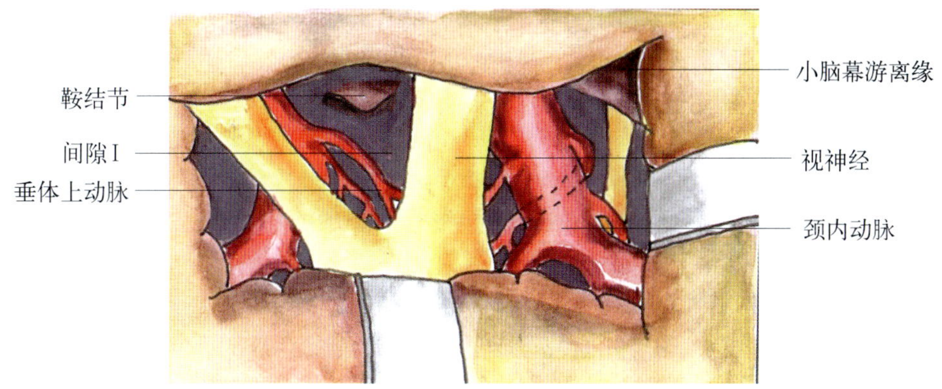

图1-1-23　示右侧翼点入路时间隙Ⅰ的解剖示意图

在间隙Ⅰ中可见到两侧视神经、鞍结节及从左侧颈内动脉床突上段内侧壁发出的垂体上动脉

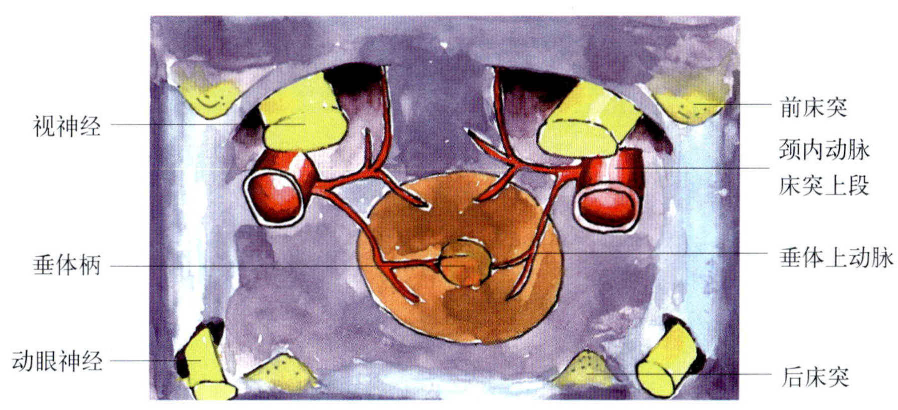

图1-1-24　示蝶鞍的解剖示意图（上面观）

可见到覆盖在垂体上方的鞍膈和鞍膈开口。两侧视神经的近端呈扁平状，左侧动眼神经经小脑幕和后床突之间穿入海绵窦外侧壁的内层。颈内动脉床突上段起始部穿出海绵窦顶后从下内侧壁发出一支垂体上动脉

2.视交叉　按照Bergland等人的标准，以视交叉与鞍结节和垂体的毗邻关系，可划分成三型：正常型视交叉位于鞍膈和垂体的上方；前置型视交叉位于鞍结节上方；后置型视交叉位于鞍背上方。国外Renn等报道发现前置型占10%，后置型15%，正常型75%；国内周敬德等报道前置型10%，后置型7.5%，正常型82.5%；我们的资料为前置型15%，后置型5%，正常型80%。

鞍结节和视交叉之间的距离依视交叉的位置而变化，这在经额下入路进行垂体瘤手术时很重要。在前置型视交叉时，鞍结节位于视交叉前缘的后方2mm以上，国内报道为1.65mm（0.1～3.0mm）；在正常型的视交叉病例中，鞍结节与视交叉前缘之间的距离

也很小。正常脑标本视交叉前缘与鞍结节之间的距离：Renn 等报道为4mm（2～6mm），国内周敬德等报道为3.1mm（0.5～5.5mm），其中14%在2mm以下；在后置型视交叉中，这一距离Renn等报道为7mm（5～9mm），国内周敬德等报道为5.8mm（5.6～6.2mm）。我们的一组资料为（5.42 ± 0.96）mm。

影响视交叉前间隙大小的两个主要因素是视交叉的夹角和鞍结节与两侧视神经上平面的关系。正常情况下，两侧视神经内侧缘形成视交叉的夹角。此角国内周敬德等报道为55°～100°，平均为66.7°；国外Renn等报道为50°～80°；我们的一组资料为85.5° ± 13°。当这个夹角越小时，经额下入路进行垂体肿瘤切除时，所通过的这个区域就变小；另一种情况是当鞍结节突入到视神经管近端的两侧视神经上表面平面之上时，也会妨碍进入鞍内。实际上国内周敬德等报道，鞍结节多低于两侧视神经的平面，占92.5%，平齐的占5%，高出者仅占2.5%。但国外Renn等报道鞍结节突入视神经平面之上的较多，占44%，突入最大的为3mm。

当经额下入路时，若遇到前置型视交叉或视交叉之间的夹角比较小，或者鞍结节凸入到视神经上方使视交叉前间隙变小时，在手术中可通过磨除鞍结节来完成手术。若经翼点入路遇此种情况，经视神经外侧间隙即可进入鞍内，这也是经翼点入路优于额下入路的特点之一。

3.视神经管 当视神经进入视神经管时，硬脑膜作为袖套随神经进入管内，周围由骨质包绕，但在视神经进入视神经管的几毫米内，常常只有硬脑膜形成的袖套包绕视神经，而无骨质覆盖。这段视神经在手术时，若误认为有骨质把硬脑膜与视神经分离开，而在视神经管上方沿硬脑膜电凝，容易损伤视神经。在视神经管入口处仅有一层硬脑膜覆盖的视神经的长度，国外Renn等报道平均3mm（0.5～8.0mm），国内周敬德等报道平均1.6mm（0.1～2.9mm）。在我们的一组显微解剖资料中发现：在94.7%的标本中，视神经管入口处一段视神经的上方有一层镰状的硬脑膜覆盖视神经近端，这层硬脑膜Gibo等称之为镰状突（falciform process），宽（5.14 ± 0.97）mm，长（2.15 ± 0.74）mm，这一解剖特点在眼动脉瘤的显微手术中很有价值。可通过切开这一部位的硬脑膜，使此处的视神经活动度增加，更有利于显露眼动脉瘤的瘤颈。

视神经管位于蝶窦的上外侧部分，4%的视神经在这个区域只有硬脑膜和蝶窦黏膜覆盖，因此在经蝶窦手术时，假如蝶窦内覆盖视神经的骨质阙如而暴露了视神经，必须仔细保护以避免损伤。

4.视神经和视交叉血液供应的显微解剖 视神经、视交叉和视束位于颅底Willis环的中心，其血液供应主要由组成Willis环各主要动脉上所发出的穿通动脉来供应。视神经和视交叉的上、下面主要由大脑前动脉第1段、前交通动脉和颈内动脉眼动脉段发出的穿通动脉供血，视束主要由大脑中动脉第1段、颈内动脉脉络膜段、后交通动脉和脉络膜前动脉发出的穿通动脉供血。

（1）视交叉上动脉：主要来自两侧的大脑前动脉第1段和前交通动脉（图1-1-33），来自大脑前动脉第1段者占98.04%，来自前交通动脉者占1.96%。这些穿支动脉多数以直角起自动脉干的后壁和上壁，偶起自下壁，外径为0.18mm（0.06～0.40mm）。这些小动脉发出后至视交叉的上面，再沿其外侧面向前行发出分支分布至视交叉前缘及外侧缘，

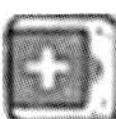

并继续向前分支到视神经的上面，到达视交叉前缘的分支常与视交叉下动脉的分支吻合。

(2) 视交叉下动脉：主要来自颈内动脉眼动脉段和后交通动脉发出的穿支动脉，分布于视交叉和视神经的下面（图 1-1-25)。这些小动脉多以锐角起自颈内动脉眼动脉段近端的下内侧壁或内侧壁，占 96%，每侧多为 1～2 支，或单独从颈内动脉主干上发出，或与垂体柄、漏斗动脉共干。少数从后交通动脉近端 1/3 上内侧壁发出，占 4%，多与分布到垂体柄和灰结节的动脉共干。这些穿支动脉发出后向上、向内行至垂体柄前方，两侧主干在内侧形成不规则吻合，吻合后再发出二、三级分支进入视交叉下面的前缘实质内，向前发出一支动脉沿视神经的内下缘前行至上表面供应视神经，向内侧发出分支至视交叉前上缘与视交叉上动脉的分支吻合，形成视交叉前吻合，向后发出分支与垂体柄、漏斗动脉在垂体柄周围形成吻合似衣领状，Gibo 等称之为漏斗周围动脉环。

(二) 鞍膈

在视神经和视交叉下面有一层覆盖蝶鞍和垂体的硬膜称为鞍膈（图 1-1-24)。在 Gray 解剖学中，鞍膈的定义是：一个小的、圆形而平坦的硬脑膜罩，构成蝶鞍的顶，并几乎完全遮盖着垂体，在它的中心有一小孔通过漏斗。Renn 等在 50 例头颅标本中发现，鞍膈通常呈长方形，表面呈凸面或凹面的比平坦的多。在中央部的开口大的比小的多。鞍膈的左右径平均为 11mm（6～15mm），前后径平均为 8mm（5～13mm）。鞍膈的左右径大于前后径的占 84%，相等的占 16%。从上面观呈凸形的占 54%，凹形的占 4%，扁平的占 42%。我们的资料：鞍膈左右径为（13.95 ± 1.79）mm，前后径为（10.66 ± 1.68）mm，表面的形状多数呈凹形，少数呈凸形和平坦形。

在漏斗开口处周围的鞍膈常常较薄，而四周稍厚，这些解剖特点也可能是造成一些鞍内肿瘤易经鞍膈开口向鞍上发展的因素之一。国外 Renn 等报道 38% 的标本中鞍膈至少有一层硬脑膜那么厚，在经蝶窦进行垂体瘤切除术时，形成一个足够的屏障。但在 62% 的标本中，在垂体上方的那部分鞍膈非常薄。国内周敬德等在 40 例头颅的研究中报道鞍膈呈均匀一致厚度者占 92.5%，中央部疏松者占 7.5%。

鞍膈的开口多数呈圆形和椭圆形（图 1-1-24)，国外 Renn 等报道漏斗开口处呈圆形的占 54%，椭圆形者其短径位于前后方向的占 46%，开口等于或大于 5mm 的占 54%。国内周敬德等报道呈圆形者占 55%，椭圆形者 45%，比较接近；开口大于 5mm 者占 75%。我们的资料是鞍膈开口的前后径为（6.38 ± 1.79）mm，左右径为（6.33 ± 1.85）mm，开口大于 5mm 者占 94.7%。鞍膈的开口大于或等于 5mm 时经蝶窦手术就不能起到屏障作用。

(三) 垂体及其血液供应

1.垂体 在鞍膈的下面和蝶鞍内是垂体（图 1-1-24，图 1-1-25），它通过垂体柄经鞍膈开口与下丘脑漏斗部相连。

垂体位于蝶鞍窝内（图 1-1-26），它的形状在不同的标本中变化较大。在所有的标本中，垂体的左右径都等于或大于它的上下径或前后径。国内林锴等报道：垂体的前后径平均为 10.54mm（7～15mm），左右径平均为 12.73mm（9～17mm），上下径平均为 4.89mm（2～8mm）。我们的资料为：垂体前后径（10.52 ± 1.23）mm，左右径（14.12 ± 1.52）mm，上下径（5.74 ± 1.16）mm。垂体的底面通常形成蝶鞍底的形状，在垂

体的外侧面和上面没有骨壁，垂体上表面的形状由于受颈内动脉海绵窦段从外侧和后方的推压而呈三角形，表面可呈凹形、扁平形，如果鞍膈上的开口较大，在垂体柄周围的腺体部分常呈凹形。比较少见的类型就是垂体向下延伸形成一个向下的杯状突起，突破蝶鞍底进入蝶窦。

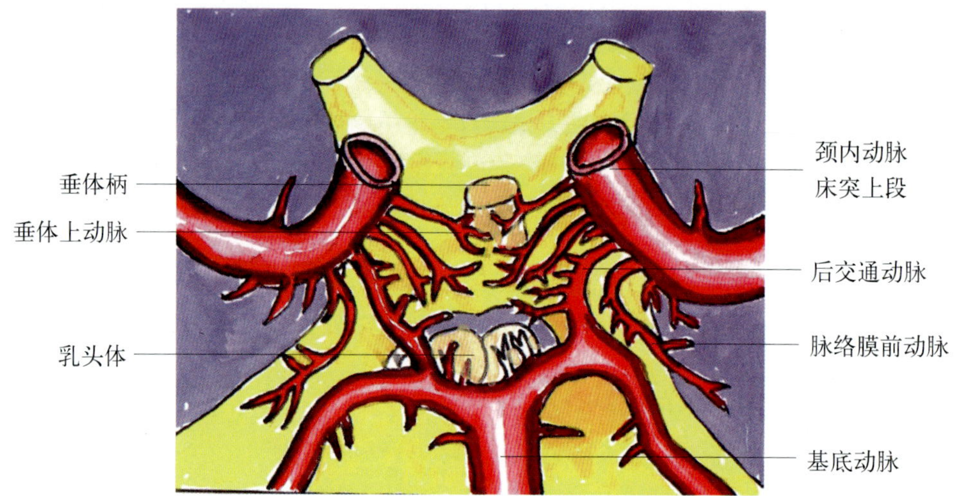

图1-1-25　下丘脑及垂体上动脉解剖示意图（底面观）

可见到从两侧颈内动脉床突上段下内侧壁发出的垂体上动脉，向内侧行走分布于垂体柄及下丘脑漏斗部，有些分支分布于灰结节及乳头体

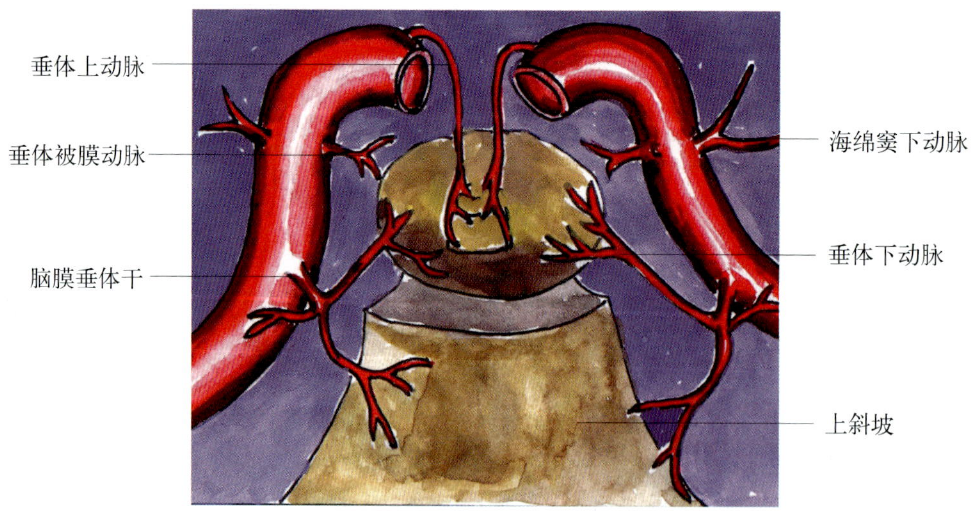

图1-1-26　颈内动脉海绵窦段分支及腺垂体血供情况示意图

颈内动脉床突上段发出垂体上动脉分布在垂体柄，海绵窦段发出脑膜垂体干、海绵窦下动脉和垂体被膜动脉3支动脉。从脑膜垂体干上发出垂体下动脉、小脑幕动脉、脑膜背侧动脉。垂体下动脉从脑膜垂体干发出后向内侧行走，在垂体外侧面分成升支和降支供应神经垂体

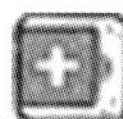

垂体外侧缘与颈内动脉的内侧缘相隔很近。国外 Harris 等报道，没有嵌入垂体的占 72%，两者之间的距离为 2.3mm，最大距离为 7mm；而在 28% 的标本中，颈内动脉海绵窦段水平部经海绵窦内嵌入垂体的外侧面，使腺体外侧面失去原有的圆形形态，形成动脉压迹，导致两侧颈内动脉海绵窦段水平部（位于蝶鞍两侧的一段动脉）的间距缩小，给经蝶入路进行垂体手术增加了困难和危险。同时，垂体的外侧面常常呈舌样突起到颈内动脉海绵窦段水平部的上方或下方而包绕颈内动脉，也增加了经蝶进行垂体全切的难度。

据报道，经蝶鞍进行垂体手术时所造成的严重出血是由于颈内动脉海绵窦段水平部损伤或从颈内动脉发出的小分支撕裂引起，如垂体下动脉或从颈内动脉发出的到包膜的小动脉撕裂。

2 . 垂体血液供应的显微解剖　颈内动脉床突上段和海绵窦段发出的垂体上动脉、垂体下动脉和垂体被膜动脉供应垂体、垂体柄和下丘脑，这个区域的肿瘤往往累及到这些重要结构，在经翼点入路行鞍区显微手术时常常会遇到分布在这些结构上的小动脉。随着颅底显微外科技术的开展，对鞍区肿瘤包括垂体肿瘤、颅咽管瘤、鞍结节脑膜瘤、海绵窦区肿瘤显微全切除的不断研究，熟练掌握垂体血供的显微解剖是非常重要的。

（1）垂体上动脉（hypophysialis superior artery）：从颈内动脉床突上段眼动脉段发出的一组小动脉。这组小动脉多从颈内动脉床突上段穿出海绵窦顶的近端内侧壁和下内侧壁发出，一般为 1～7 支，平均 3.6 支，发出后紧贴鞍膈向后上行至视交叉下面和垂体柄前方，分数支分布于垂体柄周围、视交叉和视神经下面。

我们把分布到垂体柄和漏斗并形成漏斗周围动脉环的这一组动脉称为垂体上动脉（图 1－1－23，图 1－1－24，图 1－1－25，图 1－1－26）。这一组动脉管径较粗，一般为 1～5 支，平均为 2.2 支；这组垂体上动脉可为单干，也可与分布到视神经、视交叉的分支共干，从颈内动脉内侧壁上发出，发出后可直接呈水平方向向内侧行走，也可上升或下降一段距离后终止到垂体、垂体柄以及视交叉、视神经和视束。两侧的垂体上动脉在垂体柄处吻合成丛，有时还与来自后交通动脉的分布到漏斗去的穿支形成吻合支。这些吻合支似衣领状围绕在垂体柄的上部，形成漏斗周围动脉环。从环上发出升动脉和降动脉：升动脉向上供应灰结节、内侧隆起和视交叉及视神经下面；降动脉包括短柄动脉和浅动脉，短柄动脉直接穿入漏斗沿垂体柄向下形成窦状毛细血管网，浅动脉在蛛网膜下隙内沿垂体柄的表面向下行，分布于神经垂体。

McConnell 观察过 100 例垂体上动脉，根据其分支和分布情况将其分成 A、B、C、D 四类动脉。血管 A 为视交叉、视神经支：从颈内动脉发出后向上、向内侧行走达视神经下缘，供应视神经、视交叉并与大脑前动脉的分支吻合。血管 D 为视束支：行于视神经和视交叉的下缘，供应视束前部的下面，这一支可与颈内动脉和后交通动脉发出的分布到视束下面的动脉有吻合支。血管 B 和 C 为供应腺垂体和柄的主要动脉，这组动脉是真正意义上的垂体上动脉，它们行至视神经下缘，在视神经下缘及垂体柄前方的蛛网膜下隙内分支并和对侧的同名动脉吻合成丛。在 100 例标本中，根据其分支形式分成四种组合形式：

第一种：指发出 1 支动脉分成 4 支，即 A、B、C、D4 支共干，占 20%。

第二种：指发出 2 支动脉，即 A、B 共干，C、D 共干，占 60%。

第三种：指发出3支动脉，即A、D单干，B、C共干或A、B单干，C、D共干，占11%。

第四种：其他组合，占9%。

因此，常见的形式是血管A和B共干、C和D共干，其次是A、B、C、D共干，也就是说供应垂体柄的血管往往与供应视神经和视束的血管是同一条血管。

Gibo和Leclercq等认为垂体上动脉不是单支动脉，而是起自颈内动脉眼动脉段的复杂血管。垂体上动脉直径平均为0.25mm，每侧发出1～5支，平均为2.2支，且有76%起自颈内动脉眼动脉段近侧半。Krisht等报道，垂体上动脉直径为0.22mm，发出1～3支。国内牛朝诗等报道了24例垂体上动脉的研究，每侧发出1～4支，直径为0.26mm，并分为单支型（37.5%）和多支型（62.5%），其起点有84%在眼动脉起点远侧6 mm之内，并认为视交叉下面与漏斗、垂体有着同一血供来源。

（2）垂体下动脉（inferior hypophyseal artery）：垂体下动脉是颈内动脉海绵窦段的一个重要分支（图1－1－26），出现率为80%～100%。多数从后弯部凸面附近的脑膜垂体干的内侧壁（90% ± 4.2%）上发出，少数直接起自颈内动脉海绵窦段后升部或后弯部（10% ± 4.2%），发出后斜向前内侧，有时紧贴颈内动脉海绵窦段后升部的后内侧壁，进入海绵窦内侧腔，在近端发出分支分布到鞍背和上斜坡硬脑膜，主干继续向前在垂体外侧中间叶的中下1/3交界处分升支和降支，在垂体的上下方与对侧同名动脉和垂体上动脉吻合成动脉环并构成垂体门脉系统，主要供应垂体柄和垂体后叶。

垂体下动脉是供应垂体最重要的动脉，它起始处的直径为（0.52 ± 0.13）mm，是分布到这一区域最粗的动脉，而且垂体下动脉发出的部位比垂体上动脉低，两者之间相隔颈内动脉虹吸部，使动脉血首先到达垂体下动脉分布区，而后到达垂体上动脉分布区。Leclercq等对垂体供血动脉做选择性注射造影发现，动脉血首先灌注垂体下动脉并供应垂体柄周围动脉环，其分布包括垂体后叶、垂体柄和部分下丘脑区。目前认为垂体下动脉是供应垂体最重要的动脉，而垂体后叶是产生、运输和储存抗利尿激素的重要部位。因此，在蝶鞍和海绵窦区域行显微手术时，必须保护好垂体下动脉，以免损伤后引起垂体后叶缺血而导致水、电解质紊乱等并发症。

（3）垂体被膜动脉（McConnell被膜动脉）：垂体被膜动脉是颈内动脉海绵窦段分支中出现率最低的一个分支，仅为12%～50%。多从颈内动脉海绵窦段水平部中1/3的内侧壁发出，发出后向前内侧行走至蝶鞍底的硬脑膜，发出分支分布于鞍底前部的硬脑膜，并与对侧的同名动脉吻合，也可与同侧的垂体下动脉吻合。

（四）蝶鞍

由于垂体位于蝶鞍内，患垂体腺瘤时可造成蝶鞍的扩大，鞍底变薄，所以经翼点入路进行垂体瘤手术时可进入蝶窦内。Harris等报道，鞍底的厚度等于1mm或以下者占82%，其中在0.5mm或以下者占40%，极少的仅有几微米厚，甚至在仔细地切除垂体或蝶窦黏膜时就能碰碎；厚度大于1mm的占18%，最厚达4mm。

蝶鞍的大小用Taveras和Wood测量法计算。体积的计算是根据Dichiro和Nelson所建议的按椭圆形体积公式计算：体积（mm^3）＝0.5×［长（mm）×宽（mm）×高（mm）］。①蝶鞍的高度：是指鞍结节和鞍背连线到鞍底的垂直线的最大距离。Taveras

 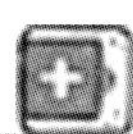

和Wood报道，正常蝶鞍的高度上限为13mm；Harris等报道，平均9mm（5～12mm）；国内林锴等报道，平均7.02mm（5～11mm）。②蝶鞍的长度：是以垂体窝的最大前后径为准，位于鞍结节水平或稍下。Taveras和Wood报道，正常值上限为17mm；Harris等报道，平均10mm（7～14mm）；国内林锴报道，平均10.73mm（7～15mm）。③蝶鞍的宽度：以鞍底顶水平面的宽度为准，Taveras和Wood在X线片上测量的数据是10～15mm；Harris等报道，平均14mm（10～16mm）；国内林锴报道，正常人平均13.76mm（10～19mm）。我们的一组资料为：蝶鞍长（10.89±1.82）mm、宽（14.00±2.19）mm、高（8.33±1.13）mm。蝶鞍的体积平均621mm^3，最大限是1 056mm^3，Dichiro和Nelson测量的正常体积平均是594mm^3，最大限是1 094mm^3。

（五）蝶窦

蝶窦是位于蝶骨体两侧的一对空腔，通常被从一边向另一边倾斜的骨间隔分开。根据窦腔气化程度，蝶窦的类型可分成3～4种，不同作者命名不同，结合起来分为四型：

Ⅰ型：气化完全型（鞍后型），窦腔前端伸入蝶骨小翼根部，后端至斜坡，使鞍底、斜坡的骨质仅有一薄层。

Ⅱ型：气化不全型（鞍下型），窦腔前端伸入到蝶骨小翼根部，后端不到斜坡，约在垂体中点的下方。

Ⅲ型：气化差型（鞍前型），窦腔前端伸入到蝶骨小翼根部，后端不超过垂体前端（或鞍结节）的垂直线平面。

Ⅳ型：未气化型（硬化型），在额状和矢状切面上均未发现蝶窦。

国外Harris（1976）将蝶窦分为三型，鞍型相当于Ⅰ、Ⅱ型，鞍前型为Ⅲ型，甲壳型为Ⅳ型。

各种类型的比例：国内林锴等报道，Ⅰ型占56%±7.02%，Ⅱ型占24%±6.04%，Ⅲ型占18%±5.4%，Ⅳ型占2%±1.98%；周敬德等报道，Ⅰ型占49.4%，Ⅱ型占33.3%，Ⅲ型占14.8%，Ⅳ型占2.5%，与国外Harris（1976）的报道比较接近；Harris报道，鞍型（Ⅰ型+Ⅱ型）占80%，鞍前型（Ⅲ型）20%，没有甲壳型（Ⅳ型）。

大多数蝶窦中有一个骨性中隔，将蝶窦分为左右两个大腔。骨中隔通常呈矢状位，有时大腔内又有位于各个方向的小的骨间隔将大腔分成几个小腔。如果大的骨中隔位于中线附近，在经蝶窦行垂体腺瘤显微手术时有助于准确定位。但居中线者仅占34.2%（林锴等）、12.3%（周敬德等）、22%（Harris等）；偏离中线者（偏左或偏右）占40%（林锴等）、79%（周敬德等）、46%（Harris等）；蝶窦中没有大的骨中隔者占20%（林锴等）、7.4%（周敬德等）、28%（Harris等）。

根据蝶窦腔的数目将蝶窦分成四型：

单蝶窦型（无骨中隔）：有窦腔但无骨中隔。国内报道占20%（林锴等），国外报道占28%（Harris等）。

双蝶窦型：有窦腔并只有1个骨中隔者。国内报道占74%（林锴等），国外报道占18%（Harris等）。

多蝶窦型：有窦腔并有2个以上窦中隔者。国内报道占4%（林锴等），国外报道占50%（Harris等）。

无蝶窦型：无窦腔（未气化型）。国内报道占2%（林锴等），国外报道没有发现此种类型。

从上述资料看，国外多蝶窦型比国内明显高，即蝶窦内有多个骨中隔。在经蝶窦手术时，为了确定蝶窦内骨中隔与鞍底的关系，术前必须做蝶鞍前后位的 X 线断层或CT扫描。手术时一旦进入了由大的骨中隔分叉而形成的不对称的空腔时，在切开鞍底时就容易损伤颈内动脉海绵窦段，遇到这种情况就应该仔细辨认和修改入路以回到中线部位来寻找鞍底。

突入到蝶窦内的结构有：视神经管隆突和颈内动脉隆突，两者均位于蝶窦的外上壁。视神经管隆突出现率占97.5%，平均长7.9mm、宽4.7mm，骨壁厚度在1mm以下者占98.3%，两侧视神经管隆突的间距为9.6mm。颈内动脉隆突出现率为94.9%，突入到蝶窦内的这一段颈内动脉仅有一层薄的骨壁覆盖，但有4%的情况下无骨壁，仅有一层蝶窦黏膜覆盖，覆盖的这层骨壁厚度在1mm以下者占98.3%。这层骨壁很薄，经蝶窦手术时起不到保护颈内动脉作用，因此，在经此入路行垂体腺瘤显微手术时，打开鞍底时应特别注意寻找视神经管隆突和颈内动脉隆突，保护好视神经和颈内动脉。

经蝶窦行垂体瘤手术的几个参数：①鼻垂体间径：指鼻腔蝶窦开口至垂体窝底的最短距离。为12～22mm，平均15.51mm。②咽垂体窝间径：指咽顶至垂体窝底的最短距离。为13～28mm，平均20.24mm。③颈内动脉间距：颈内动脉海绵窦段的水平部在蝶鞍两侧的间距。为12～24mm，平均17.17mm。颈内动脉海绵窦段前升部在鞍结节两侧的间距为7～17mm，平均12.36mm。

由于翼点入路时头位向对侧旋转20°～40°，可以见到位于对侧视神经近端下面的颈内动脉床突上段以及从上壁发出的眼动脉起始部和从其下内侧壁和内侧壁发出的数支垂体上动脉，发出后紧贴鞍膈向后上内侧分布于视神经、视交叉下面和垂体柄（图1－1－23）。

二、间隙II

间隙Ⅱ是由视神经或视束与颈内动脉床突上段及大脑前动脉第1段之间组成的间隙，也称视神经－颈动脉三角（图1－1－27）。间隙Ⅱ多数呈三角形，少数呈梭形和裂隙形。三角的组成为：视神经或视束外侧缘为内侧边，颈内动脉床突上段内侧缘为外侧边，大脑前动脉第1段近端前缘为后边。三边长度分别为：内侧边为（6.97 ± 2.65）mm，外侧边为（6.99 ± 1.90）mm，后边为（3.65 ± 1.97）mm。

在间隙Ⅱ中主要的结构为颈内动脉床突上段及从其内侧壁和下壁发出的穿支（图1－1－27）。

（一）颈内动脉床突上段主干

颈内动脉床突上段是指颈内动脉从前床突的前内侧穿出海绵窦顶并紧贴前床突的内侧壁向后、上并稍向外行走在颈动脉池内，到达视交叉和视束的外侧，在外侧裂的内侧端、前穿质下面分出大脑中动脉和大脑前动脉这一段（图1－1－27）。视神经的近端可遮盖颈内动脉床突上段起始部的上壁和眼动脉，两者的关系多呈上下排列使近端重叠在一起（89.5%），少数呈左右倾斜排列，遮盖颈内动脉的内侧壁。在脑池内，颈内动脉位于视神经的外侧，其走行可与视神经平行，也可凸向或凹向视神经，这也是造成间隙Ⅱ呈

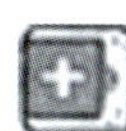

三角形、梭形和裂隙状的原因。

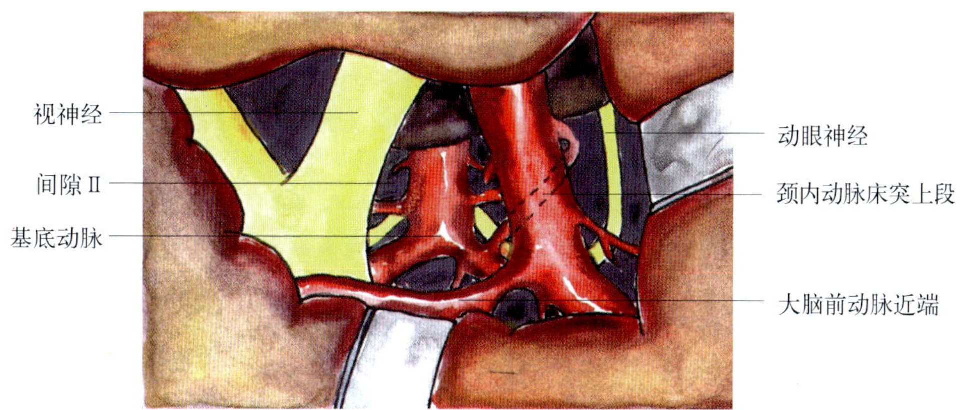

图1-1-27　间隙Ⅱ示意图

间隙Ⅱ由视神经、颈内动脉床突上段和大脑前动脉第1段组成，从间隙Ⅱ中可见到深面的基底动脉及其分叉以及动眼神经

颈内动脉床突上段起始处的直径：国外Gibo等报道平均为5mm，我们的资料为（4.49 ± 0.62）mm；分叉处的直径：国外Gibo等报道平均为4.1mm，国内张诗兴等报道为（4.03 ± 0.51）mm，我们的资料为（4.01 ± 0.55）mm。这一段的长度：国外Gibo等报道为12～25mm，平均为19mm，国内张诗兴等报道为（16.2 ± 2.9）mm，我们的资料为（15.77 ± 2.89）mm。颈内动脉床突上段从近端向远端依次发出眼动脉、后交通动脉和脉络膜前动脉，末端分出大脑中动脉和大脑前动脉。

颈内动脉床突上段按主要分支眼动脉、后交通动脉和脉络膜前动脉的发出位置分成3段：眼段、交通段和脉络膜段。眼段指颈内动脉从海绵窦顶穿出发出眼动脉后到后交通动脉发出这一段，这一段的长度：国外Gibo等报道为6～15mm，平均9.6mm，我们的资料为（8.74 ± 2.57）mm。交通段指从后交通动脉起始到脉络膜前动脉发出这一段，这一段的长度：国外Gibo等报道为1.5～9.0mm，平均为4mm，我们的资料为（3.71 ± 0.72）mm。脉络膜段指从脉络膜前动脉起始到颈内动脉分叉这一段，这一段的长度：国外Gibo等报道为2.5～10.0mm，平均5.6mm，我们的资料为（3.51 ± 0.95）mm。

（二）颈内动脉床突上段发出的穿支动脉

从颈内动脉床突上段的内侧壁和下内侧壁共发出3～16支穿支动脉，平均8.2支，各段发出的穿支动脉数目不同，并各自有恒定的分布区域。

眼段的穿支动脉多从颈内动脉床突上段穿出海绵窦硬脑膜顶的近端下内侧壁发出，国外Gibo等报道每侧一般发出1～7支穿支动脉，平均3.6支。我们在研究中发现每侧发出（3.21 ± 1.23）支直径为（0.34 ± 0.11）mm的穿支动脉，这些穿支动脉发出后紧贴鞍膈向后内上方至视交叉、视神经下面和垂体柄前方并分数支分布于垂体柄周围、视交叉和视神经下面。我们把分布到垂体柄、漏斗去的穿支动脉称为垂体上动脉，这一组小动脉管径较分布到视交叉、视神经的穿支动脉较粗。国外Gibo等报道每侧一般为1～5支穿支动脉，平均2.2支；我们的研究资料为每侧发出垂体上动脉1～4支，平均

（1.31 ± 0.77）支，其直径为（0.38 ± 0.11）mm，发出的部位多从颈内动脉床突上段眼动脉段的下内侧壁（78%），少数从内侧壁（16%）和下壁（6%）发出。垂体上动脉以单干形式从颈内动脉床突上段发出者占52.5%，而与分布到视交叉、视神经的分支共干发出者占47.5%，在垂体柄和漏斗周围的蛛网膜下隙内分数支，并与对侧同名动脉吻合成漏斗周围动脉环并发出分支分布到垂体柄、垂体前叶及下丘脑漏斗区（图1–1–23，图1–1–25，图1–1–26）。

交通段发出的穿支动脉最少，国外Gibo等报道60%的半球没有分支发出，24%的半球只发出1支，16%的半球只发出2支。我们的研究发现也只有25%的半球发出1～3支，平均每侧发出（0.34 ± 0.67）支直径为（0.26 ± 0.08）mm的穿支动脉，这些穿支动脉多从颈内动脉床突上段的下壁发出，分布于视束下面前1/3、下丘脑底面前部和视交叉底面。

脉络膜段发出的穿支动脉最多，国外Gibo等报道为1～9支，平均4支，我们的研究资料发现每侧发出（3.50 ± 1.31）支直径为（0.36 ± 0.12）mm的穿支，这些穿支多从接近颈内动脉分叉处的下壁发出，少数分布于视束下面（10.7%）和钩回（1.4%），多数经前穿质的下外侧区（85%）和前外侧区（2.9%）穿入脑实质而供应内囊膝部和邻近的苍白球部分、内囊后肢和丘脑。

在间隙Ⅱ的内侧缘、视神经的深面可见到经鞍膈开口紧贴鞍背前方向后上斜行的垂体柄。在间隙Ⅱ的后部有时可见到后交通动脉及其分支，由后交通动脉的近端向远端追溯，可见到位于脚间窝内的大脑后动脉、基底动脉及分叉（图1–1–26），并见到动眼神经近端经大脑后动脉和小脑上动脉之间穿出脚间窝。

三、间隙Ⅲ

间隙Ⅲ即颈内动脉床突上段、小脑幕游离缘间隙，又称为颈内动脉–小脑幕三角（图1–1–28），多呈三角形。颈内动脉床突上段外侧缘为内侧边，小脑幕游离缘为外侧边，颞极基底部内侧缘为后边。三边长度分别为：内侧边（7.79 ± 2.30）mm，外侧边（6.93 ± 2.06）mm，后边（5.41 ± 2.41）mm。

从间隙Ⅲ的内侧缘可以见到从颈内动脉床突上段内侧壁发出的眼动脉和从下内侧壁或下壁发出的后交通动脉和脉络膜前动脉，少数在脉络膜前动脉之后还发出钩回动脉（图1–1–28）。

（一）眼动脉

眼动脉是颈内动脉床突上段第1支并且是唯一从内侧发出的大分支，Gibo等在研究中发现眼动脉除一侧从海绵窦内发出外，均从颈内动脉床突上段起始处发出。而Renn等发现89%的眼动脉从颈内动脉床突上段发出、8%从海绵窦段前升段发出，阙如3%。国内张诗兴等报道眼动脉出现率100%，只有1例是从海绵窦段前升段发出。通常眼动脉从颈内动脉床突上段起始后（4.50 ± 0.29）mm处的颈内动脉上壁发出，而其中从内1/3发出者占87.8%，中1/3发出者为10.2%，外1/3发出者为2%，该位置位于前床突尖端前方6mm、内侧4.5mm处。

眼动脉的颅内段很短，14%的眼动脉从颈内动脉床突上段发出后立即进入视神经管。

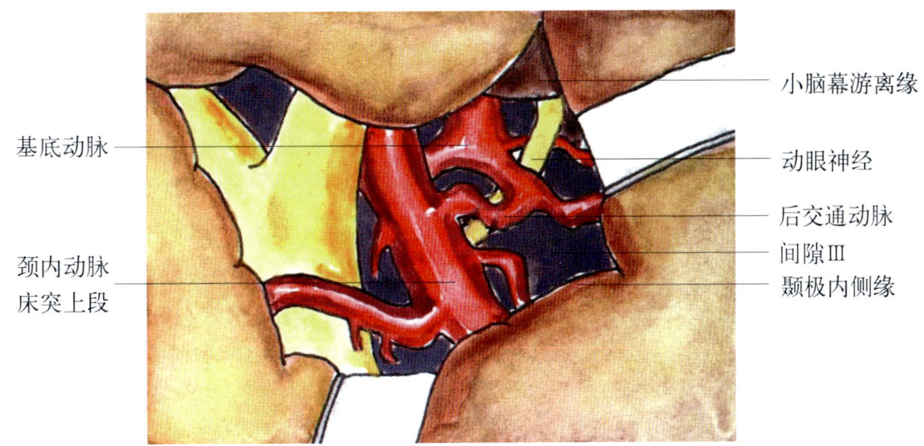

图 1-1-28　右侧翼点入路时间隙Ⅲ解剖示意图

间隙Ⅲ由颈内动脉床突上段外侧缘、小脑幕游离缘和颞极基底部内侧缘组成，可见到从颈内动脉床突上段外侧壁发出的后交通动脉、脉络膜前动脉以及动眼神经

Gibo 等报道眼动脉平均长 3mm，最长可达 7mm，起始处的直径为 0.4～2mm。国内张诗兴等报道直径为（1.34 ± 0.21）mm。眼动脉发出后常常紧贴于颈内动脉向心部的硬脑膜鞘内，其颅内走行全部位于视神经之下，其间附以疏松的网状结缔组织。起始处位于视神经下内者 43%，正下方者 37%，下外者 16%，在内侧或外侧者各占 2%。进入视神经管内位于视神经下外方者占 84.5%，下内方者占 15.5%。进入眶内不久多数跨入视神经之上，占 82.6%，少数位于下方，占 17.4%，并继续向内侧走行。

（二）后交通动脉

后交通动脉从颈内动脉床突上段中段下外侧壁（75%）或下壁（25%）发出，发出的部位距颈内动脉床突上段起始处的距离：我们的资料是（8.74 ± 2.57）mm。距分叉的距离：我们的资料是（7.22 ± 1.19）mm，国外 Gibo 等报道为 4～18mm，平均 9.7mm。发出后经颈动脉池外侧进入后方的脚间池，在动眼神经的上方与大脑后动脉汇合。

后交通动脉的形态变异很大，多呈 S 形，少数呈弧形，国内张为龙等报道平直型占 32%，弯曲型占 59.33%，襻状型占 6.67%，丛状型占 2%。

后交通动脉的管径变异很大，国外 Gibo 等报道起始处的直径为 0.4～4.0mm，平均 1.4mm；国内张诗兴等报道直径为 0.51～2.78mm，平均 1.23mm，左右等粗的占 76%，左＞右占 10%，右＞左占 14%；我们的资料是（1.25 ± 0.69）mm，直径＞2mm 者占 17.5%，1～2mm 之间的占 27%。发育不全（＜1mm）的发生率很高，Yasargil 报道发育不全者占 18.9%；张诗兴等报道为 56%；我们的资料为 55%。

有些后交通动脉的直径明显大于同侧的大脑后动脉，这种情况时，大脑后动脉第 1 段常常发育不全，大脑后动脉远端由后交通动脉供血，这种循环称之为胚胎型。Yasargill 等报道发生率为 24.5%；国内张为龙等报道为 20.8%；我们的资料是 7.5%。后交通动脉阙如很少见，Yasargill 报道为 0.3%～1.5%；国内邱治民等报道为 3.5%。

后交通动脉的全长：国外 Gibo 等报道为 5～18mm，平均为 12mm；国内曾司鲁等

报道左侧为（13.56 ± 0.48）mm，右侧为（13.77 ± 0.44）mm；我们的资料为（16.27 ± 4.60）mm。

无论后交通动脉的管径如何，沿途均发出数支穿通动脉。国内张为龙等报道每支后交通动脉发出4～13支（平均8.1支）直径为（0.29 ± 0.01）mm的穿通动脉，这些穿通动脉分成两组：前组从前半上内侧发出4.7支，向上向内分布于漏斗、灰结节、视束、乳头体；后组多从后半下外侧壁发出平均3.4支，大部分向后上经乳头体、视束和大脑脚之间的三角形区域穿入后穿质（图1–1–29，图1–1–30）。我们在研究中发现后交通动脉从其内侧壁和外侧壁发出（8.85 ± 2.46）支直径（0.33 ± 0.14）mm、长度为（8.94 ± 3.89）mm的穿通动脉，这些穿通动脉发出后进一步分支依次分布于灰结节和漏斗部（24.9%）、视束和后穿质的视后区（50.3%）、乳头体（18.9%）和大脑脚（5.9%），供应视交叉、视束、下丘脑后部、丘脑前部、丘脑底部和内囊后肢。

在分布到后穿质的这组穿通动脉中，我们发现在92.5%的半球中有一支最粗大的穿通动脉终止于乳头体、视束和大脑脚之间的三角形区域的后部（图1–1–29），这个区域Yasargill称为后穿质的视后区，牛朝诗等称为旁正中穿质，Seaki等称为乳头体前区，此动脉称为乳头体前动脉或丘脑结节动脉。我们发现它多从后交通动脉的中1/3发出，直径为（0.69 ± 0.12）mm，脑池内长度为（11.56 ± 3.00）mm；其直径国内张为龙等报道为（0.60 ± 0.01）mm（0.4～1.1mm）；国外Seaki等报道为0.3～1.0mm，平均为0.6mm。这支乳头体前动脉即使在后交通动脉发育不良的情况下也恒定发出且较粗大，它经后穿质的视后区进入脑实质后分布于丘脑外侧、前部和下丘脑前部（图1–1–29）。

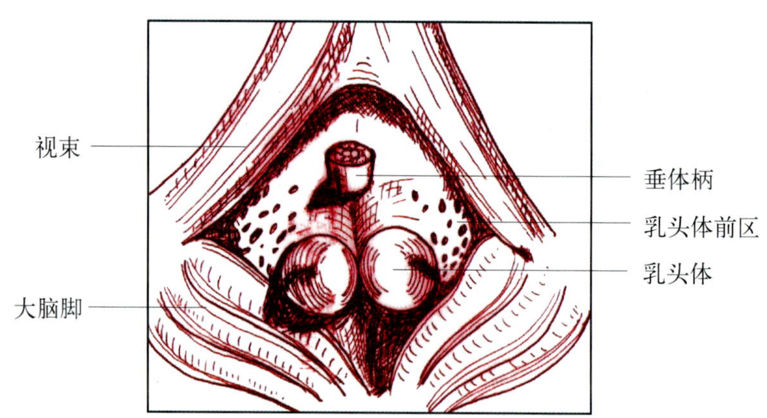

图1–1–29　下丘脑后部及后穿质解剖示意图

可见到由乳头体、大脑脚和视束三者围成的后穿质的视后区（乳头体前区）

（三）脉络膜前动脉

脉络膜前动脉出现率为100%，均从颈内动脉床突上段远端下外侧壁（72.5%）或下壁（27.5%）发出（图1–1–27）。发出的部位：国外Seaki等报道距后交通动脉2.7mm（1～5mm）；国内张为龙等报道距后交通动脉（2.76 ± 0.05）mm（1～5mm）；我们发现距后交通动脉（3.71 ± 0.72）mm、距分叉（3.51 ± 0.95）mm。

脉络膜前动脉多以单干从颈内动脉床突上段发出，国外Seaki等报道单干占96%，双

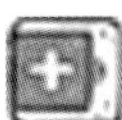

干占 4%。Yasargil 等报道单干占 70%，2～4 支者占 30%，2 支以上者有两种发出形式：一种是几支均单独起始于颈内动脉；另一种是几支以共干起始后再分开。我们在研究中发现脉络膜前动脉为 1 支的占 97.5%，2 支的占 2.5%。

脉络膜前动脉起始处的直径：国外 Gibo 等报道为 0.5～2.1mm，平均为 1mm；国内张为龙等报道左侧为（1.13 ± 0.02）mm，右侧为（1.10 ± 0.02）mm；我们的资料为（1.12 ± 0.19）mm，脑池内全长（22.84 ± 4.08）mm。

脉络膜前动脉发出后经颈动脉池内侧、视束后外侧到达后交通动脉外侧，并紧贴视束下面，在颞叶内侧与大脑脚之间进入脚池，然后经环池翼部进入脉络膜裂，分布于侧脑室颞角脉络丛前部和中部。每支脉络膜前动脉在脑池内从内侧壁和外侧壁发出（10.35 ± 2.36）支直径为（0.45 ± 0.17）mm、长度为（9.06 ± 4.47）mm 的穿支动脉。这些穿支根据其分布区域分成 5 组：①颞叶钩回动脉组：占 10.6%，多从近端发出分布于钩回、梨状回和杏仁核区。②视束动脉组：占 26.6%，分布于视束后 2/3、外侧膝状体和视放射。③前穿质下外侧区动脉组：占 26.6%，多从中段发出分布于苍白球内侧半、尾状核、内囊膝部和内囊后肢的下 2/5。④视后动脉组：占 17.4%，此组动脉经视束沟和后穿质穿入脑实质，分布于丘脑腹外侧核、丘脑底核、大脑脚中 1/3、黑质和红核。⑤脉络丛动脉组：占 16.7%，脉络膜前动脉的 1～2 支终末支进入脉络膜裂，分布于侧脑室颞角脉络丛前部和中部。脉络膜前动脉损伤或闭塞后可引起对侧偏瘫、偏身感觉障碍和偏盲。

（四）钩回动脉

钩回动脉是从颈内动脉远端和大脑中动脉第 1 段发出，Yasargil 等报道 70% 的钩回动脉是从颈内动脉床突上段远端下外侧壁或脉络膜前动脉上发出（图 1－1－27），30% 是大脑中动脉第 1 段近端下外侧壁发出。我们在研究中发现 30% 的钩回动脉从颈内动脉远端发出脉络膜前动脉之后的下外侧壁发出，距颈内动脉分叉（2.08 ± 0.12）mm，起始处的直径为（0.67 ± 0.14）mm，发出后分布于颞极内侧面、钩回前端。

（五）海绵窦

在间隙Ⅲ的外侧，动眼神经经大脑后动脉和大脑上动脉之间穿出脚间窝，在后交通动脉的外上方紧贴颞叶钩回内侧面、距前床突后方（5.26 ± 1.14）mm 处进入海绵窦外侧壁的内层（图 1－1－30，图 1－1－31）。

在间隙Ⅱ和间隙Ⅲ的深面，颈内动脉床突上段的下方是位于垂体和蝶鞍两侧的海绵窦。它前方延伸至眶上窝，后方至颞骨岩部尖端和上斜坡，外下方至中颅窝底内侧缘，内侧紧靠垂体的外侧缘。两侧海绵窦经海绵间窦和基底窦相通，并通过引流静脉与颅内、颅外产生广泛的联系。海绵窦的壁由浅层的硬脑膜层和深层的网状组织构成，它形成海绵窦的顶、外侧壁和内侧壁的上部并与鞍膈相延续，骨内膜形成海绵窦的底和内侧壁的下部。

颈内动脉海绵窦段位于海绵窦的静脉丛内，根据其走行将之分成后升、后弯、水平、前弯和前升五部分（图 1－1－26），并根据各部分与海绵窦的毗邻关系将海绵窦分成 4 个腔：内侧腔位于水平部与垂体外侧面之间，平均 2.3mm 宽，但常由于迂曲的颈内动脉嵌入垂体内而变小；前下腔位于后弯部前下方的凹形部分，展神经绕过后升部进入前下腔；后上腔位于颈内动脉与海绵窦顶的后半部分，颈内动脉迂曲增长可使此腔闭塞；外

侧腔位于水平部与外侧壁之间，非常狭窄，实际上只能容展神经通过。

动眼神经、滑车神经、三叉神经眼支和上颌支连同自身的硬脑膜鞘从上到下依次穿入海绵窦外侧壁的深层（图 1-1-30，图 1-1-31），各颅神经的走行及血供有所不同。动眼神经经鞍背的前方、后床突与小脑幕游离缘之间进入海绵窦上三角，在前床突的后方 3～13mm（平均 7mm）处，经小脑幕游离缘嵴的内侧稍下方穿入海绵窦外侧壁，斜向前下方进入眶上窝与下方的滑车神经、眼神经汇合入眶。动眼神经的近端多数接受海绵窦下动脉供血，少数由小脑幕动脉的前支供血，远端由海绵窦下动脉供血。

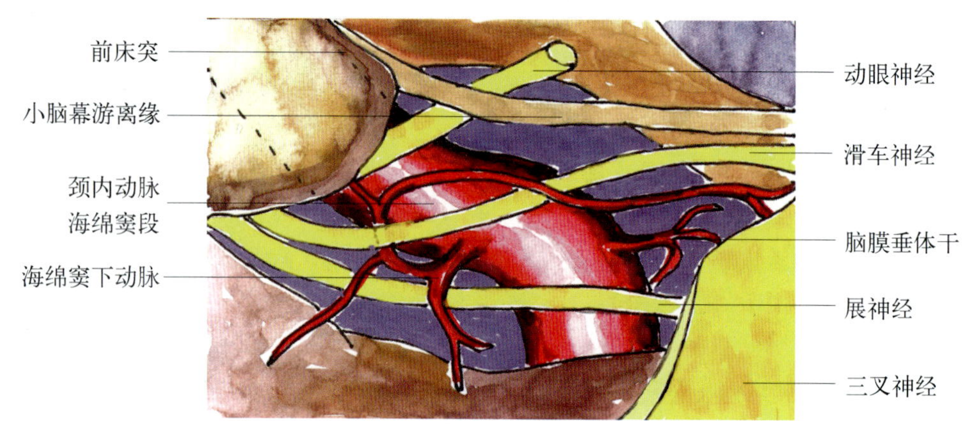

图 1-1-30　示海绵窦外侧壁结构及窦内颈内动脉分支（外侧壁的浅层已切除）

自上而下依次为动眼神经、滑车神经、三叉神经眼支，展神经位于窦内。可见到颈内动脉海绵窦段及发出的脑膜垂体干和海绵窦下动脉

滑车神经经海绵窦顶的后三角、动眼神经入口的后方穿入海绵窦外侧壁内层，在动眼神经稍下方斜向前行至眶上窝处与动眼神经和眼神经汇合入眶，在眶内与动眼神经相距很近。滑车神经近端 80% 接受海绵窦下动脉供血，20% 接受小脑幕动脉的分支供血，远端全部接受海绵窦下动脉前支供血。

眼神经、上颌神经位于海绵窦外侧壁的后下角，其硬脑膜鞘起始于半月神经节的 Meckel 腔内，眼神经经海绵窦外侧壁的下部并稍上倾斜进入眶上窝，在外侧壁内位于滑车神经下方并形成一个三角形间隙称为 Parkinson 三角（图 1-1-30），两者之间只有一浅层硬脑膜，可经此三角行海绵窦内的显微手术，上颌神经构成海绵窦外侧壁的最下缘。眼神经、上颌神经的近端和远端均接受海绵窦下动脉的供血，半月神经节大部分接受海绵窦下动脉后支的供血，内 1/3 和外 1/3 还分别接受小脑幕动脉和脑膜中动脉的供血（图 1-1-31）。

展神经经上斜坡的外上方进入基底窦内，经岩尖前内侧和岩蝶韧带下方进入海绵窦后部，绕过颈内动脉海绵窦后升部的外侧，进入海绵窦的前下腔和外侧腔，在海绵窦下动脉的下方紧贴颈内动脉海绵窦段的水平部与海绵窦外侧壁的内层之间，与眼神经伴行入眼眶内。展神经近端接受脑膜背侧动脉的分支供血，远端接受海绵窦下动脉前支的供血（图 1–1–31）。

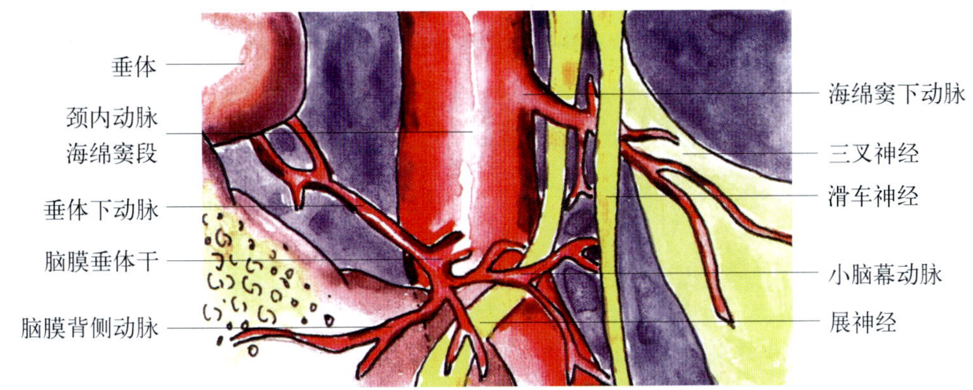

图 1–1–31　颈内动脉海绵窦段分支及颅神经血供分布

脑膜垂体干从颈内动脉海绵窦段后升部的凸面发出。海绵窦下动脉从颈内动脉海绵窦的水平部外侧壁发出，供应动眼神经、滑车神经和展神经。展神经绕过颈内动脉海绵窦段后升部进入海绵窦外下腔

综上所述，海绵窦下动脉是海绵窦内各颅神经重要的供血动脉，在海绵窦内行显微手术时，要熟悉各颅神经的走行及血供来源，避免用双极电凝或激光对颅神经造成直接损伤或由于供血动脉的损伤而引起颅神经缺血性损害，导致术后永久性颅神经损害。

四、间隙Ⅳ

间隙Ⅳ即打开终板池和终板所得的间隙（图 1–1–32），呈梯形。其组成：前缘为视交叉后缘，后缘为终板后缘，左右两侧由两侧视束内侧缘组成。各边长度分别为前缘（5.36 ± 1.16）mm，后缘（12.32 ± 2.69）mm，左侧缘（9.02 ± 1.98）mm，右侧缘（9.25 ± 1.70）mm。

与间隙Ⅳ有关的结构有大脑前动脉第 1 段、前交通动脉和 Heubner 回返动脉复合体及其穿支（图 1–1–32，图 1–1–33）。

（一）大脑前动脉第 1 段

大脑前动脉第 1 段在前穿质处由颈内动脉分叉发出后经额叶底面，并紧贴视束的上面向内并稍向后弯曲行走，通常在视交叉的上方、终板池内与前交通动脉汇合。两侧大脑前动脉第 1 段与前交通动脉汇合的位置 70%～80% 在视交叉和终板的上方，20%～30% 由于大脑前动脉第 1 段迂曲变长突入到视交叉前方，在视神经上方与前交通动脉汇合。

大脑前动脉第 1 段起始处的直径：国外 Perlmutter 等报道为 0.9～4.0mm，平均 2.6mm；国内曾司鲁等报道左侧为（3.20 ± 0.09）mm，右侧为（2.71 ± 0.09）mm；我们的资料为起始处的直径为（2.53 ± 0.61）mm，与前交通动脉汇合时的直径为（2.39 ± 0.54）mm。大脑前动脉第 1 段发育不全（< 1.5mm）和极度发育不全（< 1mm）也是常见的，国外 Perlmutter 等报道直径≤ 1.5mm 占 10%，但< 1mm 者仅占 1%；我们的资料为管径≤ 1.5mm 者占 7.5%，但没有< 1mm 的，均为一侧发育不良而相应的对

侧和前交通动脉发育良好，两侧第2段均由发育良好的那一侧供血。Yasargil等报道在前交通动脉瘤手术中发现两侧大脑前动脉第1段不对称的发生率高达80%。另外大脑前动脉第1段还有成双、成窗、不发育和融合等变异。

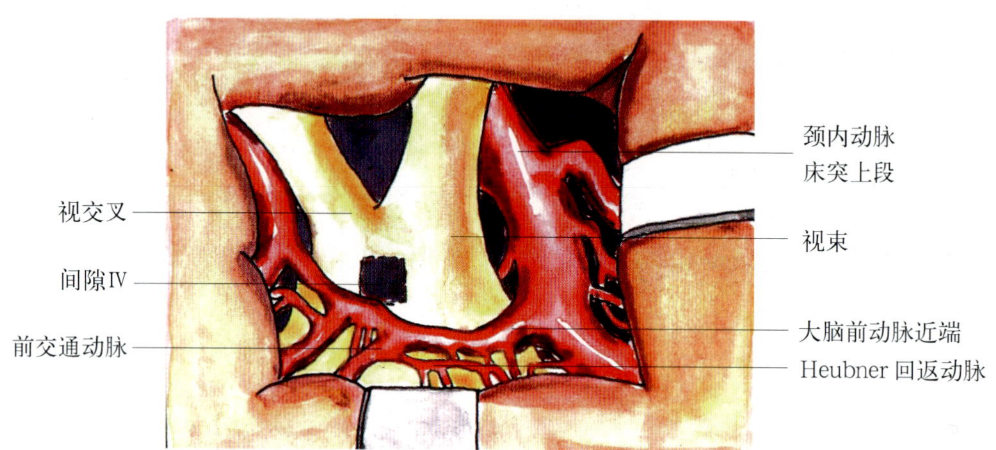

图1-1-32　右侧翼点入路时间隙Ⅳ解剖示意图

间隙Ⅳ为打开终板所得的间隙，在其上方可见到两侧大脑前动脉第1段、前交通动脉和Heubner回返动脉复合体及其穿支

大脑前动脉第1段的全长：国外Gomes等报道左侧为（15.0 ± 7.3）mm，右侧为（15.0 ± 7.6）mm；我们的资料为（15.03 ± 2.73）mm，多呈S型（75%），少数呈弧形（15%）和平直形（10%）。从大脑前动脉第1段的前壁、下壁和后壁都发出一些小的穿支动脉，多数作者认为从大脑前动脉第1段外侧半发出的穿支动脉比内侧半多。国外Perlmutter等发现从每侧大脑前动脉第1段上发出2～15支（平均8支）穿支动脉，这些穿支动脉多从大脑前动脉第1段的上面（54%）和后面（32%）发出，少数从下面（9%）发出；Gomes等发现从大脑前动脉第1段外侧半发出（5.2 ± 0.5）支，内侧半发出（3.2 ± 0.3）支；我们在研究中发现这些穿支多从大脑前动脉第1段的外1/3（43.8%）和中1/3（36.3%）、少数从内1/3（19.9%）发出，每一支大脑前动脉第1段从其下壁（52.8%）、后壁（34.0%）和前壁（13.2%）发出（11.93 ± 2.79）支直径（0.27 ± 0.12）mm、脑池内长度为（7.65 ± 1.24）mm的穿支血管。而Yasargil等发现从大脑前动脉第1段近端2～5mm内无穿支动脉发出，并认为在前交通动脉瘤显微夹闭手术时行暂时性阻断，将阻断夹放在大脑前动脉第1段近端是安全的。

多数学者在研究中发现从大脑前动脉第1段内侧半发出的穿支多分布在视交叉、下丘脑视前区、前联合、穹隆柱和透明隔；从外侧半发出的穿支多经前穿质中部穿入脑实质分布在内囊前肢、膝部、苍白球前部和邻近的丘脑。我们在研究中发现从大脑前动脉第1段发出的穿支发出后少数向前下分布于视神经和视交叉上面（13.4%）、终板和下丘脑（23.5%）和额叶底面（2.5%），多数向后经前穿质的前内侧区和前外侧区的内1/3和中1/3（60.6%）穿入脑实质供应内囊前肢和纹状体。在大脑前动脉第1段发出的穿支中，50%～85%的标本中有一支较粗大的穿支总是从大脑前动脉第1段的中、外1/3交界处的后壁发出，逆行向后外侧几毫米，终末分成数支与Heubner回返动脉一起经前穿质的前外侧区中1/3穿入脑实质，这支血管与Heubner回返动脉一起称为前内侧纹体动脉(即中央动脉)。当Heubner回返动脉阙如或管径很细时，尤其当从大脑中动脉第1段内侧壁发出的前外侧中央动脉发育不良时，这支血管管径粗大，甚至比Heubner回返动脉还粗大。

（二）前交通动脉

在终板和视交叉的上方可见到连接两侧大脑前动脉第1段的前交通动脉及其穿支(图1-1-32，图1-1-33)。前交通动脉变异很多，形态也很复杂，根据前交通动脉的形态分为简单型（1支型、单一通道）和复杂型（2支以上）两种情况，在复杂型中有多种变异形式，可呈Y型、窗型、网状型，在这些变异形式中最常见的类型是一支粗大而另几支发育细小。国外Perlmutter等发现1支型占60%（图1-1-33），2支型占30%，3支型占10%；我们在研究中发现前交通动脉呈1支型（单一通道）占40%，2支型占40%，3支型占15%，4支型占5%，没有发现前交通动脉阙如。

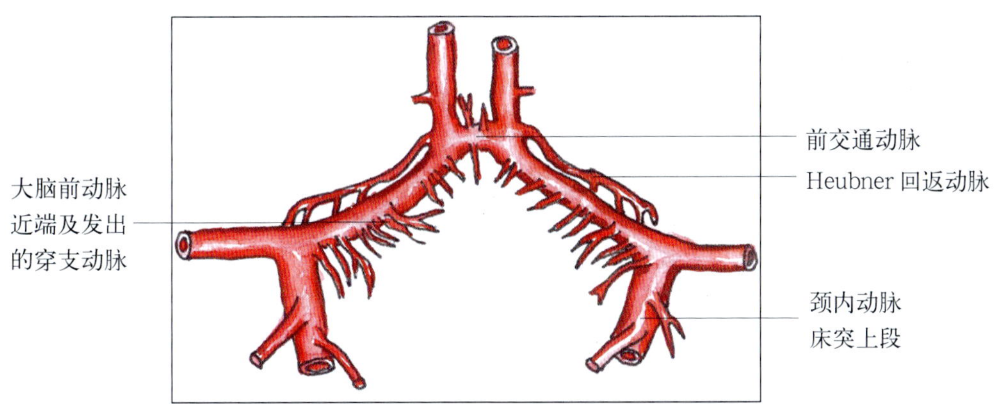

图1-1-33　Willis环前部各血管的后面观示意图

可见到前交通动脉及其穿支，从左侧大脑前动脉第1段外侧半发出的穿支比内侧半多，两侧Heubner回返动脉均从前交通动脉外侧壁发出

前交通动脉的直径：Perlmutter等报道为0.2～3.4mm，平均1.5mm，其发育不全(0.5～1.0mm）和极度发育不全（0.1～0.5mm）是常见的；Gomes等报道为（1.4 ± 1.1）mm，≤1mm者占37%；我们在研究中发现为（1.29 ± 0.78）mm，但变异很大，发育正常（1～3mm）者占51.4%，发育不全（0.5～1.0mm）者占29.7%，极度发育不全（0.1～0.5mm）者占18.9%。前交通动脉的长度：Perlmutter等报道为0.3～7.0mm，平均为2.6mm；我们的资料为（3.09 ± 1.22）mm。

Vincentelli等报道：无论前交通动脉的形态和长度如何，从其后下壁均恒定地发出(4.1 ± 1.8）支（1～11支）穿支动脉；我们在研究中发现从前交通动脉的后壁和下壁发出（4.2 ± 1.6）支直径（0.36 ± 0.15）mm、长度为（12.92 ± 2.32）mm的穿支。这些穿支动脉根据其分布的部位分成3组：①视交叉组；②下丘脑组；③胼胝体下动脉组。前两组穿支动脉较细小，不恒定存在，可从胼胝体下动脉上发出，多分布在视交叉、终板、下丘脑视前区和嗅旁区内侧；后一组多为1支，恒定存在，管径较粗大，在进入胼

胝体和扣带回之前再分数支分布在透明隔、前联合、穹隆柱、胼胝体下区和扣带回前部。在2%～19.42%的标本中从前交通动脉的后壁发出一支粗大的动脉在两侧大脑前动脉第2段之间沿胼胝体膝部后行，这支动脉称为胼胝体正中动脉或第3支大脑前动脉第2段，它管径粗大，我们发现3例（7.5%），直径分别为1.0mm、1.6mm和1.7mm，这支动脉多绕过胼胝体膝部后发出1～2支皮层支分布于胼胝体膝部、隔核、一侧或两侧半球邻近皮层的内侧面等区域。在前交通动脉瘤的显微手术中，要注意保护这些穿支动脉，下丘脑支的损伤可引起精神改变和电解质紊乱，而胼胝体下动脉的损伤可引起记忆力下降、性格改变和精神异常。我们认为胼胝体下动脉是前交通动脉最重要的穿支动脉。

（三）Heubner 回返动脉

Perlmutter和Gomes等报道：Heubner回返动脉多为单支，占67%～90%，成双占10%～22%，极少有阙如的，占1%～3.3%。多从前交通动脉和大脑前动脉第2段起始处近端外侧壁发出（68%～92%）（图1–1–32，图1–1–33），少数从大脑前动脉第1段中段后壁发出（8%～14%），发出后经大脑前动脉第1段的前方（34%）、上方（63%）或后方（3%）反方向行走，在起始后最初的6～7mm内紧贴大脑前动脉第1段的外膜，不易辨认。我们在研究中发现发出1支的占77.5%，2支的占20%，阙如2.5%，出现率97.5%。发出的部位有3个：大脑前动脉第1段中段后壁（12.8%）、前交通动脉水平外侧壁（40.4%）和大脑前动脉第2段近端外侧壁（46.8%）。从大脑前动脉第2段发出者81.8%是从前交通动脉上方3mm以内发出，与上方的眶额内侧动脉或额极动脉共干相距（4.13±1.76）mm。发出后经大脑前动脉第1段的后方（53.2%）、上方（34%）或前方（12.8%）反方向行至颈内动脉分叉的后方穿入前穿质。

Heubner回返动脉起始处的直径：国外Gomes等报道为（0.80±0.04）mm（0.3～1.5mm），全长为（23.4±1.1）mm（12～38mm）；国内夏春林等报道左侧直径为（0.527±0.024）mm，右侧为（0.520±0.022）mm，沿途发出3～12支（平均6.5支）穿支动脉。我们在研究中发现：起始处的直径为（0.79±0.22）mm，主干长度为（25.28±8.04）mm，沿途从后下壁发出（6.23±2.76）支直径（0.63±0.12）mm、长度为（6.67±1.24）mm的穿支。

这些穿支动脉根据其分布区域分成4组：额叶底面和嗅区皮层组为近端发出的小分支，占15%～20%，分布于嗅区和额叶眶回内侧皮层；前穿质组和侧裂组为中段和终末分支，占80%～85%，经前穿质前外侧区的内1/3和中1/3穿入脑实质供应尾状核前部、壳核、豆状核前1/3、苍白球外侧和内囊前肢。Heubner回返动脉进入前穿质的部位正好位于从大脑前动脉第1段近端发出的前内侧纹体动脉和从大脑中动脉第1段内侧壁发出的前外侧纹体动脉穿入区之间。Heubner回返动脉损伤或阻塞后可出现对侧上肢轻瘫，面肌、舌肌麻痹和失语（优势侧）。

在间隙Ⅳ的深部，打开终板和第三脑室底部可进入脚间池和脚间窝（图1–1–27），可以看到脑桥腹侧上部、基底分叉及发出的丘脑穿支、大脑后动脉和大脑上动脉及外侧的后交通动脉及其分支，动眼神经经大脑后动脉与大脑上动脉之间穿出脚间窝，在池内这些结构牢固地固定在蛛网膜小梁上。

（丰育功）

参 考 文 献

1 丰育功，朱贤立，孙敬熙等.Willis环前部的显微外科解剖及临床应用研究.中国临床神经外科杂志,1999,3 (4):27～29

2 丰育功,朱贤立,张俊廷等.经翼点入路鞍区手术间隙的显微解剖学研究.中华神经外科杂志,2000,4 (16):222～225

3 丰育功,朱贤立.颈内动脉床突上段的显微解剖及临床应用.中华实验外科杂志,1997,14 (2):108～109

4 李振强，万玉碧，黄家鼎等.海绵间窦的巨微解剖.解剖学杂志，1991，14:7～9

5 林锴，赵敏生，张致身等.国人50例鞍区的显微解剖.北京第二医学院学报,1981,4:271～278

6 吕健，朱贤立.鞍区脑池的显微外科解剖.中国临床神经外科杂志,2003,8 (2):120～123

7 吕健，朱贤立.鞍区蛛网膜的显微外科解剖学研究.中国临床解剖学杂志,2003,21 (2):106～109

8 吕健,朱贤立.后颅凹蛛网膜的显微外科解剖学研究.现代神经疾病杂志,2003,3 (1):41～45

9 吕健,朱贤立.脚间池的显微外科解剖及其临床意义.中国微侵袭神经外科杂志,2003,8 (2):75～78

10 牛朝诗，韩卉，张为龙.旁正中穿质及其动脉的显微外科解剖.解剖学杂志,1994,17 (4):313～315

11 牛朝诗，罗其中，韩卉.垂体上动脉的显微外科解剖及其临床意义.中国临床解剖学杂志,1999,17:204～205

12 邱治民,冯元富.中国人大脑动脉环 (Willis环) 的结构.解剖学报,1955,1 (3):307～315

13 夏春林，惠国桢.Willis环前部与前交通动脉瘤相关的显微解剖研究.中华神经外科杂志，1991,7 (4):255～258

14 曾司鲁，高摄渊，李旭光等.脑血管解剖学.北京:北京科学出版社,1983

15 张诗兴，侯守仁.颈内动脉前床突上段与眼动脉的显微外科解剖.解剖学报,1986,17 (2):127～131

16 张诗兴.Willis环后部与大脑后动脉的显微外科解剖学.解剖学报,1983,14(4):259～266

17 张为龙.Willis 环后部的显微解剖学.解剖学报,1984,15 (3):225～231

18 张致身，方伯渊，林锴等.人脑血管与临床.北京:人民卫生出版社,1981

19 周敬德，马兆龙，慕千里.鞍区的显微外科解剖.解剖学报,1984,7 (增刊):82～83

20 Al-Mefty O,Ayoubi S,Smith R R.Direct surgery of the cavernous sinus:Patient selection.Acta Neurochir Suppl (Wien),1991,53:117～121

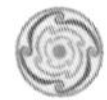

21 Al-Mefty O,Smith R R.Surgery of tumors invading the cavernous sinus.Surg Neurol,1988, 30:370～381

22 Arutiunov A I,Baron M A,Majorova N A.The role of mechanical factors in the pathogenesis of short-term and prolonged spasm of the cerebral arteries. J Neurosurg,1974,40 (4):459～472

23 Bakay L.Discovery of the arachchnoid membrane.Surg Neurol,1991,36:63～68

24 Barrow D L, Fiandaca M S.Carotid cavernous sinus fistulas:anatomical considerations, diagnosis and management.Part 1&2, Contemp Neurosurg, 1988,10:11～25

25 Bergland R M,Ray B S,Torack M.Anatomical variations in the pituitary gland and adjacent structures in 225 human autopsy cases.J Neurosurg,1968, 28:93～99

26 Brasil A V B,Schneider F L.Anatomy of Liliequist's membrane.Neurosurgery, 1993,32 (6):956～961

27 Buxton N,Vloeberghs M,Punt J.Liliequist's membrane in minimally invasive endoscopic neurosurgery.Clinical Anatomy,1998,11:187～190

28 Day A L.Aneurysms of the ophthalmic segment.A clinical and anatomical analysis.J Neurosurg,1990,72:677～691

29 Diaz F G, Pearce J, Ausman J I.Complications of cerebral revascularization with autogenous vein grafts.Neurosurgery,1985,17:271～276

30 Dolenc V V.A combined epi and subdural direct approach to carotid–ophthalmic artery aneurysms.J Neurosurg,1985,62:667～672

31 Dolenc V V.Anatomy and Surgery of the Cavernous Sinus.New York: Springer-Verlag, 1989

32 Dolenc V V.Direct microsurgical repair of intracavernous vascular lesions.J Neurosurg,1983,58:824～831

33 Dunker Ro,Harris A B.Surgical anatomy of the proximal anterior cerebral artery.J Neurosurg,1976,44 (3):359～367

34 El-Kalliny M,van Loveren H R,Keller J T,et al.Tumors of the lateral wall of the cavernous sinus.J Neurosurg,1992,77:508～514

35 Epstein B S.The role of a transverse arachnoidal membrane within the interpeduncular cistern in the passage of Pantopaque into the cranial cavity. Radiology,1965,85 (11):914～920

36 Fujii K,Chambers S M,Rhoton A L Jr..Neurovascular relationships of the sphenoid sinus:A microsurgical study.J Neurosurg,1979,50:31～39

37 Gibo H,Lenkey C,Rhoton A L Jr..Microsurgical anatomy of the supraclinoid portion of the internal carotid artery.J Neurosurg,1981,55:560～576

38 Glasscock M E Ⅲ,Miller G W,Drake F D,et al.Surgery of the skull base. Laryngoscope,1978,88:905～923 (cited in von Loveren)

39 Gomas F,Dujovny M,Umansky F,et al.Microsurgical anatomy of the current artery of Heubner.J Neurosurg,1985,60:130～139

40 Gomes F B,Dujovny M,Umansky F,et al.Microanatomy of the anterior cerebral artery.Sury Neurol,1986,26:129～141

41 Grimson B S,Ross M J,Tyson G.Return of function after intracranial suture of the trochlear nerve.J Neurosurg,1984,61:191～192

42 Hakuba A,Tanaka K,Suzuki T,et al.A combined orbitozygomatic infratemporal epidural and subdural approach for lesions involving the entire cavernous sinus.J Neurosurg,1989,71:699～704

43 Harris F S, Rhoton A L Jr..Microsurgical anatomy of the cavernous sinus. J Neurosurg,1976,45:169～180

44 Harris F S,Rhoton A L Jr..Anatomy of the cavernous sinus:a microsurgical study.J Neurosurg,1976,45:169～180

45 Hayreh S S,Dass R.The ophthalmic artery.I origin and intracranial and intra-canalicular course.Brit.J Ophthal,1962,46:65～98

46 Inoue T,Rhoton A L Jr.,Theele D,et al.Surgical approaches to the cavernous sinus:a microsurgical study.Neurosurgery,1990,20:903～932

47 Ito Z.Microsurgery of Cerebral Aneurysms.Tokyo:Nishimura Elsevier,1985

48 Kawase T,van Loveren H R, Keller J T, et al.Meningeal Architecture of the cavernous sinus:Clinical and surgical implications.Neurosurgery,1996,39:527～536

49 Keyes J E L.Observations on four thousand optic foramina in human skulls of known origin.Arch Ophthalmol,1935,13:538～568 (cited in 15)

50 Kobayashi S,Kyoshima K,Gibo H, et al.Carotid cave aneurysms of the internal carotid artery.J Neurosurg,1989,70:216～221

51 Krisht A,Barnett D W,Barrow D L,et al.The blood supply of the intracavernous cranial nerves:Anatomical study.Neurosurgery,1994,34:275～279

52 Leclercq T A,F.I.C.S,Grisoli F.Arterial blood supply of the normal human pituitary gland:an anatomical study.J Neurosurg,1983,58:678～681

53 Lewtas N A,Jefferson A A.The carotid cistern.A source of diagnostic difficulties with suprasellar extensions of pituitary adenomata.Acta Radiol Diagnosis, 1996,5:675～690

54 Liliequist B.The anatomy of the subarachnoid cisterns.Acta Radiol,1956,46: 61～71

55 Matsuno H,Rhoton A L Jr.,Peace D A.Microsurgical anatomy of the posterior fossa cisterns.Neurosurgery,1988,23 (1):58～80

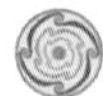

56 McConnell E M.The arterial blood supply of the human hypophysiscerebri. Anat Rec,1953,115:175～203

57 Parkinson D.A surgical approach to the cavernous portion of the carotid artery.Anatomical studies and case report.J Neurosurg,1965,23:474～483

58 Parkinson D.Carotid cavernous fistula:direct repair with preservation of the carotid artery.Technical note.J Neurosurg,1973,38:99～106

59 Parkinson Fs,Shield C B.Persistent trigeminal artery:its relationship to the normal branches of the cavernous carotid artery.J Neurosurg,1974,40:244～248

60 Patel S J, Sekhar L N.Surgical Treatment of Tumors Involving the Cavernous Sinus.in Neurosurgery Wilkins R H, Rengachary S S, (eds).New York: McGRAW-HILL,Health Professions Division,1996

61 Paullus W S,Pait T G,Rhoton A L Jr..Microsurgical exposure of the petrous portion of the carotid artery.J Neurosurg,1977,47:713～726

62 Perlmutter D,Rhoton A L Jr..Microsurgical anatomy of the anterior cerebral-anterior communicating-recurrent artery complex.J Neurosurg,1976,45:259～272

63 Renn W H,Rhoton A L Jr..Microsurgical anatomy of the sellar region.J Neurosurg,1975,43:288～298

64 Rhoton A L Jr.,Fujii K, Fradd B.Microsurgical anatomy of the anterior choroidal artery.Surg Neurol,1979,12:171～187

65 Rhoton A L Jr.,Hardy D G,Chambers S M.Microsurgical anatomy and dissection of the sphenoid bone, cavernous sinus and sellar region.Surg Neurol,1979,12:63～104

66 Rhoton A L.Tentorial incisura.Neurosurgery,2000,47 (3 suppl):131～153

67 Rosner S S,Rhoton A L Jr.,Ono M,et al.Microsurgical anatomy of the anterior perforating arteries.J Neurosurg,1984,61:468～485

68 Sadasivan B,Ma S H,Dujovny M,et al.The anterior cavernous sinus space. Acta Neurochir,1991,108:154～158

69 Sanan A,Loveren H R V.The arachnoid and the myth of arache.Neurosurgery,1999,45 (1):152～157

70 Seaki N, Rhoton A L Jr..Microsurgical anatomy of the upper basilar artery and the posterior circle of Willis.J Neurosurg,1977,46 (5):563～578

71 Sekhar L N,Brugess J,Akin O.Anatomical study of the cavernous sinus emphasizing operative approaches and related vascular and neural reconstruction. Neurosurgery,1987,21:806～816

72 Sekhar L N,Janecka I P,Jones N F.Subtemporal-infratemporal and basal subfrontal approach to extensive cranial base tumors.Acta Neurochir(Wien),

1988,92:83～92
73 Sekhar L N,Moller A R.Operative management of tumors involving the cavernous sinus.J Neurosurg,1986,64:879～889
74 Sekhar L N,Sen C,Jho H D,et al.Surgical treatment of intracavernous neoplasms.A four-year experience.Neurosurgery,1989,24:18～30
75 Sekhar L N,Sen C,Jho H D.Saphenous vein graft bypass of the cavernous internal carotid artery.J Neurosurg,1990,72:35～41
76 Sekhar L N,Schramm V L Jr.,Jones N F, et al.Operative exposure and management of the petrous and upper cervical internal carotid artery. Neurosurgery,1986,19:967～982
77 Sen C,Chen C S,Post K D.Microsurgical Anatomy of the Skull Base and Approaches to the Cavernous Sinus.New York:Stuttgart,Thieme,1997
78 Serizawa T,Seaki N,Fukuda K,et al.Microsurgical anatomy of the anterior communicating artery and its perforating arteries important for interhemispheric trans-lamina terminalis approach:Analysis based on cadaver brains.No Shinkei Geka,1994,22 (5):447～454
79 Spektor S,Piontek E,Umansky F.Orbital venous drainage into the anterior cavernous sinus space:Microanatomic relationships.Neurosurgery,1997,40:532～540
80 Stephens R B,Stilwell D L.Arteries and veins of the human brain.Springfield Ⅲ,Charles C Thomas,1969.30～33
81 Sundt T M Ⅲ,Sundt T M Jr..Principles of preparation of vein bypass grafts to maximize patency.J Neurosurg,1987,66:172～180
82 Sundt T M Jr.,Piepgras D G,Marsh WR,et al.Saphenous vein bypass grafts for giant aneurysms and intracranial occlusive disease.J Neurosurg,1986,65:439～450
83 Taptas J N.The so-called cavernous sinus:A review of the controversy and its implications for neurosurgeons.Neurosurgery,1982,11:712～717
84 Taveras J M,Wood E H.Diagnostic neuroradiology.Baltimore:Williams & Wilkins,1964
85 Toole J F,Patel A N.Cerebrovascular disorders.ed2.New York:McGraw–Hill,1974
86 Umansky F,Nathan H.The lateral wall of the cavernous sinus:with special reference to the nerves related to it.J Neurosurg,1982,56:228～234
87 Umansky F,Valarezo A,Elidan J.The superior wall of the cavernous sinus:a microanatomical study.J Neurosurg,1994,81:914～920
88 van Loveren H R,Guthikonda M,El-Kalliny M,et al.Surgical Anatomy of the Cavernous Sinus.in Neurosurgery Wilkins R H,Rengachary S S,(eds).New

York:McGRAW-HILL,Health Professions Division,1996

89 van Loveren H R,Keller J T,El-Kalliny M, et al.The Dolenc technique for cavernous sinus exploration (cadaveric prosection):technical note.J Neurosurg, 1991,74:837~844

90 Vinas F C,Dujovny M,Fandino R,et al.Microsurgical anatomy of the infratentorial trabecular membranes and subarachnoid cisterns.Neurol Res, 1996,18 (4):117~125

91 Vinas F C,Dujovny M,Fandino R,et al.Microsurgical anatomy of the arachnoidal trabecular membranes and cisterns at the level of the tentorium.Neurol Res, 1996,18 (8):305~311

92 Vinas F C,Fandino R,Dujovny M,et al.Microsurgical anatomy of the supratentorial arachnoidal trabecular membranes and cisterns.Neurol Res,1994,16 (12): 417~424

93 Vincentelli F,Caruso G,Grisoli F,et al.Microsurgical anatomy of the cisternal course of the perforating branches of the posterior communicating artery. Neurosurgery,1990,26 (5):824~831

94 Vincentelli F,Lehman G,Caruso G,et al.Extracerebral course of the perforating branches of the anterior communicating artery:Microsurgical anatomical study. Sury Neurol,1991,35:98~104

95 Yasargil M G.A legacy of microneurosurgery:memoirs,lessons,and axioms. Neurosurgery,1999,45 (5):1 025~1 091

96 Yasargil M G.Microneurosurgery.Vol 1.Stuttgart,New York:Georg Thieme Verlag, Thieme Stratton Inc,1982

97 Yasargil M G.Microneurosurgery.Vol 2.Stuttgart,New York:Georg Thieme Verlag,Thieme Stratton Inc,1984

98 Yasargil M G,Kasdaglis K,Jain KK,et al.Anatomical observations of the subarachnoid cisterns of the brain during surgery.J Neurosurg,1976,44(3): 298~302

99 Zhang M,An P C.Liliequist' s membrane is a fold of the arachnoid mater: study using sheet plastination and scanning electron microscopy.Neurosurgery, 2000,47 (4):902~909

第二章　下丘脑、垂体生理与病理生理

第一节　下丘脑、垂体生理

一、下丘脑、垂体的解剖

（一）下丘脑解剖

下丘脑是脊椎动物脑的系统发育中较古老的部分，其体积虽只约占脑的0.5%，但结构复杂，功能十分广泛。下丘脑通过整合躯体性、自主性及内分泌等功能，在保持机体内环境的稳定，并使其内环境稳定功能与行为相适应方面起着十分重要的作用。

1.下丘脑的位置及核团（图1－2－1）　下丘脑在间脑的最腹侧部，被第三脑室的下部分为左右对称的两半。其内侧面为第三脑室侧壁的下部，上方借下丘脑沟与丘脑分界，外侧被底丘脑和内囊所包围，向尾侧方向逐渐移行于中脑的室周灰质及被盖灰质。后面以乳头体后缘平面为界。底面外露部分位于视交叉、视束和大脑脚之间，其后部为一成对的球形的乳头体。乳头体前方为灰结节，灰结节的正中部紧邻视交叉处向下突出称漏斗，下连垂体柄，借其与位于蝶鞍内的垂体相连。下丘脑前方以通过Monro孔与视交叉中线的垂直面为界。视交叉的前面为视前区，与下丘脑前区相连，且两者之间无明显界线。尽管传统上将视前区归入端脑，但观察胚胎早期脑的发育表明，视前区是由间脑、端脑边界间脑一侧发育而来。再者，就视前区的结构和功能而言，将其归为下丘脑更为恰当，故现在一般将视前区和下丘脑前区称为视前－下丘脑前区（PO－AH）。

下丘脑自内向外可分为室周区、内侧区和外侧区3个区。室周区是位于第三脑室室管膜下的薄层灰质，厚度不一，为小细胞，且与脑室平行排列，夹杂有一些细的无髓纤维。内侧区位于室周区的外侧，穹隆柱的内侧，内含细胞较多，有明显细胞群。外侧区位于穹隆柱的外侧，其中段较宽，首尾较窄，有内侧前脑束纵行通过。下丘脑自前向后横向可分为前（视上区）、中（结节区）、后（乳头体区）3个区，若包括视前区则为4个区。视前区位于视交叉与前连合之间，后3个区分别位于视交叉、灰结节与乳头体上方。视前区主要有视前室周核、视前内侧区和视前外侧区；视上区主要有视交叉上核、下丘脑前核、室旁核、视上核；结节区主要有背内侧核、腹内侧核、弓状核及结节核；乳头体区主要有下丘脑后核和乳头体核。位于下丘脑外侧区的外侧核则纵向贯穿于整个下丘脑前、中、后3区。

下丘脑神经细胞不多，但不仅含有普通的神经元，还含有具内分泌功能的神经元，其联系广泛、复杂。这是下丘脑结构上明显有别于其他脑区的特点。

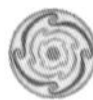

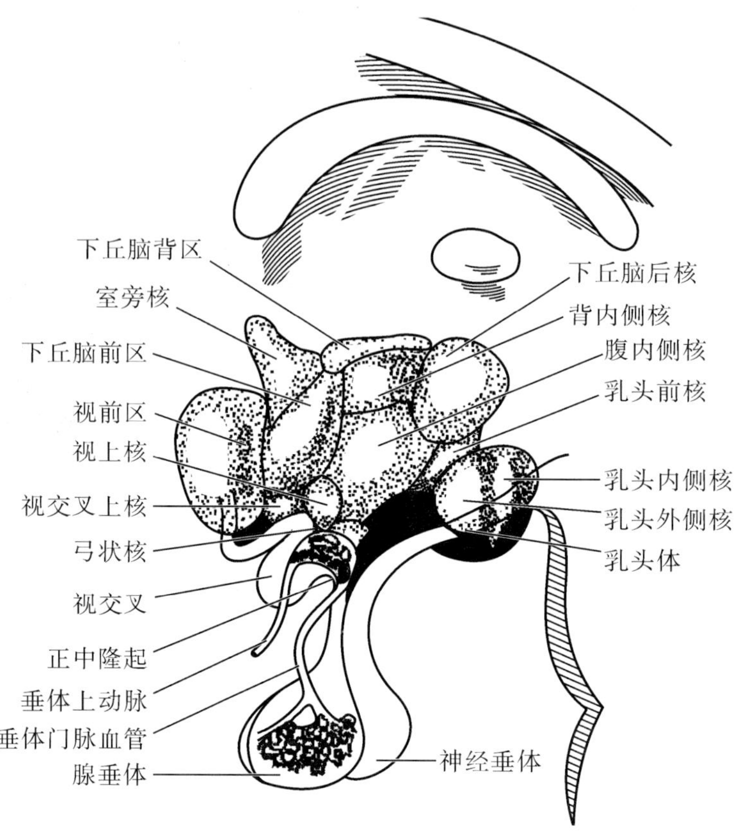

图 1-2-1　下丘脑核团

（仿Ganong WF，1983）

2.下丘脑的主要纤维联系　如上所述，与其他脑区相比，下丘脑神经细胞不多，但传入、传出联系十分广泛。现主要简介如下：

（1）内侧前脑束：该束纤维松散地纵贯整个下丘脑外侧区，包含下丘脑与边缘前脑和中脑联系的往返纤维。

（2）穹隆：主要起源于下托和海马，走行于视前区、下丘脑前区和外侧区，除沿行程投射到视前区的下丘脑前区、外侧区外，主要纤维至乳头体。

（3）终纹：起源于杏仁核，主要到达内侧视前区、下丘脑前区及腹内侧核。

（4）乳头丘脑束：是下丘脑传出纤维，起源于乳头体，上行到丘脑前核。

（5）腹侧、背侧去甲肾上腺素能束：起源于延髓和脑桥的去甲肾上腺素能细胞群，其上行纤维部分终止于下丘脑的背内侧核、室周核、弓状核、视上核、室旁核、正中隆起内层等。

（6）腹侧上行5-羟色胺（5-HT）能通路：主要起源于脑桥的中缝核，部分纤维投射到下丘脑外侧区。

（7）下丘脑多巴胺能神经元系统：起源于弓状核，止于正中隆起部门脉系统的毛细血管周围。

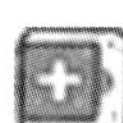

（二）垂体的解剖

1.垂体的位置及结构特点　垂体位于颅底蝶鞍背侧的垂体窝内，借垂体柄与其上方的下丘脑相连。鞍膈将垂体分为鞍膈上部和鞍膈下部，垂体柄在鞍膈上部，鞍膈下部则是内分泌的主要部分。后者呈椭圆形，外面有被膜包裹。成人垂体大小为12mm × 8mm × 6mm，重约0.6g。女性的垂体大于男性垂体，在怀多胞胎的妇女垂体可重达1g。

垂体在胎儿早期便能产生激素。大约在妊娠3个月末，垂体就肉眼可见，在垂体前叶并可检测到嗜酸性和嗜碱性细胞，且其胞浆中就有分泌颗粒存在。

根据垂体的发生和结构特点，可将之分为腺垂体和神经垂体两部分。前者从Rathke囊发育而来，后者起源于前脑底的神经外胚层。腺垂体约占整个垂体的80%，由远侧部、中间部和结节部三部分组成。神经垂体约占整个垂体的20%，由神经部、漏斗部和正中隆起三部分组成。一般将结节部和远侧部合称为后叶，漏斗部和正中隆起合称为漏斗。垂体柄则是由结节部包围漏斗干而成。

（1）腺垂体：

1）远侧部：约占垂体的75%，从功能的观点看，也是腺垂体最重要的部分，主要由腺上皮细胞构成。传统上根据细胞着色特性，将其细胞分为嫌色细胞和嗜色细胞两大类。后者又可细分为嗜酸性和嗜碱性细胞。鉴于这种分类是唯一建立在细胞浆着色性质上，已逐渐不为人们所接受。现在研究证明，在人的腺垂体至少有五种性质不同的细胞存在。①生长激素细胞：嗜酸性，约占腺垂体细胞的50%，该细胞瘤可引起巨人症和肢端肥大症，伴有生长激素增加。②催乳激素细胞：嗜酸性，但数量较生长激素细胞少，约占腺垂体细胞的10%～20%；在催乳激素细胞瘤，妇女的妊娠期、哺乳期以及用雌激素治疗后，该细胞增加。用免疫过氧化酶染色和电镜可将其与生长激素细胞相鉴别。③促肾上腺皮质激素细胞：嗜碱性，约占腺垂体细胞的20%；在未经治疗的原发性或肾上腺功能不全病人，垂体是一个大的嫌色细胞腺体；长期应用可的松或它的衍生物或无论什么原因的可的松过量产生（如库欣病）均可引起该细胞胞浆中微丝堆积，胞浆中嗜碱性颗粒消失，发生玻璃样改变，即Crooke改变；可用免疫过氧化酶技术和电镜技术鉴别。④促甲状腺激素细胞：嗜碱性，约占垂体细胞总数的5%，在用甲状腺素治疗后或突眼性甲状腺肿病人，该细胞可退化；在不同原因引起的原发性甲状腺功能低下（如慢性甲状腺炎、甲状腺切除或长期应用致甲状腺肿素 goitrogen）病人，治疗后，促甲状腺激素细胞可肥大，其主要变化是内质网池的囊性扩张；也可以用免疫过氧化酶技术与其他垂体细胞相鉴别。⑤促性腺激素细胞：嗜碱性，约占腺垂体细胞总数的5%，可分泌促黄体激素（LH，女性）或促间质细胞激素（ICSH，男性）和促卵泡激素（FSH）；在切除卵巢或睾丸之后细胞肥大并空泡化。上述五种细胞内含分泌颗粒，有内分泌功能，又称为颗粒型细胞。嫌色细胞内则不含内分泌颗粒，无内分泌功能，又称为无颗粒型细胞，主要包括滤泡星形细胞和未分化细胞。

2）中间部：人类的中间部发育差，虽含有嗜酸性分泌颗粒细胞，但没有任何意义的内分泌功能。中间部位于前叶和后叶之间，由几个囊腔构成，在囊腔内有立方上皮细胞，并充满胶样物质。

3）结节部：该部是远侧部沿着垂体柄向上伸展部分，由几层嫌色细胞构成，偶有嗜

酸性和嗜碱性细胞散在其中。尽管免疫细胞技术提示了在结节部细胞的胞浆中有激素存在，但其在腺垂体的分泌中不起重要作用。

腺垂体细胞还在腺垂体以外的两个部位存在，即垂体后叶和咽垂体，在后叶的腺垂体细胞嗜碱性，在50%以上的成人尸检中被观察到。在青春期前不明显，在男性和随着年龄增大经常观察到。这些细胞与前叶的细胞相比含颗粒较少。有些人可在后叶大量出现，且与任何特殊内分泌疾病或内分泌异常无关。尽管免疫细胞技术提示，在这些细胞中有促肾上腺皮质激素（ACTH）存在，但从内分泌观点看，它们没有大的意义。

咽垂体被包埋在蝶骨内，通常直径小于4mm，由低分化的嫌色细胞组成，偶尔可观察到嗜酸性和嗜碱性细胞。但不像远侧部，它有丰富的神经支配，而没有门脉血供，故通过它的血流不含有下丘脑调节激素。尽管免疫细胞学技术经常发现它们胞浆中有垂体激素存在，且一直被认为在腺垂体切除后或垂体功能低下时，它们起腺垂体的功能，但没有直接证据表明它们在内分泌中起大的作用。

（2）神经垂体：结构与神经组织相似，主要含有神经纤维和胶质细胞（即垂体细胞）。神经纤维主要是起源于下丘脑视上核和室旁核的视上－垂体束、室旁－垂体束及起源于下丘脑中部和后部的结节－垂体束的无髓纤维。尽管在神经部还可以见到少量的嗜碱性细胞，但实际上神经部不具备内分泌功能，而只是贮存下丘脑大细胞合成的经下丘脑－垂体束送到后部的激素（即抗利尿激素和催产素）的场所。抗利尿激素（ADH）和催产素在神经部呈大小不等的同质性团块，即Heering小体，贮存在轴突末梢及其附近，在适宜的刺激下释放进入血液循环。

（3）垂体的血液供应：了解垂体的血液循环对于理解下丘脑与垂体之间的功能联系以及下丘脑促垂体区如何调节腺垂体的活动是十分重要的。垂体接受来自垂体上动脉和垂体下动脉的血供。垂体上动脉自脑底动脉环发生，分为前、后支，环绕垂体并吻合成环，并发出分支到下丘脑及漏斗上部；前支还发出一支小梁动脉下行至远侧部。垂体下动脉起自颈内动脉的海绵窦段，在垂体前、后叶交界处分为内、外两支，分支至后叶和漏斗下部，并与垂体上动脉吻合。垂体下动脉除发出垂体被膜动脉供应该被膜及该被膜下少量几层细胞外，不参加腺垂体循环。

正中隆起和漏斗干的毛细血管网汇集成若干条小静脉，下行至远侧部，在远侧部再一次分成毛细血管网，此即垂体门静脉系统（图1–2–2）。起自正中隆起和漏斗上部的小静脉比较长，称为长门静脉；起自漏斗下部的小静脉比较短，称为短门静脉。垂体门静脉是将下丘脑调节激素运送到垂体远侧部的直接渠道。垂体静脉很短，出垂体后立即注入邻近的静脉窦。

尽管腺垂体与脑靠得很近，但除了少数交感神经纤维沿着血管进入腺垂体外，前叶不含有任何神经纤维。这些沿血管分布的交感神经纤维可能影响前叶的血流，但对调节腺垂体分泌活动没有任何意义，下丘脑通过门脉系统将其分泌的释放激素和抑制激素转运到前叶而影响腺垂体功能。后叶则有丰富的神经支配，即受下丘脑－垂体束的支配。下丘脑－垂体束均通过垂体柄到达后叶。神经垂体结构的完整有赖于它的支配。在垂体柄受损后或影响下丘脑－垂体束完整性的下丘脑损伤后，后叶会明显萎缩。假若仅轴突受损，则视上核、室旁核神经元也将萎缩。

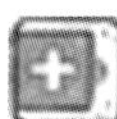

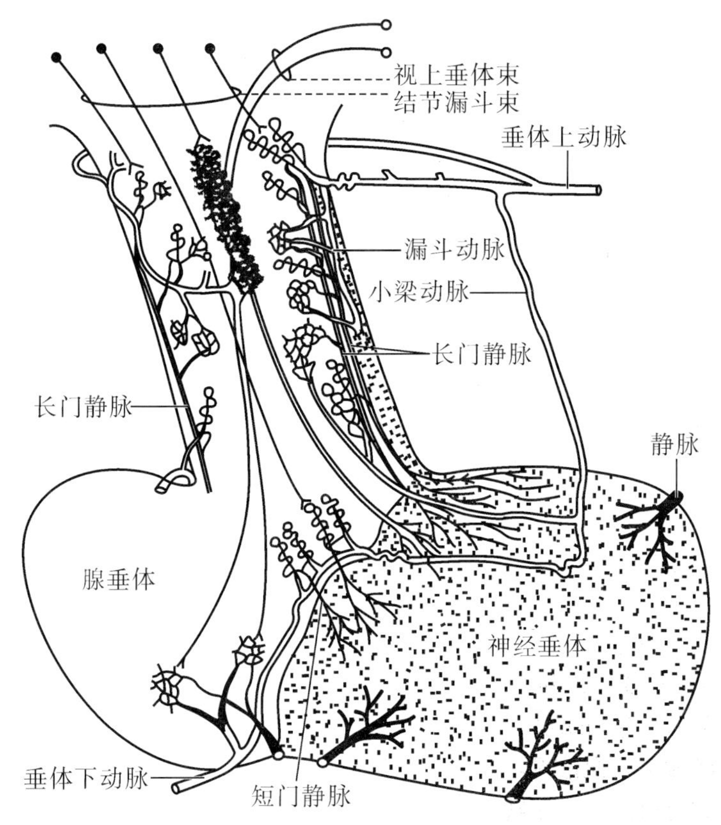

图 1–2–2　垂体门静脉系统

（仿陈仲欣、张培林，1987）

二、下丘脑的非内分泌功能

首先，下丘脑具有内分泌的功能。它分泌许多的肽类激素管理垂体，从而影响全身内分泌及其他功能。当然下丘脑功能并不局限于内分泌一项，例如机体对体温、昼夜节律、记忆以及情绪的调节等均与下丘脑有密切关系。同时下丘脑对全身的各种自主性功能及摄食、睡眠、觉醒等也有极重要的影响，这些功能可以称之为下丘脑非内分泌功能。

当然，要截然区分内分泌功能与非内分泌功能，可能是十分困难或不恰当的，因为下丘脑的分泌物也可能作为神经递质而起作用，在实现非内分泌功能中，可能需要这类既是神经分泌物又是神经递质的物质参与。为了突出下丘脑与垂体的关系，把下丘脑内分泌功能与垂体功能放在一起介绍，为避免与后面内容重复，故在这里将下丘脑内分泌之外的功能作一单独叙述。

（一）下丘脑与体温调节

体温调节相对恒定是人和高等动物的重要生命现象，是机体功能赖以正常进行的必要前提，因为对人和其他恒温动物而言，机体维持适当的温度才能最好地发挥其功能作用，明显地偏离这个温度则会导致疾病的发生，甚至死亡。

众所周知，即使恒温动物，机体各部分的温度也不相同。生理学上所说的体温是指机体内部温度，即体核温度，而机体表层温度叫做体壳温度。前者较后者为高，且比较稳定。所谓恒温是指体核温度，对于人类和大多数哺乳类动物这个温度为37℃左右。体壳温度随环境温度和衣着情况不同而变化较大。

外界环境温度总是处在不断的变化中，但是在这种环境中生活的人和高等动物为什么能保持相当稳定的体温呢？这是因为机体内存在着体温自动调节装置。该装置能感知外界和机体内部的温度变化，并能将得到的各种温度信息加以整合，产生相应的效应活动来控制机体的产热和散热，使之处在一种平衡状态，从而保持体温在一个相当恒定的水平上。这就是所谓体温调节。就动物体温调节方式而言，包括行为调节和生理性调节，而体温调节则为行为和生理性活动的总和。实际上，体温调节现象不是恒温动物所独有，所谓变温动物也能进行体温调节。例如，当气温过高时，它们会选择阴凉的地方；而气温过低时，则出来晒太阳或钻入地下冬眠。不过变温动物的体温调节远不及恒温动物那么精确，只控制体温在一个大致的范围内。

毫无疑问，在体温调节这一复杂的生物自动控制过程中，除了包括传入和传出环节之外，还必然有一十分精确的中枢控制机构存在，即温度调节中枢，它参与察觉体温的变化并校正之。在不同水平切断哺乳动物脑的实验表明，切除下丘脑以上所有大脑皮层及其他脑结构的动物，虽然体温调节的能力比正常稍差一些，但还能够保持体温的相当稳定，仍属恒温动物；而在下丘脑后部切断脑干，使下丘脑及以上结构与机体其他部分失去联系，虽然其组织仍能产生一定的热量，但无能力调节体温，不能保持体温稳定，因此属变温动物。临床上也观察到手术损伤或病变侵犯下丘脑某些部位可引起体温调节障碍。人们由此推测，体温调节中枢在下丘脑。用损毁和刺激的方法研究下丘脑各部分功能时发现，下丘脑前部与机体散热反应有关，下丘脑后部与机体产热反应有关。故一度认为下丘脑前部存在着散热中枢，对温热起反应，下丘脑后部存在着产热中枢，对冷却起反应，并认为两者之间存在着交互抑制关系，共同协调体温调节。现在看来，这已成为历史的概念了。后来的许多实验进一步丰富了人们对下丘脑在体温调节中的作用的认识。研究表明，视前区－下丘脑前部（PO–AH）有对热刺激起反应的热敏神经元，也有对冷刺激起反应的冷敏神经元，两者之比约为（3～4）∶1。局部脑组织温度变化0.1℃，这两种温度敏感神经元放电频率就会发生变化。刺激下丘脑前部之所以能引起散热反应是因为PO–AH中热敏神经元占多数，刺激激活的主要是热敏神经元，从而引起散热反应。下丘脑后部也有温度敏感神经元，但数量较少以至于尽管刺激下丘脑后部能引起与寒战时相似的肌肉震颤，但对下丘脑后部局部加温，不能使冷环境中的寒战反应消除，表明下丘脑后部对温度变化不敏感。

基于上述研究及其他一些研究，目前倾向认为，维持体温平衡的各种反应的整合是在下丘脑完成的；下丘脑前部和后部具有双重的生理功能，既参加产热调节又参加散热调节；但是下丘脑前部主要起温度信息感觉整合器（sensory integrator）的作用，一方面它接受来自外周温度感受器传来的冲动，另一方面监测通过该区血流的温度变化，同时能把两者加以整合；下丘脑后部可能主要调制会聚（convergent）的传出反应，把来自下丘脑前部的信号与来自下丘脑以外有关中枢结构（如脑、脊髓等）的冲动统一起来，

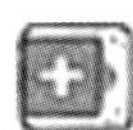

并根据当时体温的具体情况把它转化为适当的效应反应，包括血管运动、肌肉收缩、毛发运动、汗腺分泌和代谢活动等。

体温调节中枢是通过怎样的功能活动来实现体温调节的呢？目前还没有完全了解，一般倾向于采用“调定点”学说来解释。所谓调定点是指恒温装置中调节系统自动地围绕它进行调节的预置温度值。体温调节也类似恒温器的调节。对于人类和大多数哺乳动物而言，生理上的调定点是指37℃左右的参考温度。代表体温的信号随时与之比较，如果高于此温度，则兴奋散热反应，抑制产热反应；反之则兴奋产热反应，抑制散热反应，从而使体温维持在37℃左右的调定点水平。现代研究表明，调定点作用主要是下丘脑体温调节中枢的功能，但对调定点在下丘脑的确切位置仍然不十分清楚。有人曾认为，假若特异性的调定点神经元存在的话，可能位于PO–AH中，特别是在温度敏感成分之间。但后来的实验发现，调定点更可能存在于下丘脑后部，可能与下丘脑后部Na^+与Ca^{2+}的比例有关。

把来自外周温度感受器的传入信号在中枢转变成适当的、协调的体温调节传出反应，要有中间神经元传递信息。这种信息的传递必然有神经化学递质参与。下丘脑含有大量的去甲肾上腺素和5–HT。有证据表明，5–HT在灵长类和人类介导冷激活的调节机制，去甲肾上腺素则介导热激活的调节机制。因此，推测体温调节可能受下丘脑单胺类物质的释放所控制，由此提出了体温调节的单胺类学说。后来的研究发现，乙酰胆碱也可能是调节产热反应通路中中枢突触的递质。

早在1974年Metcalf首次报道，将在下丘脑中发现的一种三肽，即促甲状腺激素释放激素注入麻醉猫的侧脑室引起明显的体温下降。自此以后，许多内源性肽在体温调节中的作用被研究。迄今发现β–内啡肽、神经降压素、α–黑素细胞刺激激素、促肾上腺皮质激素、缩胆囊素、甲脑啡肽、血管活性肽及蛙皮素等大量内源性肽在脑内广泛分布，在下丘脑含量很高，当于脑室或脑内应用时均引起体温变化，提示它们可能与体温调节有关。但所有的内源性肽是否在生理性体温调节中起作用还有待进一步研究。

（二）下丘脑与自主性神经功能

下丘脑素有自主神经系统的“头节”（即高级中枢）之称。早期研究根据刺激下丘脑前部常可引起膀胱收缩、胃酸分泌增多等副交感性反应，刺激下丘脑后部可引起血压升高、心率加快、瞳孔扩大等交感性反应，认为下丘脑前部是副交感神经高级中枢，下丘脑后部则是交感神经的高级中枢。后来的研究则证明，发源于嘴侧脑区的端脑自主性影响是集中到下丘脑上来的。早期的实验刺激范围比较广泛，刺激下丘脑前部和下丘脑后部之所以引起副交感反应和交感性反应是因为激活了通过此区的支配副交感性和交感性功能的下行性端脑通路。实际上，自前向后更精细地刺激下丘脑既可引起交感反应，也可引起副交感反应。它们的不同，主要取决于刺激点在水平横面的部位，部分也与刺激的性质有关。一般地说，刺激下丘脑腹侧及内侧易得交感反应，刺激下丘脑室周区及外侧区则易引起副交感反应，且下丘脑自主性功能并不十分弥散而是相当特异，也就是说下丘脑对于各个单独的自主性反应都有管理能力，但主要是把诸种自主性反应加以协调，并把自主性功能与机体的行为协调起来。没有下丘脑，机体仍然可以维持基础水平的自主性活动，但那些复杂的、保持机体内环境恒定的自主性反应与行为协调就不再存在。

1. 心血管功能 早期研究确定了下丘脑对心血管的广泛影响。近来的研究强调了人类疾病时这些影响的重要性。一些研究者证明，正常情况下，下丘脑除接受直接压力感受器和化学感受器的信息输入以外，还直接影响这些反射。刺激人及动物下丘脑的交感区（腹侧和内侧）引起高血压、心动过速、内脏血管收缩、肌肉血管床扩张、心排出量增加、心收缩力增强等与怒或恐惧的表现有关的各种反应。这类刺激还产生不同的心电变化，并使心室颤动阈降低。刺激下丘脑后部的副交感结构增加肠道血流，而肌肉血流量减少，同时血压、心率无明显变化。刺激下丘脑前部则引起显著的低血压及心动过缓。

有很多文献描述了人类脑干及下丘脑疾病时心血管功能的变化。异常的表现有：高血压、心律不齐及一些心电图异常，其中有一些类似急性心肌梗死，且许多病人发病前无心血管病史。但有很好的证据表明，蛛网膜下隙出血引起非血管型的心肌坏死，可能是由于儿茶酚胺的大量分泌所致。在临床上，因为急性脑室内出血或前交通支动脉瘤破裂出血常伴有心血管异常，而这两种情况又均侵及下丘脑前部，所以有人认为下丘脑损伤是心脏变化的主要原因。动物实验证明，向蛛网膜下隙注射血液也能得到相同的结果。同样，像脊髓灰质炎那样的病例，如病变侵及延髓，心电图变化就特别明显。这些发现提示，儿茶酚胺的释放及心血管变化表明损害侵及下行性自主性传导路，但不意味着一定是特异地存在有下丘脑疾病。

2. 呼吸功能 人类下丘脑是否特异地与呼吸管理机制有关仍没有完全被证实。

实验研究表明，动物急性下丘脑损伤可伴有突然、剧烈的肺水肿及肺出血。有许多作者相信人类也有类似过程，并可能是急性颅脑损伤、颅内感染或出血以后发生“湿肺”的原因。后来的一些实验研究表明，中枢神经系统任何部分如大脑、脑干及颈脊髓等压迫，均可引起肺水肿。与这一观察相一致的还有以下事实：虽然下丘脑前部压迫、脑室内出血或前交通动脉瘤破裂等病变时某些病人发生肺水肿，但离下丘脑很远的一些颅内结构的损害也同样可以引起肺水肿。

关于神经源性肺水肿发病的理论，集中围绕于肾上腺素能心血管机制。有人推测，破坏PO–AH的副交感中枢使位于下丘脑后部的交感性、水肿源性的中枢被释放，因而使体循环血液转移到肺循环。但在人类神经源性肺水肿病例中，未能发现有血压升高、中心静脉压升高等现象。从现有证据看来，虽然心血管效应可能恶化、加重肺水肿，但就循环本身的变化看，似不足以解释肺水肿的发生。有人观察到副交感性损害时有肺表面活性因子的丧失，这在肺水肿的发生中可能起决定性作用。但现在还没有一个理论可以完全解释所有观察到的事实。

3. 胃肠功能 很早就有实验观察到，脑基底损害伴有胃穿孔，此后的大量动物生理实验都提到下丘脑对胃肠功能的影响。刺激PO–AH及较后背外侧下丘脑区引起胃、小肠及大肠的分泌及运动增加。下丘脑腹内侧的交感性刺激，可抑制胃肠运动。这些胃肠功能被认为与摄食行为有关。

人类中枢神经系统功能障碍时主要胃肠并发症是出血及急性溃疡，所影响的部位可自食管下端起直至大肠止的任一段。动物实验观察到，从PO–AH向后一直到延髓迷走神经核的任何部位急性损害均引起胃肠道出血。下丘脑后部损害导致溃疡，但前部损害

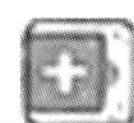

的效应似局限于发生出血性胃软化症（gastromalacia）。

Cushing 把间脑肿瘤与急性胃肠溃疡加以联系，并对此作了详细描述。有人认为，下丘脑损伤引起的急性消化道溃疡或出血是通常处于平衡状态的交感性活动被打乱的结果。此后，许多人在临床上观察到，颅内手术、头部损伤、脑炎、脑出血及梗死、急性多发性硬化症、脑脓肿、脑膜炎以及许多肿瘤均可有急性胃肠道溃疡或出血，最多见的特异的胃肠道病变似为食管下部溃疡，因这种病变在其他情况下是很少见的。

近些年来，Cushing 关于引起急性胃肠道溃疡或出血的间脑性起源的意见，转变为另一种认识，即人体与动物实验一样，许多颅内损害均可引起这类病变。胃肠道的异常可以是局部的，也可以是广泛的，并不一定直接累及下丘脑。Pernat 注意到，在颈段脊髓创伤病例，也有约 20% 的胃肠道溃疡发病率，而且，不论脑损害的部位或范围，与胃肠道损害的部位或特异形式无关系。神经源性溃疡可发生于新生儿，直到 80 岁以上的老人。从形态上看溃疡本身与其他急性应激或其他疾病所引起的并无差别，例如由烧伤、肺炎及全身性创伤所致的溃疡。

真正的神经源性溃疡常伴随急性中枢神经系统危象而来，如感染、创伤或外科手术。由肿瘤所引起的神经性溃疡几乎无例外地由肿瘤手术或急性出血或坏死引起。由此看来，所有的资料均提示，与急性颅内疾病有关的胃肠道溃疡或出血与中枢自主性下行通路的非特异性损毁有关，而并非特异的下丘脑效应。在发病病例中既发现过因交感神经功能过高而引起儿茶酚胺浓度升高，也有因副交感神经功能过高而引起的胃泌素水平过高。谁也不知道这两者中哪一个因素更重要些。但据报道交感神经切除或迷走神经切除均可防止溃疡。

此外，间脑性癫痫可能也与下丘脑受侵犯有关。间脑性癫痫又称自主神经性癫痫、内脏性癫痫等。该症是一种周期性发作性自主神经功能紊乱综合征。其表现为阵发性烦躁不安，发作性血压升高、流泪、流涎、出汗、瞳孔散大或缩小、心动过速等自主神经功能紊乱。这被认为是下丘脑异常电兴奋沿下丘脑神经纤维环行传播引起。当下丘脑异常放电扩散，并阻断了中脑网状结构上行径路对大脑皮层的影响时，可产生意识障碍。异常放电影响到网状结构下行径路时，可使脊髓牵张反射增强而产生强直性抽搐。由于下丘脑毛细血管网丰富和血－脑屏障结构不够健全等特点，使其较脑其他部位的毛细血管有较高的通透性，因而对缺氧、感染、中毒、外伤、颅内压增高等均较敏感，易发生水肿、炎症及出血等，这可能是间脑性癫痫的病理学基础。

这里还要强调的是，所有明确证实的人类下丘脑自主性功能的异常均严格地仅与急性颅内损害有关。虽然正常情况下下丘脑对自主性功能有强有力的管理，但人体及动物实验的资料均证实，脑对于下丘脑功能失调所致的紊乱能很快适应。因此，慢性下丘脑损害并不引起慢性或持续性的自主性功能疾病。大多数下丘脑所致的自主性异常是由于交感神经元与副交感神经元的不协调活动。因为其他中枢神经系统结构的损害同样也能引起这种异常，有时甚至外周神经系统的病变也能引起异常，所以出现这些异常并不能帮助特异地把病变定位于下丘脑。

（三）下丘脑与情绪反应

早期的大量实验研究证明，下丘脑对情绪有重要影响。后来的研究表明，下丘脑可

能从三方面影响情绪：①把行为的运动、自主性及内分泌诸方面加以协调。②产生与情绪状态相适应的行为。③影响每一种情绪行为的强度。

1.怒及恐惧 实验证明，下丘脑对于怒反应的强烈表达是不可少的，并且能整合怒的情绪表现。不同的下丘脑脑区在管理情绪方面有一定程度的交互作用，在乳头体后缘切断脑，几乎可以废除动物的情绪反应，损毁动物的下丘脑腹内侧核可引起动物的持续野蛮行为，而损毁下丘脑双侧外侧部又可使原来野蛮而易激动的动物变得温驯。刺激实验还观察到，在下丘脑前部的穹隆周围区存在一个与怒及防御反应行为有关的中枢。

怒与攻击反应、逃避反应是动物个体生存所必需的重要行为。这两种行为均伴有交感活动发放。研究证明，下丘脑与这两种行为均有密切关系。刺激下丘脑腹内侧核平面的外侧部可引起有目标的攻击行为，伴有咆哮、抓及咬等行为，而刺激稍靠后一些部位则易引起孤僻反应。用较大强度刺激下丘脑前部或视前区、隔区也可引起怒反应，但这种怒被称为伪怒，因为其反应常常无定向的、有目标的攻击行为。

因下丘脑损害（疾病或外伤）的怒及恐惧情绪表现在人也观察到，但 2 岁以下的婴幼儿的下丘脑损害则很少有这些表现。

典型的与下丘脑相关的人的怒及恐惧，伴有完全协调的行为反应，常以阵发性的爆发形式出现，两次发作之间行为正常。这种发作常伴有强烈的自主成分。许多病人知道自己的发作行为是不正常的，并事后向别人道歉。

凡引起这种行为变化的人类下丘脑病变几乎均在其基底部。关键性的位置或在大脑皮层到下丘脑的下行传导束，或在这些传入所会聚的下丘脑腹内侧核。不论哪一种情形，都是阻断了端脑对下丘脑的抑制性影响。人的下丘脑腹内侧有破坏性病变时经常伴有怒的情绪表现，相应，刺激下丘脑后部引起人的交感性反应，同时产生恐惧，而不是怒。

2.淡漠情绪 淡漠正好是怒与恐惧在行为及情绪上的对立面。损毁动物下丘脑外侧部或后交感束区可引起淡漠情绪活动状态。人类病变性损害的确定更为困难，但似乎也属于相似脑区范围。定向损毁内侧下丘脑后部（刺激该部可引起交感性反应）或刺激下丘脑的尾外侧部均能产生淡漠及活动低下状态，但这些病人也曾发生攻击性行为。

3.欣快感及性行为 愉快反应及与性功能有关的行为一般认为属于情绪反应。研究证实，下丘脑参与这种情绪反应的管理，一般认为一是正中隆起通过调节垂体－性腺轴参与管理，另一是管理行为位于 PO-AH。

很早就有人观察到大鼠自我刺激现象，这种动物自愿地按动杠杆以求从埋藏于脑的电极中获得刺激。发生自我刺激的阳性点可自隔区沿着内侧前脑束区追踪到下丘脑外侧部。下丘脑前部肿瘤伴有超乎寻常的快乐在 2 岁以下婴幼儿能观察到。

性欲丧失是下丘脑疾病的常见症状，特别是男性。临床上观察到，一侧下丘脑腹内侧核损害的病人就常有性欲丧失。但尾侧下丘脑损害则引起过度的性行为，常由怒或过度欲望转变而来。

现代研究证明，情绪反应是一种复杂的生理表现，还有边缘系统的许多其他脑区参与。但可以肯定，下丘脑在整合这一生理过程中起十分重要的作用。

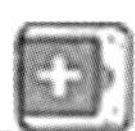

（四）下丘脑与周期性活动

人和哺乳动物不论是行为活动还是激素释放，均有周期性变化。这种周期性变化包括很短的（几分钟或十几分钟）、昼夜的以及季节性的变化。现在研究表明，这些周期性变化与下丘脑有关。在下丘脑腹内侧核、下丘脑外侧区等部位记录到了神经元放电有周期性变化。这种变化既有昼夜性变化，也有快速振荡性变化；PO-AH 的一些神经元也有 5～6min 的节律性变化。下丘脑神经元的活动节律不易受低温、麻醉药及其他药物的影响。颅脑损伤如不侵犯下丘脑，则不致影响节律活动，如摄食、睡眠、激素分泌等节律。下丘脑受损后，有规律的周期性变化则消失。后来的研究发现，下丘脑的视交叉上核（SCN）可能与动物的周期性活动有关，被认为是“生物钟”的所在部位，此核接受来自视网膜及外侧膝状体的传入性影响，它的传出可影响松果体（是影响动物昼夜节律的重要腺体），也影响垂体前叶释放激素的节律性改变以及啮齿类动物行为的节律性，损毁 SCN（特别是损毁其后半部时）可完全消除大鼠的饮水、活动以及激素分泌的昼夜节律，以致睡眠与觉醒、动情周期、体温、排卵等节律性改变均被取消。SCN 损毁后，睡眠的慢波期、快波期及觉醒期所占的总时间无变化，但变化失去了昼夜节律性。体外培养的 SCN 神经元也呈节律性放电。将 SCN 神经组织移植到已被破坏了 SCN 的动物，其昼夜节律可恢复，但尚不知是经激素还是经纤维连结起作用。小鼠调节昼夜节律的生物钟基因已被确认，但尚不知如何参与调节哺乳类动物的昼夜节律。

睡眠与觉醒是人类与哺乳动物最为明显的节律性活动，这种节律独立于自然界的昼夜交替而自我维持，和其他生理节律之间也是相互独立的，它们各自接受机体内部不同振荡机制的调控。

很早人们就观察到，刺激下丘脑前部可引起动物行为上的不反应，人也是如此，而刺激动物的下丘脑后部则可引起激醒；相反，损毁下丘脑前部产生觉醒，损毁下丘脑后部可引起昏睡、木僵或不反应性昏迷，故一度认为下丘脑后部是“醒中枢”，下丘脑前部是“睡眠中枢”。在临床上也观察到，下丘脑后部和中脑“嘴侧”损毁引起睡眠过度，下丘脑前部受损可引起失眠症。后来进一步观察病例使人们认识到，中脑损毁引起的是昏迷，不可能被刺激所激醒，而下丘脑后部损毁引起的是睡眠过度，可为刺激所激醒，这种情况比较接近自然睡眠。

现代研究认为，睡眠是中枢神经系统的一个主动过程，不是觉醒的简单终结或某种被动的去传入机制引起。脑内某些结构和活性物质参与睡眠的调节。如发源于尾侧脑桥核群的 5-HT 能通路的兴奋与慢波睡眠有关，而起源于蓝斑的去甲肾上腺素能通路的兴奋可能与快波睡眠有关。至于下丘脑在调节睡眠中的独特作用还没有被确定。以往的刺激和损毁实验所观察到的对睡眠觉醒的影响，不能排除破坏或刺激了来自丘脑和皮层路过纤维的结果。

（五）下丘脑与摄食及热量平衡

哺乳动物能严格地控制其热量摄入，大多数健康人在数年内体重变化不会超过 1kg 左右。这种恒定性表明，一定具有某种中枢性调节功能控制着食欲及寻找食物行为与体重之间的关系。对人类来说，端脑（特别是边缘系统）与下丘脑在调节摄食及热量平衡方面起着十分重要的作用。

经典生理学认为下丘脑腹内侧核是"饱中枢"所在部位，而下丘脑外侧区则是"摄食中枢"所在部位。

实验观察到，刺激下丘脑腹内侧核可抑制动物摄食，而损毁该核的一部分或全部通常立即引起摄食过度并体重增加；过一定时间后，摄食过度停止而体重仍维持在较高水平，此时体重调节功能稳定在一个新的调定点水平，且该核损害范围越大，新的体重调定点也就越高。损毁下丘脑腹内侧核后，动物不仅摄食过度，而且活动减少，因为损毁该核后，动物仅过度摄入就可很容易得到食物，而不是通过积极努力去得到食物。因此可以说，下丘脑损毁后的肥胖是由两个因素造成的，一是摄食过度，二是一般活动程度降低。

与下丘脑腹内侧核相反，刺激被称为"摄食中枢"的下丘脑外侧区可引起摄食行为，而损毁该区，动物先是严重吞咽困难、拒食，然后挑食并逐渐缓慢过渡到吃正常食物，且体重降低，并相对稳定地维持在较低水平。这表示体重调定点在一个新水平上进行调节。

下丘脑性肥胖病人损害部位是人类下丘脑疾病中定位最明确的。此类病人一般认为是病变损害了结节区水平的下丘脑腹内侧核。此类病人一旦达到了体重新调定点，则过度摄食现象即告停止，除非病变还有新的侵犯。下丘脑腹内侧核创伤的病人起初狼吞虎咽摄食过多，以后又变成正常摄食。此时实际上体重已达到了新调定点，往后体重在这个水平稳定一段时间（一般6个月左右）。许多此类病人往后又变得食欲不振，体重又逐渐降低到创伤前水平。许多研究者认为，下丘脑性肥胖具有脂肪沉积于躯体近中轴的特征。

下丘脑外侧区损害引起消瘦在临床上也观察到，但比较少见，尤其在成年人。后来的研究发现，"饱中枢"功能可能是通过抑制"摄食中枢"而起作用，因为同时破坏"摄食中枢"和"饱中枢"可引起动物厌食。关于下丘脑调控摄食的机制目前尚有争议。目前对此有四种假说：①脂肪状态假说：认为脂肪组织产生与肥胖程度相适应的信号作用于下丘脑，从而降低食物摄入及能量增加。最近在动物和人已克隆出肥胖基因，更趋向于支持脂肪状态假说。②肠肽假说：认为胃肠内的食物可引起一种或多种多肽的释放，并作用于下丘脑，抑制摄食，例如富甘氨酸蛋白、胰高血糖素及缩胆素等均可作用于脑而引起饱感，抑制摄食。③葡萄糖状态假说：认为增加葡萄糖利用，下丘脑可产生饱感。实验观察到，当动静脉中葡萄糖浓度差较低时（葡萄糖利用降低），饱中枢神经元活动降低，摄食中枢活动未受抑制，从而产生饥饿感；相反则引起摄食中枢被抑制而产生饱感。有报道，在人类只有经胃肠给予葡萄糖才抑制食欲（因这可引起胃肠道激素释放），而经静脉给予葡萄糖对摄食无影响。④体温状态假说：认为体温降低到调定点温度以下时产生食欲，而高于调定点温度则抑制食欲。

许多神经递质及内源性物质参与摄食的调节，内源性阿片肽、神经肽Y等与增加摄食有关，而缩胆素、5-HT及促甲状腺激素释放激素等对摄食有抑制作用。

（六）下丘脑与水平衡

机体内水分和渗透压的相对恒定对维持机体的正常生理功能十分重要。水平衡紊乱不仅可导致机体功能的紊乱，甚至可危及生命。机体内水分和渗透压的恒定取决于渴感、饮行为和ADH的释放机制3个因素的相互作用。与维持热量平衡的摄食行为一样，边

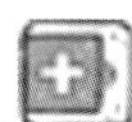

缘系统所实施的影响可大大改变饮行为。下丘脑的功能是整合端脑性和感觉性输入，一方面通过控制渴感和饮水行为来管理水的摄入，另一方面又通过调节ADH的分泌来控制肾脏对水的排泄，使缺水刺激、饮水行为和ADH分泌三者完成一个协调的反应，从而调节水平衡。

下丘脑外侧区经典地被认为是“饮中枢”所在部位。它含有对渗透和非渗透的刺激均起反应的中间神经元。电刺激动物的下丘脑外侧区产生多饮，而损毁该区则引起饮水减少或暂时性不饮，以后可逐步恢复到习惯性饮水并足以维持水平衡。作用于下丘脑外侧区的特异性刺激，例如渗透压感受器所产生的刺激可引起渴和饮。但对与渴和饮有关的下丘脑外侧区关键性结构仍不十分清楚。

对饮行为影响最重要的渗透压感受器似存在于PO-AH。内侧PO-AH的脑室旁感受器既对细胞内缺水起反应，又对细胞外缺水起反应。下丘脑其他区也含有渗透压感受器，但仅起有限的作用，位于视上核和室旁核附近的渗透压感受器似乎仅仅影响ADH的释放。有人认为渗透压感受器有“特异性”和“非特异性”感受器两种。“特异性”感受器仅对高渗NaCl溶液起反应，这类细胞主要位于视上核及其附近。“非特异性”感受器对渗透压变化及声、光等非伤害性刺激均起反应，此类感受器主要位于下丘脑的前外侧。

研究表明，血管紧张素Ⅱ可能在中枢神经系统调节水平衡中起重要作用。实验观察到，血管紧张素Ⅱ可刺激下丘脑等脑区引起渴感和ADH分泌。例如将其微量注入下丘脑前部、内侧视前区以及隔区、伏隔核、杏仁核等部位均可引起饮水效应，并且在下丘脑内发现有其受体的存在。

（七）下丘脑与记忆

下丘脑与其他已知的与记忆有关的脑区如海马及边缘系统有密切的解剖联系，这一事实使人们推测记忆功能也应包括下丘脑通路在内，而临床及实验室资料也证明了这一点。动物实验证明，短期记忆痕迹的获得，需要下丘脑腹内侧核的完整。同样，外侧下丘脑损害的鼠不能对伤害性刺激形成条件反射性的逃避行为。最初这个现象被认为是动物丧失了对感觉的情感反应，但后来证明，这是对新的联系的学习有了缺陷，因为动物仍可保持它以前学得的厌拒行为。有人认为，下丘脑外侧损毁所引起的短期记忆丧失是由于位于外侧的离杏仁通路被中断的缘故，离杏仁通路是由杏仁核向下丘脑腹内侧核的投射。

人体病理变化如侵犯相似的解剖部位，也可引起记忆障碍。下丘脑疾病而伴有记忆障碍的病人，只显示短期的记忆丧失，而相对地保持了瞬时及长期记忆。

人体下丘脑腹内侧核损伤虽然常引起记忆丧失，但其他脑区损伤较少有记忆丧失等症状。海马是短期记忆所必需的，但外科医生切断穹隆（它是海马的一个主要传出投射）并不引起记忆丧失。可以这样设想，切断穹隆虽然使海马向下丘脑某一关键区的投射中断，但是从杏仁核经下丘脑外侧区到达下丘脑腹内侧核的腹侧离杏仁通路却可以代偿此种中断。按此观点，下丘脑腹内侧核为一关健性的终止区，当此区被损或穹隆及离杏仁通路两者均被截断时，才能引起记忆丧失。

有少数临床报道，下丘脑腹内侧核局限性病变引起了病人的精神异常。这些病人有的表现痴呆，有的几乎与环境失去接触，并可能有幻觉。后一种精神状态更接近于急性

谵妄，而不像变性痴呆所具有的那种安静的行为特征。

三、下丘脑－垂体系统

下丘脑－垂体系统按照形态学和功能的观察可分为两个系统（图 1–2–3）：①下丘脑小细胞－腺垂体系统；②下丘脑大细胞－神经垂体系统。新发现的一组神经调节肽，如脑啡肽、内啡肽、神经降压素、P 物质等，有人认为它们构成下丘脑－垂体系统范围中的第三个激素系统。到目前为止，对这个系统的功能还知道得不够完全。这些物质的共同点是，它们都进行促垂体活动并因而和释放激素有相似之处。

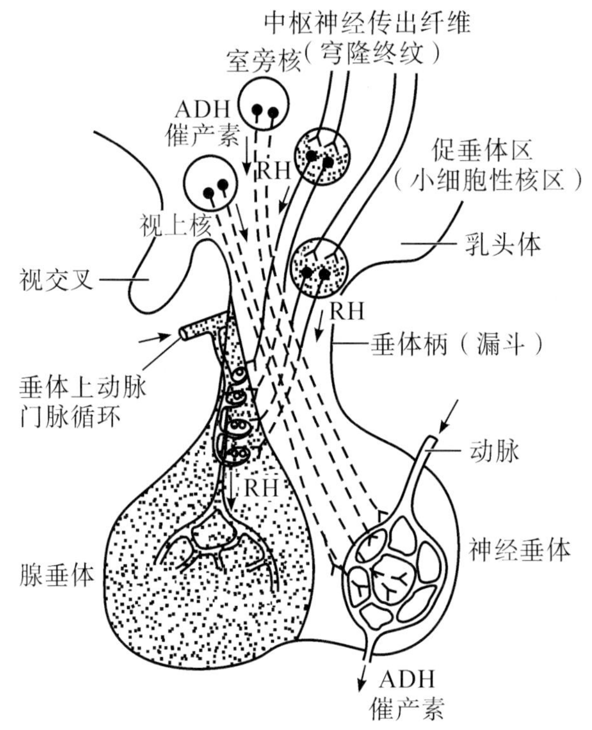

图 1–2–3　下丘脑－垂体系统模式图

（仿Brück K，1983）

激素的生成部位和运输路线以及在腺垂体的释放，或进入于离开神经垂体的静脉血液之中，都描绘在下丘脑和垂体的一个矢状切面上。ADH和催产素生成于室旁核和视上核的大细胞，通过轴突导入神经垂体，并从这里转入血液循环。由下丘脑促垂体区分泌的促垂体激素（RH）则经过门脉系统到达腺垂体的促激素生成细胞

（一）下丘脑小细胞－腺垂体系统

这个系统主要由位于正中隆起的下丘脑促垂体区和腺垂体所组成。位于促垂体区的是分泌促垂体激素小神经细胞。促垂体区的这些小神经细胞分泌的促垂体激素则通过垂体门脉系统与腺垂体发生功能联系，从而控制腺垂体激素的分泌，而后者又控制着许多下级激素的分泌。所以，下丘脑促垂体区便成为神经系统与内分泌系统联接的“枢纽”。

1.促垂体激素 促垂体区核团主要分布于下丘脑内侧基底部，包括正中隆起、弓状核、腹内侧核、视交叉上核以及室周核等。这些部位的神经元轴突投射到正中隆起，轴突末梢与垂体门脉系统的第一级毛细血管网接触，可将下丘脑促垂体激素释放进入垂体门脉系统，进而转运到腺垂体调节其内分泌活动。

促垂体激素因其为下丘脑促垂体区肽能神经元分泌，且均为肽类，其主要作用是调节腺垂体的活动，故又称为下丘脑调节肽。下丘脑调节肽有的不仅分离成功，而且确定了化学结构，一般称为激素，如促甲状腺激素释放激素、促性腺激素释放激素、生长激素释放激素等；有的尚未弄清其化学结构，一般暂称为因子，如催乳素释放抑制因子、催乳素释放因子、促黑素细胞激素释放因子与抑制因子等。

（1）促甲状腺激素释放激素（thyrotropin-releasing hormone， TRH）：为三肽，是第一个成功分离并确定化学结构的促垂体激素，其主要生理作用是促进腺垂体合成和释放促甲状腺激素（TSH）。也有研究证明，TRH 还能促进催乳素（PRL）的释放，但是否参与PRL 的生理性调节，尚不能完全确定。

合成 TRH 的神经元主要分布于下丘脑中间基底部及室周核。在这些部位合成的 TRH 均通过门脉系统运送到腺垂体，促进 TSH 的分泌。

尽管下丘脑上述部位 TRH 浓度很高，但是中枢神经系统几乎 50% 的 TRH 都存在于下丘脑以外。如大脑和脊髓也发现有 TRH 存在。这些部位的 TRH 可能作为神经递质起作用。

（2）促性腺激素释放激素（gonadotropin-releasing hormone， GnRH）：为十肽，原称为黄体生成素释放激素（luteinizing hormone-releasing hormone， LRH）。因其不仅可促进腺垂体合成和分泌黄体生成素，而且可促进其合成和分泌卵泡刺激素，故现在一般称其为 GnRH。

下丘脑释放 GnRH 的特征是脉冲式的。研究表明，破坏青春期前猴的产生 GnRH 的弓状核后，连续滴注外源性的 GnRH 并不能诱发青春期的出现和恢复腺垂体促性腺激素的分泌，只有按内源性 GnRH 所表现的脉冲式频率和幅度注射 GnRH，才能引起血中促性腺激素类似正常的节律波动，从而激发猴的青春期发育。因此，GnRH 脉冲式释放对发挥其作用是十分重要的。现已研究证明，GnRH 脉冲式释放是由于合成 GnRH 的神经元自身内源性节律性活动的结果。

GnRH 主要集中在下丘脑的正中隆起、弓状核、内侧视前区与室旁核。此外，在间脑、边缘叶等脑区以及在松果体、卵巢、睾丸、胎盘等组织中也存在着 GnRH。GnRH 对性腺的直接作用则是抑制性的，特别是药理剂量的 GnRH 抑制作用更明显。对卵巢可抑制卵泡发育和排卵，使雌激素与孕激素生成减少；对睾丸则抑制精子生成，使睾酮分泌降低。

（3）生长抑素（growth hormone releasing inhibiting hormone，GHRIH 或 somatostation）与生长激素释放激素（growth hormone releasing hormone，GHRH）

1）GHRIH：为十四肽。像乙酰胆碱和肾上腺素一样，GHRIH 是一种神经激素，其生理作用远远超过了最初发现的功能。它的主要作用是抑制腺垂体对生长激素（growth hoprmone， GH）的基础分泌，也抑制腺垂体对所有已知的 GH 分泌刺激物的反应，如

运动、进餐、应激、低血糖以及血中氨基酸增高等所引起的GH分泌反应。GHRIH还可抑制LH、FSH、TSH、PRL及ACTH等的分泌。此外，生长抑素对胃肠道运动、消化道激素的内分泌以及胰岛素、胰高血糖素、肾素、甲状旁腺激素及降钙素的分泌均有一定的抑制作用。同时抑制葡萄糖、甘油三酯和电解质的吸收，使血糖向组织内转运，从而降低血糖水平。在下丘脑前部和正中隆起发现有生长抑素的存在。此外还在大脑皮层、纹状体、杏仁核、海马、脊髓等中枢神经系统以及胃肠道、胰腺、肾脏、甲状腺和甲状旁腺等组织中广泛存在。

2） GHRH：先后从患胰腺癌伴发肢端肥大症病人的癌组织中和大鼠的下丘脑中分别分离出了对腺垂体分泌GH有促进作用的含44个氨基酸的肽和含43个氨基酸的肽。一般认为GHRH是GH分泌的经常性调节者，而GHRIH则是在应激刺激引起GH、TSH、ACTH、PRL以及胰岛素分泌过多时才显著地发挥对GH的分泌抑制作用，两者相互配合，共同调节GH的分泌。

下丘脑中GHRH含量较少，合成GHRH的神经元主要分布在下丘脑弓状核和腹内侧核。它们的轴突投射到正中隆起，终止于垂体门脉的初级毛细血管旁。

（4）促肾上腺皮质激素释放激素（corticotropin-releasing hormone，CRH）：为四十一肽，尽管CRH是第一个被发现的下丘脑释放因子，但它是最晚被阐明结构的肽之一。其作用是促进腺垂体分泌ACTH。下丘脑的CRH的释放也呈脉冲式，并有明显的昼夜节律。在清晨6～8时达高峰，午夜最低。机体的应激刺激如低血糖、失血、剧痛以及精神紧张等可引起CRH释放。CRH还可直接兴奋交感神经系统，引起交感－肾上腺髓质系统反应。

在下丘脑正中隆起发现有CRH存在。此外，在杏仁核、海马、中脑等脑区以及松果体、胃肠、胰腺、肾上腺、胎盘等处的组织也发现有CRH存在。

（5）催乳素抑制因子（prolactin inhibiting factor，PIF）和催乳素释放因子（prolactin releasing factor，PRF）：先后在哺乳动物下丘脑提取液中被发现，前者可抑制腺垂体释放PRL，后者则可促进腺垂体释放PRL，但正常情况下，以前者的抑制作用为主。最近从牛下丘脑提取物中发现了一种能促进PRL释放，与任何已知的下丘脑调节肽无任何相似之处的多肽，被称为催乳素释放肽。在下丘脑背内侧核尾侧部含量最显著。同时下丘脑室旁核和视上核周围以及室周区也有催乳素释放肽存在。其主要作用除促进催乳素分泌外，还可直接和间接地促进黄体生成素的释放；可通过促进GHRIH的分泌，从而抑制生长激素的释放；并可减少食欲，促进快动眼睡眠，并参与调节ADH、催产素的分泌和平均动脉压水平。

（6）促黑素细胞激素释放因子与抑制因子：目前尚未弄清其化学结构。实验显示由催产素裂解出来的一种五肽和一种三肽分别具有促进和抑制垂体释放促黑素细胞激素的作用，但是否就分别是促黑素细胞激素释放因子和抑制因子尚无定论。

（7）垂体腺苷酸环化酶激活肽（pituitary adenylate cyclase activating polypeptide，PACAP）：为三十八肽，被认为是一种新的下丘脑促垂体激素，它与其他下丘脑促垂体激素一样，在下丘脑合成，最后通过垂体门脉系统运送至腺垂体并调节其功能。

PACAP与腺垂体中无分泌颗粒的滤泡星形细胞（嫌色细胞之一）上的Ⅰ型受体结

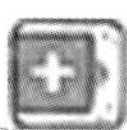

合，激活腺苷酸环化酶，使细胞内cAMP水平升高，从而促进生成某些生长因子或细胞因子，如成纤维细胞生长因子、白细胞介素-6等，通过旁分泌方式调节垂体腺细胞生长、分化与内分泌功能。最近研究表明，PACAP在中枢神经系统其他部位也广泛存在，同时在胰腺等外周实质性器官也发现了PACAP的存在。除上述生理作用外，还发现其可促进胰岛素、胰高血糖素以及肾上腺素的分泌。

2.腺垂体激素

(1) 生长激素（growth hormone， GH）：不同动物GH的化学结构和免疫性质是不同的。除猴以外，其他动物的GH对人无效。人的GH是由191个氨基酸组成的多肽，其排列顺序已弄清。其化学结构与人PRL及人胎盘绒毛膜生长催乳素（chorionic somatommotropin）有惊人的近似。故GH有弱催乳素作用，催乳素有弱生长激素作用。

静止状态下，成年男子血清中GH浓度为1～5 μg/L；女略高于男，可达10 μg/L。GH在血中的半衰期为20～25min。人在睡眠后，GH分泌明显增加，约在慢波睡眠后60min左右，血中浓度达高峰。50岁以后，睡眠时的GH高峰不再出现。

GH经垂体分泌入血后，大部分与血液中的GH结合蛋白结合成复合物，运送到机体各部。

GH的生理作用是促进物质代谢与促进生长发育，对全身所有器官和组织均有影响，尤其对骨骼、肌肉以及肝脏等内脏器官的作用更为显著。

GH的促生长作用首先表现为促进软骨骨化——骨骼纵向生长的基础。将动物的腺垂体摘除，用GH治疗，几天后骨骺接合线就会变宽，且骨骺接合线的增宽幅度和输入GH的数量有严格相关的数量关系。临床上也观察到，人幼年时期缺乏GH，生长发育停滞，身体矮小，称为侏儒症；反之，GH过多，则患巨人症。青春期结束后，GH对骨的纵向生长则不起作用，但可促进骨突、面颅骨及软组织增生。如GH过多，便会出现骨骼粗大变形和变厚，鼻子、下颌和手足的变粗、变大尤为明显，称为肢端肥大症。

GH的促代谢作用是使蛋白质和水的含量增加，而使脂肪含量减少。①对蛋白质代谢的影响：GH促进氨基酸进入细胞，加速蛋白质的合成，因而氮的排泄减少，呈正氮平衡。②对脂肪代谢的影响：GH促进脂肪（特别肢体中的脂肪）分解，血中游离脂肪酸增多，更多的脂肪进入肝脏，增强氧化，因而利用脂肪提供能量增多。③对糖代谢的影响：GH能抑制外周组织对葡萄糖的利用，减少葡萄糖的消耗，并增强葡萄糖的异生作用，故其有“升血糖”作用，可引起糖尿。

GH的分泌主要受下丘脑GHRH和GHRIH的调节，前者促进GH分泌，后者则抑制GH分泌，两者相互结合，共同调节GH分泌。

其次，GH分泌还受血液化学因素的影响，血中糖、氨基酸和脂肪酸的含量均能影响GH分泌，其中以低血糖刺激GH分泌作用最强。

再其次，甲状腺素、性激素以及糖皮质激素均有刺激GH合成和分泌作用，前两者更为明显。

此外，睡眠及应激也影响GH分泌，如前所述，睡眠可引起GH分泌增多，进入慢波睡眠60min，可出现GH分泌高峰。剥夺睡眠可抑制GH的释放，但并不导致24h GH释放总量的下降，因为被剥夺睡眠者白天GH分泌增多。情绪紧张、焦虑、运动以及缺

氧、创伤、饥饿、寒冷等应激刺激可引起GH分泌增多。

(2) 促肾上腺皮质激素（adrenocorticotropic hormone, ACTH）：是由39个氨基酸组成的多肽。前24位氨基酸在各种动物中均相同，也是具有全部生物效应的结构，故其作用没有种属差异。ACTH的主要作用是促进肾上腺皮质囊状带和网状带的细胞增生、增殖以及促进它们合成和分泌肾上腺糖皮质激素和性激素。对肾上腺皮质球状带的生长和功能没有影响。

ACTH比腺垂体的其他促激素较多地直接作用于非内分泌性靶器官，即所谓的肾上腺外作用。在ACTH产生过多时，有刺激皮肤色素沉着的作用（如Addison病）。这样一种作用在鱼类和爬行类是由黑素细胞刺激激素引起。ACTH和黑素细胞刺激激素在结构上相类似。ACTH另一肾上腺外作用是促进脂肪组织对脂肪的动员，使循环中游离脂肪酸增加。此外，ACTH还可促进肝脏中皮质醇的分解。

ACTH的分泌主要受下丘脑促皮质释放因子（CRF）的调节，此外，生理的、病理的以及心理的应激均可增加ACTH分泌。

(3) 促甲状腺激素（thyrotopin, TSH）：是一种糖蛋白，由α和β两个肽链共价结合而成。仅α链没有生物学作用，而单独β链也只有较弱的生物学作用。若α链和β链结合在一起，则具有较强的生物活性。TSH的主要作用是促进甲状腺的生长，调节甲状腺激素的合成和释放。其正常血浆水平为1～2 μg/L。

TSH的分泌主要受下丘脑TRH的调节。外界环境温度的变化及糖皮质激素对TSH分泌的影响也认为是首先影响了TRH分泌的结果。

(4) 促性腺激素：包括FSH和LH（也称为间质细胞刺激素）。FSH和LH同TSH一样，都属于糖蛋白。在雌性，FSH促进囊状卵泡的发育。使卵泡完全成熟和刺激雌激素分泌也需要LH参加。在适当的时刻LH的大量释放可触发排卵。在LH的影响下，黄体可分泌雌激素和孕酮。在雄性，FSH刺激睾丸生精小管中的精子形成和成熟。LH则刺激睾丸间质细胞合成和分泌睾丸酮。此外，FSH具有增强LH刺激睾丸酮分泌的作用。

促性腺激素的分泌也主要受下丘脑GnRH的调控。

(5) 催乳素（Prolactin, PRL）：是由198个氨基酸组成的多肽，和GH一样是一种效应激素，它的作用直接影响靶功能系统，不像腺垂体促激素，通过影响另一种激素而起作用。就整个脊椎动物而言，PRL显示的生理作用范围和多样性是其他激素无法比拟的。然而，PRL的这些作用仅在少数几种动物是重要的。其主要生理作用有：①对乳腺作用：在青春期前后PRL与雌激素、肾上腺甾类激素一起可促进乳腺小泡系统成熟；在妇女妊娠期，PRL则与雌激素、孕酮一起促进乳腺的进一步发育，促进乳汁的生成；在妊娠期，PRL逐渐升高，到妊娠末期达高峰，为泌乳作准备。②对生殖功能的影响：PRL分泌增多可引起性激素水平的下降，故PRL异常升高将干扰卵巢的功能，造成性腺功能低下；在生理情况下，PRL可能影响卵巢甾类激素的合成，并可能影响卵泡生长、破裂和闭锁过程；在大、小鼠已证明，PRL可增加LH对睾丸分泌睾丸酮的作用，与睾丸酮一起可刺激前列腺和精囊的生长和分泌，但PRL对男性在这方面的生理作用仍不清楚。③对羊水成分和容量的影响：羊水中PRL的浓度随孕期增长而逐渐升高，到孕中期浓度最高；PRL浓度低时，在高离子溶液中，可增加胎儿细胞外液的量和Na^+的浓度；在低离子溶

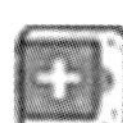

液中，则减少胎儿细胞外液的量与Na^+的浓度，故妊娠期羊水中PRL浓度升高有保护胎儿的作用。④对代谢的影响：有与GH相类似的作用，但作用较弱。在某些高催乳素血症的病人已经显示PRL增加胰岛素对糖负载的反应，PRL下降后，可恢复正常。

此外，PRL对调节脊椎动物，特别是调节比较低等的脊椎动物的水和电解质平衡也有影响。患经前期综合征的妇女在月经来潮前血中PRL浓度升高，且伴有水钠潴留现象。

在人和动物，PRL的分泌均在下丘脑的张力性抑制下。这种抑制是通过PIF达到的。除此之外，在下丘脑提取物中至少还有两种物质，即TRH和PRF可刺激PRL分泌。尽管下丘脑的PIF张力性抑制PRL的分泌，但是PIF的分泌又受多巴胺能神经的影响。此外，多巴胺亦可直接抑制垂体PRL的分泌。又鉴于PIF的化学结构尚未弄清，所以有人推测多巴胺可能是PIF的主要成分或多巴胺就是PIF。此外，γ－氨基丁酸、GHRIH以及谷氨酸对PRL分泌也有抑制作用。

能刺激腺垂体分泌PRL的物质，除TRH和PRL外，还有17－β雌二醇、P物质、GnRH、脑啡肽、内啡肽、血管活性肠肽、5－HT和组胺等。

（6）促黑素细胞激素（melanophone stimulating hormone，MSH）：在低等脊椎动物，由垂体中间叶产生，而在人类，垂体中间叶已经退化，产生MSH的细胞散在于垂体前叶中。MSH有α－MSH（十四肽）、β－MSH（十八肽）和γ－MSH（十二肽）三种。正常人血浆中β－MSH含量为20～110μg/L，而测不到α－MSH。其主要作用通过黑素细胞内部黑素的蔓延，以增加皮肤的色素沉着。在哺乳类动物和人，MSH的作用是促进黑素的合成，使皮肤和毛发的颜色加深。在人类生物学上，MSH之所以引人关注，仅仅是因为MSH产生过多可以造成病理性色素沉着。

MSH分泌受下丘脑促黑素细胞激素抑制因子和释放因子的控制，以前者的作用占优势。一般来说，哺乳动物与低等脊椎动物静息状态下不分泌MSH。

（二）下丘脑大细胞－垂体系统

这个系统主要由下丘脑两个大细胞核团即视上核、室旁核和神经垂体组成。视上核和室旁核神经元轴突延伸终止于神经垂体，形成下丘脑－垂体束（垂体柄的一部分）。这两个核团的神经元既具有典型神经细胞的功能，又能分泌激素（神经垂体激素），具有内分泌的功能。神经垂体不含腺体细胞，不能合成激素。神经垂体激素，即催产素和ADH，由下丘脑视上核和室旁核合成，并分别与同时合成的神经垂体素Ⅰ和神经垂体素Ⅱ（neurophysin，均为载体蛋白）相结合，以颗粒状从细胞体经所属轴突被运送至神经垂体并贮存于此。在适宜的刺激下，神经垂体激素与神经垂体素一并释放入血。

1.ADH 由下丘脑视上核和室旁核合成。其化学结构为九肽，因其第8位氨基酸为精氨酸及其有缩血管而升高血压的作用，故又名精氨酸加压素。实际上在正常饮水情况下，血浆中ADH浓度很低（1.0～1.5ng/L），几乎没有升压作用，对正常血压维持没有重要意义。只有在脱水或出血的情况下，ADH分泌较多，对维持血压有一定作用。人和动物ADH血浆浓度在10ng/L以上时，可使皮肤、骨骼肌、腹腔内脏以及心肌等血管明显收缩，血流量降低，血压升高。动物实验表明，外周应用ADH，升血压作用并不明显，这主要是由于颈动脉窦和主动脉弓的压力感受性反射作用。若破坏该反射的传入通路后，ADH升压效应则极为显著。

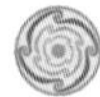

ADH 另一主要生理效应是增加肾脏远端小管和集合管对水的重吸收，即抗利尿作用，被保留的水分维持着血浆容量或使其扩张，并通过稀释循环中的溶质而降低其渗透压。在失水的情况下，ADH 分泌增加可抵消增加血浆渗透性和降低血容量的倾向。

目前认为，ADH 分泌的主要生理刺激是血浆渗透压增加和有效血管容量减少。各种非特异性的情绪或应激的刺激，如疼痛或晕厥，也可引起 ADH 分泌增加。肾上腺素和乙醇则抑制 ADH 分泌。在这些情况下，ADH 释放的生理意义尚不清楚。目前已经在 ADH 的靶细胞上发现了两种不同类型的 ADH 受体。一种受体主要分布于血管平滑肌细胞，另一种则主要分布于肾脏远端小管与集合管，前者主要作用是引起血管收缩，后者则是抗利尿作用。

2.催产素 主要在下丘脑室旁核合成，化学结构亦为九肽。其主要作用是促进乳汁排出及刺激子宫收缩。

(1) 对乳腺作用：乳汁射出是一典型的神经分泌反射。对乳头的吸吮是催产素分泌的主要自然刺激。催产素释放入血后，经循环作用于乳腺中的肌上皮细胞，引起其收缩，迫使乳汁射出。在哺乳期妇女，该反射很容易形成条件反射。许多哺乳妇女仅仅看到她们的婴儿或听见孩子的哭声即足以引起乳汁射出。催产素除引起射乳反射外，还有维持哺乳期乳腺不致萎缩的作用。在射乳反射中催产素与 PRL 一同升高，而促性腺激素释放激素减少，PRL 分泌增多，促进乳汁分泌增多，有利于下一次射乳；促性腺激素释放激素减少，可引起哺乳期妇女月经暂停。

恐惧、忧虑和疼痛等可引起催产素释放的抑制。肾上腺也是催产素分泌的强抑制剂。这些因素抑制催产素的释放可妨碍婴儿哺乳。

(2) 对子宫的作用：催产素促进子宫收缩的作用取决于子宫的功能状态。催产素对非孕子宫的作用较弱，对妊娠子宫作用较强。雌激素能增加催产素的缩子宫作用，而孕激素则相反。尽管催产素有促进子宫肌收缩作用，但它到底有无触发分娩的作用尚不能确定。在胎儿的娩出过程中，由于胎儿对子宫颈和阴道的牵张刺激可引起催产素的大量释放，有助于子宫的进一步收缩。

尽管非孕子宫对催产素是相对不敏感的，但在交配过程中释放的催产素可能有利于精子从阴道转运到输卵管。此外，极少有资料表明催产素在男性中有任何生理作用。

（吴佐泉）

第二节　下丘脑、垂体病理生理

下丘脑是整个神经系统中与内分泌关系最密切的部位，同时下丘脑也是维持内环境稳态的高级调节区。影响下丘脑的疾病可以位于下丘脑，如颅咽管瘤；也可通过间接的方式导致，例如由于脑积水导致第三脑室扩大从而引起下丘脑功能紊乱。下丘脑功能异常的临床表现种类繁多，因此多以综合征称谓。这些临床特征包括各种神经－内分泌代谢紊乱、植物神经功能紊乱，以及体温调节、睡眠、饮食、性功能障碍、尿崩症、神经精神异常等表现。广义的下丘脑功能异常可以归纳为三个主要部分：①非特异性下丘脑功能低下，包括体温、渴觉、摄食行为、睡眠、自主神经系统调节、记忆、情绪活动和认知的异常。②垂体前叶功能异常。③垂体后叶功能异常。下丘脑功能异常与其损害的

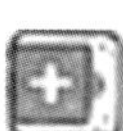

类型有关，包括下丘脑病变速度的快慢、病变的大小和性质。下丘脑部位的肿瘤，如垂体腺瘤和颅咽管瘤，通常能长到相当大（4～6cm），并且经过很多年而少有症状。慢性进展性损害往往只导致激素调节障碍而不出现严重症状。然而直径为1cm的肿瘤，如发生出血即使出血量不大，也能造成下丘脑功能的严重破坏，包括意识障碍、体温调节异常、心血管功能破坏等。本节从三个方面分别阐述与下丘脑相关疾病的病理生理。

一、下丘脑的病理生理

下丘脑调控内分泌和自主神经功能，如果影响了下丘脑特定的核团，即使很小的损害都能引起症状。但在临床上出现症状时病变体积已较大，而且常为下丘脑双侧的损害。通常下丘脑的肿瘤生长缓慢并引起内分泌异常、饮食紊乱或意识障碍；还可引起自主神经功能紊乱甚至昏迷。能够引起下丘脑功能紊乱的原发病变大致有以下几种（表1-2-1）。

表1-2-1　下丘脑紊乱的原发病

病变	类型
原发性病变	单一或多种垂体皮质激素的缺乏
肿瘤	颅咽管瘤
	室管膜瘤
	胶质瘤（特别是视神经胶质瘤）
	垂体腺瘤（向鞍上扩展的）
	脑膜瘤
	生殖细胞瘤（包括松果体区肿瘤）
	错构瘤
	神经节细胞瘤
	淋巴瘤和白血病
转移癌	
肉芽肿性疾病	类肉状瘤病
	结核性肉芽肿
	组织细胞性肉芽肿（只见于儿童）
血管性病变	动脉瘤
	血管闭塞
	蛛网膜下隙出血（迟发的并发症）
感染	细菌性脑膜炎（特别是结核性的）
	病毒性脑炎
其他病变	脑水肿
	第三脑室蛛网膜囊肿
	放射治疗后（鼻咽癌或垂体瘤放射治疗后）
	脱髓鞘性疾病
	颅脑损伤
	Wernicke's病
	Laurence-Moon-Bied 综合征
	Prader-Willi 综合征
神经性厌食	

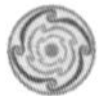

下丘脑是皮质下调节自主神经系统最重要的中枢神经结构，由于其内在核团和相关神经网络复杂，各种原因导致下丘脑损害后临床症状复杂，有些功能的机制目前还没有完全阐明。目前已发现的下丘脑功能紊乱主要有以下几种表现。

（一）摄食障碍

1. 病变累及下丘脑的腹内侧核或结节部 常致多食而肥胖，同时还可伴有性器官发育不良，称肥胖-生殖无能综合征（adiposo-genital dystrophy syndrome, frohlich syndrome）。肥胖以面、颈及躯干部最显著，也可出现智力减退和尿崩症。

2. 病变累及下丘脑的腹外侧核 常出现厌食、消瘦、毛发脱落、皮肤萎缩、肌肉软弱、心动过缓、畏寒、基础代谢率降低，甚至恶病质。男性可表现为神经性呕吐。

（二）体温调节异常

下丘脑能够调控和升高体温，前列腺素 E 在体温调节过程中起重要作用，它能通过寒战增加产热，同时使血管收缩减少热的散发。下丘脑损伤可以改变体温调节的反射弧，持续数天或数周时间。体温调节异常时可出现发作性高热、寒战、多汗等表现。而体温偏低的报道较少见，认为可能与多汗和血管扩张有关。更多体温偏低的病人与低甲状腺素有关，但导致这些症状的根本原因与下丘脑损害有关。

（三）渴感异常

下丘脑的渗透压感受器能感受血浆渗透压的变化，通过分泌 ADH 调控水的代谢。ADH 分泌过多或减少与下丘脑的损伤、脑膜炎或蛛网膜下隙出血有关。下丘脑损伤可以抑制 ADH 的释放，并且如果渴感消失，可出现低血钠和脱水症状；也可发生原发性多尿，它很难与尿崩症的多尿相区别。

（四）精神、记忆、行为、睡眠的异常

下丘脑的腹侧正中部位损伤可表现为烦躁；脑炎侵及下丘脑该部位可出现病态人格，精神异常；典型的下丘脑一侧的损害可出现淡漠；双侧的损害可以表现为痴呆，同时睡眠模式受到干扰；有人认为乳头体出血可以导致短期记忆丧失； 两侧乳头体受损时，可出现柯萨可夫综合征（Korsakoff syndrome），又称遗忘综合征（amnestic syndrome），表现为近事遗忘、虚构症和定向障碍，意识尚清楚，但夜间偶尔出现短暂的谵妄状态。下丘脑前部损害可出现兴奋和失眠；下丘脑后部损伤可发生明显的嗜睡或昏迷。

（五）自主神经功能紊乱

一部分间脑的癫痫发作可以导致自主神经功能亢进。下丘脑前部的损害常影响副交感神经的传出功能；而下丘脑后部损伤可导致交感神经功能受影响。心血管系统可表现为周期性低血压、阵发性高血压，或各种形式的心动过速或过缓等；第三脑室肿瘤病人还观察到间歇性发作的直立性低血压；消化系统则表现为胃及十二指肠溃疡。

二、下丘脑－腺垂体的病理生理

下丘脑－腺垂体功能紊乱可以导致多种神经内分泌紊乱，出现一种或多种激素的增多或减少。在临床上下丘脑和垂体功能紊乱的临床表现是相似的，很难区分是下丘脑还是垂体功能异常出现的内分泌障碍。本章节只介绍和神经外科治疗相关的下丘脑－腺垂

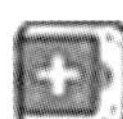

体功能紊乱疾病的病理生理。

（一）垂体腺瘤的病理生理

1.催乳素型腺瘤（prolactin adenoma） 高催乳素血症是常见的一种引起下丘脑－腺垂体功能异常的疾病，催乳素腺瘤是成年人最常见的垂体腺瘤。据流行病学调查，催乳素腺瘤且具有临床症状者发病率为1/5 000，占全部垂体腺瘤的40%～60%，多见于年轻女性（20～30岁），男性约占15%。然而高催乳素血症还可由其他原因引起，因此高催乳素血症病人并不一定都由垂体腺瘤引起。

在催乳素腺瘤病人中，PRL水平往往升高，而且其PRL水平常常与催乳素腺瘤的大小相关，这与其他垂体腺瘤有所不同。国外文献报道，催乳素腺瘤病人的PRL水平极少超过250 μg/L，即使不治疗，PRL的水平也可保持较长期的稳定。而大型的催乳素腺瘤病人，PRL水平变化较大，有时PRL水平可迅速上升，文献报道可高达50 000 μg/L。PRL升高水平与溢乳呈正相关。PRL升高的主要危害是导致病人性腺功能的减退。PRL受体分布于下丘脑－垂体－性腺轴，PRL分泌增多对下丘脑起反馈抑制作用，抑制了GnRH的正常分泌，导致下丘脑性的性腺功能减退，同时LH、FSH分泌正常或降低。也有人认为高催乳素血症影响了正常雌激素的负反馈作用及孕酮的合成，典型的临床表现为闭经－溢乳－不孕三联征，称Forbes-Albright综合征。其他可有流产、肥胖、面部阵发潮红等；青春期病人可有发育迟缓、原发性闭经。男性高催乳素血症病人可致血睾酮生成及代谢障碍，精子生成障碍、数量减少、活力降低、形态异常，表现为阳痿、性功能减退、不育、睾丸缩小，少数可有毛发稀少、肥胖、乳房发育及溢乳（约占20%）等。高催乳素血症得到治疗后，下丘脑－垂体－性腺功能可以恢复正常；如果高催乳素血症得不到纠正，周期性的外源性GnRH同样也可诱导出正常的卵巢周期。此外，长期高催乳素血症可能改变性腺组织对促性腺激素的反应，加重性腺功能衰退。

催乳素腺瘤病人，特别是大腺瘤病人如果妊娠，腺瘤细胞会受雌激素刺激而增生，因此催乳素腺瘤病人在妊娠中后期垂体腺瘤可增大，少数可出现颅内占位症状，如视野缺损和头痛。泌乳也是催乳素腺瘤病人的常见症状，这是PRL与雌激素共同作用的结果，然而在PRL水平极高时，性腺功能完全被抑制，泌乳症状反而不明显。

2.生长激素型腺瘤（groth hormone adenoma） 可导致肢端肥大症或巨人症。GH分泌过多在青春期（小于15岁）可导致巨人症（gigantism），表现为早期身高异常，外生殖器发育似成人，但无性欲，毛发增多，气力大。在骨骼闭合后会导致肢端肥大症（acromegaly）。GH高分泌往往与垂体腺瘤有联系，后者通常由分泌GH或PRL的肿瘤组成。大多数病人为嫌色细胞腺瘤。如果使用电子显微镜配合免疫组织化学染色技术会发现含有GH分泌颗粒的细胞几乎存在于所有肢端肥大症病人的嫌色细胞腺瘤中。肿瘤含不含大量的GH分泌颗粒与血浆GH水平无关，仅反映激素的储存能力，而不反映他们的合成和释放能力。然而若储存的颗粒缺乏，则提示为低分化肿瘤，这反过来反映它的生长速度将很快。同样，含有大量GH的腺瘤体积则较小，且生长缓慢，而GH高分泌的症状很少被重视；相反，很少或不含GH的肿瘤通常生长相当迅速，并且肿瘤体积较大，常产生压迫症状。在分泌GH的肿瘤中，GH和PRL两者往往可以存在于同一个细胞，甚至同时存在于同一分泌颗粒中。肢端肥大症很少由生长激素细胞的增生所

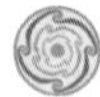

导致，而被认为与GRH过量分泌有关。

生长激素腺瘤个体差异较大。在不同病人，肿瘤体积、细胞的病理学特点都可能有明显的差别。有些腺瘤除分泌GH外，还可能同时分泌其他腺垂体激素。一般情况下，垂体腺瘤在起源多为单克隆源性，但极少数病人，可能存在起源上相互独立的生长激素腺瘤。

巨人症和肢端肥大症病人的垂体腺瘤以分泌GH为主，但也可同时分泌其他腺垂体激素，造成两种或更多种腺垂体激素高分泌的表现。在这些病人中，将近2/3的病人的垂体腺瘤只分泌GH。腺瘤如同时合成和分泌GH和PRL，除表现为巨人症或肢端肥大症外，还可出现高催乳素血症。然而，生长激素腺瘤病人，如果发现高催乳素血症，则不能肯定其垂体瘤同时分泌生长激素和催乳素，特别是巨大垂体腺瘤，也可由于肿瘤压迫垂体柄，破坏了垂体门脉系统，使得垂体催乳素细胞不再受来自下丘脑的抑制调节，造成催乳素分泌过多，引起高催乳素血症。约35%病人并发糖尿病，是由于致糖尿激素（diabetogenic hormone）分泌增多所致，由此引发一系列体内脂质、电解质代谢紊乱，表现为血脂升高，血磷升高，少数病人血钙、血碱性磷酸酶也可升高。还有少数生长激素腺瘤病人，可同时分泌具有生物活性的TSH，并由此产生甲状腺功能亢进，而生长激素腺瘤同时分泌ACTH者较少见。

3. 促肾上腺皮质激素型垂体腺瘤（库欣病） 促肾上腺皮质激素腺瘤多见于青壮年，女性为主。促肾上腺皮质激素腺瘤体积一般较小，不产生神经症状，甚至影像学检查也不易发现。对库欣病的发生机制仍无统一观点。一种看法认为，库欣病是由于下丘脑功能紊乱后导致CRH或其他能对ACTH起刺激作用的神经激素分泌过多，并进入垂体门脉系统。在这些激素的持续作用下，垂体相应的分泌细胞增生，最终形成分泌ACTH的腺瘤。另一种观点认为库欣病病人产生分泌ACTH的腺瘤本身是原发病因。目前尚无一种内分泌功能试验能够鉴别ACTH分泌过多的确切原因是原发于垂体分泌ACTH过多，还是下丘脑分泌CRH亢进。关于库欣病的发生机制有待进一步研究。

库欣病大多数由垂体腺瘤引起，在垂体腺瘤长期过量分泌ACTH后，可导致双侧肾上腺增生，进而刺激肾上腺分泌皮质醇、雄激素和醛固酮。血液中皮质醇水平受皮质醇及其他因子的反馈调节。高皮质醇血症可造成体内多种物质代谢紊乱，产生多种神经及内分泌代谢紊乱：①脂肪代谢紊乱：可产生典型的“向心性肥胖”，病人头、面、颈及躯干处脂肪增多，形成“满月脸”；由于颈背部有大量脂肪，形成“水牛背”样，但四肢相对瘦小，晚期有动脉粥样硬化改变。②高血压：约85%的库欣病病人出现高血压。产生高血压的病理生理机制有多种：合成皮质醇过程中的一些中间产物，如皮质酮、11-脱氧皮质酮、18-羟脱氧皮质酮等物质有较强的水钠潴留作用；ACTH能刺激醛固酮的合成，醛固酮可储钠排钾；皮质醇能加强心血管系统对去甲肾上腺素的反应，促进血管收缩使血压升高；该类病人，肾素-血管紧张素系统活性增高，心血管系统对这些物质反应增强以及在一些生长因子的协同作用下，促使血管平滑肌细胞和内皮细胞增殖，导致血管硬化。③蛋白质代谢紊乱：病人可出现全身皮肤、骨骼、肌肉的蛋白质消耗过度。皮肤及真皮层蛋白胶原纤维断裂，在躯干及四肢表现为皮下血管隐现的“紫纹”，面部表现为多血质。由于皮质醇血症使骨胶原及骨基质分解加

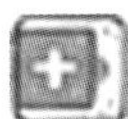

速，出现骨质疏松，表现为骨骼变形或病理性骨折。④糖代谢紊乱：类固醇激素是体内的升糖激素，皮质醇抑制脂肪、肌肉等多种细胞对糖的利用；同时还加强肝脏糖原异生。约70%的库欣病病人伴有糖代谢紊乱。少数病人（20%～25%）可引起类固醇性糖尿病，这种糖尿病对胰岛素不敏感，但发生酮症者较少。⑤电解质代谢紊乱：见于少数病人，可出现血钾及血氯降低、血钠升高；晚期可出现血钙降低。⑥性腺功能障碍：高皮质醇血症抑制了垂体促性腺激素分泌。女性病人血睾酮升高可出现闭经、不孕及不同程度的男性化，如乳房萎缩、毛发增多、痤疮、喉结增大等；男性病人血睾酮降低而引起性欲减退、阳痿甚至睾丸萎缩等；儿童则表现为生长发育障碍。⑦其他病理生理改变：包括精神症状、免疫力下降等，还可出现纳尔逊综合征（Nelson syndrome）。由于促肾上腺皮质激素腺瘤病人未发现肿瘤而采取了双侧肾上腺切除，缺少了皮质醇对下丘脑CRH的反馈抑制作用，CRH分泌增多刺激促肾上腺皮质激素腺瘤迅速长大，分泌大量的ACTH和MSH而产生全身皮肤、黏膜色素沉着，临床称为纳尔逊综合征。

4.促甲状腺激素型垂体腺瘤 TSH是一种糖蛋白激素，由腺垂体的TSH分泌细胞所合成，主要生理功能是促使甲状腺合成和分泌甲状腺激素。在生理状态下，TSH的分泌受下丘脑产生的TRH的调节，也受甲状腺素的负反馈抑制。下丘脑－垂体－甲状腺三者构成了一条相互影响、相互制约的内分泌轴。

单纯的促甲状腺激素腺瘤十分罕见，多为侵袭性。促甲状腺激素腺瘤的病因尚未完全被阐明，目前认为主要分两大类：①原发性垂体促甲状腺激素腺瘤。②继发于长期甲状腺功能低下的代偿性促甲状腺激素腺瘤。原发性促甲状腺激素腺瘤占大部分，其发病原因不明。这些腺瘤一般具有自主性功能，对TRH呈低反应或无反应，也不受甲状腺激素的反馈调节。其病人的症状与甲状腺功能亢进相似，极易造成误诊，而继发于甲状腺功能低下的腺瘤较少见，主要发生于儿童，是由于垂体TSH分泌细胞长期缺乏足够甲状腺激素的负反馈抑制而发生代偿性增生。甲状腺激素替代治疗对这类病人多有明显效果，若极少数病人长期未行正规治疗，可发展成腺瘤。

促甲状腺激素腺瘤一般体积较大，直径可大于10mm， 有些病人的腺瘤还可呈浸润性生长。促甲状腺激素腺瘤细胞没有特定的组织学形态，可有多种表现，一般为嫌色性，也可为嗜酸或嗜碱性。促甲状腺激素腺瘤病人除有头痛、视力视野改变等颅内占位表现外，还有许多神经内分泌改变，主要有：①甲状腺功能亢进：是由于腺瘤分泌过量的TSH，刺激了甲状腺增生，使之合成并分泌大量的甲状腺激素，症状与Graves病以及过量使用甲状腺激素引起的表现相似，从症状及体征上常难以区别。典型的表现包括代谢亢进、交感神经兴奋、心血管系统异常、神经质表现等，甚至出现肌无力和周期性麻痹。②合并其他内分泌障碍：单纯的促甲状腺激素腺瘤占整个促甲状腺激素腺瘤的70%，有相当一部分促甲状腺激素腺瘤能分泌其他腺垂体激素。最常见的是GH，病人出现肢端肥大症；伴有PRL分泌过多，女性则表现为闭经、泌乳、不孕等症状，男性病人可有阳痿等性功能减退症状。有时伴随症状可掩盖原发症状。少数促甲状腺激素腺瘤还可伴有两种或两种以上腺垂体激素分泌过量症状，这与腺瘤体积过大压迫垂体柄，阻断了下丘脑对腺垂体催乳素细胞的抑制有关。

5.促性腺激素腺瘤 垂体促性腺激素腺瘤是来源于腺垂体促性腺激素细胞的一种生长缓慢的良性肿瘤，其中70%以上在临床上表现为“无功能”瘤，常误诊为“无功能腺瘤”(嫌色细胞瘤)，这是因为此种肿瘤分泌的激素大多无活性或仅为促性腺激素的亚单位，所以常缺少促性腺激素水平升高的特异性症状，早期诊断困难，故近期才提出“促性腺激素腺瘤”的概念。

根据其分泌促性腺激素的不同又可分为三型：①卵泡刺激素腺瘤：血浆FSH及α－亚基浓度明显升高，早期LH及睾酮（testosterone，TS）浓度均可正常；晚期，LH及TS相继下降。虽然FSH升高可维持曲精小管中支持细胞的正常数量，但由于TS浓度降低导致精子发育障碍，出现阳痿、睾丸缩小及不育等。女性则表现为月经紊乱或闭经。②黄体生成素腺瘤：血浆LH及TS浓度明显升高，FSH水平下降。睾丸及第二性征正常，性功能正常，睾丸活检有间质细胞明显增生，精母细胞成熟受阻，精子阙如，无生育能力。FSH下降原因可能为肿瘤损伤垂体影响分泌FSH，或因TS及雌二醇（E_2）升高反馈抑制垂体分泌FSH。③卵泡刺激素混合黄体生成素腺瘤：血浆FSH、LH及TS均升高。早期常无性功能障碍，肿瘤增大破坏垂体产生继发性肾上腺皮质功能减退等症状，可出现阳痿等性功能减退症状。

6.垂体无功能腺瘤 垂体无功能腺瘤是一类发病率相当高的垂体肿瘤。垂体无功能腺瘤不是指某一种肿瘤，而是一类不分泌腺垂体激素或仅分泌少量垂体激素而在临床上无腺垂体激素功能亢进表现，实验室检查检测不到垂体激素水平升高的垂体腺瘤。少数垂体无功能腺瘤组织内不能检测出垂体激素，也称为零细胞瘤（null cell adenoma）；而相当一部分垂体无功能瘤通过免疫方法能检测到瘤细胞内含有GH、PRL、ACTH及腺垂体的一些糖蛋白激素（如TSH、FSH、LH）或其亚单位中的一种或数种，但在临床上不出现激素分泌过多的现象。只有当肿瘤体积增大到一定程度，压迫下丘脑、垂体柄、正常垂体组织后，继发出现腺垂体功能减退等症状。具体表现有：

（1）引起其他神经内分泌紊乱：这种继发性的垂体功能减退首先影响促性腺激素，其次为TSH，最后影响ACTH。可出现这些激素相应的靶腺体萎缩，一个或多个靶腺的功能低下，具体如下：①促性腺激素不足：男性表现为性欲减退、阳痿、外生殖器缩小、睾丸及前列腺萎缩、精子量少或阙如；女性则表现为月经紊乱或闭经，乳房、子宫及附件萎缩，性欲减退、阴毛及腋毛稀少、肥胖等；儿童则发育障碍、身材矮小、智力减退。②TSH不足，表现畏寒、少汗、疲劳乏力、精神萎靡、食欲减退、嗜睡等。③ACTH不足：可产生低血糖、低钠血症，病人虚弱无力、厌食恶心、易感染、血压偏低、心音弱而快等表现。④GH减少：儿童有骨骼发育障碍、体格矮小，形成侏儒症。⑤还可由于压迫垂体后叶产生尿崩症。

（2）若垂体功能减退导致肾上腺皮质激素和甲状腺素同时减少，可引起严重的神经内分泌紊乱，甚至垂体危象。代谢紊乱有以下几种情况：①糖代谢障碍：是由于胰岛对糖刺激反应降低，容易产生低血糖反应。②钠代谢障碍：可产生血钠过低的表现，如病人淡漠。③液体平衡失调：病人对水负荷的利尿反应降低，容易出现水潴留。④应激功能减退：机体抵抗力差，易感染，高热时易陷于意识不清甚至昏迷。⑤体温调节障碍：出现体温低、面色苍白、皮肤冷等。⑥体位性低血压。

 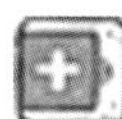

（二）空蝶鞍综合征

空蝶鞍综合征（empty sella syndrome）是指蛛网膜下隙经鞍膈孔疝入垂体窝内，使垂体受压变形及蝶鞍扩大引起的一组综合征。

1.分类及病因

（1）原发性空蝶鞍：是指非鞍内手术、放射治疗或垂体梗死引起的，而是由于鞍膈孔（即漏斗孔）变大，致使鞍上蛛网膜下隙经此孔隙疝入垂体窝。尸检资料表明，原发性空蝶鞍的发生率为5.5%～23.5%。本病的具体病因尚未明确，可能和以下因素有关。①先天性鞍膈发育缺陷：在鞍膈发育缺陷的基础上，脑脊液向鞍内的搏动性压力增加，在此压力的持续作用下，使蛛网膜进入鞍内。然而正常人有鞍膈阙如或发育不全者高达20%以上，未必均发生空蝶鞍综合征，所以鞍膈发育缺陷并非造成空蝶鞍所需唯一条件。②肿大的垂体缩小后发生空蝶鞍：妊娠期垂体常增大2～3倍，可能使鞍膈孔及垂体窝撑大，分娩后垂体复原而缩小，可造成空蝶鞍；又如甲状腺功能减退症因负反馈抑制解除，垂体可反应性增生，经甲状腺激素替代治疗后，负反馈抑制恢复使垂体缩小，也可引起空蝶鞍；还可见于催乳素垂体腺瘤在应用多巴胺促效剂治疗后，因腺瘤缩小而导致空蝶鞍。③颅内压增高、肥胖综合征、慢性充血性心力衰竭、良性颅内高压症、高血压、脑积水以及其他颅内疾病，可引起脑脊液压力增高，使第三脑室扩大，在鞍膈孔扩大的基础上蛛网膜下隙疝入鞍内形成空蝶鞍。④鞍区蛛网膜粘连及鞍上蛛网膜囊肿。⑤一些与下丘脑－垂体相关的神经内分泌紊乱常伴发空蝶鞍，具体机制尚不清楚。

（2）继发性空蝶鞍：继发性空蝶鞍是指鞍内肿瘤经手术或放射治疗后引起者，尤其是伴有颅内压增高时可引起。

2.神经内分泌改变 空蝶鞍虽有腺垂体受压变形，但由于垂体的储备功能较大，一般很少出现内分泌功能损害的表现。偶尔可出现类似于垂体腺瘤的神经内分泌改变，如女性病人出现溢乳、闭经或月经失调、性功能减退等。其他可有多食、肥胖、嗜睡等下丘脑功能紊乱的综合征。垂体后叶功能紊乱的表现也少见，但如进行详尽的内分泌功能试验，部分病人可有一种或多种垂体激素的异常。

三、下丘脑－神经垂体的病理生理

（一）中枢性尿崩症

中枢性尿崩症是由于神经垂体分泌血管加压素不足，使肾脏不能有效地浓缩尿液，以致产生多尿、烦渴、多饮等症状，又称神经垂体性尿崩症（neurohypophyseal diabetes insipidus）、下丘脑性尿崩症（hypothalamic diabetes insipidus）、脑性尿崩症（cranial diabetes insipidus）、神经性尿崩症（neurogenic diabetes insipidus）、血管加压素反应性尿崩症（vasopressin–responsive diabetes insipidus）。中枢性尿崩症的特点：即使存在强烈的渗透性或非渗透性刺激，尿液仍不能被有效地浓缩，而肾脏本身并没有明显的病变；给予血管加压素后则尿渗透压升高，尿量减少。

理论上，任何引起下丘脑－神经垂体系统损伤的因素均可影响血管加压素的分泌而产生中枢性尿崩症。不过，应该强调的是，就血管加压素的分泌而言，神经垂体的抗损伤能力是很强的。实验表明，切除神经垂体虽可使血管加压素的分泌一过性受损，但难

以产生永久性尿崩症。视上垂体束的损伤可使视上核和室旁核大细胞神经元发生退行性变化，故对形成中枢性尿崩症极为重要。一般认为，视上核和室旁核大细胞神经元需损失90%以上才能产生永久性尿崩症。

总的说来，中枢性尿崩症可分为两大类：前者主要有家族性中枢性尿崩症、家族性垂体功能减退症以及先天性巨细胞病毒感染引起的尿崩症；后者主要有特发性中枢性尿崩症以及创伤、手术、肿瘤、缺血、感染、肉芽肿性病变、自身免疫等引起的尿崩症，这一类是神经外科临床中可以出现的。

中枢性尿崩症病人因血管加压素不足，远端小管和集合管对水的通透性降低，流经远端小管和集合管处的低渗小管液不能被有效地重吸收，致使大量游离水从终尿中排出，尿渗透压持续地低于血浆渗透压，从而形成低渗尿。尿崩症病人即使在强烈的渗透性刺激（如禁水）下，肾脏仍能排出大量低渗尿。如病人完全没有血管加压素的分泌，则理论上流到集合管的尿液将完全被排出，每日尿量可达18L。病人的尿量和尿渗透压存在一定的关系，尿渗透压越低则尿量越多。

大量游离水经肾脏排出可使血浆渗透压升高，刺激口渴中枢，出现烦渴症状，进而导致多饮。尿崩症的多饮实际上是一种保护性行为，病人通过饮水使血液稀释，避免血浆渗透压的过度升高及血容量的过度减少。如病人能得到足量的饮水，其血浆渗透压一般不会显著升高甚至正常。但若因病人昏迷或渴感丧失，则血浆渗透压可明显升高。

病情如持续时间较长，内髓的高渗状态也受到一定影响，其机制有二：①血管加压素可作用于髓襻升支粗段，促进钠的重吸收，使尿钠浓度降低而内髓间质溶质的浓度升高。血管加压素还促进内髓集合管对尿素的重吸收以维持内髓间质的高渗状态。血管加压素缺乏时，髓襻升支粗段内的重吸收有所减弱，内髓集合管对尿素的重吸收也减少，故内髓渗透压梯度受到一定的影响。②流经集合管的液体相当多时，这些快速流动的小管液可通过所谓“冲洗”作用将内髓间质的部分溶质带走，从而影响内髓渗透压梯度。内髓间质高渗状态受损后，即使给予足量的血管加压素制剂，也不能使尿液达到最大程度的浓缩。

下丘脑－神经垂体系统损伤（外伤或手术）所致的中枢性尿崩症的临床表现具有一定的特点。该尿崩症有三种表现形式：可以是一过性的，也可以持续较长时间甚至是永久性的，还可以表现出特征性的三相变化。一过性尿崩症症状出现很快，一般于手术当日即出现多尿。手术引起的尿崩症大多为一过性尿崩症（约占50%～60%），一般于术后数天自行缓解。经蝶手术最易引起一过性尿崩症。垂体柄或下丘脑损伤引起的尿崩症也可持续数周，甚至是永久性的。有些病人可表现出特征性的三相变化：损伤后很快进入第一相，表现为尿量增加，尿渗透压降低，约持续4～5d；其后尿量突然下降而尿渗透压升高，此为中间相，约出现于术后5～7d；随后出现低渗性多尿，持续数周或为永久性尿崩症。一般认为，第一相系损伤引起神经性休克，使血管加压素停止释放或释放出无生物活性的血管加压素所致；中间相系血管加压素从受损变性的神经元漏出所致，因为这一时相内给予病人水负荷或输入低渗盐水并不能增加尿量和尿渗透压，而切除神经垂体连同相关的下丘脑核团则不出现该时相。

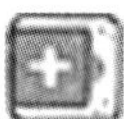

（二）抗利尿激素分泌不当综合征

抗利尿激素分泌不当综合征（syndrome of inappropriate antidiuretic hormone secretion，SIADH）由Schwartz于1957年首先报道，认为是各种原因导致ADH分泌增多或肾脏对ADH的敏感性增强，从而保水失钠作用增强。

1.病理生理 Schwartz最先报道的两例SIADH均由支气管肺癌引起，以后的观察表明很多疾病及药物皆可引起SIADH。在神经外科中脑膜炎、脑炎、颅脑损伤、脑血管意外、脑脓肿、颅脑肿瘤、脑积水、胼胝体发育不全等病人都可以引起SIADH。上述疾病引起SIADH的机制尚不很清楚，推测可能系影响下丘脑功能而使ADH的分泌不受正常机制调控。从理论上说，ADH可增加肾集合管对水的通透性，使肾脏对水的清除减少，于是水被保留在体内，造成体液低渗、血钠浓度降低。但实验表明，在人清醒状态下仅有ADH增多一般不足以引起SIADH，在ADH分泌增多时，同时摄入过量的低张液体才会导致SIADH。

但在过量ADH的持续作用下，可出现利钠现象，称为钠脱逸（sodium escape），它是产生SIADH低钠血症的重要原因。ADH诱导的钠脱逸现象产生机制有：①ADH过多可通过肾的潴水作用而引起细胞外液容量增加，使心钠素分泌增加，尿钠排出增多。②细胞外液容量的增加及渗透压的降低可影响球管平衡，近端小管对NaCl的重吸收减少，导致尿钠排泄增加。③细胞外液容量增加可使醛固酮分泌减少，肾脏的储钠能力随之减弱，使尿钠排出增加。由于过多ADH的持续作用，虽然细胞外液已处于低渗状态，但尿液被不适当地浓缩，故尿渗透压大于血液渗透压。

2.临床表现及诊断 SIADH的临床表现包括两方面：①SIADH本身的表现，主要以低钠血症（hyponatremia）为特征；②引起SIADH的原发病的表现。

SIADH的低钠血症主要因肾脏对游离水保留过多以及水的摄入过多所致，因此属稀释性低钠血症。病人体内的水分增多，常有中度体液容量扩张。病人的体重可增加5%～10%。一般没有水肿，这与尿钠排出较多有关。低钠血症可使细胞外液渗透压下降，从而引起脑细胞水肿，产生相应的神经系统症状。病人的临床表现与血清钠浓度有关，轻症者可无症状。当血清钠浓度低于120mmol/L时，病人出现厌食、恶心、呕吐、软弱无力、肌肉痉挛、嗜睡，严重者可有精神异常、惊厥、昏睡乃至昏迷，如未及时正确处理，可导致死亡。SIADH的表现还与低钠血症形成的速度有关，急性低钠血症即使程度不重也易于产生症状，而慢性低钠血症则不易产生症状。

目前关于SIADH的诊断标准为：①存在低钠血症（＜130mmol/L）；②血浆渗透压降低（＜270mOsm/L）；③高尿钠（＞20mmol/L）；④尿渗透压大于血浆渗透压；⑤甲状腺、肾上腺以及肾功能正常；⑥无外周水肿或脱水表现。此外，诊断SIADH时必须排除其他原因导致的低钠血症，如神经系统疾病经常采用的利尿治疗或病人原有低血容量；还要排除严重的疼痛、眩晕、应激状态或低血压等因素刺激ADH分泌增多出现的低钠血症。同时，SIADH病人血浆检测AVP具有重要的诊断意义，此时AVP的分泌明显降低甚至测不出。但是血浆AVP降低并不能完全排除SIADH的诊断，因为类AVP样物质也可引起SIADH。

其他诊断SIADH的方法包括水负荷试验和检测血浆及尿中ADH浓度。水负荷试验

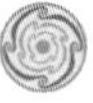

要求病人快速饮大量水（20ml/kg 体重），最多为1 500ml。随后检测尿量，饮水后4h尿量小于饮水量65%，且5h少于饮水量的80%，在排除了肾上腺和肾功能不全疾病后可诊断为SIADH。尽管该试验可靠，但有危险性。当病人血钠浓度低于124mmol/L，已有低钠血症表现或病人有急性颅脑疾病时，该试验不能进行。

3.SIADH 的治疗 SIADH 的治疗原则为限水治疗，一般控制水摄入量在500～1 000ml/d，造成水的负平衡；限水2～3d 血钠水平可回升至正常。值得注意的是尿崩病人治疗用ADH 过量，也可造成和SIADH 相同的症状，但是持续时间可较短，随着ADH 药物半衰期过后，尿量增加，血钠会上升。当病人出现严重的低钠血症时，补充高渗钠应慎重进行，补钠过快可导致脑桥脱髓鞘改变的损害，严重者可死亡。

（三）脑性盐耗综合征

脑性盐耗综合征（cerebral salt waste syndrome， CSWS）是由于各种脑疾病引起的肾性失钠，从而出现低钠血症合并机体细胞外液容量减少。CSWS 是 Peter 和他的同事于1950 年提出的，在神经外科病人中经常发生低钠血症，已往常将其归于SIADH，近几年的研究表明是由于CSWS 所致。目前对于SIADH 和CSWS 的认识仍有不同观点。作者认为SIADH 和CSWS 均存在，导致它们的下丘脑－神经垂体的病理生理机制是不一样的，只是还需不断阐明，以便临床上制定出更直观的鉴别诊断标准，更有利于治疗颅脑疾病伴发的低钠血症。

临床上支持CSWS 的依据有三点：①许多颅脑疾病病人伴有负盐平衡或者进行性的低钠血症。②这些病人存在不同于SIADH 的血容量减少。③治疗上，这类病人采用补充盐和血容量，而不是严格限制液体输入量。它产生的机制可能是脑通过激素和神经支配来影响肾脏对钠的重吸收，由于中枢神经系统病变干扰了其中的一种或两种生理过程，从而出现CSWS。发生CSWS的机制主要与心钠素（atrial natriuretic factor，ANF）有关，目前已发现ANF 受体不仅存在于心肌细胞，还存在于第三脑室的腹外侧部。生理状况下ANF 能对抗ADH 在肾小球的作用，同时抑制下丘脑释放ADH。其他有关的因素有苦毒毛旋花子苷类似物（quabain-like compound， OLC）、缓激肽（bradykinin）、催产素（oxytocin）、肾上腺皮质激素、α 和β 黑素细胞刺激素、甲状腺素以及 Ca^{2+} 等，实验证明它们能促使心钠素分泌增多。此外，还推测一些脑疾病发生后，尤其是下丘脑部位的病变可导致自主神经兴奋性增高，持续的自主神经刺激导致血容量降低，而支配肾脏的自主神经兴奋性降低，减少了肾小球对钠的重吸收。

CSWS的治疗以补盐和补水达到恢复血容量及维持钠平衡为目的。水钠补充的常用方法是根据低钠血症的严重程度，选择应用口服盐制剂或静脉注射等渗和高渗盐溶液。同样，在治疗中应注意血钠提高过快可引起脑桥中央髓鞘溶解，因此建议血钠升高速度不超过0.7mmol/（L·h）。另外尚需通过减少尿钠排泄来防止血钠和血容量再度减少。有报道，当动脉瘤病人合并蛛网膜下隙出血时，约50%的病人血容量减少超过其总量的10%，因此，提高血容量的另一作用是提高脑灌注，减少发生脑缺血和梗死的危险；同时还认为醋酸脱氧皮质酮（DOCA）、ACTH 或氢化可的松都可作用于肾小管而提高钠的重吸收。

（刘 伟）

参 考 文 献

1 毕会民， 王卫星， 李栋等.下丘脑－垂体疾病现代治疗学.北京：人民军医出版社，2001

2 杜鹃，王刚.垂体腺苷醇环化酶激活肽与2型糖尿病.国外医学内分泌学分册，2003，23（增刊）:7～9

3 耿力，鞠躬.垂体腺苷酸环化酶激活肽的发现及研究进展.生理科学进展，1997,28:29～33

4 路长林.神经肽基础与临床.上海：第二军医大学出版社，2000

5 王复周，梁质熹，臧益民等.人体生理学.北京：科学出版社,1991.145～151,732～769

6 杨钢.内分泌生理与病理生理学.天津：天津科学技术出版社，2000

7 姚泰.人体生理学.第3版.北京：人民卫生出版社，2001.438～451，771～930

8 姚晓，陈伯英.催乳素释放肽的研究进展.国外医学内分泌学分册，2003,23（增刊）:57～59

9 张达青，胡绍文.下丘脑－垂体疾病.北京：科学技术文献出版社，2001

10 张芳林，张珍.生长抑素与糖尿病.国外医学内分泌学分册，2001,21（1）:1～3

11 张立明，宋光莹.剥夺睡眠对24小时生长激素分泌的影响.国外医学内分泌学分册，2001,21（6）:335

12 张培林.神经解剖学.北京：人民卫生出版社,1987.356～370

13 周良辅.现代神经外科学.上海：复旦大学出版社，2001

14 Berne R M,Levy M N.Physiology.St.Louis,Toronto,London:The C.V.Mosby Company,1983.314～356,971～1 115

15 Boulant J A.Hypothalamic mechanisms in thermoreguation.Fed Proc,1981,2 843～2 850

16 DeGroot L J, Cahill G F, Odell W D, et al.Endocrinology.Vol 1.New York, San Francisco and London: Grune Stratton Inc.,1979.3～173

17 G Kounin,Qasimbashir.Mechanism and role of antidiuretic hormone.Surg Neurol,2000,(53):508～510

18 Grawshaw L I.Temperature regulation in vertebrates.Ann Rev physiol,1980,42: 473～491

19 Legros JJ,Geenen V.Neurophysins in central diabetes insipidus.Hormone Res,1996,45（3～5）:182～186

20 Mark R.Harrigan.Cerebral salt wasting syndrome:A review.Neurosurgery,1996,38（1）:152～162

21 Morgane P,Panksepp J.Handbook of the hypothalamus.Vol 3.New York: Marcel Dekker,1980.1～210

22 Mountcastle V B.Medical physiology.14th ed.St.Louis,Toronto:The C.V.

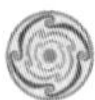

Mosby Company,1980.893～947,1 417～1 637

23 Myers R D.Neurochemistry of thermoregulation.Physiologist,1984,27:41～46

24 Ottoson D.Physiology of the nervous system.New York:Oxford University Press,1983.281～296

25 Sheila S,Desmond B,Carlotti P C P,et al.Cerebral salt wasting:truths, fallacies, theories,and challenges.Crit Care Med,2002,30 (11):2 575～2 579

26 Wilson T D, Foster D W.Textbook of endocrinology.Seventh ed.Tokyo: W.B.Saunders Company, 1985.492～652

第二篇

鞍区疾病的诊断

第三章　鞍区疾病的症候学与综合征

蝶鞍位于颅底中央前区，鞍内容纳脑垂体，其上方是视交叉，视交叉后方为下丘脑，蝶鞍两侧为海绵窦，位于窦内的颈内动脉与蝶鞍壁之间有纤维结缔组织相互间隔。鞍膈是覆盖在垂体上方的硬脑膜，位于蝶鞍的顶部，其中央是鞍膈孔，垂体漏斗和垂体柄从其中间通过，鞍膈上方的蛛网膜下隙扩大为脑池，即鞍上池。发生于鞍区的疾病种类繁多，最常见的是肿瘤，其次为血管性疾病、炎性病变和非特异性炎性病变。病变多起源于鞍区的组织结构，如垂体、海绵窦、脑膜、血管、神经或骨性组织。鞍区病变常常会引起病变部位自身生理功能的紊乱，及占位效应对邻近组织结构推移、压迫、侵蚀或破坏的作用，从而表现出相应的临床症候和综合征。

一、鞍区肿瘤

鞍区肿瘤种类众多，根据发生部位可分为鞍内、鞍上、鞍旁、鞍后、鞍前和鞍底部肿瘤，其中以鞍内肿瘤（垂体腺瘤、颅咽管瘤和生殖细胞瘤等）较为常见。临床表现主要是占位效应引起的神经功能障碍和腺体功能紊乱引起的内分泌功能障碍。

（一）垂体腺瘤

垂体腺瘤约占颅内肿瘤的10%，临床症候主要表现为神经功能障碍和内分泌功能障碍。

1．神经功能障碍

（1）头痛：多见于无功能腺瘤，生长至一定程度，鞍膈受到牵张所致。鞍膈为眼神经支配，故头痛表现为额颞部疼痛，一般头痛程度多不剧烈，晚期当肿瘤侵及颅底动脉环和静脉窦等疼痛敏感组织时头痛较为剧烈。出现脑积水后可因为颅内高压而头痛。生长激素引起的广泛的硬脑膜、颅骨增生，则表现为顽固的、部位不恒定或全头性头痛。

（2）视神经症状：垂体瘤向上方生长，突破鞍膈，当压迫视交叉时则产生视力、视野改变。起始为双颞侧视野缺损，随着肿瘤的长大，则扩大为双颞侧偏盲。肿瘤的机械

性直接压迫及血液循环障碍，可导致双侧眼底视乳头原发性萎缩，视力下降。通常视乳头和视力的改变较视野缺损相对较晚。临床上由于垂体瘤与视神经、视交叉的毗邻关系变异较大，肿瘤生长不对称，视野变化和视力下降也往往是非对称性的。功能性和具有分泌活性的肿瘤，早期的临床表现仅为内分泌紊乱症状，可无视力、视野的改变。

（3）其他神经症状：垂体瘤向两侧生长，侵犯海绵窦，可表现为动眼神经、滑车神经、展神经和三叉神经受损症状。其中以动眼神经最常受累，引起一侧眼睑下垂，眼球运动障碍。若肿瘤沿颈内动脉周围生长可渐使该侧动脉管腔狭窄或闭塞，产生同侧Horner征，对侧偏瘫、失语等。肿瘤长入三叉神经半月节囊中，可产生继发性三叉神经痛。肿瘤压迫额叶可产生精神症状，如情感淡漠、欣快、智力锐减、健忘、二便不能自理等。颞叶受损则表现为颞叶癫痫、轻偏瘫、失语等。病变向上生长影响第三脑室、下丘脑，可出现下丘脑功能低下的表现，如基础代谢率低下、嗜睡、多饮多尿、黏液性水肿、体温调节障碍，精神症状如近事遗忘、虚构、反应迟钝、情感淡漠、定向力障碍等。

2. 内分泌功能障碍　腺垂体是人体内最复杂的内分泌腺，可分泌GH、PRL、ACTH、TSH、FSH和LH，对维持机体各部的均衡生长，调节体内各种内分泌腺的平衡发展起着重要作用。具有分泌活性的垂体腺瘤可以引起不同程度的内分泌紊乱，并表现相应的临床症状，其中以催乳素腺瘤、生长激素腺瘤、促肾上腺皮质激素腺瘤和无功能腺瘤等较为常见。

（1）催乳素腺瘤：催乳素腺瘤是临床最常见的具有分泌活性的垂体腺瘤。临床表现有明显的性别差异。女性病人表现为闭经－溢乳－不孕三联征。男性病人表现为性欲减退、阳痿、精子数目减少，少数病人也可以出现溢乳。其发病基础是异常过度分泌所致的高催乳素血症。

（2）生长激素腺瘤：由于生长激素腺瘤可分泌过多GH，引起软组织、骨骼及内脏的增生肥大及内分泌代谢紊乱。临床上表现面貌粗陋，颅骨增厚，下颌突出，手足厚大，皮肤粗糙，毛发增多，舌、唇肥大，鼻大，音粗等。如果在青春前期骨骺未闭合时发病为巨人症，青春期后发病，骺部已闭合者表现为肢端肥大症。少数巨人症病人在骨骺闭合后继续受GH过度刺激可发展为肢端肥大性巨人症，同时可能并发高血压、糖尿病、脏器肥大，以及动脉硬化性心脑血管病。

（3）促肾上腺皮质激素腺瘤：促肾上腺皮质激素腺瘤分泌过量的ACTH，引起一系列代谢紊乱，包括脂肪、糖、蛋白质代谢异常，称为库欣病，占库欣综合征病人的80%。临床表现为向心性肥胖、“满月脸”、“水牛背”，皮脂腺分泌增多，皮肤紫纹；女性病人出现闭经、不孕；男性病人出现性欲减退、阳痿等。还可能出现伤口愈合迟缓，易继发感染，合并高血压、血糖增高、糖耐量异常、低血钾、低血氯、骨质疏松、红细胞增多、淋巴细胞减少等。

（4）无功能腺瘤：无功能腺瘤可压迫和破坏垂体前叶细胞，造成促激素分泌减少及相应靶腺功能减低，临床症状为垂体内分泌功能低下。主要表现有：①男性早期性欲减退、阳痿、胡须稀少等，后期表现外生殖器变小、睾丸萎缩；女性表现月经失调、闭经和子宫萎缩。因表现全身肥胖及性功能丧失，故称“肥胖性生殖器退化症”。②全身毛发

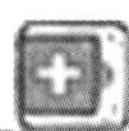

脱落，特别是腋毛、阴毛稀疏或消失，皮肤苍白、细腻干燥、皮下脂肪增多；无力、易疲倦、嗜睡和基础代谢率低等甲状腺功能低下的症状，血清蛋白结合碘含量减少，^{131}I 吸收率降低。③ ACTH 功能亦不全，表现低血压、低血糖、轻度贫血、血嗜酸性细胞增多、尿 17- 酮类固醇、17- 羟类固醇以及促性腺激素减少等。④症状进一步加重时，表现“垂体性恶病质”，或合并全盲。晚期肿瘤压迫下丘脑，可引起水、糖及脂肪的代谢障碍，不规则发热、烦渴、多尿、暂时性糖尿，病情严重者可有嗜睡、神志不清和体温增高等表现。

3.垂体卒中 为垂体瘤病人突然发生瘤内出血。表现为突然头痛、视力减退、偏盲、眼球突出、眼肌麻痹、尿崩、意识障碍等症状，严重者可发生垂体功能衰竭，以致死亡。

（二）颅咽管瘤

颅咽管瘤起源于胚胎原始口腔所形成的颅咽管残留上皮细胞，是一种比较常见的胚胎残余组织肿瘤。本病儿童及青年多见，男性略多于女性。临床症状以占位效应引起的神经功能障碍为主。

1.颅内压增高症状 儿童发病，临床表现为头痛、呕吐、视乳头水肿、展神经麻痹。1.5 岁以前发病患儿，骨缝未闭合前可见骨缝裂开、头围增大、头皮静脉怒张，叩击头部可闻及“破罐声”。

2.视神经压迫症状 视神经通路受压，可引起视力、视野和眼底的改变，是该病的常见症状之一。视神经萎缩是视力下降的重要原因。颅咽管肿瘤鞍上型，生长方向无规律，对视觉通路压迫无规律，视野缺损的变异较大，可为象限性视野缺损、偏盲、暗点等。鞍内型肿瘤向上生长压迫视交叉，产生视野缺损与垂体瘤相同，肿瘤向一侧生长，可产生 Foster-Kennedy 综合征。

3.毗邻结构压迫症状 颅咽管瘤向四周生长，可引起毗邻结构压迫症状。向鞍旁生长，引起第Ⅲ、Ⅳ、Ⅵ对颅神经障碍。向前生长损伤额叶，可产生精神症状，智能减退、定向力减退，二便障碍，生活不能自理。肿瘤生长损伤颅中窝颞叶时，可产生颞叶癫痫和幻嗅、幻味等精神症状。

4.垂体功能减退症状 如果幼年发病，垂体功能减退的早期表现为体格发育迟缓，身体瘦弱，活动能力减低，容易疲倦，面色苍黄，并有皱纹，貌似老人。病人的骨骼和牙齿发育停滞，骨骼不联合或延迟联合，无第二性征。成年女性有月经失调或停经、不育和早衰的现象。男性出现性欲减退、毛发脱落、血压偏低、新陈代谢低下等。

5.下丘脑症状 下丘脑受累时病人可出现嗜睡、健忘、虚构等精神症状。如果肿瘤损伤视上核、室旁核或垂体后叶引起 ADH 分泌减少或缺乏，病人出现尿量增多，尿量可多达 10 000ml 以上，即为尿崩症。病人可出现头痛、心动过速、烦躁、意识模糊、谵妄甚至昏迷。肿瘤损伤下丘脑体温调节中枢，表现为体温调节功能障碍，临床多见体温不升（35～36℃），为下丘脑后部受损所致；晚期病人可出现持续性高热，为下丘脑前部受累所致，即为“中枢性高热”。下丘脑的结节核受累时，可出现脂肪代谢障碍，性功能障碍。临床上表现为肥胖，儿童性器官不发育，成人性欲消失，女性停经、泌乳障碍，第二性征消失等。

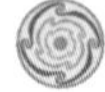

（三）生殖细胞瘤

生殖细胞瘤是来源于原始胚胎生殖细胞的肿瘤，通常发生于男女生殖器官，如睾丸、卵巢等。在颅内主要发生于松果体区、鞍上区，根据其发生部位不同，临床表现不尽相同。以松果体区生殖细胞瘤为例，由于肿瘤位于第三脑室后部和中脑导水管上端交界区，可压迫导水管产生梗阻性脑积水，故多数病人早期即出现颅内高压症状。松果体区是人体的神经内分泌器官，发生于该区的生殖细胞瘤的临床表现还包括以下两个方面：其一，占位效应引起的神经系统障碍；其二，松果体区损害引起的内分泌系统障碍。

1.神经系统障碍 如果肿瘤压迫上丘脑皮质顶盖束，病人可出现Parinaud综合征，即双眼向上垂直运动不能。同时可能出现动眼神经核性损害症状，眼球出现向上、向下或向内的单独一个方向的运动障碍，运动受限的程度与神经纤维损害的情况相关。如果小脑上脚受累及，则可出现小脑性共济失调的症状：动作不协调、辨距障碍、协同不能、轮替运动障碍、意向性震颤、肌回跳现象和肌张力减低等。如果四叠体下丘和内侧膝状体受损，则可能出现耳鸣、听觉障碍。

2.内分泌系统障碍 肿瘤压迫下丘脑视上核，可出现尿崩症、发育迟缓、衰弱、乏力、性征发育不良、女性月经紊乱或停经等垂体区功能减退症状。部分男性患儿，可出现性早熟、骨龄超前和全身肌肉发达现象。

（四）鞍结节脑膜瘤

约占颅内脑膜瘤的1/10，多见于成人，生长缓慢。临床表现有：

1.视力减退 常为其首发症状，呈缓慢进行性发展。常从一眼起始，逐渐波及另眼，但有的可仅累及一眼，另一眼视力正常。

2.不对称的视野缺损 以双颞侧偏盲多见；也可仅累及一眼，另一眼正常。

3.头痛 为其早期症状，头痛部位在额部或额颞部。

4.颅内压增高 由于肿瘤的增大，或肿瘤突入第三脑室阻塞了室间孔，产生脑积水所致。

5.蝶鞍 一般不扩大。

6.其他 少数病人有内分泌和下丘脑功能紊乱。

（五）鞍区异位松果体瘤

多发于儿童和青春期。多出现有颞侧偏盲及视神经原发性萎缩。常首发尿崩症，且持久不愈。出现垂体前叶及后叶功能障碍（其中后叶障碍更为突出）。蝶鞍多正常。

（六）鞍区脊索瘤

鞍区脊索瘤是从斜坡向鞍区侵犯而来。多见于成年人，主要在20～50岁发病。其临床表现类似垂体腺瘤，主要有头痛、视力减退、视神经萎缩、双颞侧偏盲，以及多发性颅神经损害。可引起内分泌功能紊乱，蝶鞍扩大。

（七）鞍区胆脂瘤

为发生于外胚层皮肤异位细胞的先天性良性肿瘤，其临床表现：20～40岁出现症状，常见症状为视力减退，双颞侧偏盲和视神经萎缩，少数可引起尿崩症及内分泌功能紊乱。肿瘤向颞叶底面发展，可引起颞叶癫痫或全身强直－阵挛性发作。蝶鞍有不同程度扩大。

 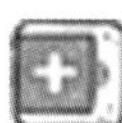

（八）视交叉胶质瘤

视交叉及下丘脑均可发生胶质瘤，视交叉胶质瘤可侵犯下丘脑，下丘脑胶质瘤可损害视交叉。两者的临床表现：

1.头痛　多位于额颞部。

2.内分泌功能障碍　有垂体前叶功能低下症状，如闭经、性器官不发育、性欲低下、第二性征不发育等。还可有垂体后叶损害症状，如多饮、多尿、尿崩症等。

3.视力减退　双眼视力减退程度可不对称。

4.视野改变　可有双颞侧偏盲，或单颞侧偏盲，或同向性偏盲。眼底可有原发性视神经萎缩或视乳头水肿继发视神经萎缩。

5.蝶鞍　呈球形或盆形扩大，可有鞍上钙化，前后床突、鞍背、鞍结节骨质破坏等。

（九）鞍区巨细胞瘤

较少见。它发生于蝶鞍后部，主要临床症状为一侧或双侧多数颅神经损害（第Ⅱ～Ⅵ颅神经）。

二、鞍区血管性病变

鞍区常见的血管性疾病包括丘脑梗死、丘脑出血、海绵窦血栓形成、海绵窦段的颈内动脉瘤、颈内动脉海绵窦瘘等。其中与神经外科密切相关，需要外科治疗的有海绵窦段的颈内动脉瘤、颈内动脉海绵窦瘘，重点介绍其临床症状。

（一）鞍区动脉瘤

鞍区动脉瘤是颅内动脉瘤中最常见的一种，是引起自发性蛛网膜下隙出血的重要原因。其临床症状既有颅内动脉瘤的共同特征，也有因发病部位不同的独特表现。颈内动脉瘤通常引起两类不同性质的临床症状：一是动脉瘤破裂出血引起的症状；二是动脉瘤引起的局灶性症状。

1.动脉瘤破裂出血症状　动脉瘤破裂引起脑蛛网膜下隙出血时，如果出血量不是太多，病人有较严重的头痛、恶心和呕吐，约2～3h后出现颈项强直和Kernig征。但若是动脉瘤破裂引起的严重脑蛛网膜下隙出血，病人则突发剧烈头痛，随即意识不清、躁动不安、频繁呕吐，或伴有四肢及全身抽搐、大小便失禁。出血极严重时昏迷程度进一步加深，出现呼吸困难、心率减慢、血压增高，可发生一侧或双侧瞳孔散大，部分病人往往来不及救治而死亡。多数病人出血后病情逐渐稳定，意识恢复清醒。约30%病人在此后的不同时期动脉瘤可再次破裂出血，这种状况多发生于病人有情绪激动、突然血压增高或过度用力等诱因，少数无明显诱因或发生于睡眠之中。

2.动脉瘤引起的局灶性症状　鞍区动脉瘤无论大小如何，它破裂前所表现的症状为其直接压迫邻近结构的征象，局灶症状因瘤体压迫的位置不同而异。动脉瘤破裂后，由于出血破坏或血肿的机械性压迫作用，以及血管痉挛造成的脑缺血等情况，均可出现相应的局灶性神经功能障碍。海绵窦段动脉瘤破裂时，出现搏动性突眼、结膜水肿和眼球运动障碍，局部可听到血管杂音。巨大动脉瘤有时被误认为鞍区脑膜瘤或垂体腺瘤，其产生的邻近压迫症状与这些肿瘤的影响基本相似。

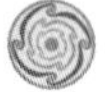

（二）颈内动脉海绵窦瘘

海绵窦段颈内动脉或其分支有裂口与海绵窦之间发生短路沟通，颈内动脉血灌注入海绵窦，形成海绵窦动静脉瘘。病因有外伤性者（约占 75%），系并发于颅底骨折伤及颈内动脉；也有因海绵窦段颈内动脉壁软弱或该处动脉瘤破裂所致。动脉血灌注入海绵窦，使海绵窦内严重淤血，静脉压增高，引起该侧眼球突出，出现海绵窦综合征与眶上裂综合征，眼球活动受限，球结膜充血，久之视力减退甚至失明。在额眶部可以听诊到心脏收缩期血流杂音。脑血管造影可显示出海绵窦动静脉瘘。

外伤性海绵窦动静脉瘘时，受损的动脉或当即破裂或延迟破裂，故伤后至动静脉瘘症状出现的时间不一，急者立刻出现，迟者数日、数周不等，常有一无症状的间歇期而后发病。

典型的颈内动脉海绵窦瘘首发症状，多为病人自己听到的连续性杂音，随心脏的收缩而增强，日夜搅扰，难以安宁，由于眼静脉、蝶顶窦、外侧裂及基底静脉回流受阻，随之于伤后 24h 之内，出现患侧眼球结膜充血水肿、外翻，眼球前突并伴有与心跳一致的搏动，即搏动性突眼。此时在患侧眼眶、颞窝、额部等处听诊，可获吹风样杂音及猫喘样震颤。约有 70% 的病人眼球运动受限，特别是展神经和动眼神经的受累，可引起复视，严重时可导致结膜炎、角膜溃疡，角膜边缘静脉扩张导致继发性青光眼，视神经萎缩，甚至失明。偶尔病人有三叉神经眼支麻痹症状，如患侧额颞、眶部疼痛或前额皮肤感觉障碍及角膜反射减弱。此外，尚有部分病人，可因海绵窦间窦较大，两侧交通甚易，而出现双侧眼部症状和体征。

此外，颈内动脉一旦破入海绵窦内，不仅因受损动脉的血液直接流入静脉系统形成短路循环，引起所有汇入海绵窦的静脉怒张，而且由于瘘口的盗血，使颈内动脉所属各支血液逆流，造成有关的脑域缺血，严重时可出现脑功能损害和颅内压增高，甚至因动静脉瘘大量分流而致代偿性心脏扩大。有时出血经颅底骨折缝流入蝶窦，可引起致命的大量鼻出血。若出血进入蛛网膜下隙，则将导致急性颅内高压，终因脑疝而死亡。

（三）海绵窦血栓形成

海绵窦血栓形成（cavernous sinus thrombosis）发病急骤，病情凶险：①病变开始为单侧，前额剧烈头痛，三叉神经分布区域痛觉过敏；②眼周水肿，结膜充血水肿，眶内浸润，脓肿形成；③鼻根部静脉充血发红；④眼球很快地向前突出，转动时无疼痛；⑤第Ⅲ、Ⅳ、Ⅵ颅神经麻痹，眼球活动受限，甚或固定，瞳孔反射消失；⑥眼底检查见视网膜静脉扩张充血，视乳头水肿；⑦视力减退乃至失明；⑧病变迅速累及双侧眼眶部致水肿、浸润等；⑨全身有中毒症状，如体温升高、脉速、白细胞增多；⑩如向颅内延伸，则可产生脑膜炎，有严重的头痛、颈强直、Kernig 征阳性，脑脊液检查白细胞增多，甚至大脑或小脑可形成脓肿。 如果脓栓流入颈静脉，可引起肺栓塞、胸痛、肺炎或胸膜炎。

三、鞍区炎性病变

鞍区的炎性病变主要为垂体脓肿（pituitary abscess）和视交叉蛛网膜炎，较为少见。垂体脓肿可发生于颅咽管瘤、垂体腺瘤及正常垂体中。感染可继发于化脓性脑膜炎

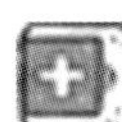

或败血症之后，亦可经蝶窦炎、筛窦炎、海绵窦血栓性静脉炎等直接蔓延传入。部分感染发生于开颅或经蝶入路切除鞍内肿瘤手术后，也有部分病例无明显感染灶可查。临床表现：初期有头痛、视力障碍，逐渐出现垂体内分泌功能减退症状，如闭经、多饮、多尿、身倦、乏力等。视野可有不同程度的偏盲，眼底视神经萎缩。视交叉蛛网膜炎是位于视交叉处的蛛网膜炎，其主要临床表现是双侧颞侧偏盲、视力减退和视乳头萎缩。视野异常不规则，而不是典型的双侧颞侧偏盲。病程缓慢而有间歇性。没有蝶鞍和内分泌改变。

鞍区的非炎性病变包括：Rathke 囊肿、胶样囊肿和蛛网膜囊肿。Rathke 囊肿多来自于颅咽管的 Rathke 裂的残存细胞，多见于 40～60 岁的成年人。囊肿壁的组织结构为纤毛柱状细胞和鳞状上皮细胞，壁衬里系带有分泌黏液的杯状细胞。囊液可为清亮无色，也可为含有胆固醇结晶的白色或棕色黏稠液，少数为胶冻样物。胶样囊肿极少见，临床偶有个案报道。蛛网膜囊肿有先天性的（如原发性囊肿）和继发性的（如继发于外伤或感染引起的蛛网膜粘连）。临床表现：与内分泌不活跃型垂体腺瘤的症状与体征基本相似，垂体功能低下表现较明显。向鞍上发展的囊肿常有视力、视野障碍，严重者出现头痛、呕吐及视神经萎缩。晚期巨大囊肿多有脑积水征或伴失明。

四、鞍区疾病常见综合征

（一）海绵窦综合征

海绵窦是一对位于蝶鞍两旁的静脉窦，其内有颈内动脉通过，其外侧壁有动眼神经、滑车神经、展神经和三叉神经眼支及上颌支通过。海绵窦病变可引起这些颅神经的损伤，出现患侧上睑下垂，眼球向各方向活动障碍，角膜反射消失，眼结膜充血和水肿，眼球突出，可有视乳头水肿，称海绵窦综合征。引起海绵窦综合征的常见原因为海绵窦血栓性静脉炎、颈内动脉海绵窦瘘、海绵窦内动脉瘤和海绵窦内及毗邻结构肿瘤。

（二）Foster-Kennedy 综合征

表现为患侧视神经原发性萎缩、对侧视乳头水肿。见于鞍区占位性病变位于偏侧合并阻塞性脑积水时，患侧病变直接压迫视神经，发生视乳头原发性萎缩。颅内高压使患侧视神经周围的蛛网膜髓鞘闭合，阻止了视乳头水肿的出现，而对侧由于颅内高压，视网膜静脉回流障碍，可出现视乳头水肿。

（三）四叠体（Parinaud）综合征

鞍区病变累及双侧顶盖前区、瞳孔反射上行径路和动眼神经核团，临床典型表现为眼睑下垂、上视麻痹、瞳孔固定、对光反射消失、会聚不能等。

（四）Weber 综合征

垂体瘤向后生长，长入大脑脚的脚间窝时，压迫大脑脚及动眼神经，引起一侧动眼神经麻痹，对侧轻偏瘫。

（五）空蝶鞍综合征

由于鞍膈缺损或垂体萎缩，蛛网膜下隙在脑脊液压力冲击下突入鞍内，部分鞍腔被含有脑脊液的蛛网膜充填，蝶鞍及鞍膈孔扩大，鞍内的垂体被压缩而萎缩，并偏居一侧，由此而引起的临床征象称为空蝶鞍综合征（empty sella syndrome）。

主要症状有：①原发性空蝶鞍：如同鞍区占位性病变一样，病人的主要症状与体征为头痛、视力减退和视野缺损，部分有视乳头水肿和垂体内分泌异常。少数病人可合并自发性脑脊液鼻漏。空蝶鞍综合征发病多为中年肥胖女性，且有多胎生育及高血压病史者。②继发性空蝶鞍在各年龄段均可发生，通常存在某种继发性因素。不规则的视野缺损，可能是继发性空蝶鞍综合征的唯一重要临床表现。

（六）视交叉综合征

由于垂体紧邻视交叉，垂体占位性病变常压迫视交叉而发生视力、视野和视乳头改变。见于鞍区肿瘤、血管瘤、蛛网膜粘连或囊肿等病变。临床表现早期出现视力减退、双颞侧偏盲，偏盲早期从颞侧的双上象限开始，逐步影响到整个颞侧视野。如果视交叉呈现后置位，占位病变压迫一侧的视神经只引起一侧视力下降和颞侧偏盲，另一眼可以正常；而视交叉呈现前置位，病变压迫一侧视束则导致对侧同向偏盲。少数病人由于肿瘤的占位效应出现视乳头水肿。视乳头萎缩常与视力减退平行发生，呈原发性萎缩改变。

（七）下丘脑综合征

由多种病因累及下丘脑时所引起，临床表现为内分泌失调，自主神经功能紊乱，睡眠、体温调节、性功能障碍，尿崩症，多食肥胖或厌食消瘦，精神失常，癫痫等。肿瘤是其最常见病因。

（八）肥胖－生殖无能（Frŏhlich）综合征

颅咽管病变累及下丘脑腹内侧核或结节部附近时，引起神经内分泌功能紊乱，性腺激素分泌和释放不足，脂肪代谢率降低等异常，临床上表现为肥胖，儿童性器官不发育，成人性欲消失，女性停经、泌乳障碍，第二性征消失等。

（九）库欣综合征

垂体瘤或垂体－下丘脑功能紊乱等疾病引起肾上腺分泌过多糖皮质激素（主要是皮质醇）所致。主要临床表现有满月脸、多血质、向心性肥胖、紫纹、痤疮、糖尿病倾向、骨质疏松等。

（十）Forbis-Albright 综合征

闭经－溢乳－不孕三联征，见于催乳素腺瘤，其病理生理基础是高催乳素血症。

（阮旭中　薛　峥）

参 考 文 献

1　章翔，易声禹.现代神经系统疾病定位诊断学.北京：人民军医出版社，2001.215～242
2　王纪佐.神经系统临床诊断学.北京：人民军医出版社，2002.187～190
3　史玉泉.实用神经病学.第2版.上海：上海科学技术出版社，1994.528～592
4　安得仲.神经系统疾病鉴别诊断学.北京：人民卫生出版社，2000.511～535
5　陈清棠.临床神经病学.北京：北京科学技术出版社，2000.124～134
6　马廉亭.微侵袭神经外科学.北京：人民军医出版社，1999.21～33
7　陈灏珠.实用内科学.第11版.北京：人民卫生出版社，2002.1 020～1 220
8　Brazis P W，Masdeu J C.Localization in clinical neurology.3th ed.Boston：

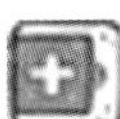

Little, Brown and Company, 1996.381～400
9 Simon R P, Aminoff M J, Greenberg D A.Clinical Neurology.4th ed.New York：Churchill Livingstone,1999.133～158
10 刘宗惠,胡威夷.神经系统疾病定位诊断学——解剖、生理、临床.北京：海洋出版社，1995.189～232

第四章　鞍区疾病的影像学诊断

第一节　X 线片

在过去的几十年中，高性能 CT 的应用已使头颅 X 线片在鞍区疾病诊断中的必要性大为减少，因为 CT 提供了头颅 X 线片所不能提供的有关颅腔以及蝶鞍内容物的信息，而这些信息常较单纯 X 线片提供的信息更为重要，但在某些情况下，头颅 X 线片仍然具有不可或缺的诊断价值。

尽管头颅 X 线片的对比度和分辨率远不如头颅 CT，但对骨质、钙化和含气腔室却有着较好的空间分辨率（spatial resolution)。CT 所能获取的最薄层面的厚度大约是 1.5mm，这在一定程度上限制了它对某些细节的显示，若想获取鞍区较大病变或整个蝶鞍的总体信息，连续薄层扫描所需时间延长，病人接受的放射剂量增加，较厚的断面扫描又会丧失很多信息，而 MRI 又不能显示骨质和钙化，相形之下 X 线片可以作为一种较佳选择。

头颅 X 线片显示鞍区病变必须具备以下条件：①病变与相邻组织或结构之间具有密度差（density difference)；② X 线束与其界面呈切线关系；③排除重叠结构的干扰。

鞍区疾病的诊断过程中，以下情况中头颅 X 线片可以作为最初的影像学检查选择：①头颅大小、形态异常或具有可触及的肿块；②有鼻旁窦受侵征象；③可疑骨转移、多发性骨髓瘤或其他全身性、局灶性骨疾病。而当 CT、MRI 已经显示可能伴发骨质改变的病灶时，头颅 X 线片可进一步提供某些有价值的信息，例如，当 CT、MRI 疑诊脑膜瘤时，X 线片可更好地显示出骨质的侵蚀、硬化或异常血管沟。

在侧位头颅 X 线片上，以下结构可以得到很好的显示：前床突、鞍结节、视交叉沟、蝶缘、蝶骨平台、鞍背以及蝶鞍的大小、形状、皮质骨边缘和蝶窦、筛窦。而正位像对于显示鞍底是否对称更为重要。

由于正常蝶鞍的大小、形态存在着明显的个体差异，有时对蝶鞍进行仔细的观察比对其测量更有价值。通常认为其最大前后径是 17mm，深度上限是 14mm，宽 10～15mm。

病理情况下，X 线片可显示蝶鞍的扩大、不对称（双底征）、压力性侵蚀或破坏。垂体发育不全或肌强直性营养不良时，可见蝶鞍缩小，鞍内或鞍旁还可能存在由脑膜瘤所引起的异常钙化或骨质肥厚。

一、蝶鞍扩大

蝶鞍扩大可以是单纯前后径、深度或宽度的扩大，也可以几个方向同时扩大。前床

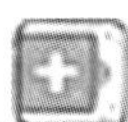

突可能显示位置抬高和源自下方的压力性侵蚀，后床突和鞍背也可以向后上方移位并显示源自鞍内的压力性侵蚀。蝶鞍扩大的常见原因有鞍内肿物和空蝶鞍综合征，可见于各种垂体腺瘤、Nelson综合征（由于库欣综合征而行双侧肾上腺切除术后发生）、多腺瘤病（Wermer综合征）或垂体腺癌，也可见于鞍内颅咽管瘤和很少见的鞍内动脉瘤。

二、双底征

蝶鞍的X线侧位像所见之双底征（double floor）提示蝶鞍不对称或不对称的鞍内肿瘤所引起的蝶鞍扩大。在侧位摄片时要特别注意避免头位倾斜，因为这将使正常蝶鞍也显示出双底征。类似表现也可源自颈内动脉海绵窦段动脉瘤所造成的鞍旁侵蚀，正位摄片对于鉴别病理性双底征和正常变异尤为必要（图2-4-1，图2-4-2）。

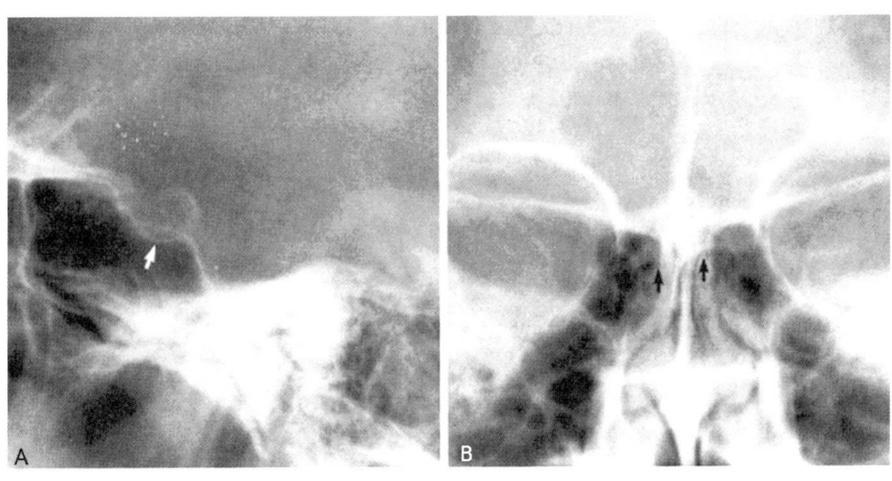

图2-4-1 正常蝶鞍双底征

A.侧位像见蝶鞍呈现典型之双底征，大小正常，疑诊垂体微腺瘤 B.正位像显示双底征为不对称之蝶窦所致

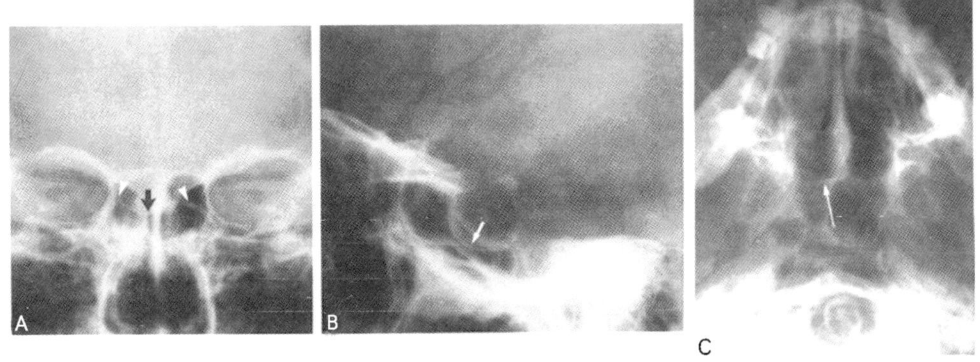

图2-4-2 垂体腺瘤

A.正位像显示鞍底受侵 B.侧位像所见之双底征，气球样蝶鞍，提示鞍内占位性病变 C.颅底像见蝶鞍前壁受侵

三、压力性侵蚀

当颈内动脉由于供应大的动静脉畸形而增粗时，颈动脉沟可显示扩大。海绵窦内动脉瘤可引起局部的骨质侵蚀，且常伴有眶上裂内侧部增宽。脑膜瘤、生长缓慢的额叶胶质瘤、明显扩大的第三脑室都可以从上方侵蚀蝶鞍。视神经胶质瘤可因侵蚀和压迫视交叉沟以及邻近的前床突而导致典型的“J”形或“Ω”形蝶鞍（图 2–4–3），同时视神经管常见扩大。类似表现还可见于 Hunter – Hurler 综合征。

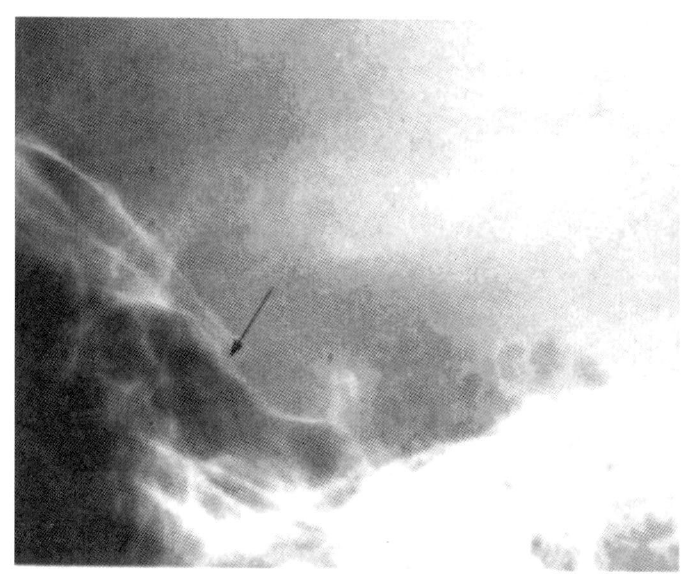

图 2–4–3　视神经胶质瘤所致之“J”形蝶鞍，视交叉沟受侵，前床突变尖

四、蝶鞍破坏

鼻咽部或蝶窦的肿瘤可从下方，脊索瘤和脑膜瘤可从后方，颅内压增高、扩大的第三脑室或鞍上肿物可从上方破坏蝶鞍（图 2–4–4）。少数情况下，鞍内或鞍旁的原发性与转移性骨肿瘤也可引起蝶鞍的局灶性骨质破坏。纤维性结构不良（fibrous dysplasia）则可引起混合性骨质改变（骨质硬化和骨质溶解或囊性变）。

五、鞍区常见异常钙化

1. 颈内动脉与动脉瘤　一般只见于老年人和体积较大的动脉瘤，尤其是有附壁血栓者，钙化常呈曲线形分布，显示出部分或全部颈内动脉或动脉瘤的轮廓（图 2–4–5，图 2–4–6）。

2. 动静脉畸形　大约 6%～29%的动静脉畸形可以在 X 线片上显示出钙化，较大的动静脉畸形更容易发生。钙化可呈曲线形、斑片样、结节样或不规则形分布，曲线形钙化一般位于血管壁内，包括呈动脉瘤样扩张的静脉血管，其他形式的钙化在很多情况下与陈旧性血肿有关。

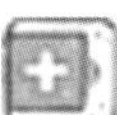

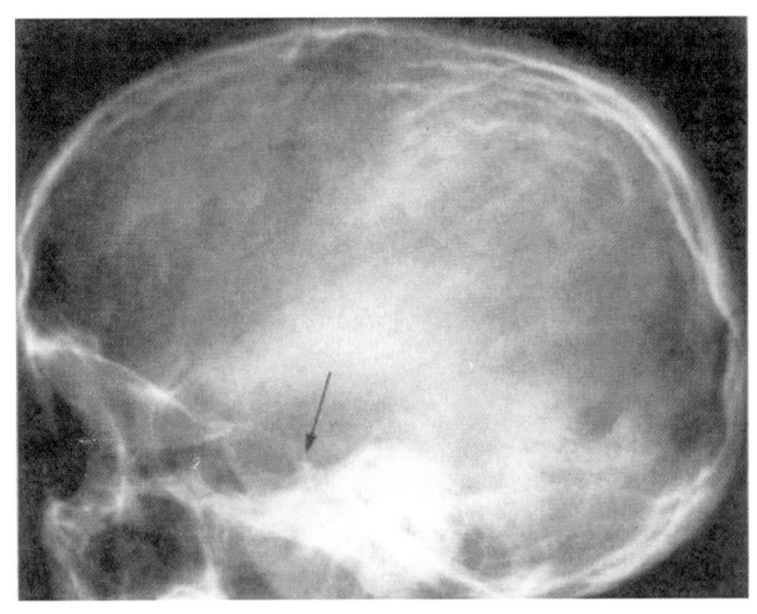

图 2-4-4　晚发性中脑导水管狭窄致颅内高压所见

鞍背与前床突骨质吸收，脑回压迹加深

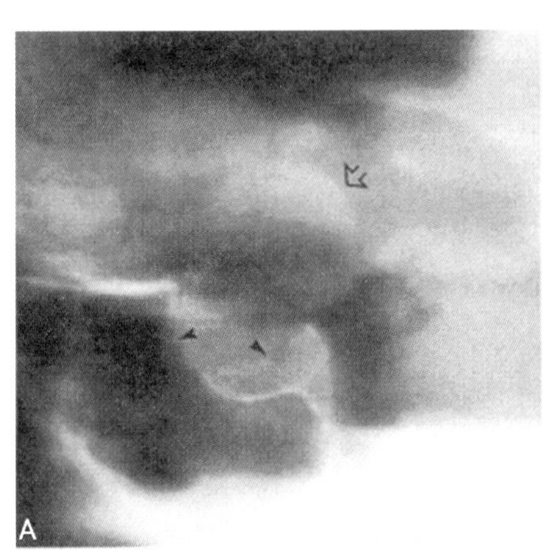

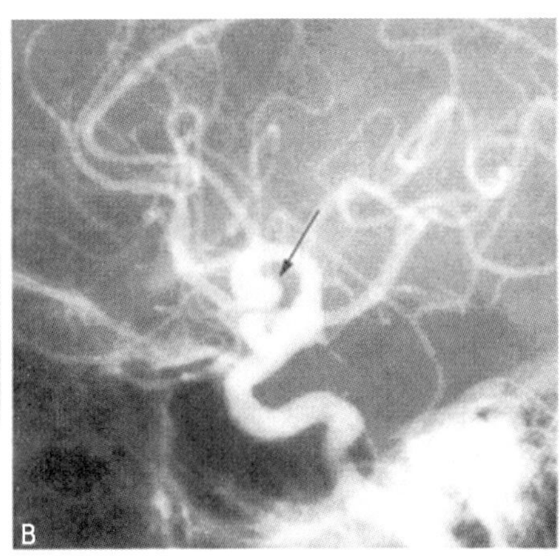

图 2-4-5　鞍内动脉瘤钙化

A.气脑造影侧位像见蝶鞍前壁为一弧线形钙化之病变所侵蚀，病变向鞍上延伸

B.血管造影显示一部分血栓形成之前交通动脉瘤

3.血管性错构瘤　通常表现为单发的高密度区，可显示出棱角或不规则的形状。

4.胶质瘤　大约9.3%的胶质瘤（6.3%的星形细胞瘤和46.7%的少枝胶质瘤）可以显示钙化，低级别胶质瘤较高级别胶质瘤更易发生。

5.脑膜瘤　大约6%～9%的脑膜瘤可显示钙化，表现形式多种多样，部分肿瘤显示为小的结节样或不规则钙化区，集中或散在分布，另一些肿瘤则表现为致密的钙化区，边缘光滑或呈分叶状，也可为沿肿瘤边缘分布的曲线形钙化。

6.颅咽管瘤　50%以上的颅咽管瘤可显示钙化，也有报道见于94%的病人，老年

病人发生率相对较低，常位于鞍上或鞍内，呈云絮状、结节状或曲线形（提示囊壁钙化），也可以多种钙化形式并存（图 2-4-7）。

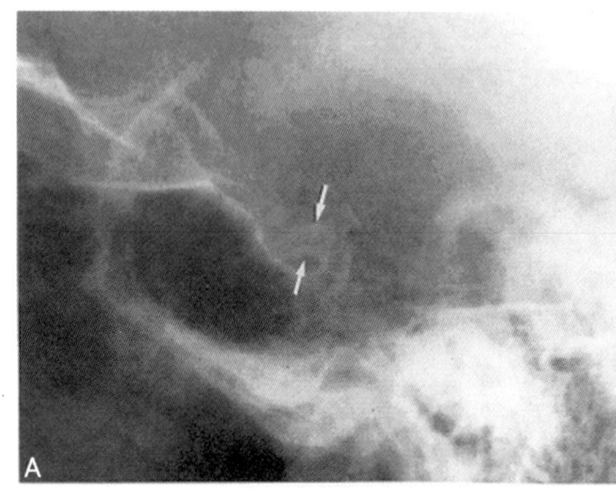

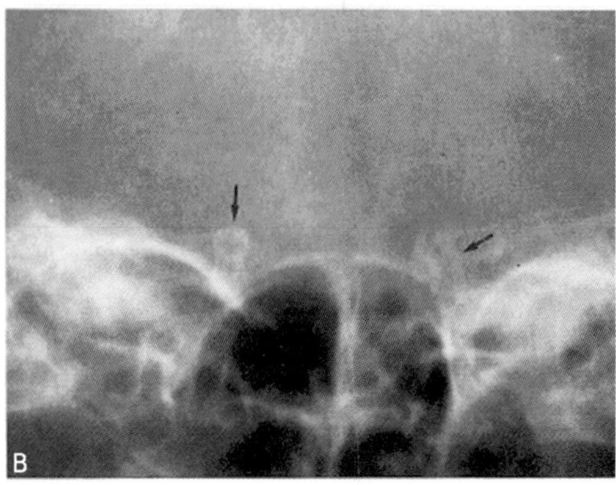

图 2-4-6　颈内动脉钙化正侧位像所见（血管轮廓清晰可见）

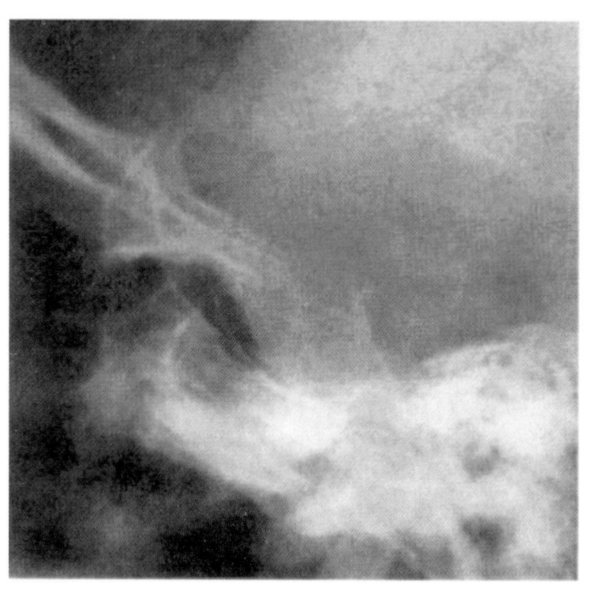

图 2-4-7　颅咽管瘤侧位像（见鞍内异常钙化）

7. 皮样囊肿、表皮样囊肿与畸胎瘤　鞍区皮样囊肿和表皮样囊肿均属少见，钙化也只是偶尔见到；畸胎瘤则相对常见，且钙化较为普遍，部分畸胎瘤还可含有发育成熟的牙齿。

8. 垂体腺瘤　接近 6%的垂体腺瘤可显示钙化，最常表现为肿瘤后下缘的曲线形钙化，也可表现为肿瘤内部的结节样、无定形钙化或其他位置的边缘钙化。

9. 脊索瘤　大约 15%的脊索瘤显示轻度钙化，另一些则可表现为无定形的或由许多小结节所组成的大面积钙化。

（陈谦学）

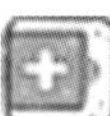

第二节　CT与MRI

CT成像的基本原理是不同组织对X线具有不同的吸收系数，而MRI的基本原理则是组织之间具有不同的质子密度和不同的组织环境对质子弛豫时间的不同影响，它们分别从不同的方面反映组织的不同特征，所以，尽管MRI具有多参数、多层面、多角度成像和没有骨性伪影等许多优点，且所提供的信息量及其重要性均已超过CT，但仍然不能且不应该取代CT的临床作用。

一、鞍区结构的正常表现

由于X线吸收系数与周围软组织的显著差异，骨性蝶鞍的各解剖结构在CT图像上均可得到较佳显示，而在MRI中，除含有髓性脂肪的松质骨部分外，骨性蝶鞍无法正常显示。

在冠状切面上，正常垂体两侧基本对称，按其上缘的形态可分为隆起型、平坦型和凹陷型三种类型，平坦型和凹陷型较为多见，而隆起型常见于妊娠、月经期和青春期的女性。垂体高度的正常值为2～8mm，男女之间无显著差异，50岁以后垂体高度略有减低。垂体宽度的正常值为7～21mm。CT平扫时垂体密度与脑白质相仿，且均匀一致。增强后扫描，垂体由于缺乏血－脑屏障而显示早期均匀强化，但当层面恰好经过后叶前缘时可见中央相对高密度的后叶和两侧相对低密度的前叶，中间带位于前后叶之间呈纵形细条状更低密度影。另外，在增强后早期垂体中央上部由于垂体上动脉和垂体柄血管的共同供血首先强化，而垂体中央下部和两侧呈相对低密度区，此即所谓的“簇样征”。部分孕妇可出现微腺瘤样的低密度区。垂体柄位于鞍上池的中后部，呈强化明显的圆点状影，多数密度略低于垂体，5%左右的正常人垂体柄略有偏位。

在MRI的T_1和T_2加权图像上，垂体前叶的信号强度均与脑白质接近且均匀一致。位于垂体柄与垂体连接处下方的储存小体在T_2加权像上呈较高信号区。垂体两旁的海绵窦呈上圆下尖状，两侧基本对称，信号强度高于垂体。T_1加权像上，海绵窦内颅神经的信号强度与胼胝体相仿，颈内动脉外侧由上而下依次为动眼神经、滑车神经、眼神经、展神经和上颌神经，有时还可见到上颌神经通过圆孔。在海绵窦的后下部可见卵圆形的三叉腔，T_1加权像上其信号强度略高于脑脊液，有时也可见到下颌神经通过卵圆孔。Gd-DTPA增强后，海绵窦内颅神经和毗邻的硬脑膜结构均被强化。

矢状切面上，垂体前半部和后半部的高度常有不同，多数后半部高于前半部。测量垂体高度的位置一般定在垂体柄与垂体连接处的稍前方。垂体前后径的正常值为7～11mm，个别可达14mm。在T_1加权像上，垂体呈等信号或略高信号，有时蝶鞍后部可见一半月形高信号区，此为垂体后叶。Gd-DTPA增强后，垂体的信号强度约增加60%，而脑实质基本不强化。垂体上方可见鞍膈与漏斗。在T_1加权像上，漏斗的信号强度略高于脑脊液，有时漏斗内可见小圆形的高信号区，此为正常变异。由于漏斗的血－脑屏障不完整，Gd-DTPA增强后可强化。漏斗上方可见灰结节、鞍上池和视交叉。

鞍区的横断面扫描可以作为对冠状面和矢状面扫描的补充，并有助于掌握邻近结构

的相关信息。

二、垂体腺瘤

影像学上通常将垂体腺瘤分为直径 1cm 以内的微腺瘤和直径大于 1cm 的大腺瘤。

在CT图像上，因大腺瘤多数涉及鞍上池，平扫时可见鞍上池前部充盈缺损，少数显示为鞍上池闭塞，多数肿瘤密度均匀，少数可不均匀，发生钙化的机会较少（图 2–4–8）。增强扫描，除坏死、囊变、出血和钙化区外，整个瘤体均有强化（图 2–4–9）。虽然一般情况下肿瘤的强化速度慢于正常垂体组织，强化持续时间长于后者，但在肿瘤直径超过 1cm 时，正常垂体组织常已被破坏或受压而萎缩，故罕见显示这种特征，而仅显示一强化持续时间甚长的病灶，其中的囊变坏死区显得特别清楚。对于局限于鞍内，或只向下或略偏一侧生长的大腺瘤，增强前后的水平面扫描往往均无阳性发现，需要做增强后的冠状面扫描才能显示。肿瘤体积较大者还常伴有邻近结构受压、移位、受侵征象。此外，骨窗像可见蝶鞍扩大、鞍底下陷等鞍内型占位病变的征象（图 2–4–10）。

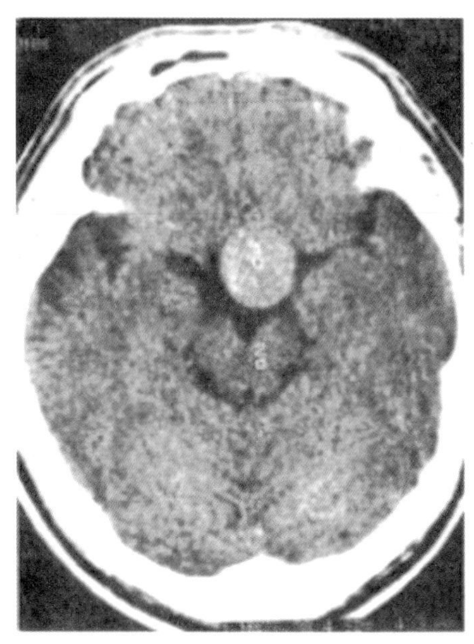

图 2–4–8　垂体瘤

CT 平扫显示鞍上池内圆形略高密度病灶，密度均匀，后缘边界清楚，前缘与额底分界欠清晰

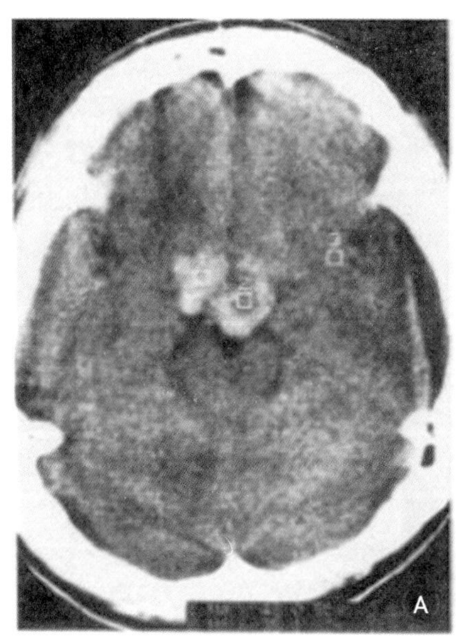

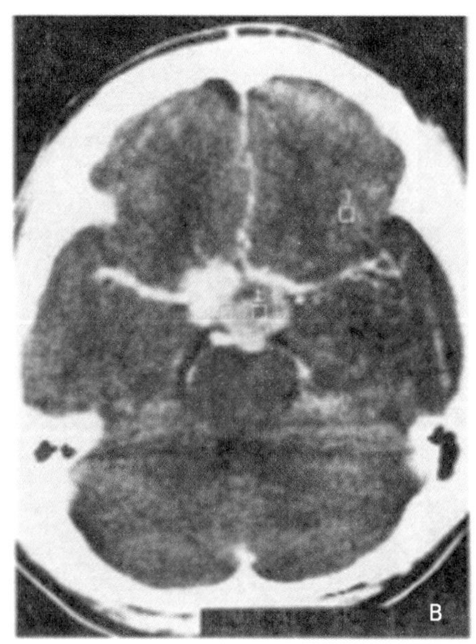

图 2–4–9　垂体瘤

A.CT 平扫显示鞍上池不规则形态病灶，呈高密度为主的高低混合密度，边界清楚，周围无明显水肿带　B.增强扫描病灶不均匀强化

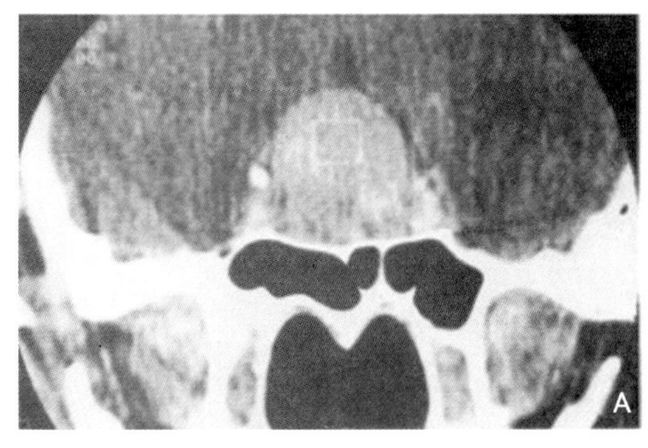

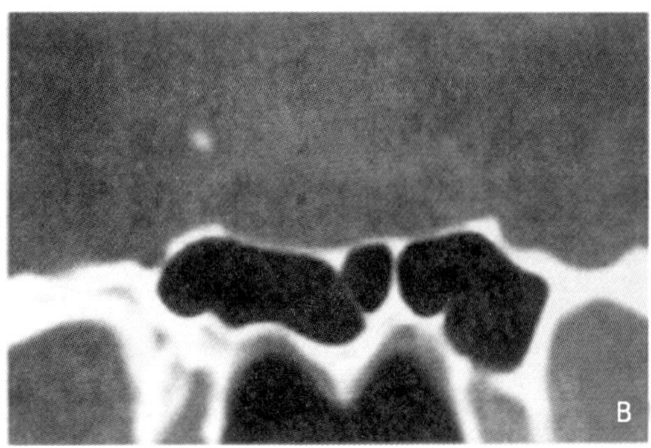

图 2-4-10　垂体瘤

A.CT 冠状面增强扫描显示鞍区高密度病灶，密度均匀，涉及鞍内和鞍上

B.骨窗位像显示蝶鞍扩大，鞍底骨质吸收，右侧略下陷

临床疑诊垂体微腺瘤时，因平扫时鞍区常有较多伪影，不能对垂体作有效地观察，一般直接行冠状面增强后薄层扫描（层厚 3mm 以下）或重叠扫描，对比剂应快速推注或滴注，并在造影尚未完毕时开始扫描。在增强扫描的早期阶段（4min 以内），微腺瘤显示为局限性低密度区，为强化的正常垂体组织所环绕，如果扫描时间相对较迟或者注射速度较慢，则呈等密度或高密度灶。例外情况下，少数微腺瘤在增强扫描的早期阶段即可表现为等密度或高密度灶。由于在 CT 扫描时射线硬化性伪影和部分容积效应难以避免，有时难以显示体积较小的微腺瘤，因此 CT 显示垂体正常时并不足以排除垂体微腺瘤的诊断，此时可以参考一系列间接征象：鞍底局限性下陷或骨质破坏、垂体高度增加、垂体上缘上突、垂体柄移位和垂体向外膨隆推压颈内动脉等，但因正常蝶鞍和垂体的大小与形态颇有变异，不可单纯根据影像学的间接征象贸然作出垂体微腺瘤的诊断。

在 MRI 中，垂体大腺瘤的 T_1 和 T_2 弛豫时间大致与正常脑灰质相仿，T_1、T_2 和质子密度加权像上均可显示鞍内肿物向鞍上和鞍旁生长，呈圆形、椭圆形或略不规则形，轮廓清楚、光滑或略有分叶。少数情况下，当鞍内还有部分正常垂体组织残余时，可见信号较强的正常垂体组织与信号较弱的肿瘤组织形成对比。坏死和囊变区在 T_1 加权像上表现为肿瘤中央或偏一侧的低信号区，其信号强度略高于脑脊液者，T_2 加权像上呈高信号（图 2-4-11）。

肿瘤向鞍上生长时，其上缘在鞍上池与脑脊液形成鲜明对比，进一步生长可使鞍上池闭塞、视交叉受压和上移。在 T_1 加权像上，视交叉的信号强度高于肿瘤组织，使其受压情况得以清晰显示。肿瘤向鞍旁生长，可使海绵窦及窦内结构受压外移，甚至发生海绵窦闭塞，颈内动脉也可被包裹进而闭塞，第Ⅲ～Ⅵ对颅神经的正常影像消失。肿瘤向下生长，在含气蝶窦（低信号）或斜坡髓性脂肪（高信号）的对比下，其下缘也常显示得十分清楚，但鞍底骨质情况不能显示。

垂体微腺瘤一般需行冠状面和矢状面薄层扫描进行检查，水平面扫描只为全面了解脑部情况。在 T_1 加权像上，微腺瘤表现为低信号区，伴出血时可为高信号区，往往位于垂体一侧，边界清晰或模糊，可为圆形、椭圆形或不规则形。T_2 加权像上，微腺瘤表现为高或等信号区。MRI 除直接显示微腺瘤外，对垂体高度增加、垂体上缘上凸、垂体柄移位等垂体微腺瘤的间接征象也比 CT 显示得更加清楚。Gd-DTPA 增强后扫描，正常垂体组织与微腺瘤的强化次

序和程度与CT碘剂增强扫描时相似，即增强早期肿瘤信号强度低于正常垂体，后期相反，中期两者之间为等信号，大腺瘤除坏死、囊变和钙化区外通常一律强化（图2–4–12）。

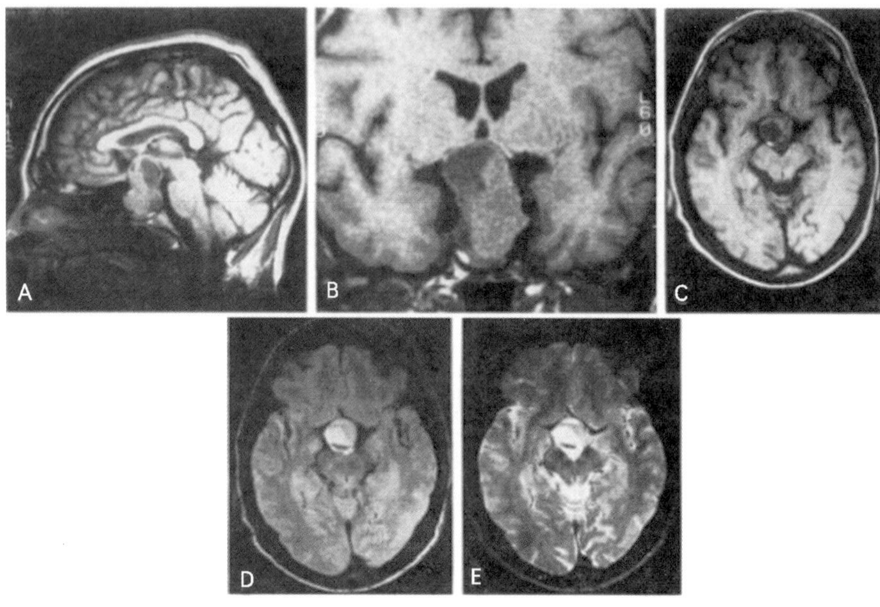

图2–4–11　垂体大腺瘤，部分囊变伴少量出血

A.T_1加权像，等信号病灶伴部分囊变，延伸至室间孔平面　B.T_2加权像，颈内动脉向侧方移位，下方小的高信号灶为移位之垂体后叶　C.T_1加权像显示鞍上区的囊性部分，与右侧大脑脚相邻的新月形高信号灶为少量出血　D.与C同一层面的质子密度加权像，囊性部分为高信号，出血灶为低信号　E.与C同层面的T_2加权像

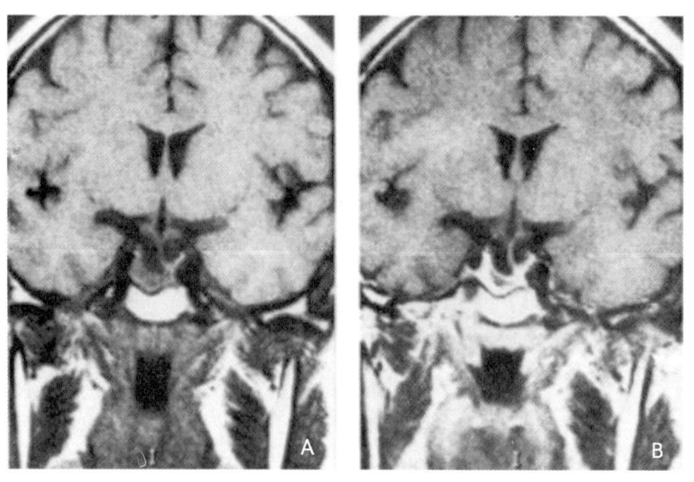

图2–4–12　垂体微腺瘤

A.冠状面T_1加权像显示鞍底右侧略下陷，垂体中央低信号区，垂体柄向左移位　B.冠状面Gd–DTPA增强扫描显示正常垂体组织强化，肿瘤不强化

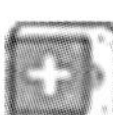

三、颅咽管瘤

颅咽管瘤多涉及鞍上和鞍内，少部分仅涉及鞍上，更少者仅涉及鞍内。其钙化率较高，钙化形态也多种多样，约半数为沿肿瘤边缘长短不一的壳状钙化，其余为大小不等、多少不一的块状或点状钙化，也可为几种形态的钙化同时存在（图2–4–13，图2–4–14）。CT 平扫时，除钙化区外，多数肿瘤表现为较均匀的低密度病灶，部分呈均匀的等密度灶，少部分为低、等混合密度灶或均匀与不均匀的高密度灶。一般呈圆形或椭圆形，边缘清楚，轮廓光滑圆整，但也有少数与正常结构分界不清者。增强后扫描，大多数病例可见病灶增强，但强化方式不一，肿瘤的囊壁部分和实质性部分均可表现为各种形式的部分与全部、均匀与不均匀强化。除少数病例之外，一般不显示水肿所造成的低密度带（图2–4–15，图2–4–16）。

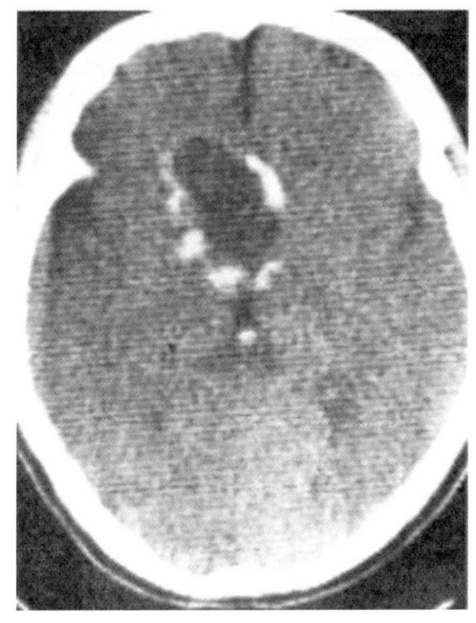

图2–4–13　颅咽管瘤
CT 平扫显示肿瘤边缘壳状钙化

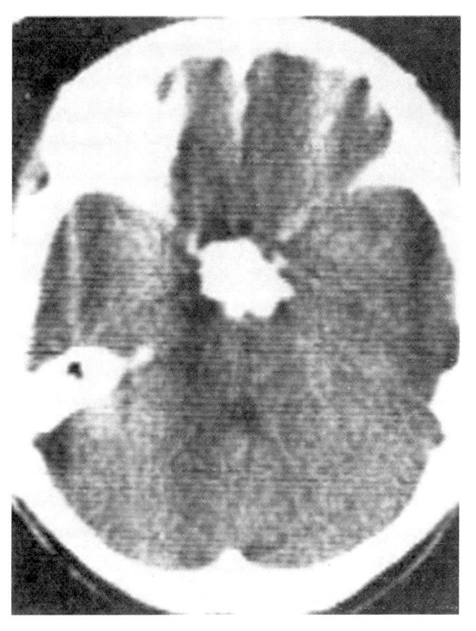

图2–4–14　颅咽管瘤
CT 平扫显示肿瘤团块状钙化

颅咽管瘤的MRI表现变异很大，囊性病变可在 T_1 和 T_2 加权像上均显示高信号，也可在 T_1 加权像上显示较低信号，而在 T_2 加权像上显示高信号，少数则在 T_1 和 T_2 加权像上均呈现为低信号。实质性病变通常在 T_1 加权像上为等信号，T_2 加权像上为高信号。囊性与实质性成分所构成的混合性病灶则可兼有两者的信号特征。MRI 显示病灶的形态、大小和侵及范围常优于 CT，但显示对诊断有决定意义的钙化则不如 CT（图2–4–17）。

四、脑膜瘤

鞍区脑膜瘤常起源于鞍结节、鞍膈、蝶骨平台、嗅沟和蝶骨嵴内侧，可向鞍上发展，造成鞍上池填塞，向下侵及鞍内，也可向前颅窝、中颅窝发展，甚至经天幕裂孔前方进入桥池。CT 平扫时，大多数脑膜瘤表现为均匀的略高密度或等密度病灶，少数肿瘤中

混有大小不等的低密度区。多数为圆形或卵圆形，可以呈分叶状或带有切迹，少数形状不规则，大多边界清楚，少数边界不清。瘤内钙化的发生率约为15%，形态各异，多为肿瘤边缘弧线形钙化，也可为整个肿瘤钙化。增强扫描，多数明显强化，少数略有强化，

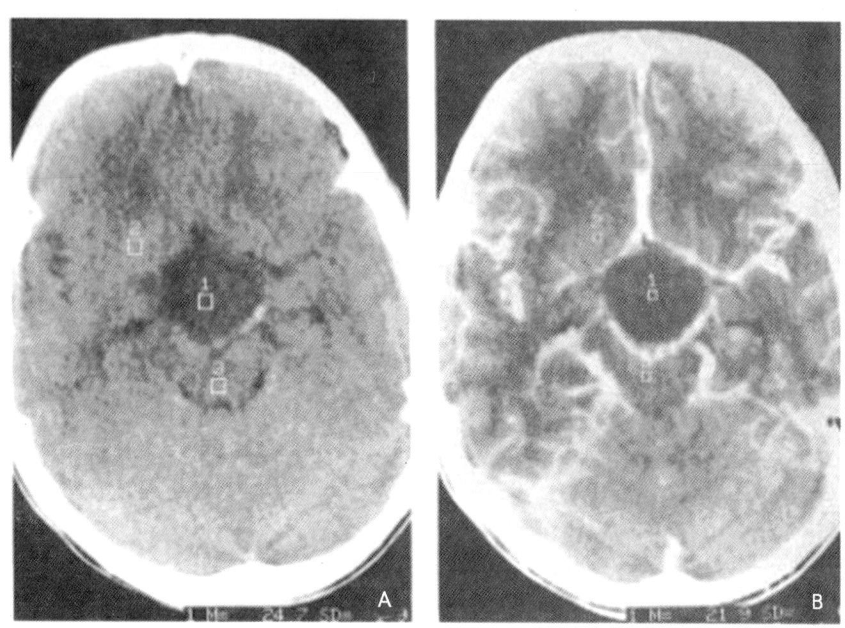

图2-4-15　颅咽管瘤

A.CT平扫显示鞍上池消失，局部见一类圆形低密度灶，左外后方小片状钙化
B.增强扫描病灶呈环状强化

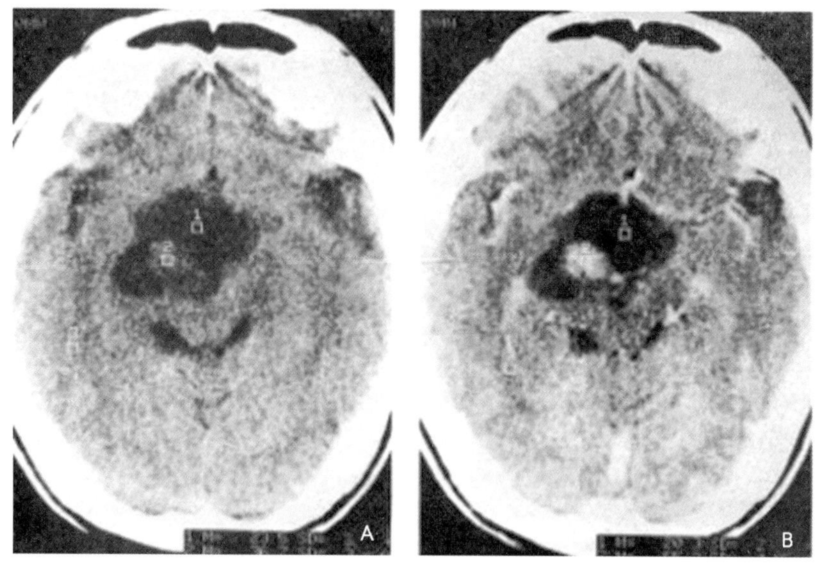

图2-4-16　颅咽管瘤

A. CT平扫显示鞍上池消失，局部见一低、等混合密度病灶，形态不规则，边界尚清晰　B.增强扫描病灶实质部分增强，低密度区不强化

但几乎所有的脑膜瘤都变得分界清楚和轮廓锐利（图2-4-18）。该区脑膜瘤较少伴发脑水肿，但常可见蝶鞍及其附近区域的颅骨增生。

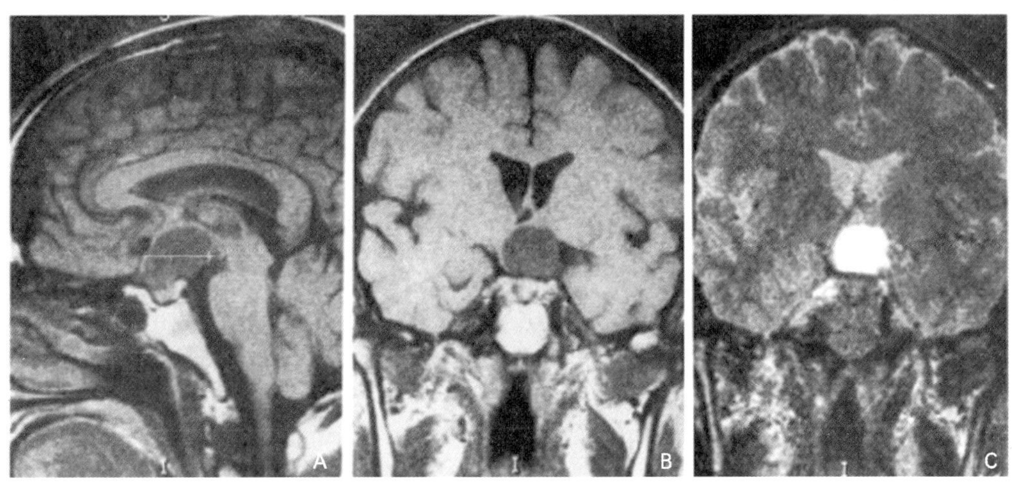

图2-4-17　颅咽管瘤

A.矢状面 T_1 加权像显示肿瘤位于鞍上，呈低信号，边缘光滑，与垂体组织分界清晰　B.冠状面 T_1 像显示鞍上圆形低信号病灶，边界清楚　C.冠状面 T_2 像显示病灶成均匀高信号影

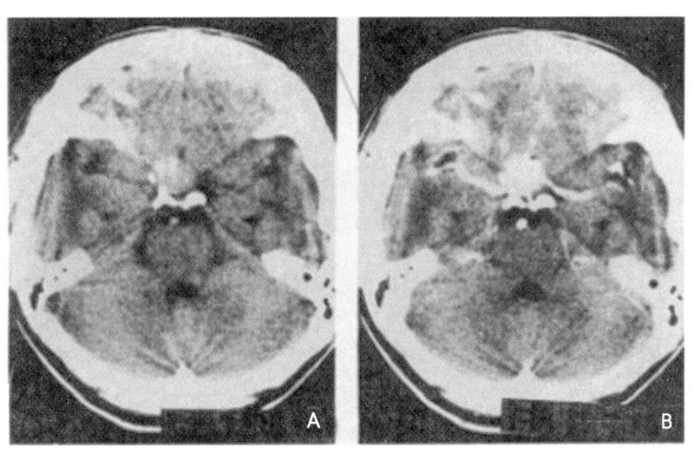

图2-4-18　脑膜瘤

A.CT平扫显示鞍上池前部偏右侧类圆形高密度区，边界清楚
B.增强扫描病灶均匀强化

在MRI中，大多数脑膜瘤的信号强度与脑灰质相似，T_1 加权像上多数表现为等信号，少数表现为低信号；T_2 加权像上可表现为高、等或低信号。肿瘤内部信号常不均一，瘤内血管多呈斑点状或弧线状，钙化也多为不规则斑点，边缘毛糙，因两者在 T_1 和 T_2 加权像上均为无信号或低信号，所以很难区分。瘤内囊变表现为 T_1 加权像低信号和 T_2 加权像高信号。Gd-DTPA增强后，绝大部分脑膜瘤出现强化，其强化程度明显高于正常脑组织。MRI除可较好地显示脑膜瘤本身外，还能较CT更好地显示其与周围结构的关系，如视交叉、垂体、垂体柄、颈内动脉、海绵窦及其内颅神经的受压、移位、包绕、闭塞情况。

五、鞍区生殖细胞瘤

鞍区生殖细胞瘤多数位于鞍上，CT 平扫时为均匀的等密度或稍高密度病灶，增强后扫描表现均匀一致的强化，少数瘤内可有小的囊变区，瘤体呈类圆形或多边形，可有分叶，边缘清楚，轮廓稍不规则，但无钙化（图 2–4–19）。占据整个鞍上池或其前方大部分，可侵及第三脑室，阻塞孟氏孔造成脑积水。冠状面扫描可见肿瘤进入鞍内压迫垂体，但尚能与垂体区分。

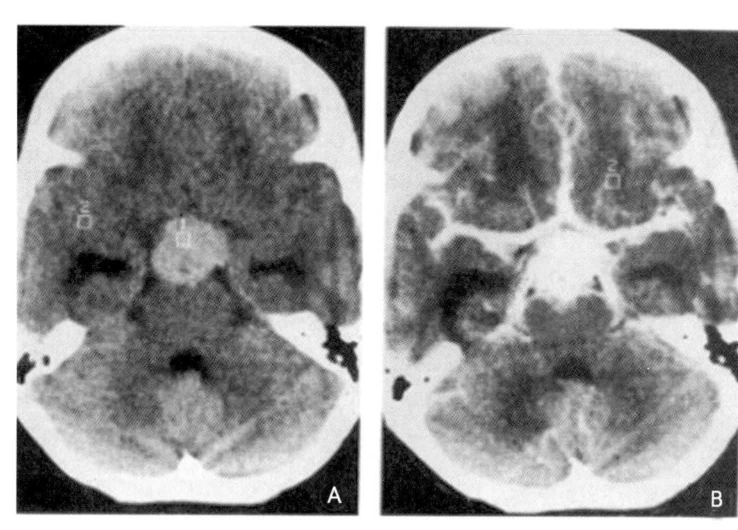

图 2–4–19　生殖细胞瘤

A.CT 平扫显示鞍上池圆形高密度病灶，边缘清楚　B.增强后扫描病灶均匀强化

MRI 中，多数肿瘤在 T_1 加权像上表现为均匀的等信号或稍低信号，囊变时可见低信号区；T_2 加权像上为高信号，囊变区信号更高。肿瘤虽血供丰富但无粗大血管进入，故无血管流空现象。有出血时信号强度依出血期不同而异，但多在 T_1、T_2 加权像上均表现为高信号。MRI 对肿瘤与视交叉、下丘脑等邻近重要结构的关系显示得更为清楚。

六、视神经胶质瘤

CT 平扫，轴位像可见视神经梭形肿大，边缘光滑，密度均匀，与周围脂肪分界清楚；增强后扫描呈轻或中度强化。瘤内如有囊变，液性部分呈低密度且不被强化。冠状位成像见视神经增粗，瘤体较大时可呈分叶状或偏心性肿大，偶见钙化斑。薄层扫描或骨窗像常发现视神经管扩大。

MRI 中，T_1 加权像显示为低信号或中度偏低信号，T_2 加权像为高信号。因骨性的视神经管壁显示为无信号的暗区，等信号或高信号的肿瘤向视神经管内蔓延情况清晰可见，又由于与颅内低信号的脑脊液形成对比，颅内视神经、视交叉和视束的受侵情况比 CT 显示得更为清楚。

七、脊索瘤

CT平扫的典型表现为以斜坡或颞骨岩部尖端为中心的圆形或不规则形略高密度块影，其间散在点片状高密度影，病灶边界清楚，伴明显骨质破坏；增强后扫描，肿瘤呈均匀或不均匀强化。部分病例CT平扫不显示钙化或残余骨所造成的点片状高密度区，仅见一略高密度软组织块影，部分病例可见病灶中有低密度区。肿瘤较大时可见邻近脑组织、脑池和脑室系统受压表现（图2–4–20，图2–4–21）。

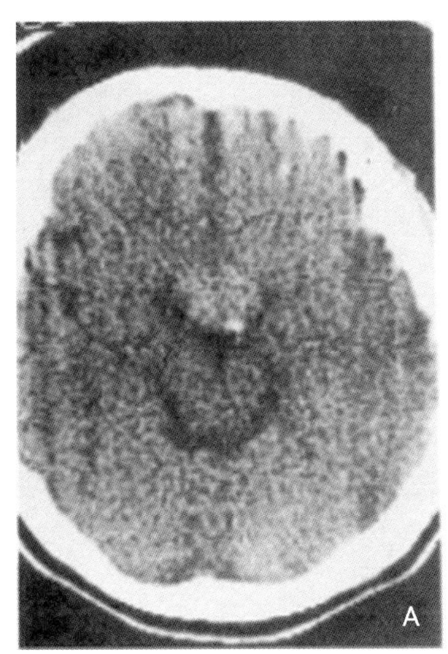

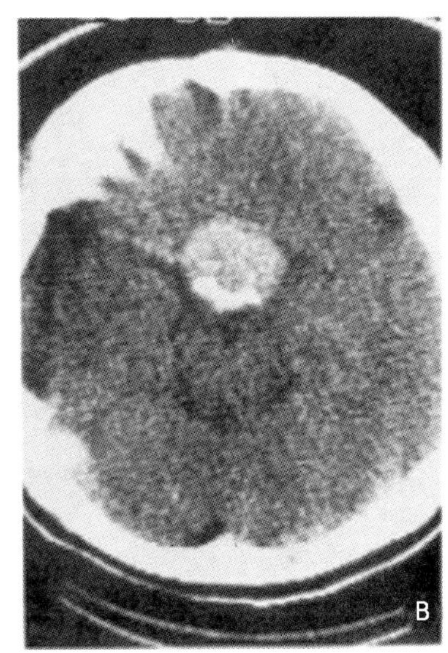

图2–4–20　脊索瘤

A.CT平扫显示鞍上池前方闭塞，局部可见一略高密度灶，后方见点状钙化　B.增强扫描病灶均匀强化，呈圆形，边缘光滑，钙化不增强

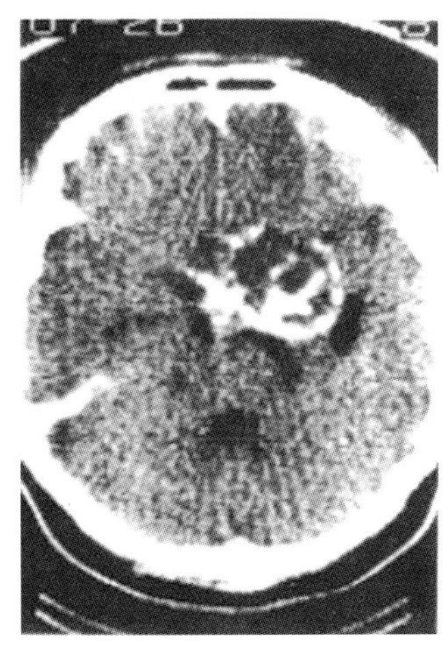

图2–4–21　脊索瘤

CT平扫显示鞍区左侧低密度区，形态不规则，其内及周边可见钙化

因MRI可行矢状面与冠状面扫描，可比CT更清楚地显示肿瘤的范围、生长方向以及蝶鞍、斜坡的受侵情况。T_1加权像上肿瘤信号不均匀，常低于正常脑组织的信号强度；T_2加权像上为高信号。部分病灶，特别是并发出血者，T_1和T_2加权像上均显示为高信号。瘤内钙化和血管均表现为低信号区，两者有时不易鉴别（图2–4–22，图2–4–23）。

八、错构瘤

CT扫描表现为鞍背、垂体柄后方、脚间池、中脑前池及鞍上池的等密度占位病变，可伴有第三脑室前部变形。因错构瘤

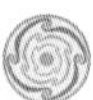

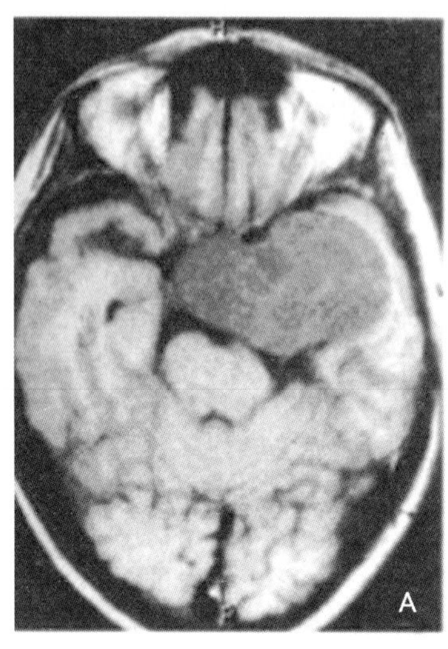
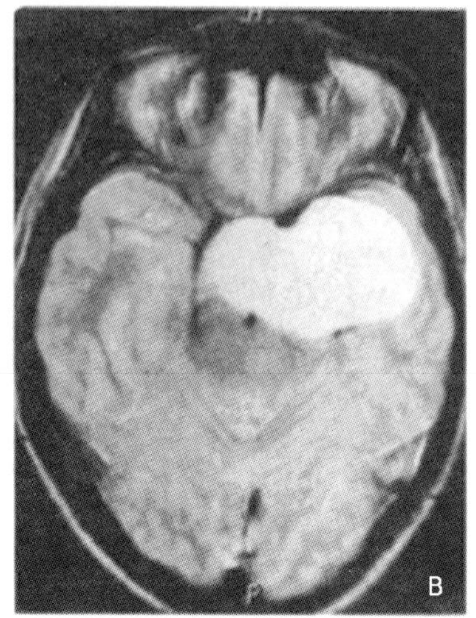

图 2–4–22　脊索瘤

A.横断面 T_1 加权像显示左中颅窝延及鞍上池一椭圆形略低信号病灶，边缘清晰，左颞叶受压　B.横断面 T_2 加权像显示病灶呈均匀高信号

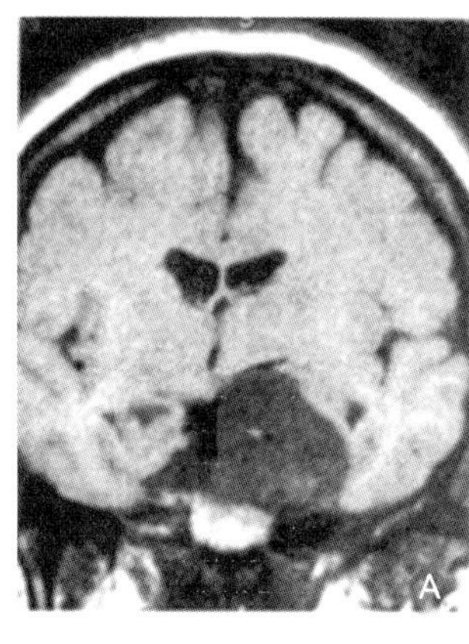
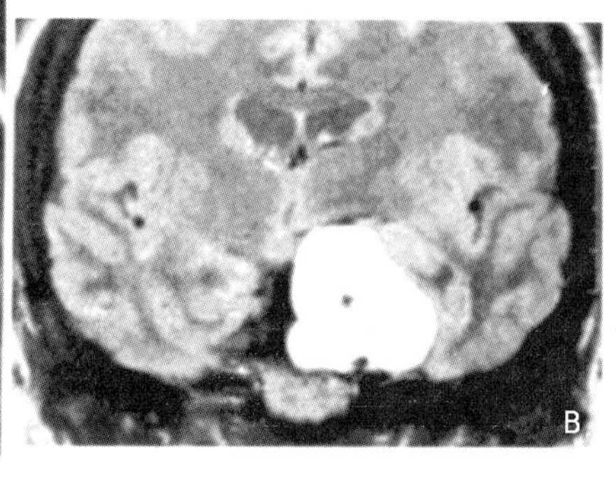

图 2–4–23　脊索瘤

A.冠状面 T_1 加权像显示鞍上池左侧略低信号病灶，形态不规则，边缘清楚，其内见点状更低信号区，左侧大脑中动脉受压上抬，第三脑室略右移　B.冠状面 T_2 加权像显示病灶信号增高，其内仍可见点状低信号区

本身是近于正常的脑组织，具有正常的血－脑屏障，故注药后无强化。MRI 为本病首选的检查方法，矢状位和冠状位的 T_1 加权像可准确显示病变形态及其与周围结构的关系，其特征为稳定的等信号区；T_2 加权像为等或高信号区，病变有蒂或无蒂，边界清晰。

九、动脉瘤

由于脑底 Willis 环绕蝶鞍分布，鞍区动脉瘤包括了颅内动脉瘤的大部。一般动脉瘤均较小，与周围脑组织很难区分，因此 CT 平扫常为阴性，显示率仅 10%～30%，但它对动脉瘤的诊断依然是十分重要的，因为它不仅可以直接显示较大的动脉瘤，更重要的是有利于显示动脉瘤钙化及其并发症，特别是蛛网膜下隙出血。瘤腔通畅的较大动脉瘤，

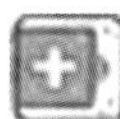

CT平扫表现为圆形或条形稍高密度影；增强扫描，多数动脉瘤瘤腔明显均一强化，呈圆形或不规则形，边缘清晰，有时增厚的动脉瘤壁也可发生强化。

动脉瘤内有部分血栓形成时，平扫常表现为在圆形等密度或环形钙化灶内有一中心性或偏心性稍高密度影，增强后原稍高密度区（动脉瘤腔）明显强化，原等密度区（血栓部分）强化不明显。有时较大动脉瘤的瘤壁为血管较丰富的纤维组织所构成，增强后动脉瘤的边缘和中心均强化，而其间的血栓部分不强化，强化区和非强化区呈同心圆状，此即所谓的“靶征”。

动脉瘤完全栓塞后CT平扫表现为病灶中心等密度或稍低密度，边缘呈高密度或钙化环影，增强后边缘高密度环发生强化（富含微血管的瘤壁），而中心强化不明显（瘤内血栓），但新鲜血栓CT平扫也可表现为高密度。

动脉瘤破裂出血后，多数情况下CT扫描不能显示动脉瘤体，但相应的蛛网膜下隙出血、脑内血肿、脑室内积血、脑梗死、脑水肿、脑积水等都能得到很好的显示，并可据之大致推断动脉瘤的破裂部位。

MRI诊断颅内动脉瘤的优越性已明显超过CT，虽然仍不能取代脑血管造影，但对明确动脉瘤大小、瘤内血栓和瘤周脑组织情况有其独到之处。目前MRI所能显示者均为较大或巨大动脉瘤。无血栓形成的动脉瘤，由于快速血流所致的“流空现象”，表现为T_1和T_2加权像上的低信号或无信号灶。血栓形成后，通畅的动脉瘤腔往往位于瘤体中央，呈流空现象所致的低或无信号区，附壁血栓由高、低、等信号混杂而成。较大的动脉瘤，由于瘤内既有快速血流，又有慢速血流，也造成信号极不均匀，有时难以与瘤内血栓鉴别。钙化所致低信号与血液流空低信号的鉴别在于前者位于周边，后者位于中心，同时钙化的信号强度稍高于流空信号（图2-4-24）。

十、颈内动脉海绵窦瘘

增强CT和MRI上可见眼静脉明显扩张，眼球突出，眼外肌充血增厚，眼睑肿胀，球结膜水肿，鞍旁结构的密度或信号明显增高，皮质引流静脉增粗以及伴随的脑水肿、颅脑损伤后改变如颅底骨折、脑挫裂伤、颅内血肿等。

十一、硬脑膜动静脉畸形

MRI和CT只可作为鞍区海绵窦型硬脑膜动静脉畸形（DAVM）的筛选和鉴别诊断手段，显示病变处硬膜厚度、引流静脉的位置以及静脉窦内的血栓，但目前此类检查不能显示DAVM中血流的动态变化，对治疗方法的选择和预后判断帮助不大。

十二、脑动静脉畸形

鞍区脑动静脉畸形（AVM）未破裂出血前CT平扫的典型表现为局灶性高、低或等、低混杂密度区，形态不规则，多呈团块状，亦可呈点、线状，边缘不清。病灶周围可见局限性脑萎缩，偶有轻度占位效应，但周围不出现脑水肿征象，有时可有脑室扩大和交通性脑积水。增强后扫描病灶表现为团块状强化，有时可见迂曲的血管影，其周围可见到供血动脉和引流静脉。部分AVM在CT平扫时无异常发现，只在增强后能够显示。AVM伴发出血后可见相应部位脑内血肿、蛛网膜下隙出血或脑室系统积血的表现，此时

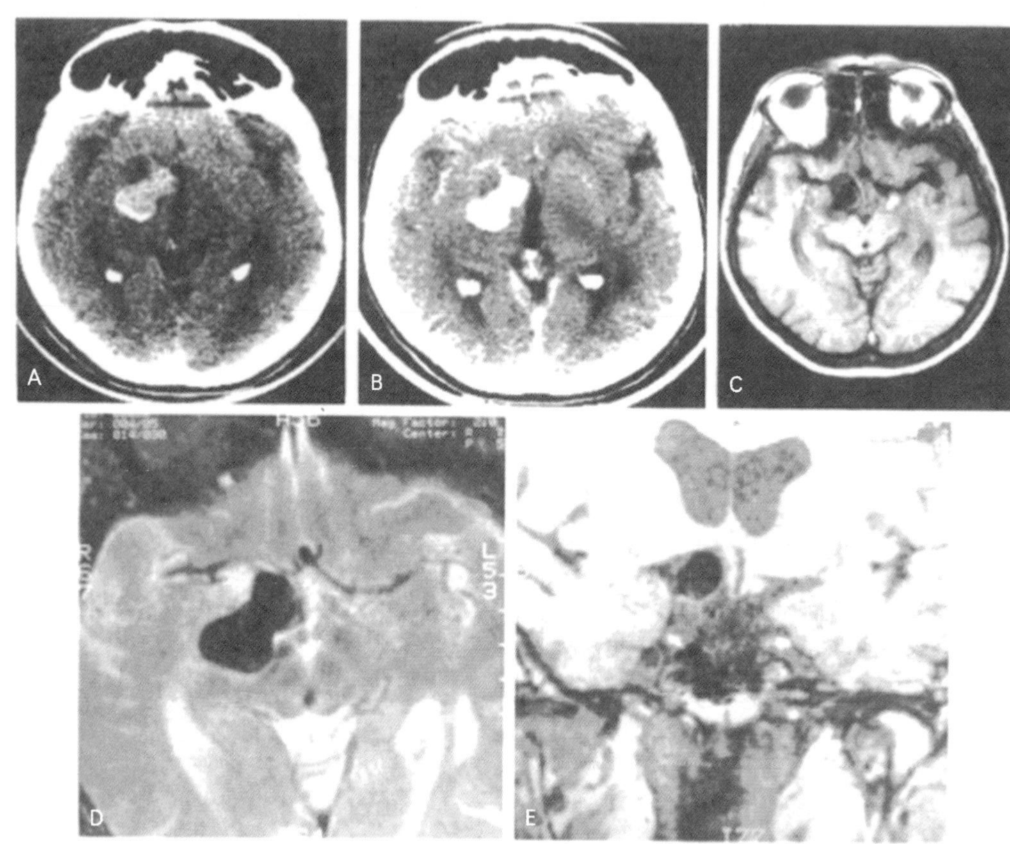

图 2-4-24　部分血栓形成的右侧颈内动脉瘤和前交通动脉瘤

A.CT 平扫显示右侧鞍上区分叶状高密度病灶　B.增强 CT 扫描显示瘤腔强化，与颈内动脉床突上段紧邻　C.T_1 加权像显示动脉瘤腔的流空信号影和血栓部分的中等强度信号影　D.T_1 加权像显示整个动脉瘤为低信号，同时显示一直径约 3mm 的前交通动脉瘤　E.T_1 加权像冠状位扫描显示颈内动脉瘤腔的流空信号影向下丘脑延伸

行增强扫描，部分血肿边缘仍可见畸形迂曲的血管强化影。值得注意的是，部分常规脑血管造影不能显示的“隐匿性脑动静脉畸形”也可在 CT 扫描中得到显示。

由于 MRI 没有蝶鞍和斜坡所造成的骨性伪影，可显示病灶本身及周围脑组织情况，反映畸形血管内的血流，区别出血与钙化、血肿与水肿，并能显示部分隐匿性脑动静脉畸形，对 AVM 的诊断价值明显优于 CT。

绝大多数 AVM 中的血管成分在 T_1 和 T_2 加权像上均表现为低信号或无信号暗区（流空现象），其回流静脉由于血流缓慢，T_1 加权像上可表现为低信号，而 T_2 加权像上则可表现为高信号；供血动脉和匍行血管以及蔓状钙化均表现为低或无信号暗区，但 MRI 不能对二者进行区别，需结合 CT 扫描鉴别其性质。

AVM 内有血栓形成时，T_1 加权像表现为低信号病灶内夹杂有等、高信号，T_2 加权像表现为低信号区内夹杂有高信号；伴发之血肿在 T_1、T_2 加权像上均为高信号，以 T_2 加权像更为明显，随血肿时间延长，T_1 加权像信号逐渐变为等或低信号，而 T_2 加权像上仍为高信号。有时仅见血肿，有时在血肿的边缘或中心仍可见到不均匀的 AVM 信号。

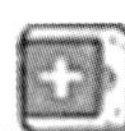

十三、鞍区蛛网膜囊肿

鞍区蛛网膜囊肿分为鞍上蛛网膜囊肿和鞍内蛛网膜囊肿两种类型。鞍上蛛网膜囊肿CT平扫的典型表现为鞍上池与第三脑室区的圆形或卵圆性病灶，边缘光滑整齐，密度与脑脊液相同，侧脑室前角扩大和上抬，构成所谓的“兔头征”；增强扫描无强化表现。CT诊断鞍内蛛网膜囊肿需行冠状位薄层扫描或矢状位重建，应与空蝶鞍综合征相鉴别，可行脑池造影CT扫描，后者因本身即为蛛网膜下隙的一部分而较快被对比剂充盈，前者与蛛网膜下隙相对隔离故密度无明显变化。

MRI检查，蛛网膜囊肿在T_1加权像上表现为低信号，T_2加权像上表现为高信号，与脑脊液信号完全一致。由于无蝶鞍与斜坡的骨性伪影，且可多轴位观察，可较CT更清楚地显示囊肿范围及其与周围结构的关系（图2-4-25）。

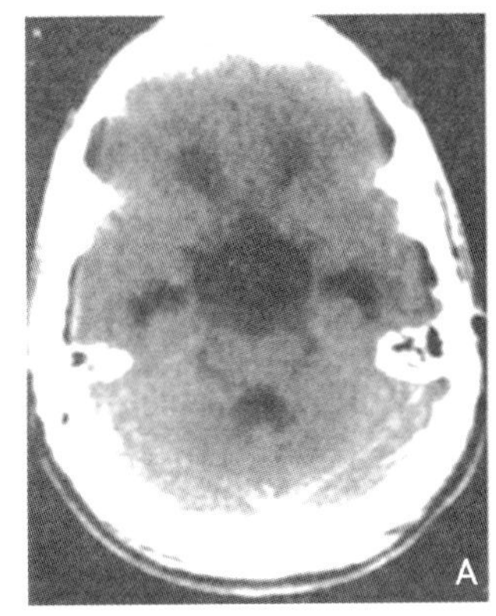

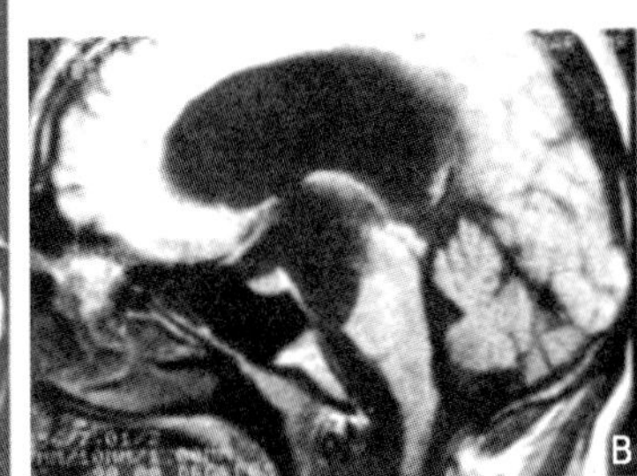

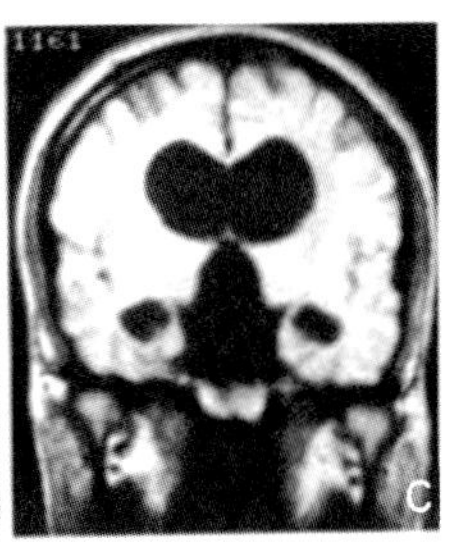

图2-4-25　鞍上蛛网膜囊肿

A.CT平扫显示鞍上区囊性病变，侧脑室额角与颞角中度扩张　B.矢状位T_1加权像显示蝶鞍正常，鞍上区囊性病变使视交叉移位至室间孔平面，穹隆抬高，脑桥向后方和尾侧移位　C.冠状位T_1加权像显示脑积水，颞叶内侧面向外侧移位

十四、空蝶鞍综合征

CT与MRI对空蝶鞍综合征的诊断均较敏感，其与鞍内型蛛网膜囊肿的鉴别已如前述；由于脑脊液的密度和信号较为典型，一般易与鞍内肿瘤鉴别。当怀疑囊性肿瘤或肿瘤内部有坏死液化者，可行CT或MRI的增强扫描。

十五、鞍区胆脂瘤

鞍区胆脂瘤即鞍区表皮样囊肿，CT平扫的典型表现为一低密度病灶，少数不典型者可表现为等密度或高密度灶，甚至为混合密度灶，其外形多种多样，包膜可发生弧形或壳状钙化。增强后扫描，除个别病例对比剂积聚于囊壁的血管中出现环形或片状增强外，一般均不强化（图2-4-26，图2-4-27）。

MRI不但可以明确囊肿的部位、大小及其与邻近结构的关系，且可清楚显示囊内的复杂成分，T_1加权像上多数表现为低信号，这是因为囊内胆固醇以结晶形式存在，分子较大，T_1时间并不缩短的缘故，少数在T_1加权像上表现为高、低混合信号，可能与囊内

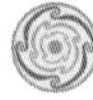

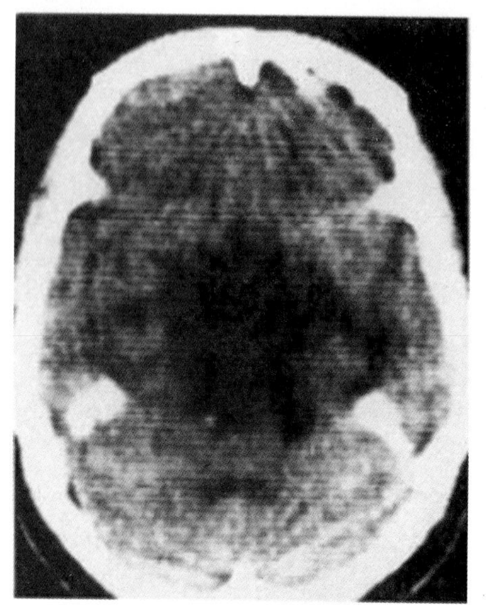

图 2–4–26　表皮样囊肿

CT 增强扫描显示鞍区低密度灶，边界清晰，形态不规则，无强化，第四脑室受压后移

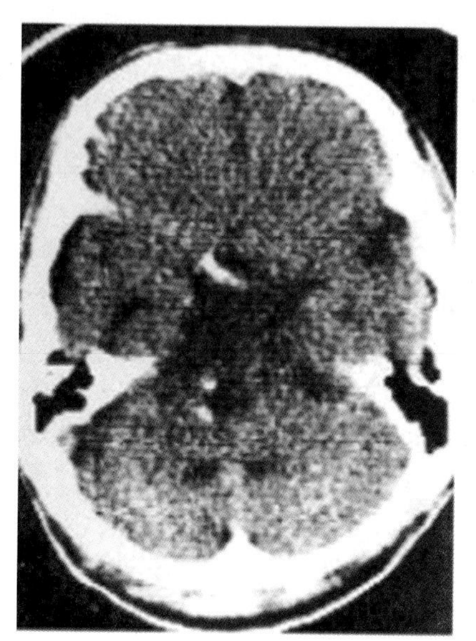

图 2–4–27　表皮样囊肿

CT增强扫描显示鞍区低密度病灶，形态不规则，边界清楚，其内见点状及条状钙化，无强化

出血有关；T_2 加权像上，多数囊肿表现为高信号，且信号强度明显高于周围脑组织和脑脊液，少数囊内有陈旧性出血、含铁血黄素沉积者可伴有低信号区。周围一般无脑水肿，注射对比剂后亦无增强。

（陈谦学）

第三节　CTA 与 MRA

CT 血管造影（computed tomographic angiography，CTA）与磁共振血管造影（magnetic resonance angiography，MRA）均为近期发展起来的无创性血管显影技术，可用于诊断鞍区血管性病变和明确非血管性病变与鞍区大血管的关系。

一、CT 血管造影

CTA 为 CT 血管造影之缩写，即首先经周围静脉借助高压注射器注入对比剂，于靶血管内对比剂浓度达峰值时，利用螺旋 CT 或电子束成像系统的快速扫描技术在短时间内完成一定范围内的横断面薄层扫描，平滑处理后数据进行三维重建，从而显示颅内血管的立体图像。常用的重建方法有最大强度投影（MIP）和表面遮盖成像（SSD）等。成功的 CTA 扫描前须确定以下参数：对比剂剂量、延迟时间、兴趣区范围、层面厚度等。

由于 CTA 不需要动脉穿刺、插管，危险性极小，除对比剂的不良反应外，几乎没有其他并发症发生，且检查时间短，可在 1min 甚至 30s 之内完成扫描，可同时显示双侧

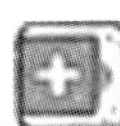

血管，且不受钙化及体内金属磁性材料存在的影响，使得危重、不合作病人的受限因素大为减少。如果选择合适的重建方法和显示阈值还可使血管和周围结构同时显示，并可利用计算机软件对其进行任意角度的观察和任意方向的切割，这是普通血管造影所无法实现的。

但CTA也有其不足之处和自身的局限性，如对比剂用量较大，最佳延迟时间不易掌握，扫描范围受一定限制，无法分清血流方向，动静脉同时显影等，CT阈值设定过宽干扰因素增加，过窄则丢失信息，且Willis环以外直径较小的血管及病变常常显示不佳。在鞍区疾病中CTA主要用于动脉瘤和动静脉畸形的诊断。

CTA诊断鞍区动脉瘤的敏感性为86%～95%，特异性约为83%，显示动脉瘤的最小直径为2mm，对直径超过3mm的动脉瘤高度敏感。它能准确显示动脉瘤的大小、瘤颈形状、瘤顶方向、载瘤动脉及动脉瘤与周围结构的关系（图2–4–28）。SSD图像既能直观、立体地使血管与颅骨同时显示，也可减掉颅骨影像，单独显示血管，还可模拟手术入路成像。但由于SSD具有夸大效应，故在MIP图像上对动脉瘤进行测量更为准确，且有助于显示大型动脉瘤与载瘤动脉及其分支的关系。

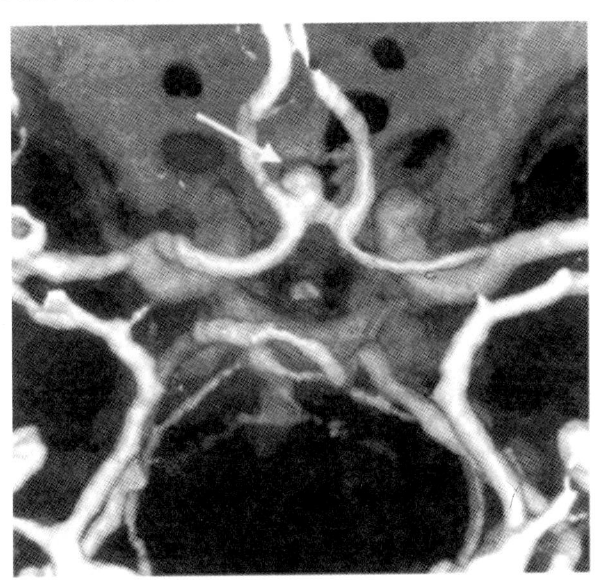

图2–4–28　前交通动脉瘤的CTA三维重建图像

对于鞍区动静脉畸形，CTA能够完整显示其供血动脉、血管团和引流静脉的三维结构，比MRA和数字减影血管造影更加清晰。

CTA能清楚地显示DAVM的三维空间结构，对治疗方案和手术入路的选择有重要参考价值，正在受到越来越多的重视。

此外，CTA还用于诊断颈内动脉及其分支的狭窄、闭塞和明确它们在其他非血管性病变中的受侵情况。

二、磁共振血管造影

磁共振血管造影英文缩写为MRA，是一种利用MRI特殊的流动效应而实现的血管

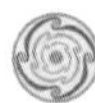

显影技术，可以无需注射对比剂，是一项完全没有损伤的检查手段，可以显示蝶鞍周围的 Willis 环及其主要分支，并能在三维空间内进行观察。除了利用流动原理成像之外，MRA 还可以利用顺磁性对比剂明显缩短 T_1 时间的原理来提高血管的信号强度，以此增强的 MRA 可以显示更细小的血管和更细微的血管病变。MRA 的主要方法有两种：时间飞越法（TOF）和相位对比法（PC），二者均有二维（2D）与三维（3D）两种显影方式，它们各有自己的优缺点，适用范围也略有不同。

TOF 法是应用梯度回波序列并结合流动相关增强效应使血管显示高信号，又用流体补偿技术减少血流相位逸散所致的信号丢失，而血管周围的静止组织则采用饱和脉冲抑制其信号，此法血流速度密切影响信号强度。优点是成像时间短，对快速和中速的血流敏感性好，Willis 环均能清晰显示，缺点是对慢速血流不敏感，小血管及静脉的显示程度不及 PC 法理想。另外，由于血管内血液流动中的层流现象，附壁部分血液流速很慢，因此 TOF 法显示的血管管径往往小于实际管径，容易产生对血管狭窄性病变的误诊。TOF 法对血管周围静止组织采取的是饱和脉冲抑制技术，不能像 PC 法那样达到减影的效果，背景消除不及 PC 法彻底。

PC 法是利用流体引起的相位移动来区分流动的血液和周围组织。优点是血管周围组织信号消除完全，具有很好的显影背景，对各种流速的血液均可编码，能够选择血流速度以显示不同流速的血管，选择血流方向使不同方向血流表现为高信号或低信号，对小血管和静脉内的慢速血流也较敏感，其显示程度优于 TOF 法，因此除用于动脉检查外，也可用于静脉闭塞或畸形的检查。此法对血管管径的显示较为符合实际。缺点是耗时较长，完成一个三维的 MRA 需近 30min。

MRA 可检出直径 3mm 以上的动脉瘤，清楚显示其大小、形态、位置及其与正常血管的关系。TOF 法对直径较小的动脉分支显示不理想，同时有可能漏诊较小的动脉瘤。对于直径小于 10mm，或附壁血栓较大而致瘤内血流明显减慢的病例，若能参考 MRI 和 MRA 的原始图像，其检出率将明显提高，因为原始图像使用约 1mm 左右的连续薄层扫描，可以提供大量重建图像所不能显示的病变相关血管的详细信息，尤其对血栓性动脉瘤，不仅可以显示高信号的通畅瘤腔，还可显示其周围等信号或混杂信号的血栓，使瘤腔得以完整显示，克服了 MRA 和 DSA 只能显示通畅瘤腔的缺点，有利于指导直接手术和介入治疗。

MRA 在动脉瘤急性出血期的诊断作用尚未确立，因为急性期的血凝块在 MIP 重建像上亦表现为高信号，与瘤体不易鉴别。

对于 AVM，MRA 可清楚显示其大部分供血动脉、引流静脉和畸形血管团，血管较粗大者的显示效果与 DSA 相似，血管较细小者的供血动脉和引流静脉显示效果欠佳。可联合使用 TOF 法和 PC 法以获取更多的信息，一般认为 3D-TOF 法对供血动脉粗、血液流速快而复杂的 AVM 较为理想，2D-TOF 法对慢血流相对较敏感，对 AVM 的血管巢及小的支配血管显示较好。2D-PC 法可用不同流速编码多次检查以显示不同流速的血管，明显提高供血动脉和引流静脉的显示率，只是图像不能旋转；3D - PC 法因需反复预测最佳流速，成像时间长，应用较少，但在 AVM 合并出血时无疑是最佳的方法。任何一种 MRA 方法均可诊断 AVM，但均不能显示所有的供血动脉和引

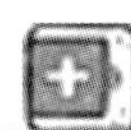

流静脉。

MRA可清晰显示外伤性颈动脉海绵窦瘘（TCCF）的引流静脉走向，但是对某些低流量自发性颈动脉海绵窦瘘（SCCF）的诊断帮助不大。

对于DAVM，磁共振动脉造影／静脉造影（MRA/MRV）能无创显示硬脑膜动静脉的解剖结构，但分辨率较差，不能满足临床诊断要求，目前仅作为筛选和随访手段之一。

此外，MRA可以清楚显示鞍区大血管的狭窄、闭塞、受侵、移位情况，有助于对鞍区病变确定合适的治疗方案、选择最佳术式及预测术中风险。

（丁建军）

第四节　数字减影血管造影

数字减影血管造影（digital subtraction angiography，DSA）是电子计算机与常规X线血管造影相结合的新的血管检查方法。它将常规X线血管造影探测到的X线信息输入计算机，经数字化，把获取的造影前无血管的影像（蒙片）与造影后血管显影的影像进行减影处理，再经过数／模转换，仅显示血管系统图像。这种检查是诊断中枢神经系统病变的一种新方法，尤其是诊断脑、脊髓血管疾病的金标准。除用于诊断外，目前还在DSA机器上对脑、脊髓血管疾病实施血管内治疗，对恶性胶质瘤超选择动脉内化疗，对血供丰富的脑膜瘤等超选择动脉内栓塞治疗。

一、适应证

（1）疑患颅内动脉瘤、脑动静脉畸形、动静脉瘘等颅内血管性疾病者。

（2）疑患鞍区占位性病变者。

（3）脑内及蛛网膜下隙出血的病因检查。

（4）前颅窝、中颅窝病变，欲了解其供血情况及与颅内血管关系者。

（5）鞍区占位性病变及血管性疾病手术后，需复查了解治疗情况者。

二、禁忌证

（1）对碘过敏者。

（2）有严重出血倾向或出血性疾病者。

（3）有严重心、肝及肾功能不全者。

（4）有严重高血压或动脉硬化者，宜慎重。

（5）脑疝晚期，脑干功能衰竭者。

三、术前准备

（1）做好病人思想工作，以取得其积极配合。

（2）病人准备：造影前详细询问病史，进行全面体检，并进行胸透，心电图，肝、肾功能，血常规，出、凝血时间等检查，会阴部备皮。

（3）术前禁食4h，全麻禁食6h。

（4）术前0.5h肌内注射苯巴比妥钠0.1g，或术前3d服尼莫地平20mg，3次/d。

（5）碘过敏试验：取对比剂1ml缓慢地注入静脉，随后密切观察15～20min，若出现球结膜充血、荨麻疹、恶心、呕吐、心慌、呼吸困难等反应，不能进行造影检查。

（6）必要时留置导尿管。

四、麻醉

一般用局麻，对儿童以及其他不合作者，可用基础麻醉加局麻或全麻。

五、造影设备

（一）X线设备

现代脑血管造影常需要连续快速的摄片，因此要求X线机具有大毫安、高千伏，一般为1 500mA，150kV，摄影速度不低于3张/s，同时要求能进行双相摄影。由于要进行连续快速摄影，就需要X线管球具有高热容量。管球焦点一般为0.6mm，0.3mm以下焦点可用于放大摄影。为随时观察导管的位置，还应有透视系统，血管造影床能做各个方向的移动。现代的血管造影系统还包括影像增强器以减少投照剂量，磁带录像机，电影立体摄影等观察、记录系统，还有用于数字减影的计算机系统。

（二）造影器械

造影器械的选择常因个人的经验、习惯而不同，一般选用16G或18G脑血管造影针，6F或8F导管鞘，5F有端孔的股、脑动脉造影导管，尖端呈110°角，导引钢丝长40cm，无菌敷料，三角刀和1∶25u肝素生理盐水。

（三）高压注射器和对比剂

高压注射器是现代脑血管造影不可缺少的设备，它可以保证在短时间内快速通过阻力很大的导管，向血管内注射对比剂。选择注射压力大小时应考虑导管与注射血管的耐受能力，注射前还应注意排气。脑组织对对比剂的耐受能力较差，要求对比剂具备下列条件：①对比强，可清晰显示细小的血管；②毒性小；③排出快；④黏度低。常用Omnipaque、Iopamiro等非离子型对比剂，毒性反应大大降低。

六、造影方法

1.经皮穿刺股动脉选择性全脑血管造影 操作方法：病人仰卧于带影像增强器与电视装置的心血管造影床上，臀部用一小枕垫高，会阴及腹股沟部常规消毒，铺无菌单，采用Seldinger穿刺插管法（图2–4–29，图2–4–30，图2–4–31）。一般选择右侧股动脉穿刺，在腹股沟韧带下2～3cm，股动脉搏动最明显处，做局麻（不合作或小儿可用全麻）。左手示、中指摸清股动脉搏动，右手持针与皮肤呈45°角，向股动脉近心端逆血流方向穿刺，先穿刺至皮下，继而再快速进针，只穿透动脉前壁，立即见鲜血呈直线喷出，或同时贯

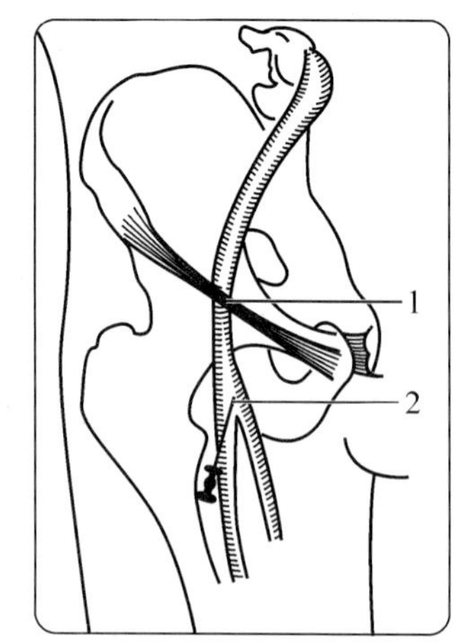

图2–4–29 股动脉穿刺点
1.腹股沟韧带
2.股动脉穿刺点

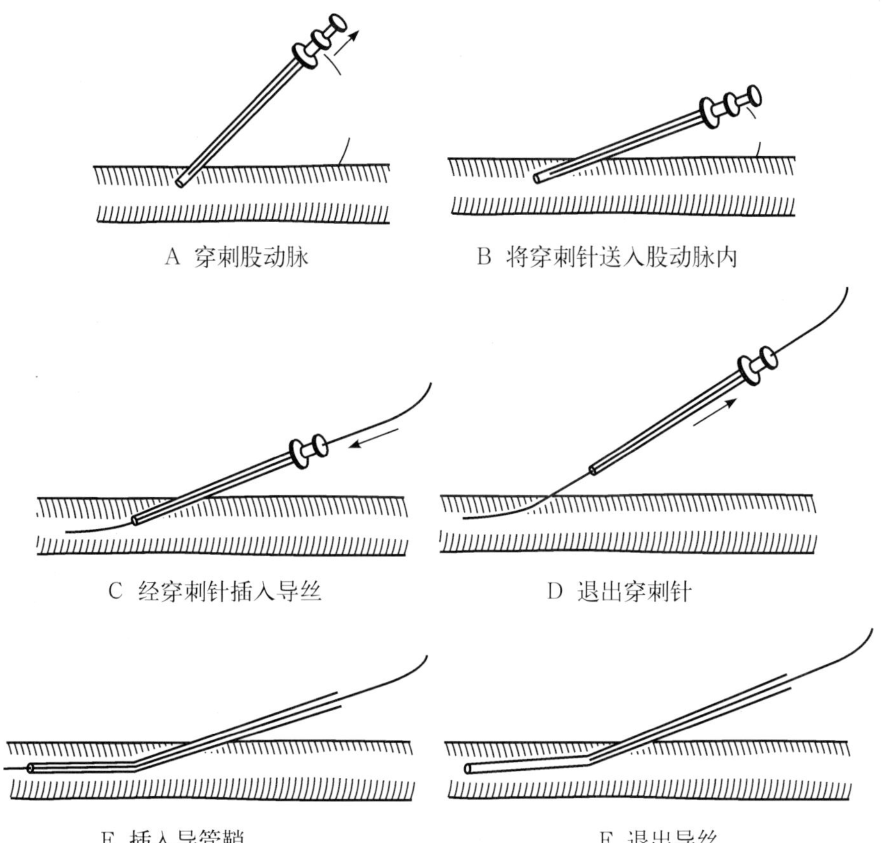

图 2-4-30 Seldinger 技术穿刺动脉示意图

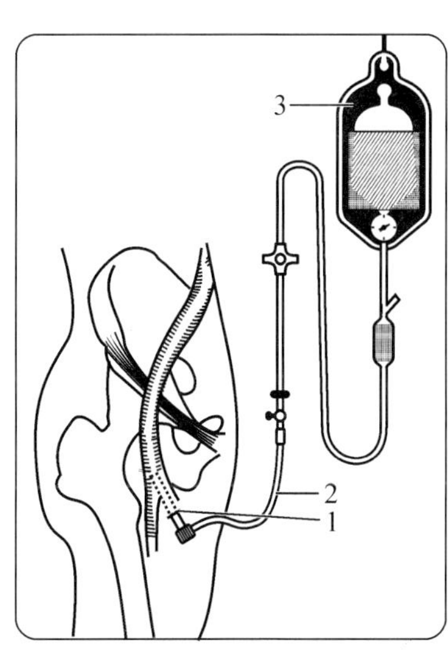

图 2-4-31 导管鞘与加压输液袋连接

1.导管鞘 2.导管鞘侧臂连接管 3.加压输液袋

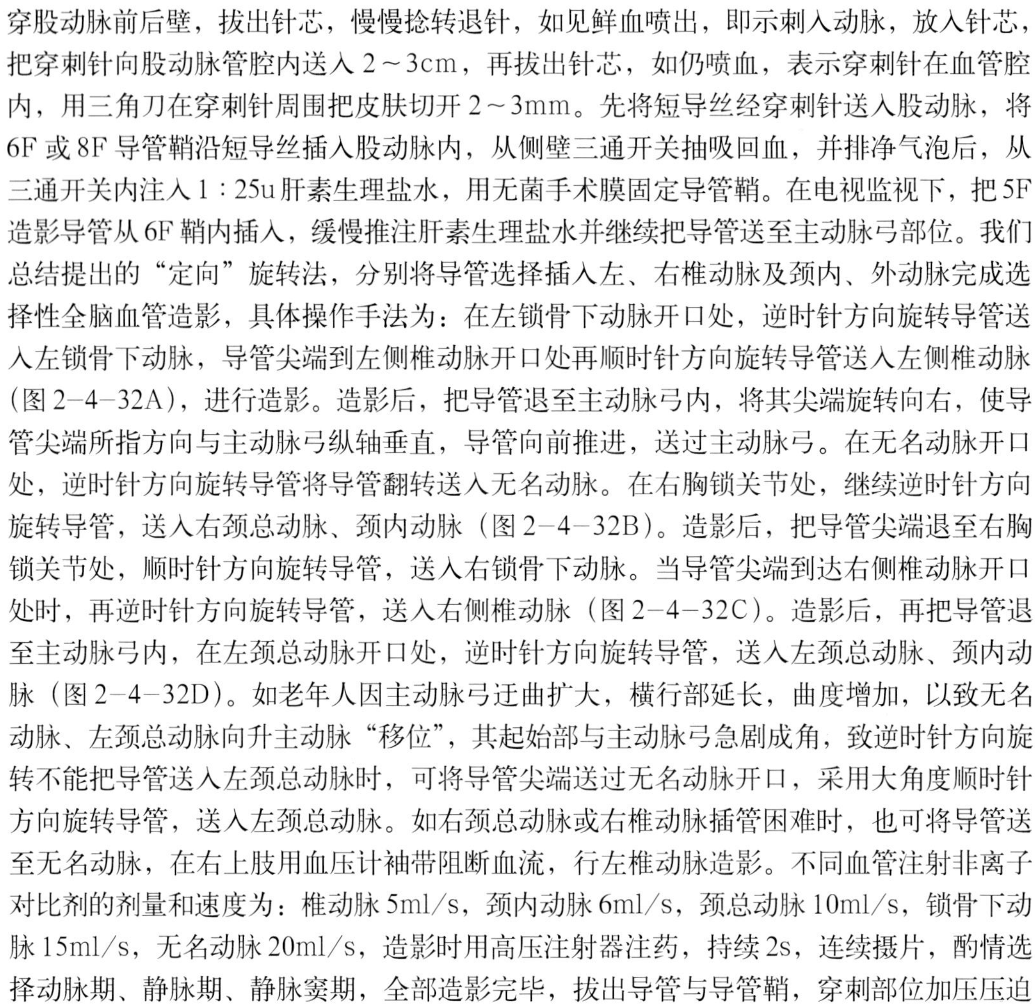

穿股动脉前后壁，拔出针芯，慢慢捻转退针，如见鲜血喷出，即示刺入动脉，放入针芯，把穿刺针向股动脉管腔内送入 2～3cm，再拔出针芯，如仍喷血，表示穿刺针在血管腔内，用三角刀在穿刺针周围把皮肤切开 2～3mm。先将短导丝经穿刺针送入股动脉，将 6F 或 8F 导管鞘沿短导丝插入股动脉内，从侧壁三通开关抽吸回血，并排净气泡后，从三通开关内注入 1∶25u 肝素生理盐水，用无菌手术膜固定导管鞘。在电视监视下，把 5F 造影导管从 6F 鞘内插入，缓慢推注肝素生理盐水并继续把导管送至主动脉弓部位。我们总结提出的“定向”旋转法，分别将导管选择插入左、右椎动脉及颈内、外动脉完成选择性全脑血管造影，具体操作手法为：在左锁骨下动脉开口处，逆时针方向旋转导管送入左锁骨下动脉，导管尖端到左侧椎动脉开口处再顺时针方向旋转导管送入左侧椎动脉（图 2–4–32A），进行造影。造影后，把导管退至主动脉弓内，将其尖端旋转向右，使导管尖端所指方向与主动脉弓纵轴垂直，导管向前推进，送过主动脉弓。在无名动脉开口处，逆时针方向旋转导管将导管翻转送入无名动脉。在右胸锁关节处，继续逆时针方向旋转导管，送入右颈总动脉、颈内动脉（图 2–4–32B）。造影后，把导管尖端退至右胸锁关节处，顺时针方向旋转导管，送入右锁骨下动脉。当导管尖端到达右侧椎动脉开口处时，再逆时针方向旋转导管，送入右侧椎动脉（图 2–4–32C）。造影后，再把导管退至主动脉弓内，在左颈总动脉开口处，逆时针方向旋转导管，送入左颈总动脉、颈内动脉（图 2–4–32D）。如老年人因主动脉弓迂曲扩大，横行部延长，曲度增加，以致无名动脉、左颈总动脉向升主动脉“移位”，其起始部与主动脉弓急剧成角，致逆时针方向旋转不能把导管送入左颈总动脉时，可将导管尖端送过无名动脉开口，采用大角度顺时针方向旋转导管，送入左颈总动脉。如右颈总动脉或右椎动脉插管困难时，也可将导管送至无名动脉，在右上肢用血压计袖带阻断血流，行左椎动脉造影。不同血管注射非离子对比剂的剂量和速度为：椎动脉 5ml/s，颈内动脉 6ml/s，颈总动脉 10ml/s，锁骨下动脉 15ml/s，无名动脉 20ml/s，造影时用高压注射器注药，持续 2s，连续摄片，酌情选择动脉期、静脉期、静脉窦期，全部造影完毕，拔出导管与导管鞘，穿刺部位加压压迫 10～20min，观察无出血，盖无菌纱布，局部用沙袋压迫 6～8h。

2.经皮穿刺颈动脉造影 由于开展了经皮穿刺股动脉选择性全脑血管造影法，经皮穿刺颈动脉造影应用已经大为减少。只有在无法进行脑动脉穿刺选择性全脑血管造影或对明确的单侧颅内动脉系统病变，不需了解对侧颅内动脉供血时方采用直接穿刺颈动脉造影。穿刺时病人取仰卧位，肩背垫高头后仰，常规消毒皮肤，局麻。选择颈动脉搏动最强点（一般平甲状软骨）进针穿刺，当穿刺针进入颈总动脉后拔出针芯即可见血液喷出，随后插入钝头针芯，并将穿刺针向动脉腔内送入 1.5～2cm，然后将头恢复成平卧位并摄片。用高压注射器或手推注射对比剂进行血管造影，对比剂用量为 6ml/s，总量 10ml。摄片观察满意后，即可拔出穿刺针，压迫穿刺处数分钟止血，术后病人严密观察 2h。

3.直接穿刺椎动脉造影 已极少应用，造影时于颈椎 5～6 横突孔处直接穿刺椎动脉，注药时压力不宜太大。

4.直接穿刺肱动脉逆行血管造影 右肱动脉造影可使右颈总动脉和右椎动脉同时显影；左肱动脉造影，可使左椎动脉显影。造影时病人取仰卧位，上肢外展，常规消毒，

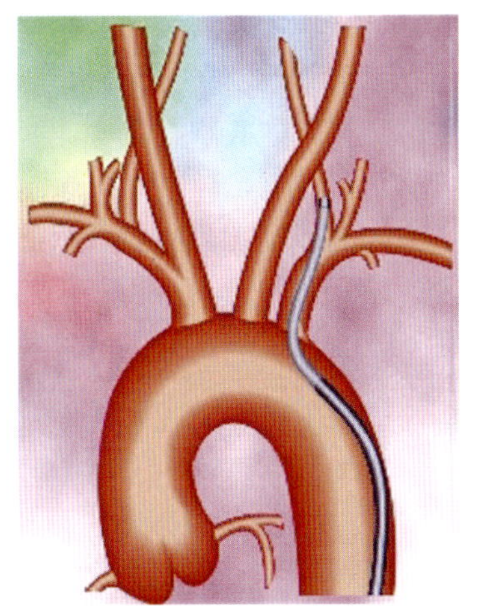

A 左椎动脉

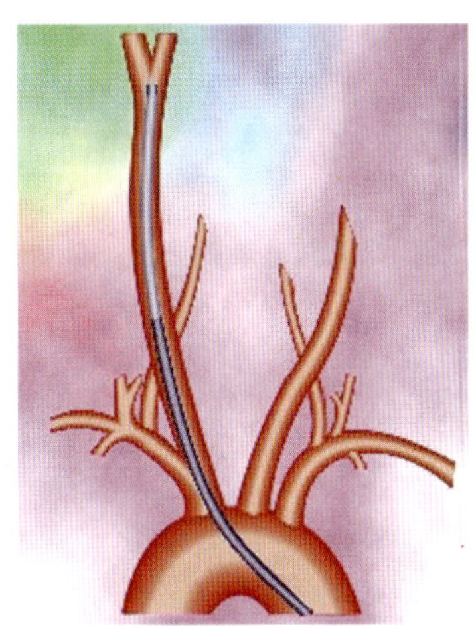

B 右颈总动脉

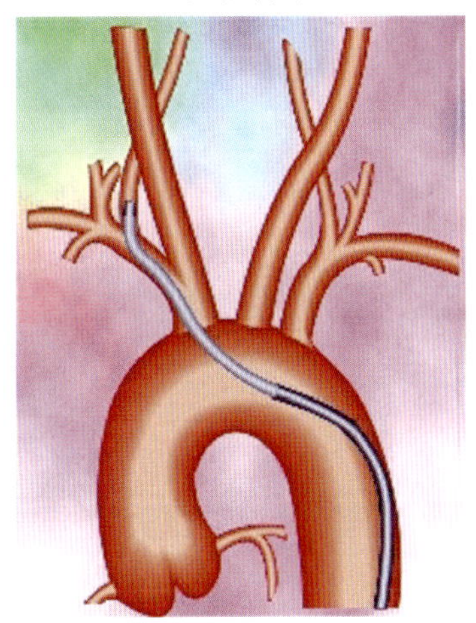

C 右椎动脉

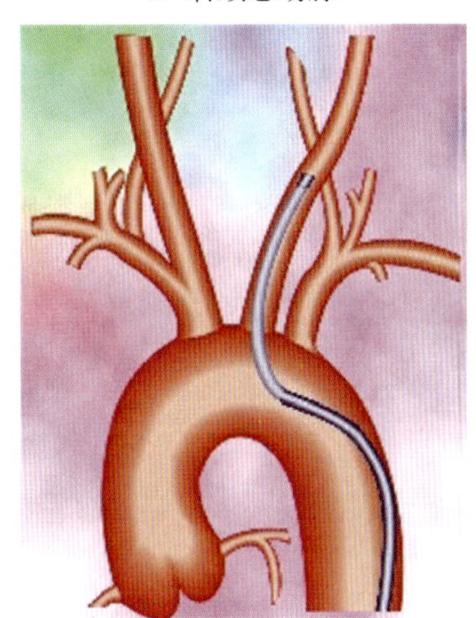

D 左颈总动脉

图 2–4–32　颈总动脉、椎动脉选择性插管示意图

经皮直接穿刺肱动脉或从肘内侧部切开暴露肱动脉后穿刺。这种方法可能引起正中神经分布区感觉障碍。

5. 经腋动脉行脑血管造影　是股动脉导管法脑血管造影失败时选择的替代方法之一。病人取仰卧位，术侧上肢外展，略旋后与身体呈 135° 角平放于托板上，腋下皮肤常规消毒，于腋动脉搏动最强点穿刺，穿刺入动脉腔内后，再送针约 1cm，经导丝将导管送入动脉腔内，再行左、右颈总动脉造影。术后压迫穿刺点 20min，上臂稍上抬约 6h，以防血肿。这种方法最大的缺点是可造成臂丛神经损害。

七、正常脑血管 DSA 表现

（一）颈内动脉的解剖

颈内动脉自颈总动脉分出后，几乎与颈外动脉紧邻，沿咽侧壁平行上升至颅底，进入颞骨岩部内的颈动脉管后，转为水平向内行，入颅腔后穿过硬膜外层上行到鞍底后部，然后沿鞍底转向前行至前床突下方，此段为海绵窦段。在前床突下穿过硬膜内层后，突然转向后上，直达后床突附近并进入蛛网膜下隙，然后转上行一小段即分为大脑前、中动脉。颈内动脉在鞍旁连续的几个弯曲称为虹吸（部）弯，虹吸弯自上而下被分成 C1～C5 五部分（图 2-4-33A、B、C）。颈内动脉的大分支有眼动脉、脉络膜前动脉、后交通动脉、大脑前动脉和大脑中动脉。①眼动脉：90% 可显影，多起自 C2 前端或 C2～C3 交界处，近端投影于蝶骨平台下，前行 1～2cm 后呈波浪状沿眶顶前行。②脉络膜前动脉：自 C1 段发出，先向下行约 5mm，后上行形成凹面向上的弯曲，继而又弯向下方，形成一凸面向上的弧线。③后交通动脉：少数可显影，在脉络膜前动脉下方 2～3mm 处发出，常与大脑后动脉共同显影，但其管径较大脑后动脉略细，与大脑后动脉连接处多向上成角。当大脑后动脉粗大时，在其起始部可能发生漏斗状扩张，易被误诊为动脉瘤，如其直径不超过 3mm 应视为正常。④大脑前动脉：可分为水平段和垂直段，水平段为大脑前动脉自颈内动脉发出后呈水平或略弯向下方向内侧走行的部分，到达中线后经前交通动脉与对侧同名血管相连，然后转向上行后成为垂直部。前后位可显示水平段向内行至中线，再沿正中矢状面转向上行为垂直段，垂直段下部可见多数小分支跨越中线两旁，上部有许多分支在中线部重叠绕行，内缘整齐居于中线；侧位可见大脑前动脉上行，

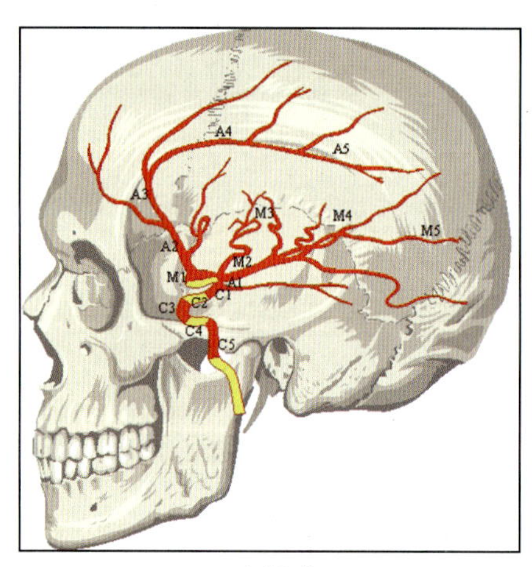

A 侧位像

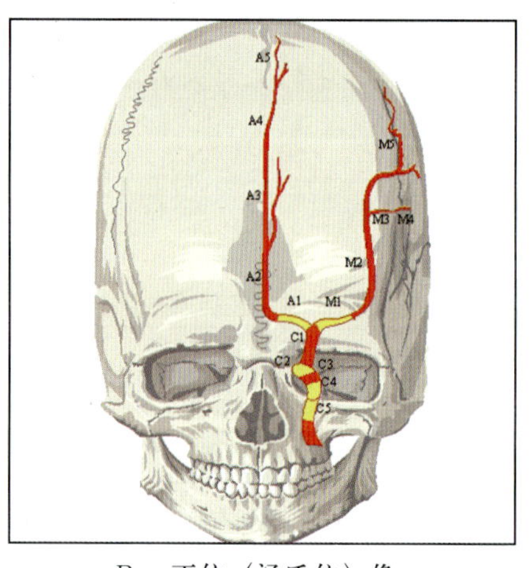

B 正位（汤氏位）像

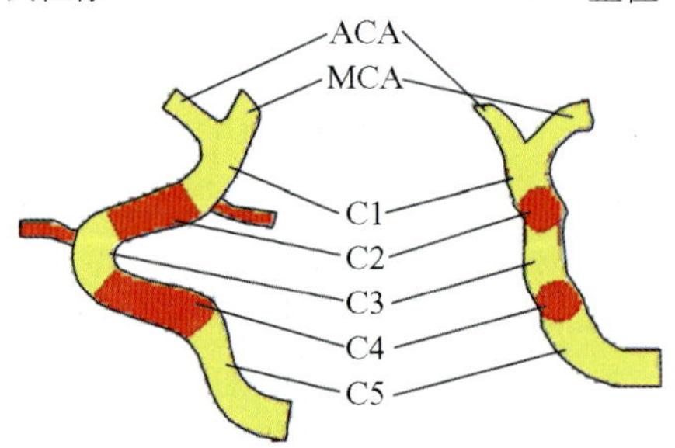

C 颈内动脉虹吸部分段图

图 2-4-33 颈内动脉虹吸部分段图

ACA：大脑前动脉 A1～A5：大脑前动脉 1～5 段 C1～C5：颈内动脉 1～5 段 MCA：大脑中动脉 M1～M5：大脑中动脉 1～5 段

先分出眶额动脉和额极动脉，然后围绕胼胝体膝部向上向后行，称为膝段，在胼胝体膝附近发出胼缘动脉、胼周动脉。胼缘动脉向上走行，分出额前、中、后动脉以及旁中央动脉。⑤大脑中动脉：自颈内动脉分出后，先向外走行即水平段，然后沿外侧裂向上行在脑岛表面发出数支向上的分支。前后位可见大脑中动脉水平段向外走行，可略弯曲，发出颞前动脉、眶额动脉和纤细的豆纹动脉，然后转向后上方，转折处称大脑中动脉膝部，膝部以后为大脑外侧裂段，此段大脑中动脉发出数支升支及颞中动脉，最后分成顶后动脉、角回动脉和颞后动脉。升支上行分布到大脑半球凸面，分成中央沟前动脉、中央沟动脉和中央沟后动脉。外侧裂段多呈凹面向外的多支相互重叠的血管，侧位水平段与X线束方向平行，此段显示不清，大脑中动脉外侧裂动脉干分成数支，沿外侧裂走行，并在外侧裂发出分支沿岛叶上行形成"侧裂三角"（图2-4-34），然后弯向下行，绕过脑盖下缘到大脑表面，表现为波浪状起伏的小分支。

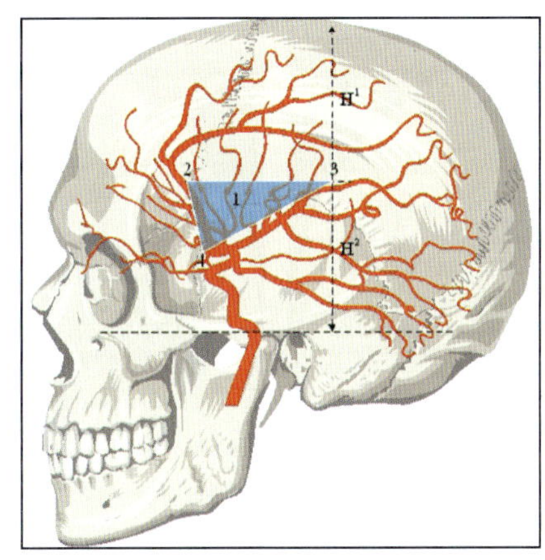

图2-4-34　侧裂三角的测量（Vlahorich's法）

1.侧裂三角　2.最前端额顶升动脉的返折点　3.最后端额顶升动脉的返折点(脑血管造影的侧裂点)　4.大脑中动脉主干的最前点

侧裂三角：侧位片上，将大脑中动脉主干的最前点、最前端额顶升动脉的返折点和最后端额顶升动脉的返折点连成直线，即成一三角形，称为侧裂三角。正常此三角上缘与内耳孔上缘至枕内粗隆的连线大体平行；从外耳孔上缘作此线垂直线至颅顶内板，三角的上缘居于此线的中点（即 $H^1=H^2$）

（二）颈内总动脉造影

1.动脉期　图2-4-35A、B、C、D。

（1）颈内动脉：侧位，颈内动脉通过颞骨岩部的动脉管内口进入颅腔后，穿过硬膜外层上行至鞍底后部，继续沿鞍底向前行至前床突下方或海绵窦段；然后折向上行，在前床突下穿过硬膜内层，并突然折向上进入蛛网膜下隙，直达后床突附近，然后转上行一小段后即分为大脑前、中动脉。颈内动脉在鞍旁的弯曲称虹吸部，自上而下被分成C1～C5五部分。虹吸部见眼动脉、脉络膜前动脉和后交通动脉由其分出。前后位，虹吸部于眼眶内侧显示为迂曲的血管截面影，虹吸部向上为颈内动脉的分支点，在此位置，颈内动脉末段、大脑前动脉和大脑中动脉三者形成T形。

（2）大脑前动脉：侧位，大脑前动脉由颈内动脉分出后，于两侧大脑半球之间上行，

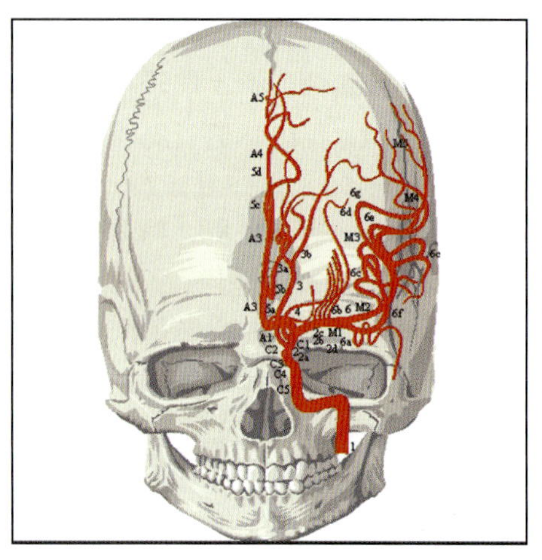

A　正位像

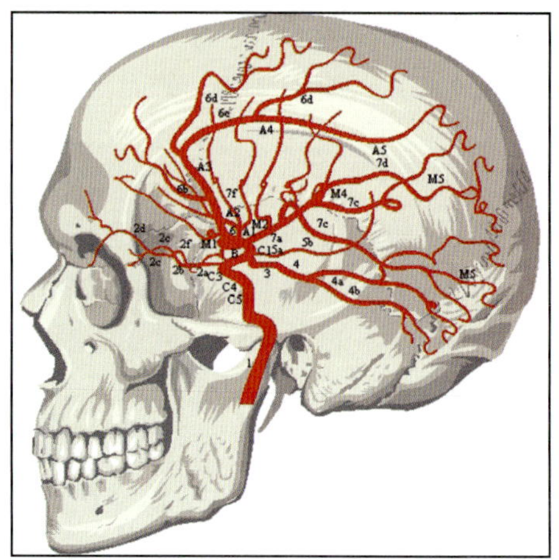

B　侧位像

C　DSA 正位像

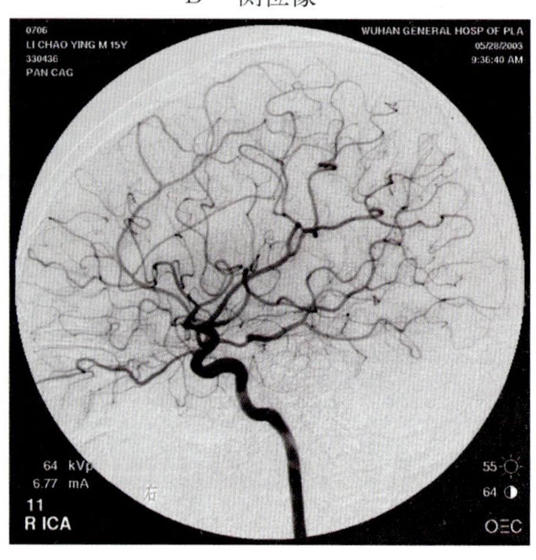

D　DSA 侧位像

图 2–4–35　颈内动脉造影（动脉期）

A

1.颈内动脉　C1.颈内动脉第 1 段（终段）　C2.颈内动脉第 2 段（床突上段）　C3.颈内动脉第 3 段（膝段）　C4.颈内动脉第 4 段（海绵窦段）　C5.颈内动脉第 5 段（岩部段）　2.眼动脉　2a.眼动脉视神经下段　2b.眼动脉视神经上段　2c.眶上动脉　2d.泪腺动脉　3.大脑后动脉　3a.大脑后动脉枕支　3b.大脑后动脉颞支　4.脉络膜前动脉　5.大脑前动脉　A1.大脑前动脉第 1 段（水平段）　A2.大脑前动脉第 2 段（上行段）　A3.大脑前动脉第 3 段（膝段）　A4.大脑前动脉第 4 段（胼周段）　A5.大脑前动脉第 5 段（终段）　5a.Heubner 回返动脉　5b.额极动脉　5c.胼缘动脉　5d.胼周动脉　6.大脑中动脉　M1.大脑中动脉第 1 段（水平段）　M2.大脑中动脉第 2 段（回转段）　M3.大脑中动脉第 3 段（侧裂段）　M4.大脑中动脉第 4 段（分叉段）　M5.大脑中动脉第 5 段（终段）　6a.颞前动脉　6b.豆纹动脉（亦称视丘纹状体动脉）　6c.额顶升动脉（亦称蜡台动脉）　6d.顶后动脉　6e.角回动脉　6f.颞后动脉　6g.侧裂后（脑血管造影的侧裂点）

B

1.颈内动脉　C1.颈内动脉第 1 段（终段）　C2.颈内动脉第 2 段（床突上段）　C3.颈内动脉第 3 段（膝段）　C4.颈内动脉第 4 段（海绵窦段）　C5.颈内动脉第 5 段（岩部段）　2.眼动脉　2a.眼动脉视神经下段　2b.眼动脉视神经外段　2c.眼动脉视神经上段　2d.眶上动脉　2e.泪腺动脉　2f.脑膜

返动脉　3.后交通动脉　4.大脑后动脉　4a.大脑后动脉枕支　4d.大脑后动脉颞支　5.脉络膜前动脉　5a.脉络膜前动脉脑池段　5b.脉络膜前动脉脑室段（脉络膜丛段）　6.大脑前动脉　A1.大脑前动脉第1段（水平段）　A2.大脑前动脉第2段（上行段）　A3.大脑前动脉第3段（膝段）　A4.大脑前动脉第4段（胼周段）　A5.大脑前动脉第5段（终段）　6a.眶顶动脉（亦称大脑前动脉眶支）　6b.额极动脉　6c.胼周动脉　6d.胼缘动脉　7.大脑中动脉　M1.大脑中动脉第1段（水平段）　M2.大脑中动脉第2段（回转段）　M3.大脑中动脉第3段（侧裂段）　M4.大脑中动脉第4段（分叉段）　M5.大脑中动脉第5段（终段）　7a.豆纹动脉（亦称视丘纹状体动脉）　7b.颞前动脉　7c.颞后动脉　7d.角回动脉　7e.顶后动脉　7f.额顶升动脉（亦称蜡台动脉）

先于升部（垂直部）向前分出额极动脉，然后围绕胼胝体膝部并沿胼胝体向后呈水平走行，此水平段称为胼周动脉；于胼胝体膝部发出之分支为胼缘动脉，此支在胼周动脉之上并与之平行。前后位，大脑前动脉水平段主支向内行，多与分支点在一个水平上，亦可低于分支部，大脑前动脉的余段及其分支向上行居颅中线。

（3）大脑中动脉：侧位，大脑中动脉由颈内动脉分支部向外走行的一段及水平段在侧位上近轴位，当其向后转行时分出额顶升动脉，呈蜡台样或音叉状垂直上行，然后大脑中动脉在外侧裂中分成顶后动脉、角回动脉及颞后动脉，其走行向后上呈对角线方向。前后位，大脑中动脉水平段在前后位与分支点处于相同水平或稍低，额顶升动脉起于大脑中动脉向后转折处，3个终支迂曲重合成网状。

（4）眼动脉：90%可显影，自C3段发出，经视神经孔入眼眶沿眶顶前行。

（5）后交通动脉：自颈内动脉的床突上段发出，弯曲向后与大脑后动脉联合，联合处多向上成角。

（6）脉络膜前动脉：起于C1段，先向下行5mm，后上行形成凹面向上的弯曲。

2.静脉与静脉窦期　图2-4-36A、B、C、D。

（1）脑部深静脉：主要汇入脑深部血液，包括丘脑纹状体静脉、隔静脉、大脑内静脉、大脑大静脉和基底静脉。丘脑纹状体静脉接受丘脑、纹状体、胼胝体及侧脑室壁血液，在侧脑室侧壁尾状核和丘脑之间的沟内向前、向下、向内，在室间孔后壁与隔静脉汇合，转折向后成大脑内静脉。大脑内静脉在中线旁约2～3mm处，左右大脑半球各一条，沿第三脑室顶向后下，在胼胝体压部下汇合成大脑大静脉。大脑大静脉还接受四叠体、松果体和小脑上蚓部血液，其后方与下矢状窦汇合成直窦。基底静脉接受前穿质、基底核和岛叶的血液，沿大脑脚向后上，汇入大脑大静脉。

侧位静脉期，丘脑纹状体静脉向前、向下，前方可接纳前尾状核静脉，在相当于室间孔后缘处和来自前方的隔静脉汇合，急转弯向后上为大脑内静脉。此转弯角即为静脉角，呈弧形锐角指向前下。大脑内静脉先向后上，继而转向后下，呈凸面向上弧形，沿途还接纳数支室管膜下静脉。大脑大静脉前接大脑内静脉，绕胼胝体压部后行，继而转向上，呈一凸面向下弧度。基底静脉先在蝶鞍上方约1cm处，形成一星状结构，岛叶表面静脉呈放射星状向下汇集，中心呈点状为深大脑中静脉，继而向后上斜行汇入大脑大静脉。正位静脉期，丘脑纹状体静脉自侧脑室壁向内下行，汇入大脑内静脉，该静脉扭曲重叠，位于中线旁约2～3mm处，自下再向上为大脑大静脉。基底静脉起始呈钩状位

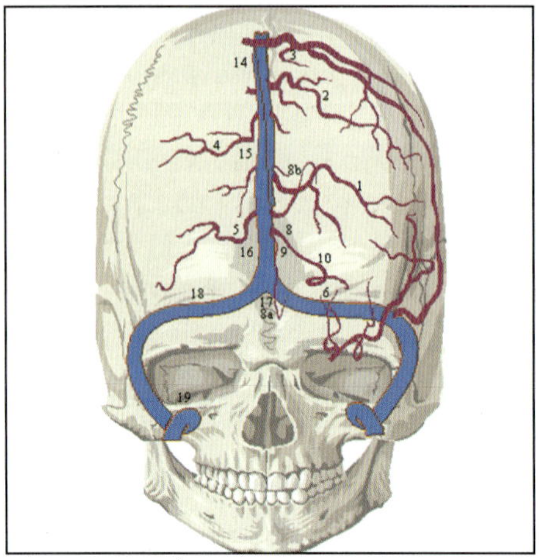

A　正位像 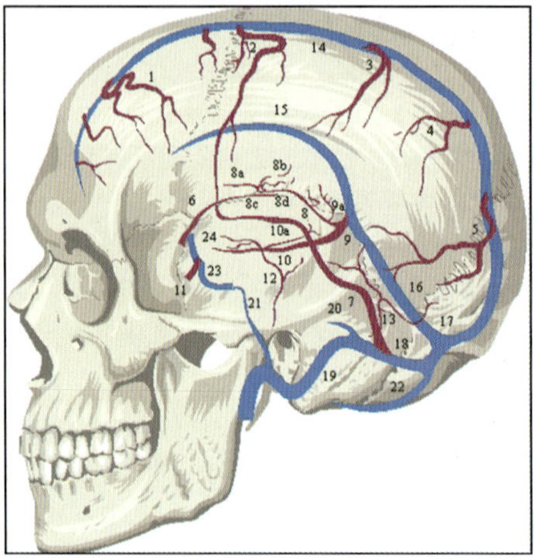　　　　B　侧位像

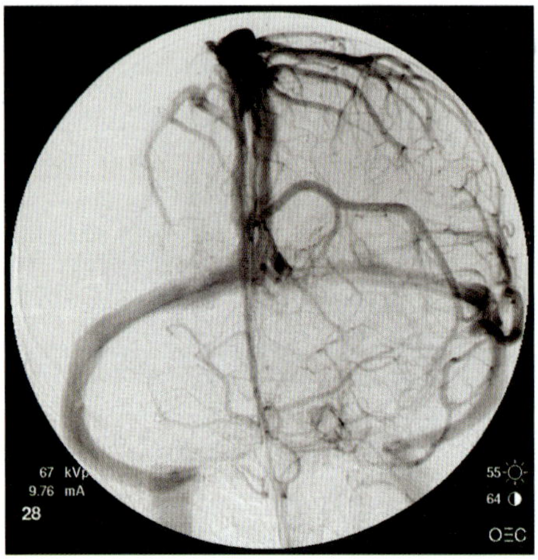

C　DSA 正位像 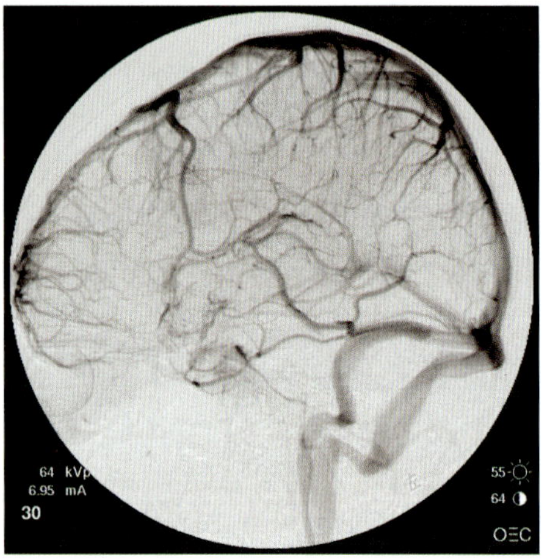　　　　D　DSA 侧位像

图 2-4-36　颈内动脉造影（静脉期）

1.额升静脉　2.中央沟静脉（Trolard 静脉）　3.顶静脉（Rolandi 静脉）　4.顶升静脉　5.枕升静脉　6.大脑中静脉（又称侧裂静脉、Sylvian 静脉）　7.颞枕静脉（又称下行吻合静脉、小吻合静脉、Labbe 静脉）　8.大脑内静脉　8a.透明隔静脉　8b.丘纹静脉（又称后终静脉）　8c.静脉角（为透明隔静脉、丘纹静脉与大脑内静脉汇合处构成之角）　8d.脉络膜静脉　9.大脑大静脉（Galen 静脉）　9a.胼周后静脉（又称胼胝体背侧静脉）　10.基底静脉（Rosenthal 静脉）　10a.室管膜下静脉　11.眼静脉　12.颞浅前静脉　13.颞浅后静脉　14.上矢状窦　15.下矢状窦　16.直窦　17.窦汇（Herophilus 总汇）　18.横窦　19.乙状窦　20.岩上窦　21.岩下窦　22.枕窦　23.海绵窦　24.蝶顶窦

于眶上附近，继而斜行向上、向内至大脑大静脉。

（2）脑部浅静脉：主要收集大脑皮质血液。大脑上静脉每侧数条，经大脑表面，注入上矢状窦。大脑中静脉由数分支汇合成一条，位于外侧裂（又称侧裂静脉），注入海绵窦。此外还有大脑下静脉，位于大脑底面，注入海绵窦和岩上窦。交通吻合静脉连接各静脉之间。浅静脉的大小、数目、形态和位置常有很大变异。

侧位静脉期，大脑上静脉数目较多，4～12 支汇入上矢状窦。额部前方的大脑上静脉，多呈直角方向汇入上矢状窦。额后和顶枕部分支，一般都先向后上行，再弯向前注入上矢状窦，呈一凹面向前的弯曲。大脑中静脉由数个小分支向前下行汇合而成，呈一凸面向前的弧度，继而汇入海绵窦。大脑下静脉常因重叠而不易辨认。正位静脉期，大脑浅静脉相互重叠。大脑上静脉向内、向上入上矢状窦，大脑中静脉多位于颅腔中下部的外侧，自上向下沿蝶嵴转向内汇入海绵窦。

（3）颅外和面部静脉：主要有面总静脉、枕静脉、耳后静脉等。面总静脉又可分为面前静脉和面后静脉。面前静脉收集颜面大部分血液，面后静脉由颞浅静脉和上颌静脉汇合而成。枕静脉和耳后静脉都汇入颈外浅静脉，面总静脉注入颈内静脉，而颈外浅静脉则注入锁骨下静脉。侧位静脉期，颈内静脉（明显粗于颈内动脉）向下走行，初位于颈内动脉之后方，以后两者位置相近。面前静脉和面后静脉在相应分布区引流，于下颌角下方汇合成面总静脉，斜向后下方，流入颈内静脉。枕静脉和耳后静脉亦各自引流相应分布区，向下流入颈外浅静脉。正位静脉期，粗大的颈内静脉居于颈内侧向下引流，颈外浅静脉则居于颈外的表浅部分，各自的引流属支常相互重叠。

（三）椎动脉造影

1.动脉期　图2-4-37A、B、C、D。

（1）椎动脉：椎动脉经枕骨大孔入颅，在脑桥下缘中线外与对侧椎动脉合为基底动脉，每侧椎动脉远端各发出一小脑后下动脉。

（2）基底动脉：基底动脉沿斜坡后方上行至鞍背后上方，分成两个终支即大脑后动脉。基底动脉的第一分支为小脑前下动脉，最后一个分支为小脑上动脉。

（3）大脑后动脉：大脑后动脉起点后3～4cm分出脉络膜后动脉。

2.静脉期　幕上脑浅静脉与上矢状窦后端和大脑大静脉相连；幕下静脉由小脑上静脉注入大脑大静脉、直窦、横窦和岩上窦，而小脑下静脉引流入横窦和岩下窦内。

八、鞍区常见病变的DSA表现

（一）脑血管病

1.动脉瘤　颅内动脉瘤好发于颈内动脉的海绵窦段和Willis环及其分支，造影可显示动脉瘤的大小、部位、形状。动脉瘤一般不引起附近血管移位。

2.脑动静脉畸形　典型表现为一团相互纠集的网状阴影，近端有粗大的动脉支供血，有时伴有相关性动脉瘤；远端有粗大迂曲的静脉引流，有时伴有静脉瘤，并可出现动静脉短路（动静脉瘘），使静脉过早显影。除非伴有血肿，一般不引起相邻血管移位。

3.烟雾病（Moyamoya病）　造影表现为颈内动脉虹吸部或大脑前、中动脉主干狭窄或闭塞，近颈内动脉末端有较多的新生毛细血管网，呈扇形分布。大脑前、中、后动脉之间可有代偿性供血；颈外动脉可向颅内供血。

4.颈动脉海绵窦瘘　表现为对比剂由颈内动脉直接流入海绵窦，使海绵窦、眼上静脉、眼下静脉和岩上、下窦扩大增粗并与颈内动脉几乎同时显影。也可见皮层静脉与基底静脉丛显影。

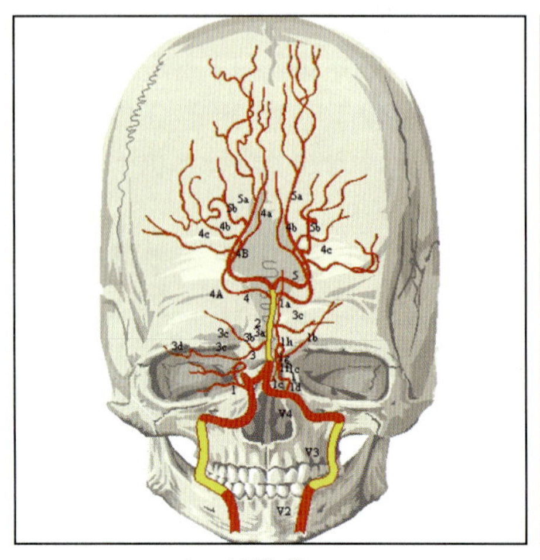

A　正位像

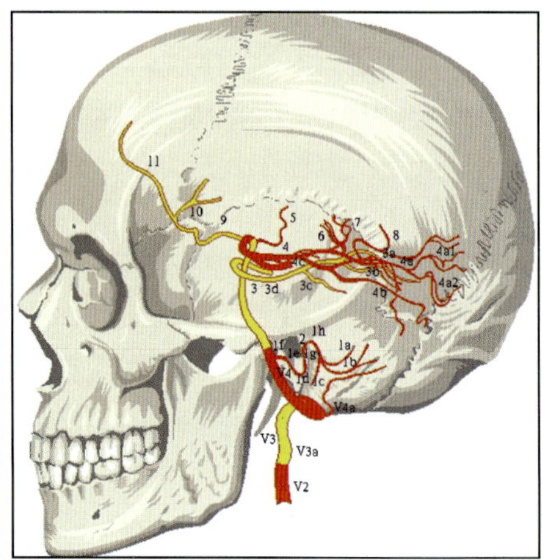

B　侧位像

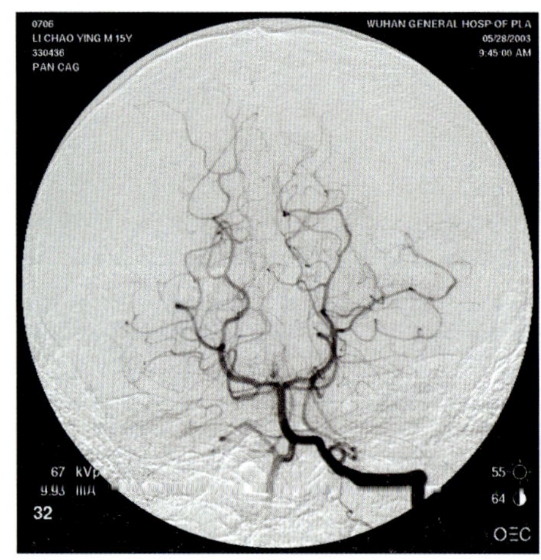

C　DSA 正位像

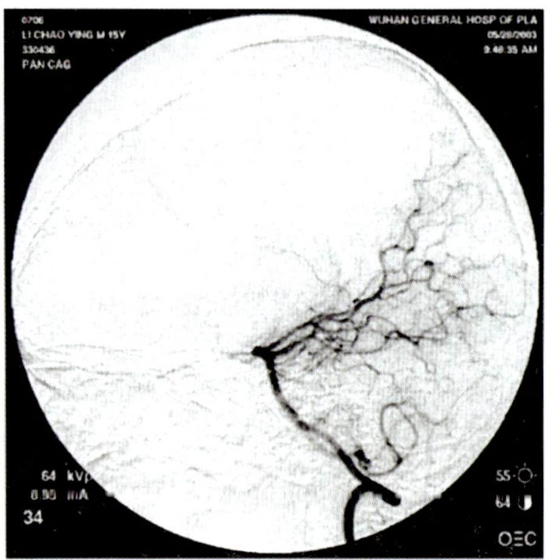

D　DSA 侧位像

图 2-4-37　椎动脉造影（动脉期）

A

V2.椎动脉第 2 段　V3.椎动脉第 3 段　V4.椎动脉颅内段　1.小脑后下动脉　1a.小脑后下动脉蚓支　1b.小脑后下动脉小脑半球支　1c.小脑后下动脉扁桃体支　1d.延髓前段（脑池段）　1e.延髓外侧段（延髓段）　1f.尾侧襻（扁桃体段）　1g.延髓后段（髓帆段）　1h.头侧襻（扁桃体上段）　2.基底动脉　3.小脑前下动脉　3a.小脑前下动脉脑桥段　3b.小脑前下动脉小脑脑桥段　3c.小脑前下动脉绒球段　3d.小脑前下动脉半月叶段　3e.内听动脉　4.小脑上动脉　4A.小脑上动脉第 1 段　4B.小脑上动脉第 2 段　4a.上蚓动脉（内侧支）　4b.半球支（中间支）　4c.边缘动脉（外侧支）　5.大脑后动脉　5a.大脑后动脉枕支　5b.大脑后动脉颞支

B

V2.椎动脉第 2 段　V3.椎动脉第 3 段　V3a.椎动脉脑膜前支　V4.椎动脉颅内段　V4a.椎动脉脑膜后支　1.小脑后下动脉　1a.小脑后下动脉蚓支　1b.小脑后下动脉小脑半球支　1c.小脑后下动脉扁桃体支　1d.延髓前段（脑池段）　1e.延髓外侧段（延髓段）　1f.尾侧襻（扁桃体段）　1g.延髓后段（髓帆段）　1h.头侧襻（扁桃体上段）　2.基底动脉　3.小脑上动脉　3a.上蚓动脉（内侧支）　3b.半球支（中间支）　3c.边缘动脉（外侧支）　3d.对侧小脑上动脉（仅示主干）　4.大脑后动脉

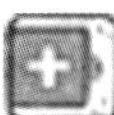

4a.大脑后动脉枕支　4a1.枕支之顶枕分支　4a2.枕支之禽距分支　4b.大脑后动脉颞支　4c.对侧大脑后动脉（仅示主干）　5.丘脑后穿支动脉　6.内侧脉络膜后动脉　7.外侧脉络膜后动脉　8.胼周后动脉　9.后交通动脉　10.大脑中动脉　11.大脑前动脉

（二）鞍区占位性病变的定位诊断

鞍区占位性病变在脑血管造影上可表现为正常脑血管的移位。颈外动脉向颅底鞍区病变供血（如前颅窝、中颅窝、蝶骨嵴脑膜瘤可见颈外动脉向肿瘤供血）以及肿瘤染色。其正常脑血管移位，在正位片上可见单侧或双侧大脑前动脉第1段呈半弧形或弧形向上抬高，颈内动脉虹吸部向外移位；侧位片可见颈内动脉虹吸部开口增宽，大脑前、中动脉向上移位。

（三）鞍区肿瘤的定性诊断

定性分析主要观察下列几个方面，包括肿瘤血管的形态、分布范围、循环速度和供养动脉的来源等。

1.脑膜瘤　脑膜瘤常致邻近血管受压、弧形移位，而且病理血管出现的阳性率很高。表现为小动脉网位于瘤区的中央，微血管显影呈密度均匀、边界清楚的肿块影，对比剂滞留时间长，其外围有粗大的静脉环绕勾画出肿瘤的轮廓。此外可见脑膜中动脉供血，供血血管提前充盈、增粗、迂曲。

2.胶质瘤　良性胶质瘤可见新生的网状小动脉，范围局限，位于移位血管的中心或偏居一侧，由脑动脉个别分支供血，局部循环无加速征象。恶性胶质瘤血管弥散而不规则、粗细不均，血管轮廓模糊。肿瘤周围无血管包绕。由于血流短路，局部循环加快，供应动脉粗大，引流静脉过早显示并迂回增粗。

3.转移瘤　显示密度均匀的棉团状影，直径一般不超过3cm，多发生在脑动脉末梢处，居脑表面和皮质下。肿瘤可因中心坏死而显示密度不均。如病灶示多发，则更有诊断意义。

九、并发症及处理

（1）穿刺部位血肿。操作不当，可引起穿刺部位血肿。多数可自行吸收，无需处理。颈动脉或椎动脉穿刺并发较大血肿时，可引起呼吸困难，应局部冷敷，必要时应切开清除血肿并行气管切开。

（2）癫痫。癫痫发作，应给予抗惊厥治疗，暂停操作，必要时应停止造影。

（3）粥样斑块脱落。有动脉硬化者，穿刺时可使血管内壁粥样斑块脱落，造成颅内动脉迁移性栓塞，因而出现偏瘫、失语，甚至昏迷，必须注意。

（4）气胸。锁骨下动脉穿刺可能并发气胸，一般数日可自行吸收，个别严重者应穿刺排气或行闭式胸腔引流。

（5）脑水肿。造影后可能加重脑水肿，故对颅内压增高者应尽量减少注射等渗盐水，术后并给脱水治疗。

（6）颈神经根损伤。穿刺可能刺伤颈神经根，引起病人同侧上肢麻木、疼痛等，应改变穿刺方向或角度。偶尔刺伤喉返神经，出现声音嘶哑，一般数天可好转。也可因颈部穿刺损伤颈交感神经而出现Horner综合征。

(7) 其他。少数病人出现头痛、头晕、恶心、呕吐、低热、心慌及颈神经根炎等，应予对症处理，一般可在短期内恢复。

（马廉亭）

第五节　其他检查方法

一、鞍区疾病核素显像剂

核医学是利用放射性核素及其标记化合物对疾病进行诊断、治疗和进行医学科学研究的年轻学科，她的发生、发展离不开分子生物学、核物理、辐射化学、辐射生物学、辐射剂量学、辐射毒理学以及核电子学技术等相关学科的发展。在鞍区疾病的诊断过程中，核医学诊断技术的应用也将与日俱增，这些进步主要依赖于核医学仪器和放射性药物的不断发展和完善。其中，放射性药物的发展尤为重要，目前，可用于脑显像的放射性药物近百余种，常用的药物也有几十种之多，根据所用放射性核素及其适用仪器的不同，可分为SPECT和PET脑显像剂；根据用途的不同，又可细分为普通脑显像剂、脑肿瘤阳性显像剂、脑血流灌注显像剂、脑受体显像剂、脑代谢显像剂、脑血容量显像剂、脑池显像剂、蛛网膜下隙显像剂和脑室显像剂等。

在临床工作中，脑肿瘤阳性显像剂和脑受体显像剂品种最多，发展也最迅速。脑血流灌注显像剂和脑代谢显像剂位居其次。

一般来说，理想的脑血流显像剂应具有以下特点：①在很广的血流范围中脑内摄取药物的浓度与血流量具有线性关系；②易穿透血－脑屏障（小分子、电中性、脂溶性，在血液pH条件下，药物不电离，不与血浆蛋白结合）；③初始脑摄取高，脑保留时间长；④在固定的范围内分布；⑤不再通过血－脑屏障返回到血循环；⑥血清除快；⑦脑与血液的放射性比值高；⑧体外稳定，体内代谢少或没有体内代谢，从而可以简化定量模型。

同样，理想的脑受体显像剂也应满足以下几个要求：①半衰期适中，放射性比活度大；②能够通过血－脑屏障；③在外周血和活体脑内的作用机制清楚；④与受体结合的特异性高、亲和力好、选择性强；⑤具有合成前体的完整生物学性能；⑥可借助生理数学模型进行受体密度的定量分析。为了保证获得对脑受体有较好亲和力的配体，一般选择受体的拮抗剂。

临床上，诊断用放射性药物主要有单光子显像剂，^{99m}Tc标记的各种化合物为最常用的显像剂，约占目前核医学诊断用药的80%以上，其次是^{201}Tl、^{67}Ga、^{123}I、^{75}Se、^{51}Cr、^{113m}In等标记的各种化合物。正电子显像剂主要是^{18}F标记的各种化合物，其次是^{68}Ga、^{11}C、^{13}N、^{15}O等。^{18}F-FDG也是常用的脑葡萄糖代谢显像剂，^{15}O是常用的脑氧代谢显像剂，$^{13}NH_3$则是常用的PET脑血流灌注显像剂。

表2-4-1列出了在鞍区疾病的临床诊断中，可用到的SPECT显像剂，这些显像剂主要用于脑血流灌注情况的诊断和研究，以及对脑肿瘤的阳性诊断。表2-4-2则列出了在脑部疾病的研究与临床试用中有关受体显像的显像剂。脑受体显像剂不仅可用

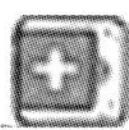

于神经系统活动与神经精神疾病的研究，在脑肿瘤的研究中也占有一席之地，尤其是多巴胺受体的显像研究在垂体肿瘤诊断、治疗方法选择和预后观察中，均有极为重要的意义。

表 2-4-1　SPECT 常用脑显像剂

药物名称	主要用途
^{99m}Tc-ECD，^{99m}Tc-HMPAO，^{99m}Tc-MRP20，^{99m}Tc-N-PR13，^{99m}Tc-BATO-2MP，^{123}I-IMP	评价局部脑血流、脑血流贮备功能
^{67}Ga，^{201}Tl，^{99m}Tc-MIBI，^{123}I-IMT，^{111}In-DTPA-D-Phe^{1}-octreotide，^{99m}Tc-octreotide，^{131}I-IUdR，^{99m}Tc-MDP，^{99m}Tc-HL91，^{99m}Tc-GH	脑肿瘤阳性显像

表 2-4-2　用于脑受体显像研究与疾病诊断中的显像剂

受体	单光子配体	正电子配体
多巴胺	^{123}I-IBZM，^{123}I- FISCH，^{123}I-IBF，^{123}I-epidepride，^{123}I-TISCH，^{123}I- Iodospiperone，^{123}I-iodolisuride，^{99m}Tc-TRODAT-1，^{123}I-β-CIT	^{18}F-dopa，^{11}C-NMSP，^{11}C-raclopride，^{11}C-*d*-threo-MP，^{11}C-β-CIT
乙酰胆碱	^{123}I-IQNB	^{11}C-Nicotine，^{11}C-QNB
苯二氮杂䓬	^{123}I-Iomazenil	^{11}C-Flumazenil
5-羟色胺	^{123}I-2-Ketanserin，^{123}I-β-CIT	^{76}Br-2-Ketanserin，^{11}C-β-CIT
阿片	^{123}I-Morphine，^{123}I-*O*-IA-DPN，^{131}I-DPN	^{11}C-DPN，^{11}C-CFN

二、PET 在垂体瘤诊断中的应用

垂体瘤是脑肿瘤之一，其影像学诊断多依赖于 MRI 和 CT。近年来，随着核医学影像技术和核素显像剂的发展，SPECT 和 PET 在脑肿瘤诊断中地位也有所提高。SPECT 诊断脑肿瘤的方法有脑血流灌注显像，脑脊液间隙显像，脑静态显像，^{201}Tl、^{99m}Tc-MIBI、^{67}Ga、^{99m}Tc-MDP、^{99m}Tc-GH 等阳性显像，放射免疫显像和放射受体显像等。

在 SPECT 脑肿瘤显像中，脑脊液间隙显像和脑静态显像显示肿瘤的原理是基于脑肿瘤引起的脑脊液循环受阻和血 - 脑屏障完整性被破坏而显示异常改变。脑血流灌注显像诊断肿瘤是基于脑肿瘤存在着血供的异常，在大多数情况下，脑肿瘤局部血流灌注较周围正常脑组织低下，脑血流灌注显像表现为肿瘤部位放射性分布稀疏或缺损，仅有少数脑肿瘤血流灌注增高。

PET 是近年来发展比较迅速的影像技术，尤其 PET/CT 的发展，为临床影像学诊断提供了生理、生化和解剖结构的诸多信息，为脑肿瘤的定性诊断提供了比较可靠的信息。PET 是一种正电子成像仪器，它利用了正电子的物理学特性而成像，其成像原理是：瞬态存在的正电子在与组织中带负电荷的电子相结合后产生湮没辐射（annihilation），湮没所产生的两个 γ 光子能量相等，方向相反，通过测定这两个特征性光子，利用电子符合、电子准直技术可获得成像所需的数据。这种成像技术的采用，大大提高了探测灵敏度，改善了空间分辨率，其影像质量明显优于 SPECT。

在脑肿瘤的诊断中，常用的正电子放射性核素有^{18}F、^{11}C、^{15}O、^{13}N。PET诊断脑肿瘤的方法有$^{13}NH_3$脑血流灌注显像，^{18}FDG葡萄糖代谢显像，^{15}O氧代谢显像以及多巴胺和生长抑素受体显像等。

（一）垂体瘤的脑代谢显像

脑垂体瘤代谢显像包括脱氧葡萄糖代谢显像和氨基酸代谢显像两种。

1.脱氧葡萄糖代谢显像 ^{18}F－脱氧葡萄糖（^{18}FDG）是目前最常用的PET显像剂。显像的原理是：葡萄糖几乎是脑细胞能量代谢的唯一来源。葡萄糖由血液输送到脑后可穿透血－脑屏障进入脑组织，进入脑组织的葡萄糖在己糖激酶作用下磷酸化葡萄糖变成6－磷酸葡萄糖（G－6－P），后者继续在磷酸果糖激酶等一系列酶的作用下氧化降解，最后生成二氧化碳和水，并释放能量提供脑功能活动。将葡萄糖链上第二位的羟基（－OH）转变为H，即脱去一个氧原子，形成2－脱氧葡萄糖（DG）。2－脱氧葡萄糖与普通的葡萄糖一样，能穿越血－脑屏障进入脑组织，也能在细胞内己糖激酶作用下变成6－磷酸脱氧葡萄糖（DG－6－P）。由于分子构型的改变，6－磷酸脱氧葡萄糖不能像6－磷酸葡萄糖那样与磷酸果糖激酶作用，因此停止其分解过程，不会被氧化成二氧化碳和水。同时磷酸化后的脱氧葡萄糖不能很快逸出细胞外，更不能快速通过血－脑屏障返回血液中，从而能在脑中滞留较长时间。因此使用放射性核素标记的脱氧葡萄糖，能进行脑的葡萄糖代谢成像，反映全脑和局部脑组织的葡萄糖代谢状态。

^{18}FDG PET显像可以用于垂体瘤的诊断评价。有报道认为^{18}FDG PET显像能较好地检出垂体瘤，检出效果优于CT，与MRI相接近，而PET/CT具有更高的阳性率，与MRI一起可以提高15%～20%的阳性率。

^{18}FDG PET显像可以用于垂体瘤的疗效评价。垂体瘤无论手术或者放疗，均存在复发的可能性，早期诊断复发无疑有利于病人疾病的治疗。目前肿瘤复发诊断的主要标准是定向活检，但取样受限；CT和MRI因主要根据病灶有无强化来判断肿瘤是否复发，故存在局限性。有研究表明：MRI和CT不能明确地区分是存活肿瘤组织还是肿瘤相关性水肿、手术后改变或放射性坏死。^{18}FDG PET显像可以探测肿瘤的生理生化过程，定量测定脑肿瘤的葡萄糖代谢率，因而可鉴别肿瘤复发和放射性坏死，对垂体瘤治疗效果的评价及预后无疑具有一定的意义。

2.氨基酸代谢显像 脑肿瘤的代谢过程中，不仅葡萄糖利用增多，而且氨基酸代谢增加，利用氨基酸代谢的示踪剂如^{11}C－蛋氨酸（^{11}C－MET）可以反映肿瘤细胞的蛋白质合成情况，显示肿瘤细胞的增殖能力。^{18}FDG和^{11}C－MET联合显像可以更好地反映肿瘤细胞的代谢与其组织学分级关系，在鉴别诊断和预后评价等方面有着更好的应用价值。

研究表明：^{11}C－MET进行PET显像时，垂体瘤表现为较高程度的^{11}C－MET摄取，据此可以区分肿瘤存活组织与纤维化、囊肿及坏死等。在临床工作中，蝶鞍区肿瘤往往通过测量血浆中的激素水平进行鉴别诊断，然而对于非分泌型垂体瘤，一般要与脑膜瘤、肉芽肿、转移性肿瘤、脊索瘤、动脉瘤等进行鉴别。^{11}C－MET PET显像可以准确地区分垂体瘤和神经纤维瘤，前者对^{11}C－MET的摄取高于后者；同样是垂体腺瘤，对^{11}C－MET的摄取也不同，一般分泌活跃的腺瘤比无分泌功能的腺瘤摄取高，据此可以鉴别垂体腺瘤是否为分泌型肿瘤；脊索瘤与垂体瘤的鉴别依赖于各自葡萄糖代谢和蛋白质代谢的不同，脊索瘤的葡萄糖代谢水平高于蛋白质代谢水平，而垂体瘤恰恰相反；鞍区动脉瘤对^{11}C−MET没有摄取。

^{11}C−MET PET显像可用于垂体瘤治疗效果的评价，治疗起效后^{11}C−MET PET显像可显示瘤体内代谢减低。

（二）受体显像

神经系统通过化学物质作为媒介进行信息传递的过程称为化学传递。化学传递的物质基础是神经递质。神经递质在信息传递过程中由突触前膜释放到突触间隙，作用于下一级神经元的突触后膜，从而产生生理效应。突触有特殊的微细结构，在突触后膜存在着能与突触前膜释放的神经递质特异性相结合的受体。受体与配体的结合具有高亲和力、高特异性、可竞争性抑制和可饱和性。

用放射性核素对神经递质及相关配体进行标记，可显示受体在脑内的分布情况，应用PET可定量测定受体的分布，故受体显像可在神经系统疾病的诊治中起着重要作用。常用于垂体瘤的受体显像剂有多巴胺D_2受体显像剂和生长抑素受体显像剂。

用^{11}C标记的多巴胺D_2受体拮抗剂Raclopride和NMSP进行PET显像可以在活体显示垂体瘤内多巴胺D_2受体的分布情况，相比之下，Raclopride与多巴胺D_2受体结合的特异性更大。在垂体瘤多巴胺D_2受体显像分析时，常以小脑的摄取作为参照区，通过合适的房室模型，可以得到垂体瘤内多巴胺D_2受体的亲和力和最大结合容量等相关指标。定量分析时，至少要进行两次以上的PET显像，第一次显像反映放射性配体与受体的特异性结合及非特异性结合，第二次显像前一般应用多巴胺D_2受体阻断剂，如haloperodol等，以此显像反映垂体瘤的非特异性结合，两次显像的结果相减，可得到放射性配体与多巴胺D_2受体特异性结合的定量分析指标。同样，某些垂体瘤病人可以应用生长抑素类似物进行治疗，事先了解垂体瘤内生长抑素受体的分布情况，对治疗方案的选择和疗效的评估有重要的意义。

（三）其他

应用^{11}C−苯甲炔胺（^{11}C−deprenyl）可以鉴别垂体瘤和脑膜瘤，因为垂体瘤内存在丰富的单胺氧化酶（MAO−B），而脑膜瘤内MAO−B的含量很少，故可以通过^{11}C−苯甲炔胺PET显像把它们区分开来。

（曹国祥　张永学）

参 考 文 献

1 马廉亭.实用神经外科手册.北京：人民军医出版社，1996.111～117

2 马廉亭，李玫珠，张积志等.经皮穿刺股动脉选择性全脑血管造影.中华外科杂志，1984,22（3）:166

3 王忠诚.神经外科学.武汉：湖北科学技术出版社,1998.123～130

4 沈天真等.中枢神经系统计算机体层摄影（CT）和磁共振成像（MRI）.上海：上海医科大学出版社，1992

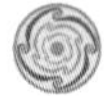

5 陈星荣等.全身CT和MRI.上海：上海医科大学出版社，1995

6 周良辅.现代神经外科学.上海：复旦大学出版社，上海医科大学出版社，2001

7 关丽明，高思佳，曲海源等.3D-SCTA对颅内动脉瘤的临床应用价值.中国临床医学影像杂志，2000，11（1）：4～6

8 宋明，王田力，李坚等.CTA在诊断脑血管病中的应用.中国临床神经外科杂志，2002,7（4）：237～238

9 李鸿哲，许维亮，张鹏等.脑CTA临床应用价值的初步探讨.医学影像学杂志，2000，10（2）：81～82

10 王田力，谢敬霞，宋明.CTA诊断颅内血管性病变临床价值.临床放射学杂志，1999，18（4）：197～199

11 游精航，段青，邹松等.颅脑MRA在临床常见脑血管疾病中的应用.心血管康复医学杂志，2001，10（1）：64～65

12 侯金文，陶慕圣，李彩霞等.颅内动脉瘤MRA与DSA的对照分析.山东医科大学学报，2000，38（1）：66～68

13 章士正，方松华，钱玉娥等.颅脑磁共振血管造影.中国医学计算机成像杂志，1997，3（1）：12～15

14 梅其在，朱凤水，杨小平等.MRA和DSA探测颅内动脉瘤的比较研究.中国医学影像技术，2001，17（3）：195～197

15 杨淑琴，徐义和，周生岩等.磁共振血管成像对脑血管疾病的诊断价值.吉林大学学报（医学版），2002，28（6）：669～670

16 黄飚，漆剑频，陈荣萍等.颅脑磁共振血流成像：不同成像方法的临床应用.临床放射学杂志，1995，14（5）：263～265

17 李文彬，沈天真，冯晓源等.MOTSA MRA对颅内动脉瘤的诊断研究.中国医学计算机成像杂志，1997，3（2）：77～81

18 Anzalone N,Scomazzoni F, Strada L,et al.Intracranial vascular malformations. Eur.Radiol,1998,8：685～690

19 Klingebiel R,Busch M,Bohner G,et al.Multi-slice CT angiography in the evaluation of patients with acute cerebrovascular disease:a promising new diagnostic tool.J Neurol,2002,249：43～49

20 Youmans Jr..Neurological Surgery.Third edition.Philadelphia:W.B.Saunders company,1990

第五章 鞍区疾病的实验室检查

本章主要介绍下丘脑和垂体疾病的功能检查。

一、甲状腺激素抑制试验

（一）原理

正常状态下，下丘脑分泌TRH，TRH作用于垂体前叶，使其分泌TSH，TSH作用于甲状腺滤泡上皮细胞，产生甲状腺激素，甲状腺激素反馈调节作用于下丘脑和垂体前叶，使TSH的分泌达到动态的平衡。如果下丘脑和垂体病变破坏了这种平衡，甲状腺摄取碘以及合成和分泌甲状腺激素的功能就会因之发生改变。利用放射性^{131}I的物理化学特性，测定口服甲状腺片前后24h的甲状腺吸碘率，求得抑制率（%），以此观察下丘脑－垂体前叶受甲状腺激素调节的情况，诊断下丘脑－垂体疾病。

（二）方法及结果判定

1.方法 在进行第一次甲状腺吸碘率测定后，病人口服甲状腺片，60mg/次，3次/d，共1周，然后进行第二次甲状腺吸碘率测定。按下式计算抑制率。

$$\text{甲状腺吸碘率（\%）}=\frac{\text{甲状腺部位计数}-\text{本底计数}}{\text{标准源计数}-\text{本底计数}}\times 100\%$$

$$\text{抑制率（\%）}=\frac{\text{第一次24h吸碘率}-\text{第二次24h吸碘率}}{\text{第一次24h吸碘率}}\times 100\%$$

2.结果判定 抑制率>50%为正常抑制，25%～50%为部分抑制，<25%为不抑制。

（三）临床意义

除了Graves甲亢由于免疫紊乱导致甲状腺吸碘率不受抑制外，下丘脑和垂体病变也能导致TRH和TSH分泌调节的异常。这种异常可导致甲状腺功能变化，甲状腺吸碘率增高而不受甲状腺片抑制。在临床上见于原发于下丘脑－垂体疾病的继发性甲亢。值得注意的是：①妊娠妇女、心功能不全及老年病人不宜进行该项检查；②许多因素可影响甲状腺吸碘率，其中包括地域、年龄和性别，抗甲状腺药物的使用，以及含碘的食物和药物等。因此，在甲状腺吸碘率测定前，应详细询问用药史，并排除高含碘食物的近期摄入。

二、促甲状腺激素（TSH）兴奋试验

（一）原理

TSH是垂体前叶分泌的调节甲状腺功能的激素。垂体TSH分泌增加可促进甲状腺摄取碘，使甲状腺吸碘率增加；反之，垂体TSH分泌减少，甲状腺吸碘率减低。与此同

时，甲状腺本身的病变也可导致甲状腺吸碘率减低。因此，进行促甲状腺激素兴奋试验有助于鉴别甲低的病因是垂体还是甲状腺本身。

（二）方法及结果判定

1.方法 在进行第一次甲状腺24h吸碘率测定后，肌内注射TSH10IU，3次/d，共3d。末次注射24h后，以相同条件进行第二次甲状腺吸碘率测定。

兴奋值=第二次24h吸碘率－第一次24h吸碘率

2.结果判定 正常兴奋值>11%。

（三）临床意义

本试验主要用于鉴别原发性和继发性甲低。原发性甲低是由于甲状腺本身病变所致，故注射TSH后甲状腺吸碘率不能提高，兴奋值低下。而继发性甲低病人其病变部位在丘脑或垂体，注射TSH后，甲状腺吸碘率明显提高，兴奋值高。

三、促甲状腺激素释放激素（TRH）兴奋试验

（一）原理

TRH是下丘脑所分泌的三肽激素，能提高大脑皮质的兴奋性，正常情况下可刺激TSH和PRL的分泌和释放，其中主要刺激垂体合成和分泌TSH，后者又刺激甲状腺分泌甲状腺激素（T3、T4）。在异常情况下，TRH可导致GH、ACTH和促性腺激素（FSH、LH）等的释放。受试者注射一定量人工合成的TRH后，动态观察血清TSH 、PRL及GH浓度的变化，即可了解垂体的储备功能，诊断垂体疾病。

（二）方法与结果判定

1.方法 受试者空腹，平卧取静脉血2～3ml，留置针头，保持血管通畅。用生理盐水1～3ml溶解200～500 μg的TRH，快速静脉注射，注射后15min、30min、60min和120min分别采静脉血2～3ml，测定各血液样品的TSH和/或PRL浓度。疑有肢端肥大症者可加测GH水平。

2.结果判定 在TRH注射后，TSH浓度会很快升高，在15～30min时达到高峰，其值男女有所不同，各实验室也存在着差异，但其均值在基础值的3倍以上，60min时有所下降。PRL峰值在15～30min，男性增加3～5倍，女性增加6～20倍，年老者反应减小。TRH刺激下血浆GH无反应。

（三）临床意义

1．甲状腺功能减退症

（1）原发性甲状腺功能减退症：基础TSH水平增高，血清FT3、FT4水平明显降低；TRH刺激后呈强反应，TSH峰值明显升高可达5倍以上。同时PRL水平亦可明显增加。

（2）继发性甲状腺功能减退症：TSH基础水平低，TRH刺激无反应，提示垂体前叶分泌TSH功能障碍；如果TRH刺激后，TSH分泌明显增加，并呈延迟反应，峰值出现在60～120min，提示病变在下丘脑。

2.甲状腺功能亢进症 血清FT3、FT4水平明显增高，垂体分泌TSH受抑制，对TRH刺激无反应。本试验特别适用于老年患有心血管疾病的甲亢诊断。

3.TRH 刺激PRL及GH分泌的作用

(1) 正常人在TRH兴奋后，PRL平均可增加4～10倍；GH水平不升高。

(2) 垂体功能减退症病人，PRL基础水平低，对TRH刺激反应低或无反应；若TRH兴奋后PRL呈正常反应或延迟反应，提示病变在下丘脑。

(3) 高催乳素血症。多见于催乳素瘤，其基础PRL水平高，对TRH刺激反应差或无反应。

4.肢端肥大症的诊断及预后 血浆GH基础水平增高，TRH刺激可使多数病人GH水平升高达50%以上。因此，TRH兴奋试验可检测垂体瘤术后残留肿瘤组织，可预测术后是否复发。

5.促性腺细胞瘤的诊断 正常男性或女性促性腺激素及其亚单位对TRH刺激无反应，促性腺细胞瘤病人，TRH可使无功能的促性腺激素及其亚单位，尤其是LH亚单位分泌增加，因而具有诊断的特异性。

(四) 注意事项

(1) 一般无严重副作用。少数病人在静脉注射TRH 1～2min后出现心悸、恶心、面红以及尿急等，多持续时间较短。

(2) 为防止部分病人出现血压波动，受试者最好平卧。

(3) 在鉴别垂体性或下丘脑性甲状腺功能减低时，个别病例对试验反应可能较差，需结合临床综合分析。

(4) 甲状腺制剂及糖皮质激素药物能降低反应性，而雌激素、茶碱及抗甲状腺药物会增强反应性，故试验前宜停服上述药物2周以上。

四、促性腺激素释放激素（GnRH）兴奋试验

GnRH为下丘脑产生的激素，对垂体分泌的LH和FSH有直接的兴奋作用。常用人工合成的黄体生成素释放激素（LHRH）做试验，以评价垂体性激素的储备功能，鉴别诊断下丘脑和垂体疾病。

(一) 方法

(1) 受试者在休息状态下，取静脉血2～3ml，用5ml生理盐水溶解人工合成的LHRH 100 μg，静脉注射后15min、30min、60min及120min分别取静脉血2～3ml，测定各次血样的LH和FSH水平。

(2) 对一次静脉注射LHRH试验反应较差的病人，可连续3d静脉注射LHRH 50～100 μg，并于第3天注射LHRH前及注射后15min、30min、60min及120min分别取血样测定LH和FSH水平。

(3) 240min连续静脉滴注法：将240μgLHRH溶于480ml生理盐水中，以1μg/min的速度静脉滴注，连续4h，滴注前及后15min、30min、60min、120min及180min分别取血样测定LH和FSH水平。

(二) 临床意义

1.正常反应

(1) 静脉注射LHRH后5～10min LH即开始上升，20～30min达高峰，1～2h回

到基线水平；FSH上升较慢，峰值亦小，45min后才达高峰。①青春期前男、女孩对LHRH兴奋后，LH水平增加一般不少于10～20mIU/ml，可达基础值的3倍以上，FSH值增加较少。②成年男性对LHRH兴奋后LH水平增加为基础值的1～2倍，女性反应较男性明显，而FSH增加不明显。③成年女性注射LHRH后，LH、FSH均有较大幅度的增加，但反应与月经周期有关，在卵泡期开始LH的反应稍低，以后逐渐增加，到排卵期达高峰，黄体期LH反应又逐渐下降，如此周期循环。

（2）240min连续静脉滴注LHRH法，正常人LH和FSH水平出现双相反应曲线，第一个峰值出现在20～30min，以后有所下降；90min后出现第二个更大的反应峰，并可持续较长时间。

2.鉴别性功能减退的病变部位 病变在卵巢者，LH、FSH基础值高于正常，注射LHRH后反应明显增高；病变在垂体者，LH、FSH基础值较低，对LHRH无反应或反应低下；病变在下丘脑者，对LHRH呈延迟反应，高峰出现在60～90min。

3.儿童性早熟 LHRH试验反应可与正常的青春期相似，LH、FSH水平增加2倍以上。见于儿童特发性性早熟，以及中枢神经系统肿瘤引起的性早熟，例如下丘脑神经胶质瘤，神经纤维瘤，神经细胞分泌GnRH的肿瘤，如灰结节错构瘤等。另外患异位或自主性分泌绒毛膜促性腺激素（HCG）或LH肿瘤的儿童，以及患有肾上腺皮质21－α羟化酶或11－β羟化酶缺乏症的儿童，可出现不完全性性早熟。

4.青春期发育障碍的诊断 青春期发育障碍见于体质性青春期发育延迟和器质性病变引起的性腺功能低下。前者血清雌激素（E）、雌二醇（E_2）和孕激素（P）等已有上升，注射LHRH后LH分泌呈现青春期反应，比基础水平高2～3倍。后者见于下丘脑或垂体的肿瘤病变，导致促性腺激素释放激素功能减退症，分泌LH、FSH减少，若不伴有GH分泌减少，则患儿身高正常而第二性征延迟发育，对LHRH兴奋试验有反应，其反应程度根据病变轻重而不同。

5.下丘脑功能紊乱 例如神经性厌食、营养不良等，病人对兴奋试验的反应下降，经治疗后症状改善，体重增加，再进行LHRH试验，反应有改善或正常。

（三）注意事项

LHRH无副作用，无禁忌证，但甲状腺制剂可增强本试验的反应，在结果分析时应予以考虑，女性病人最好避开月经期。

五、促生长激素释放激素（GHRH）兴奋试验

GHRH是下丘脑分泌的激素，正常水平为1～70pg/ml，能促进腺垂体分泌和释放GH。

（一）方法

常规剂量GHRH试验：空腹卧床取静脉血2～3ml，保留针头，维持血管畅通，用2ml生理盐水溶解人工合成GHRH（1 μg/kg），静脉注射GHRH后15min、30min、60min、90min分别取静脉血2～3ml，测定血样的GH水平。如果为了鉴别病变部位，需连续注射GHRH 3～5d，50 μg/d，在注射GHRH的最后一次时，按上述方法采集静脉血，并测定GH水平。

 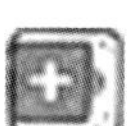

（二）临床意义

正常人基础GH水平为1～5 μg/L，青少年受GHRH兴奋后，GH上升峰值平均>7 μg/L，高峰出现在注射后15～60min左右，2h后恢复正常。正常成年人受GHRH兴奋后GH水平可达基础值的3～5倍。垂体病变者，对GHRH刺激试验无反应；下丘脑病变对刺激试验呈延迟反应，峰值时间后移，若连续注射GHRH 3～5d，GH水平可达正常反应。临床上，本试验可用于特发性生长矮小症的病变部位的鉴别诊断。

（三）注意事项

受试者必须在晨起空腹的安静状态下进行本试验，试验前，排除糖皮质激素和甲状腺制剂对垂体细胞GHRH反应的增强作用。试验中少数病人出现轻度面部潮红、口中有金属异味感等。

六、促肾上腺皮质激素释放激素（CRH）兴奋试验

CRH由下丘脑室旁核合成和分泌，经正中隆起神经纤维转运到垂体门脉系统，促使腺垂体分泌ACTH、β－内啡肽（β－Endorphin）及β－促脂素（β－LPH），对PRL有轻度的促分泌作用，对垂体GH和LH的释放，以及下丘脑GnRH的分泌有一定的抑制作用。

（一）方法

晨起空腹或夜间安静状态下采集静脉血2～3ml后，按1pg/kg体重计算CRH用量，静脉注射CRH后15min、30min、60min、90min分别采集静脉血，测定血浆ACTH和血皮质醇浓度。必要及条件许可时，可采用导管介入法经颈静脉将导管插入垂体的引流静脉——岩下窦，分别采集左右侧血样进行测定。

（二）临床意义

正常人注射CRH后15～30min出现ACTH高峰值，90min后迅速下降，2～3h出现第二高峰，并可持续数小时；β－内啡肽反应稍迟，峰值出现在30～45min；血皮质醇反应最慢，高峰出现在45～60min，以后下降，至第3小时出现第二次高峰。

本试验对鉴别垂体库欣病与异源性ACTH症颇有意义。肾上腺皮质功能亢进症病人，病变在垂体或下丘脑者，CRH刺激后，血皮质醇明显增加，但反应不及正常人；肾上腺皮质瘤或癌症者对试验无反应。肾上腺皮质功能减退症病人，病变原发者，基础ACTH水平明显增高，血皮质醇值明显下降；病变继发于下丘脑者，对CRH刺激呈延迟反应；病变在垂体者，则对CRH兴奋无反应。异位促肾上腺皮质激素释放激素综合征，基础血浆CRH水平明显增高，但对CRH试验多无反应；异位促肾上腺皮质激素综合征病人，血浆ACTH水平明显升高，对CRH兴奋试验亦无反应。

使用导管介入法能直接鉴别病变部位。若岩下窦静脉血ACTH水平高于外周血，提示为库欣病；左右岩下窦静脉血ACTH水平比较可提示垂体肿瘤在左侧或右侧；异位促肾上腺皮质激素综合征，岩下窦静脉血ACTH反不如外周血水平增高明显。

（三）注意事项

保持受试者安静空腹，防止应激状态对检测结果的影响；有9%～25%库欣病病人可出现假阴性结果；试验过程中，个别病人可有面部潮红、心慌和低血压等表现。

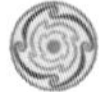

七、克罗米酚兴奋试验

克罗米酚是雌激素拮抗剂，作用于下丘脑，刺激垂体分泌FSH和LH，另外克罗米酚对女性有促排卵作用，对男性有促精子生成作用。克罗米酚兴奋试验旨在评估下丘脑－垂体－性腺轴的功能。

（一）方法

测定血清FSH、LH和TS（女性雌激素）浓度后，口服克罗米酚50mg，2次/d，连服7d，在第7天再次采集静脉血测定上述各项激素的浓度。儿童克罗米酚的剂量按每天每千克体重3mg计算。

（二）正常反应

见表2-5-1。

表2-5-1　克罗米酚兴奋试验正常反应

	LH	FSH	TS	备注
男	上升50%	上升20%	上升25%	第7天开始上升
女	上升85%	上升50%	—	第3天开始上升

（三）临床意义

克罗米酚兴奋试验主要用于鉴别诊断男女下丘脑－垂体－性腺病变的部位。女性服药后若反应低下或无反应，病变在下丘脑－垂体；如病人无排卵，亦无月经，服药后FSH水平低下，其病变在下丘脑，服药后FSH上升，而E、E_2水平低下，其病变在垂体。男性性功能低下，不育或阳痿，常伴有PRL增高，可因下丘脑－垂体功能失调所致，服药后LH水平低下，合并血TS下降，提示病变为继发性障碍。

八、精氨酸加压素（AVP）刺激试验

AVP具有一定的CRH活性，可兴奋垂体分泌和释放ACTH，通过测定后者对AVP的反应，鉴别诊断肾上腺皮质功能衰竭的病变部位。

（一）方法

晨起空腹抽取静脉血2～3ml后，静脉缓慢注射AVP，每千克体重0.014 3IU，注射后5min、10min、20min、30min、60min及90min分别采集静脉血，测定血浆ACTH和皮质醇水平。

（二）正常反应

AVP注射后2min，血浆ACTH开始上升，峰值可达基础水平的2倍以上；血皮质醇随ACTH而升高，可持续90min。

（三）临床意义

腺垂体功能减退症，病变在下丘脑者，对AVP试验有反应，但不及正常人明显；而无反应者提示病变在垂体。肾上腺皮质腺瘤病人，血皮质醇对AVP一般无反应；肾上腺皮质增生者，血皮质醇或尿游离皮质醇可轻度增高。

（四）注意事项

部分病人用AVP后可出现皮肤苍白、腹部不适感，或有轻度恶心、呕吐等症状，因

 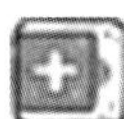

此，老年人、中度以上高血压及心脏病病人慎用。

九、复合下丘脑释放激素兴奋试验

在临床上，可将多种下丘脑释放激素一次性静脉注射给病人，以了解腺垂体六种激素的储备功能。联合给予的下丘脑激素有TRH、LHRH、CRH和GHRH，同时观察的腺垂体激素有ACTH、GH、PRL、TSH、LH、FSH和血皮质醇水平。本试验方法简便、快速、特异性好，能鉴别下丘脑或垂体性疾患。

（一）方法

受试者晨起空腹平卧抽取静脉血作为基值，留置静脉通道，静脉注射下丘脑激素TRH200μg、LHRH100μg、CRH100μg和GHRH50μg后，分别于15min、30min、45min、60min和90min采集静脉血，测定ACTH、GH、PRL、TSH、LH、FSH和血皮质醇水平。

对疑有特发性生长激素缺乏性侏儒病人于第2、3及第4天晨分别皮下注射GHRH 50 μg，第5天再静脉注射GHRH50μg后15min、30min、45min、60min及90min各取血测定上述各项激素的水平。

（二）临床意义

正常情况下，PRL、TSH、血皮质醇高峰出现在注射后15～30min，LH峰值出现在30～45min。特发性生长激素缺乏性侏儒病人在多种下丘脑释放激素一次性注射后血PRL、GH、TSH、皮质醇及FSH水平均无明显反应，反复注射GHRH数日后，多数病人血GH水平可升至正常，说明病变在下丘脑或垂体柄；经多日注射后各项垂体激素水平均无反应，说明病变在垂体。

十、促甲状腺激素（TSH）测定

TSH是垂体分泌的一种糖蛋白，对甲状腺激素的合成和分泌起着重要的作用。目前常用的测定方法有放射免疫分析法（RIA）和免疫反射测定法（IRAM），其次有化学发光和时间荧光分辨测定。血清TSH测定有利于诊断下丘脑、垂体和甲状腺疾病。

（一）方法

取静脉血2ml，置于普通试管，不加抗凝剂，采用RIA或IRAM进行测定。

（二）结果判定及临床意义

由于检测技术的不同，各实验室有各自的正常值，RIA法为<10mIU/L，IRMA为0.3～5mIU/L。

血清高灵敏TSH测定主要用于甲亢、甲低的诊断，尤其是甲状腺功能减低的诊断和鉴别诊断。原发性甲状腺功能减低TSH升高，下丘脑或垂体甲状腺功能减低TSH减低。

十一、生长激素（GH）的测定

GH由垂体前叶GH细胞分泌，其相对分子质量、氨基酸组成和排列顺序有种属差异。人垂体贮存约5mg的GH，无明显年龄差异，半衰期约20～30min，血浆GH的清

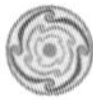

除率为100～150ml/min，GH的分泌有昼夜节律性。GH有促进生长及影响蛋白质、糖、脂肪代谢的作用。

临床应用：正常男性基础值为（0.34 ± 0.3）ng/ml，女性为（0.83 ± 0.98）ng/ml。GH放射免疫分析在临床上主要用于GH缺乏症的诊断和监护疗效，垂体腺瘤的诊断、疗效估价和预后判断，生长激素过多症和糖尿病病人高生长激素症的诊断。

十二、促肾上腺皮质激素（ACTH）的测定

ACTH由垂体前叶ACTH细胞分泌，受下丘脑分泌的CRH控制，同时接受皮质醇的负反馈调节。ACTH与p－促脂素、p－内啡肽均来自一个共同的大分子前体，属直链多肽，由39个氨基酸组成。人垂体含ACTH约250μg，每日分泌约5～25μg，血浆ACTH水平呈昼夜节律性变化，早晨最高，午夜最低，在应激时分泌增多，循环中血浆ACTH的半衰期为15～25min。ACTH的主要生理作用为：①促进肾上腺糖皮质激素的合成与分泌。②诱导多肽及蛋白质的合成。③促进类固醇的合成。

临床应用：正常人血浆中ACTH浓度很低，有昼夜性变化，呈不规则间歇性分泌。各种应激因素如疼痛、饥饿、寒冷等可使ACTH分泌增加，所以正常人血浆ACTH的水平相差较大。在临床上ACTH主要应用于：①皮质醇增多症的病因诊断。②原发性肾上腺功能不全的诊断。③分泌ACTH肿瘤的随访和监测。④下丘脑－垂体－肾上腺皮质轴的功能评价。

十三、抗利尿激素（ADH）的测定

ADH是由下丘脑视上核神经细胞产生的一种九肽物质，与载体蛋白结合，运送到垂体后叶贮存，按需要释放入血。目前已分离的九肽有：精氨酸加压素、赖氨酸加压素及8－精氨酸催产素。抗利尿激素具有抗利尿、血管加压和释放ACTH活性的生理作用。

临床应用：血浆中ADH是游离的，正常人血浆中浓度有较大生理差异。各个报道有所不同。ADH测定在临床上主要用于中枢性和肾性尿崩症的诊断，对引起抗利尿激素过多综合征的恶性肿瘤（以肺燕麦细胞癌为最常见）进行治疗预后和监测。

十四、催产素的测定

催产素是由下丘脑室旁核及部分视上核神经元细胞体合成的九肽物质，氨基酸组成及顺序与ADH极相似，主要生理作用有排乳，收缩子宫平滑肌，促使FSH、肾上腺皮质激素及PRL分泌增加，以及抗利尿效应。临床应用有两个方面。

1.PRL水平增高　①垂体疾病：催乳素瘤、嫌色细胞瘤、生长激素瘤等。②下丘脑病变：因各种颅内病变引起催乳素释放抑制激素（PIH）分泌减少。③原发性甲状腺功能减退症。④异位催乳素瘤。⑤肾脏功能衰竭。⑥各种应激状态、睡眠、吮乳、刺激乳头等使PRL水平上升。⑦药物所致：雌激素、酚噻嗪、胃复安等。

2.PRL水平减少　①垂体功能减退症。②单一性催乳素缺乏症，可因下丘脑或垂体病变所致。③药物：溴隐亭等。

十五、催乳素（PRL）的测定

PRL是由垂体前叶嗜酸性细胞（PRL细胞）合成分泌的一种蛋白激素，含有199个氨基酸，血中半衰期为20～30min。正常人血中还存在一种相对分子质量大的PRL，约占血清PRL的15%～20%，但生物活性极弱，故有时呈高催乳素血症，但并不出现该症的临床症状。

（一）生理变化

1.性别和年龄 青春期前，血中PRL含量无性别差异。性成熟后，由于雌激素影响，女性的PRL含量略高于男性，一般均<25μg/L，老年期则明显下降。

2.释放节律 PRL一般呈持续性基础分泌，也可呈脉冲式释放，且有昼夜节律性变化。睡眠后开始升高，凌晨3～5时达高峰，醒后即开始下降。PRL尚有应激释放，女性更为强烈。

3.月经周期 关于PRL在月经周期中的变化虽尚无定论，但可见到黄体期PRL水平略高于卵泡期，而排卵期有一小峰存在。

4.妊娠期 妊娠8周可见PRL开始上升，妊娠早、中、晚期的血清PRL含量约为30μg/L、60μg/L和120μg/L，临产时可达200μg/L，这类生理性高催乳素血症不引起临床症状可能与雌激素或胎盘生乳素在乳腺水平上与PRL呈竞争性抑制有关。产后2～4dPRL即开始下降，4～6周降达产前水平。

5.哺乳期 哺乳期妇女，PRL对吸吮的反应呈三种类型：产后1周内，因PRL基值尚高，吸吮30min仅见轻度增加；产后2周～3个月，PRL基值已下降到未孕时的2倍左右，哺乳后30min可见多数妇女的PRL持续上升10～20min；产后3～4个月，PRL基值已在正常范围，吸吮乳头不再使PRL水平升高。

（二）生理作用

PRL不需通过靶腺即可直接引起生物效应，其作用因动物种属不同而有差异。对人体来说，其主要生理作用为：①促进乳腺生长发育和生乳作用。②对卵巢的促黄体形成和溶解作用，以及促黄体分泌类固醇激素的作用。③参与月经调节。④在男性，PRL可提高LH刺激睾丸产生睾酮的效应，并协助睾酮刺激前列腺和精囊的生长和分泌。⑤渗透压的调节。

（三）释放调节

1.下丘脑激素的调节作用 下丘脑释放的PIF可抑制垂体前叶细胞分泌PRL。多巴胺是主要的PIF，PRF则可刺激垂体细胞分泌PRL，TRH也能促使PRL分泌增加。

2.性激素的调节作用 雌激素对PRL的分泌有双重作用，既可通过下丘脑抑制多巴胺对PRL的作用，又可直接作用于垂体前叶细胞使其增加PRL的合成和分泌。同时认为雌激素血浓度低时，对PRL分泌有兴奋作用，在血浓度高时则有抑制作用。

3.神经递质的调节作用 除多巴胺能系统外，尚有胆碱能系统、5-HT能系统和多啡肽系统也能间接对PRL起调控作用。

（四）临床应用

正常人血清PRL值各家报道不一，国内报道的正常值一般<25 μg/L，男性略低于

女性，>30μg/L时可产生临床症状。采血时间宜安排在晨7～8时，避开排卵期，注意减少疼痛刺激。临床主要应用于高催乳素血症，如闭经－溢乳综合征、垂体病变、相关内分泌疾病、异位催乳素分泌综合征（如肾癌、卵巢癌和未分化支气管癌等）和乳房疾病等；以及血清PRL降低性疾病，如全垂体功能减退症和单一性催乳素分泌缺乏症等。

十六、促性腺激素（GTH）的测定

腺垂体分泌的GTH包括FSH和LH。前者促进女性卵泡成熟及分泌雌激素，后者促进女性排卵和黄体生成以及促进黄体分泌雌激素和孕激素。在男性FSH可促进生精，LH可促进间质细胞增生分泌雄激素，因而两者在下丘脑－垂体－性腺轴中占有重要作用。

（一）生理变化

1.性别和年龄 青春期前，女孩FSH和LH的平均水平稍低于男孩，但随着青春期发育，其FSH和LH水平增高，且随月经周期而变化。成年人的FSH、LH水平，除女性的排卵峰值外，男女两性相差不大。女子在停经后FSH和LH即显著增加，男性直到70岁以上才稍有增加。

2.月经周期 成年妇女的血清FSH和LH水平随月经周期而变化，排卵期即月经周期的中期，由于雌激素的正反馈作用FSH和LH明显升高而出现峰值。排卵后高浓度雌激素和孕酮的共同反馈作用，使FSH和LH分泌逐日降低，至月经来潮前1d达最低。

（二）临床应用

临床主要应用于：①卵巢性闭经和垂体、下丘脑性闭经的诊断和鉴别。②多囊卵巢综合征。③男性性功能低下的鉴别。④青春期前儿童性早熟的鉴别。⑤预测排卵。⑥相关垂体兴奋试验的研究。

（曹国祥　张永学）

参 考 文 献

1　李少林.核医学.北京：人民卫生出版社，2002.322～328
2　张永学.实验核医学.北京：人民卫生出版社，2002.47～51，163～165
3　孙达.放射性核素脑显像.杭州：杭州大学出版社，1997.24～30
4　田嘉禾.正电子发射体层显像（PET）图谱.北京：中国协和医科大学出版社，2002.148～157
5　毕会民等.下丘脑－垂体疾病现代治疗.北京：人民军医出版社，2001.198～205
6　张达青，胡绍文.下丘脑－垂体疾病.北京：科学技术文献出版社，2001.623～647

第三篇

鞍区疾病

第六章 鞍区肿瘤

第一节 垂体腺瘤

垂体腺瘤是蝶鞍区常见的良性肿瘤，约占颅内肿瘤的10%，近年来有增多趋势。尸检发现率约25%，因此本病的发病率实际要较已往的统计高。

一、垂体的解剖及生理

垂体由外胚叶原始口腔顶上的Rathke囊与第三脑室底部组织向下形成的漏斗小泡结合后发育而成。脑垂体呈卵圆形，约1.2cm × 1.0cm × 0.5cm大小。垂体又分为垂体前叶（腺垂体）、垂体后叶（神经垂体），借垂体柄与第三脑室底和下丘脑有密切的联系。垂体前叶由起源于颈内动脉的垂体上动脉供应。该动脉分前后两组：①前组血管达到垂体柄处包绕结节部，并发出分支进入下丘脑的正中隆起及垂体柄上部，在该处形成第一级毛细血管丛，该丛与下丘脑神经纤维末梢及室管膜细胞的基底紧密相接，便于下丘脑激素进入毛细血管内。第一级毛细血管丛汇合成长门静脉。②后组血管达垂体柄后部，发出分支沿垂体柄下降进入前叶，合称垂体门脉系统，在腺细胞周围形成第二级毛细血管丛，供应垂体前叶细胞。垂体后叶由起源于海绵窦段颈内动脉的垂体下动脉供血，在后叶中形成毛细血管丛，有利于下丘脑－垂体束的神经末梢中的激素进入血中。垂体上、下动脉之间有分支互相吻合。垂体静脉回流至海绵窦（图3–6–1）。

垂体前叶有三种腺细胞，即嗜酸性细胞、嗜碱性细胞及嫌色性细胞，它们分别占垂体细胞的35%、15%及50%。嗜酸性细胞分泌GH、PRL；嗜碱性细胞分泌ACTH、TSH、FSH和LH。垂体后叶无分泌功能，仅储存下丘脑中视上核及室旁核神经细胞核团所分泌的ADH及催产素。

蝶鞍前为鞍结节，后为鞍背，外侧为前、后床突。蝶鞍形态多为椭圆形。其正常前后径7～16mm，深7～14mm，宽9～19mm。鞍底骨质超过1mm厚者占据60%，有的可至3mm。垂体瘤可使蝶鞍膨胀性扩大，鞍底变薄，甚至破坏鞍底，肿瘤突向蝶窦内生长。

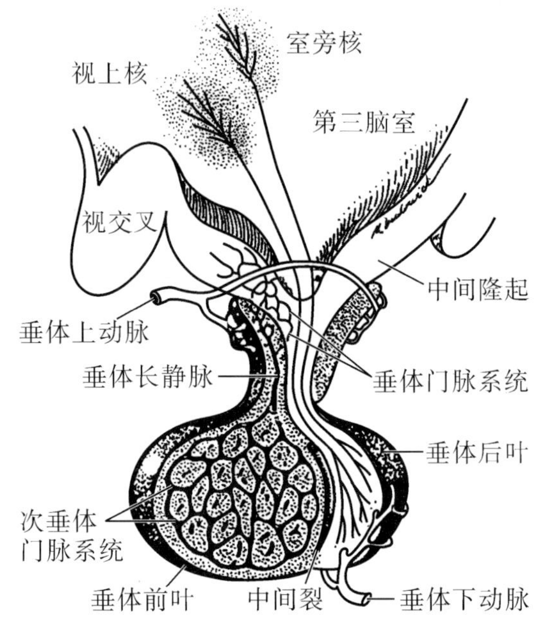

图3–6–1　下丘脑、垂体矢状位示意图

垂体窝覆盖着颅底延续的硬膜。硬膜反折形成鞍膈，中央有2～3mm的开口，垂体柄通过其中。蛛网膜和软脑膜环绕垂体柄通常不进入鞍内，其间形成交叉池，有的蛛网膜顺鞍膈孔进入鞍内，可形成空泡蝶鞍。鞍膈鞍壁均有眼神经分布，有大量神经末梢。垂体两侧为海绵窦，内有颈内动脉和动眼神经、滑车神经、三叉神经、上颌神经通过。

视交叉距垂体鞍膈上方约10mm，与鞍膈之间形成视交叉池。视交叉为扁平形，宽1.2mm，长8mm，厚4mm。视交叉上有终板、前联合，后为垂体柄、灰白结节、乳头体和动眼神经，下为鞍膈和垂体。视交叉的位置变异较多，约79%在鞍膈中央上方（中间型），12%在鞍结节上方（前置型），9%在鞍背上方（后置型）（图3–6–2）。视交叉上面的血液供应来自大脑前动脉的分支，视交叉下面和垂体漏斗的血供来自垂体上动脉和漏斗动脉的分支，侧面血供来自颈内动脉分支。

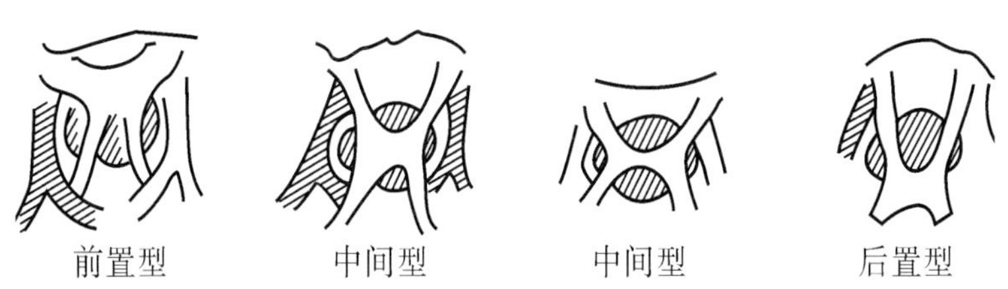

图3–6–2　视交叉与垂体关系的示意图

在临床手术中，我们常把双侧视交叉与颈内动脉之间的间隙规定为间隙Ⅰ（视交叉前方）、间隙Ⅱ（视神经与颈内动脉之间的间隙）、间隙Ⅲ（颈内动脉与小脑幕裂孔之间的间隙）、间隙Ⅳ（终板间隙）（图3–6–3）。

二、垂体腺瘤的临床表现

垂体腺瘤引起的神经症状与肿瘤大小及生长方向有关。一般无分泌功能腺瘤，发现时往往肿瘤体积已很大，多向鞍上及鞍旁生长，以明显的临床神经压迫症状就诊。分泌型垂体腺瘤早期产生内分泌症状，就诊时大多肿瘤体积较小，肿瘤多位于鞍内或轻微向鞍上生长，临床无或有轻微的神经症状。

1.头痛 约2/3垂体腺瘤病人主诉有头痛。主要位于眶后、前额和双颞部，程度轻，间歇发作，是由于肿瘤向上生长时，牵拉鞍膈所引起。肿瘤突破鞍膈头痛可减轻或消失。晚期头痛可因肿瘤涉及颅底硬膜、动脉环、大血管、大静脉窦、三叉神经所引起。肿瘤向第三脑室生长阻塞室间孔引起颅内压增高时头痛加剧。急性剧烈头痛可见于肿瘤的囊肿破裂或肿瘤卒中。

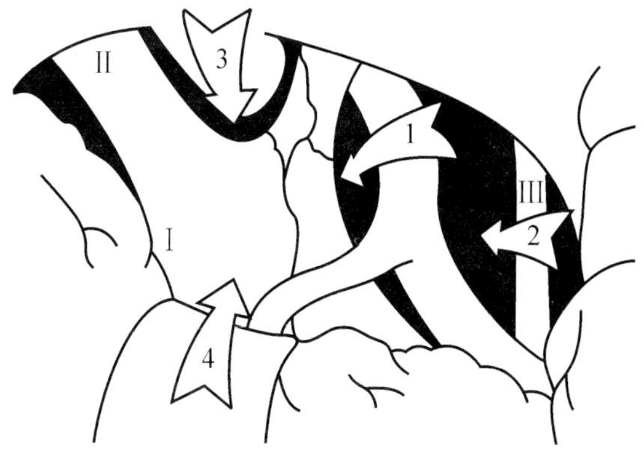

图3-6-3 视交叉与颈内动脉之间间隙示意图
1.间隙Ⅰ 2.间隙Ⅱ 3.间隙Ⅲ 4.间隙Ⅳ

2.视神经受压症状

（1）视野改变：由于肿瘤压迫视路造成。常见为双颞侧偏盲，随着肿瘤增大可出现管状视野。如肿瘤向一侧生长，压迫视束，临床可出现同向偏盲。

（2）视力改变：视力改变与视野缺损并不平行，多在晚期出现，由于肿瘤压迫导致视神经萎缩所致。眼底检查可见视乳头原发性萎缩。

3.神经和脑损伤 如肿瘤向上、向后生长压迫垂体柄和视丘下部可出现尿崩症和下丘脑功能障碍。压迫第三脑室前部及室间孔可出现脑积水。向前生长压迫额叶可出现精神症状及癫痫。如侵犯动眼神经出现动眼神经麻痹。破坏蝶窦者可出现脑脊液鼻漏。压迫脑干者可出现交叉麻痹、昏迷等。

4.内分泌功能紊乱 分泌型垂体腺瘤因分泌过多的激素，早期即可出现内分泌功能亢进症状。随着腺瘤的生长压迫和破坏垂体腺体细胞，逐渐出现内分泌功能减退症状。

（1）催乳素腺瘤：催乳素腺瘤以PRL增高雌激素减少所致闭经、溢乳、不育为临床特征，又称Forbis-Albright综合征。催乳素腺瘤占垂体腺瘤的40%以上，多见于年轻女性。一般认为，PRL增高至60 μg/L时可出现明显月经紊乱，主要表现为月经过少、延期或有月经不排卵，PRL > 60 μg/L时可出现闭经，多伴有溢乳，并可有性欲减退、流产、肥胖、面部阵发潮红等。青春期病人可有发育延迟、原发闭经。

男性病人（约占15%）发生高催乳素血症，可致睾酮生成及代谢障碍，出现精子生成障碍，数量减少，活力降低，形态异常。临床可出现阳痿、不育、睾丸缩小、无须、肥胖及乳房发育，少数有溢乳。

女性病人早期确诊较多，其中2/3为微腺瘤（肿瘤直径<10mm），肿瘤位于鞍内，神经症状少见。男性病例确诊时大多肿瘤较大并向鞍上生长，除内分泌症状外，常伴有头痛、视力及视野改变。

需要注意的是，血清PRL增高，除催乳素腺瘤外还可有多种其他因素引起。如妊娠、产后，多种药物，鞍区其他肿瘤，其他异位肿瘤及外伤等原因，诊断时应予鉴别。一般认为PRL值>200 μg者，催乳素腺瘤的可能性较大。

（2）生长激素腺瘤：因分泌过多的GH，早期即可有代谢紊乱，引起骨骼、软组织和内脏过度生长等一系列变化。病程呈缓慢、进行性发展，青春期前表现为巨人症，成

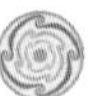

年人则表现为肢端肥大。此类腺瘤占垂体瘤的20%～30%，其中约1/3可伴有高催乳素血症，其原因可能为GH−PRL混合性腺瘤或下丘脑控制失调所致。

1）性腺功能障碍：少数女性有月经紊乱、闭经。男性可有性欲、性征方面改变。两性均可不育。

2）甲状腺功能障碍：约20%的病人可有甲低或甲亢症状。

3）肾上腺皮质功能障碍：女性病人可有毛发增多、外生殖器肥大、尿17−酮增多等症状，晚期可有肾上腺皮质功能减退症状。

4）其他代谢紊乱：约35%病人并发糖尿病。可有血磷、血钙异常。腺瘤如不治疗，常因代谢并发症、糖尿病、心血管及呼吸道疾病死亡。

（3）促肾上腺皮质激素腺瘤：多见于青壮年，女性为主。大多瘤体较小，很少产生神经症状。其特点为高皮质醇血症，可产生体内代谢紊乱，有典型的库欣综合征表现。此类肿瘤约占垂体腺瘤的7%～15%。临床有少数单纯性肥胖病人亦可有类似皮质醇增多症状，如高血压、月经紊乱、多毛等，应鉴别。

（4）促性腺激素腺瘤：罕见。起病缓慢，早期诊断困难。多见于男性。早期诊断依赖血清学检查，临床晚期可出现肿瘤增大所致神经压迫症状。其发病率与促甲状腺激素腺瘤一起占垂体腺瘤的1%。

（5）促甲状腺激素腺瘤：罕见，多为侵袭性。有血T3、T4增高，临床表现为甲状腺肿大，有时出现甲亢症状。可继发于原发性甲状腺功能减退。此型肿瘤呈侵袭性，易向鞍上生长，用甲状腺素治疗，TSH恢复正常，肿瘤缩小，视野恢复。

（6）无分泌功能腺瘤：多见于30～50岁，男性多于女性。以往称嫌色细胞腺瘤。肿瘤生长缓慢，不产生内分泌亢进症状。往往因肿瘤压迫视神经，以视力障碍首诊。确诊时多已产生垂体功能减退症状，临床可出现一个或多个腺功能低下症状。一般认为依次导致性腺、甲状腺和肾上腺功能减退。晚期病人可以出现严重代谢紊乱如尿崩症、糖和盐皮质激素代谢紊乱、应激能力减退、体温调节障碍及低血压等。此类病人约占垂体腺瘤的19%～23%。依据发病年龄、有无钙化、头部MRI检查，可与颅咽管瘤、视神经胶质瘤、鞍结节脑膜瘤及鞍区血管瘤鉴别。

三、诊断

垂体腺瘤诊断除依靠临床症状体征外，主要依靠内分泌及放射影像学检查。

（一）内分泌检查

分泌型垂体腺瘤均有激素分泌过多，应用放射免疫测定血清垂体激素值有助于早期诊断，正常垂体激素值为：PRL 20～30μg/L，GH ≤ 5ng/L，TSH 1～5ng/L，FSH 20～80ng/L（女）、70～180ng/L（男），LH30ng/L（女）、34～58ng/L（男），ACTH 10～80ng/L。各种激素分泌呈脉冲性，测定时可有较大波动。垂体功能低下时，性激素水平低。还可通过阴道黏膜涂片和精子数目测定协助诊断。

（二）放射影像学检查

诊断垂体和鞍区病变时主要使用三种方法，首先是颅底侧位X线平片，然后是冠状位CT，最后是头部MRI扫描（图3−6−4）。

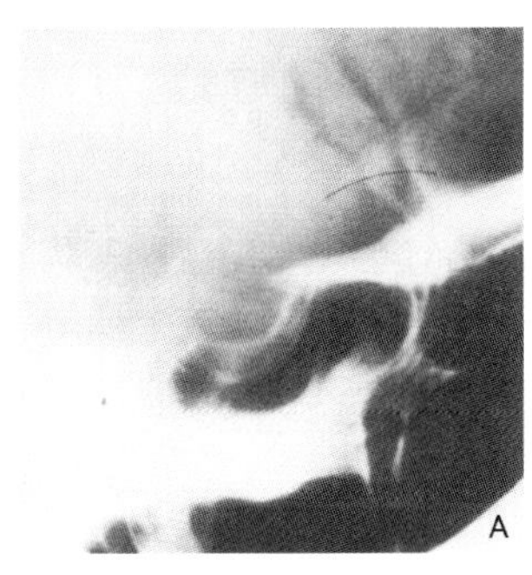

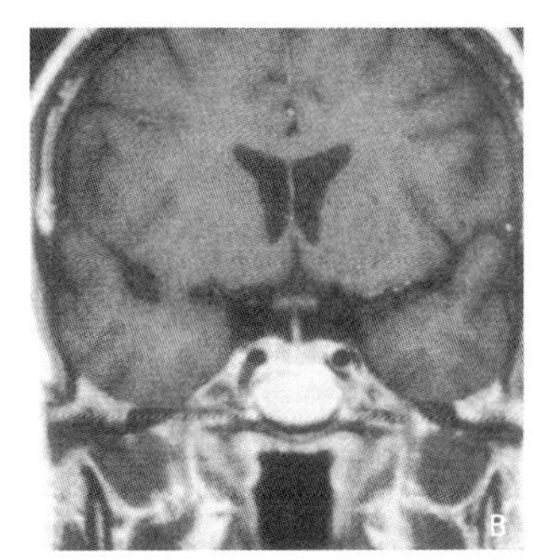

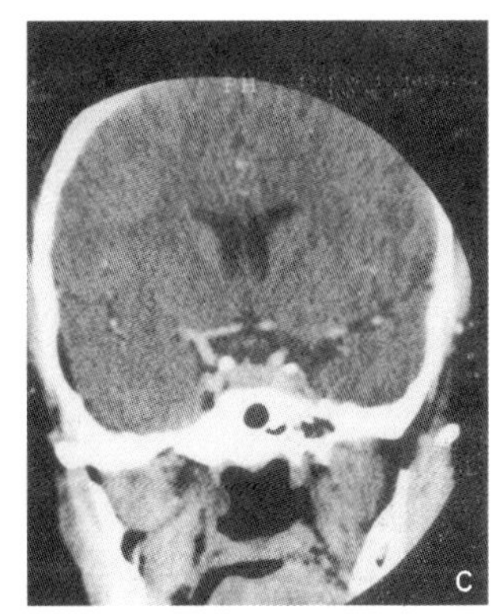

图 3–6–4　垂体瘤放射影像学检查

A.垂体瘤 X 线侧位片见蝶鞍扩大，鞍底变薄，并呈双边现象　B.正常垂体 MRI　C.正常垂体 CT 冠状扫描

1.颅骨 X 线平片　侧位 X 线平片显示蝶鞍凹陷，变薄弱，有的倾斜显双线。生长激素腺瘤有鞍底骨质增厚。与 CT 和 MRI 相比，X 线平片是发现垂体肿瘤最不敏感的方法，在鞍区和鞍旁肿瘤的鉴别诊断上无大的帮助。

2.蝶鞍区 CT 扫描　为诊断垂体瘤的重要方法。冠状面增强扫描图像可见：微腺瘤一般呈低密度圆形病灶，少见增强，有时无明显肿瘤影。肿瘤直径<5mm 者 CT 难以发现。垂体柄向肿瘤对侧偏斜提示有垂体腺瘤。增大的垂体腺瘤表现为高密度影，发生肿瘤出血坏死的可有瘤内软化灶。

3.MRI　MRI 对软组织分辨力高，能够清楚显示垂体及其毗邻结构，显示病变的精确解剖轮廓。由于 MRI 无电离辐射，它更适合于年青病人许多类型垂体病变的连续性检查（图 3–6–5）。

垂体无血－脑屏障包绕，注射磁对比剂后显示垂体均匀强化。垂体瘤呈低信号影，垂体上缘上凸，垂体柄向健侧移位，瘤内出血者呈高信号灶。较大的垂体腺瘤可见周围组织受压移位的图像。由于它能清楚地显示颈内动脉及视神经、视交叉等与肿瘤的关系，对选择手术入路有较大价值。

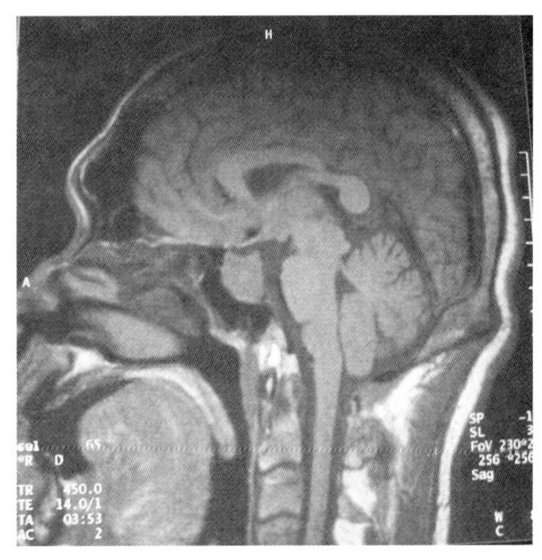

图 3–6–5　垂体生长激素腺瘤的 MRI

垂体腺瘤的放射学分级有多种，各家意见不一，许多学者主张根据 CT/MRI 蝶鞍断层片结合临床进行分级，将垂体腺瘤分为五级：

Ⅰ级：微腺瘤。肿瘤小于 10mm，鞍底有或无骨质变化，大于 5mm 者 MRI 和高分辨 CT 能发现，临床上可仅有内分泌表现。视力、视野改变罕见。

Ⅱ级：蝶鞍球形扩大，肿瘤直径 10～20mm，位于鞍内或轻度向鞍上生长，CT 和 MRI 可见肿瘤向上突入鞍上池，临床上可有内分泌症状，但无视力、视野改变。

Ⅲ级：肿瘤直径>20mm，蝶鞍扩大，肿瘤明显向鞍上伸展，第三脑室轻度上抬，CT和MRI可见鞍上池前中部阴影，病人有视力、视野障碍。

Ⅳ级：蝶鞍明显扩大，肿瘤直径30～40mm，明显向鞍上鞍旁生长，CT和MRI可见鞍上阴影，第三脑室明显上抬受压，视力、视野障碍严重，垂体功能低下。

Ⅴ级：腺瘤直径大于50mm，骨质弥漫性破坏，肿瘤可扩展到前颅窝底或中颅窝、蝶窦内。第三脑室及室间孔可被阻塞，出现脑积水。可出现视神经萎缩、失明，垂体功能低下明显。

（三）鉴别诊断

1.颅咽管瘤 颅咽管瘤多见于儿童和青年，常向鞍上、鞍后、鞍旁发展。肿瘤发生囊性变，囊壁上常见蛋壳样钙化。病人较早出现颅内压增高。手术时可见囊内黄绿色黏稠液体，显微镜下可见胆固醇结晶。实体型颅咽管瘤有时难与垂体腺瘤鉴别，需病理检查证实。

2.脑膜瘤 鞍结节脑膜瘤蝶鞍一般正常，鞍结节可有骨质增生。内分泌少见异常。MRI显示均匀增强信号，边缘可有脑膜“鼠尾”征（图3–6–6）。

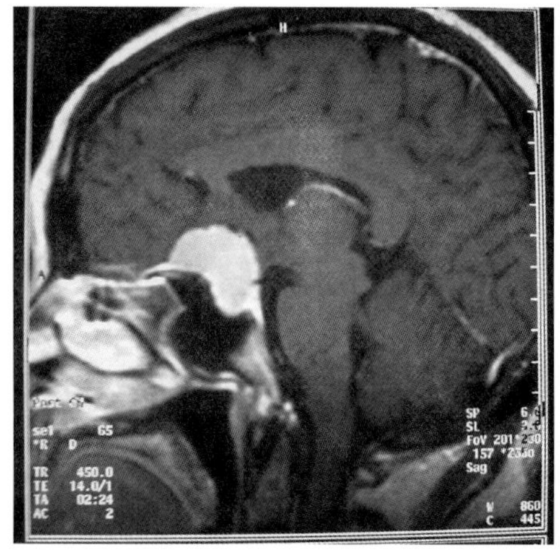

图3–6–6 鞍结节脑膜瘤的MRI

3.视神经胶质瘤 多见于儿童。早期多为一侧失明，并有患侧突眼。X线平片可见患侧视神经孔有扩大，蝶鞍区正常。

4.鞍区血管瘤 一般在鞍旁或鞍上，症状多突然发生，出现头痛，多伴有一侧动眼神经麻痹，MRI有助于鉴别。

四、治疗

垂体瘤的治疗方法有手术治疗、放射治疗与药物治疗。

1.手术治疗 Ⅱ级以上应首选手术治疗。常用手术入路有：

（1）经蝶入路：适用于Ⅲ级以下垂体瘤，可选择性切除垂体腺瘤，许多分泌型腺瘤病人术后内分泌功能不同程度恢复。保留正常垂体组织。

（2）翼点入路：适用于Ⅲ级以上垂体腺瘤。可充暴露视交叉、鞍上、鞍旁等结构，充分视神经减压，全切肿瘤。

（3）经眉锁孔手术：已有较多医院开展，适用于Ⅱ级以下垂体瘤，创伤小，病人恢复快，住院时间缩短，术后并发症较少。

以上手术均应在手术显微镜下完成。

2.放射治疗 分放射外科（γ刀和X刀）治疗和传统放射治疗。

Ⅱ级以下垂体瘤适宜行γ刀治疗，它安全性好，有效率高，分泌型腺瘤内分泌好转率高，近年来已有大宗病例报道。

传统放射治疗适用于手术后残留肿瘤病灶。

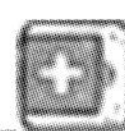

3.药物治疗 对于无分泌腺瘤无效。对于垂体功能低下病人，可根据其肿瘤性质给予肾上腺皮质激素和甲状腺素补充治疗。对于尿崩症病人可选用垂体后叶素或长效尿崩停治疗。

对于分泌型腺瘤可选用溴隐亭、赛庚定等药物治疗。溴隐亭为一种半合成的麦角生物碱化合物，可兴奋下丘脑分泌PIF，阻止PRL释放，或刺激多巴胺受体迅速抑制PRL分泌。溢乳和闭经可在服药1个月左右改善。此药缺点为停药后肿瘤迅速增大，症状再次出现，无长期疗效。

以上三种治疗方法，应首选手术或神经放射外科治疗，以取得长期良好的疗效。

垂体腺瘤常见的术后并发症及处理方法请参阅本章第二节颅咽管瘤。

（林 宁）

第二节 颅咽管瘤

颅咽管瘤是蝶鞍部良性肿瘤，占颅内肿瘤的4%，但在儿童却是最常见的先天性肿瘤，占鞍区肿瘤的第一位。成人颅咽管瘤占蝶鞍部肿瘤的20%。颅咽管瘤可发病于1～70岁，5～10岁为颅咽管瘤发病年龄的最高峰。男性较女性多见。

颅咽管瘤发自颅咽管残余上皮细胞，少数起源于垂体前、后叶之间的残余颅颊裂。前者发展成鞍上型肿瘤，后者将发展成鞍内型肿瘤。鞍上型肿瘤常发生囊变，囊肿可单个或多个，囊壁较薄，上有许多小白色钙化点，有时钙化可骨化和呈蛋壳样。囊内有坏死、液化的上皮碎屑，囊液呈黏稠的黄绿色，内有大量胆固醇结晶。瘤组织常侵犯邻近组织，引起局部增生，形成假包膜，似为肿瘤分界，有些地方肿瘤呈指状突入周围组织中。有些肿瘤单发于脑室内，是为脑室内颅咽管瘤。

颅咽管瘤可呈多结节形，长至视交叉前、后及鞍上、鞍外，甚至可扩展至外侧裂、脑干及桥小脑角（图3－6－7）。按其所侵犯的部位而产生相应的症状。

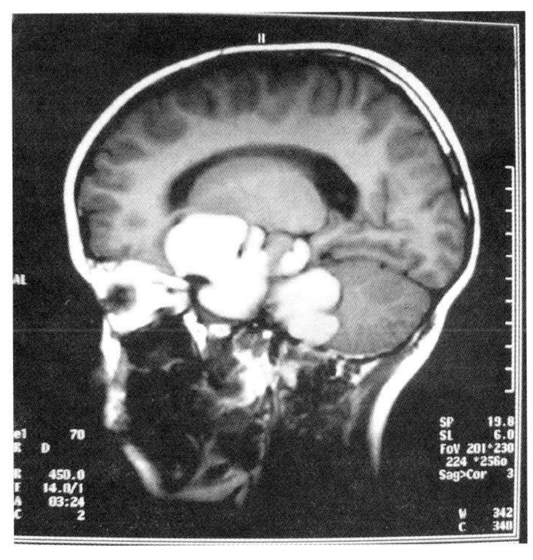
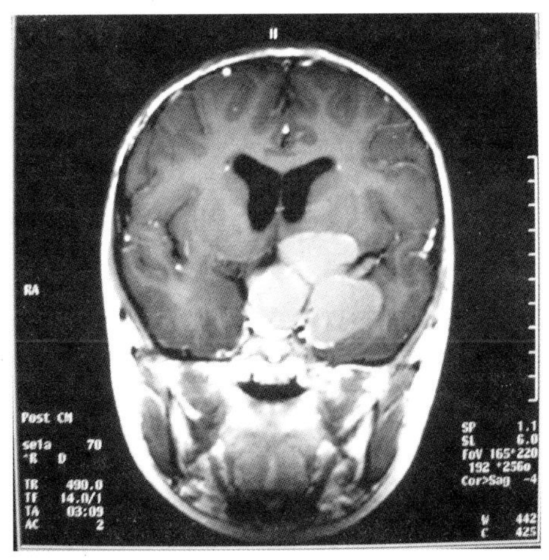

图3－6－7 颅咽管瘤波及鞍区、外侧裂、脑干腹侧及桥小脑角

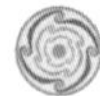

一、临床表现

颅咽管瘤生长缓慢。有些病人肿瘤长至巨型始出现症状。一般小儿病程较成人短。由于颅咽管瘤常压迫和侵犯垂体、丘脑下部、视交叉重要部位，因而临床表现复杂，主要有头痛、颅内压增高、内分泌障碍，视力、视野障碍，蝶鞍部变化及其有关症状。

1.颅内压增高 儿童病人出现颅内压增高者多于成人，15岁以上病人仅30%出现颅内压增高症状。表现为头痛，常伴有呕吐、复视及颈强直，后者为囊内液渗到蛛网膜下隙所致。

2.视力、视野障碍期 大部分病人出现视力障碍。儿童视力障碍常因个人不察而继续上学，长期不引起家长和老师怀疑，因而以此症状就医的成年人是儿童的2倍以上。视野障碍的类型随肿瘤位置而异，鞍上肿瘤多引起双颞侧偏盲，第三脑室内肿瘤不引起偏盲。视乳头可出现原发性萎缩。

3.内分泌障碍 颅咽管瘤常影响垂体及丘脑下部的功能，造成内分泌紊乱。主要表现为：①性功能减退：男性阳痿及性欲减退，女性停经、不育和早衰。儿童或青年的生殖器不发育，第二性征不出现。②尿崩症：表现为尿量增多，每天可达数千毫升甚至10 000ml以上，因而大量饮水。部分病人以此为首发症状。如肿瘤损伤视上核、室旁核及下丘脑－垂体束同时损伤下丘脑渴感中枢，可产生尿崩症伴渴感减退综合征，病人虽有尿崩，血、尿高渗状态，但无渴感。病人可出现头痛、心动过速、烦躁、神志模糊、谵妄甚至昏迷。③生长发育迟缓：因生长激素的缺乏，发育受抑制而成为侏儒症，但身体各部大小比例正常。智力尚可。④脂肪代谢异常：常因丘脑下部受肿瘤破坏，使脂肪分布异常而发胖。

4.其他症状 颅咽管瘤可向四周生长，引起各种邻近症状。向鞍旁生长可引起海绵窦综合征，引起Ⅲ、Ⅳ、Ⅵ颅神经障碍。向前颅窝生长可产生精神症状。向中颅窝生长可产生颞叶癫痫和幻嗅、幻味等症状。少数病人可向后生长压迫脑干，甚至长到后颅窝引起小脑症状。

二、辅助检查

（一）放射学检查

1.X线片 蝶鞍扩大，鞍内或鞍上区钙化点。儿童较成人多见。有钙化点者占颅咽管瘤病人20%左右。儿童病人可有颅内压增高征，如颅缝分离、指压征等。

2.CT扫描 头轴位及冠状位扫描可显示颅咽管瘤囊变区低密度影、钙化灶及肿瘤实体部分高密度影等。

3.MRI MRI分辨力较CT高，能更清楚显示肿瘤的囊性和实体部分及肿瘤与脑室、视交叉和脑干等结构的关系，有利于手术入路的选择。

（二）内分泌学检查

参见垂体内分沁检查，颅咽管瘤除PRL升高外，GH、LH、FSH、ACTH等均可减低。

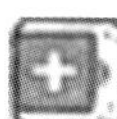

三、诊断

根据病人年龄、临床症状及特异性的CT和MRI结果诊断不困难。不典型病人鉴别诊断可考虑垂体腺瘤、胚生殖细胞瘤、视神经胶质瘤及鞍区其他病变。

四、治疗

颅咽管瘤首选治疗方法为手术治疗。

手术治疗可通过切除肿瘤达到视神经减压及对相邻脑组织的减压，但很难改善下丘脑－垂体功能。单纯囊肿切除疗效不确切且易短期复发，因此应争取全切肿瘤。显微手术的开展提高了肿瘤全切率，降低了手术的死亡率和病残率。

手术入路的选择：手术应用最广泛的切口为翼点入路。第三脑室前部颅咽管瘤可根据肿瘤的位置选择胼胝体入路或翼点－经胼胝体联合入路。

全切手术后病人常常出现凶险的并发症。这里介绍协和医院神经外科对常见并发症的处理方法。

1.尿崩症　每小时监测尿量，成人正常平均每小时尿量为50～80ml，在无过多补液情况下，若每小时尿量大于160ml，尿相对密度低于1.005，应视为尿崩症发生。须应用抗利尿制剂，注意出入量的平衡和维持外周循环的稳定；必要时监测中心静脉压。SIADH，可应用ADH。首次用小剂量（2.5～5u）皮下注射，以免引起无尿。一次有效剂量应能控制尿量在每小时50～150ml达8h左右，否则，需调整或追加剂量。多数病例的有效剂量为每次5～10u。醋酸去氨加压素（弥凝）也有抗利尿作用，有静脉滴注、肌内注射、口服及鼻吸入等制剂。不论采用何种药物和何种途径，皆须依据每小时尿量来确定是否用药和调整剂量。我们曾遇一例术后尿崩症病人，尿量小于50ml/h，被当做“急性肾炎”少尿处理，严格限制入水量，结果濒临休克，出现意识障碍；测量中心静脉压显著偏低，检验结果显示血液浓缩。这都是由于抗尿崩不力及补液不足所致，经纠正后转危为安。尿崩期间的补液量可按病人每小时的尿量来确定饮水量或鼻饲水量：常规的静脉输液量为成人1 500～2 000ml/d，约相当于皮肤、呼吸道丢失的水量。钾的补充按1gKCl/1 000ml尿量来估算，大部分由口服或鼻饲给入。由静脉补充的KCl为2g/d。通过血电解质监测再予调整。

【附】小儿正常平均每小时尿量（ml）：2～11个月7～20；1～2岁20～25；3～4岁25～30；5～7岁7～40；8～14岁33～60。

2.高热　每2h监测中心体温，术毕即开始头颈部物理降温，控制室温在20～25℃。物理降温必须以不引起寒战与畏冷为度，不必强行控制在正常或低于正常，目标是避免高热。对神志尚好能自动饮水的病人，应避免用冬眠药，以免影响神志观察，丧失咳嗽反射、口渴反应和饮水功能。

3.电解质紊乱　每12h检查一次血电解质。①低钾：常为尿崩补钾不足所致。②高钾：常与肾功能受损或补钾过多有关。心电图也可反映出异常血钾。③高钠高氯：常为血液浓缩表现，严重时可出现意识障碍。一般通过限制钠、氯，补充液体及治疗尿崩即可改善。长期顽固的高钠高氯，单用补液方法收效不佳者，小剂量口服抗

利尿剂有望见效。④低钠低氯：原因大多为肾排出钠、氯过多所致，即所谓“脑性盐耗综合征”，但也要警惕SIADH的可能。后者是由于体内保留过多水分不能排出，形成水中毒、血液被稀释而致，血浆渗透压明显降低，体重增加。严重时均可有意识障碍表现。前者的处理为补充高渗KCl，并给予醋酸脱氧皮质酮（DOCA）或ACTH，以增进肾对钠的回吸收；后者则必须严格限制入水量（成人800～1 000ml/d），甚至应用速尿才能见效。对电解质紊乱的纠正，必须全面分析其发生原因和病理生理过程；明确其病理生理诊断，并在每12h一次的血电解质检测条件下，随时调整治疗方案，才能得到正确的治疗，切不可仅根据实验室电解质报告的表面现象而草率处理。

4.抽搐发作　术前口服抗癫痫药（苯妥钠戊酸钠）3d，术毕立即肌内或静脉注射抗癫痫药，注射用药与以后的口服用药须重叠1～2d。如从未发生过抽搐，出院后继续口服1～2周即可停药，术前或术后曾有抽搐发作，可诊断为癫痫。

5.消化道出血　术后常规地应用H_2受体拮抗剂，如雷尼替丁0.4g，或质子泵抑制剂，如洛赛克40mg每天静脉滴注一次，可有助于减少此项并发症。

6.意识障碍　每小时按GCS方法观察神志改变。术后出现意识水平下降的原因有：①颅内血肿。②急性梗阻性脑积水，尤其是术前已有梗阻性脑积水的病人，术中仍可因水肿、血块堵塞等原因而发生急性完全性梗阻，发生脑疝。③术前脑室极度扩大的病人，术后可因脑引流过度，造成颅内压过低而发生非手术区域的硬膜下出血。④水、电解质紊乱，无论高氯或低氯到了一定程度，均可出现意识障碍。严重失水致周围循环衰竭或酸碱平衡失调、水中毒等，也会有意识障碍表现。⑤内分泌替代治疗不足。尤以肾上腺皮质激素严重不足最为突出，常为激素用药过程中早停药或减量过多所致。轻者出现精神萎靡、食欲不振，重者表现为嗜睡甚至昏迷。术后一旦出现意识变差，除了立即CT检查确定有无颅内血肿和脑积水外，还应从血电解质监测和激素用药等多方面寻找原因。

7.内分泌替代治疗　是手术治疗不可缺少的重要组成部分，最重要的是肾上腺皮质激素的应用。我们的常规是：术前3～5d开始口服地塞米松0.75mg，3次/d；手术当天地塞米松术前10mg肌内注射，术中10mg静脉滴注或肌内注射；术后第1～3天5mg肌内注射，每6h一次；第4～6天5mg，每12h一次；第7～9天1.5mg，3次/d；第10～12天0.75mg，3次/d；第13～15天0.75mg，2次/d；第15天以后0.75mg，1次/d，约2周后停药。值得注意的是：①在每次减量后及停药后，如出现精神萎靡、食欲不振等激素不足症状时，须恢复原剂量或另外再追加一个突击剂量（静脉滴注或肌内注射5～10mg）。②在停药期间，如遇应激状态，如重大外伤、疾病或精神打击时，须接受皮质激素突击剂量或再辅以一段时间的逐渐减量治疗，甲状腺素及性激素的替代治疗也须酌情应用。

8.营养问题　意识障碍不能自行进食者，宜及早采用鼻饲，进行正规的肠内营养支持。医院配制的混合奶或商品制剂均可，供给充足热量并有充足蛋白质、维生素及微量元素。成人从2 100～4 200kJ/d开始，分次注入，注意观察病人的消化道功能，逐渐增量，待完全适应后，可增至7 560～8 400kJ/d以上至正常需要量。肠内营养尚未完全适应阶段，不足的热量由静脉营养，如滴注脂肪乳剂混合液等来补充。

（林　宁）

第三节　脑膜瘤

脑膜瘤起源于脑膜的组成成分如蛛网膜细胞、纤维母细胞或血管，其中多数来源于蛛网膜细胞，这些细胞在主要的静脉窦和大脑大静脉附近、基底丛区域、鸡冠周围、筛板上和颅神经孔处数目很多。

一、病因

脑膜瘤的发病原因目前尚不清楚，可能是内环境的改变和基因变异。分子生物学研究已经证实，70% 的脑膜瘤病人 22 号染色体为单染色体。最近在染色体组正常的脑膜瘤中发现 22 号染色体长臂（$22q^{12.3-qter}$）缺失可导致肿瘤发生。

脑膜瘤约占原发性颅内肿瘤的 20%，发病率为 2.6/10 万，女性发病率约为男性的 2 倍。随着年龄的增长，脑膜瘤的发病率增高，在 70 岁以上老人的尸检中无症状性脑膜瘤不在少数，症状性脑膜瘤占颅内肿瘤的 14%，在男性的第 7 个 10 年达发病高峰，约 6/10 万，在女性的第 8 个 10 年达发病高峰，约 9.5/10 万。

在颅内脑膜瘤中，85%～90% 位于鞍上，在这些鞍上脑膜瘤中，1/3～1/2 沿着前颅窝底和中颅窝底分布。表 3－6－1 列举了最常见的部位和它们的相对发病率。

表 3－6－1　脑膜瘤的常见发病部位及相对发病率

部位	相对发病率
矢状窦旁 / 镰旁	25%
凸面	19%
蝶骨嵴	17%
鞍结节	9%
后颅窝	8%
嗅沟	8%
中颅窝 /Mechel 穴	4%
小脑幕	4%
翼点	3%
侧脑室	1%～2%
枕大孔	1%～2%
眶 / 视神经鞘	1%～2%

二、病理

肉眼上脑膜瘤呈球形、分叶状或不规则形，边界清楚，质实或硬，周围脑组织受压形成压迹。少数肿瘤呈斑块状，覆盖在脑半球表面，称斑块型。肿瘤质硬，切面呈灰白色，呈颗粒或条索漩涡状，有的含砂粒样物质，主要由于其中有砂粒体的存在。

显微镜下肿瘤有以下几种类型：

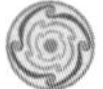

1.脑膜细胞型 瘤细胞呈多边形，胞核清楚，椭圆形，胞浆丰富，呈漩涡状排列，为纤维条索状分隔，形成分叶状结构。它的细胞呈多角形，中心有大的细胞核。脑膜细胞型的瘤细胞以同心圆的方式排列，形成漩涡状，这些漩涡的内部可以是变性、玻璃样变钙化并形成砂粒体。

2.纤维细胞型 瘤细胞呈梭形，排列致密，交织成束或栅栏状，其间有网织或胶原纤维。脑膜瘤含有内皮型脑膜瘤者细胞更拉长，呈梭形，可表现为丛状或簇状。

3.混合型 瘤细胞呈分叶状，中央为脑膜细胞，周围为纤维细胞，形成漩涡状结构，其中常有同心分层结构，并有钙盐沉积，形成砂粒体。

4.血管母细胞型 瘤细胞丰富，胞核椭圆形，胞浆模糊，多排列在毛细血管旁，其中有较多的网状纤维。

目前，也有人将其分为内皮型脑膜瘤、纤维型脑膜瘤、血管型脑膜瘤、分泌型脑膜瘤。分泌型脑膜瘤有稀疏的嗜酸性和高碘酸雪夫反应（PAS）强烈阳性的包涵体。虽然光镜下脑膜瘤有很多变异，但在电子显微镜下有相似的特征，包括广泛的细胞膜并指，形成良好的桥粒及缝隙连接和胞浆内丝。

三、脑膜瘤的临床表现

1.颅内压增高表现 头痛、呕吐和视乳头水肿，可有视力减退、视物模糊等表现。

2.临床经过 肿瘤生长缓慢，病程较长，即使肿瘤已经长得很大，临床症状却很轻。仅少数肿瘤生长迅速，病程较短，这常见于儿童或肿瘤囊变、间变。病人常先出现癫痫等刺激症状，继而出现瘫痪等麻痹症状。

3.脑膜瘤的位置不同有其特征性的表现

（1）矢状窦旁和大脑镰旁脑膜瘤：前1/3的脑膜瘤可出现欣快、淡漠、癫痫发作等精神症状。中1/3可早期出现Jackson癫痫、对侧肢体无力等局灶症状。旁中央小叶受到影响时，可有排尿困难。后1/3脑膜瘤病人可出现幻视、视野改变。病人可有局部颅骨增生或破坏，头皮可有血管曲张。

（2）大脑凸面脑膜瘤：癫痫常为首发症状，其局灶症状、体征取决于肿瘤所在位置。

（3）蝶骨嵴脑膜瘤：内1/3脑膜瘤可出现同侧视力下降、鼻侧偏盲、突眼、钩回发作、垂体功能低下，出现Weber综合征。中1/3的脑膜瘤可出现精神症状、对侧肢体偏瘫、钩回发作，优势半球可出现运动性失语。外1/3脑膜瘤除可出现上述症状外，还有颞骨隆起、突眼、颞叶癫痫。

（4）嗅沟脑膜瘤和前颅窝底脑膜瘤：主要为失嗅、精神症状和Foster-Kennedy综合征。

（5）鞍结节脑膜瘤：较早出现单侧视力下降和不典型视野缺损，影响到下丘脑可出现嗜睡、尿崩；垂体受压出现垂体功能低下表现，巨大脑膜瘤可出现眼肌麻痹、颞叶钩回发作、肢体偏瘫。

（6）中颅窝底和鞍旁脑膜瘤：眶上裂脑膜瘤可出现对侧肢体偏瘫、精神症状，位于优势半球可有失语；鞍旁脑膜瘤可出现Foster-Kennedy综合征、同侧视力下降、鼻侧偏盲、钩回发作等；岩尖脑膜瘤可出现三叉神经分布区感觉障碍、颞肌萎缩、咬肌萎缩，肿

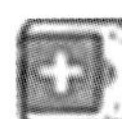

瘤压迫海绵窦可出现眼肌麻痹、单侧突眼，侵及后颅窝可有听力下降、耳鸣、桥小脑角症状。

（7）侧脑室脑膜瘤：主要症状是高颅内压，可有对侧肢体感觉和运动障碍。

（8）桥小脑角肿瘤：主要出现听神经、三叉神经、面神经麻痹；随着肿瘤的发展可出现颅内压增高和小脑、脑干受压的表现。

（9）斜坡脑膜瘤：常出现展神经、三叉神经、面神经麻痹，听神经也可受累；随着肿瘤的增长，可出现颅内压增高，并可出现小脑征及锥体束征。

（10）小脑幕肿瘤：有幕上、幕下及穿透型，主要表现为颅内压增高，可出现小脑损伤征。

四、诊断和鉴别诊断

依据视力、视野改变，内分泌的症状等临床表现，影像学表现为鞍结节骨质增生或骨质破坏，一般可作出诊断。

鉴别诊断只介绍鞍结节脑膜瘤。

1.球后视神经炎 本病发病较急，视力急剧下降，常伴有眼球转动性疼痛。经药物治疗能恢复部分视力或痊愈。视野多有中心暗点、旁中心暗点、向心性缩小等改变。而肿瘤病人则呈慢性进行性单侧视力减退，以后对侧视力亦减退，常伴有持续性疼痛。视野多呈偏盲性缺损或偏盲性暗点。经药物治疗有时可好转，但最终恶化或治疗无效。

2.嫌色性垂体腺瘤 多见于20～50岁病人，有垂体功能减退症状，如男性性欲减退、阳痿，女性闭经、肥胖、肢端肥大等。蝶鞍呈球形扩大，多为双眼视力减退，双颞侧偏盲，眼底多为单纯性视神经萎缩。鞍结节脑膜瘤多无垂体功能减退症状，蝶鞍正常或鞍结节、前床突骨质增生；常单侧发生视力障碍，然后才波及对侧。

3.颅咽管瘤 本病多见于儿童和青年，男性多于女性。X线平片70%～80%可有钙化，肿瘤实质部钙化呈点状或斑片状位于鞍内或鞍上，囊壁钙化呈弧线状或蛋壳状。CT平扫可显示颅咽管瘤囊变区呈低密度影，钙化灶呈高密度影，实质性肿瘤呈均匀高密度影。鞍结节脑膜瘤X线平片及CT平扫可有鞍结节部的骨质破坏。

（赵甲山）

第四节　鞍区生殖细胞瘤

生殖细胞瘤约占颅内肿瘤的0.4%～3.4%，好发部位为松果体区，其他依次为鞍区、第三脑室，亦可发生于基底节和额叶、颞叶深部。好发于儿童和青少年，幼儿和老年人罕见。总的来说男性多见，男女发病率之比约为2∶1。但鞍区生殖细胞瘤女性多于男性。

一、病理

肿瘤切面呈灰红色，质脆软，可有出血、坏死、囊变和钙化，多数病例表现为高度恶性特征，界限不清，向周围脑组织浸润。镜下观肿瘤主要含两种细胞成分，一种为较大的细胞，呈上皮状，多角形，胞浆丰富，淡红色，胞核呈圆形，浓染，核仁大，另一种为小细胞，与淋巴细胞很相似，胞浆少，染色质丰富深染，两种细胞镶嵌排列，与睾

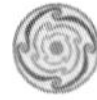

丸的精原细胞瘤和卵巢的无性细胞瘤组织无异。

扩散和转移主要通过三种途径：①直接向邻近组织浸润，以侵入邻近的下丘脑和第三脑室最多。②通过脑室和蛛网膜下隙转移，转移至脊髓及马尾区最多。③经血运转移，以转至肺及骨骼的机会较多。

二、临床表现

1.视力障碍 由于肿瘤压迫视神经、视交叉、视束而出现视力减退、双颞侧偏盲、原发性视神经萎缩。

2.头痛、呕吐 为肿瘤侵入第三脑室引起脑积水及颅内压增高的症状。

3.下丘脑损害的表现 如尿崩症、肥胖、脉慢、低血压。

4.垂体功能低下的表现 如性征发育不良、身材矮小、毛发脱落、性欲减退、闭经等。

三、实验室检查

肿瘤标记物的测定：生殖细胞瘤中可有类睾丸素物质存在，在病人的脑脊液或血清中可发现甲胎球蛋白阳性和人绒毛膜促性腺激素增高。如果发现这类生化标记物，则不但可用作诊断依据，而且可在治疗中监视疗效和肿瘤复发。

四、影像学检查

1.CT 横断面CT扫描可见肿瘤侵占整个鞍上池或其前方大部分，呈类圆形或多边形，边缘清楚，轮廓稍不规则的均匀的等密度或稍高密度病灶，注射对比剂后肿瘤均匀增强。肿瘤可侵及第三脑室和阻塞室间孔，造成阻塞部位以上的脑积水。冠状面CT扫描可见肿瘤进入鞍区，压迫垂体，但尚能与垂体区分。

2.MRI T_1加权像多数肿瘤表现为均匀的等信号或稍低信号，T_2加权像肿瘤为高信号。MRI对肿瘤部位及侵犯邻近结构的情况显示较清楚。

五、诊断和鉴别诊断

根据病人的发病年龄、临床表现及影像学检查不难诊断。应与第三脑室内肿瘤、黏液囊肿、颅咽管瘤、垂体腺瘤、鞍区脑膜瘤、脊索瘤、骨软骨瘤鉴别。

第五节　海绵窦肿瘤

原发于海绵窦的肿瘤并不多见，仅占颅内肿瘤的0.1%～0.2%，主要为神经纤维瘤和脑膜瘤。邻近肿瘤累及海绵窦者却不少见，如脑膜瘤、垂体瘤、神经纤维瘤、脊索瘤、软骨瘤、鼻咽癌及转移癌。发病无性别差异。

一、临床表现

病人表现为头痛，第Ⅲ～Ⅵ颅神经麻痹。眼球突出比较多见。三叉神经眼支或上颌支分布区疼痛或麻木。

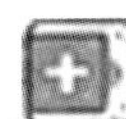

二、影像学检查

MRI 是海绵窦肿瘤的首选检查，可以观察海绵窦肿瘤的侵犯范围、海绵窦内结构、肿瘤与颈内动脉的关系。CT 不易分辨海绵窦内结构，但是 CT 的骨窗可以分辨邻近的颅骨解剖。脑血管造影可以了解患侧颈内动脉的移位、狭窄、闭塞和对侧颈内动脉的侧支循环情况以及肿瘤的供血情况。对术中可能损伤海绵窦段颈内动脉者，术前宜进行患侧颈内动脉球囊闭塞试验。

三、肿瘤分级

为估计手术难度，选择手术入路，比较手术效果，Sekhar 等将海绵窦肿瘤分为五级。Ⅰ级：肿瘤只侵犯海绵窦前、后、内、外 4 个区域中的一个，颈内动脉不受累；Ⅱ级：肿瘤侵犯一个以上的区域，颈内动脉受压移位，但未完全被肿瘤包裹；Ⅲ级：肿瘤侵犯整个海绵窦，颈内动脉至少有一段被肿瘤完全包裹；Ⅳ级：肿瘤侵犯整个海绵窦，颈内动脉被完全包裹，并存在狭窄、假性动脉瘤或闭塞的情况；Ⅴ级：肿瘤侵犯双侧海绵窦，颈内动脉被完全包裹。

第六节　视神经胶质瘤

视神经胶质瘤不常见，好发于 10 岁以下儿童，占儿童颅内肿瘤的 3%～6%，极少发生于成人，性别差异不大。常伴发神经纤维瘤病。

一、病理

病理类型主要是毛细胞型星形细胞瘤，瘤细胞细长，在某些部位排列紧密，某些部位排列松散，具有 Rosenthal 纤维是该瘤细胞的特点，可以此区别于其他的瘤细胞。偶见少突胶质细胞瘤和胶质母细胞瘤。可以是单纯眶内或单纯颅内病变，也可眶、颅内均有。良性倾向者占多数，仅在局部缓慢扩大生长，一般不波及到整个视路和对侧。恶性倾向者占少数，生长迅速，侵犯周围组织，预后不佳。

二、临床表现

当肿瘤局限于一侧视神经，病人表现为一侧视力减退或丧失，常伴有突眼、视乳头水肿或萎缩。如肿瘤侵及视交叉，可在视力丧失的同时伴有头痛、呕吐等颅内压增高的表现，这是因为肿瘤阻塞第三脑室引起脑积水的缘故。 当下丘脑受累时，可产生间脑综合征，较少见的症状还有性早熟、嗜睡、厌食或肥胖。

三、影像学检查

X 线平片上可见视神经管扩大、变圆，正常的视神经管为椭圆形。CT 上表现为视神经梭形增粗，为低密度、等密度、稍高密度或混合密度。MRI 上肿瘤 T_1 加权像为低信号，T_2 加权像为高信号。如肿瘤侵及视交叉则可见鞍上肿块，多为实质性，可以有囊变。

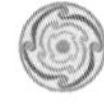

四、诊断和鉴别诊断

根据临床表现和影像学检查不难诊断。需要鉴别的主要是颅咽管瘤，该肿瘤多有生长发育障碍，CT 可见肿块位于鞍上，常有钙化和囊变。

（林 洪 项 炜）

第七节 鞍区畸胎瘤

畸胎瘤（teratoma）是三个胚层衍生的器官样组织结构构成的肿瘤，颅内也可发生畸胎瘤，约占颅内肿瘤的0.5%。以小儿和青少年多见，常伴有其他部位的先天性畸形如脊柱裂，松果体区是颅内畸胎瘤好发的部位，其次是蝶鞍区。多集中分布在中线上。

肿瘤界限清楚，有包膜与周围组织紧密相连，肿瘤切面上有骨、软骨或囊腔，囊腔内有黄白色液体，可混有油脂、毛发、牙齿及消化道腺体和结缔组织等结构。恶性畸胎瘤有出血和坏死。

显微镜下观察，成熟型畸胎瘤瘤组织内见有分化成熟的三个胚层衍化的器官样组织结构。内胚层的成分一般少见，可有呼吸道上皮、肠腺、甲状腺体等；中胚层有骨、软骨、脂肪等；外胚层为神经组织、皮肤及其附件、牙齿等。畸胎瘤的恶性变病例中见有某一胚层组织的分化不良，如上皮成分癌变，或是间叶组织的肉瘤变，并常可见到典型或不典型的生殖细胞瘤成分。

除恶性畸胎瘤外，多数生长缓慢，鞍区畸胎瘤常出现的症状有尿崩症、嗜睡、视力及视野障碍和水、电解质、脂肪代谢障碍等。性早熟等内分泌紊乱是其突出的临床表现。

颅脑X线平片对诊断很有帮助，如发现有牙齿、小骨块、钙化等影像，更有助于定性诊断。

CT 扫描，成熟的畸胎瘤因含有脂肪、软组织、软骨或骨骼，CT 上密度不一，呈混杂密度影，即软骨、骨呈高密度，脂肪、软组织、囊液呈低密度，CT 扫描有助于诊断。未成熟和恶性的畸胎瘤在密度方面通常相等，呈均一高密度，强化扫描时呈均质或不均匀增强，因此，易误诊。

MRI 检查，畸胎瘤常以脂肪为主要成分，脂肪在 T_1 加权像上为高信号，在 T_2 加权像上呈典型的高信号。

手术切除是唯一有效的治疗方法，如能全切可望治愈。对于未成熟或恶性变者，术后可辅以放疗或化疗。放疗或化疗对良性畸胎瘤无效。

（徐卫明）

第八节 下丘脑错构瘤

下丘脑错构瘤是罕见的非肿瘤性疾病，最早由 Le Marquand 于 1934 年首次报道，此后陆续有一些病例被报道。1993 年 WHO 对中枢神经系统肿瘤分类修订后再版中，将其归入第Ⅳ类：囊肿和类肿瘤病变，称“下丘脑神经元错构瘤”（hypothalamic

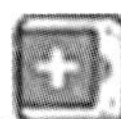

neuronal hamartoma)，属于一种特殊类型的鞍上、脚间池肿瘤。其发病率尚无确切统计，近10余年来，由于神经影像学的发展，对此病的认识有了提高，国外文献报道逐渐增多，Unger等（2000）报道文献中下丘脑错构瘤已90多例，我们经文献检索共报道下丘脑错构瘤100多例。至2002年12月，仅北京天坛医院共遇到下丘脑错构瘤资料完整的65例，其中男性40例，女性25例，男女之比为1.6∶1。就诊年龄从8个月至52岁，中位数为5岁，平均年龄为8.1岁；其中15岁以下儿童58例（89%），成人（18岁以上）5例（7%）。而发病年龄从1个月至51岁，平均为4岁1个月，中位数为13个月；3岁以内发病者占70%。文献报道最大年龄者为53岁，我们遇到一例来诊时52岁。

一、病因和发病机制

下丘脑错构瘤并非是真正的肿瘤，它由大小不同的、似灰质样的异位脑组织构成。Diaz等（1991）认为下丘脑错构瘤起源于乳头体或灰结节，于妊娠第35～40天形成下丘脑板时错位所致，是一种中线神经管闭合不全综合征，是由正常组织所形成的异位肿块，组成此种畸形的神经细胞类似于灰结节中的神经组织，并伴有正常胶质细胞。下丘脑错构瘤常起源于灰结节和乳头体，有蒂或无蒂与之相连，伸向后下方，进入脚间池，有时突入第三脑室，个别情况可位于视交叉前，或游离于脚间池。常伴有单个或多个脑及脑外先天性畸形，包括小脑回和/或灰质异位、囊肿、胼胝体阙如、多指、面部畸形、心脏缺陷等。Hall等在1980年报道了6例患有下丘脑错构瘤和其他畸形的新生儿，除下丘脑错构瘤外，还伴有多指、肛门闭锁等内脏畸形，如面部畸形、肺部畸形、腭裂、远端肢体短小畸形、心脏畸形等，所有这些病例均死于新生儿期。此后陆续有其他学者报道了类似的病例，并称之为Pallister-Hall综合征（PHS）。这种综合征的早期报道为致命性的先天性畸形。此后多数报道证实Pallister-Hall综合征具有明显的遗传性，为常染色体显性遗传，且有很多长期生存的病历，因此将此综合征分为致死性和非致死性两型。最近Kang等（1997）的研究揭示GL13转录因子的基因框架突变是导致Pallister-Hall综合征显性遗传的原因，提示GL13 转录因子基因的框架突变能改变脊椎动物多器官系统的发育，而单独的下丘脑错构瘤尚未发现有明确的遗传性。我们遇到两例Pallister-Hall综合征病人，一例为男性27岁成人，除下丘脑错构瘤外，亦合并有会咽纵裂畸形、轻度尿道下裂、双手和右足各6指（趾）及左足7趾畸形；另一例为2岁6个月男孩，出生后发现双手3、4指并指畸形，6指畸形，左足6趾畸形，7个月开始出现性早熟，MRI检查发现下丘脑错构瘤，诊断为Pallister-Hall综合征。此两例病人家族中均无类似病人，为散发病例，因合并畸形不严重，故可长期生存。

二、病理

1.光镜 错构瘤由分化良好、形态各异而分布不规则的各种神经元构成，但未见有丝分裂和双核形态的神经元，星形细胞及神经节细胞散在分布于纤维基质间，其中纤维结缔组织和血管结构并不明显，部分病例有胶质细胞增生。

2.电镜 电镜观察可见神经元核周有大小不同的类圆形小体，突起内含有无数小泡

和微管；可见大量的突触结构，神经毡众多，神经细胞形态不一，胞核相对较大。有人用免疫组化的方法证实错构瘤的神经元内含有促性腺激素释放因子分泌颗粒，故支持下丘脑错构瘤具有独立的神经内分泌功能。而神经毡密集和突触众多，提示此部位的神经元功能极为活跃，与周围边缘系统的联系较多，可能与间脑性癫痫有关。

三、临床表现

下丘脑错构瘤有较独特的临床表现，多数发生在儿童早期，主要症状为性早熟（precocious puberty）和痴笑样癫痫（gelastic seizure），有些可有癫痫大发作或其他类型癫痫，或有精神和行为异常（如攻击行为等），个别病例合并一些先天性畸形，极为罕见的病例甚至可以终生无症状，我们遇到过两例。

1.性早熟 本病的主要特点为性早熟，在我们研究的65例病人中，以性早熟为首发症状者38例（58%），伴有性早熟者45例，占69%。表现为婴幼儿女孩出现乳房发育、月经初潮或男孩阴茎增大，出现阴毛、痤疮及声音变粗等（图3–6–8）。

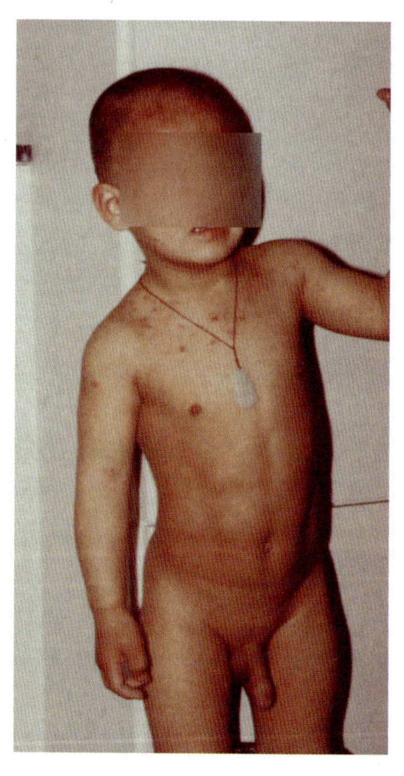

图3–6–8 男，1岁3个月，性早熟

青春期的开始是由于GnRH的释放，GnRH在胎儿期、新生儿期水平较高，然后降至正常，在青春期再度升高。青春期开始的年龄：女孩平均为10～10.5岁，最早可在8岁；男孩平均为12岁，最小可为9.5岁。女孩早于8岁，男孩早于9.5岁就进入青春期，则称为性早熟。性早熟分为周围性和中枢性，中枢性性早熟是GnRH、LH、FSH分泌增高早于青春期的生理现象。性早熟的孩子LH、FSH及雌激素或雄激素水平达到青春期或成人水平，GnRH刺激实验呈青春期成人反应。下丘脑错构瘤是中枢性性早熟的最常见原因，有人报道3岁以下性早熟患儿74%为下丘脑错构瘤所致。性早熟的病人除性特征外，常表现为明显的骨骼和肌肉发育、青春期行为及相对于年龄而言的较高身材及生长加速。若骨骼不成比例地发育过快，如2岁骨龄可达7～8岁，就丧失了身高发展的潜力。我们的病例中有的在12～14岁以后身高基本不再增长。在下丘脑错构瘤中，一些神经元含有GnRH分泌颗粒，错构瘤通过轴突连接于灰结节，在灰结节GnRH分泌颗粒被释放入垂体门脉系统，导致性早熟。错构瘤内包含GnRH的神经元明显不受正常神经生理调节，充当独立的、有节律的内分泌功能单位。据推测性早熟的发生机制为：①局部压迫；②异常神经元连接；③独立的内分泌活动。或三者共同起作用。我们的病例中有单纯性早熟者，肿物体积多较小，与垂体柄接触面积也较小，手术易于切除。

2.痴笑样癫痫 本病的另一特点为痴笑样癫痫，如患儿有痴笑样癫痫的发作，强烈提示有本病的可能性。其表现常是短暂的发作（<30s），特征为与病人平时正常发笑不

同，即与外界情感活动完全脱节，呈重复性、爆发样笑（而平时的发笑有诱因，笑前和笑后有微笑，且无语言障碍）（图 3–6–9）。

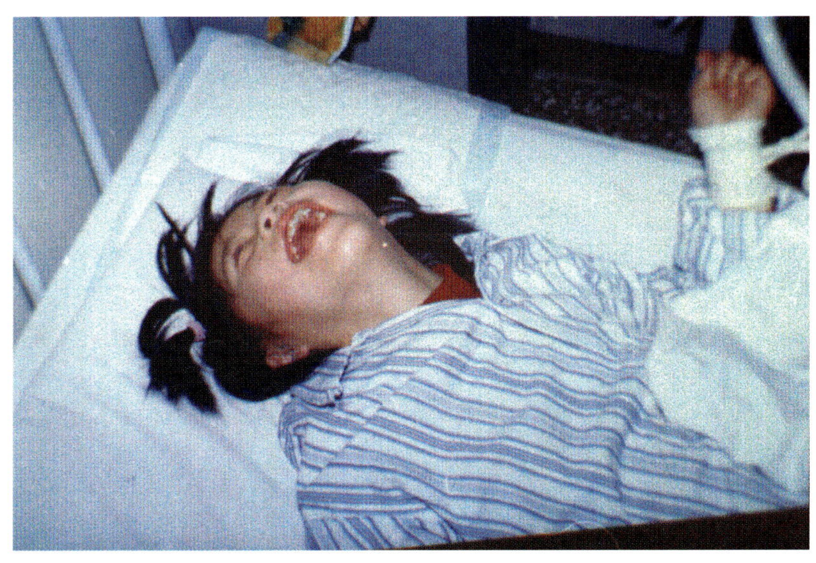

图 3–6–9　女，9 岁，痴笑样癫痫发作

Gascon 等（1993）认为诊断痴笑样癫痫应符合下述指标：①反复发作性及刻板性；②无外界诱因；③可检查到伴发的其他类型癫痫；④发作期或间期 EEG 有癫痫表现；⑤无其他原因的病理性发笑。在 50 例证实的下丘脑错构瘤中，48% 有痴笑样癫痫或癫痫大发作。本病常以痴笑样癫痫起病，可一天内发作数十次，常在几年后才出现癫痫大发作。本组 65 例病人中，以痴笑为首发症状者 15 例（23%），伴有痴笑样癫痫者 21 例，占 32%。

痴笑样癫痫常在儿童早期发病，多为新生儿期，是真正的间脑型癫痫发作。后期常发展为局限性发作、复杂部分性发作、强直阵挛性发作和其他伴有慢波的癫痫类型，可同时伴有认知障碍。早期认为痴笑样癫痫起源于皮层下结构，但一直未证实。目前认为下丘脑错构瘤是真正的致痫灶，因深部电极显示发作期有下丘脑错构瘤的放电，且通过刺激下丘脑错构瘤可引起痴笑样癫痫的发作。Munari 等（1995）采用立体定向深部多电极技术发现，发作性痴笑严格与位于下丘脑错构瘤的低电压快速放电活动相关，而不涉及邻近的前后下丘脑及其他部分。下丘脑错构瘤可有颞叶或额颞区的局部癫痫样放电，这与出现在颞叶的癫痫难以区别。这些癫痫可有或无发笑，发作期皮层表面电极记录提示源于颞叶，而深部电极可证实在颞叶中前部。行局部皮层癫痫灶切除却未能控制癫痫，此原因在于致痫灶为错构瘤本身，它通过下丘脑 – 乳头体的连接而产生颞叶局部发作性放电，产生假颞叶癫痫。进行性智力下降是许多癫痫的特征，包括下丘脑错构瘤。其可能机制为：癫痫起源于下丘脑及其附近的乳头体，因兴奋过度而损伤下丘脑、乳头体及附近的内侧丘脑，进而产生一种丘脑痴呆。

痴笑样癫痫在发作间期EEG可以表现为正常、轻度异常；而发作期为广泛的背景节律的抑制，可伴有明显的棘波，主要在颞叶中线区，可伴有相同的EEG，如明确位于下丘脑的低电压慢波活动，继之为快速SPW（spike–and–waves）放电，频率进行性下降，其变型常是一个持续时间较长的SPW 放电。

痴笑样癫痫的发病机制尚不明确，目前认为可能是下丘脑错构瘤机械压迫乳头体和／ 或下丘脑错构瘤神经元与下丘脑及边缘系统的病理性连接，导致痫样放电。本组病例有痴笑者错构瘤体积多较大，和第三脑室底接触面积大，一些突入第三脑室内（可见第三脑室底部抬高），此种属于下丘脑内型。

3.癫痫大发作和跌倒发作　病人以癫痫大发作为首发症状者相对较少，多数为痴笑样癫痫开始数年后出现癫痫大发作。研究组中有两例单纯性早熟的患儿，分别在性早熟出现后的第6年和第7年出现了癫痫大发作，药物治疗效果不明显。这可能为下丘脑错构瘤作为致痫灶，产生泛化的结果。研究组中以癫痫大发作为首发症状者11例（17%），病程中表现出癫痫大发作者共23例（35.4%）。少数病人可突然跌倒，有意识丧失，称为跌倒发作（drop attack），研究组中有4例。

4.伴有其他先天畸形　除有Pallister–Hall综合征外，还可伴有多种颅内外先天畸形，如胼胝体阙如、颅内巨大蛛网膜囊肿（图3–6–10）、外生殖器发育异常、颅面畸形、多指（趾）和并指（趾）畸形、心肺及肾脏畸形等。

5.其他症状　下丘脑内型错构瘤的患儿常有精神和行为的异常，脾气急躁，兴奋性增高，乱叫乱跑，有攻击行为，甚至伤人毁物等。痴笑样癫痫伴有癫痫大发作者，行为异常更为常见和明显，且发病越早，智力障碍越明显。而下丘脑旁型、较小的错构瘤病人，常以性早熟表现为主，一般智力正常。但也有例外，我们遇到一例巨大下丘脑内型错构瘤，主要表现为性早熟，也可能在以后才出现其他症状，目前正在观察中。

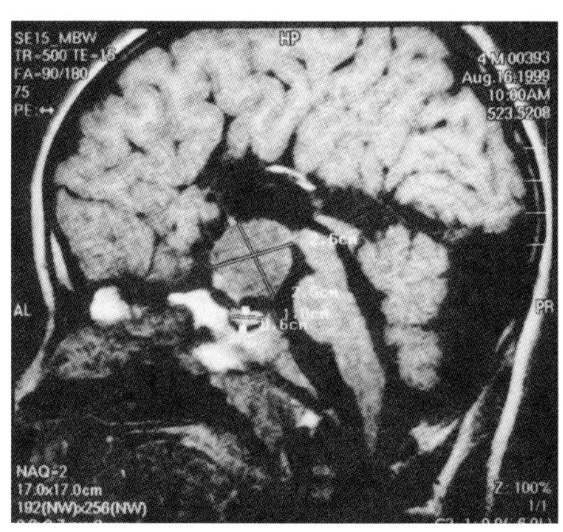

图3–6–10　男，5岁。错构瘤伴有胼胝体阙如，后颅窝蛛网膜囊肿

Kramer等（2001）认为儿童下丘脑错构瘤多在1岁以内发病，最常见为痴笑样癫痫，很多病例伴有癫痫大发作和跌倒发作，有精神迟滞者占1/3，行为异常者占1/3，而有性早熟者占20%～60%。

四、影像学检查

影像学检查对本病诊断极为重要，以CT和MRI 检查为主。

1.CT　在下丘脑错构瘤诊断中有一定作用，但因其自身特点，当肿物<0.5cm常可漏诊。下丘脑错构瘤的CT表现主要为鞍背、垂体柄后方、脚间池、中脑前池及鞍上池的等密度占位性病变，可伴有第三脑室前部变形。因下丘脑错构瘤本身是正常的脑组织，其血－脑屏障正常，故注药无强化（图3–6–11）。较小的错构瘤CT较难发现，我

们遇到一例CT检查为阴性，而MRI却可明显显示出垂体柄后上方、脚间池处一直径3～4mm的病变。

2.MRI 被认为是确诊本病的首选检查。T_1加权像的矢状位及冠状位扫描可准确提供肿物形态和与垂体柄及周围结构的关系，其特征为稳定的等信号；在T_2加权像为等信号或稍高信号，注药无强化（图3-6-12）。MRI在矢状位可见病变有蒂或无蒂，边界清晰，位于垂体柄后方、视交叉与大脑脚之间，可突向第三脑室底。错构瘤在MRI T_1加权像显示良好，矢状位和冠状位可清晰显示错构瘤与下丘脑的联系，但不能显示动眼神经或错构瘤与脑干的粘连。当病变较小或完全位于下丘脑内时，应当仔细辨别。神经影像学特点（主要以MRI为主）加上有性早熟和/或痴笑样癫痫的患儿，不需手术即可明确诊断。

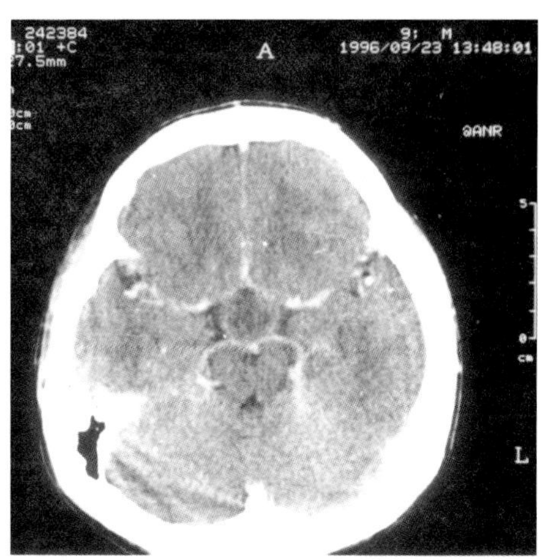

图3-6-11 CT显示脚间池等密度、注药无强化的错构瘤

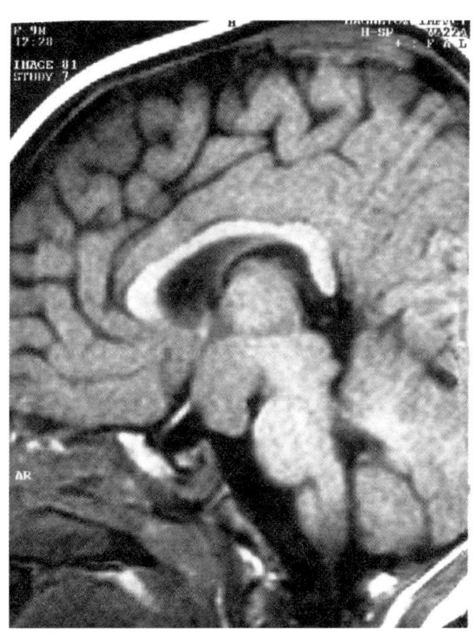

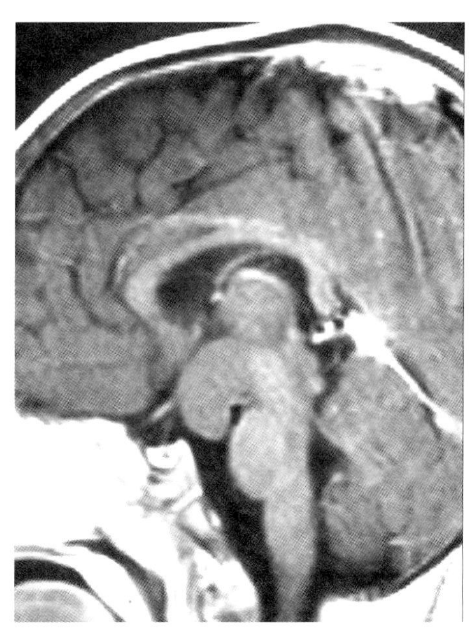

图3-6-12 平扫MRI显示错构瘤，增强MRI显示错构瘤无强化

五、分类

根据神经影像学检查，结合临床表现，一些学者提出错构瘤形态与性早熟和癫痫的关系；有人认为在儿童垂体柄后方发现有蒂或无蒂的肿物，如伴有性早熟，则错构瘤的几率极大。

Valdueza于1994年将下丘脑错构瘤分为四型（图3-6-13，表3-6-2），并认为无

蒂的错构瘤以痴笑样癫痫为主，有蒂的错构瘤以性早熟为主。

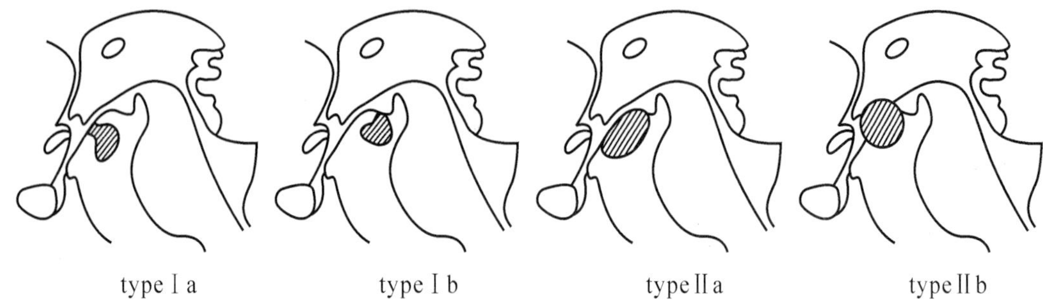

图 3–6–13　下丘脑错构瘤 Valdueza 分类

表 3–6–2　下丘脑错构瘤 Valdueza 分类

	Ⅰa	Ⅰb	Ⅱa	Ⅱb
大小	小～中	小～中	中～大	中～大
附着点	有蒂	有蒂	无蒂	无蒂
起源	灰结节	乳头体	灰结节／乳头体	灰结节／乳头体
下丘脑移位	无	无	轻	明显
主要特征	性早熟（或无症状）	性早熟（或无症状）	痴笑样癫痫大发作	痴笑样癫痫大发作，可伴有行为异常

Arita（1999）等根据 MRI 的表现将下丘脑错构瘤分为下丘脑内错构瘤（图 3–6–14，图 3–6–15）和下丘脑旁错构瘤（图 3–6–16，图 3–6–17），认为下丘脑内错构瘤一般以癫痫为主要症状，其中 2/3 的病人出现发育迟缓，半数病人同时伴有性早熟；而下丘脑旁错构瘤则主要表现为性早熟，一般不伴有癫痫或发育迟缓，多数智力正常。

由于文献报道中多数为个案或数例报道，因此其形态学与临床表现的关系有待于进一步观察。我们观察的 65 例中并未见到错构瘤有明显的蒂（仅 1 例可疑有极短的蒂），仅

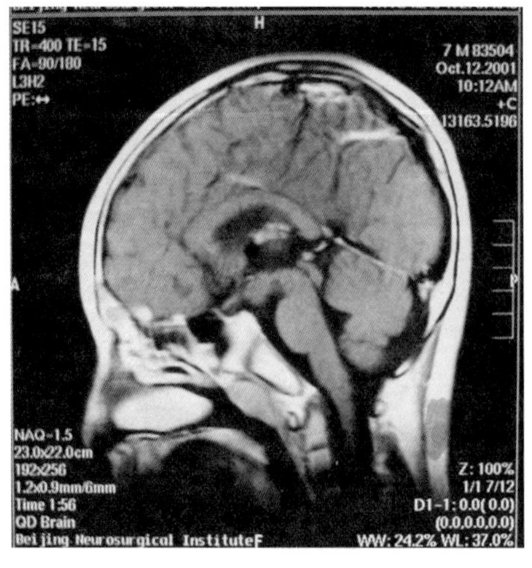

图 3–6–14　小的下丘脑内型错构瘤

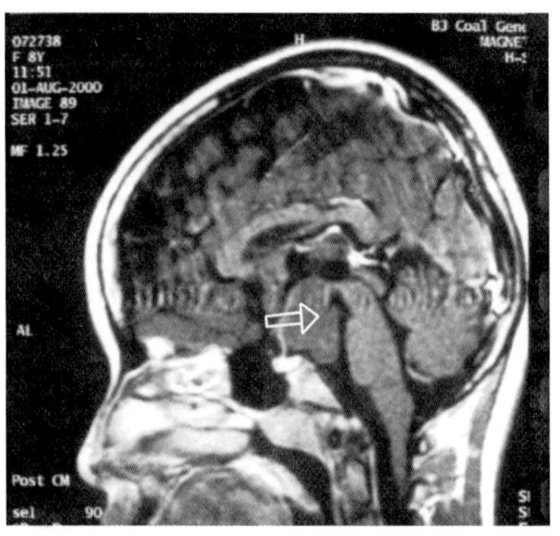

图 3–6–15　大的下丘脑内型错构瘤

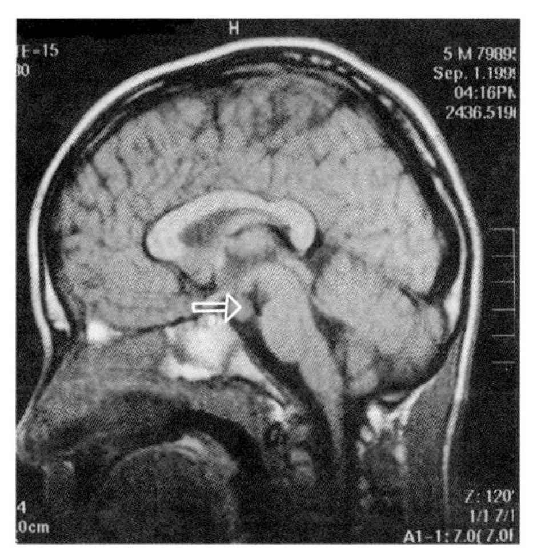

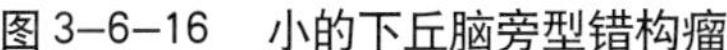

图 3-6-16　小的下丘脑旁型错构瘤

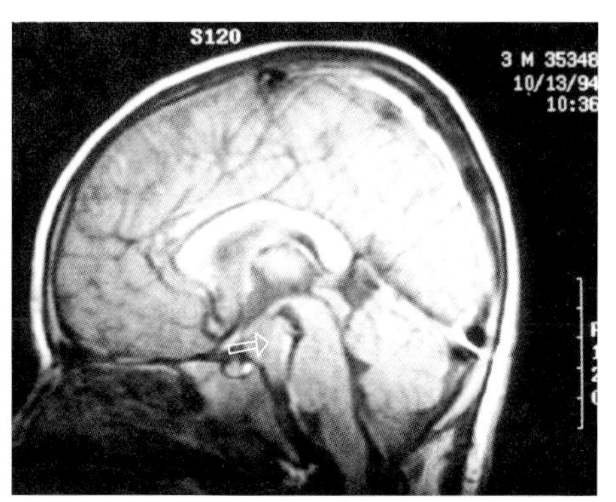

图 3-6-17　大的下丘脑旁型错构瘤

是错构瘤与下丘脑附着处的面积大小不同而已；属于下丘脑内型者 33 例，占 51%，其中有痴笑样癫痫和／或癫痫大发作者 28 例（85%），无任何癫痫发作、仅为单纯性早熟者 5 例（15%）；属于下丘脑旁型者 32 例，占 49%，其中表现为性早熟者 28 例（87.5%），无症状偶然发现者 1 例，表现有痴笑样癫痫和／或癫痫大发作者 4 例（12.5%）。

六、诊断和鉴别诊断

根据下丘脑错构瘤特有的临床表现及神经影像学特征便可作出正确诊断而并不需要病理学证实。当小儿出现性早熟、痴笑样癫痫，MRI 或 CT 显示脚间池占位性病变，基底位于垂体柄上，注药无强化，应当诊断为下丘脑错构瘤。我们总结出下丘脑错构瘤的 4 个“恒定”特征：①部位恒定：脚间池。②症状恒定：性早熟、痴笑样癫痫。③神经影像表现恒定：CT 为等密度；MRI 为等信号，注药无强化。④肿物体积恒定：不具有“生长”的特点，数年体积无变化。故本病诊断应该是很容易的，可惜的是对本病有明确认识的医生尚不普遍，误诊、误治的情况屡见不鲜。我们接诊外院转来的病人常常诊断为下列疾病：颅咽管瘤、鞍上生殖细胞瘤、神经节胶质瘤、视路胶质瘤、低级别的下丘脑星形细胞瘤等。这些病变的特点在下丘脑区相对常见，临床上缺乏痴笑样癫痫、性早熟等表现，除肿物信号异常或密度与脑组织多有区别，最重要的是病变有进行性增大的趋势。对于怀疑此病的病人，可以动态观察，如病变体积多年无改变则可确诊。我们有 3 例分别用 MRI 随诊 8 年、8 年及 5 年，错构瘤形态和体积无任何变化，说明下丘脑错构瘤不是真正意义上的“肿瘤”。

七、治疗

1. 药物治疗　针对癫痫和性早熟可采用不同的治疗方案。

（1）治疗癫痫：目前抗癫痫的各种药物对下丘脑错构瘤引起的痴笑样癫痫及其他类型的癫痫均无明显的疗效。但在错构瘤大部或部分切除后，抗癫痫药物可以控制痴笑样癫痫及其他类型癫痫的发作，效果比较显著。

（2）治疗性早熟：对于单纯性早熟者，可注射GnRH类似物如“达必佳”或“折那通”等治疗，疗效肯定，每4周注射一次，需一直用药到青春期，但为进口药物，费用昂贵，大多数家庭难以承受。Feuillan在1999年报道了18例单纯性早熟的女孩，采用GnRH类似物治疗3～10年（在10～12岁停药），发现1例在停药前恢复月经，1例治疗无效，月经持续存在，其余病例性早熟均停止。停药后随诊4年，第一年无月经比率为11/18；第二年无月经比率为5/18；第三年及第四年无月经、月经稀少及月经不规律者各为3例，月经正常者为7例，月经不正常的比率为9/16；极度肥胖5例，18例平均体重指数[体重（kg）/身高^2（m^2）]明显高于正常女孩；有5例患儿（4例在9～10岁时，1例在11岁时）在治疗中出现癫痫发作，1例为痴笑样癫痫，4例为复杂部分性发作。

2.手术治疗 确诊后可以采用手术切除错构瘤来治疗本病。对于手术切除下丘脑错构瘤，早年的手术效果均不理想，Starceski等（1990）复习文献，从1958～1990年手术治疗下丘脑错构瘤性早熟33例，其中27例为部分或大部切除，术后临床及激素恢复正常者只有1例；6例全切者，只有3例性早熟停止。近10年来，随着影像学的发展及显微神经外科技术的应用，错构瘤全切率明显提高，并取得了良好的临床效果。对于下丘脑错构瘤的免疫组化、电镜、SPECT、ECT及立体定向EEG的研究证实：下丘脑错构瘤是引起性早熟和痴笑样癫痫的根本原因。因此，目前临床倾向于手术切除错构瘤以期治愈。对于继发于下丘脑错构瘤的性早熟，难以接受长期的GnRH类似物治疗，而MRI示下丘脑错构瘤可切除者，手术是最佳的治疗方案。接近青春期的错构瘤有性早熟者，则已无手术的必要。

常用的手术入路有如下三种：

（1）颞下入路：低位颞部开颅（断颧弓），抬起颞叶切除肿瘤。Albright等（1993）报道了5例下丘脑错构瘤导致性早熟的手术治疗，均采用颞下入路。术中见错构瘤与附近的动眼神经和后交通动脉间有蛛网膜粘连，有时与脑干前部粘连；手术在动眼神经和后交通动脉间进行。错构瘤的顶部位于后交通动脉的起源处，牵开后交通动脉，在根部切断错构瘤的蒂部。理论上讲，切断蒂部即可达到治疗目的。下丘脑错构瘤的蒂部与基底动脉及后交通动脉－基底动脉汇合处关系密切，此处对血管的操作可引起血管痉挛，导致神经功能障碍。术中动眼神经的肌电图监测可减少术后动眼神经的麻痹。Albright认为手术入路可经额、翼点或颞下开颅，而颞下入路可能最佳。他做的5例错构瘤手术均获全切除，对性早熟皆达到了治愈的效果。

（2）翼点入路：2001年以前的病例，我们几乎全部采用右翼点开颅。对错构瘤体积小且属于下丘脑旁型、表现为单纯性早熟的病人取得了满意的疗效。术中分开侧裂后用自动牵开器牵开额叶，先在间隙Ⅱ寻找肿物。当肿物直径小于1.5cm时常需将视神经和视交叉向内牵拉和向上翻；如暴露仍不满意，可向外牵开颈内动脉。错构瘤表面光滑，瓷白色，可用剥离子自中心向外分块剔除；亦可在肿物基底与垂体柄附着处横向断离，使其完全离断，这样1cm左右的圆形错构瘤可完整取下。若错构瘤体积很大，如直径2～3cm，可与间隙Ⅲ联合。切除错构瘤的关键在于错构瘤基底部的分离，由于错构瘤与下丘脑无边界，对于基底窄者，全切的可能性较大；而基底较宽者，完全切除有一定困难，术中不必强求全切，以免损伤垂体柄。术中应注意动眼神经的保护（我们遇到2

例出现了一过性动眼神经不全麻痹），并注意防止颈内动脉痉挛（图 3–6–18 至图 3–6–20）。

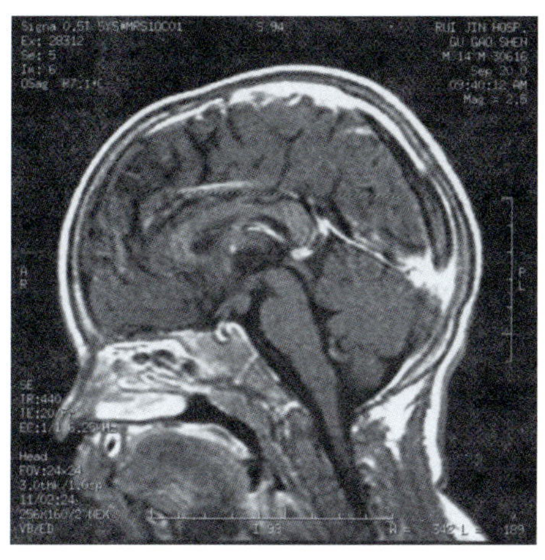

图 3–6–18　男，2 岁。翼点入路切除小的下丘脑旁型错构瘤术前 MRI

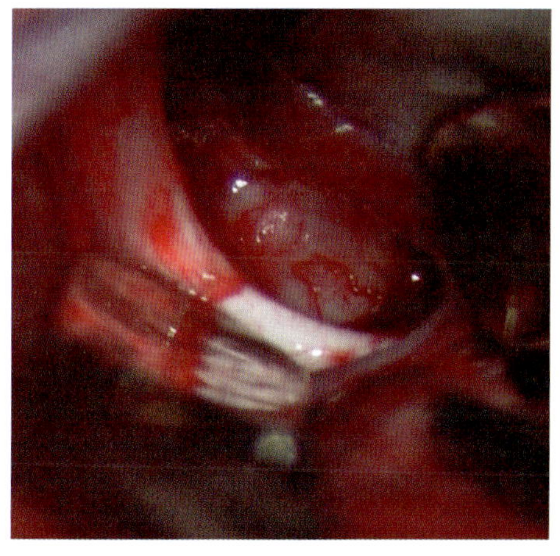

图 3–6–19　术中显示位于视神经和颈内动脉之间后方的错构瘤

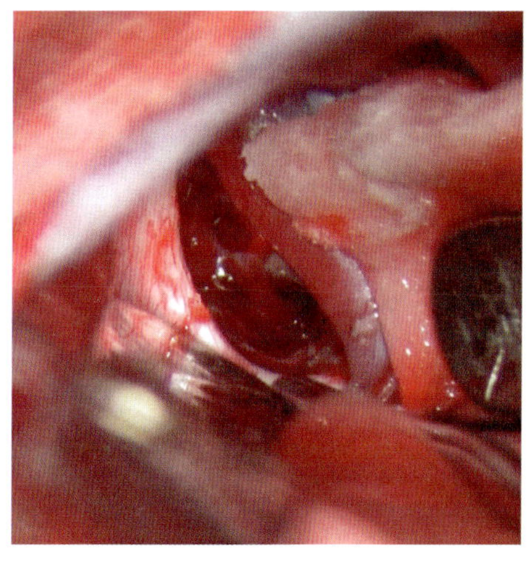

图 3–6–20　全切除错构瘤后

（3）经胼胝体–透明隔–穹隆间入路：由于导致癫痫的下丘脑错构瘤大多属于下丘脑内型，肿物突入第三脑室内的部分较多，采用翼点入路很难进入第三脑室，故切除这类下丘脑错构瘤必须另辟新径。澳大利亚的 Rosenfeld 等（2001）报道了 5 例下丘脑内型错构瘤，采用经胼胝体入路达到了全切或近全切，取得了良好效果。我们用此入路切除第三脑室内颅咽管瘤和胶质瘤已超过 150 例，对这种入路有丰富的经验，在同年我们采用右额后开颅，经胼胝体–透明隔–穹隆间入路达到第三脑室，可见第三脑室内隆起的错构瘤。至今已经对表现为顽固性癫痫和精神异常的下丘脑内型错构瘤手术 4 例，1 例大部切除（70%～80%）（图 3–6–21 至图 3–6–23），3 例部分切除（40%～60%），术后癫痫发作均停止，随诊已5～15个月，在服用抗癫痫药物的情况下（比术前剂量小）一直保持癫痫无发作。一例有攻击行为的患儿，术后攻击行为消失，精神恢复正常。

上述三种为针对下丘脑错构瘤的直接手术，效果较好，更加证实肿物为癫痫的“发源地”。Cascino等（1993）对12例下丘脑错构瘤引起的各种癫痫依EEG定位致痫灶后，行皮层致痫灶切除8例、颞极切除6例、海马－杏仁核切除5例、胼胝体切开1例，结果术后除跌倒发作减少外，其余各种癫痫均无改善。这也说明采用不针对原发病灶的手术不会有明显的效果。

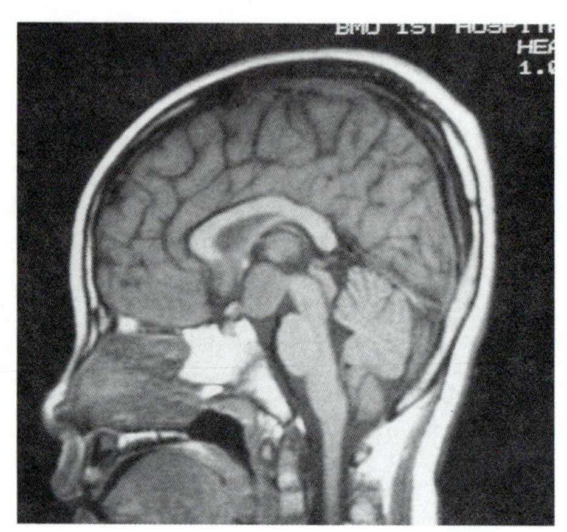

图3–6–21　女，5岁。下丘脑内型错构瘤术前MRI

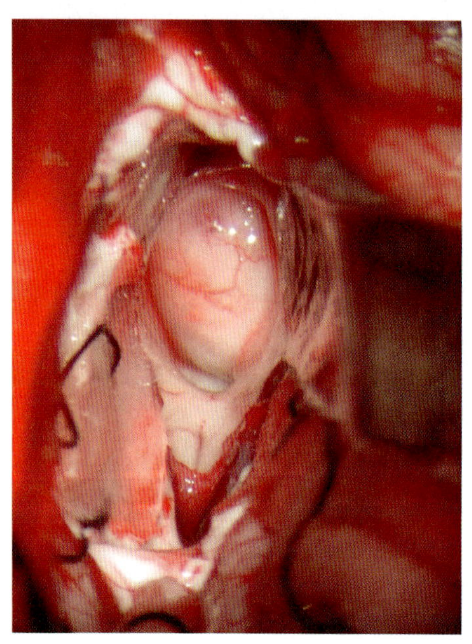

图3–6–22　经胼胝体－透明隔－穹隆间入路术中暴露自下向上突入第三脑室内的错构瘤

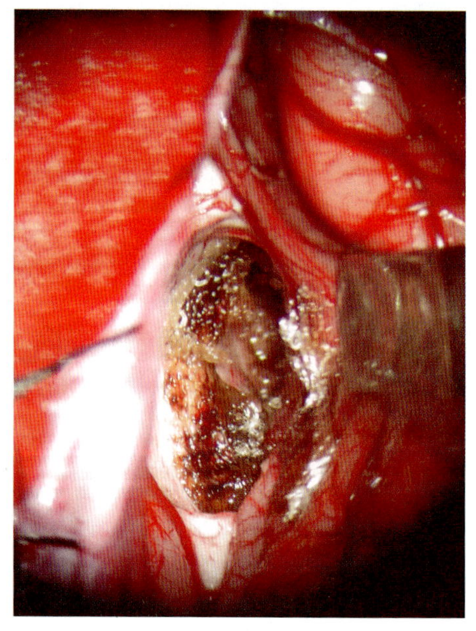

图3–6–23　大部切除错构瘤后术中照片

总而言之，对于表现为单纯性早熟的下丘脑错构瘤，如果病人年龄小于8岁，错构瘤体积较小，应积极手术切除错构瘤；如果病人年龄大于10岁，则是否手术切除错构瘤应慎重考虑。而对于表现为顽固性癫痫的病人，由于此类病人的错构瘤大多为下丘脑内型，采用翼点入路切除错构瘤较为困难，可以采用经胼胝体－透明隔－穹隆间入路，但此类手术要求术者有丰富的采用此入路的手术经验，否则手术风险较大。

3. γ刀治疗　错构瘤应用γ刀治疗的病例很少，Munari等（1995）报道一例痴笑样癫痫为主的下丘脑错构瘤，用γ刀治疗（18Gy）无效。Arita（1999）报道一例直径

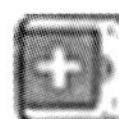

1cm 的错构瘤，病人主要表现为痴笑样癫痫和癫痫大发作，采用γ刀治疗，中心剂量为36Gy，照射2个月时癫痫发作较照射前稍频繁，但从3个月起未再有癫痫发作；照射后1年复查MRI显示下丘脑错构瘤完全消失，随诊2年，无癫痫发作，取得临床痊愈的满意效果。2001年我们报道的18例儿童下丘脑错构瘤中有3例曾行γ刀治疗，剂量分别为36、18、26Gy，随诊1～3年，给予36Gy的病人，在术后2年性早熟停止，激素恢复正常。而小于36Gy者治疗无效。我们曾遇一例因错构瘤体积太小，担心手术难以找到，因此也予γ刀治疗，剂量为36Gy。半年后性早熟无缓解，患儿颜面、躯干出现严重痤疮，身高和体重增加过快，在家长强烈要求下予显微手术全切除错构瘤，术后1周内痤疮完全消失，睾丸酮从术前成人水平的550ng/dl下降至儿童正常水平0.84ng/dl，起到立竿见影的效果。

4.射频热治术 Fukuda等（1999）采用立体定向射频热治术治疗一例15岁患有顽固性痴笑样癫痫的下丘脑错构瘤女孩，术后MRI复查显示错构瘤明显缩小，痴笑完全停止，复查脑电图显示棘波和慢波也明显减少，这也证明凡能使错构瘤组织切除或损毁者，皆可获得满意效果。

总的看来，下丘脑错构瘤虽然不是真正的肿瘤，但错构瘤可以导致性早熟和痴笑样癫痫及其他类型的癫痫。性早熟可以导致患儿身心发育障碍，早期生长发育过快，骨骺过早闭合，丧失身高发育的潜力，从而导致身材矮小，手术切除错构瘤可获痊愈；而痴笑样癫痫及其他类型癫痫，均为顽固性癫痫，各种抗癫痫药物均无显效，且随癫痫反复发作，可逐渐出现癫痫灶泛化，影响脑功能，导致智力障碍。而手术切除错构瘤可以收到良好效果（痴笑停止，其他类型癫痫也治愈或明显减少）甚至治愈，因此，在条件许可的情况下，应积极手术治疗。部分病人也可采用γ刀治疗，但治疗剂量一定要足够。下丘脑错构瘤不同于真性肿瘤，其部位深在，血管神经密集，且术中肿物很难与正常脑组织相区分，手术难度较大，需要有丰富的经验和先进的手术设备才能完成。

（罗世祺　李春德）

第九节　鞍区胆脂瘤

1807年Pinson首次描述表皮样囊肿起源于异位表皮细胞。1928年Critchiet定名为表皮样瘤，亦称为表皮样囊肿、胆脂瘤或珍珠瘤。

一、发生学

肿瘤起源于异位胚胎残余组织的外胚层组织，是胚胎晚期在继发性脑细胞形成时，将表皮带入的结果。1954年Choremis等注意到腰椎穿刺后产生表皮样囊肿，从而支持外伤起因的学说。1961年Blocky和Schorstein复习8例儿童病人资料，大部分为治疗结核性脑膜炎行鞘内注射后发病的。肿瘤可为多发，由几个毫米至数厘米不等，囊肿缺乏血管。在实验上，直接把皮肤碎片注入小鼠的脊髓和额部可重复产生同样的囊肿。颅内胆脂瘤是发生于外胚层皮肤异位细胞的先天良性肿瘤，但偶有恶性者，呈侵入性生长，并可随脑脊液传播转移。仅占颅内肿瘤的1%，常常偏于中线缓慢生长，在20～40岁才出

现症状。一般无性别之差，可发生于任何年龄。鞍区是仅次于桥小脑角的第二个好发部位，瘤内容主要由异位表皮细胞不断增殖脱落而成的角蛋白和胆固醇构成，因此瘤体柔软易塑形，随其增大可向任何颅底脑池内伸延。

二、病理

表皮样囊肿的表面覆以菲薄包膜，带有白色光泽，类似珍珠样，囊肿内面易脆而闪光的叶状物质一片一片呈洋葱样排列。Dandy 曾称之为最美丽的肿瘤。显微镜下观察，肿瘤最外为一层纤维结缔组织，其内为复层鳞状表皮细胞，可见很多角化细胞，内部为脱落的细胞空壳排列成行，再向内为一些多角细胞，如死亡的木质细胞，中心部分为细胞碎屑，常含有脂肪胆固醇结晶。其上表皮表面翻向囊内，不断有细胞角化脱屑形成囊肿的内容，使肿瘤逐渐增大。肿瘤邻近的蛛网膜组织多呈纤维增生及玻璃样变，并可有巨噬细胞及淋巴细胞浸润。这种较薄弱的包膜易于破裂，囊内容物溢出到蛛网膜下隙引起肉芽肿样炎症反应。恶性变时细胞核呈多形性，周围包绕团状坏死细胞和稀疏的基质组织，并有细胞浆原纤维。

三、临床症状

发展缓慢，早期多无明显症状，只有当肿瘤增长到一定体积，且对周围组织结构造成包绕或压迫时才可能出现神经症状。自症状出现至就诊时间平均 6 年。

位于鞍上的肿瘤以视力减退、视野缺损为早期的主要临床表现，久之可致视神经萎缩。少数病人可有内分泌障碍，表现为性功能减退、多饮多尿等垂体功能不足及下丘脑损害症状。肿瘤压迫推移周围神经结构产生慢性进行性加重症状，但症状不一定与肿瘤体积的大小成正相关。肿瘤从鞍区向前还可长入前颅窝，向后生长越过鞍背进入桥前池，向侧方长入颞叶底面而引起颞叶癫痫或癫痫大发作，也有体积更大者不仅伸入侧裂池，还广泛地钻入颞叶、额叶或向上伸入内囊和丘脑引起偏瘫。向后上突入第三脑室者，因肿瘤堵塞了室间孔而出现颅内压增高症状。位于鞍旁者常向中颅窝底部生长，引起三叉神经受压症状，三叉神经痛，面部麻木、咀嚼肌无力或海绵窦综合征。小量瘤内容物破入蛛网膜下隙可导致间断或周期性化学性脑膜炎。有报道鞍旁胆脂瘤引起类似核上性动眼神经损害，表现为单眼垂直运动障碍，水平运动轻度障碍。

四、辅助检查

1.X 线平片 颅骨平片可见不同程度的蝶鞍扩大，鞍背骨质吸收，偶尔可见瘤壁钙化。

2.CT 及 MRI 检查 典型的胆脂瘤 CT 表现为低密度均匀、边界清楚、光滑且在增强的低密度病灶内散在分布的点状，病灶边缘呈壳状钙化，提示为纤维囊壁钙化。

CT 对诊断胆脂瘤自发破裂具有特异性。因瘤内含有大量的脂类物质，破入蛛网膜下隙后，在脑沟、裂或脑室内有脂类物质沉积。特别是在脑室内出现脂肪 - 脑脊液平面时，CT 表现更具特异性。

本病的 CT 诊断应与囊性颅咽管瘤鉴别，两者的 CT 表现极为相似。其主要区别是前者含脂肪多，CT值较后者更接近脂肪密度。其次本病还须与颅内蛛网膜囊肿及脂肪瘤鉴别，蛛网膜囊肿的CT值与脑脊液近似，而脂肪瘤呈均匀一致的脂肪密度（图3-6-24）。

MRI检查，病变一般为T_1加权像呈低信号，T_2加权像呈高信号，个别为混杂信号或均为高信号，注射顺磁剂后个别病例可出现边缘性强化。鞍区胆脂瘤沿侧裂等处伸展，肿瘤形态可不规则并向周围呈放射状。以上CT及MRI所见与手术病理所见符合，提出CT及MRI显示“勺子”状或“不规则性放射状”低密度区或长T_1和长T_2信号病变为胆脂瘤的特征性CT及MRI表现。

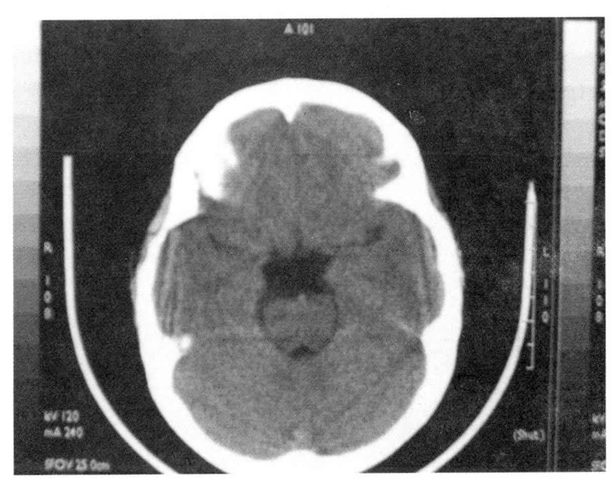

图3-6-24　鞍上池均匀低密度、边界清楚、CT值低于脑脊液

五、诊断与鉴别诊断

（一）诊断

(1) 视力减退、视野缺损为早期临床表现，久之可致视神经萎缩；可有内分泌障碍，表现为性功能减退、多饮多尿等垂体功能不足及下丘脑损害症状。

(2) 出现颞叶癫痫或癫痫大发作，偏瘫；出现脑膜炎表现而无其他原因可解释者。结合影像检查诊断不难。

(3) CT显示质地均匀，边界清楚，形状不规整，有时为多结节的低于脑脊液密度的肿瘤，有时并发脑积水。MRI肿瘤影像更为清晰，且能通过T_1加权低信号、T_2加权高信号帮助定性诊断。

(4) 鞍区胆脂瘤沿侧裂等处伸展，CT及MRI显示“勺子”状或“不规则性放射状”低密度区或长T_1和长T_2信号病变，为胆脂瘤的特征性CT及MRI表现。

（二）鉴别诊断

主要应根据临床特点及影像学与蛛网膜囊肿、颅咽管瘤、皮样囊肿鉴别。

六、治疗

治疗的唯一方法是手术切除瘤内容和瘤壁。发生于鞍区的肿瘤，经额下或翼点入路，

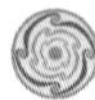

骨瓣尽量接近前、中颅窝底，以便抬起额叶及颞叶，能充分显露视交叉前后，视神经－颈内动脉及颈内动脉外侧间隙，甚至小脑幕边缘及颈内动脉分叉部周边的肿瘤。

一般采用右侧或肿瘤较大一侧的翼点入路，瘤壁大都菲薄，与正常脑结构间有一层蛛网膜间隙。进入颅内后务必放置好棉片，以防胆脂瘤碎屑溢入蛛网膜下隙而引起化学性脑膜炎，有溢出须及时吸尽。囊内剥离时应避免过多使用剥离子，剥离子除去包膜时粘连较紧的部分切勿强行撕扯。肿瘤主体部分无血管，内含柔软、蜡质样皮肤碎屑的分解产物，不难清除。瘤壁因伸展较远或与视神经、动眼神经、颈内动脉，大脑前、中动脉及其中央支等重要结构粘连紧密需在更大显微镜倍数下仔细分离。

对显微镜下难以显露的部分，用神经内镜探查术区中难以发现的病灶的死角，通过监视器显示病灶，用相应的可弯成角的吸引器、剥离子等特殊器械分离并切除残余的肿瘤。充分利用切除肿瘤后露出的间隙发挥神经内镜成角、广角、可弯等特点，发现并解决病变。紧密粘连不能分开者以维护重要结构功能为首选。术中应用棉条保护好术区，胆脂瘤若能全切则愈后良好，无复发。

瘤内容若未全切除常常会在术后引起化学性脑膜炎，甚至造成交通性脑积水经久不愈。故切除病变后应用含肾上腺皮质激素的生理盐水多次冲洗，以最大限度清除肿瘤残渣，防止无菌性脑膜炎。

七、术后并发症

术后囊肿内容物溢出引起无菌性脑膜炎是最常见的并发症，约有40%，假如肿瘤接近脑室或不是全切除者更常见。本并发症在术前、术后应用高效类固醇可被掩饰，而在逐渐减少用药期间突然发作，提倡术中应用氢化可的松冲洗液和嘱病人出院后 3 周逐渐停用类固醇。在手术后出现脑积水不少见，这大概是由于脑膜反应所致，随访观察病人 CT 检查了解脑积水可为进行性的。

胆脂瘤属良性肿瘤，术后一般恢复良好，如肿瘤能大部切除，一般复发较晚，可延至数年甚至数十年。

有人认为，术后每隔 2 年进行一次 MRI 检查是必要的，对于复发的肿瘤是否尽早手术还有争议。多数人认为，等到影像学检查证明肿瘤复发的依据较充分或病人临床症状明显后再手术为宜。

（胡军民）

第十节　鞍区肿瘤病理学

一、垂体肿瘤

（一）概述

垂体位于蝶鞍的垂体窝内。垂体前叶（腺垂体）起源于原始口凹生长而来的 Rathke 裂，后叶（神经垂体）起源于中枢神经系统，经垂体柄与下丘脑相连。垂体前叶的残余组织可见于鼻咽及蝶骨，极少数亦可转化形成肿瘤。

垂体前叶由成片或梁索样排列的垂体细胞组成，细胞间有丰富的血窦结构。HE 染色时，根据上皮细胞胞浆的染色性，可分为三种不同的细胞：嗜碱性细胞（约占15%），嗜酸性细胞（35%）和嫌色性细胞（50%）（图3-6-25）。亦有以免疫组织化学为基础，根据所分泌的激素将垂体细胞分为五型：生长激素细胞（GH细胞），催乳素细胞（PRL细胞），促肾上腺皮质激素细胞（ACTH细胞），促甲状腺激素细胞（TSH细胞）、促性腺激素细胞[包括卵泡刺激素（FSH）细胞和黄体生成素（LH）细胞]。现已证实，一种细胞可以同时产生两种激素，而且不同的生理病理状态下细胞也可分泌不同类型的激素。另外，还有一种滤泡星状细胞（Folliculo-stellate cell），主要为支持作用，与吞噬及生长因子分泌功能有关。

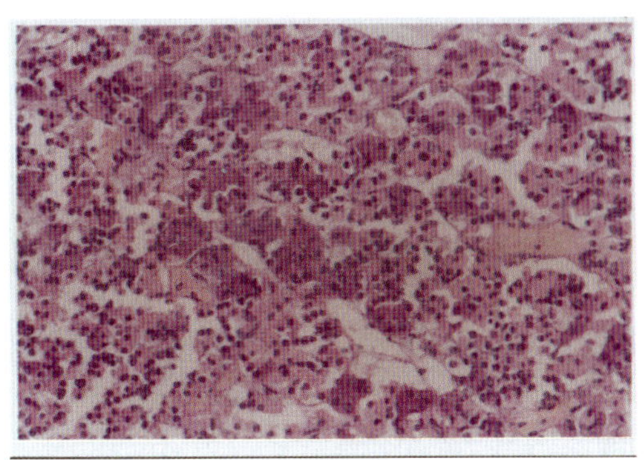

图 3-6-25　正常垂体组织学特征

上皮细胞成片或梁索样排列，细胞间有丰富的血窦结构。可见嗜碱性细胞、嗜酸性细胞和嫌色性细胞（HE，×400）

（二）垂体腺瘤

据国内资料，在600余例中枢神经系统肿瘤中垂体腺瘤占10.9%。国外资料报道垂体腺瘤占颅内肿瘤的15%～25%。可发生于任何年龄，但以20～70岁最为常见。

根据肿瘤体积大小，可分为微腺瘤（直径小于10mm）和大腺瘤（直径大于10mm）。较大的肿瘤局部生长可压迫周围结构，如果破坏前叶大于75%时，可出现垂体功能减退，双颞侧偏盲，颅神经麻痹和头痛。广泛的瘤体内出血还可导致垂体卒中。由于“柄压力效应”，任何大的肿瘤都可引致高催乳素血症，易误诊为催乳素腺瘤。对于无临床表现，无激素高分泌表现者，称为无功能性腺瘤；无功能性腺瘤约占垂体腺瘤的20%，且多引起较大的损伤。肿瘤多数为单发，少数为多发，瘤结节界限清楚，40%出现局部浸润，但这一表现不能作为恶性的指征。

组织学特征：瘤细胞排列成窦样、乳头样结构，也有成片状排列或散在分布。瘤细胞形态较为一致，核圆，无明显核仁。部分细胞可有胞浆嗜酸性、嗜碱性、嫌色性表现，也可有细胞异型性，但核分裂相无或极少见（图3-6-26，图3-6-27）。约7%的病例有钙化灶出现，多见于分泌PRL的垂体腺瘤。也有部分肿瘤组织内有淀粉样物沉积。若肿瘤大部有明显出血、坏死，则会给组织学诊断带来一定困难。

手术中对垂体微腺瘤的确定需要病理医生的术中细胞学涂片或冰冻切片检查以明确诊断。腺瘤细胞形态单一，而正常垂体前叶为多种形态细胞的混合存在。另外，垂体网状纤维支架的完整性也是鉴别腺组织与垂体腺瘤的重要特征。Velasco等报道在冰冻切片中试用网状纤维的组织化学染色，用作术中快速诊断区分腺体与腺瘤。但若冰冻切片送检组织过于破碎，组织结构挤压变形，则区分腺体增生与腺瘤有一定的困难。

侵袭性垂体腺瘤这一概念是Jefferson 1940年提出的，Ciric认为应将有蝶鞍骨质破坏、侵入蝶窦或海绵窦以及浸润脑组织的垂体腺瘤归入侵袭性垂体腺瘤。由于诊断标准并不统一，报道的发病率不尽一致，起初报道占垂体腺瘤的5%～20%，1995年国内有资料报道为67.3%。文献报道侵袭性垂体腺瘤的主要MRI表现为鞍底受侵下陷，肿瘤突入蝶窦，包绕

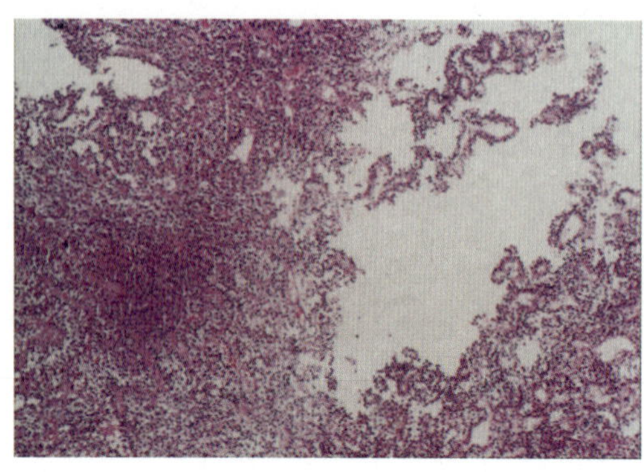

图 3-6-26　垂体腺瘤，瘤细胞排列成实性片块状及纤细的乳头状结构（HE，×100）

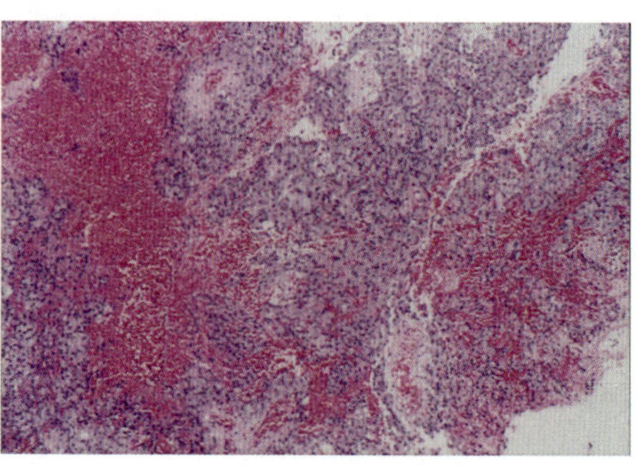

图 3-6-27　垂体腺瘤，瘤细胞排列成较粗大的乳头状结构。细胞无明显异型（HE，×100）

颈内动脉，海绵窦受累及鞍膈突破等。正确评估有侵袭出现的垂体腺瘤的术前影像，对于病人手术治疗方式的设计、术后治疗方案的选择有一定临床意义。但是，目前认为尚无可靠的组织形态学指标与普通垂体腺瘤相区别。事实上有 1/3 的垂体腺瘤可出现局部侵袭的表现。有作者报道应用 Ki-67 标记指数检测其细胞增生活性，发现侵袭性垂体腺瘤的标记指数高出非侵袭性垂体腺瘤一倍，而且功能性腺瘤的标记指数高于非功能性腺瘤。因此，认为 Ki-67 标记指数可以反映肿瘤组织生长速度和复发倾向，并可作为侵袭性垂体腺瘤的界定标准。因此，今后工作中，可在垂体腺瘤进行 Ki-67 免疫组化标记的基础上，结合临床及手术所见，进一步积累经验，以明确侵袭性垂体腺瘤的组织学诊断标准。

（三）垂体癌

垂体癌是垂体发生的恶性肿瘤，非常少见。组织学表现为肿瘤细胞的核异型性明显，可有坏死，有丝分裂活性较高。但只有远隔转移的出现才是诊断垂体癌的决定性依据。蝶鞍硬脑膜的侵犯不能作为诊断恶性的指标，而且有时其生物学行为并不总是与形态学表现一致。在 Pernicone 等报道的一组 15 例垂体癌病例中，14 例为功能性，分泌 PRL 或 ACTH，发病年龄为 34～71 岁，男：女 =8：7，所有病例都有全身转移倾向。组织学表现为明显的细胞异型，有丝分裂活性高，核分裂相计数为 2 个 /10 HPF，P53 阳性率为 57%。垂体癌组织中的 MIB-1、P53 高表达提示有一定的临床预后意义。而蛛网膜下隙的播散方式并不是垂体癌所独有。Lehman 等报道，垂体腺瘤也可脱落于蛛网膜下隙形成播散并多次复发，但此种病变经多次手术治疗后，预后较好，无广泛播散，与垂体癌的生物学行为仍有明显区别。

（四）垂体肿瘤的鉴别诊断

1. 垂体增生　应与垂体腺瘤区别，表现为垂体组织中的腺泡状结构由单一形态的细胞组成，而网状结构支架未有破坏，可有膨胀改变。但有时依靠形态学很难与正常垂体区别。

2. 炎性病变　主要为淋巴细胞性垂体炎（lymphacytic hypophysitis）。女性多发，临床表现为部分或完全性的垂体功能不全，似垂体腺瘤表现。发病机制不清，多数认为是一种自身免疫性疾病。可出现视野缺损（32%），垂体窝扩大，蝶鞍基底骨膜增厚等，影像学可见有环状增强改变。组织学表现为垂体组织的弥漫性淋巴细胞和浆

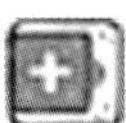

细胞浸润，垂体破坏，纤维化。但无肉芽肿或上皮样细胞出现，据此可与肉芽肿性垂体炎相区别。

3.与胶质瘤的鉴别 当垂体腺瘤由一致的透明细胞组成时，应与少突胶质细胞瘤相区别。对于有嗜酸性胞浆、细胞核偏位的腺瘤细胞，不要误认为浆细胞骨髓瘤。对以乳头状结构为主的垂体腺瘤则不要误诊为室管膜瘤。

（五）组织化学和免疫化学等技术的应用

网织纤维染色可用于显示垂体肿瘤细胞周围的网状纤维支架，其结构的不完整性提示为肿瘤性病变。应用免疫组化技术检测垂体腺瘤细胞的增生活性较为重要。最常应用的是MIB-1单克隆抗体的免疫标记。与以前应用的Ki-67不同，MIB-1可应用于日常工作中福尔马林固定的石蜡组织切片免疫组化染色，检测处于G_1、G_2、S、M期的增殖细胞，而G_0期细胞则不被标记。有报道显示较高的MIB-1标记指数与垂体肿瘤的侵袭性有相关性。在一组123例垂体腺瘤中，出现局部侵袭的MIB-1的标记指数大于3.5%。

应用免疫组化、电镜及免疫电镜还可证实垂体肿瘤细胞有不同的垂体激素表达，如PRL，GH，ACTH，TSH，FSH，LH。也可据此对垂体腺瘤进行功能性分类（表3-6-3）。目前，垂体腺瘤的功能性分类已开始逐渐取代传统组织学分类，从而为临床进一步治疗和处理奠定基础。

表3-6-3 垂体肿瘤的分类

细胞类型	发病率（%）
稀疏颗粒型PRL细胞腺瘤	26
致密颗粒型PRL细胞腺瘤	1
稀疏颗粒型GH细胞腺瘤	7
致密颗粒型GH细胞腺瘤	7
混合性PRL及GH细胞腺瘤	6
嗜酸性干细胞腺瘤	2
功能性ACTH细胞腺瘤	8
静止型ACTH细胞腺瘤	6
促性腺激素细胞腺瘤	6
TSH细胞腺瘤	1
无分泌细胞型腺瘤（即Oncocytoma）	26
未分类的分泌多种激素的腺瘤	4

（此表引自Bilbao J M.Chapter 29.Pituitary Gland.Table 29-1.p2428.In： Rosai J.Ed. Ackerman's Surgical Pathology，1996，8th ed.Mosby-Year Book，Inc.）

二、颅咽管瘤

（一）概述

颅咽管瘤（craniopharyngioma）占全部颅内肿瘤的1.2%～4.6%，较多发于小儿，男性多见。国内资料报道占3.7%。WHO分级为Ⅰ级。

（二）病理学

此肿瘤的囊性变是最常见的病变，其内容物为黏稠的“机油”样物。钙化常见，75%

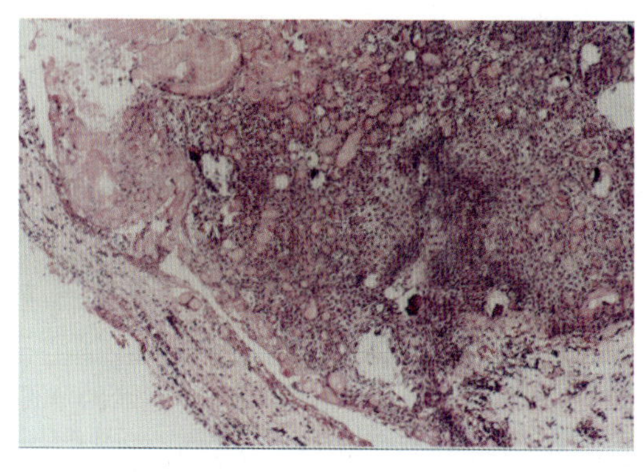

图 3-6-28　造釉细胞型颅咽管瘤，复层鳞状上皮排成实性片状，宽带状结构。周边上皮细胞核似栅栏状，并见大量“湿型”角化小珠形成钙化灶（HE，×40）

的病例于X线检查时发现。组织学分型有二：造釉细胞型（adamantinomatous type）和乳头型（papillary type）。最常见的是两种形态同时出现。造釉细胞型由复层上皮和间质构成，基底细胞呈栅栏状排列，可见角化小球形成（nodules of compact “wet” keratin）和钙化（图3-6-28至图3-6-30）。乳头型由成片的鳞状上皮细胞构成，有假乳头结构形成，无瘤细胞核栅栏状排列、钙化和胆固醇结晶沉积。

免疫组化研究证实，颅咽管瘤可表达不同相对分子质量的细胞角蛋白。Tateyama 等（2001）通过比较颅咽管瘤与Rathke囊肿和造釉细胞瘤组织中不同相对分子质量角蛋白的表达谱，提出造釉细胞型颅咽管瘤与乳头型颅咽管瘤的组织起源有所不同。造釉细胞型可能起源于异位的外胚层组织，并有向毛发分化的趋势，而乳头型可能起源于Rathke囊肿。至于P蛋白、生长抑素受体和雌激素受体在颅咽管瘤中的表达其意义尚未肯定。

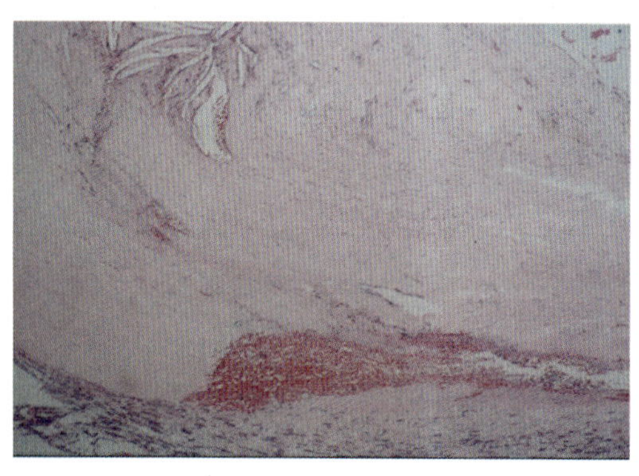

图 3-6-29　生长时期较长的颅咽管瘤可出现大片透明变性的胶原纤维及胆固醇结晶（HE，×40）

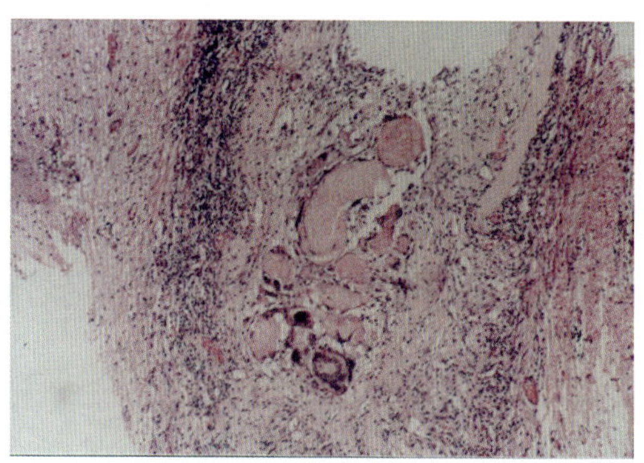

图 3-6-30　颅咽管瘤刺激瘤旁神经组织反应性增生，可见星形细胞增生、淋巴细胞浸润及多核巨细胞反应（HE，×100）

（三）颅咽管瘤的鉴别诊断

1.鞍区的黄色瘤（xanthogranuloma）　鞍区发生的黄色瘤组织学表现为有胆固醇结晶的出现，组织中有坏死和含铁血黄素的沉积，并有巨噬细胞、淋巴细胞浸润。以前多认为是造釉细胞型颅咽管瘤退变的结果，现在发现此为一单独疾病。其临床病理特点为：好发于青少年，多位于鞍区内，与颅咽管瘤病人相比，其内分泌紊乱症状较严重，术前病史较长，手术易切除。预后较颅咽管瘤为佳。

2.与其他肿瘤鉴别　由于肿瘤的刺激作用，颅咽管瘤旁星形细胞增生可以非常明显，并伴有Rosenthal纤维的形成，勿误为毛细胞性星形细胞瘤。同时由于组织水肿较明显，炎细胞浸润，这时组织中出现小块上皮细胞团，也容易误诊为癌，诊断时应加以注意。

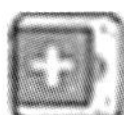

（四）颅咽管瘤的预后

据报道，颅咽管瘤病人的预后与外科手术的完全切除以及肿瘤直径有关，直径大于5cm的肿瘤，预后明显较差。MIB−1/Ki−67标记指数（瘤细胞增生活性）大于7%者，提示有复发的可能。也有报道乳头型颅咽管瘤的预后较造釉细胞型为好，但此观点尚未有统一结论。肿瘤组织中的鳞状上皮成分恶变为鳞癌也有报道。

三、脑膜瘤

（一）概述

脑膜瘤是起源于软脑膜或硬脑膜的肿瘤，亦即其细胞具有脑膜上皮的形态及免疫表型。约占原发颅内肿瘤的13%～26%，国内资料报道为19.6%，其中脑膜瘤为18.4%，非典型脑膜瘤为0.5%，间变性/恶性脑膜瘤占0.7%。中年或中年以上的病人多见，男∶女＝2∶3。发生部位多位于大脑的凸面、嗅沟、鞍旁、鞍结节等区。不典型及恶性脑膜瘤则以发生于大脑镰及大脑侧面者较为多见。

（二）脑膜瘤（WHO分级Ⅰ级）的组织病理学

1.大体所见 肿瘤质韧、实性，边界清楚，有时切面可呈分叶状，与硬膜有广泛的联系。向外也可侵及颅骨，产生骨质肥厚改变（hyperosteosis），有时肿瘤也可围绕动脉生长，但极少侵犯动脉壁。在某些特殊部位如蝶翼，脑膜瘤可以平铺方式生长或称斑块状脑膜瘤（en plaque meningioma）。

2.组织学特征 脑膜瘤的组织学特征多样，但瘤细胞核的异型性及偶见核分裂相并不提示脑膜瘤有较高的侵袭性。脑膜瘤的WHO组织学分类参见表3−6−4。

表3−6−4 脑膜肿瘤的分类

组织学类型	WHO分级
脑膜皮型脑膜瘤	Ⅰ级
纤维型脑膜瘤	Ⅰ级
混合型/移行型脑膜瘤	Ⅰ级
砂粒体型脑膜瘤	Ⅰ级
血管瘤脑膜瘤	Ⅰ级
微囊性脑膜瘤	Ⅰ级
分泌型脑膜瘤	Ⅰ级
淋巴、浆细胞丰富的脑膜瘤	Ⅰ级
化生型脑膜瘤	Ⅰ级
不典型脑膜瘤	Ⅱ级
透明细胞型脑膜瘤	Ⅱ级
脊索瘤样型脑膜瘤	Ⅱ级
横纹肌样脑膜瘤	Ⅲ级
乳头状脑膜瘤	Ⅲ级
恶性脑膜瘤	Ⅲ级

（引自Kleihues P and Cavenee W K ed.Pathology and genetics of tumors of the nervous system.IARC Press，2000，Lyon.p176）

最为常见的三种亚型是脑膜皮型、纤维型及混合型。脑膜皮型表现为瘤细胞排成漩涡状小叶状结构，周围有纤维性分隔围绕。细胞无异型，胞浆边界不清，核卵圆，染色质均匀。可有核内假包涵体出现，其形态似蛛网膜粒细胞。纤维型主要由长梭形细胞构成，形成互相平行的、交织的束状排列方式。间质胶原及网织纤维较多，某些病例甚至可能胶原纤维占大部分或有透明变性，但其中仍可见有脑膜皮细胞。混合型脑膜瘤兼有脑膜皮型及纤维型的特征（图 3–6–31 至图 3–6–34）。

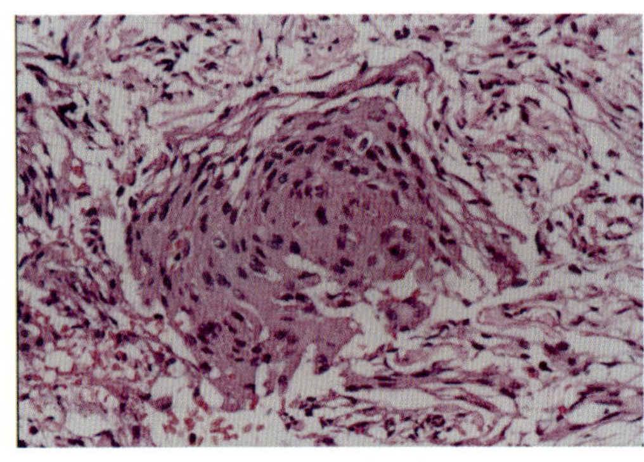

图 3–6–31 脑膜皮型脑膜瘤，瘤细胞排列成漩涡状（HE，×400）

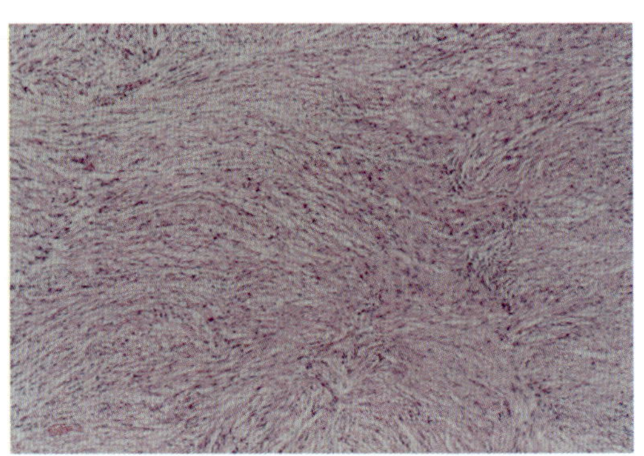

图 3–6–32 纤维型脑膜瘤，平行束状排列的似纤维母细胞样的梭形肿瘤细胞（HE，×100）

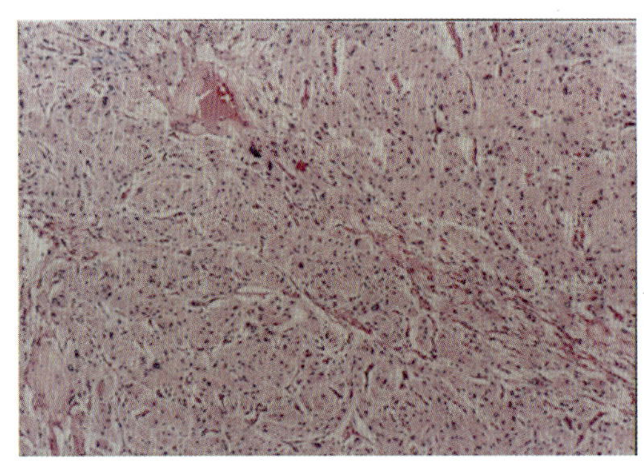

图 3–6–33 脑膜皮型脑膜瘤，脑膜皮细胞排列成漩涡状，细胞胞浆丰富，细颗粒状（HE，×100）

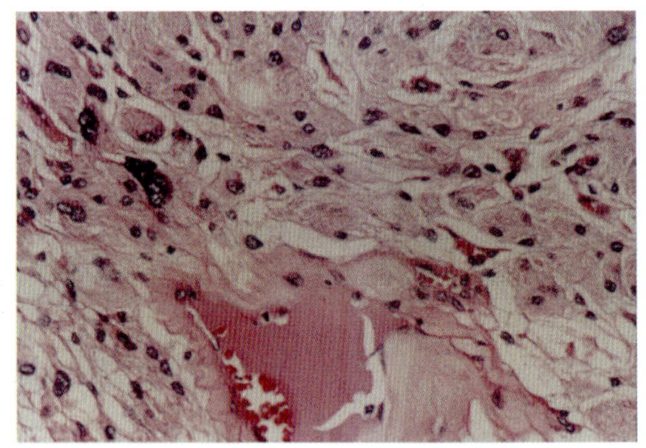

图 3–6–34 高倍显示，脑膜瘤组织中细胞密度无增加，无坏死，无核分裂相，出现瘤巨细胞，瘤细胞核的异型性明显，但与胶质瘤不同，并非为恶性表现。下方可见一厚壁血管（HE，×400）

砂粒体型脑膜瘤指瘤组织中含有大量的砂粒体，可形成不规则钙化或骨化的小结节。这一亚型尤易发生于中年女性胸段脊髓。血管瘤型脑膜瘤其内含有许多中小管径的血管腔，管壁厚薄不均。此型脑膜瘤应与血管畸形和毛细血管性血管母细胞瘤鉴别，也不同于目前已废弃不用的“血管母细胞性脑膜瘤”，这一病变已归入血管外皮瘤的范畴。其他亚型诸如：微囊性脑膜瘤，瘤组织中出现细胞间的小泡形成，内有少量 PAS 阳性的液体。分泌型脑膜瘤则以其具有“假性砂粒体”为特征，小球状，含嗜酸性的透明包涵体（图3–6–35），PAS强阳性（抗淀粉酶消化）。假性砂粒体的超微结构特征为衬有微绒毛的细胞间腔，免疫组化标记显示有分泌成分，如IgM，IgA，CEA等。因此，这一良性病变病人体内有时会出现血清CEA水平增高。临床上此类病人也多有全身性恶性肿瘤的病史，同时随着脑膜瘤周的水肿逐渐加重，可出现亚急性进行性神经系统症状，似恶性病变。淋巴细胞、浆细胞丰富的脑膜瘤，又称“炎症性脑膜瘤”，瘤组织内有较明显的炎细胞浸润，甚至有淋巴滤泡形成。化生型脑膜瘤的瘤组织中可出现骨、软骨、脂肪等间叶成分，有时也可出现脂肪母细胞成分；若合并有某些区域的退变，细胞会出现一定的异型性，勿混为脂肪肉瘤。

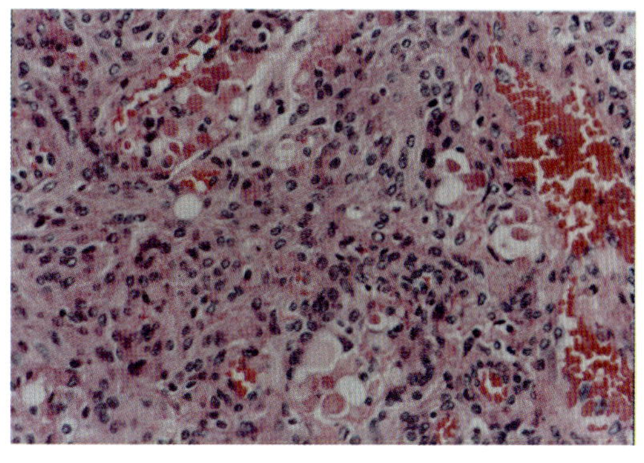

图3–6–35　分泌型脑膜瘤，镜下见瘤组织出现较多的假性砂粒体，嗜酸性染色（HE，×100）

（三）不典型脑膜瘤及交界性脑膜瘤（WHO分级Ⅱ级）

此类病变有脊索瘤样型脑膜瘤、透明细胞型脑膜瘤和不典型脑膜瘤。脊索瘤样型为大量黏液背景中出现嗜酸性空泡细胞，似脊索瘤结构。透明细胞型以无明显排列方式的多角形细胞为主，胞浆透明，有丰富的糖原，PAS染色阳性；这一少见亚型颅内侵袭性较强（WHO Ⅱ级）。

不典型脑膜瘤的诊断标准为：细胞有丝分裂活性较高（指核分裂相大于4个/10 HPF，相当于0.16mm^2）的脑膜瘤同时伴有以下3个以上的形态特征：①细胞密度增高；②瘤细胞的核浆比增大；③瘤细胞成片生长，无明显的结构方式；④细胞核核仁明显；⑤灶性的自发/地图样坏死（图3–6–36）。

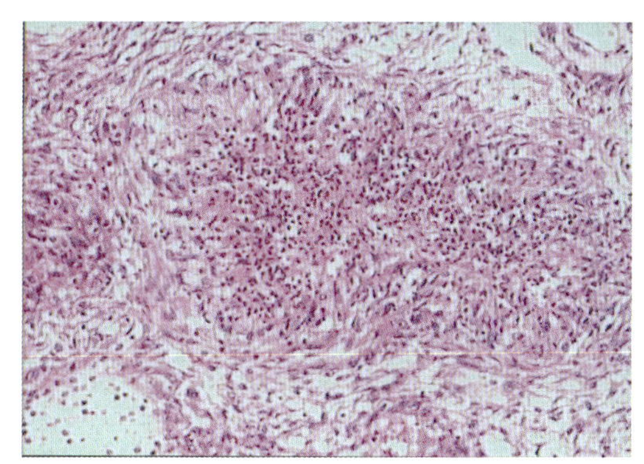

图3–6–36　不典型脑膜瘤，细胞密度增高，出现自发灶性坏死（HE，×100）

（四）恶性脑膜瘤

这一类脑膜瘤包括乳头状脑膜瘤、横纹肌样脑膜瘤和间变性/恶性脑膜瘤，WHO分级为Ⅲ级。

1.乳头状脑膜瘤　脑膜瘤组织中出现大量的血管旁假乳头样结构，小儿多发。局灶脑浸润可见于75%的病例，复发率为55%，转移率为20%。

2.横纹肌样脑膜瘤　脑膜瘤含有部分或大片的横纹肌样细胞，为圆形肿瘤细胞，核偏心，核仁明显，有红染嗜酸性胞浆。电镜下为涡状排列的中间丝结构，似其他部位（如肾）发生的横纹肌样瘤。但有极少数横纹肌样脑膜瘤，其局部有横纹肌样结构出现，但无其他恶性特征，其生物学行为还有待继续观察。

3.间变性/恶性脑膜瘤 肿瘤细胞形态出现明显异型。较高的有丝分裂活性，核分裂相大于或等于20个/10HPF。瘤细胞失去脑膜皮细胞的分化特征，似肉瘤或癌样，也有似恶性黑色素瘤样结构。中位数生存期小于2%。

另外，组织学上的良性、不典型和恶性脑膜瘤都可出现脑浸润。脑浸润的出现提示肿瘤复发的可能性较大（图3-6-37）。即使脑膜瘤的组织学形态为良性，只要出现脑浸润，其临床预后与不典型脑膜瘤相似。临床处理及治疗应视为不典型脑膜瘤。但是，这类肿瘤的分子遗传学改变与高度恶性的间变性脑膜瘤（WHO分级Ⅲ级）仍有不同。仅有脑浸润的出现并不能诊断为恶性脑膜瘤。此外，随着目前介入技术的广泛应用，有的脑膜瘤病人经术前栓塞治疗后，瘤组织出现大片坏死，并伴有坏死灶旁细胞反应性增生改变。这时，不能误为恶性病变。因此，对病人临床病史的全面了解对于外科病理诊断是必不可少的。

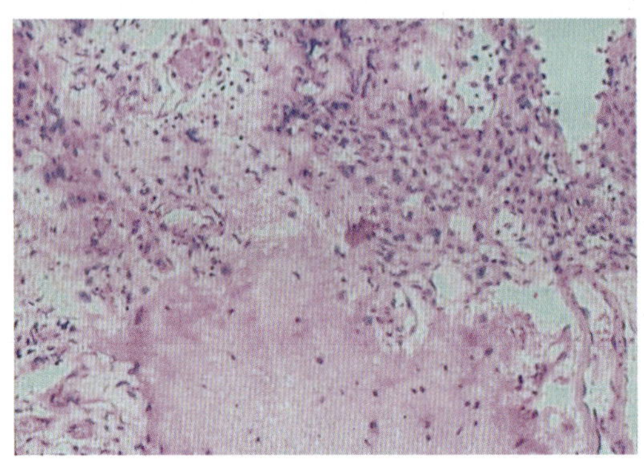

图3-6-37 脑膜瘤组织向邻近脑组织浸润生长（HE，×100）

（五）免疫组织化学

绝大部分脑膜瘤上皮膜抗原（EMA）为阳性表达（图3-6-38），但是，在不典型和间变性脑膜瘤中有时可以阴性。Vimentin在所有的脑膜瘤中有表达。大部分有S-100表达。分泌型脑膜瘤中的假性砂粒体有明显CEA阳性表达。Cytokeratin在瘤细胞中也见有阳性表达。

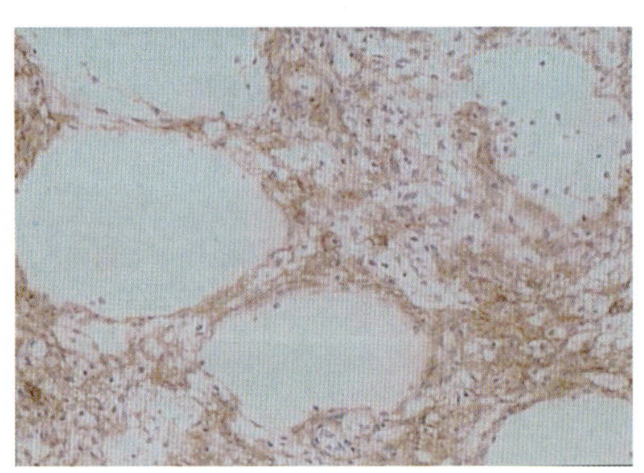

图3-6-38 免疫组织化学染色，显示脑膜瘤的瘤细胞上皮膜抗原阳性反应，棕黄色反应物沉积于肿瘤细胞胞浆内（HE，×100）

脑膜瘤的细胞增生活性与脑膜瘤病人的临床预后有关。由良性、不典型以至间变性/恶性脑膜瘤逐渐增高。有报道不同分级的脑膜瘤其有丝分裂指数不同，良性为0.08～0.05，非典型为4.75±0.91，恶性为19.00±4.07。Ho等报道（2002）采用MIB-1/Ki-67免疫标记指数，良性脑膜瘤为3.8%，不典型为7.2%，间变性/恶性为14.7%，并认为根据此指标可预测脑膜瘤病人的临床预后。其标记指数大于10%者会复发，其中71%于5年内复发。而小于10%的病人10年内均无复发。此外，放射线辐射后引起的脑膜瘤，年轻人多发，大多为不典型、恶性脑膜瘤，也有较高的细胞增生活性。

四、鞍区生殖细胞肿瘤

（一）概述

生殖细胞肿瘤是中枢神经系统内较为少见的肿瘤，主要发生于小儿及青少年，发病年龄10岁以下占25%，11～20岁占65%，21～30岁为8%，31岁以上仅占2%。其发病率在西方国家占颅内肿瘤的0.3%～0.5%，但亚洲国家地区的发病率较高，占颅内肿瘤的2%以上。黄文清报道颅内的生殖细胞肿瘤发病率为1.8%；其中按发病率的高低顺序排列为：生殖细胞瘤（0.8%），畸胎瘤（0.7%），卵黄囊瘤（0.07%），胚胎性癌（0.05%），绒癌（0.05%），混合性生殖细胞瘤（0.01%）。

肿瘤多发于中线部位、第三脑室、松果体区及鞍上区。这些区域以生殖细胞瘤（germinoma）最为多见；其他生殖细胞肿瘤的好发部位还有：脑室内、基底核区、丘脑、大脑半球等处。

（二）生殖细胞瘤的病理学

生殖细胞瘤的大体表现为实体状，可见小的囊性区，大部为实性灰白区，出血坏死较为少见。光镜下为似原始生殖细胞的大小一致的细胞组成，细胞成片分布，核空，内有明显的核仁，以及透明的富含糖原的胞浆，PAS（+）（图3–6–39至图3–6–42）。此外，可见有淋巴细胞和浆细胞的浸润，淋巴细胞多为辅助T细胞和细胞毒性T细胞。较

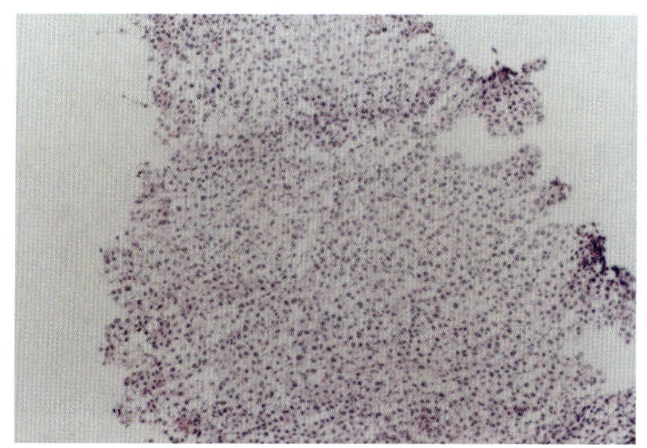

图3–6–39　生殖细胞瘤的冰冻切片，显示瘤细胞排成实性团片状，核有异型（HE，×100）

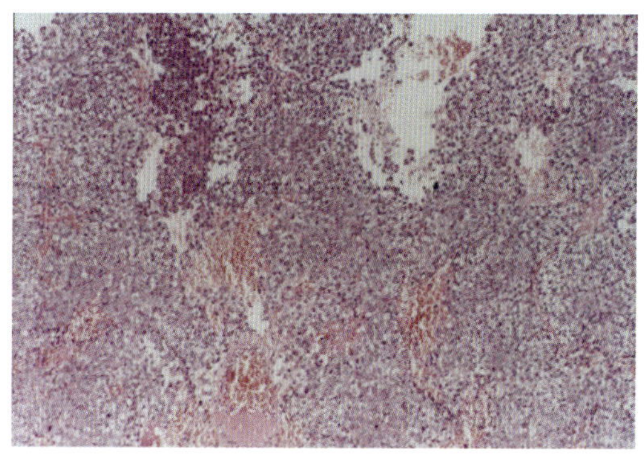

图3–6–40　生殖细胞瘤的石蜡切片，瘤细胞排成实性团片状（HE，×100）

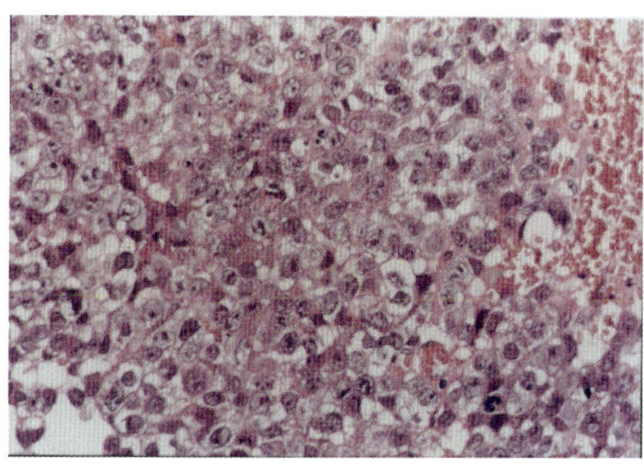

图3–6–41　高倍视野显示生殖细胞瘤，细胞核大，核空，核仁明显，有丰富而透明的胞浆。其内有极少量成熟淋巴细胞浸润（HE，×100）

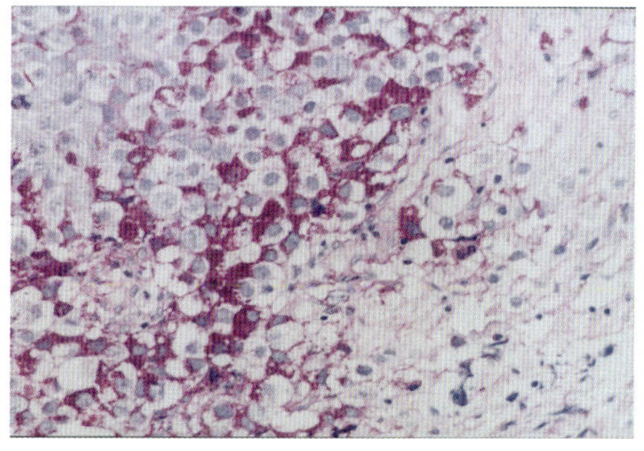

图3–6–42　组织化学染色显示，生殖细胞瘤的瘤细胞胞浆富含糖原。PAS（+）（PAS，×400）

少数的情况下，见有散在的合体滋养叶细胞出现，可能提示有较高的恶性度。

另外，有的生殖细胞瘤伴有肉芽肿样反应，Kanno 等（2002）报道一例 6 岁女性生殖细胞瘤病人，其主要组织成分为增生的炎细胞和间质细胞，似炎性肉芽肿样反应改变，但免疫组化证实其内少数瘤细胞表达胎盘碱性磷酸酶（PLAP），提示诊断为生殖细胞瘤。因此，此病的鉴别诊断应包括结核、结节病及其他肉芽肿性病变。而免疫组化手段的应用是必不可少的。

免疫组化技术应用中，PLAP 是重要的标志物，定位于瘤细胞的胞膜表面，有时也有弥漫性胞浆内分布。但是，在伴有明显肉芽肿反应病变的切片以及冰冻切片剩余组织切片中的免疫组化染色效果并不好。若有灶性细胞角蛋白（cytokeratin）的表达，有作者认为是向体细胞 / 胚胎性癌分化的特征，临床意义不清。若瘤组织中有少量绒癌组织，胞浆会有 cytokeratin、β –HCG 和人胎盘催乳素（HPL）的表达，此种病人放疗后较易复发。

（三）畸胎瘤的病理学

畸胎瘤大体切面可见有含黏液的囊肿形成，并见有脂肪、软骨样结节，甚至有骨性组织或牙齿及毛发形成。畸胎瘤指同时由来自内、中、外胚层成分组成的肿瘤。分为成熟型和未成熟型。成熟型的细胞分化好，有丝分裂活性低，似正常组织。未成熟型指瘤组织中出现不成熟的组织，常见的如：细胞密度和有丝分裂活性高的间质成分，胚胎性间质的残余成分，以及原始神经外胚层的胚胎残余，包括神经上皮和神经管结构，或为衬有色素性上皮的裂隙结构。若畸胎瘤组织中含有普通体细胞上皮来源的癌组织，则诊断为畸胎瘤恶性变。

（四）卵黄囊瘤的病理学

卵黄囊瘤其切面为胶冻样外观，可有囊腔和实性结构区域。组织学特征与卵巢发生者相似。原始的上皮细胞分布于细胞密度不均的黏液变性明显的间质中。上皮细胞可成片排列，也可交织成网状或吻合成条索样结构。部分区域有 Schiller–Duval 小体结构，并见有空泡状囊肿衬有扁平上皮（polyvesicular vitelline）及肝细胞样的肿瘤细胞。具有诊断意义的嗜酸性小体可以单独存在，也可以见于上皮细胞胞浆内，PAS（+），免疫组化标记 AFP（+）。但并不是所有的卵黄囊瘤均有此小体。瘤组织中的有丝分裂相数目差异较大，坏死并不常见。

（五）胚胎性癌、绒癌及混合性生殖细胞肿瘤

胚胎性癌的组织学为成片增生的大细胞，形成不完全的乳头状结构和不规则腺腔样结构，甚至有“胚盘状”结构。癌细胞有明显的大核仁，丰富透明的胞浆或为暗紫色的胞浆。免疫组织化学 cytokeratin 阳性染色是上皮分化的特征，据此可以与大部分生殖细胞瘤相鉴别。

绒癌组织学表现为有滋养叶细胞的分化，其诊断标准为同时出现细胞滋养层细胞及合体滋养层细胞。细胞滋养层细胞表现为大单核细胞，胞浆透明或嗜酸性，胞核空。合体细胞为多核细胞，核深染，胞浆嗜碱性，多有广泛的出血坏死。合体细胞免疫标记为 β –HCG 阳性，HPL 阳性。

若肿瘤同时向多个方向分化，见有两种以上的肿瘤成分，则为混合性生殖细胞肿瘤，

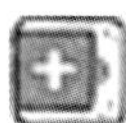

但有时由于取材局限性及组织结构挤压变形，此诊断的作出与临床充分取材送检有极大关系。混合性生殖细胞肿瘤不仅在青少年发生，亦有文献报道发生于婴儿的先天性混合性恶性生殖细胞肿瘤（Lee 等，2003），其肿瘤成分为未成熟畸胎瘤伴有卵黄囊瘤成分。

（六）血清及脑脊液中检测某些肿瘤蛋白的临床意义

在中枢神经系统的生殖细胞肿瘤病人中，需术前常规选择性检测血清、脑脊液中某些肿瘤蛋白以及术后观察病人对治疗的反应。AFP（α –fetoprotein）检测最为常用，它的升高提示为卵黄囊瘤。β –HCG 的升高是绒癌的特征，但有时也可以见于生殖细胞瘤病人。 PLAP 水平的增高，提示为生殖细胞瘤的可能性较大。但肿瘤的组织学分型仍是评价生殖细胞肿瘤病人预后的最重要指标（表 3–6–5）。

表 3–6–5　生殖细胞肿瘤中的蛋白表达

组织学类型	AFP	HCG	HPL	PLAP	Cytokeratin
生殖细胞瘤	–	–	–	+	–
畸胎瘤	+	–	–	–	+
卵黄囊瘤	+	–	–	+/–	+
胚胎性癌	–	–	–	+	+
绒癌	–	+	+	+/–	+

（引自 Kleihues P and Cavenee WK ed.Pathology and genetics of tumors of the nervous system.IARC Press，2000，Table13.2 p210）

五、毛细胞性星形细胞瘤（视神经胶质瘤）

（一）概述

毛细胞性星形细胞瘤是一种界限清楚、生长缓慢、多发于小儿和年轻人的星形细胞瘤，有时囊性变。由于其好发于视神经，故又称为视神经胶质瘤。其他好发部位为：视交叉、下丘脑、丘脑、基底节、小脑、脑干。国内资料报道占颅内肿瘤的 1.6%。WHO 分级为 I 级。

（二）病理学

大体表现为柔软、灰白的肿瘤组织，肿瘤组织囊性变较为常见。生长时间较长的肿瘤也会出现钙化及含铁血黄素沉积，视神经发生的肿瘤通常有累及蛛网膜下隙的表现。组织学以出现双相结构为特征，排列紧密的双极性细胞构成致密区，双极性细胞胞浆细长，似毛发样突起，并见有 Rosenthal 纤维；疏松区由散在的多极细胞构成，为原浆性星形细胞，核圆、卵圆，胞体小，胞浆突起短，细胞异型性不明显，并有微囊腔形成及嗜酸性颗粒小体的出现（图 3–6–43 至图 3–6–46）。

毛细胞性星形细胞瘤组织中出现核深染、核异型、分裂相以及核内假包涵体均不提示为恶性指征。间质小血管可有管壁透明变性及肾小球样增生，为毛细胞性星形细胞瘤的典型特征，围血管分布的淋巴细胞浸润亦可见到。

Rosenthal 纤维的出现有助于诊断毛细胞性星形细胞瘤。其超微结构为星形细胞胞浆突起内的无定形高电子密度物质，周围有胶质纤维丝包绕。因此，一般缺少胶质纤维酸性蛋白（GFAP）的免疫反应性。Rosenthal 纤维不仅可见于毛细胞性星形细胞瘤，也可见于反应性胶质细胞增生，尤其是在颅咽管瘤旁、室管膜瘤旁及多发性硬化的斑块周围。

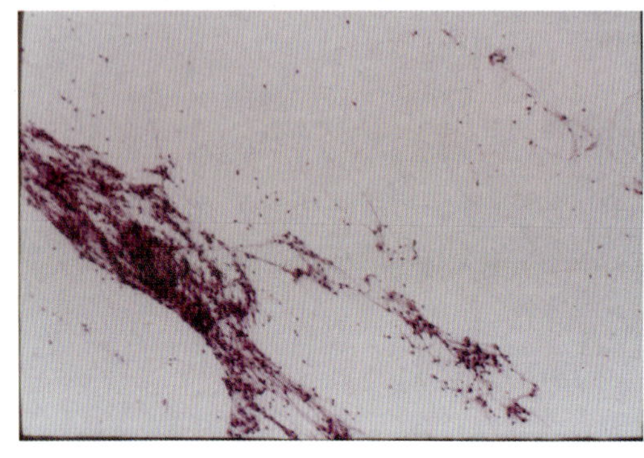

图 3-6-43　毛细胞性星形细胞瘤的术中压片细胞学，瘤细胞细长、双极性（HE，×100）

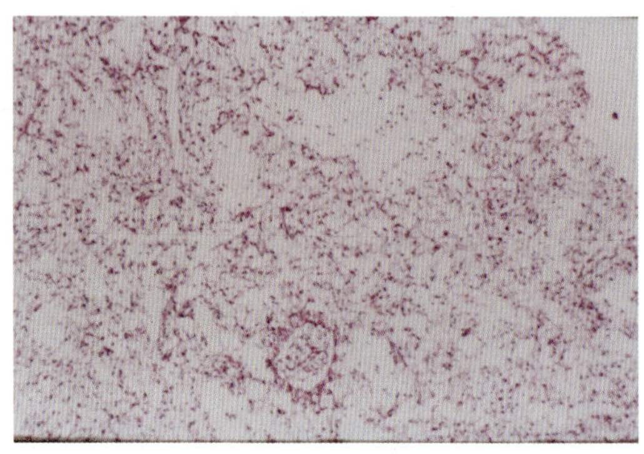

图 3-6-44　毛细胞性星形细胞瘤的术中冰冻切片，显示肿瘤组织的双相结构，即纤维丰富的致密区和疏松的、有微囊形成的疏松少细胞区（HE，×100）

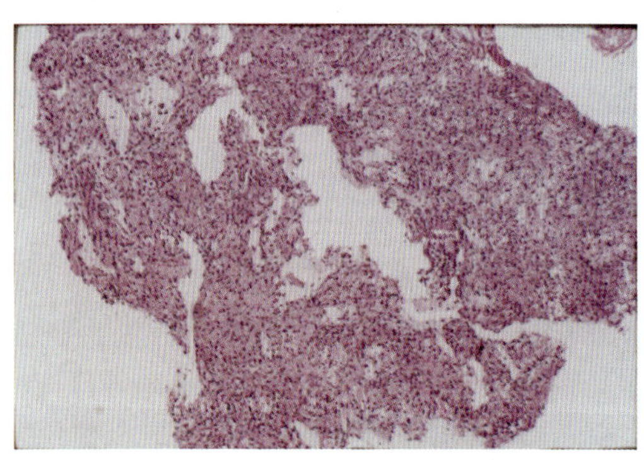

图 3-6-45　毛细胞性星形细胞瘤的石蜡切片，显示瘤组织的致密区及疏松区（HE，×100）

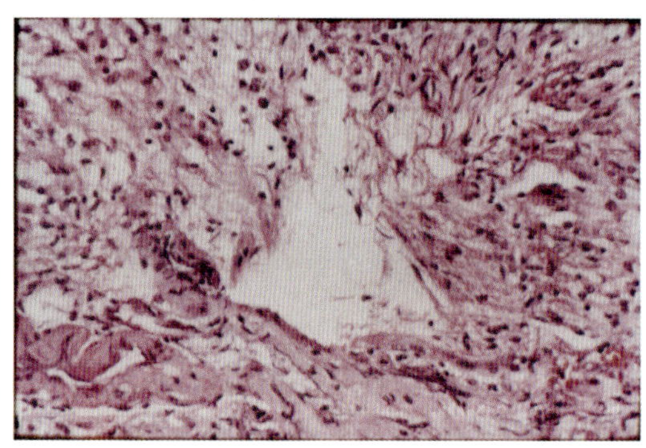

图 3-6-46　毛细胞性星形细胞瘤，瘤组织中可见 Rosenthal 纤维，间质中可见有厚壁血管（HE，×400）

视神经、视交叉发生的毛细胞性星形细胞瘤多边缘分界不清，有时可穿入邻近的脑组织，但与弥漫性星形细胞瘤的浸润性生长不同。也有作者称之为毛细胞性星形细胞瘤的“弥漫亚型（diffuse type）”。但这一亚型的区分并无临床预后意义，只要肉眼观察肿瘤全部切除，则长期生存率可达 90% 以上。因此，其预后与普通的弥漫性星形细胞瘤Ⅱ级相比，明显较好，证实了此类肿瘤仍属于毛细胞性星形细胞瘤的亚型之一。

毛细胞性星形细胞瘤是属于 WHO 分级Ⅰ级的良性肿瘤，但极少数的病例有恶变，为间变性毛细胞性星形细胞瘤。诊断指标为：①单一高倍视野中可见多个核分裂相。②微血管增生。③栅栏状坏死。但是此肿瘤不应诊断为胶质母细胞瘤，因为它们的预后与胶质母细胞瘤尚有不同之处。

免疫组化标记 MIB-1 检测肿瘤细胞的增生活性亦有报道。MIB-1 标记指数毛细胞性星形细胞瘤为1.1%（1%～3.9%），而弥漫性星形细胞瘤（WHO分级Ⅱ级）为2.3%，因此，尽管两组间有显著差异，但在外科病理检验工作中，此种差异用于外科病理鉴别诊断的价值有限。其MIB－1标记指数与病人生存及预后亦无明显相关性。

对视神经胶质瘤病人而言，应注意其全面的神经系统检查及体检，若同时伴有多发神经系统及其他系统的异常，则应排除Ⅰ型神经纤维瘤病（neurofibromatosis Type Ⅰ）的存在。此病曾称为von Recklinhausen 病或外周神经纤维瘤病。其致病基因NF1位于染色体17q11。其诊断指标为：①6个以上咖啡样皮肤色素斑，青春期前其直径大于5mm，青春期后直径大于15mm。②2个或以上的神经纤维瘤或1个丛状神经纤维瘤。③腋下／腹股沟的皮肤雀斑。④视神经胶质瘤。⑤骨组织病变。⑥直系血亲中有Ⅰ型神经纤维瘤病。

六、脊索瘤

（一）概述

脊索瘤是鞍区常见的肿瘤之一。国内资料报道约占颅内肿瘤的0.6%。其发生部位多位于斜坡（clivus），此处为胚胎时期脊索的位置，肿瘤可能发生于脊索残余组织。成年人多发，儿童少见。发生于颅内者一般有头痛、颅神经麻痹等症状。

（二）脊索瘤的病理学

肿瘤呈多叶状结构，切面部分黏液变，局部可有侵袭和破坏。脊索瘤常见有斜坡骨质破坏及邻近区骨质硬化反应，是为特征性改变。镜下可见边界清楚的分叶状结构，上皮细胞成团或条索样排列，上皮细胞胞浆内有大量液滴样空泡（physaliphorous），并见黏液背景，间质有炎细胞浸润。免疫组织化学标记，同时有上皮及间质性抗原的阳性表达：瘤细胞Vimentin（+），Cytokeratin（+），EMA（+），S－100（+），但GFAP（－）。

（三）脊索瘤的鉴别诊断

1.第三脑室脊索样胶质瘤　此肿瘤为发生于第三脑室的少见的生长缓慢的胶质瘤。多见于成年人，30～70岁。WHO分级为Ⅱ级。这一肿瘤最早由1987年Wanschitz等报道，1998年正式命名为第三脑室脊索样胶质瘤。此瘤亦可发生于鞍上区（Ricoy等，2000）。

肿瘤切面为实性，有条索样成团排列的上皮样瘤细胞，位于黏液性间质中，可见淋巴细胞、浆细胞浸润。免疫组织化学标记，瘤细胞GFAP（+），Vimentin（+），超微结构亦发现局部出现基底膜样物质及微绒毛，支持其胶质细胞的组织来源。

2.与其他肿瘤的鉴别　脊索瘤样脑膜瘤也有类似的胞浆内空泡，但是，肿瘤与硬脑膜有联系，瘤组织中可见有脑膜上皮分化，而且间质淋巴、浆细胞浸润较明显，多有淋巴滤泡形成；免疫组织化学标记瘤细胞GFAP（－），可与第三脑室脊索瘤样胶质瘤鉴别。此外，少突胶质细胞瘤也有胞浆的空泡变，但与脊索瘤不同，为核旁的胞浆水样变。

七、错构瘤

鞍区的错构瘤主要有：下丘脑神经元性错构瘤、迷芽瘤（choristoma）、先天性下丘脑错构瘤性母细胞瘤。下丘脑神经元性错构瘤，多为直径小于1～2cm的灰白色结节，位

于鞍上区。镜下见有大的分化成熟的神经元，其形态似主要的下丘脑核区内的神经元，也有少量的星形细胞和少突胶质细胞成分。这些异位的神经元依然具有分泌下丘脑激素的活性。若异位的下丘脑神经元位于垂体前叶，则称为鞍区内节细胞瘤，或腺垂体性神经元迷芽瘤。由于这些神经元细胞的存在，持续分泌下丘脑激素，可能会促进垂体腺瘤的发生。Korosaki 等（2002）报道 6 例鞍区内节细胞瘤伴发有分泌 GH 的垂体腺瘤，节细胞成分免疫标记其突触素（+），神经丝（+），促 GH 释放激素（+）。同时免疫标记显示垂体腺瘤细胞有分泌 GH 及同时分泌 GH 和 PRL 的活性，提示节细胞分泌下丘脑激素的长期慢性过度刺激可能与垂体腺瘤的发生相关联。

另外还有一种罕见的先天性下丘脑错构瘤性母细胞瘤（hamartoblastoma），其错构的神经元成分为小的未成熟的神经元，亦可伴有多器官的发育异常，如肛门闭锁，多指（趾）畸形，垂体、肾上腺、甲状腺的发育不全，以及其他的心、肾异常等。上述病变的同时发生，称为 Hall–Pallister 综合征。

八、鞍区其他肿瘤的病理学

（一）发生于神经垂体的颗粒细胞瘤

发生于神经垂体的颗粒细胞瘤是一种良性肿瘤，WHO 分级为 I 级。好发于神经垂体和漏斗部。以前曾称为颗粒细胞肌母细胞瘤，颗粒细胞神经瘤，迷芽瘤，垂体细胞瘤，Abrikossoff 瘤，也有人曾将之归入错构瘤的范畴。此瘤均发生于成年人，女：男 = 2：1。临床体征似无功能性垂体腺瘤。X 线检查可见鞍区气球样改变，病灶内无钙化，可与颅咽管瘤相区别。

肿瘤多边界清楚，组织柔软或中等硬度，切面灰黄色、颗粒状，坏死及囊性变不明显。可以累及视交叉、海绵窦。其组织学特征是由密集排列成团的大多角形细胞组成，细胞胞浆颗粒性，嗜酸性染色。PAS 染色（+）（耐淀粉酶消化）。细胞核较小，核仁不清，异型性不明显。常见有血管旁淋巴细胞浸润，有丝分裂活性较低。少数病例可有泡沫细胞出现，核有异型，出现明显核仁，偶见多核巨细胞，均不能诊断恶性。

免疫组化染色肿瘤细胞为 NSE（+），S–100（+），α_1–抗胰蛋白酶（+），α_1–抗糜蛋白酶（+），而神经微丝（neurofilament）、细胞角蛋白（cytokeratin）、嗜铬粒蛋白 A（chromogranin A）、突触素（synaptophysin）、结蛋白（desmin）、平滑肌肌动蛋白（smooth muscle actin）及垂体激素均为阴性反应。某些颗粒细胞瘤有局灶性的 GFAP 阳性反应。颗粒细胞瘤的超微结构为细胞内有丰富的膜结构包绕的不均匀电子密度的物质，为自噬体样结构。

颗粒细胞瘤的细胞增生活性，用 MIB–1/Ki–67 标记的指数较低，有报道可有 5% 的阳性细胞。一般认为，外科切除即可治愈。肿瘤复发率约为 14.9%。术后是否需辅以放疗目前尚未有定论。

（二）神经鞘瘤

神经鞘瘤是中线部位的常见肿瘤，多累及桥小脑角的第Ⅷ颅神经和腰骶髓的髓外部分，有时亦可累及第Ⅴ和Ⅶ颅神经。但极少发生于脑实质内，发生于鞍区的极为罕见。Whee 等（2002）报道鞍区的神经鞘瘤 1 例，临床、放射学表现似垂体腺瘤，但术后病理检查证实为神经鞘瘤。

肿瘤组织多为灰白实性，境界清楚，部分区域有囊性变。瘤组织有双相结构，Antoni A区表现为梭形瘤细胞排列成束，其内可有Verocay小体，部分区瘤细胞核呈栅栏状排列。Antoni B区结构为疏松结构，其内有卵圆形的瘤细胞，核较小，无异型。病理诊断主要根据上述特征。尽管有时瘤组织内部分区域有核的异型性，偶见有核分裂相，但均不认为是恶性的指征。

免疫组织化学染色显示瘤细胞弥漫S-100强阳性表达，Leu-7强阳性表达，局灶区域内可有GFAP的阳性反应。

（柯昌庶）

参考文献

1 白希清.病理学.第2版.北京：科学出版社,1992

2 陈功，江澄川.侵袭性垂体腺瘤的细胞分子生物学研究进展.中国神经精神疾病杂志,2003,29:78～79

3 邓福珠，冷守忠，庞荣全.78例鞍结节脑膜瘤分析.中华眼科杂志,1984,20(5):302～303

4 黄文清.神经肿瘤病理学.第2版.北京:军事医学出版社,2001

5 李春德，罗世祺，马振宇等.儿童下丘脑错构瘤导致癫痫的手术治疗.中华神经外科杂志,2002,18:360～363

6 李春德，罗世祺.下丘脑错构瘤研究的新进展.中华神经外科杂志,1998，14:183～185

7 李青，宋建华.中枢神经系统肿瘤病理.北京：人民卫生出版社,1999.31～154

8 李善泉，周梁.颅底疾病诊断与治疗.上海：上海科学技术文献出版社,2002.332～363

9 罗世祺，李春德，马振宇等.儿童下丘脑错构瘤的诊断和治疗.中华医学杂志,2001,81:212～215

10 罗世祺，李春德，马振宇等.下丘脑错构瘤40例临床分析.中华神经外科杂志,2002,18:37～40

11 罗世祺，李春德，马振宇等.下丘脑错构瘤所致单纯性早熟的显微外科治疗.中华神经外科杂志,2000,16:341～344

12 罗世祺，李春德，孙异临.下丘脑错构瘤.中华神经外科杂志,1998,14：151～154

13 马廉亭.微侵袭神经外科学.北京：人民军医出版社,1999.30～33

14 沈天真，陈星荣.中枢神经系统计算机体层摄影和磁共振成像.上海：上海医科大学出版社,1992.217～219

15 史玉泉.实用神经病学.第2版.上海：上海科学技术出版社,1994.180～184

16 孙异临，曲宝清，白勤等.痴笑、性早熟与先天性下丘脑错构瘤.首都医科大学学报,2001,22:327～329

17 王任直.神经外科学.北京：人民卫生出版社,2002

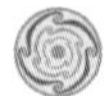

18 王忠诚.神经外科学.武汉：湖北科学技术出版社,1998.551～557

19 吴承远，刘玉光.临床神经外科学.北京：人民卫生出版社,2001.385～387

20 武晓泓，刘超.淋巴细胞性垂体炎的研究进展.国外医学内分泌学分册,2002,22：113～115

21 徐庆中.中枢神经系统肿瘤诊断病理图谱.北京：科学技术文献出版社,2000.392～393

22 营文清.神经肿瘤病理学.上海：上海科学技术出版社,1982.267～270

23 于春江.颅底外科手术学.沈阳：辽宁教育出版社,1999.22～31

24 赵洪洋.神经外科学新进展.武汉：湖北科学技术出版社,2003.142～146

25 赵甲山，赵洪洋.颅底显微神经外科学.武汉：湖北科学技术出版社,2002.125～128

26 周庚寅，刘洪琪，张庆慧.肿瘤组织病理诊断.济南：山东科学技术出版社,2001

27 周良辅.神经外科.第2版.上海：复旦大学出版社，上海医科大学出版社,2001

28 朱芳，周义成，王承缘等.侵袭性垂体瘤的MRI和病理研究.临床放射学杂志,2001,20:653～656

29 Albright A L,Lee P A.Neurosurgical treatment of hypothalamic hamartomas causing precocious puberty.J Neurosurg,1993,78:77～82

30 AL-Mefty O,Smith R R.Tuberculam Sellae meningiomas.In：AL-Mefty O, des.Meningiomas.New York:Raven Press,1991.395～411

31 Arita K, Ikawa F, Kurisu K,et al.The relationship between magnetic resonance imaging findings and clinical manifestations of hypothalamic hamartoma.J Neurosurg,1999,91:212～222

32 Benjamin V, Mocormack B.Surgical management of tuberculum sellae and sphenoid ridge meningiomas.In：Schmidek H H,Sweet W H, eds.Operative neurosurgical techniques:indications,methods and Result.3rd ed.Philadelphia：W B saunders,1995.403～413

33 Brat D J,Scheithauer B W,Staugaitis S M,et al.Third ventricular chordoid glioma:a distinct clinicopathologic entity.J Neuropathol Exp Neurol,1998,57:283～290

34 Cascino G D, Andermann F, Berkovic S F, et al. Gelastic seizures and hypothalamic hamartomas:evaluation of patients undergoing chronic intracranial EEG monitoring and outcome of surgical treatment.Neurology,1993,43:747～750

35 Diaz L L,Grech K J,Prados M D.Hypothalamic hamartoma associated with Laurence-Moon-Biedl syndrome.Pediatr Neurosury,1991,17：30～33

36 Dirks P B, Jay V, Becker L E, et al.Development of anaplastic changes in low-grade astrocytomas of childhood.Neurosurgery,1994,34:68～78

37 Feuillan P P, Jones J V, Barnes K, et al.Reproductive axis after discontinuation of Gonadotropin-Releasing Hormone analog treatment of girls with precocious

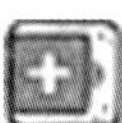

puberty:long term follow-up comparing girls with hypothalamic hamartoma to those with idiopathic precocious puberty.J Clin Endocrinol Metab,1999,84:44～49

38 Fukuda M,Kameyama S,Wachi M, et al.Stereotaxy for hypothalamic hamartoma with intractable gelastic seizures:technical case report.Neurosurgery,1999,44:1 347～1 350

39 Gautier-Smith P C.Parasagittal and falx meningiomas.London:Butterworths,1970

40 Goel A, Muzumdar D P, Nitta J.Surgery on lesions involving cavernous sinus.J Clin Neurosci,2001,8 Suppl 1:71～77

41 Gokalp H Z,Arasil E,Kanpolat Y,et al.Meningiomas of the tuberculum sella. Neurosurg Rev,1993,16:111

42 Hall J G,Pallister P D,Clarren S K,et al.Congenital hypothalamic hamartoblastoma,hypopituitarism,imperforate anus, and postaxial polydactyly:a new syndrome?Part I :Clinical, causal, and pathogenetic considerations. American Journal of Medical Genetics,1980,7:47～74

43 Hayostek C J,Shaw E G,Scheithauer B,et al.Astrocytomas of the cerebellum. A comparative clinicopathologic study of pilocytic and diffuse astrocytomas. Cancer,1993,72:856～869

44 Ho D M,Hsu C Y,Ting L T,et al.Histopathology and MIB-1 index predicted recurrences of meningiomas:a proposal of diagnostic criteria for patients with atypical meningioma.Cancer,2002,94:1 538～1 547

45 Kang S,Allen J,Jr Graham J M,et al.Linkage mapping and phenotypic analysis of autosomal dominant Pallister-Hall syndrome.J Med Genet,1997,34:441～446

46 Konno S,Oka H,Utsuki S,et al.Germinoma with a granulomatous reaction. Problems of differential diagnosis.Clin Neuropathol,2002,21:248～251

47 Korosaki M,Saeger W,Ludecke D K.Intrasellar gangliocytomas associated with acromegaly.Brain Tumor Pathol,2002,19:63～67

48 Kramer U,Spector S,Nasser W,et al.Surgical treatment of hypothalamic hamartoma and refractory seizures.Pediatric Neurosurgery,2001,34:40～42

49 Le Marquand H S,Russell D S.A case of pubertas praecox (macrogenitosomia praecox) in a boy associated with a tumor in the floor of the third ventricle. R Berks Hosp Rep,1934-1935,3:31～61

50 Lee J C,Jung S M, Chao A S, et al.Congenital mixed malignant germ cell tumor involving cerebrum and orbit.J Perinat Med,2003,31:261～265

51 Lehman N L,Horoupian D S,Harsh G R.Synchronous subarachnoid drop metastasis from a pituitary adenoma with multiple recurrences.Case report.J

Neurosurg,2003,98:1 120～1 123

52 Liang L,Korogi Y,Sugahara T,et al.MRI of intracranial germ-cell tumours. Neuroradiology,2002,44:382～388

53 MacCarty C S,Taylor W F.Intracranial miningiomas:Experience at tne Mayo Clinic.Neurological Medico-Chirurgica (Tokyo),1979,19:569～574

54 Munari C,Kahame P,Francione S,et al.Role of the hypothalamic hamartoma in the genesis of gelastic fits (a video-stereo-EEG study).Electroencephalogy Clin Neruophysiol,1995,95:154～160

55 Nishio S,Takeshita I,Fukui M,et al.Anaplastic evolution of childhood optico-hypothalamic pilocytic astrocytoma:report of an autopsy case.Clin Neuropathol, 1988,7:254～8

56 Pernicone P J,Scheithauer B W,Sebo T J,et al.Pituitary carcinoma.A clinicopathologic study of 15 cases.Cancer,1997,79:804～812

57 Quest D O.Meningiomas:An update.Neurosurgery,1978,3:219～225

58 Ricoy J R, Lobato R D,Baez B,et al.Suprasellar chordoid glioma.Acta Neuropathol (Berl),2000,99:699～703

59 Rohinger M,Sutherland G R,Louw D F,Sima A A F.Incidence and clinicpathological features of meningiomas.J Neurosurg,1989,71:665～672

60 Rosser T,Packer R J.Intracranial neoplasms in children with neurofibromatosis 1.J Child Neurol,2002,17:630～637

61 Shiqi Luo,Chunde Li,Zhenyu Ma,et al.Microsurgical Treatment for Hypothalamic Hamartoma in Children with Precocious Puberty.Surg Neurol,2002, 57:356～362

62 Starceski P J,Lee P A, Albright A L, et al. Hypothalamic hamartomas and sexual precocity.Evaluation of treatment options.Am J Dis Child,1990,144 (2):225～228

63 Tateyama H,Tada T,Okabe M,et al.Different keratin profiles in craniopharyngioma subtypes and ameloblastomas.Pathol Res Pract,2001,197 (11):735～742

64 Tindall G T,Cooper P R,Barrow D L.The practice of neurosurgery.Baltimore: Williams & Wilkins,1996.733～1 182

65 Tu Y K,Tseng M Y,Liu H M.Experience in surgical management of tumours involving the cavernous sinus.J Clin Neurosci,2000,7:419～424

66 Unger F, Schrottner O,Haselsberger K,et al.Gamma knife radiosurgery for hypothalamic hamartomas in patients with medically intractable epilepsy and precocious puberty.Report of two cases.J Neurosurg,2000,92:726～731

67 Valdueza J M,Cristante L,Dammann O,et al.Hypothalamic hamartomas:with special reference to gelastic epilepsy and surgery.Neurosurgery,1994,34:949～

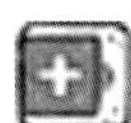

958

68 Velasco M E,Sindely S D,Roesmann U.Reticulin stain for frozen-section diagnosis of pituitary adenomas.J Neurosurg,1977,46:548～550

69 Wanshitz J,Schmidbauer M,Maier H,et al.Suprasellar meningioma with expression of glial fibrillary acidic protein:a peculiar variant.Acta Neuropathol (Berl),1995,90:539～544

70 Whee S M,Lee J I,Kim J H.Intrasellar schwannoma mimicking pituitary adenoma:a case report.J Korean Med Sci,2002,17:147～150

71 Youmans J R.Neurological surgery.3rd ed.Philadelphia:Saunders, 1990.3 000～3 493

第七章　鞍区血管性疾病

第一节　颅内动脉瘤

一、概论

动脉瘤（aneurysm）一词来源于拉丁单词*aneurysma*，意思是“扩张”。动脉瘤是因为动脉局部薄弱、疾病、外伤等原因导致的动脉局部异常扩张（图 3−7−1）。大多数动脉瘤在破裂出血后才发现。动脉瘤破裂出血常致病人残废或死亡，如果动脉瘤没有治疗，则幸存者仍可再次出血。大多数颅内动脉瘤发生在 Willis 环上，是鞍区主要的疾病之一。

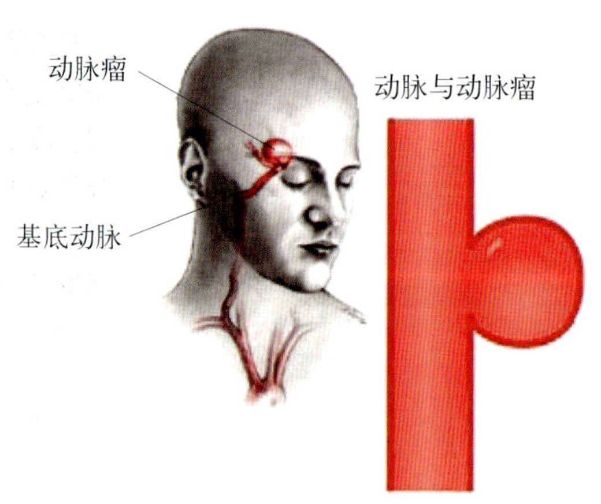

图 3−7−1　颅内动脉瘤模式图

（一）流行病学

颅内动脉瘤确切的发病率还不知道。公布的资料因动脉瘤的界定、确诊方法（尸检或血管造影）等不同而存在差异。一组行冠状动脉造影病人，偶然发现动脉瘤的概率是 5.6%，另一组因蛛网膜下隙出血（SAH）以外的原因行全脑血管造影的病人，动脉瘤的发现率是 1%。在大组尸检中，约有 0.2%～1% 发现动脉瘤。

动脉瘤居于脑血管意外发病率第三位，仅次于脑血栓形成和高血压脑出血。SAH 的发病率约为 5～20/（10 万人口 · 年），其中的 34%～85% 由动脉瘤破裂引起。

大多数亚洲国家动脉瘤不多见，但在日本、美国、加拿大等国家多见。在中国动脉

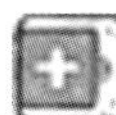

瘤和动静脉畸形的发病率相当。

多数动脉瘤在40～60岁时表现出症状。男女差别不大，但有报道女性多见。儿童少见，仅占2%，且多数是外伤性或真菌性的，男孩稍多，动脉瘤的直径较大（平均17mm）。

（二）自然史

很难预测动脉瘤破裂的危险性，一般认为不曾破裂过的动脉瘤的累积破裂率是每年1%～2%。有经验的神经外科医生实施手术的死亡率和重残率是3.5%。因此，对于预期寿命超过3年的未破裂、无症状动脉瘤病人将会得益于手术，应该选择手术治疗。

曾经破裂过的动脉瘤有非常高的再出血危险性。头2周内20%～50%会再次破裂，其死亡率接近85%。

在预测动脉瘤破裂因素方面意见不一。从造影片上发现的动脉瘤的大小与动脉瘤是否破裂密切相关。在一组长期的研究中发现，多数破裂的动脉瘤直径大于10mm。虽然动脉瘤破裂的临界直径被认为是4～7mm，但不是绝对的，因此不能认为偶尔发现的和多发动脉瘤中的无症状小动脉瘤是安全的。而其他因素，如年龄、性别、高血压、多发动脉瘤等与动脉瘤破裂的危险关系不大。

（三）病因

动脉瘤最常见的病因是血流动力学因素引起退变血管的损伤、动脉粥样硬化（主要引起梭形动脉瘤）、潜在的血管病变（如肌性纤维发育不良）和高血流状态（如AVM或瘘）。不常见的原因有外伤、感染、药物、肿瘤等。

1.动脉壁结构的变化 以往，多数囊性动脉瘤被认为是先天性的，动脉壁存在缺陷，在动脉压的作用下经过多年逐渐形成囊状突起。但近来的研究发现缺乏证据表明存在动脉壁的先天性缺陷。尽管遗传状态与动脉瘤的风险有关，但更多的动脉瘤与血流动力学因素导致动脉壁退行性损伤有关。在动脉壁（尤其是动脉分叉处）存在的血流剪切力可以解释动脉瘤的发生、发展、栓塞和破裂。

颅内血管先天异常（如不规则血管）会增加囊状动脉瘤形成的几率。已有报道动脉成窗畸形并发动脉瘤的机会较多。有的学者认为血管病理性异常（如肌性纤维发育不良、结缔组织病、自发性动脉分离等）会有较多的几率发生动脉瘤。

2.血流动力学因素与动脉瘤生长的关系 血管分叉的顶端是承受血流动力压力最大的地方。血流动力学因素与动脉瘤的起源、生长和结构形成有极为重要的关系。随着心脏的收缩和舒张，血管壁承受的血流剪应力也随之迅速变化，在动脉瘤颈处的内膜受到破坏。这种扩张的血流动力学是大多数动脉瘤形成和发展的原因。栓塞和破裂也与动脉瘤内的血流动力学变化有关。近来有研究表明动脉瘤和载瘤动脉之间的几何关系决定了动脉瘤内血流模式。位于动脉侧壁的动脉瘤（如直接起源于颈内动脉的动脉瘤），典型的血流运动模式是血流从瘤颈的远端进入瘤内，从瘤颈的近端流出动脉瘤，在动脉瘤的中心形成慢的涡流。与此相反，位于动脉分叉和分支起点的动脉瘤腔内的血流速度快（图3-7-2）。理解动脉瘤内血流的特征，不仅有利于理解动脉瘤的形成和发展，也是考虑选择和放置血管内栓塞材料的重要因素。大型动脉瘤的缓慢增大是由其内的反复出血引起的，其出血的来源是血管丰富的动脉瘤内壁。大型动脉瘤内常有多层状的血凝块，其外壁纤维化且较厚，所以大型动脉瘤较少破裂而以其占位效应为主要临床表现。

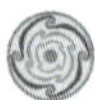

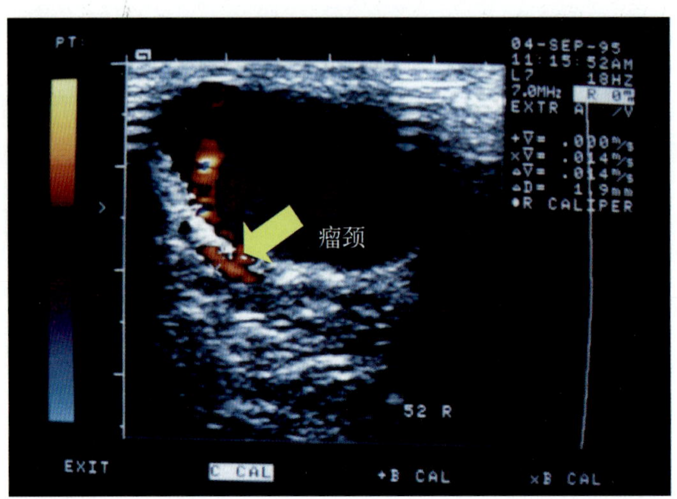

图 3-7-2　颅内动脉瘤血流模式

3. 创伤性动脉瘤　仅占颅内动脉瘤的1%，分为穿通伤性动脉瘤和非穿通伤性动脉瘤。

(1) 穿通伤性动脉瘤：继发于穿通外伤的颅内动脉瘤的主要原因是高速弹丸伤。在头颅枪弹伤中的一半合并有外伤性动脉瘤，但因为同时并存有血肿和脑挫裂伤而被忽视。

颅外血管的穿通伤可以引起血管破裂、动静脉瘘、夹层动脉瘤或外伤性假性动脉瘤。从病理上看假性动脉瘤没有血管壁的各层结构，其瘤腔位于邻近的血肿内，与血管腔相通。放射学检查发现动脉瘤位于血管的外侧并伸入邻近的软组织内。CT和MRI检查可以发现血肿。

有时颈外动脉也可以受伤，其中以颞浅动脉最常受累，颞浅动脉外伤性假性动脉瘤常是头皮外伤的并发症，可因穿通伤或钝器伤引起。

脑膜血管很少发生外伤性假性动脉瘤，如果脑膜中动脉发生动脉瘤，出血常积聚在硬膜外。椎动脉直接受到穿通伤的机会很少，偶尔颈椎脱位或骨折会伤及椎动脉，但常引起夹层动脉瘤或闭塞，假性动脉瘤少见。

(2) 非穿通伤性动脉瘤：少见，通常发生在颅底（累及颈内动脉的岩段、海绵窦段或床突上段）或颅内血管的远端。位于颅底的颈内动脉瘤常由钝器伤或颅底骨折引起。头颅的过伸或旋转会在颈内动脉入颅处产生剪应力。颅内动脉远端的动脉瘤多由闭合性颅脑损伤引起。大脑前动脉的远端和皮层血管受累较多。额外侧的撞击会使大脑镰游离缘与大脑前动脉间产生剪切力，产生胼周动脉瘤。如果CT发现胼胝体周围血肿应怀疑是否有大脑前动脉远端的外伤性动脉瘤。如果在邻近骨折线的脑表面发生迟发血肿，应怀疑是否有外伤性皮层动脉瘤。

4. 感染性动脉瘤　指所有因动脉壁感染而引起的动脉瘤，因为细菌栓子定位于血管内膜并损伤血管而引起。细菌栓子引起的血管壁的炎症会累及血管外膜和肌层，最终形成动脉瘤。

在过去，感染性动脉瘤占颅内动脉瘤的2%～3%，随着抗生素的广泛使用，发病率有

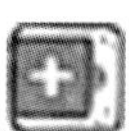

所降低。但现在因为滥用药物和免疫抑制剂，发病率又有回升。

感染性动脉瘤最常发生在胸主动脉，颅内较少见。多见于儿童，常发生在 Willis 环的远端。另一种少见的情形是颈部的感染并发颈内动脉颈段的假性动脉瘤。

5.血流相关动脉瘤 众所周知，AVM 和动脉瘤常并存，报道的发生率为 2.7%～30%。动脉瘤可以发生在供血动脉的近端或远端。发生在近端的动脉瘤常位于 Willis 环或供血动脉上，与血流压力增加有关，但不会增加出血的机会。位于供血动脉远端的动脉瘤常接近 AVM 病灶，在 8%～12% 的 AVM 病灶内有动脉瘤。这些动脉瘤的壁菲薄，缺乏动脉特征性的弹力层和肌层，它们是来自静脉扩张或是动脉壁因血流冲击而变得薄弱还不清楚，但这种薄壁的动脉瘤在动脉压力的作用下是 AVM 破裂出血的原因之一。

6.病理血管性动脉瘤

（1）系统性红斑狼疮（SLE）：常与 SLE 伴发的中枢神经系统血管病变是脑缺血或短暂脑缺血发作（TIA），另有约 10% 的病人会发生出血。虽然不常见，但 SLE 病人可能发生动脉瘤，可以呈囊状、梭状或奇形怪状。

（2）Takayasu 动脉炎：该病除发生闭塞、狭窄、内膜不规则外，也可以发生动脉瘤或动脉扩张。

（3）肌性纤维发育不良（FMD）：有报道在肌性纤维发育不良病人中有 20%～25% 发生动脉瘤，还可能并发夹层动脉瘤、动静脉瘘等。

（4）滥用药物：滥用可卡因可以引起脉管炎，最终导致动脉瘤形成，或加重原有病变（如 AVM、动脉瘤等），引起出血。可卡因可以引起多种中枢神经系统并发症：SAH、脑缺血、脑梗死、脑实质内出血、抽搐、脉管炎、血管痉挛和死亡。在有中枢神经系统并发症的滥用药物者中有 50% 发生 SAH，其中的一半有颅内血管病变：如动脉瘤或血管畸形。出血与使用可卡因时急性高血压反应有关。滥用海洛因、麻黄素或甲基苯丙胺（即冰毒）可以引起脑脉管炎，其组织学改变和周围动脉脉管炎相似，可以发生局部动脉扩张、动脉瘤或囊变。

（四）病理

1.分类 动脉瘤的大小差异很大，按其直径可归为四类。<0.5cm 为小型动脉瘤，0.5～1.5cm 为一般动脉瘤，1.5～2.5cm 为大型动脉瘤，>2.5cm 为巨大型动脉瘤。其中小型占约 15.5%，巨大型者仅占 7.8%。

2.形态和大小 按形态可将动脉瘤分为三类：囊状动脉瘤、梭形动脉瘤和夹层动脉瘤，其中囊性动脉瘤占大多数。囊性动脉瘤是动脉壁上的圆形、浆果样、小袋状突起，多位于动脉分叉处，属于真性动脉瘤，多由动脉壁各层均薄弱而引起动脉腔的扩张（图 3–7–3）。

3.部位 各家报道差别较大，但总的情况是大多数动脉瘤位于前循环，有部分病人会有 2 个以上动脉瘤（即多发动脉瘤），后交通动脉、前交通动脉和大脑中动脉的动脉瘤最多见。动脉瘤多数发生在大动脉的分叉部。大多数动脉瘤发生在 Willis 环或大脑中动脉分叉部（图 3–7–4）。

约 85% 的颅内动脉瘤位于前循环，最常发生的位置是：前交通动脉（30%～35%），颈内动脉－后交通动脉（30%～35%），大脑中动脉分叉处（20%）。

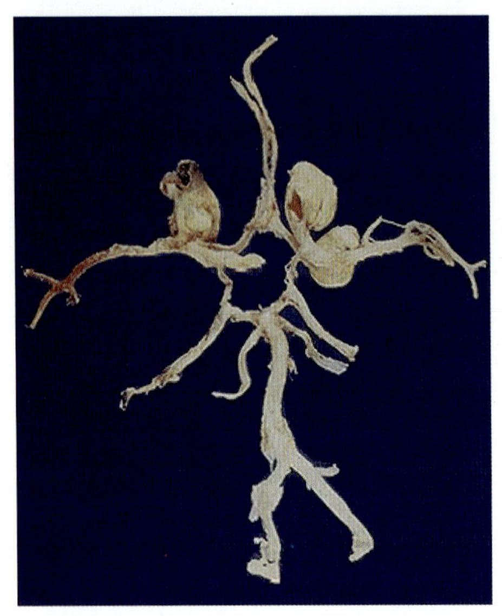

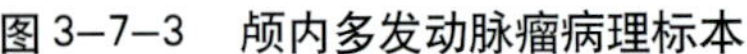

图 3–7–3　颅内多发动脉瘤病理标本

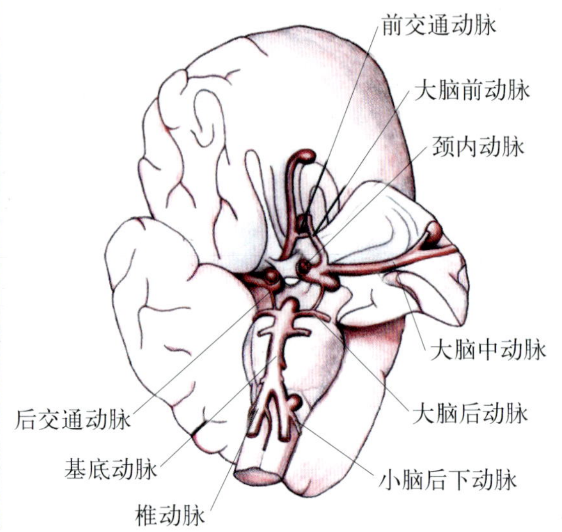

图 3–7–4　颅内动脉瘤的常见部位

有 15% 的颅内动脉瘤发生在后循环（椎－基底动脉系统），5% 发生在基底动脉分叉，其他的发生在其他后颅窝血管，如小脑上动脉。

其他部位少见，如果动脉瘤发生在动脉的远端，通常是外伤性或感染性的，非外伤性远端动脉瘤（尤其是大脑前动脉远端）会反复发作自发性出血。

在一组 3 898 个动脉瘤的分析中，动脉瘤位于颈内动脉者占 41.3%，前交通动脉者占 24.4%，大脑中动脉者占 20.8%，大脑前动脉者占 9.0%，椎－基底动脉者占 4.5%。在国内一组 301 个动脉瘤中，后交通动脉占 45.9%，其他颈内动脉占 15.9%，前交通动脉占 16.3%，大脑中动脉占 7.3%，后循环动脉占 11.3%，多发动脉瘤占 8%。在椎－基底动脉瘤中 32%～75% 位于基底动脉，12%～26% 位于椎动脉。

4. 多发动脉瘤　颅内动脉瘤的 15%～20% 是多发动脉瘤，其中的 75% 有 2 个动脉瘤，15% 有 3 个动脉瘤，10% 有 3 个以上动脉瘤。女性更多见，男女比例约为 1∶5。多发动脉瘤也与血管异常有关，如 FDM、结缔组织病等。多囊肾有 10% 合并动脉瘤，并通常是多发的。多发动脉瘤可以是双侧对称，如镜像动脉瘤。多发动脉瘤可以位于不同的血管，也可以位于同一血管。

（五）临床表现

1. 蛛网膜下隙出血　颅内动脉瘤最常见的表现是蛛网膜下隙出血。在北美，80%～90% 的非外伤性 SAH 由动脉瘤破裂引起。另有 5% 由 AVM 破裂引起，其余 15% 是特发性的（图 3–7–5，图 3–7–6）。

发作时，病人会感到剧烈头痛，与以往完全不同。如果同时伴有脑膜刺激征应高度怀疑 SAH。临床上对动脉瘤常采用 Hunt 和 Hess 分级：

0 级：未破裂的动脉瘤。

1 级：无症状或仅有轻微头痛和颈项强直。

1A 级：没有急性脑膜或脑反应，但有固定的神经系统功能缺失。

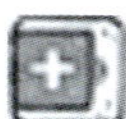

2 级：中度或严重的头痛、颈项强直，除颅神经麻痹外没有其他神经功能缺失。

3 级：嗜睡、混乱或轻微局灶功能缺失。

4 级：昏迷，中度至重度偏瘫，可有早期的去大脑强直和自主神经功能紊乱。

5 级：深昏迷，去大脑强直，濒死状态。

其他SAH分级方法有CASNSS(Cooperative Aneurysm Study Neurological Status Scale)：

1 级：无症状。

2 级：次要症状。

3 级：较多的神经系统症状，但反应正常。

4 级：意识障碍，但对有害刺激有保护和适应反应。

5 级：反应差但生命体征尚稳定。

6 级：对刺激没有反应，生命体征进行性恶化。

其他症状少见。有的动脉瘤可以引起颅神经麻痹，最典型的是后交通动脉瘤并发动眼神经麻痹，颈内动脉海绵窦段动脉瘤可影响Ⅲ～Ⅵ颅神经。其他少见的症状包括脑内血肿、视野缺损（眼动脉瘤压迫视神经）、癫痫、头痛、一过性脑缺血（因栓塞引起）。巨大动脉瘤（直径大于2.5cm）会有局部占位表现。

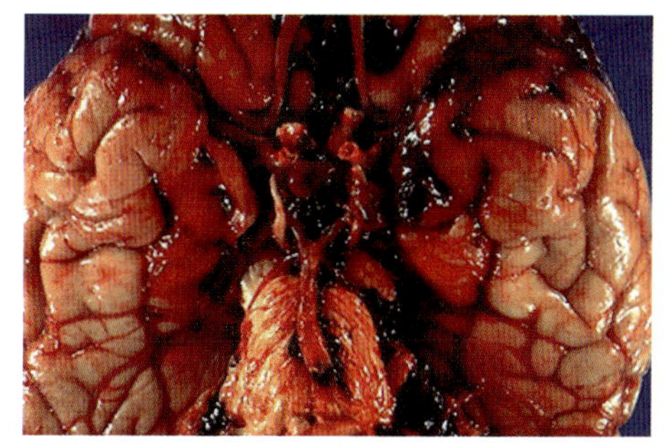

图 3-7-5　SAH 病理标本

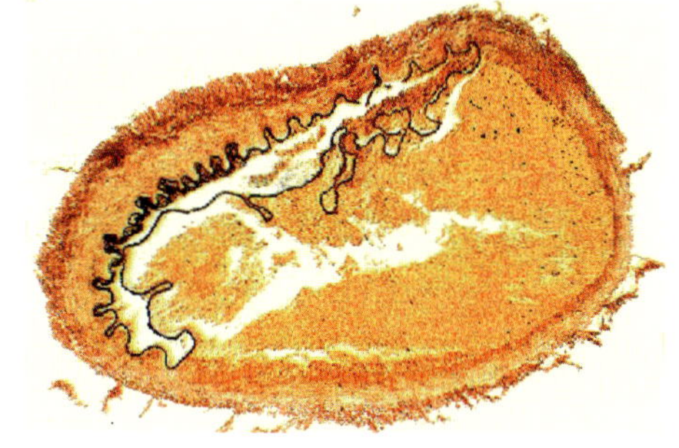

图 3-7-6　夹层动脉瘤病理切片

2．症状和体征

（1）先兆症状：颅内动脉瘤的体积一般都很小，在破裂之前并无临床症状，只有少数体积较大的动脉瘤因压迫邻近的神经组织才引起症状。约有 40%～60% 的动脉瘤在破裂之前有某些先兆症状，这是因为动脉瘤在破裂之前往往有一个突然扩大或漏血及脑局部缺血的过程，但可惜的是这些先兆症状中大多数是非特异性症状，常被病人和医生忽视。如果能对这些先兆症状给予足够的重视，进一步检查，对于改善动脉瘤的预后有重要的意义。在所有先兆症状中，最有价值的是后交通动脉瘤引起的同侧动眼神经麻痹，但是这种症状在后交通动脉瘤中不是每例都出现。

各部位动脉瘤以颈内动脉－后交通动脉瘤出现先兆症状的几率最多，后循环动脉瘤出现先兆症状最少。将先兆症状概括起来可分为三类：①动脉瘤漏血症状，表现为全头痛、恶心、颈部僵硬疼痛、腰背酸痛、畏光、乏力、嗜睡等。②血管性症状，表现为局部头痛、眼面痛、视力下降、视野缺损和眼外肌麻痹等。这是由于动脉瘤突然扩大引起

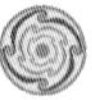

的。最有定位意义的是眼外肌麻痹，但仅发生在7.4%的病人。③缺血性症状，表现为运动障碍、感觉障碍、幻视、平衡功能障碍、眩晕等。颈内动脉－后交通动脉瘤出现缺血症状的几率最多，可达69.2%；后循环动脉瘤则较少出现。缺血性症状的出现可能与脑血管痉挛以及血管闭塞或栓塞有关。前交通动脉瘤和大脑前动脉瘤中56.5%出现先兆症状，表现为全头痛、恶心呕吐，从症状开始到大出血平均间隔时间为16.9d。大脑中动脉瘤48.8%有先兆症状，表现为全头痛、运动障碍、恶心呕吐等，平均间隔时间为6d。颈内动脉瘤68.8%有先兆症状，表现为局限性头痛、恶心呕吐、眼外肌麻痹等，平均间隔时间为7.3d。

(2) 出血症状：80%～90%的动脉瘤是因为出血才被发现，其中大多数表现为SAH，部分形成脑实质内血肿。

动脉瘤性SAH的典型临床表现是突然发作的剧烈头痛、呕吐、畏光、烦躁不安，随后有短暂的意识丧失，清醒后有各种神经功能障碍和脑膜刺激症状。

1) 头痛：为常见的首发症状，剧烈，大多数（70%）为全头痛和颈后部痛，少数（30%）为局部或一侧头痛，多位于额部，有定侧意义。单侧眼眶部和前额部痛多见于后交通动脉瘤破裂，首先有枕后痛者多见于后颅窝动脉瘤破裂。头痛剧烈时有呕吐、颈项强直、畏光、眼球转动时痛，少量出血者头痛较轻。全头痛的原因为急性颅内压增高，可持续1周左右。

2) 意识障碍：约有半数（45%～52%）的病人有意识丧失，一般不超过1h，但也有持续昏迷直到死亡者。意识障碍的原因为动脉瘤破裂时颅内压的突然增高，也可能与急性脑血管反应、脑干缺血有关。

3) 神经功能障碍：因动脉瘤部位不同可出现各种神经功能障碍。后交通动脉瘤破裂或增大可引起同侧动眼神经麻痹，但临床见到的单侧动眼神经麻痹仅30%与动脉瘤破裂有关。大脑中动脉瘤可引起偏瘫和失语；前交通动脉瘤破裂可造成记忆力缺失和柯萨可夫综合征；基底动脉瘤破裂可引起双侧展神经瘫痪或脑干症状。眼动脉瘤破裂可发生视力减退或原有视力障碍加重。约有1/5的病人可出现视网膜出血，单侧出血有定位意义，多见于颈内动脉瘤或大脑中动脉瘤破裂。约15%的病人出现视乳头水肿。

4) 全身症状和并发症：SAH后常有发热，下丘脑损害（前交通动脉瘤破裂、脑室内出血）可引起中枢性高热、尿崩、上消化道大出血、急性肺水肿等。此外，还可发生抗利尿激素不适当分泌综合征（SIADH）、心律失常、糖尿、抽搐和水、电解质平衡失调等。

（六）辅助检查

1.一般检查 虽然在很多文献中提到了一系列的检查，但特别针对动脉瘤的检查除了下述的几项影像学检查外，腰椎穿刺的意义最大。在没有发明CT检查之前，腰椎穿刺是发现SAH、诊断动脉瘤破裂的最重要方法。腰椎穿刺检查还能排除细菌性脑膜炎。

腰椎穿刺引流出血性脑脊液，不能武断地认为一定是SAH，至少要与穿刺损伤引起的血性脑脊液相鉴别：如果是腰椎穿刺损伤引起的，在分三管收集的脑脊液标本中红色会越来越淡，离心后的上清液无红色或黄色变化；而SAH时所有标本的颜色是一样的。

在SAH后不同的时间，脑脊液也会有不同的变化：一般要在出血后2h才能在脑脊液中发现红细胞或离心后的上清液变黄，在出血的最初，白细胞和红细胞成比例，出血后12h，脑脊液中的白细胞增加，约在脑脊液变黄2～3周后恢复正常；出血后1～2周红细胞消失，3周后脑脊液变黄；脑脊液中的细胞用特殊染色后可发现含铁细胞，这种细胞在出血后4～6周增多，可以持续达4个月。

当动脉瘤出血量很少或出血破入脑实质内、蛛网膜下隙粘连时，脑脊液内可能不会发现红细胞。如果CT未发现SAH，但病人有颈项强直或动眼神经麻痹等警兆症状，结合病史怀疑有动脉瘤，可以腰椎穿刺确定是否有SAH。因为血液会在蛛网膜下隙内弥散，CT不能发现，但腰穿可发现出血。

动脉瘤破裂后腰椎穿刺有一定的风险，如可能引起脑疝、可能诱发动脉瘤破裂等。因此，腰椎穿刺时要按照颅内压增高的操作要求来实施，用细针缓慢放出少量脑脊液即可（能送脑脊液常规、生化检查即可）。如果CT可以确诊SAH，即不必腰椎穿刺确定。在动脉瘤没有处理（夹闭或栓塞）前不能引流太多的脑脊液，因为这样可能改变动脉瘤的透壁压，诱发动脉瘤破裂。

X线平片可发现动脉瘤壁的钙化，但价值有限。

2.CT和CTA　CT检查的优点是安全、快速、无创、可反复使用，是目前诊断SAH的最好方法，在大多数情况下可以替代腰椎穿刺来诊断SAH，并能避免腰椎穿刺的风险。但大多数情况下不能直接发现动脉瘤。不过CT还可以发现脑积水、颅内出血、脑梗死等DSA不能发现的病理变化，对指导治疗、预测预后有重要价值。位于颅底的病变长期作用可引起颅骨的侵蚀。瘤壁钙化常表现为斑点状和曲线状，但并不常见。

（1）典型动脉瘤：在CT平扫上，典型的没有栓塞的动脉瘤表现为边界清楚的等密度或稍高密度实质性病变，通常位于鞍上池或侧裂池内（图3-7-7）。增强后动脉瘤明显、均匀强化。CTA是采取快速注射对比剂、薄层动态扫描，然后利用多种技术，补足常规轴位扫描的图像，最终获得脑血管的图像。CTA图像可以得到动脉瘤和周围结构的关系，尤其是多向生长的动脉瘤，如巨大动脉瘤。高分辨率CT对大于3mm动脉瘤的准确率可达97%，但与诊断者的技术水平有直接的关系。有报道仅依据CTA的结果即可行开颅手术，认为不仅可以缩短检查的时间，而且可以观察到DSA所不能看到的动脉瘤与周围结构（特别是血管）的关系。但有人在回顾多组报道后认为其价值仍旧稍逊于DSA（图3-7-8，图3-7-9）。

（2）栓塞的动脉瘤：部分栓塞的动脉瘤有内腔和增厚的瘤壁，瘤壁为成层状排列的血凝块，部分有钙化。增强后残留的瘤腔和动脉瘤的外壁可明显强化。另一种少见的情况是动脉瘤壁的粥样斑块在CT上显现为低信号。单纯的CT检查可能将动脉瘤误诊为脑膜瘤、垂体瘤、颅咽管瘤等，需要仔细鉴别，否则可能导致灾难性后果。

（3）SAH：SAH使动脉瘤的CT表现变得复杂化。有报道CT可以发现95%的急性期的动脉瘤性SAH，表现为脑池内的高密度影，1周以内降低到50%（图3-7-8）。SAH可以短时间内沿蛛网膜下隙扩散，所以不易发现破裂的动脉瘤的线索。尽管如此，仍有一些规律可循，如：前交通动脉瘤破裂有纵裂池的出血，且易破入脑室；而大脑中动脉瘤破裂后SAH集中在侧裂池内；颈内动脉的动脉瘤破裂出血以鞍上池为中心向周围扩展；第四脑室出血提示有后颅窝动脉瘤。

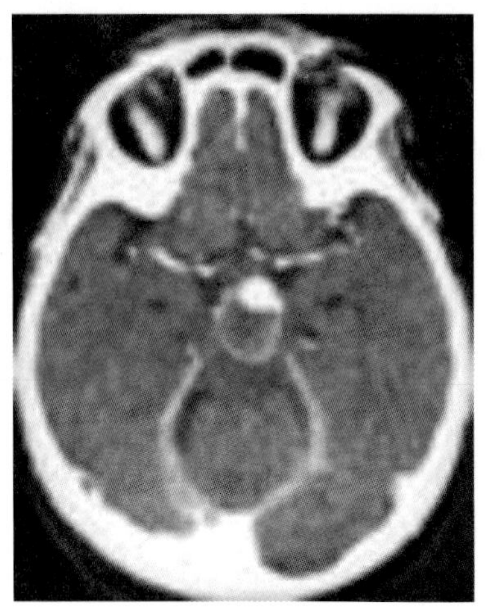

图 3–7–7　CT 增强扫描见动脉瘤

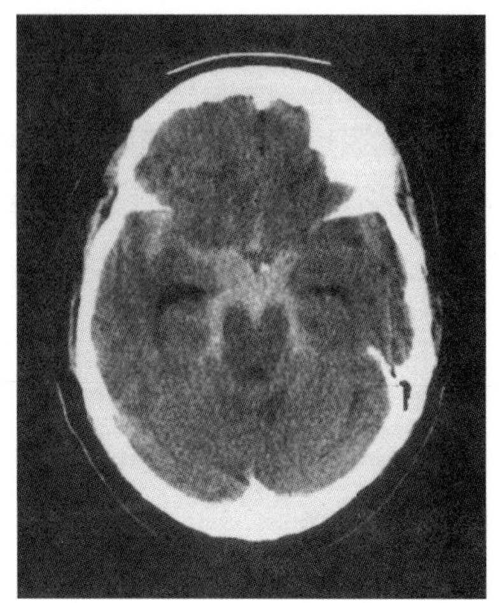

图 3–7–8　CT 所见 SAH

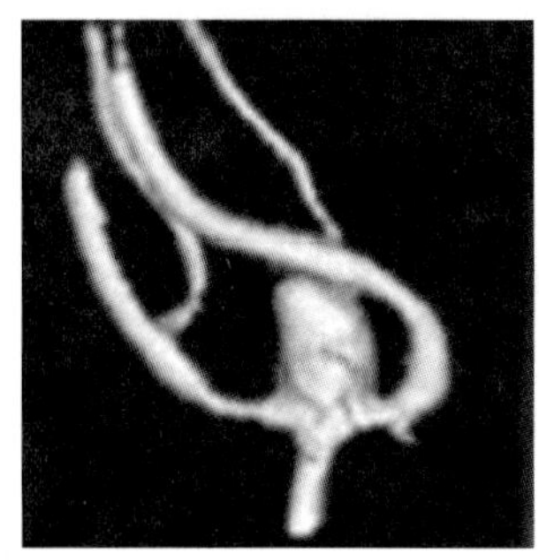

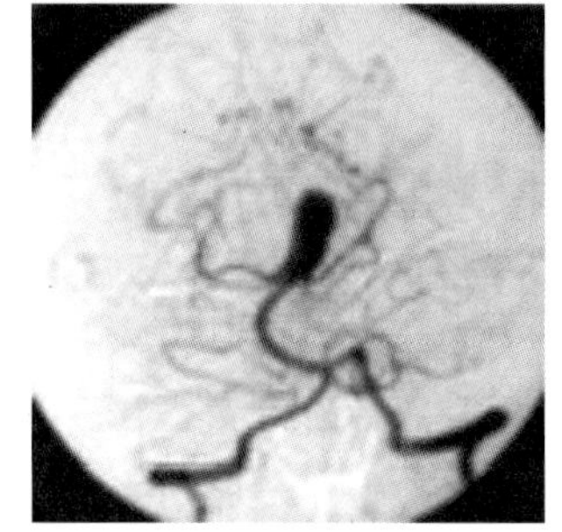

图 3–7–9　CTA 和 DSA 发现的基底动脉分叉部动脉瘤

同时，根据 CT 上看到的 SAH 的范围和程度，可以预测脑血管痉挛的程度和预后。1980 年 Fisher 提出对 CT 所见的 SAH 分级：Ⅰ级——蛛网膜下隙未见积血；Ⅱ级——蛛网膜下隙弥漫性薄层（厚度<1mm）积血；Ⅲ级——蛛网膜下隙弥漫性或局限性厚层（厚度>1mm）积血；Ⅳ级——蛛网膜下隙弥漫性厚层积血，或虽无积血但有脑内和（或）脑室内血肿。在Ⅰ级和Ⅱ级的病人中很少（12.5%）发生严重脑血管痉挛，但在Ⅲ级以上的病人中严重脑血管痉挛的发生率很高（96%）。

3.MRI 和 MRA　动脉瘤的 MRI 表现复杂多变，其信号决定于其表现、指向、血流速度、血凝块、纤维化、钙化等。MRI 对 SAH 的诊断价值不如 CT。

（1）典型的动脉瘤：典型的表现是动脉瘤内腔因为流空效应，在 T_1 和 T_2 加权像表现为边界清楚的占位病变。动脉瘤内的异常血流可产生混杂信号。梯度回波扫描可以很好地显示动脉瘤腔，尤其是动脉瘤内有新鲜血栓时。增强后因为流空效应，动脉瘤腔不会强化，但瘤壁仍可强化。

（2）栓塞的动脉瘤：部分栓塞的动脉瘤的 MRI 表现复杂。瘤腔为流空信号，周围环绕同心的多层血凝块，信号多变。大动脉瘤因为血栓中的含铁血黄素而表现为更大范围的流空像。如果动脉瘤腔的血流缓慢或紊乱，则瘤腔表现为和动脉瘤一样的等信号，不增强是很难鉴别的。完全栓塞的动脉瘤的 MRI 表现同样复杂多变，亚急性血栓在 T_1、T_2

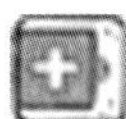

加权像主要表现为高信号，有时可以看到因反复瘤内出血而形成的多层排列的血栓。有时，新近栓塞的动脉瘤和脑实质的信号一样，很难与其他颅内占位鉴别。如果脑血管造影阴性，则MRI的作用显得格外重要，因为有些动脉瘤的瘤内血栓使DSA为阴性，而MRI对血栓有良好的显示（图3–7–10至图3–7–12）。

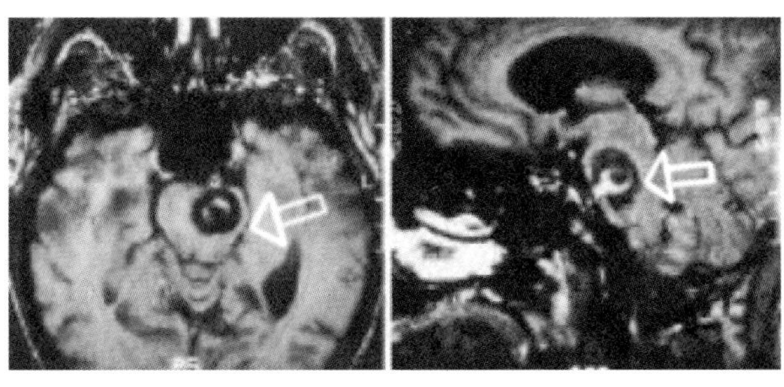

图3–7–10　动脉瘤的MRI表现

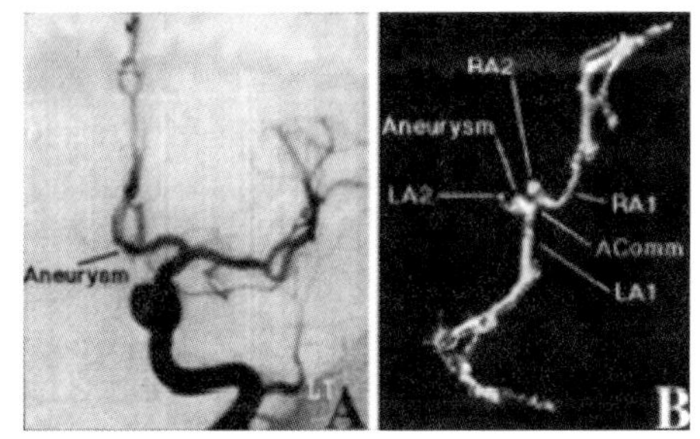

图3–7–11　一例前交通动脉瘤的DSA与MRA图像

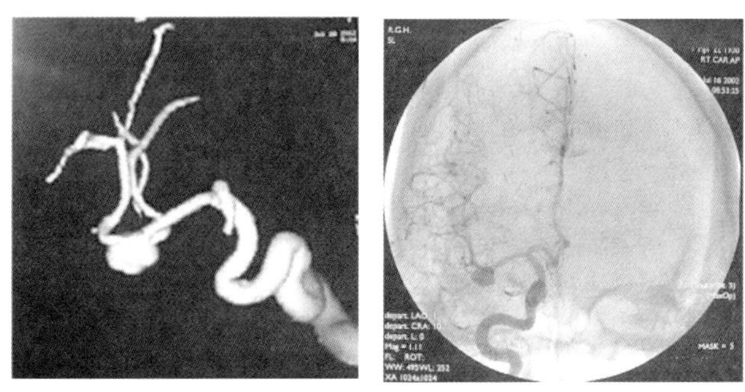

图3–7–12　一例大脑中动脉瘤的MRA与DSA图像

MRA常用的方法有PC法和TOF法，TOF法可以很好地显示瘤颈和瘤体。

另外，对于CT等不可见的陈旧性出血，MRI可以发现脑表面含铁血黄素沉积，在T_2加权像表现为明显的线样“镶边”影。

4.DSA　虽然MRA是一种有前途的诊断方法，但最可靠的诊断和术前评估动脉瘤的方法仍是血管造影。血管造影可以发现是否有动脉瘤，明确动脉瘤与载瘤动脉及穿通支的关系，评估侧支循环代偿能力，确定脑血管痉挛。

（1）脑血管造影的时机：过去认为脑血管造影最好等到病情稳定后再进行——SAH后2～3周。但根据动脉瘤再出血和再出血后死亡率的研究，到出血后2～3周时已有相当比例的病人动脉瘤再出血，并可能因此而死亡。同时随着诊断技术的进步、显微神经外科技术的提高、血管内栓塞治疗技术的发展、围手术期处理的改进，在首次SAH后的急性期内外科治疗动脉瘤的危险性、致残率和死亡率已大大降低。据调查，第二次再出血在1周内的占31%，在2周内的占51%，因此可以认为在SAH后早造影、早治疗的风险低于在等待中的再出血的危险。特别是病情危重的病人，在以往认为即使早期造影发现动脉瘤，开颅手术的风险和技术难度太大，但现在可以在早期造影后采用血管内栓塞动脉瘤的方法治疗动脉瘤，然后辅以其他治疗方法，如脑室外引流、腰大池引流、亚低温冬眠等，可以挽救部分危重病人。

（2）脑血管造影的方法：传统的直接穿刺颈内动脉、椎动脉造影的方法已被经皮穿刺股动脉选择性全脑血管造影所取代，仅在选择性插管遇到困难时用。经皮穿刺股动脉选择性全脑血管造影手术更安全，效率更高，一次穿刺可将双侧颈内动脉、椎动脉的造影（即所谓4根血管造影）完成。

目前传统的脑血管造影方法已被DSA所取代，尤其是在动脉瘤的造影检查中。因为动脉瘤好发于Willis环及其附近，造影时会被颅底的颅骨遮挡，影响结果的判定。血管造影的技术方法对最终的正确诊断有至关重要的意义，要求使全脑血管显影，包括前循环、后循环。除了标准的前后位、侧位投照外，可能还需要交叉造影、多个斜位投照、颏顶位投照。目前还有一些其他的方法被用于动脉瘤的造影检查中，如旋转照相、3D血管造影等，对于精确诊断动脉瘤、判明动脉瘤和其他结构之间的关系非常有用，尤其是在选择治疗方法、指导手术等方面有着重要作用。

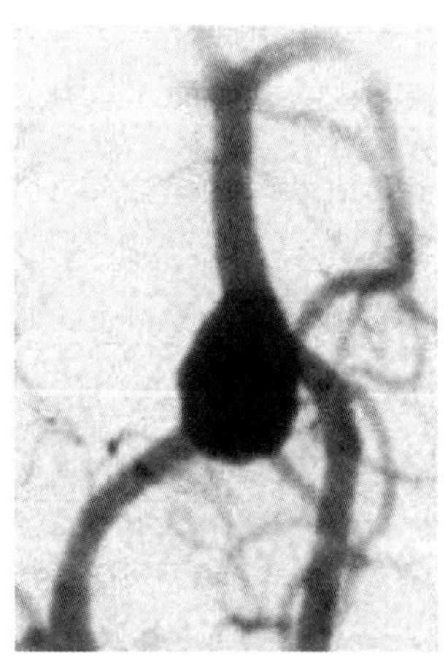
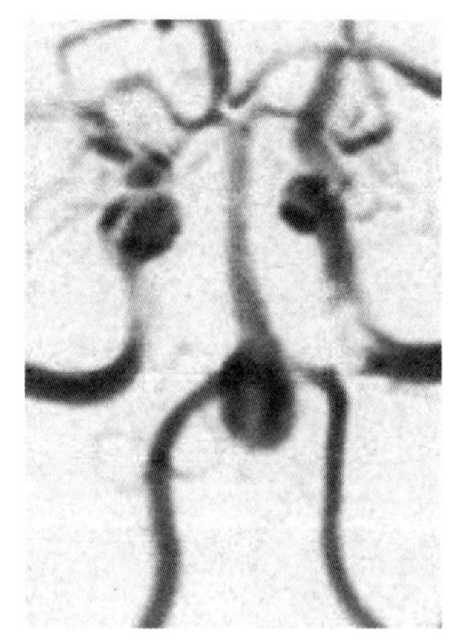

图3–7–13　一例基底动脉瘤的DSA与MRA图像

DSA诊断动脉瘤不仅要诊断动脉瘤的存在（图3–7–13），还要确定其部位、形态、大小、瘤颈的宽度、瘤体的扩展方向以及动脉瘤的数目、与邻近动脉的关系、动脉硬化的程度、侧支循环的好坏、有无脑血管痉挛等。典型的动脉瘤表现为动脉壁外的对比剂滞留，通常从动脉壁或动脉分叉上发出。Willis环和大脑中动脉分叉是最常见的部位。腔内有血栓形成的动脉瘤造影检查可表现为正常。大的血栓化的动脉瘤表现为无血管的占位病变。脑血管交叉造影可用来评价前、后循环代偿的能力，是闭塞颈内动脉的重要客观指标（图3–7–14）。

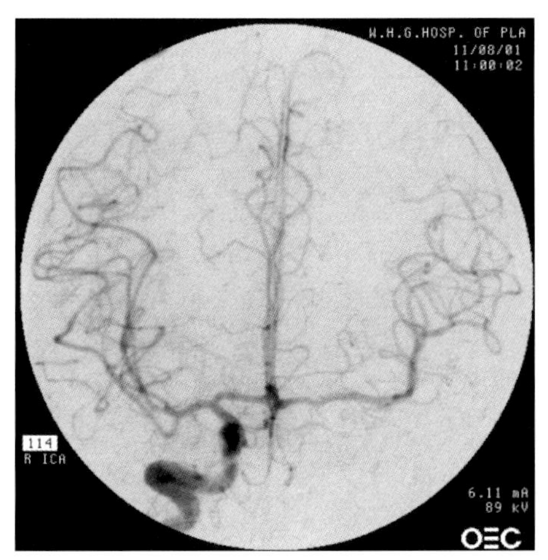

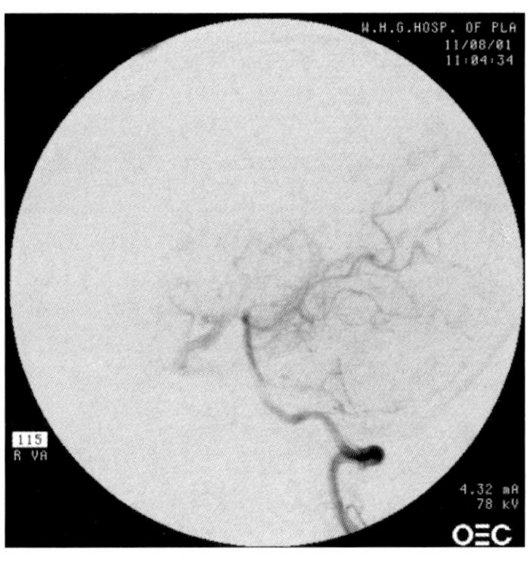

图3–7–14　脑血管交叉造影评估前、后循环代偿能力

要将动脉瘤与血管扭曲和漏斗区别开。漏斗是血管在胚胎发育期没有完全退化的结果，光滑如漏斗样扩张。最常见的部位是后交通动脉在颈内动脉上的起点，其次是脉络膜前动脉的起点。漏斗一般小于2mm，形状固定，其远端动脉从其顶部发出。

血管扭曲的特征是它们表现出比动脉瘤更浓的对比剂聚集，通过增加不同斜位的投照可以将其与动脉瘤区别。

如果血管造影发现多个动脉瘤，要注意判定是哪个动脉瘤破裂出血。根据临床表现仅有1/3的病人可以判定破裂的动脉瘤。局部对比剂溢出虽然可以确定破裂的动脉瘤，但极少发生，且一旦发生即是致命性的。CT扫描出血部位是诊断破裂动脉瘤的重要依据。大的动脉瘤破裂的机会较多。虽然血管痉挛有助于发现破裂的动脉瘤，但随着蛛网膜下隙出血在基底脑池内的迅速扩散而意义降低。通过实验和临床研究，马廉亭等认为颅内动脉瘤破裂出血后，在破口周围可以形成与真性动脉瘤相沟通的假性动脉瘤。这种假性动脉瘤同样存在出血→停止→再出血的规律。因此一旦发现有假性动脉瘤形成，要考虑该动脉瘤即为破裂动脉瘤，并有再次出血的较大可能性（图3–7–15）。

（3）脑血管造影的假阴性：在SAH的病例中有5.6%～15%的病例首次脑血管造影为阴性，其原因有：①动脉瘤腔闭塞。②血肿压闭动脉瘤腔。③其他脑血管病。④造影时投照位不能显示动脉瘤。⑤脑血管痉挛。⑥粟粒性或微型动脉瘤。⑦没有进行全脑血管造影等。虽然漏诊动脉瘤的机会不多，但一旦漏诊则可能因为动脉瘤的破裂而致病人死亡。因此DSA虽然是诊断动脉瘤的“金标准”，但不是唯一的证据，不能完全依赖造影，要结合病史、体检和其他特殊检查综合分析。还可以采取增加特殊的投照位置、微导管造影和在一段时间后重复造影等方法避免漏诊动脉瘤。

大约有15%的SAH病人在经过高质量的全脑血管造影后未能发现动脉瘤。可能有

两种情况：①非动脉瘤性中脑周围出血，在CT、MRI片上表现为脑干前方和相邻区域如脚间池、环池出血。②另一种血管造影阴性的情况是CT图像仍高度怀疑动脉瘤，如出血积聚在鞍上池，向侧裂池或纵裂内扩展。此类病人发生再出血、脑梗死和神经功能缺失的机会较大，应该重复血管造影，以发现隐藏的动脉瘤。重复的全脑血管造影可增加10%～20%的阳性结果。此外，应行三维CT重建（3D−CTA），进一步明确诊断。

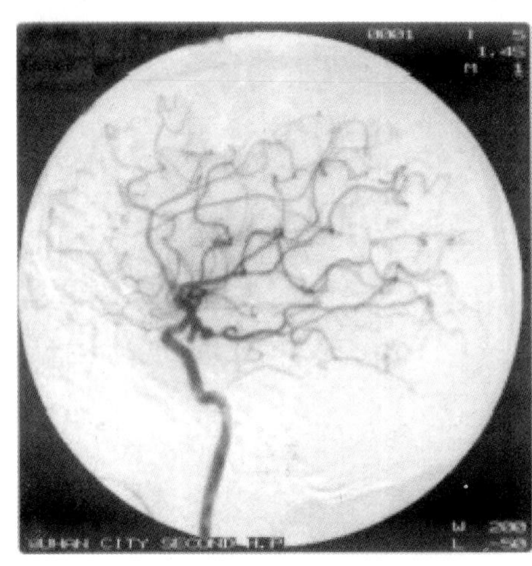

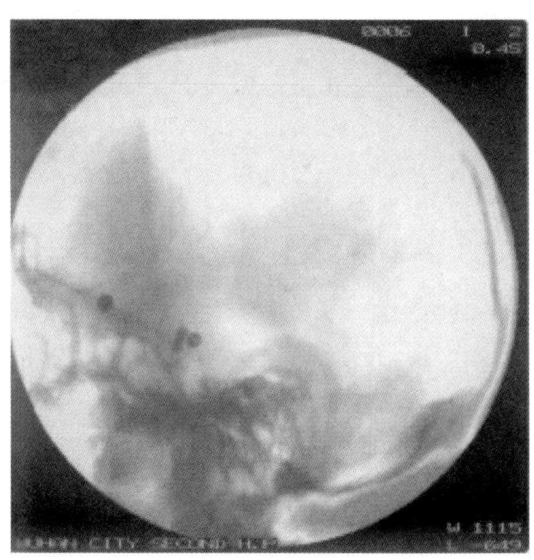

图3−7−15　DSA造影侧位像见后交通动脉瘤显影呈双腔。平片见GDC闭塞动脉瘤并进入双腔

（4）脑血管造影术并发症：

1）动脉瘤破裂：是最严重的并发症，所幸发生的机会极少，文献报道的发生率为0.01%～4.4%，多数发生在SAH后24h即行脑血管造影的病人，死亡率可达68%～85%。应该认为直接由造影引起动脉瘤破裂的机会是极少的，不能成为推迟或放弃脑血管造影的理由。可能的危险因素有：①机械或血流动力学因素，如加压注射对比剂对动脉瘤局部的压力和血流动力学影响，高血压。②对比剂的化学刺激。③最近一次出血距造影的时间。④病人的病情级别。⑤对比剂的剂量、压力。⑥巧合。

2）脑栓塞：发生的机会较多。栓子可能来源于导管的附壁血栓，也可来源于动脉瘤内的附壁血栓，但最危险和处理困难的是颈动脉的粥样斑块及血栓的脱落。如果脱落的斑块是红色血栓，则发现后马上给予大剂量的动脉内接触性溶栓可以取得较好的效果。但如果脱落的是白色血栓或粥样斑块，则溶栓的效果不佳，有时只能用微导丝将斑块捅碎，让碎屑随血流冲击到末梢的血管内，减少梗死的范围。严格的操作技术规范能减少脑栓塞的发生，术前行颈部血管的彩超检查可以发现颈动脉的粥样斑块。

3）局部血肿：主要是穿刺部位的血肿。如果选择颈内动脉穿刺，则要防止局部血肿对呼吸道的压迫。

（七）鉴别诊断

大多数颅内动脉瘤在破裂前没有症状，大的动脉瘤可表现为占位效应，需要与颅内肿瘤等颅内占位性病变相鉴别，特别是一些眼动脉瘤需要与垂体瘤相鉴别。颅内动脉瘤破裂后多数表现为蛛网膜下隙出血，有的也表现为脑室内出血和脑实质内出血。虽然脑

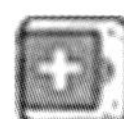

血管造影也有一定的假阴性和假阳性，但目前诊断最准确的方法仍是DSA脑血管造影。

1.颅内肿瘤 鞍区动脉瘤常被误诊为鞍区肿瘤、颞叶肿瘤、脑膜瘤等，偶有手术中切开动脉瘤致大出血的报道，可能引起致命的后果。动脉瘤一般不会有垂体功能低下的症状，蝶鞍的形态也不会有变化。MRI表现为血栓的信号，与肿瘤不同。有的垂体瘤卒中也表现出SAH，但病人有视力急剧下降。CT的价值有限，MRI可以鉴别大多数的肿瘤，最可靠的鉴别方法是DSA脑血管造影。

2.脑血管畸形（AVM） 动脉瘤可以与AVM同时存在。一部分AVM表现为SAH，病人的年纪较轻，病变多位于外侧裂、大脑中动脉分布区等，可合并脑实质内出血。出血前常有头痛（66%）、癫痫（50%以上）及进行性肢体肌力减退、智力下降、颅内血管杂音及颅内压增高的症状。

3.高血压脑出血 单纯表现为SAH的少见。年龄多在40岁以上，多数有高血压病史，突然发病，意识障碍重，CT可发现基底节等处的脑内血肿。

4.烟雾病 儿童和青少年多见。儿童多表现为脑缺血症状和智力发育障碍，青少年可表现为出血，如脑室内出血、脑实质内出血，单纯SAH少见。有经验的技师可以用TCD鉴别出绝大多数的烟雾病，DSA是确诊的金标准。

5.外伤性SAH 非常常见。多数由小灶的脑挫裂伤（CT上不可见）引起，在CT上多表现为蛛网膜下隙的薄层出血。病人有明确的外伤史，伤前无异常。需要留意鉴别的是病人因为动脉瘤破裂后的意识丧失、癫痫发作而引起的头部外伤，通过仔细询问病史、判读CT片上SAH的特征仍可鉴别。

6.其他疾病 如某些血液病、脊髓血管畸形、各种脑膜炎等也可以发生蛛网膜下隙出血，但临床罕见。

（八）治疗

一旦血管造影确诊为动脉瘤，医生面临着什么时候、如何去处理动脉瘤。在开展动脉瘤手术的早期，对于Ⅳ、Ⅴ级的动脉瘤由于颅内压高、显露困难，特别是出血难以控制，一般将手术选择在初次SAH后2～3周。虽然这样一来手术的死亡率和残废率降低，但因为再次出血和脑血管痉挛而使整体疗效不佳。随着显微神经外科技术和血管内栓塞技术的进步，现在多数学者趋向于早期或超早期手术，包括显微手术夹闭、血管内栓塞治疗或先血管内栓塞治疗后开颅清除血肿、去骨瓣减压。

1.初步评估和内科治疗 全部病人均可给予钙离子拮抗剂，如尼莫同，以预防和治疗脑血管痉挛。对于已经发生脑血管痉挛的病人实施“3H”疗法（高血压、高血容量、高血液稀释度）。如果治疗仍无效，可考虑采用血管内治疗的方法——经皮穿刺球囊扩张和动脉内注射罂粟碱。积聚在蛛网膜下隙的血液会阻塞蛛网膜颗粒而引起急性脑积水，导致颅内压增高而引起神经功能恶化。需要立即放置脑室外引流，有时可以有戏剧性的效果，不仅可以挽救病人的生命，也能使其神经功能好转。

2.外科治疗 外科手术的目的是在动脉瘤颈处放置动脉瘤夹，将动脉瘤排除在血液循环外而不闭塞载瘤动脉。外科治疗动脉瘤可以选择下述方法（图3-7-16）。

（1）手术夹闭：

1）包裹：虽然不是外科手术的主要手段，但在某些情况下只能选择包裹，如梭形动

脉瘤、基底动脉主干动脉瘤。包裹的材料可以用塑料树脂、肌肉和棉纱等。塑料树脂材料好于肌肉和棉纱，在术后1个月内对防止再出血的差别不大，但长期随访中塑料或聚合物较天然材料更好。

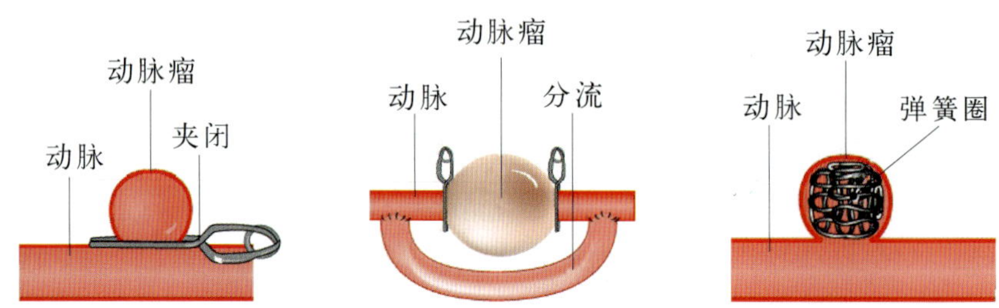

图 3–7–16　动脉瘤的三种治疗方法：瘤颈夹闭、孤立＋血管重建、动脉瘤栓塞

2）孤立：将载瘤动脉的远端和近端阻断。方法有：直接手术阻断（结扎或夹闭）、可脱球囊或多种方法联合应用。在孤立的同时可以采用颅内外动脉搭桥术以保持远端动脉的灌注。

巨大动脉瘤通常采用结扎近端动脉的方法，在结扎前要评估侧支循环代偿的能力（图3–7–14）。但对于小的动脉瘤则不适用，因为可能增加栓塞的危险（特别是结扎颈内动脉时）。

3）动脉瘤夹闭：是在手术显微镜下采用显微技术将动脉瘤颈从载瘤动脉上分离（同时注意避免动脉瘤破裂），然后将瘤颈夹闭，将动脉瘤置于血液循环之外，同时又保持载瘤动脉和穿通支通畅。现在采用的动脉瘤夹（钛合金）可以让病人接受MRI检查，瘤夹具有不同的形状、类型、大小和长度。经验丰富的神经外科医生采用显微神经外科技术、临时阻断技术、现代神经麻醉技术、术中Doppler微探头等技术，可以使手术死亡率降低到5%。

4）术后处理：动脉瘤夹闭后病人仍然要面临脑血管痉挛、脑积水和内科并发症的威胁，需要在ICU治疗7～10d。即使是在破裂的动脉瘤，手术本身的死亡率和致残率很低，其主要的原因是误诊、再出血和脑血管痉挛。

脑血管痉挛是血管造影可见的血管变窄，并引起迟发性缺血。在临床上，脑血管痉挛表现为精神或智力的改变、局灶神经功能缺失（最常见的是轻偏瘫和语言功能障碍）。TCD是一种最常用的无创检查方法，可以敏感地发现较大血管（如Willis环及其大的分支）的血流变化，从而发现脑血管痉挛。如果发现病人的病情恶化，除了考虑脑血管痉挛外，其他的可能也要考虑。脑血管痉挛需要引起我们的足够重视并积极治疗，因为它可以引起永久的神经功能障碍甚至死亡。

有20%的病人会因为蛛网膜下隙闭塞而发生交通性脑积水，需要行脑室–腹腔分流或腰大池–腹腔分流。术后出院前应行DSA复查以了解夹闭情况。

（2）血管内治疗：血管内治疗动脉瘤是在过去10年内发展起来的。早期是采用可脱球囊闭塞动脉瘤的供血动脉，后来采用可脱球囊或微弹簧圈直接闭塞动脉瘤腔。Guglielmi发明的一种可控解脱铂金微弹簧圈（GDC）最常用。GDC很柔软，在其不锈钢导丝和微弹簧圈之间设计有可电解熔断的连接点，当GDC填塞动脉瘤满意后可以在

2～10min内电解脱离。尤其适用于瘤颈窄的动脉瘤和后循环动脉瘤。

GDC栓塞动脉瘤除了其自身的机械填塞作用外，其表面电荷与血液中电荷的相互作用，可以诱发血栓形成，促使动脉瘤腔闭塞。铂金诱导血栓形成的能力是不锈钢材料的3～4倍。

有很多实验和临床研究发现GDC栓塞动脉瘤后血栓形成是不完全的，有人试图将微弹簧圈的表面进行改性以促进血栓的形成。

治疗时通常采用经皮穿刺股动脉。对于未破裂的动脉瘤，可以静脉注射肝素使凝血活度延长到250s，破裂的动脉瘤使用肝素的剂量要减少，使凝血活动时间（ACT）达到200s即可，在第一枚GDC放置到动脉瘤腔后再追加肝素使ACT延长到250s。在治疗时将6F导引管放置到颈内动脉或椎动脉内，在“示踪图”的指导下将0.014的微导丝导入动脉瘤腔内。在微导丝的导引下将有2个示标的微导管导入动脉瘤内，将由大至小的GDC依次填塞在动脉瘤腔内，直到造影确定动脉瘤腔得到最大限度的填充。在解脱GDC前需造影确定载瘤动脉未闭塞。如果动脉瘤颈较宽，GDC会突出到载瘤动脉内，可以采用球囊辅助或支架辅助。

（3）治疗方法的选择：是选择开颅手术夹闭动脉瘤还是经血管内栓塞动脉瘤要根据动脉瘤的部位、病人年龄、经济承受能力以及治疗单位技术状况等具体情况而定，主要是病人的年龄和动脉瘤的部位。因为栓塞治疗被认为有复发的可能性，年轻病人以开颅手术夹闭动脉瘤为宜。后颅窝的动脉瘤（尤其是基底动脉分叉部动脉瘤）以选择血管内栓塞治疗为好。在大多数神经外科中心，仍然以开颅手术夹闭动脉瘤为主，但血管内栓塞治疗的应用越来越广泛，其手术创伤和风险远远小于开颅手术。

3.治疗的时机 早治疗和晚治疗：早治疗通常是指SAH后72h内接受外科治疗，晚治疗是指SAH10～14d后再接受外科治疗。

提倡早治疗的理由有：①如果手术成功，可以杜绝再次出血的危险。②早期手术可以使脑血管痉挛的治疗更方便。脑血管痉挛好发于SAH后6～8d，在使用3H疗法时没有诱发动脉瘤破裂的可能。③手术时可以同时清理引起脑血管痉挛的物质。④虽然有人认为手术的死亡率较高，但最终的死亡率仍较低。

反对早期治疗的理由有：①在SAH后脑水肿严重，使牵开脑组织困难，脑压板可能切割脑组织。②蛛网膜下隙的出血增加手术困难。③术中发生动脉瘤破裂的机会较大。④手术的骚扰可能增加脑血管痉挛的发生。

下列情况下早期手术为好：病人一般情况尚好；病人的神经功能尚好（Hunt分级<3级）；蛛网膜下隙的出血量较大，可以在手术时清除血肿；因为动脉瘤而病情变化多端；除了有SAH外还有大的血肿；早期再出血，特别是多次再出血；预测可能再次出血（如后交通动脉瘤发生动眼神经麻痹，说明动脉瘤正在扩大）。

下列情况延期手术为宜：病人一般情况差；病人有严重的神经功能障碍（Hunt分级>4级，但这是相对的，为了防止再出血仍然可以考虑早期手术）；大的动脉瘤或其位置难以夹闭；CT显示明显的脑水肿。

但总体看来早期外科治疗的预后好于延期手术，故大多数学者主张早期诊断、早期治疗。

4.未破裂动脉瘤的处理 现代诊断技术可以使许多病人在没有症状的时候即被发现有动脉瘤，病人仍处于正常的状态，医生所面临的问题是如何防止严重后果甚至死亡的发生。但在治疗动脉瘤时同样也面临着风险，特别是当病人没有不适的时候。有的学者建议不处理没有症状的动脉瘤，但也有学者认为应该处理发现的无症状动脉瘤。尽管存在争论，但至少应该视每位病人的具体情况而定。

在“国际未破裂颅内动脉瘤研究”(the International Study of Unruptured Intracranial Aneurysms)中，研究者研究了1 449例未破裂动脉瘤发生破裂的几率（其中有的是在治疗其他部位的动脉瘤破裂时发现的)。研究发现，动脉瘤的大小、部位和曾经发生过SAH是预测动脉瘤破裂的重要因素。曾经发生过动脉瘤破裂的病人其动脉瘤破裂的机会是未曾发生过破裂的病人的11倍。颈内动脉－后交通动脉瘤、椎－基底动脉瘤（尤其是基底动脉分叉部动脉瘤）破裂的机会较高。

该研究还分析了1 173例未破裂动脉瘤的致残率和死亡率，发现预后与年龄密切相关。45岁以下的未曾发生SAH的病人1年内致残率和死亡率是4.5%，45～64岁间的病人是14.4%，而64岁以上病人是32%。另外，在<10mm的未破裂动脉瘤其手术风险大于保守治疗。

在Mayo Clinic的报道中也强调动脉瘤的大小是影响预后的主要因素。65位病人73个动脉瘤中44个<10mm的动脉瘤没有一个破裂，而29个>10mm的动脉瘤有8个破裂。在1987年又报道了130位病人161个未破裂动脉瘤，直径<10mm的动脉瘤破裂的极少，破裂动脉瘤的平均直径是21.3mm。在同一时期内，Mayo Clinic研究的破裂动脉瘤的平均直径是7.5mm。但也有大宗病例报道小的动脉瘤可以引起SAH。

在包括了6 038个破裂动脉瘤的“颅内动脉瘤和蛛网膜下隙出血合作研究”(the Cooperative Study of Intracranial Aneurysms and Subarachnoid Hemorrhage)中，破裂动脉瘤的临界值是7～10mm。在另一个包括了650例破裂动脉瘤病人的研究中，破裂动脉瘤的平均直径是8mm。

除了SAH外，颅内动脉瘤还可能引起其他症状。动脉瘤少量的漏血经常发生且不被发现。有些动脉瘤可以压迫颅神经和脑组织引起头痛和其他神经系统体征和症状。动脉瘤腔内的血栓可以脱落导致脑梗死。

有经验的医生会反复权衡每一例病人的各个方面。动脉瘤的大小、位置和是否曾经破裂是考虑的主要内容。此外，还要考虑病人的症状、是否有压迫的表现等。病人并存的疾病也要考虑在内。如高血压可能诱发再出血，如果高血压不能有效控制，则手术可能对病人更有利。如果合并有肿瘤，心、肺、肾功能不全，则不宜选择手术。与手术技术有关的因素也要考虑，某些动脉瘤手术困难，风险较大。动脉瘤的形态学特征，如瘤颈是否适合夹闭也会影响到手术的效果。手术者的技巧和经验也会影响到手术的效果。

许多与病人有关的因素需要考虑。年轻病人应该考虑手术，因为与老年病人相比，其面临破裂危险的时间更长。病人的感觉、经验、倾向等也很重要。许多病人不能面对为了避免将来可能发生的危险而面临现实的死亡和残废风险；而另一些病人害怕已有的动脉瘤，认为是定时炸弹，非治疗不能安心。

在决定对未破裂动脉瘤是否处理的时候要体现高度的技巧和智慧。医生除了要充分

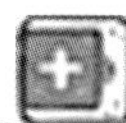

参考临床实验和自然史资料，还要充分了解病人的状态、愿望等。有的病人相信统计学资料，而另一些则自主作出选择。

（九）夹层动脉瘤和梭形动脉瘤

1．夹层动脉瘤

（1）病理：在夹层动脉瘤中，血液通过内膜和内弹力层上的破口积聚在血管壁内，这种血管内部的出血形式多样。如果血液积聚在内膜下，会引起动脉腔的狭窄或闭塞。如果出血进入外膜下层，可以形成一个囊袋样突起。不能将这种动脉局部扩张与假性动脉瘤（动脉瘤破裂后血管周围血肿囊变引起）混为一谈。简单的动脉剥离不会突向血管腔，只有形成囊袋样的突起方可认为是夹层动脉瘤。假性动脉瘤是与血管相通的位于血管周围血肿内的囊腔（图3–7–6）。

（2）病因：可以是自发性的，有些与外伤、病理血管有关（如FMD）。

（3）位置：大多数夹层动脉瘤发生在颅外的动脉，颅内动脉少见，且多数与严重的外伤有关。颈总动脉和颈动脉球部的夹层可来源于主动脉弓夹层向头端的扩展，颈内动脉也常受累，颈动脉的夹层通常起自中颈段，止于颈动脉管开口。椎动脉也常形成夹层动脉瘤，最常见的部位是椎动脉出颈椎横突孔入颅底处，椎动脉第1段受累的机会较少。

（4）影像学检查：夹层动脉瘤可以在动脉腔的外围有卵圆形、囊性或线性对比剂积聚。MRI可以发现与夹层有关的血管内、血管周围的血肿（有的可以处于亚急性期）。虽然MRA有助于诊断，但血管造影才能发现动脉的细微变化，如夹层分离的部位。

2．梭形动脉瘤

（1）病理：梭形动脉瘤是一种动脉粥样硬化性动脉瘤，因动脉硬化、极度扩张而形成。动脉被牵张拉长，可以是多处扩张或囊性膨大，常见内膜下出血。穿通支可以在受累动脉的任一部位发出。

（2）临床表现：多见于老年人，椎–基底动脉常受累。可以导致血栓形成、脑干梗死，压迫邻近的脑组织或颅神经麻痹。

（3）影像学特征：梭形动脉瘤常迂曲拉长，小的动脉瘤增强后明显强化，伴有血栓的动脉瘤在CT平扫上为高信号。血管壁的血栓可以表现为管状钙化。有的梭形动脉瘤可以引起颅骨侵蚀。在血管造影片上梭形动脉瘤的影像奇形怪状，腔内血流慢且紊乱，没有明确的瘤颈。MRI有助于发现血管和周围结构的关系（如脑干、颅神经）。

二、颞骨岩部段和海绵窦段颈内动脉瘤

（一）颞骨岩部段颈内动脉瘤

发生于破裂孔至海绵窦一段的颈内动脉瘤极少见。其病因有：①创伤，颅底骨折或手术损伤颈内动脉。②炎症，慢性乳突炎、中耳炎波及颈内动脉炎，使动脉壁损伤而形成动脉瘤。③动脉硬化性病变。④先天性动脉壁缺陷。

其主要临床表现为前庭蜗神经损害，约半数病人表现为耳鸣、听觉过敏或听力减退。此外还可有面神经和三叉神经受累症状，后组颅神经受损的症状较少见。约1/5病人表现为鼻或耳出血。动脉瘤可以不断侵蚀骨质，破裂后突然从耳、鼻喷出大量动脉血。

诊断主要依靠DSA（图3–7–17）。CT可以发现动脉瘤对颅底骨质的破坏。

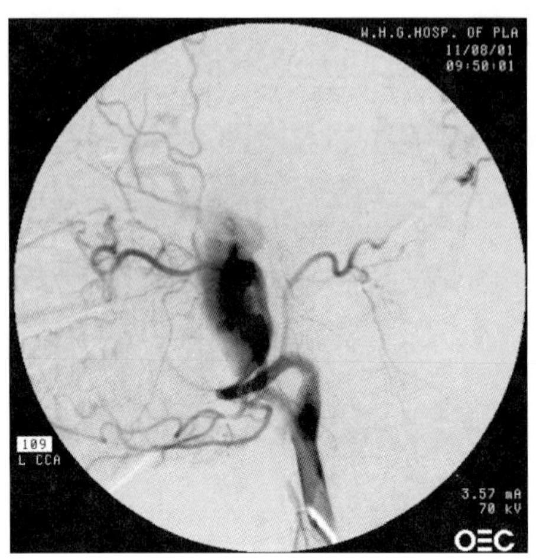

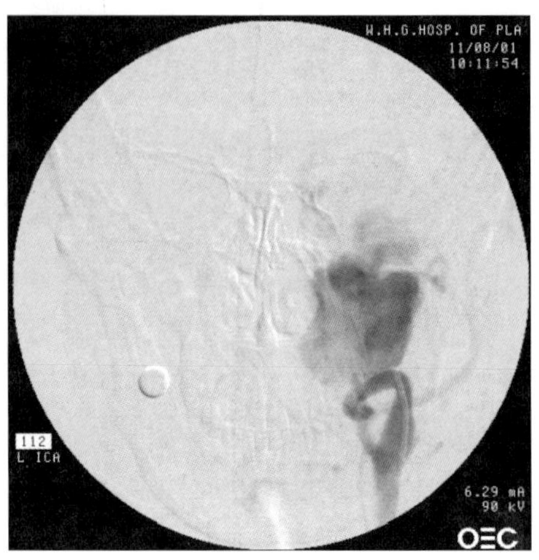

图 3–7–17　颈内动脉颞骨岩部段巨大动脉瘤

直接外科手术治疗的风险极高，在以往主要采用结扎颈段颈内动脉的方法。现在可以采用血管内技术治疗颞骨岩部段颈内动脉瘤，如GDC栓塞动脉瘤、可脱球囊闭塞颈内动脉等方法。

（二）海绵窦段颈内动脉瘤

海绵窦段颈内动脉瘤约占颅内动脉瘤的3%～6%，占颈内动脉瘤的14%～15%。有的完全局限于海绵窦内，有的部分突出到海绵窦外（图3–7–18）。其可能的病因有：①自发性；②外伤性，如颅底骨折；③动脉硬化性；④感染性。其中以外伤性较多见。多见于中年女性。

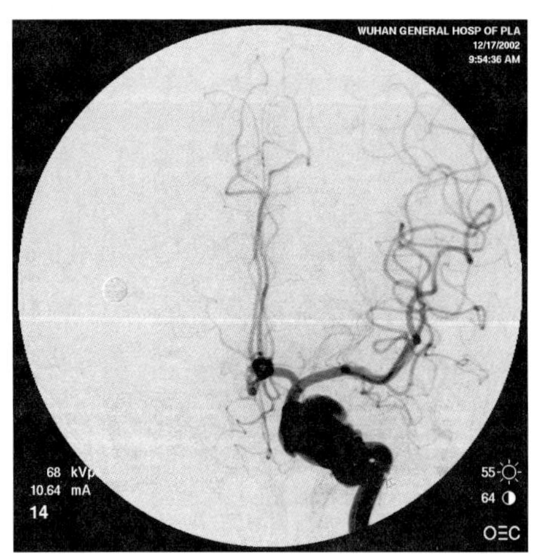

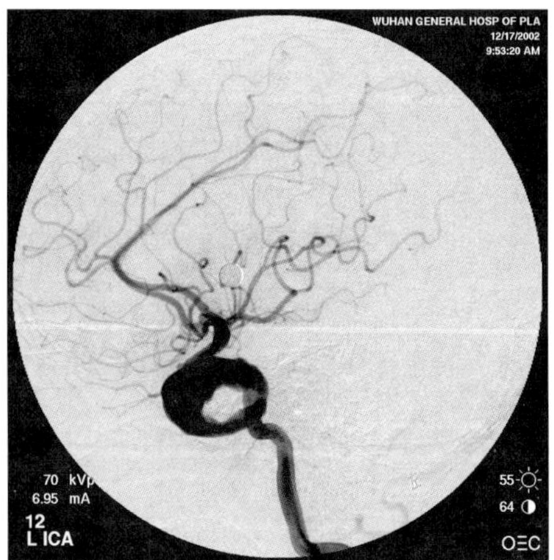

图 3–7–18　颈内动脉海绵窦段动脉瘤DSA正、侧位

颈内动脉穿入颅底岩部上的颈动脉管后沿颅底硬膜外行走，在前床突下穿入硬膜内，延续为床突上段颈内动脉。Dolenc将海绵窦段颈内动脉分为3段。A段：即颞骨岩部段，此段被岩部中的颈动脉管包绕。B段：从岩部的颈动脉管内口的外侧环到近侧硬膜环，此

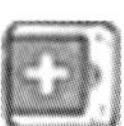

段被鞍旁海绵窦的静脉丛所包绕，是真正的海绵窦段。C段：即床突段，此段在近侧硬脑膜环和远侧硬脑膜环之间，被前床突和蝶骨包绕。有3支动脉在海绵窦段发出：脑膜垂体干、海绵窦下动脉、McConnell包膜动脉。展神经、动眼神经、滑车神经和三叉神经的眼支、上颌支均走行在海绵窦的外侧壁。

A段和C段外面包绕有坚硬的组织，很少发生动脉瘤，一旦发生其原因多是外伤性的。在经鼻－蝶手术中可以损伤C段引起医源性动脉瘤。动脉瘤多发生于B段。

1.临床表现 小型动脉瘤多无症状，但海绵窦段颈内动脉瘤的14%～75%是巨大型动脉瘤，多有部分血栓形成。动脉瘤长大后由于有硬脑膜的保护而不易破裂，故很少发生SAH，而是牵张硬脑膜和压迫邻近结构而产生症状。如头痛（41%）、眼球后疼痛（25%）、眼球运动神经麻痹（73%）、视野缺损（13%）和面部麻木。由于围绕于颈内动脉外的交感神经也受到损害，所以即使有动眼神经麻痹也不会有瞳孔扩大。如果动脉瘤破裂入海绵窦则形成“自发性颈内动脉海绵窦瘘”。动脉瘤还可以侵蚀周围的骨质，也可突入鞍内使蝶鞍扩大、压迫垂体致垂体功能减退。动脉瘤如果破入蝶窦可引起致命性的鼻出血。

2.治疗 因为海绵窦的解剖复杂，海绵窦段的颈内动脉瘤通常很大，所以开颅手术的风险很大。目前首选血管内治疗，主要方法有GDC栓塞动脉瘤、可脱球囊闭塞颈内动脉。后者可能需要结合颅内外动脉搭桥术。

三、眼动脉瘤

一般将颈内动脉分出眼动脉到分出后交通动脉之间的部分发出的动脉瘤称为颈内动脉－眼动脉瘤或眼动脉段颈内动脉瘤，简称眼动脉瘤。有的学者又依据动脉瘤的起点将其再分为眼动脉瘤和垂体上动脉瘤。

（一）眼动脉瘤

1.概述 眼动脉瘤占全部颅内动脉瘤的0.47%～9.26%，女性多见，大型和巨大型动脉瘤较多见，并常伴有其他部位动脉瘤（可高达48.5%）。

2.应用解剖 眼动脉是颈内动脉入颅后的第一个主要分支，83%的起点在蛛网膜下隙内，其余的起点在海绵窦内或硬膜外。眼动脉在前床突下从颈内动脉的背内侧发出，经视神经管入眶供应眼球及眶内结构。眼动脉的全部颅内行程均位于视神经的下方，其间有疏松的结缔组织。

眼动脉瘤通常发自颈内动脉的上内侧壁，紧邻眼动脉的起点，动脉瘤将眼动脉推向海绵窦。在手术中辨认眼动脉困难，且在眼动脉近端的颈内动脉上通常没有或仅有1～2mm的空间来放置临时阻断夹。

前床突的形状和长度，动脉瘤和眼动脉与蝶骨、海绵窦的关系决定动脉瘤的近端和眼动脉是否在手术野中。可磨除一部分前床突或打开视神经管的上壁来获得小但足够的空间来移动视神经，获得好的显露。

3.临床表现 眼动脉瘤因为有周围结构的支持，早期发生出血的机会较少，瘤体可逐渐扩大。30%～70%表现为SAH，1/3表现出视力障碍，如视力减退、视野缺损和视神经萎缩等。其余的病人可表现出非特异性症状，如头痛、TIA、垂体受压引起的内分

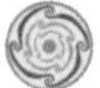

泌症状。

4.影像学检查 DSA是确诊的主要依据。在DSA片上仔细分析前床突与动脉瘤、眼动脉的关系，有助于预测手术的难度和可能性。CT、MRI可以分析动脉瘤内是否有血栓，动脉瘤与视神经、垂体、垂体柄等周围结构的关系，对选择手术入路（如对侧入路）有重要意义。

5.治疗 可以选择开颅手术或血管内治疗。开颅手术的主要方法是夹闭瘤颈，但有时也只能孤立、包裹动脉瘤，有时需要行颅内外动脉搭桥术。血管内治疗的方法有GDC栓塞动脉瘤（图3-7-19）、支架辅助的GDC栓塞、闭塞颈内动脉等方法。在闭塞颈内动脉前要充分评估其侧支循环的代偿能力，如果代偿不良，需要压迫颈部的颈动脉一段时间（以促使动脉瘤内血栓形成和侧支循环开放），或同时行颅内外动脉搭桥术。

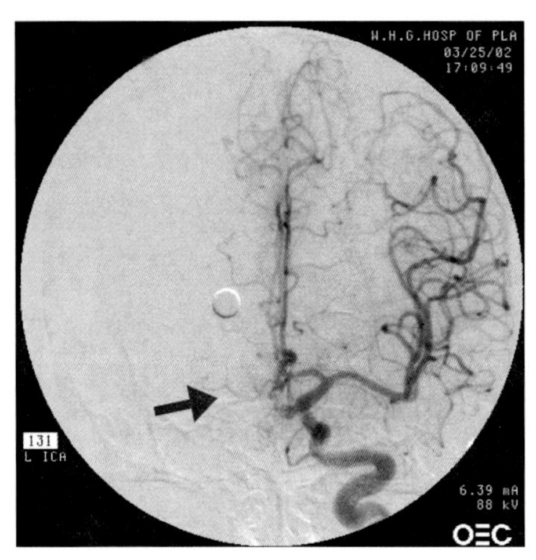

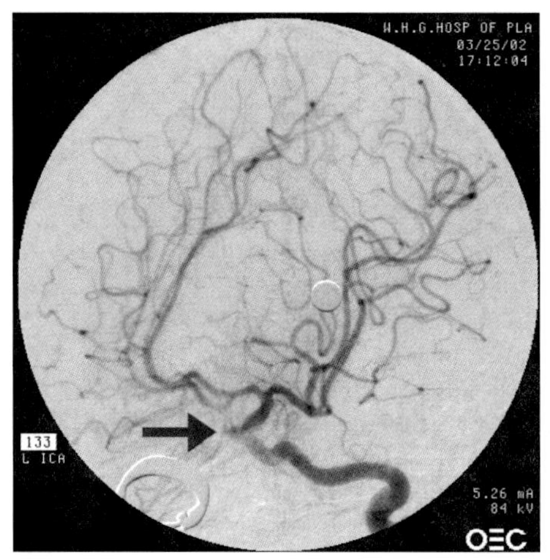

图3-7-19 左侧眼动脉瘤正、侧位DSA

在某些手术中没有放置临时阻断夹空间的病例，为了达到临时阻断颈内动脉的目的，在以往是从颈部手术显露颈内动脉颈段，现在可以采取血管内技术，在颈内动脉内预置不可脱球囊，需要时充盈球囊，阻断颈内动脉血流。这种技术在许多颈内动脉瘤或其他动脉瘤的开颅手术中均可采用，尤其是在施行“锁孔手术”夹闭动脉瘤时，其可供放置临时阻断夹的空间更小，需要借助血管内技术来控制颈内动脉血流（图3-7-20）。

（二）垂体上动脉瘤

垂体上动脉瘤很少单独报道，而将其归入眼动脉瘤。

垂体上动脉从眼动脉远端的颈内动脉眼动脉段的腹侧或腹内侧壁发出，一般有2～5支（平均2.2支），供应视神经、垂体柄和垂体。小型的垂体上动脉瘤位于颈内动脉的下面或下内侧面，在眼动脉起点的对侧面并在其远侧。大型动脉瘤则延伸到颈内动脉内侧和内上侧，并可达到鞍上。

垂体上动脉瘤生长于颈内动脉的内侧，长大后将视神经和视交叉向上抬高，可产生视野缺损，有时很像垂体瘤引起的视野缺损。由于动脉瘤在颈内动脉后腹侧，可将颈内动脉虹吸部撑开，以致DSA上误认为已伸入海绵窦内。

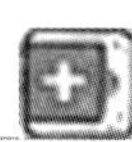

在治疗上与眼动脉瘤相同。手术时要注意视神经的保护和减压。

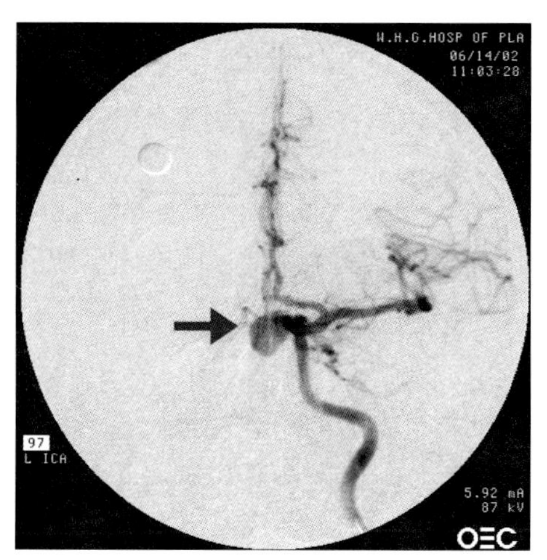

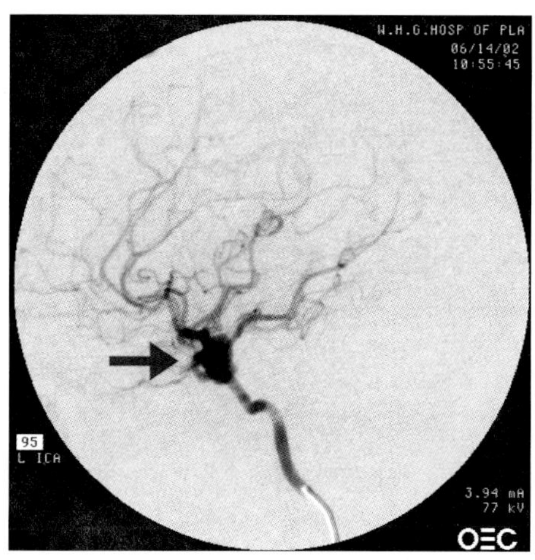

图 3–7–20　左侧眼动脉瘤正、侧位 DSA

四、后交通动脉瘤

准确的称谓是颈内动脉 – 后交通动脉瘤，发生于颈内动脉发出后交通动脉处，按照血流冲击的方向，绝大多数发生于发出后交通动脉的远侧角，极少数发生于近侧角和后交通动脉本身。后交通动脉瘤是颅内动脉瘤好发的三个部位之一，约占颅内动脉瘤总数的 25%，占颈内动脉瘤的 54.2%。左右两侧无差别，女性显著多于男性，29.5% 伴有其他部位动脉瘤。

1. 应用解剖　后交通动脉从颈内动脉的后外侧壁发出，在颈内动脉后方向内后方向走行，在大脑后动脉的第 1、2 段交界处与大脑后动脉吻合，是沟通前、后循环的重要通道。后交通动脉的直径变化很大，38.7%>2mm，41.5% 在 1～2mm 间，18.9%<1mm。在某些情况下（约占 20%）后交通动脉粗大，是同侧大脑后动脉的主要供血来源，在手术时不能误伤。

在后交通动脉的外侧是动眼神经，动眼神经受到后交通动脉瘤的压迫可发生麻痹，是动脉瘤不多的特征性体征。后交通动脉的内侧是垂体柄。

后交通动脉在其行程中发出 2～8 支穿通支（平均 6.2 支）。多数发起于距颈内动脉 2mm 附近。在这些穿通支中均可见一支较粗大，为乳头体前动脉，该分支规律地走行至乳头体前部而后进入脑实质。后交通动脉的穿通支向内上方走行，行向第三脑室底部和垂体柄、视交叉等，分布于第三脑室底部及视神经、视束的底面，与后交通动脉瘤瘤体的关系密切。

（1）后交通动脉瘤与动脉的关系：①后交通动脉走行入脚间池并位于动脉瘤底的近端下面，后交通动脉的起始部常被动脉瘤颈所覆盖，二者间常有蛛网膜分隔。②后交通动脉的丘脑穿通支向内侧走行，随着动脉瘤的增大，丘脑穿通支逐渐向内移位。脚间池和颈动脉池的蛛网膜位于穿通支和动脉瘤体之间。在夹闭动脉瘤时不能造成穿通支的扭曲、成角或闭塞。③脉络膜前动脉可以被大的动脉瘤挤压向后内移位。

（2）后交通动脉瘤与周围其他结构的关系：①后交通动脉瘤与动眼神经的关系密切，动脉瘤增大或破裂出血可损伤动眼神经，但二者间并非必然的联系。②动脉瘤顶可以位于小脑幕上或下方，也可以与小脑幕紧密粘连。③当后交通动脉起点很低或前床突很长时，前床突可以遮盖动脉瘤颈。④有的动脉瘤可以突入到颞叶的海马回中，需要切开软膜以显露动脉瘤。

（3）漏斗（infundibulum）：为颈内动脉发出后交通动脉处呈漏斗样膨大。其发现率为6%～16%，并随年龄增大而增多。漏斗的直径一般小于3mm，后交通动脉是从其顶部而不是从基部发出的。漏斗的组织学改变与动脉瘤相似，有的会逐渐形成真性的后交通动脉瘤而破裂出血（图3－7－21）。

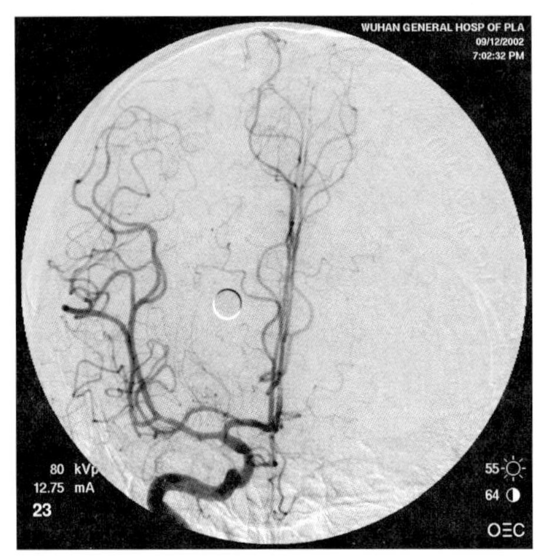

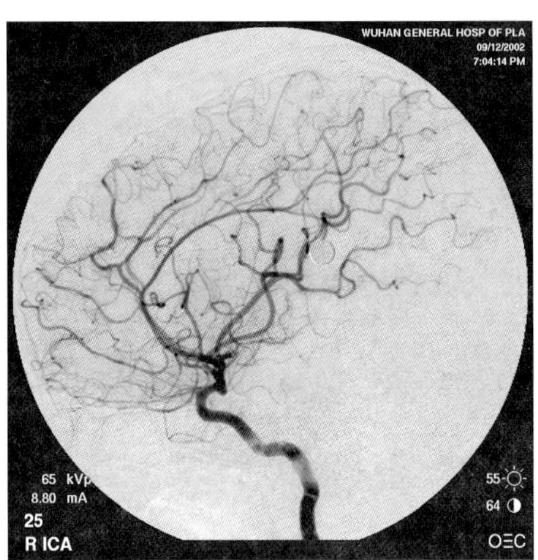

图3－7－21　后交通动脉“漏斗”

2．诊断

（1）临床表现：后交通动脉瘤的主要临床表现是SAH（89.0%）和动眼神经麻痹（43.3%）。其他少见的临床表现有语言障碍、偏瘫、抽搐等。当动脉瘤长大或有少量漏血时即可引起动眼神经麻痹，是后交通动脉瘤最有诊断意义的先兆症状。此外，单侧前额部疼痛和眼眶痛也具有定位意义，是动脉瘤长大或出血刺激三叉神经眼支所致。

（2）影像学检查：诊断后交通动脉瘤的金标准仍然是DSA。大的动脉瘤在CT、MRI上表现出占位效应。CTA和MRA有一定的价值（图3－7－22）。

3．治疗　无论是开颅手术夹闭或血管内栓塞治疗在技术上讲都是比较容易的，医生可以根据自己的优势和经验选择。当然，这并不意味着外科处理后交通动脉瘤是绝对安全的。开颅手术时可能误夹后交通动脉及其穿通支，栓塞治疗时GDC可能突入到载瘤动脉，需要借助瘤颈成型技术或支架技术。

五、脉络膜前动脉瘤

脉络膜前动脉瘤很少见，仅占颅内动脉瘤的2%～5%。在Yasargil的报道中占颈内动脉瘤的6.6%和全部颅内动脉瘤的2.1%，男女、左右无差别。50%合并其他部位动脉瘤。

脉络膜前动脉是颈内动脉分叉前的最后一个分支，其发出处在后交通动脉远端

3.2mm左右，距颈内动脉分叉2.5～10mm（平均5.6mm）。有时可有2或3支（30%）。从颈内动脉的后外侧（66%）、后侧（28%）或后外侧壁（6%）发出，供应视放射、苍白球内侧、丘脑底部、丘脑枕部、内囊后肢的后2/3、钩回、海马前部、杏仁核、齿状回、大脑脚的中1/3、尾状核尾部和外侧膝状体的前部，终于脉络丛。

脉络膜前动脉瘤可以起源于其任一分支与颈内动脉的结合部。在DSA片上几乎不能区别后交通动脉瘤和脉络膜前动脉瘤。脉络膜前动脉瘤多突向上后、下外方，与颞极内侧面关系紧密，常常部分埋入钩回内。为了暴露动脉瘤和脉络膜前动脉的分支必须少量切除颞极内下部。动脉瘤通常位于小脑幕之上，远离位于脚间池内的动眼神经，但也有的动脉瘤与动眼神经粘连。

脉络膜前动脉瘤的主要临床表现是SAH，有的有动眼神经麻痹。确诊的方法仍然是DSA。

治疗可以采取开颅手术夹闭或血管内栓塞治疗。开颅手术时要注意将动脉瘤与每一支脉络膜前动脉分离清楚，以免误夹后引起脑梗死（图3－7－23）。

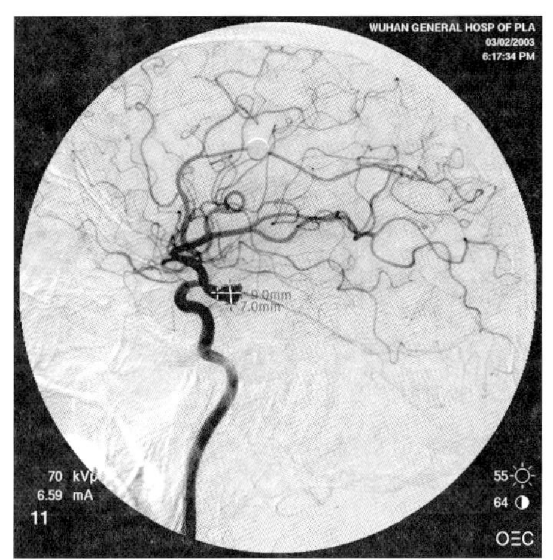

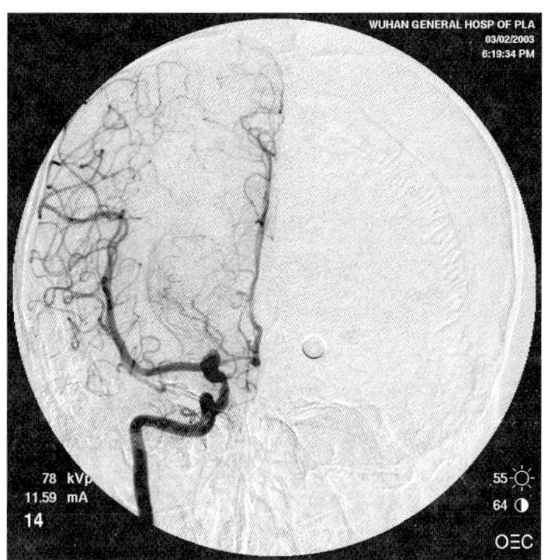

图3–7–22　后交通动脉瘤DSA正、侧位像

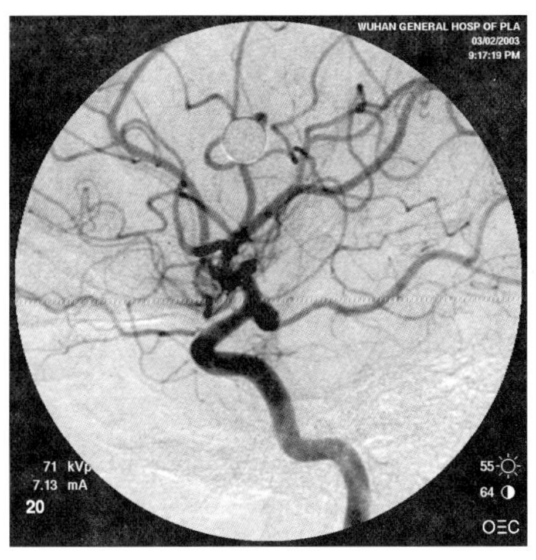

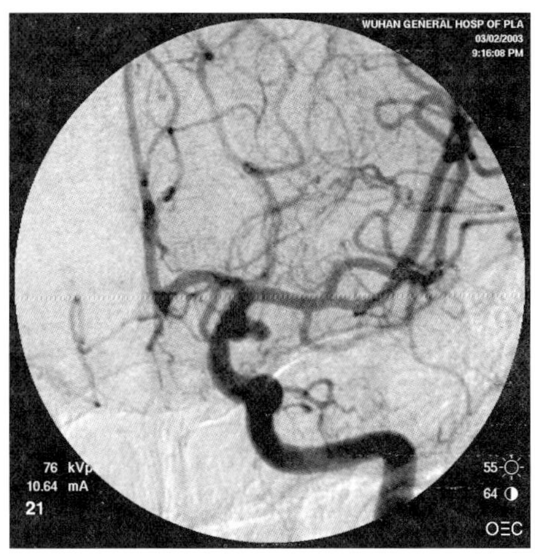

图3–7–23　脉络膜前动脉瘤DSA正、侧位像

六、颈内动脉分叉部动脉瘤

颈内动脉分叉部动脉瘤发起于颈内动脉分为大脑前动脉和大脑中动脉的分叉部，约占颈内动脉瘤的17.2%和全部颅内动脉瘤的2.9%～7.1%。

1.应用解剖 在颈内动脉分叉部动脉瘤的手术中要确定10支动脉：颈内动脉、大脑前动脉、大脑中动脉、大脑前动脉的近端穿通支、Heubner回返动脉、大脑中动脉近端的内侧纹状体动脉、外侧纹状体动脉、大脑中动脉的颞部分支、脉络膜前动脉及其分支、后交通动脉的穿通支。这些动脉和动脉瘤间的关系与动脉瘤的大小、方向有关。随着动脉瘤的增大，大脑中动脉常向外侧移位，而大脑前动脉向内侧移位。在动脉瘤的后壁可见到的穿通支包括纹状体动脉、Heubner回返动脉、脉络膜前动脉和后交通动脉。纹状体动脉呈回返走行，其起点的位置更远。脉络膜前动脉通常穿行于颈内动脉分叉的下方。在颈内动脉分叉处，大脑前静脉和大脑中浅静脉从动脉瘤的下部或上部穿过到达蝶顶窦和海绵窦。大脑中深静脉和基底静脉在此处均位于动脉瘤的下方。

2.临床表现 92.7%表现为SAH，少数表现为占位效应、癫痫、轻偏瘫等。年轻人多见。

3.影像学检查 DSA是确诊的金标准（图3-7-24）。CT、MRI可以发现大的动脉瘤的占位效应、SAH和脑内血肿等。

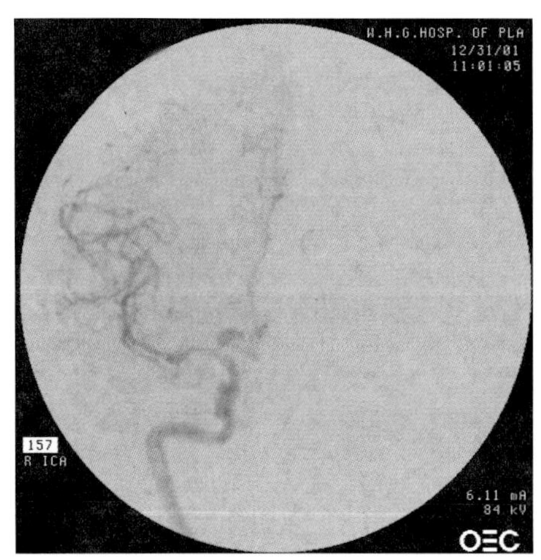

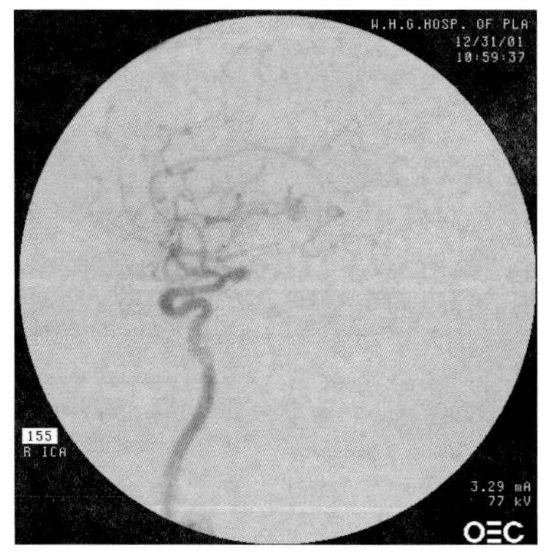

图3-7-24 颈内动脉分叉部动脉瘤DSA正、侧位像

4.治疗 可以选择开颅手术夹闭或血管内栓塞治疗。在手术时不能损伤行经动脉瘤周围的小动脉，尤其是脉络膜前动脉。

七、前交通动脉瘤

前交通动脉瘤是最常见的颅内动脉瘤之一，约占颅内动脉瘤的25%～30%。

1.应用解剖 大脑前动脉从颈内动脉上分出后可分为三部分：大脑前动脉近侧端（A1）、前交通动脉区和大脑前动脉远侧端（A2～A5段）。

A1 段动脉长约 13mm，管径 0.9～4mm（平均 2.6mm）。约 85% 的病人一侧 A1 发育不良，有的完全阙如。从 A1 段发出 1～11 支（平均 6.4 支）穿通支，其中 80% 从近侧 1/2 段发出，进入前穿质，供应视交叉、前连合、下丘脑前部、内囊膝部和苍白球前部。Heubner 回返动脉是最大的穿通支，平均外径 0.3～1.5mm，长度约 12～28mm，35% 从前交通动脉水平发出，57% 从 A2 段的近侧 5mm 之内发出，8% 由 A1 段距前交通动脉 5mm 之内发出，两侧起点对称者占 30%，供应尾状核头部、壳核和内囊的前肢。A1 段的动脉瘤很少见，仅占所有颅内动脉瘤的 1.5%，在夹闭时要注意保全这些穿通支。

前交通动脉沟通两侧的大脑前动脉，长度为 2.5～3mm，管径为 2～3.4mm，平均 1.5mm，从前交通动脉发出 3～10 支穿通支，供应下丘脑、视交叉和前穿质。前交通动脉区的解剖变异很多见，并与前交通动脉瘤的形成和发展有关。按照血流动力学原理，前交通动脉瘤多发生于较粗的大脑前动脉 A1 段与前交通动脉的交界处。

2.临床表现 前交通动脉瘤的临床表现是出血和压迫症状。动脉瘤破裂出血后可累及周围结构，如视交叉、下丘脑、额叶的内侧面并引起与其毗邻的穿通支供血区的缺血，严重者引起昏迷。还可引起视力减退、视野缺损、精神症状、内分泌障碍、下肢轻瘫、排便障碍等，并可破入脑室引起相应的症状和体征。

3.影像学检查 CT 可以发现蛛网膜下隙出血和脑室内出血。前交通动脉瘤破裂出血必有纵裂池内出血。

DSA 仍是诊断前交通动脉瘤的金标准。45° 斜位是显示前交通动脉瘤的最佳投照位。在造影时要特别留意优势 A1 段和动脉交通情况。要特别注意常规造影阴性而临床高度怀疑前交通动脉瘤的排除（图 3-7-25）。

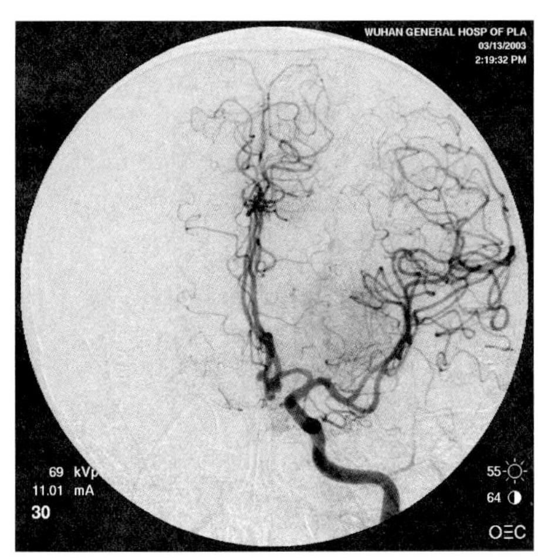

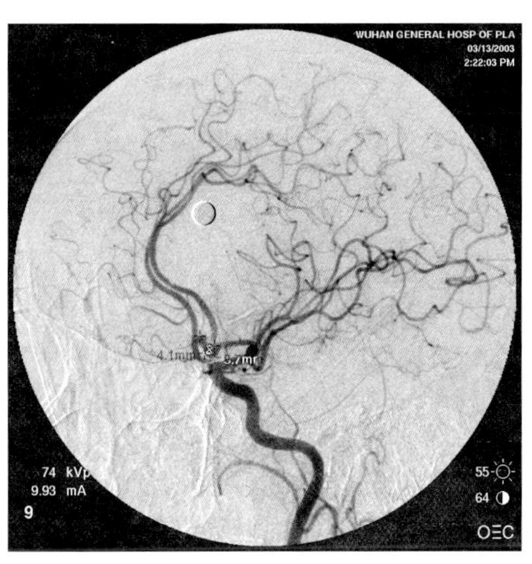

图 3-7-25　前交通动脉瘤 DSA 正、侧位像

4.治疗 前交通动脉可以选择开颅手术夹闭或血管内栓塞治疗，根据手术者的特长而定。

（李　俊　秦尚振　张　戈）

八、大脑中动脉瘤

大脑中动脉瘤是颅内动脉瘤的三个好发部位之一，约占全部颅内动脉瘤的20%，左右两侧分布无差异。30%左右的大脑中动脉瘤伴发其他的动脉瘤，1/3的大脑中动脉瘤是在其他动脉瘤破裂时偶尔发现的。大脑中动脉瘤早期破裂的死亡率至少20%。动脉瘤可发生在大脑中动脉的任何部位，但以大脑中动脉分叉部最多见，占大脑中动脉瘤的82.6%和全部颅内动脉瘤的12.1%～15%；第1段动脉瘤占全部大脑中动脉瘤的12%和全部颅内动脉瘤的2.2%～3.6%；发生在大脑中动脉周围支的动脉瘤多由外伤和感染性栓子引起，破裂后易形成脑内血肿，少见，仅占大脑中动脉瘤的5.4%和全部颅内动脉瘤的1%～1.4%。

大脑中动脉瘤的特点有：①动脉瘤好发于第1段的分叉处。②动脉瘤破裂后易形成脑内血肿，发生率为30%～50%，而颈内动脉瘤为15.8%，大脑前动脉瘤为20%。③大脑中动脉为终末动脉，其供血区为重要功能区。在其主干上发出外侧豆纹动脉，供应基底节、内囊、视放射；大脑中动脉的周围支供应运动区、感觉区和语言区。损伤任何分支都可能导致严重的功能障碍。④大脑中动脉可以看作颈内动脉的延续，由颈内动脉而来的感染性栓子多停留在大脑中动脉的周围支，形成感染性动脉瘤。⑤大脑中动脉是颅内巨大动脉瘤的好发部位。

1.应用解剖 大脑中动脉是颈内动脉直接延续的大分支，其起始部的直径为2.4～4.6mm，位于外侧裂的近端、视交叉的外侧、前穿质的下方。大脑中动脉的主干（第1段）在蝶骨嵴的后外侧，长14～16mm，并在外侧裂中分支为第2段，第2段急剧转折向后上，达脑岛表面。在大脑中动脉上会发出纹状体动脉，供应基底节、内囊、视放射等。第2段多数分为上干和下干2支，少数可分为3支、4支或5支。上干发出的分支供应额叶外侧、顶叶和中央区，下干发出分支达颞中回皮质、颞后回皮质、颞枕区、角回及顶后区。

大脑中动脉瘤被包裹在侧裂池中，有时可以突破侧裂池与蝶骨嵴附近的硬脑膜粘连，在开颅手术、切除蝶骨嵴时可能骚扰动脉瘤而引起动脉瘤破裂。额、颞、顶叶的脑组织覆盖在动脉瘤和侧裂的表面，对动脉瘤有加固的作用。

2.临床表现及影像学检查 大脑中动脉瘤的临床表现为SAH和占位效应。由于大脑中动脉供应重要功能区，故动脉瘤破裂后引起的神经功能障碍较其他部位动脉瘤更多见。动脉瘤内的血栓脱落后可栓塞远端动脉，引起脑缺血和脑梗死。在Yasargil报道的184例大脑中动脉瘤中，92.4%的动脉瘤破裂，在14例未破裂的动脉瘤中3例是偶尔发现，另外11例因为动脉瘤的占位效应而出现癫痫、偏瘫、失语、智力减退等神经系统症状。在SAH的病例中约1/2有不同程度的偏瘫，约1/3有语言障碍。在另一组报道中，80%的大脑中动脉瘤破裂后有局灶性神经功能障碍，其中的半数较严重，包括偏瘫、失语、视野缺损等，有的发生颞叶癫痫。在大脑中动脉瘤中有34.1%合并脑内血肿，脑内血肿是病情加重的主要原因。脑积水和癫痫的发生率为5%左右。

CT可以发现脑内的血肿和SAH。CTA、MRA和DSA可以诊断大脑中动脉瘤，DSA是诊断的金标准（图3-7-26）。

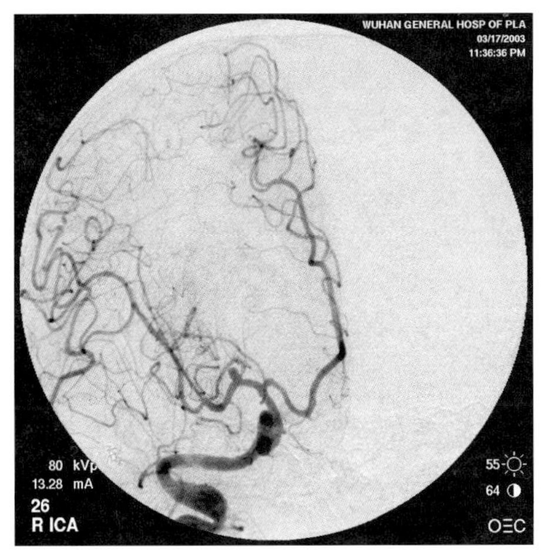

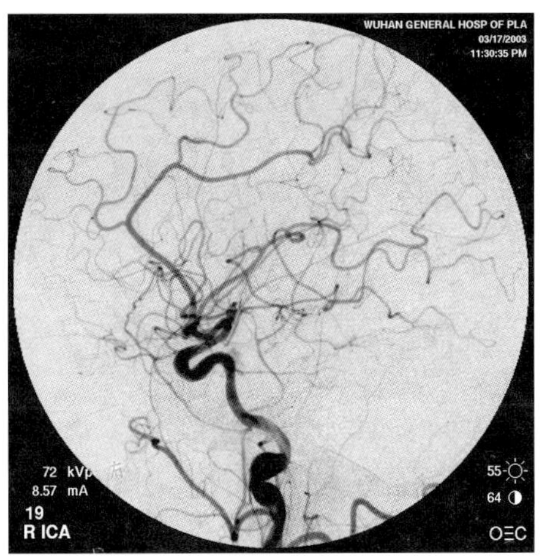

图 3–7–26　大脑中动脉瘤 DSA 正、侧位像

3.治疗　大脑中动脉瘤可以选择开颅手术夹闭或血管内栓塞治疗，依据手术者的优势和经验而定。大脑中动脉是颈内动脉的直接延续，因此微导管很容易到达动脉瘤内，完成 GDC 栓塞治疗。翼点入路是开颅手术最常选择的入路。

（李　俊　秦尚振　杜　治）

九、后循环动脉瘤

通常将椎－基底动脉系统称为后循环。椎－基底动脉系统包括：椎动脉、基底动脉及由椎－基底动脉发出的动脉，如大脑后动脉、小脑上动脉、小脑前下动脉和小脑后下动脉等。从椎－基底动脉上发出的动脉瘤常被称为后循环动脉瘤。后循环动脉瘤较少见，仅占颅内动脉瘤的 8.2%（5%～10.4%），其中的 51%～66% 为基底动脉分叉部动脉瘤。在以往用外科手术治疗后循环动脉瘤被认为是很困难的，死亡率可达 38%（Sahs，1969）。但随着显微神经外科技术的进步、影像学诊断技术的发展，特别是血管内治疗的兴起，后循环动脉瘤的治疗风险大大降低。目前公认的治疗后循环动脉瘤的首选方法是血管内治疗。巨大型动脉瘤并不少见，其瘤腔内有部分栓塞。这里主要介绍位于鞍区附近的基底动脉分叉部动脉瘤、大脑后动脉瘤等。

（一）基底动脉分叉部动脉瘤

占后循环动脉瘤的50%以上，占全部颅内动脉瘤的5%。可以合并其他部位的动脉瘤。

1.应用解剖　基底动脉在鞍背的后方分叉为左右两支大脑后动脉，分叉部与后床突的关系可以是平行（50%）、高于后床突（30%）和低于后床突。随着年龄的增长基底动脉变得弯曲和伸长，其分叉部也可以升高，甚至顶在第三脑室底部。87% 的人其基底动脉分叉部与斜坡的前后距离在 1cm 之内。从基底动脉分叉部发出丘脑后穿通支和中脑动脉供应丘脑后部、内囊后肢、下丘脑、丘脑底部、黑质、红核等重要结构。动眼神经在大脑后动脉和小脑上动脉间出脑干。

（1）动脉瘤顶的指向：基底动脉分叉部动脉瘤的瘤顶指向与手术难度、入路选择和病人的预后有直接关系。①指向前方和前上方：约占 10%。瘤顶指向前方的鞍背，瘤颈

与穿通支没有关系，最有利于手术夹闭。②指向上方和后上方：约占28%。瘤顶指向第三脑室底部，穿通支位于动脉瘤的后方，但向远离瘤颈的方向走行，手术时容易将穿通支与瘤颈分离。③指向下方和后下方：约占62%，最常见，手术最困难。瘤顶指向后下方的脚间窝，部分瘤体可以被大脑脚遮盖，穿通支紧贴在动脉瘤的表面，难以分离，妨碍显露瘤颈，夹闭瘤颈困难。此型动脉瘤因有周围结构的包裹可以增大为巨大型动脉瘤而不破裂。

（2）动脉瘤与大脑后动脉和后交通动脉的关系：17%的病人有一侧大脑后动脉第1段发育不良，第2段及其远端的血供来自同侧后交通动脉，因此在手术中为了改善显露可以切断发育不良的第1段。有时后交通动脉发育不良，在手术时也可以考虑离断以增加显露。手术前分析DSA片时即要仔细查看上述解剖变异，以指导手术决策。

（3）动脉瘤与鞍背的关系：动脉瘤与鞍背间可以是平行、高于鞍背或低于鞍背。在选择手术入路时要考虑到鞍背对瘤颈的遮挡，在狭小的空间中磨除后床突极为困难。

2.临床表现 96%的病人表现为SAH，1/3有局灶性神经损害，巨大动脉瘤可表现为脑干症状。20%可以合并脑积水。神经功能障碍包括眼外肌麻痹、动眼神经麻痹、眼球震颤、偏瘫和意识障碍，由SAH和动脉瘤压迫颅神经、脑干引起。

3.影像学检查

（1）CT：大的动脉瘤表现为脚间池的圆形或类圆形占位性病变，等或稍高密度，增强后其中心明显强化，其余部分可强化或不强化。大脑脚受压，有的有脑积水。

（2）MRI：典型的表现为脚间池的类圆形或圆形占位的中央为流空像，增强后流空区不会强化而瘤体可以有不同程度的强化。在流空像周围的区域因为血栓成分的不同而有变化。

（3）DSA：是诊断基底动脉分叉部动脉瘤的金标准（图3-7-27）。

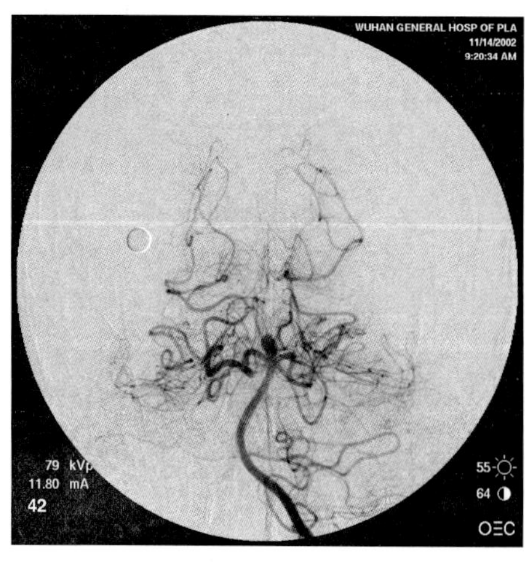

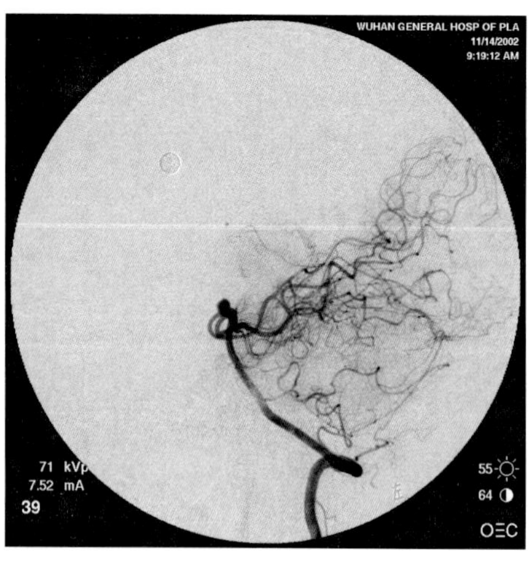

图3-7-27　基底动脉分叉部动脉瘤DSA正、侧位像

4.治疗 因为基底动脉分叉部动脉瘤的位置深在，不论经何入路显露和夹闭动脉瘤

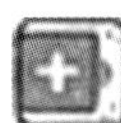

均很困难，开颅手术夹闭的死亡率和致残率均很高，历来被认为是对外科医生的挑战。近年来，随着血管内治疗的兴起，栓塞材料的不断改进，目前公认的观点是首选血管内栓塞治疗。因为血管内栓塞治疗的效果取决于动脉瘤本身的形态，而与动脉瘤的部位、病人的一般情况和临床分级的关系不大。

（二）大脑后动脉瘤

少见，约占颅内动脉瘤的1%，占后循环动脉瘤的7%～15%，好发于第1段与后交通动脉相交处和其第一个主要动脉分支处。24%～50%为大型动脉瘤。多见于年轻人，平均年龄38岁。43%的病例合并有其他血管性疾病，如AVM、烟雾病、多发动脉瘤等。

大脑后动脉通常比后交通动脉粗，但也有20%～40%的人比后交通动脉细，其主要由颈内动脉经后交通动脉供血。一般将大脑后动脉分为4段：第1段：从基底动脉分叉至与后交通动脉汇合处，平均长度6.6mm，从第1段发出1～13支穿通支，供应大脑脚、乳头体、中脑后部，此外还有丘脑后穿动脉进入后穿质，供应丘脑后部、内囊后肢、下丘脑、底丘脑和红核。第2段：从后交通动脉汇合处到绕过大脑脚分出颞下动脉处。第3段：从颞下动脉发起处绕向中脑背盖部进入四叠体池、在外侧膝状体处分为顶枕动脉和距状动脉的一段，长20mm。第4段：从顶枕动脉和距状动脉分支处以远。动脉瘤可以位于大脑后动脉的任何部位。

其临床表现主要为SAH（50%～80%）。第1段动脉瘤与动眼神经邻近，可引起动眼神经麻痹，如同时压迫大脑脚可引起Weber综合征。虽然大脑后动脉是视放射和视皮质的主要供血来源，但很少引起偏盲，可能因为其侧支循环丰富。辅助检查的方法是DSA、MRI/MRA、CT/CTA，视力、视野也要有详细的检查和记录。确诊的方法仍是DSA（图3–7–28）。

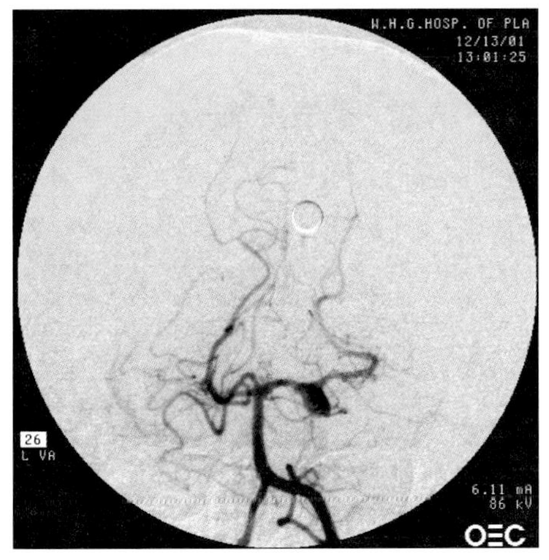

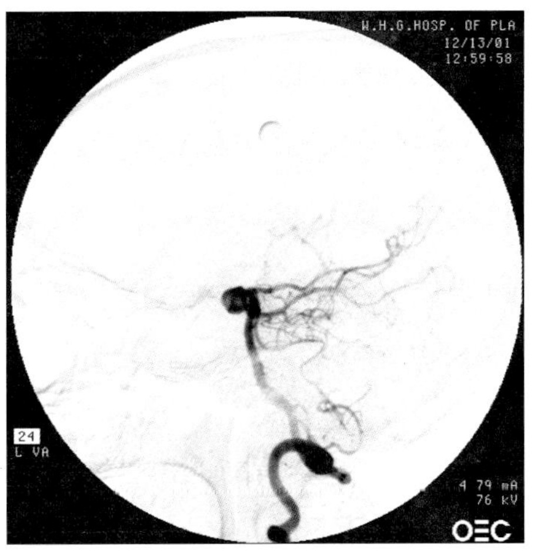

图3–7–28　左侧大脑后动脉瘤DSA正、侧位像

血管内栓塞治疗同样被认为是治疗大脑后动脉瘤的首选治疗方法，除了位于第4段和部分位于第3段的动脉瘤。如果选择开颅手术夹闭动脉瘤，第1段的动脉瘤可采取翼点入路或颞下入路，第2和第3段的动脉瘤宜采用颞下入路，第4段动脉瘤可采用经枕

部入路。但是因为该区域有众多的穿通支、动脉瘤与动眼神经和中脑的关系密切而使手术变得困难重重。在采用血管内栓塞治疗大脑后动脉瘤时可能发生载瘤动脉闭塞，但因为大脑后动脉良好的侧支循环并不一定会有脑梗死发生。

（三）小脑上动脉瘤

小脑上动脉瘤常发生在基底动脉发出小脑上动脉处，很少发生在其远端。动脉瘤顶大多指向外前方，如指向后方则嵌入大脑脚。如瘤体较大、瘤颈较宽，则会占据小脑上动脉和大脑后动脉之间的整段基底动脉，其瘤体与动眼神经紧贴，如压迫大脑脚则可引起Weber综合征。小脑上动脉没有穿通支，但动脉瘤可以与大脑后动脉发出的穿通支紧邻。

临床主要表现为SAH和压迫动眼神经、脑干而引起的症状。诊断主要依据DSA（图3–7–29）。

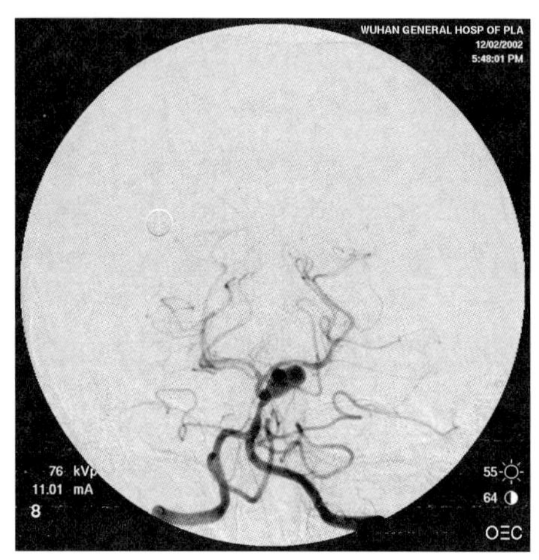

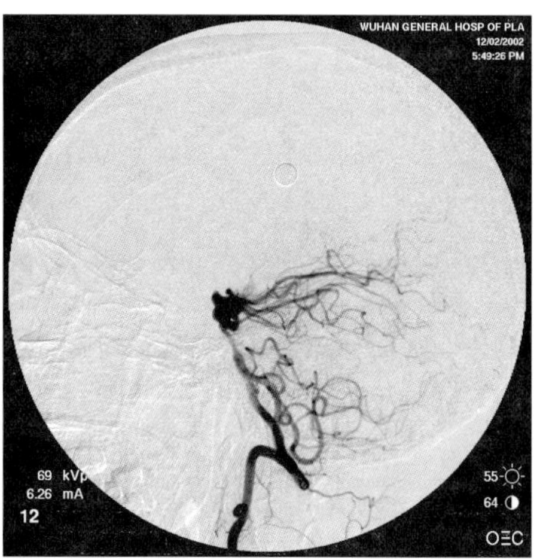

图3–7–29　小脑上动脉瘤DSA正、侧位像

治疗首选血管内栓塞治疗，开颅手术的入路可以选择颞下入路或翼点入路，鞍背对动脉瘤的遮挡是选择入路的重要依据。

（彭　翔　李　俊　秦尚振）

第二节　颈动脉海绵窦瘘

颈动脉海绵窦瘘（carotid cavernous fistula，CCF）一般是指颈内动脉海绵窦段的动脉壁或其分支发生破裂，以致与海绵窦之间形成异常的动静脉沟通，也称为颈内动脉海绵窦瘘。由颈内动脉和/或颈外动脉的细小分支经过硬脑膜与海绵窦形成的异常动静脉沟通又叫海绵窦硬脑膜动静脉瘘，未列入本节讨论。

一、海绵窦解剖学

（一）海绵窦构成

海绵窦是一对位于蝶鞍两旁的较大静脉腔隙，前起自眶上裂，后止于颞骨岩部尖端。

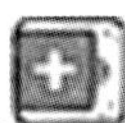

颈内动脉在海绵窦腔内经过时将腔划分为三部分：①内侧腔位于垂体与颈内动脉之间，是三者中最大的腔隙，宽可达7mm，但常被扭曲的颈内动脉或突入的垂体充填。②前下腔在颈内动脉后升段与水平段的前下方，展神经绕过颈内动脉达窦的侧壁。③后上腔位于颈内动脉与后半段窦顶之间。

此三腔隙比颈内动脉与窦外壁之间的空间大。颈内动脉外侧的空间是很狭小的，因此Bedford把颈内动脉的内侧作为海绵窦的外缘，并将颈内动脉及展神经组成窦的外界。Parkinson根据他在手术及标本上的观察，指出海绵窦实际上是由大小不同的静脉所组成的静脉丛，有许多大小不等的静脉分支相互融合，包绕于颈内动脉的周围；并认为有可能在此窦内进行直视手术，既不进入静脉，亦不会进入动脉。Bonnet同意此说，并认为在切面上所见的纤维小梁，实际上是许多小静脉壁的切面。但Bedford根据他对34例海绵窦的观察则持不同意见，认为海绵窦是一不间断的静脉管道而不是静脉丛（图3–7–30）。

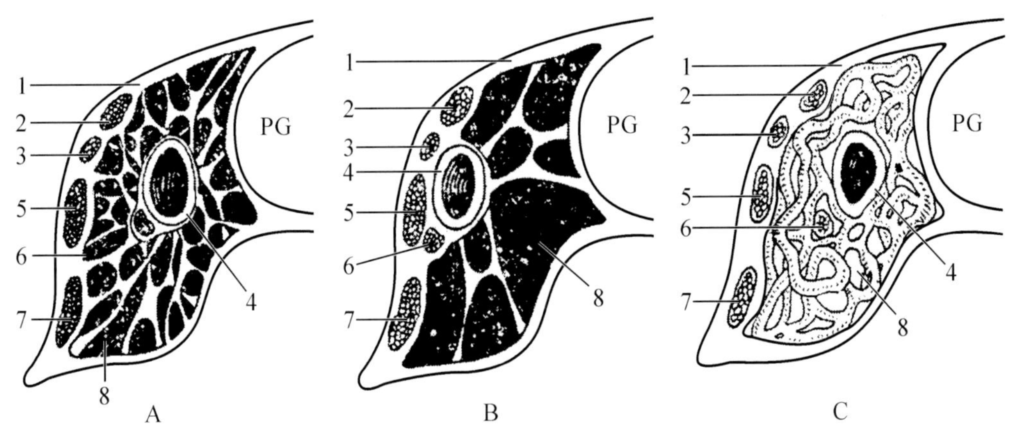

图3–7–30　海绵窦构成

A.传统的概念　B.Bedford的概念　C.Parkinson学说

1.硬脑膜　2.动眼神经　3.滑车神经　4.颈内动脉　5.眼神经　6.展神经　7.上颌神经　8.海绵窦　9.PG：垂体

左、右海绵窦之间有静脉连接，称为海绵间窦。较常见的有前间窦与后间窦两个。前间窦可包括整个蝶鞍的前壁，后间窦则位于鞍背之后方，除连接两侧海绵窦外，还接受来自岩上窦与岩下窦的血液。展神经在进入海绵窦之前常先穿过此静脉窦。另外，海绵间窦可与脑膜背动脉相沟通而形成与颈动脉海绵窦瘘相似的症状。左、右海绵窦与周围许多静脉相连。在前方各自通过眼上静脉、眼下静脉与面静脉相连；通过大脑中、下静脉与大脑半球的皮质静脉相连；通过中央视网膜静脉与眼底静脉相连；通过硬脑膜中静脉分支，蝶顶窦分支与硬脑膜静脉相连。在后方各自通过岩上窦与横窦相连；通过岩下窦与颈静脉球部相连。在外侧各自通过颅骨导静脉与翼窝静脉丛相通。由于海绵窦的静脉联系如此广泛，不难想象除颈动脉海绵窦瘘之外的其他动静脉瘘，如颈外动脉海绵窦瘘、颈内动脉眼静脉瘘、硬脑膜动静脉瘘（海绵窦型）等都可引起与颈内动脉海绵窦瘘类似的表现。

（二）海绵窦段颈内动脉分支

海绵窦段的颈内动脉分支较多。颈内动脉通过颞骨岩部尖端的颈动脉管后，从破裂孔处向前进入海绵窦内，在该窦的前端它穿过窦的顶壁进入硬脑膜腔内。在海绵窦内的颈内动脉长约2cm，称为窦内段，又可细分为后升段、水平段与前升段三部分。有很多分支自此段动脉发出（图3－7－31）。

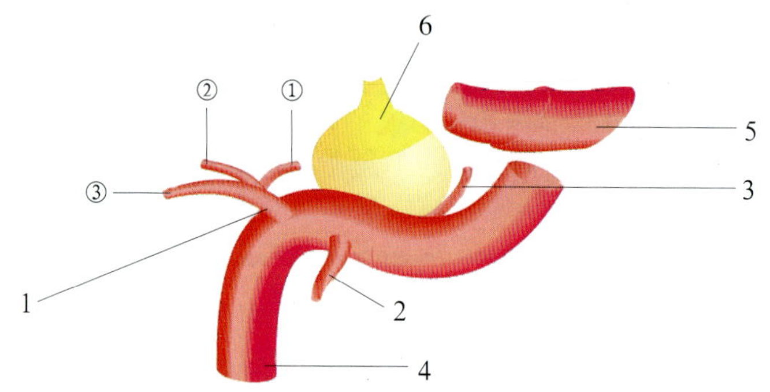

图3－7－31　海绵窦内的动脉分支

1.脑膜垂体干动脉　①垂体下动脉　②脑膜背动脉　③小脑幕动脉　2.海绵窦下动脉　3.垂体包膜动脉　4.颈内动脉　5.眼动脉　6.垂体

1.脑膜垂体干动脉　是此段动脉最大的分支，在后升段与水平段交界处发出，存在率100%。发出后不久即分成3支：①垂体下动脉：走向内下方，供应垂体后部的包膜及垂体后叶。②脑膜背动脉：穿过海绵窦后部的硬脑膜，供应斜坡区的硬脑膜及展神经，与对侧同名动脉的分支吻合。③小脑幕动脉：又称Bernasconi－cassinari动脉，向外侧行，供应邻近的小脑幕。

2.海绵窦下动脉　起源于水平段，离脑膜垂体干的起点约5～8mm。跨越展神经后走向三叉神经眼支的下方，供应海绵窦外侧壁、棘孔及卵圆孔区的颅底硬脑膜，并与该处的脑膜中动脉分支相吻合。存在率84%。

3.垂体包膜动脉　起源于窦内的内侧，离海绵窦下动脉只有约5mm，存在率28%，供应垂体前下部的包膜，并与垂体下动脉的分支相吻合。通常有两个分支。

4.眼动脉　仅8%的人眼动脉在颈内动脉尚未穿出海绵窦之前从前升段的前内侧壁发出。

5.原始三叉动脉　胚胎时期的原始三叉动脉在成人偶有残存，是4支原始颈动脉－基底动脉吻合中最常见的一种异常（图3－7－32），存在率仅0.02%～0.6%，在脑膜垂体干的近心端从海绵窦段颈内动脉发出，在小脑上动脉与小脑前下动脉之间与基底动脉交通。原始三叉动脉的存在常伴有其他的血管异常，占25%，其中14%可生长动脉瘤。如动脉瘤在海绵窦附近，动脉瘤破裂后即形成海绵窦瘘，如动脉瘤不在海绵窦附近，动脉瘤破裂后可形成蛛网膜下隙出血或硬脑膜下血肿。

6.海绵窦段颈内动脉与颈外动脉分支间的吻合　主要的吻合有：①上颌动脉分支穿过眶上裂进入颅内，与海绵窦颈内动脉吻合。②脑膜小动脉（为脑膜中动脉分支或上颌动脉分支）通过卵圆孔进入颅内。③咽升动脉的脑膜支通过舌下神经管进入颅内与脑膜垂体干的脑膜背支相吻合。④脑膜中动脉与海绵窦下动脉在棘孔邻近处相吻合。这些吻合支对颈内动脉海绵窦瘘的循环起着重要的作用（图3-7-33）。

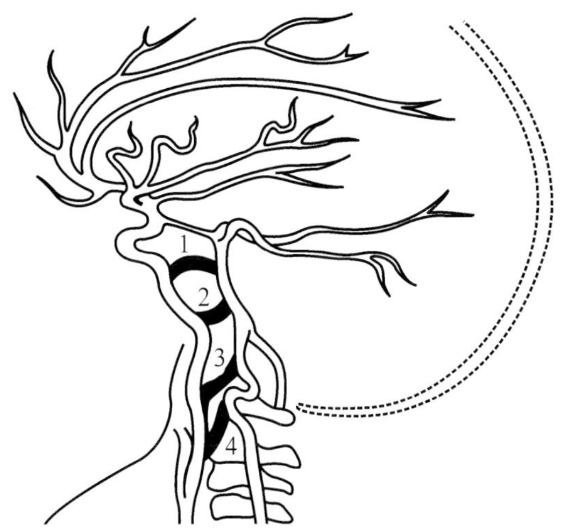

图3-7-32　颈内动脉与椎-基底动脉之间可能存在的原始交通

1.原始三叉动脉　2.原始听（耳）动脉　3.原始舌动脉　4.原始寰椎动脉

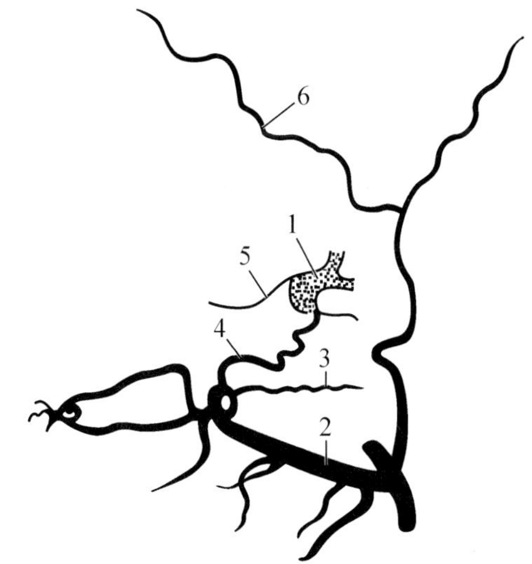

图3-7-33　上颌动脉终末端与颈内动脉海绵窦段之间的吻合

翼管动脉通过翼管到达破裂孔的前部和圆孔动脉通过圆孔与颈内动脉海绵窦段吻合

1.虹吸部　2.上颌动脉　3.翼管动脉　4.圆孔的吻合动脉　5.眼动脉　6.颞浅动脉

（三）通过海绵窦的颅神经

通过海绵窦壁上的颅神经有动眼神经、滑车神经、展神经与三叉神经的眼支。动眼神经与滑车神经都在鞍背外前方、天幕裂孔边缘的下内侧进入窦顶壁脑膜夹层内走向眶上裂。动眼神经穿入窦顶之处要比滑车神经略靠前外方，离颈内动脉床突上段的起始点只有2～7mm（平均为5mm）。此处是动眼神经最易被颈内动脉床突上动脉

瘤压迫之处。三叉神经眼支是在海绵窦外壁的下方穿入窦壁，在硬脑膜夹层内向上、向后斜行逐渐远离眶上裂进入半月神经节。展神经是唯一真正在海绵窦腔内通过的颅神经。它是在斜坡的外侧穿入窦腔，绕至颈内动脉窦内段的外侧，在颈内动脉与窦外壁之间前行，其前半部几乎与三叉神经的眼支平行。展神经在窦内常分成多支，有的甚至可达 5 支。除上述颅神经外，在窦内段的颈内动脉管壁上不用显微镜就可见到交感神经纤维束，环绕于动脉壁上组成神经丛，并不时发出分支进入展神经及三叉神经眼支。这些交感神经纤维来自颈上神经节，最终随三叉神经眼支分布至眶内睫状神经节，余下部分随颈内动脉进入颅内。在动眼神经及滑车神经中未能查出有此种纤维。

（四）海绵窦及其静脉通路

有人将海绵窦划分为 5 个间隙，即内侧间隙、外侧间隙、前间隙、前下间隙和后上间隙（图 3–7–34）。内侧间隙位于垂体和颈内动脉之间，宽度可达 7mm；外侧间隙是海绵窦外侧壁与颈内动脉之间的狭长间隙；前间隙是颈内动脉前升段前方的狭小间隙（图 3–7–35），其前端与眼静脉连接；前下间隙是海绵窦段颈内动脉第一个转折的下面，在此间隙中有展神经；后上间隙是颈内动脉后曲段的后上方与海绵窦后部和顶部之间的间隙，脑膜垂体干位于此间隙中。

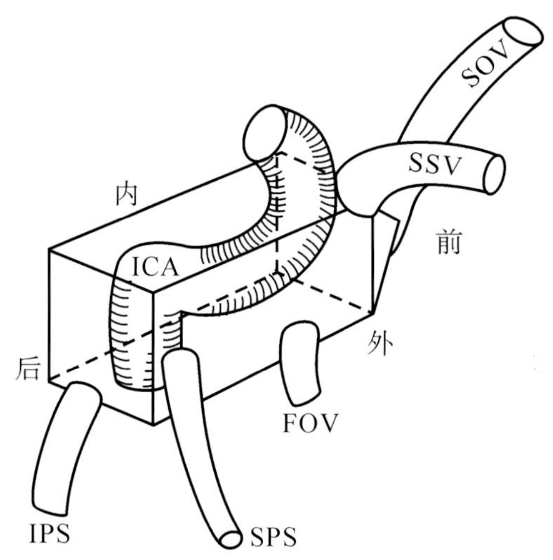

图 3–7–34　海绵窦的间隙

SOV：眼上静脉　SSV：侧裂浅静脉　FOV：圆孔静脉　SPS：岩上窦　IPS：岩下窦　ICA：颈内动脉

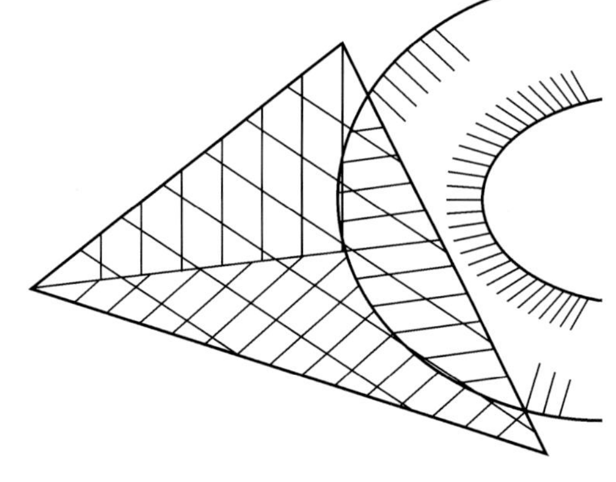

图 3–7–35　海绵窦前间隙可划分成四边体三角形

上中壁：由前床突的基底部形成　下中壁：由岩骨形成　外侧壁：由两层硬脑膜和动眼神经、滑车神经、三叉神经眼支形成　后中壁：由海绵窦内的颈内动脉前部形成

进入海绵窦的重要静脉有眼上静脉、眼下静脉、蝶顶窦、外侧裂静脉、基底静脉。海绵窦的主要引流途径有岩上窦、岩下窦、基底静脉丛和翼丛的硬脑膜静脉。两侧海绵窦之间，从蝶鞍的前壁至后壁，包括鞍膈在内都有静脉连接，这些通过中线的静脉通路叫海绵间窦，典型的海绵间窦分为前、后两部分，围绕脑垂体形成环状，故又叫环窦。

海绵窦内的血流方向是不固定的，与海绵窦连接的静脉都无静脉瓣。当发生海绵窦

瘘时，动脉血涌入海绵窦使窦内压力升高，血液按动脉血注入的部位和方向从一条或多条静脉逆向或顺向回流，静脉代偿性扩张（图 3-7-36）。静脉引流方向不同所产生的临床症状不同。环窦的大小和 CCF 瘘口的位置决定了病人的搏动性突眼发生于同侧或对侧，或发生于双侧。

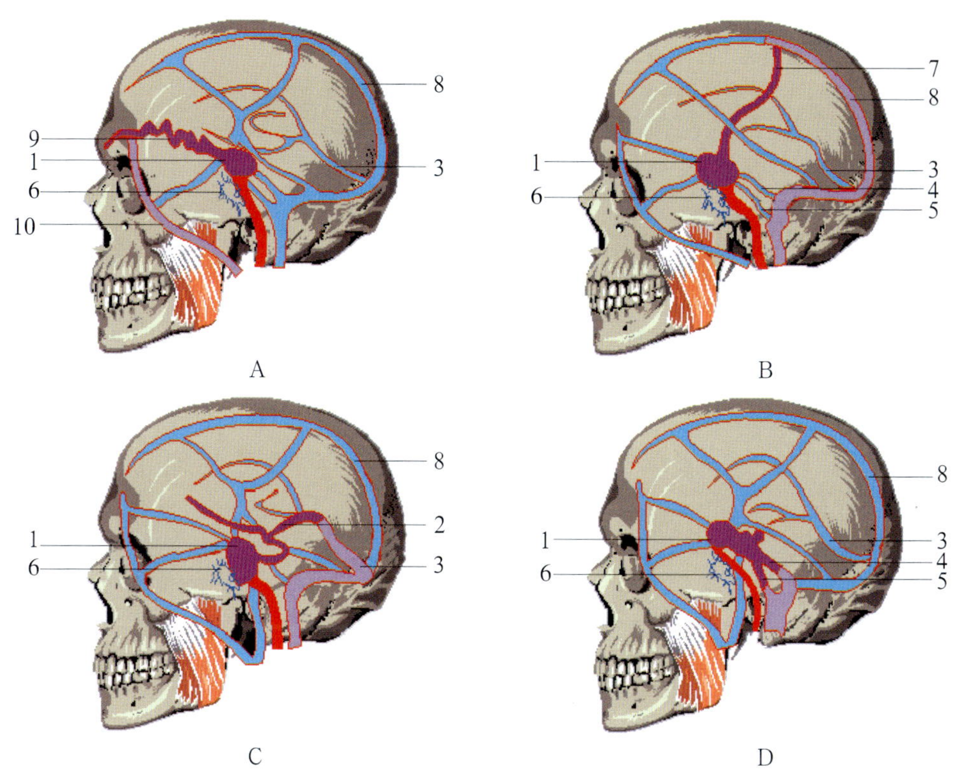

图 3-7-36　CCF 几种不同的血液引流方向

1.海绵窦　2.基底静脉窦　3.直窦　4.岩上窦　5.岩下窦　6.翼丛
7.Trolard 额顶吻合静脉　8.上矢状窦　9.眼上静脉　10.面静脉

二、类型

（一）按病因分类

按其发生原因可分为创伤性与自发性两类，前者占 80% 以上，后者不到 20%。自发性者目前都归于硬脑膜动静脉瘘（海绵窦型）。多数 CCF 单独由颈内动脉供血，称为颈内动脉海绵窦瘘；少数颈内、外动脉同时参与供血，称为复杂型颈动脉海绵窦瘘；极少数完全由颈外动脉供血，称为颈外动脉海绵窦瘘。也有颈内动脉与眼上静脉直接形成的瘘，临床表现类似颈动脉海绵窦瘘，只有通过 DSA 造影方可鉴别。两者的临床表现主要取决于瘘盗血所引起的血流动力学变化的程度。盗血量大称为高流量 CCF，其特点是在脑血管造影中海绵窦的充盈早而快，颈内动脉的远端分支充盈不佳或不充盈，此种症状严重、发展迅速。盗血量小者称为低流量 CCF，其特点是在脑血管造影中海绵窦的充盈较迟且慢，颈内动脉远端分支充盈良好，此种症状较轻。

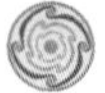

（二）根据脑血管造影分类

根据脑血管造影中所见到颈动脉与海绵窦之间相沟通的情况，1985 年 Barrow 将 CCF 分为四型：

A 型——颈内动脉与海绵窦直接相通，不通过它的脑膜支；

B 型——颈内动脉通过它的脑膜支与海绵窦相沟通；

C 型——颈外动脉的脑膜支与海绵窦相沟通；

D 型——颈内、外动脉都通过各自的脑膜支与海绵窦相沟通。

创伤性 CCF 几乎都属于 A 型；自发性 CCF 可为上述四型中的任何一类。其中硬脑膜动静脉瘘的“海绵窦型”多属于后三型。

三、病因及病理

创伤性 CCF 最多发生于颅脑损伤引起颅底骨折，损伤海绵窦段的颈内动脉及其分支，但亦有少数可发生于眼眶部刺伤或弹片伤后。此外还有部分病例可为医源性，见于用 Fogaty 导管做颈内动脉血栓摘除术后，经皮穿刺三叉神经节射频治疗三叉神经痛后，因慢性鼻炎做蝶窦切开术后，经蝶窦做垂体腺瘤切除术后等。

外伤引起的动脉破裂可发生于颈内动脉壁上，严重者可使颈内动脉完全横断。动脉的远、近端都可有出血，产生高流量 CCF，病人症状严重。在颈动脉造影中看不到颈内动脉远侧各分支的显影。如损伤是在颈内动脉的分支上，由于这些分支都与对侧动脉分支有侧支吻合，故亦都有破裂动脉远、近端的同时出血，但其出血量要比颈动脉本身撕裂所引起者要少。在颈内动脉造影中表现，颈内动脉的颅内段仍可部分显影。在少见病例中经 DSA 造影动静脉瘘不是颈内动脉或其分支的撕裂而是残留于窦内的胚胎动脉，如三叉动脉破裂的结果。

四、发病机制与病理生理

（一）盗血

指颈内动脉血经海绵窦流失而言。盗血量的多少取决于瘘口的大小，反映本病的病程缓急及症状轻重。高流量 CCF 由于颈内动脉血完全被盗，可引起脑供血不足的症状。同时由于眼动脉灌注压的不足可引起视网膜缺血，加上眼静脉回流受阻、静脉压高，眼球外突、眼外肌麻痹，可引起玻璃体出血、继发性青光眼等，导致患眼严重视力障碍，甚至失明。

（二）血流方向

血流方向与临床症状密切相关，由于海绵窦与周围静脉有广泛的交通，当发生 CCF 时动脉血直接流入海绵窦内，使窦内压力增高。血流方向各不同，临床症状各异。海绵窦的静脉回流通过下列途径到达颈内静脉（图 3−7−37）。

根据静脉引流方向不同，1939 年 Wolf 和 Schmid 将颈动脉海绵窦瘘分为四种。

（1）动脉血由海绵窦经眼上静脉及内眦静脉引流入面静脉，导致眼静脉动脉化、迂曲怒张，临床出现搏动性突眼，球结膜充血、水肿、外翻，眼球运动障碍，视力下降，甚至失明，颅内杂音（图 3−7−38）。

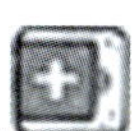

（2）动脉血由海绵窦经外侧裂静脉，再经 Trolard 额顶吻合静脉引流入上矢状窦。可使颅内静脉扩张而致颅内压增高，临床可发生SAH。向下可经颅底及颅骨上的导静脉流向翼窝，引起鼻咽部静脉扩张，容易导致鼻出血。如血流向内侧可经海绵间窦而流入对侧海绵窦，产生对侧的眼部症状（图 3–7–39）。

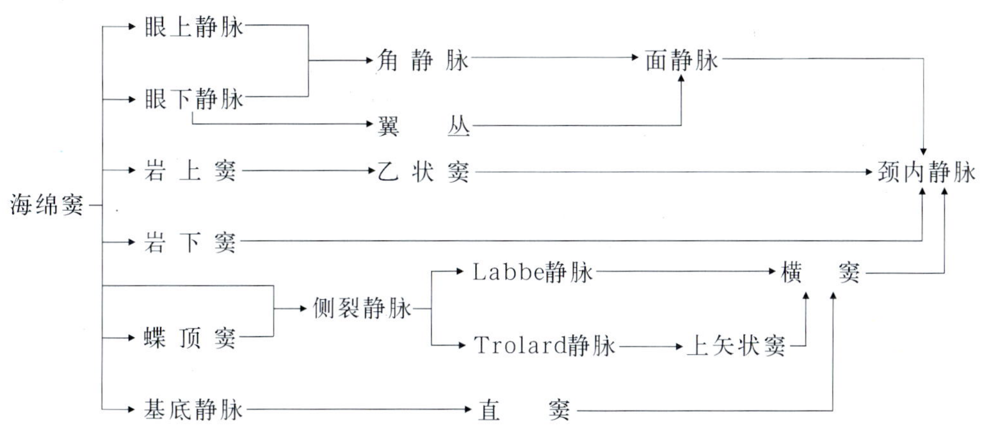

图 3–7–37 海绵窦的静脉回流

（3）动脉血由海绵窦经一吻合静脉引流入基底静脉，并与大脑大静脉汇合流入直窦（图 3–7–40）。

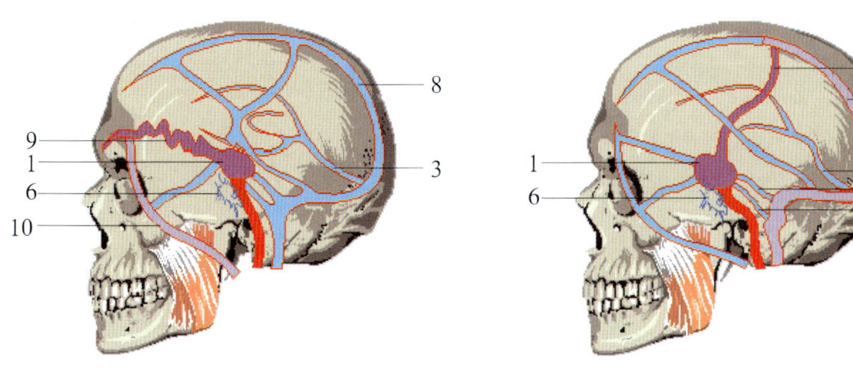

图 3–7–38 动脉血由海绵窦（1）经眼上静脉（9）及内眦静脉，引流入面静脉（10）

图 3–7–39 动脉血由海绵窦经 Trolard 额顶吻合静脉（7）引流入上矢状窦（8）

（4）动脉血由海绵窦经岩上窦或岩下窦、基底静脉丛，再经横窦、乙状窦引流入颈内静脉（图 3–7–41）。

1983 年马廉亭教授根据临床造影所见提出上述四种静脉回流类型中任何两种以上回流类型同时并存的混合型（图 3–7–42）。

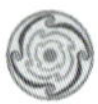

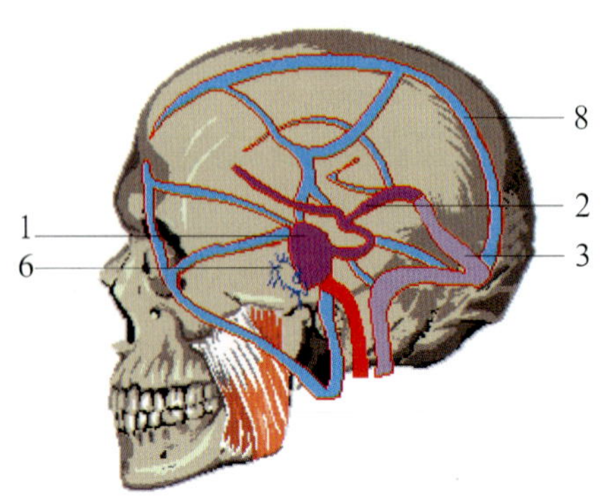

图 3-7-40　动脉血由海绵窦经一吻合静脉（2）引流入基底静脉，并与大脑大静脉汇合，引流入直窦（3）

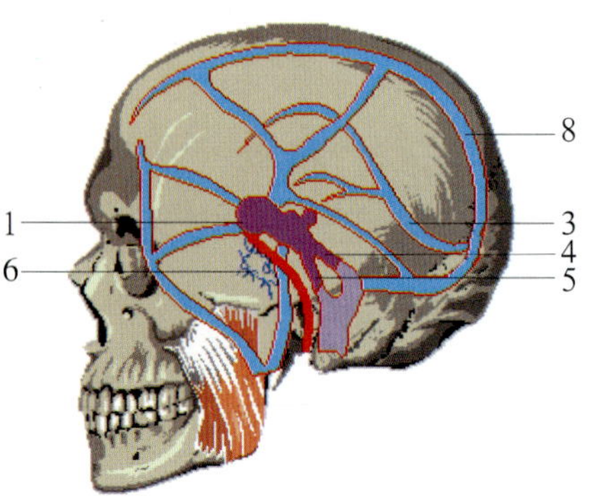

图 3-7-41　动脉血由海绵窦经岩上窦（4）、岩下窦（5）及基底静脉窦和翼丛（6）引流入内静脉

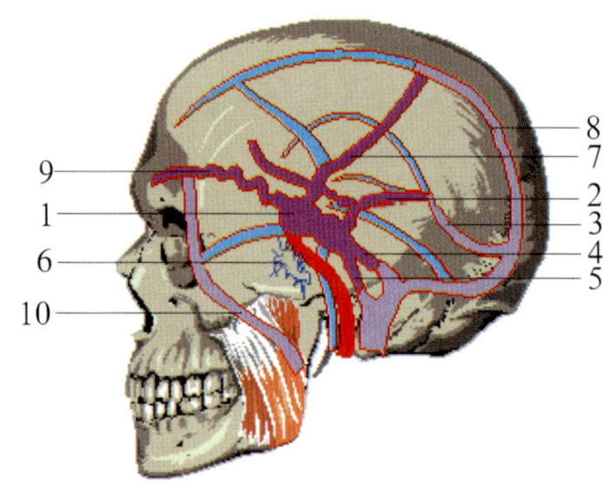

图 3-7-42　混合型静脉回流

1.海绵窦　2.基底静脉窦　3.直窦　4.岩上窦　5.岩下窦　6.翼丛　7.Trolard 额顶吻合静脉　8.上矢状窦　9.眼上静脉　10.面静脉

五、临床表现

（一）颅内杂音

为最常见的症状，几乎每例都有，杂音犹如机器的轰鸣，连续不断。晚间安静时尤为明显，随心脏收缩期而增强，如音量较大可使病人经常处于紧张状态，难以入睡或休息。在眼眶部、乳突部、颞部及额部最易听到，压迫患侧颈总动脉可使杂音减轻或消失。

（二）搏动性突眼

病人眼球向前突出，并有与脉搏相一致的眼球搏动，眼球突出是由于眶内组织充血的结果。手摸眼球可感到眼球的搏动，有时可感到血液流过的颤动。

（三）眼结膜充血与水肿

由于海绵窦内静脉压增高使眼眶内、眼眦部、眼结膜、视网膜等部的静脉怒张充血，并出现水肿，严重者眼结膜可翻出眼睑之外，引起眼闭合困难，最终导致暴露性角膜炎。

（四）眼球运动障碍

由于动眼神经、滑车神经及三叉神经眼支受到扩张的海绵窦病变的影响而出现眼球

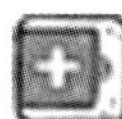

运动的不全麻痹，伴有复视、角膜和面部感觉障碍。

（五）视力障碍

海绵窦内压力过高时，眼静脉血不但回流受阻，且又有动脉血漏入眼静脉内，使眼底静脉怒张，视乳头水肿，视神经、视网膜缺血，眼动脉血流亦受压，视神经萎缩，长期突眼引起角膜浑浊，视力障碍；另外由于角膜边缘静脉的扩张，可导致继发性青光眼，也是造成视力减退的重要原因。

（六）头痛

常见于本病的早期，部位局限于眼眶部，与局部及脑膜血管的极度扩张有关。另外，三叉神经眼支受到扩张的海绵窦壁牵拉亦可为头痛的一个起因，随着病程的迁移头痛可逐渐减轻。

（七）鼻出血及颅内出血

并不多见，常由于CCF伴有假性动脉瘤破裂，或鼻腔因CCF的硬脑膜上的血管畸形破裂引起鼻出血；破裂所致鼻出血常较凶猛，有时引起出血性休克。颅内出血因经皮层静脉引流，致压力较高，易于破裂发生SAH或颅内血肿。

以上症状多数限于病侧，但有时可出现于两侧，这是因为通过海绵间窦波及对侧海绵窦之故，有极少数病例症状见于对侧，患侧无症状，这种反常现象主要是由于患侧颈内动脉经海绵间窦与对侧的海绵窦之间形成异常沟通的结果。

六、诊断

具有典型病史、症状及体征的病人诊断并不困难，在一次头部外伤后，一般是2个月以内，但也有长达半年或更长期的病人出现上述症状，特别是具有与脉搏相一致的耳鸣和搏动性突眼，听诊可闻清楚的颅内杂音，压迫同侧颈总动脉可使杂音消失，即可诊断为本病，进展缓慢和临床症状不典型以及昏迷或眼眶部位创伤的病例，会造成误诊。这时常需与海绵窦段动脉瘤、先天性眶板缺失（眶后脑膜膨出）、海绵窦血栓性静脉炎、眶内动静脉畸形及硬脑膜动静脉瘘（海绵窦型）相鉴别。海绵窦段动脉瘤可引起与CCF相同的眼球运动障碍，也有轻度的突眼和颅内杂音，但没有搏动也没有眼结膜充血、水肿。先天性眶板缺失是先天性斑痣病（Phakomatosis）的一种表现，病人皮肤上可有咖啡色素斑、多发性神经纤维瘤等，病人虽有搏动性突眼，但没有明显的杂音，也没有眼眶部血管扩张充血与水肿。在头颅摄片中可见有眶板部分缺失，蝶嵴及颞线消失，患侧眼眶扩大等特征。海绵窦血栓性静脉炎虽可引起眼结膜的充血与水肿，眼球突出，但没有搏动，更不会有杂音。病人曾有颜面部疖痈等病史，病程中有全身性炎症表现等可供鉴别。最难于鉴别的是眶内动静脉畸形和硬脑膜动静脉瘘（海绵窦型）。眶内动静脉畸形可以有与CCF完全相似的症状与体征。硬脑膜动静脉瘘可以通过颈外动脉的上颌动脉、咽升动脉及脑膜中动脉的分支间接与海绵窦沟通，它与CCF有相似的症状。这时单凭临床分析常难以鉴别，需要先行脑血管造影才能最后诊断，明确诊断最有价值的检查是经皮穿刺股动脉插管选择性DSA全脑血管造影。

（一）CT

眼眶部CT扫描常见一侧突眼，伴有粗大扩张的眼静脉，头颅CT扫描可见海绵窦

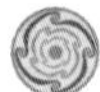

区增强明显，少数高流量CCF中由于颅内回流静脉扩张，可显示外侧裂区及额顶区有高密度区伴有周围脑组织相对缺血而形成水肿的低密度区。

（二）MRA血管影

可清晰见到海绵窦及其引流静脉。

（三）经颅多普勒超声检查

表现为患侧颈内动脉虹吸部频谱紊乱，波峰融合，边缘不清，颈内动脉血流速度增高，PI值降低，眼静脉代偿性扩张、血管壁增厚、呈动脉化改变，流速增高，血流反向搏动增强，高流瘘出现明显盗血现象，血流方向逆转，压迫颈总动脉，可见双向血流均增高，病人大脑前、中动脉流速降低或正常。

（四）脑血管造影

颈内动脉造影可见海绵窦提前显影，与海绵窦相连的眼上静脉，岩上、下窦也提前显影并扩张增粗，同侧颈内动脉远侧分支显影不良，不仅可以明确显示瘘口的位置、大小、盗血情况、回流静脉类型，而且还可以通过对侧颈内动脉、椎动脉造影，了解颅内前、后交通的动脉侧支循环，为闭塞瘘口或是否能闭塞瘘口处的颈内动脉提供参考。必要时进行颈外动脉造影，了解颈外动脉及其分支是否有供血。选择性全脑血管造影时要求做到：

（1）患侧颈内动脉的正侧位造影，了解瘘口部位、大小、引流静脉方向及瘘口盗血程度。

（2）对侧颈内动脉汤氏位造影，造影同时压迫患侧的颈总动脉，了解前交通动脉循环情况，这样往往能通过交叉显影确定瘘口位置。

（3）侧位椎动脉造影，同时压迫患侧颈总动脉，了解后交通动脉侧支循环及瘘口位置。

（4）一般TCCF最常用的是行全脑血管造影，如疑为颈外动脉海绵窦瘘时，需行颈外动脉选择性造影。

（5）CCF静脉引流方向：前方引流，特点是眼静脉明显增粗、向面静脉引流。后方引流，主要是岩上、下窦增粗。上方引流，表现为蝶顶窦扩张，向皮层静脉及深静脉引流，使该静脉增粗。对侧引流，经海绵间窦使对侧海绵窦显影并通过与对侧海绵窦相沟通的静脉引流。混合型引流，表现多方向引流，瘘口盗血严重，颈内动脉远端显影不良。

（余　泽　马廉亭）

第三节　海绵窦型硬脑膜动静脉瘘

海绵窦型硬脑膜动静脉瘘（dural carotid cavernous fistula，DCCF）指颈内动脉海绵窦段的动脉壁或其分支和/或颈外动脉的细小分支经过硬脑膜与海绵窦形成的异常动静脉沟通。

一、海绵窦区的解剖

海绵窦位于蝶鞍两侧，从眶上裂到颞骨岩尖部，长约2cm，因其中有纤维小梁间隔，结构呈海绵状而由Winslow命名为海绵窦。海绵窦内含有颈内动脉及其分支，另有动眼

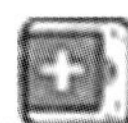

神经、滑车神经、展神经以及三叉神经眼支。颈内动脉海绵窦段是身体中唯一的动脉通过静脉的结构。详见本章第二节。

二、类型

海绵窦型硬脑膜动静脉瘘多为低流瘘。脑血管造影特点是海绵窦在动脉期即充盈显影，颈内动脉的远端分支充盈良好，很少有颅内盗血现象，该型硬脑膜动静脉瘘症状较轻。

海绵窦型硬脑膜动静脉瘘按血供来源可分为四型。A 型：颈内动脉与海绵窦直接相通，如颈内动脉海绵窦段动脉瘤破裂造成的海绵窦瘘。B 型：颈内动脉通过其脑膜支与海绵窦相通。C 型：颈外动脉通过其脑膜支与海绵窦相通。D 型：颈内动脉与颈外动脉都通过其脑膜支与海绵窦相通。D 型常有双侧颈内动脉、颈外动脉系统的供血。

三、病因

海绵窦型硬脑膜动静脉瘘的发病原因目前尚不明确，是先天性的还是后天性的仍有争议。通过对硬脑膜超微结构研究发现硬脑膜存在着极其丰富的血管网，动脉吻合尤为发达，主要来源于颈外、颈内及椎－基底动脉系统的脑膜分支。脑膜中静脉系统常与动脉并列行进，而且常常存在着 50～90 μm 直径的正常“动静脉交通”的特殊结构，尤其在静脉窦附近特别多，在胚胎发育过程中如血管发育不良，极易导致硬脑膜动静脉瘘发生，如在海绵窦附近则发生海绵窦型硬脑膜动静脉瘘。近来不少学者发现该病与外伤、手术、炎症有关，且发病多见于成年人，故认为该病为后天性的，特别是静脉窦闭塞后出现 DAVF 和多发性 DAVF 更支持后天性学说这一理论。其中硬脑膜血栓性静脉炎可能是导致该病的重要原因，因硬脑膜存在“正常的动静脉交通”，加上上述各种因素导致硬脑膜静脉窦及硬脑膜静脉炎症，血栓形成，致硬脑膜静脉窦或硬脑膜静脉阻塞，区域性静脉高压，静脉回流受阻，血流淤积，使正常的动静脉交通病理性扩张，发展成为海绵窦型硬脑膜动静脉瘘。

有学者在临床工作中发现，有些女性病人在怀孕期间无明显诱因而发生海绵窦型硬脑膜动静脉瘘，而产后一段时间症状自行消失，故提出海绵窦型硬脑膜动静脉瘘的发生可能与雌激素有关。另有解剖学者在进行尸体解剖时发现海绵窦型硬脑膜动静脉瘘的发生可能与海绵窦段颈内动脉微小动脉瘤破裂有关。

我们于 1998 年通过单纯升高静脉窦内压力成功地用犬建立了 DAVF 的动物模型，其中有 2 例发生了海绵窦型硬脑膜动静脉瘘，依此阐明了静脉窦高压诱发 DAVF 的机制：①静脉窦高压的直接作用：长期静脉窦高压，可致硬脑膜小动脉壁括约肌功能丧失，硬脑膜固有“动静脉吻合”处于开放状态而形成 DAVF。②静脉窦高压的间接作用：长期静脉窦高压，导致窦壁增厚，内膜损伤、断裂而致静脉窦血栓形成，同时由于长期静脉窦高压，静脉窦血液流出受阻，血液淤滞，易诱发静脉窦血栓。血栓形成后 2～4 周，在血管生长激活因子作用下，血栓附近窦壁以及血凝块内会发生微小血管，该小血管与硬膜中固有“动静脉吻合”相沟通而发展成 DAVF。③血管活性物质的作用：长期静脉窦高压致颅内血液回流受阻，脑灌注压下降，使颅内组织包括静脉窦壁

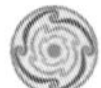

缺血缺氧，缺血缺氧组织及静脉窦内血栓释放出血管发生激活物和血管内皮生长因子，这些血管活性物质在硬膜内激发血管内皮细胞增生和迁移而形成微小血管，并与静脉窦沟通形成DAVF的初始结构，此结构在长期静脉高压作用下，不断扩张和发展而逐渐形成DAVF。

四、临床表现

（一）突眼

这是最常见的症状。正常情况下眼上静脉和眼下静脉将眶部的静脉引流入海绵窦。当发生瘘时，特别是经眼上、下静脉引流的海绵窦型硬脑膜动静脉瘘，海绵窦内压力明显升高，血流方向逆转，眶内组织静脉回流不畅而导致充血、渗出和水肿，造成眼球突出。突眼多发生于瘘口的同侧，有时症状可发生于双侧，多由于环窦发达，瘘口较大，一侧瘘口的动脉血通过海绵间窦经双侧眼静脉回流，引起双侧突眼；部分病人可无眼球突出，多因为瘘口的血液不经眼静脉引流，而经岩上、下窦回流。

（二）眼结膜充血与水肿

球结膜充血往往是海绵窦型硬脑膜动静脉瘘最常见的临床表现。因海绵窦内压力增高使眼眶部静脉回流不畅，眶内组织液吸收不良引起眶内组织水肿，随着病程的发展而出现球结膜充血水肿，眼球突出逐渐加重。

（三）颅内血管杂音

当静脉引流以岩上、下窦为主，且血流量较大、瘘口较大时，病人常可听到颅内连续性、与脉搏一致的吹风样血管性杂音，夜间和安静时更明显，使病人难以入睡和休息。听诊时在眼眶、乳突、颞部均可听到连续性吹风样血管杂音，收缩期增强，杂音听诊的部位与静脉引流方向有着密切的关系。压迫同侧颈动脉可使杂音消失或减弱。

（四）眼球运动障碍

由于Ⅲ、Ⅳ、Ⅵ颅神经受到扩张海绵窦的压迫而出现眼球运动障碍。其中展神经最易受累，这与展神经更靠近颈内动脉有关。此外，眶内组织充血和水肿也可机械性地影响眼球运动。扩张的海绵窦还可以压迫其前下方的三叉神经眼支、上颌支而出现角膜和面部感觉障碍。

（五）进行性视力障碍

视力减退的原因是多方面的，其中主要原因是眼球缺血。视网膜和脉络膜由眼动脉供血，眼球内的供血受眼内压（正常为16mmHg）的影响，动脉压必须超过眼内压才能进入眼内；眼内的血流速度与动、静脉之间的压力差成正比。任何原因使眼动脉压下降或/和眼静脉压升高都可减少眼内的供血。眼静脉因回流受阻而使眼内压力升高；当动、静脉压力差小于临界水平时即造成眼内缺血，视网膜缺血，视网膜静脉破裂出血；血供障碍可引起晶状体浑浊和房水浑浊；角膜边缘怒张的静脉阻塞了巩膜静脉窦管引起继发性青光眼；由于眼静脉回流受阻，眼底静脉怒张、视乳头水肿和扩张的静脉血管压迫视神经，日久呈现视神经萎缩。以上均可造成视力障碍。

五、诊断

具有典型症状的海绵窦型硬脑膜动静脉瘘病人的诊断并不困难，但由于海绵窦型硬脑膜动静脉瘘属于低流瘘，病人常由于病程发展缓慢、早期症状轻微或不典型而被误诊。

（一）头颅CT

头部或眼眶部CT可显示眼球突出，眼上静脉增粗，眶内肌群弥漫性增厚，眼球边缘模糊，眼睑肿胀，球结膜水肿，增强CT可见海绵窦区明显增强（图3–7–43）。对于大多数海绵窦型硬脑膜动静脉瘘来说CT的诊断价值是非特异性的。

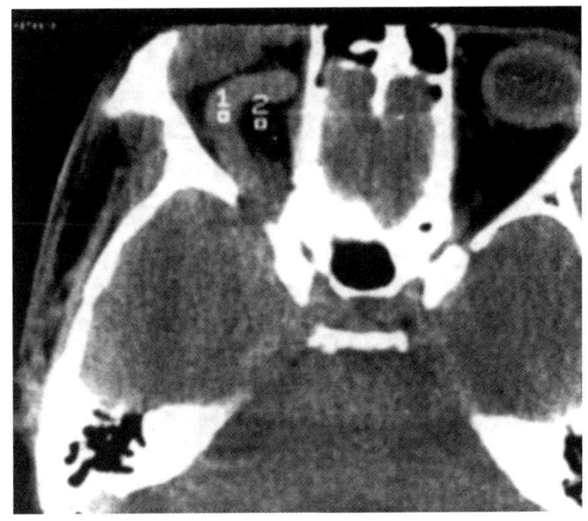

图3–7–43　DCCF的CT表现，眼上静脉增粗、迂曲，海绵窦扩张

1.眼上静脉　2.眶内脂肪

（二）头部MRI、MRA检查

可见海绵窦区有团雾状血管影，有的海绵窦扩张，另可见扩张的眼上静脉及其他引流静脉（图3–7–44）。

（三）脑血管造影

全脑血管造影是诊断海绵窦型硬脑膜动静脉瘘唯一可靠的方法。经股动脉插管选择性全脑血管造影，包括双侧颈内动脉、颈外动脉，椎动脉。脑血管造影除了可显示海绵窦型硬脑膜动静脉瘘外，还可以提供一些重要的资料。

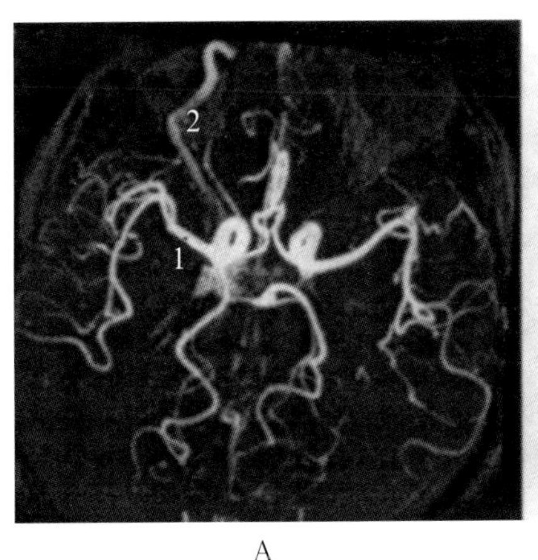

A

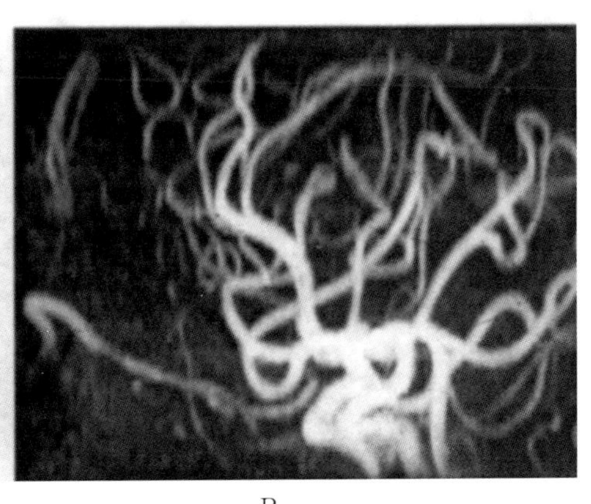

B

图3–7–44　DCCF的MRA表现，眼上静脉早期显影，并增粗

1.海绵窦显影　2.扩张的眼上静脉

1.瘘口的特征　海绵窦型硬脑膜动静脉瘘瘘口绝大多数属于筛网状，瘘口数量多，瘘口小，属于低流高阻瘘（图3–7–45）。

2.了解脑供血状况　海绵窦型硬脑膜动静脉瘘的血液供应非常复杂，故了解其血供及脑内血液分布情况对该病的治疗有指导作用，绝大多数海绵窦型硬脑膜动静脉瘘属于

低流高阻型动静脉瘘，故影像上很少出现颅内盗血现象（图 3−7−46）。

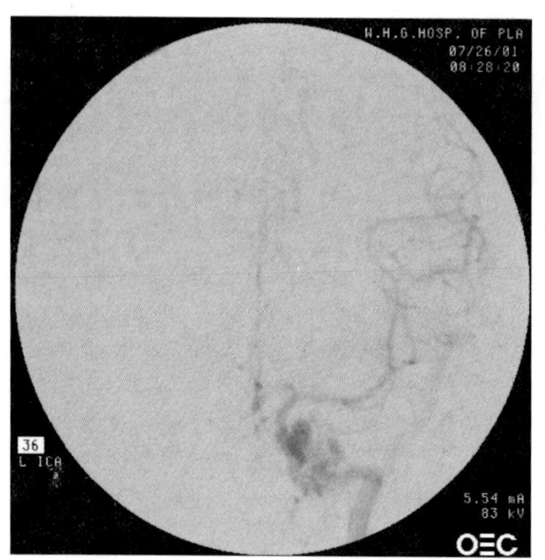

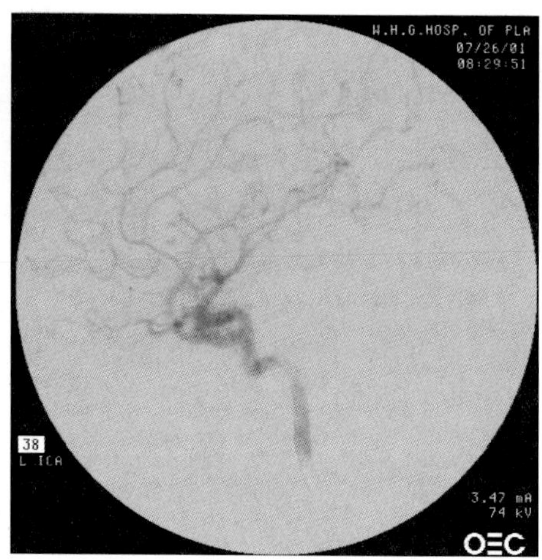

图 3−7−45　海绵窦型硬脑膜动静脉瘘 DSA 正、侧位显示颈内动脉海绵窦段可见团雾状影，难以确定瘘口部位及数目

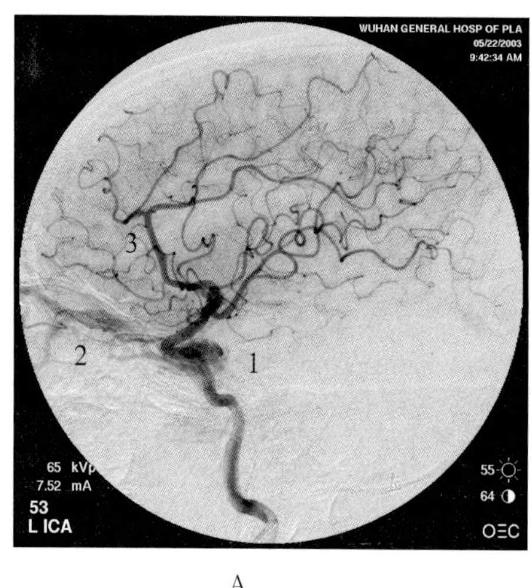

A

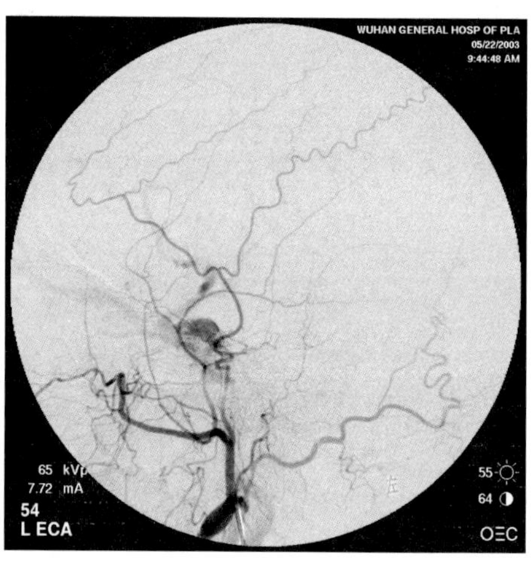

B

图 3−7−46　低流高阻型动静脉瘘

A 图显示该海绵窦型硬脑膜动静脉瘘属低流瘘　1.海绵窦显影　2.眼上静脉　3.颅内血管充盈良好，无明显盗血现象　B 图显示颈外血管造影海绵窦显影

3.交叉循环造影　行对侧颈内动脉和／或椎动脉造影，同时压迫患侧颈内动脉，可以很好地了解前后交通动脉代偿循环状况是否良好（图 3−7−47）。

4.颈外动脉供血情况　行双侧颈外系统造影可以了解颈外动脉参与瘘口供血情况。最常见的供血动脉有脑膜中动脉、咽升动脉等，这些动脉与海绵窦底部或海绵间窦相通。

5.静脉引流途径　海绵窦型硬脑膜动静脉瘘的静脉回流主要通过下述途径到达颈内静脉。

其引流方向各不相同，并与临床症状密切相关。

（1）向前引流：颈内动脉的血液经瘘口进入海绵窦，再经眼上静脉和眼下静脉、内眦静脉、面静脉引流入颈外静脉，是最多见的引流途径之一。眼部的症状突出。

（2）向后引流：动脉血由海绵窦经岩下窦或岩上窦及基底静脉丛，经直窦、横窦、乙状窦引流入颈内静脉。此种海绵窦型硬脑膜动静脉瘘的杂音在耳后或枕后明显，同时可有Ⅲ、Ⅳ、Ⅵ、Ⅴ颅神经的功能障碍。

（3）向上引流：动脉血由海绵窦经蝶顶窦流入外侧裂静脉，再经 Trolard 额顶吻合静脉引流入上矢状窦，可使脑表面的静脉极度扩张、破裂而致蛛网膜下隙出血或硬膜下出血。

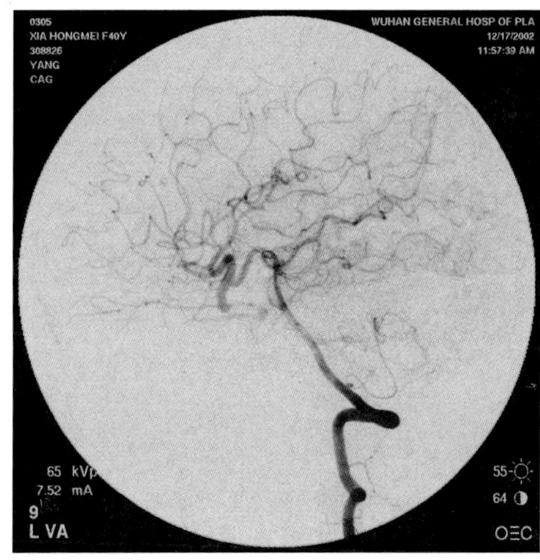

图 3–7–47　DCCF 椎动脉造影，同时压迫患侧颈内动脉，了解颅内血液循环及瘘口部位

（4）向下引流：动脉血由海绵窦经颅底和颅骨上的导静脉流向翼窝，引起鼻咽部的静脉扩张，容易导致鼻出血。

（5）向内引流：动脉血由海绵窦经吻合静脉流入基底静脉，并与大脑大静脉汇合引流入直窦，也可向小脑表面引流，使脑组织静脉回流障碍而表现为颅内压增高的症状。

（6）向对侧引流：动脉血由海绵窦经海绵间窦流入对侧海绵窦，可产生对侧的眼部症状。

海绵窦型硬脑膜动静脉瘘的静脉引流途径可以是多途径的混合型静脉引流，治疗时不能只闭塞其中的眼上静脉或岩下窦，因为这有可能使血液经脑皮层静脉引流，增加了颅内出血的危险。

六、鉴别诊断

1.海绵窦血栓形成　海绵窦血栓性静脉炎可引起眼结膜的充血和水肿，眼球突出，但没有搏动，更不会有杂音。病人可有鼻旁窦炎症或面部化脓性病灶的病史，病程中可有全身性炎症的表现。

2.球后肿瘤及蝶骨嵴脑膜瘤　特别是扁平型的肿瘤，常可引起患侧单眼突出伴有Ⅲ、Ⅳ、Ⅵ颅神经的不全麻痹及三叉神经眼支的支配区浅感觉减退。但脑瘤的病人可有颅内压增高，而突眼没有搏动，也没有颅内杂音。

3.眶内动脉瘤或眶内动静脉畸形　可有轻微的搏动性突眼和颅内杂音，但没有眼静脉的充血和水肿。鉴别比较困难，需要做脑血管造影来区别。

4.颅内静脉窦血栓形成　颅内双侧横窦、乙状窦均发生血栓形成时，脑静脉血可逆流到海绵窦，再经眼上静脉回流。可表现出突眼和球结膜充血，但没有搏动和杂音，需要做脑血管造影才能鉴别。

（杨　铭）

第四节　鞍区动静脉畸形

脑动静脉畸形（arteriovenous malformation， AVM）是一种先天性局部脑血管发育异常，由扩张的、在动静脉之间存在的杂乱血管集聚构成。其大小在数毫米至数厘米不等，可发生在脑的任何部位，但以大脑中动脉系统发生率最高，其次是大脑前动脉，主要累及脑皮质，占50%；亦可发生于硬脑膜、软脑膜、侧脑室脉络丛、小脑及脑干。发生在鞍区的动静脉畸形少见。我院自1990年至2003年共收治脑动静脉畸形800余例，其中侵犯鞍区的仅5例。

一、病因

脑血管起源于中胚层，当胚胎刚开始形成神经槽时，胚胎中胚层则分化出排列成条索状的神经母细胞，并逐渐出现中央管道，形成原始的血管，进而形成原始血管网。随着胎儿的发育，血管网又逐渐发育出动脉、毛细血管和静脉。在脑的发育过程中，有些血管扩大成为脑的主要动脉，而有些逐渐退化闭塞。同时，按血管所在部位的深浅不同又分出颅外血管、脑膜血管及脑内血管等层次。一般认为脑血管的发育经历了5个阶段：①原始血管胚芽期：是脑血管形成的初始阶段，产生血管母细胞，如果在此期出现异常，可出现血管母细胞瘤。②原始血管网期：此期分化出原始血管网，并逐步分发出动脉、毛细血管和静脉，脑动静脉畸形则是在这一时期出现的脑血管发育异常。③血管分层期：出现颅外血管、脑膜血管、软脑膜和脑内血管，在此期出现畸形，则可确定脑血管畸形的部位。④脑血管成型期：组成脑血管的定型通道，如颈内动脉，大脑前、中、后动脉，前后、交通动脉及脑底动脉环等，在这一时期出现的畸形一般为脑血管排列上的异常。⑤血管壁成熟期：是血管壁在组织学上的逐步完善，无论动脉和静脉都具有较完整的内膜、中层和外膜。这一时期出现的畸形为血管壁上的缺陷，成为动脉瘤形成的重要因素之一。图3−7−48显示脑血管的各个发育阶段及发生异常后的表现。

二、病理

脑动静脉畸形是一发育异常的畸形血管团，动静脉之间缺乏毛细血管间隔，形成直接的短路或分流。

（一）畸形血管团的大体形态

血管团大小不等，小至几乎不可见，大到足以覆盖整个大脑半球。脑的各部位均可发生，但以皮质与白质交界处多见，多呈锥状，基底部位于皮质，其尖端指向白质或脑室。活体上可见异常血管显著扩大、弯曲并充满血液，外观如一团扭曲的蚯蚓。有一支或多支增粗的供血动脉，引流静脉曲张、扭曲，含有鲜红的动脉血，压力增高。畸形血管团之间夹杂有变性的脑组织，常有出血痕迹，邻近脑回和病变下的脑实质常萎缩及褪色。病变表面软脑膜及蛛网膜增厚，时有出血后的黄染。

根据血管团的大小、形态及部位等的不同，Parkinson等将幕上AVM分为五类：①单一型：由一条供血动脉和一条引流静脉组成的单一病灶，常伴有一个动静脉瘘，多为小型动静脉畸形，约占10%。②多单元型：由多条供血动脉和静脉组成的畸形血管团，其

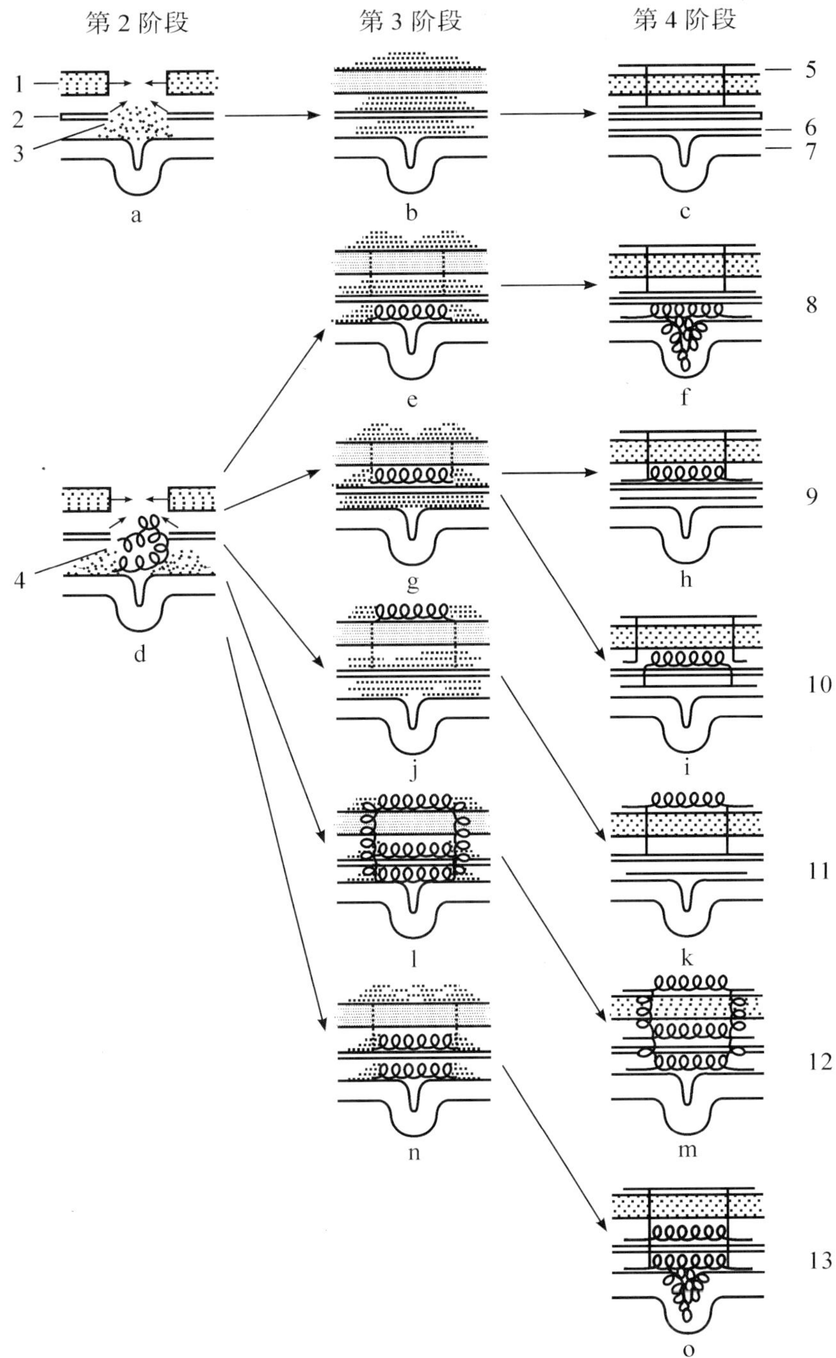

图 3–7–48　正常脑血管的发育（a～c）和脑动静脉畸形（d～o）

1.颅骨　2.脑膜　3.原始血管丛　4.血管瘤组织　5.颅外供血区　6.颅内供血区　7.脑组织　8.颅内供血的脑 AVM　9.颅外供血的硬脑膜 AVM　10.颅内供血的硬脑膜 AVM　11.颅外供血的 AVM　12.颅内、颅外供血的 AVM　13.颅外供血的脑、硬脑膜 AVM

中含有多处动静脉瘘，最多见，约占82%。③直线型：是最简单的畸形形式，由一条或多条动脉直接与静脉或静脉窦相通，较少见，多见于婴幼儿，常见的为大脑大静脉瘤，约占3%。④混合型：由颅外或颅内动脉双重供血，回流静脉也可为颅内或颅外，约占3%。⑤静脉壁型：单纯由颅外动脉与颅内静脉窦相通，而与脑皮质静脉无任何联系。最近，有文献报道，混合型动静脉畸形为脑膜脑动静脉畸形，病变涉及颅内脑组织血管和脑膜血管，颅内外动脉双重供血。马廉亭教授将静脉窦型归于硬脑膜动静脉瘘，同时，根据颅内静脉窦的部位不同分为多种类型。史玉泉教授的研究发现组成AVM的血管管径不同其形态有较大的差异，并提出了四种类型：①曲张型：动脉与静脉均明显扩张、扭曲，襻结成团，动静脉间相互沟通，中间没有毛细血管，微小血管也少见，此型最为常见，约占64.6%。②分支型：动脉比较细直，从动脉发出很多细小分支，常较挺直，不太扭曲，与静脉的细小分支直接沟通。引流静脉一般也不很扩张，扭曲也不太多见，约占11%。③动静脉瘤型：动脉和静脉都很粗大，呈不规则的球形膨大，由多个动脉瘤和静脉瘤合并组成，约占12.2%。④混合型：由上述三型混合而成，占12.2%。

（二）镜下形态

显微镜下观察常不能明确区分动脉和动脉化的静脉。畸形的某些部分由于供应血管和引流血管的管壁常菲薄，而其他部位则由于内膜肥厚又足以使管腔发生阻塞。也许由于异常的血流量、不寻常的分支、扭曲和成角等原因，致使这些畸形的血管发生粥样硬化和血栓形成。邻近的脑组织可因慢性缺血发生萎缩和梗死。

（三）AVM对脑的损害

动静脉畸形对脑组织的损害主要有：①由于盗血所引起的脑缺血改变：血管扩张，脑白质内可有水肿并有胶质增生，形成假包膜。②压迫邻近脑组织引起脑萎缩。③出血后的改变：血肿存在时可见不同时限的凝血块，血肿周围脑组织受压、变性、水肿等。④脑积水：反复出血后的蛛网膜粘连、静脉窦压力增高使脑脊液吸收不良、病变压迫脑室系统等原因而引起脑积水。

三、病理生理

AVM病变区缺乏毛细血管，动脉血直接流入静脉，使血管阻力减小，由此产生一系列血液动力学的变化以及病理改变。

（一）AVM的血液动力学

AVM的血液动力学改变是动脉压降低、静脉压增高、血液分布异常、正常脑灌注不足和“盗血”现象以及脑血管自动调节功能失调等。Nornes（1980）用多普勒血流计测量8例AVM的血流量和供血动脉的压力，发现单一的供血动脉的血流量为3～550ml/min（平均180ml/min），AVM的总血流量为150～900ml/min（平均490ml/min）。而在正常情况下每100g脑组织的血流量为54～65ml/min，如全脑重量为1 400g，则全脑的血流量为500～1 000ml/min（平均750ml/min），可见AVM中血流量增加。当供血动脉压力降低时，大量供应正常脑组织的血液流入AVM的病灶中，使正常脑组织供血不足而产生脑缺血，即称之为“盗血”现象。供血动脉的压力越低，盗血现象越严重，不仅可影响病变周围的脑组织，而且可通过前后交通动脉盗血导致对侧颈内动脉和椎－基

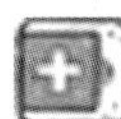

动脉系统缺血。

（二）动静脉氧含量差［(A–V）O_2］缩小

大量动脉血通过动静脉的短路吻合直接注入引流静脉，使静脉中氧含量增高，(A–V）O_2即缩小。正常情况下，颈内动脉和颈内静脉间的（A–V）O_2为6%容积左右，动静脉畸形存在时（A–V）O_2可降低到0.52%～2.11%容积。

（三）心脏扩大和心功能衰竭

脑组织的代谢非常旺盛，对血液中的氧和葡萄糖具有高度的依赖性。正常成人脑重量约为1 500g，仅占全身体重的2%～3%，但流经脑组织的血流量每分钟约为750～1 500ml，占每分心排出量的15%～20%。动静脉畸形时，由于存在动静脉的直接交通，全脑的血流量可达2 800ml/min，为正常全脑血流量的3～4倍，心脏负荷加重，久而久之可导致心脏扩大，心力衰竭，尤其在婴幼儿更易发生。

（四）颅内出血和脑缺血等继发改变

1.颅内出血 颅内出血是脑动静脉畸形的最大危险，均由于血管破裂所致。大量血液流入畸形血管团的静脉部分，使静脉压增高，加之该部分静脉管壁较薄弱，所以容易导致破裂出血，脑浅静脉破裂常表现为SAH，而深静脉破裂常表现为脑内血肿或脑室内出血。其他导致出血的原因还有邻近脑组织内扩张的小血管破裂、供血动脉中小的血管破裂等，亦可表现出SAH、脑内血肿和脑室内出血。一般认为，小的病灶、深部病变、深静脉引流、单静脉引流、高动脉压等更容易导致出血。

2.脑缺血 大量“盗血”会引起脑缺血的表现。AVM病灶愈大，“盗血”愈明显，脑缺血的机会愈多及程度愈严重，可表现为癫痫发作和相应的神经功能障碍。轻度AVM其“盗血”量小，由于脑血管的自动调节功能，可不表现出明显的脑缺血症状。

3.脑积水和颅内压增高 也是AVM常见的继发改变。AVM时由于静脉压增高，脑脊液吸收障碍或脑脊液循环通路受阻可导致脑积水；颅内出血、脑室内出血及SAH后，引起蛛网膜下隙的部分闭塞与蛛网膜颗粒的堵塞等都是颅内压增高的因素。

四、临床症状

少数隐性或轻度AVM病人可不表现出任何症状和体征。常见的临床表现包括出血、癫痫、头痛和神经功能缺陷等。

（一）颅内出血

是最常见的临床症状之一，常急剧发作，动态发病者多见，往往在剧烈运动或情绪激动时发病，表现为突然出现的剧烈头痛、呕吐，重者可有意识丧失。颈项强直，Kernig征阳性等。文献报道AVM的出血发生率可达73.3%。出血进入蛛网膜下隙可引起脑血管痉挛症状。

（二）癫痫发作

也是一常见的临床症状。多见于较大病灶或有大量“盗血”的AVM病人。AVM伴有自发性血栓形成时也常有癫痫发作。文献中癫痫的发生率为28%～64%，其中以癫痫为首发症状者为17%～47%。可发生在出血之前或出血之后。一般认为癫痫的发生率与AVM的大小及部位有关。AVM越大发生率越高，发生在鞍旁颞叶内侧面（如海马附近）

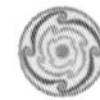

的AVM则表现为颞叶癫痫，多见。

（三）头痛

大多数病人有不同程度的头痛病史。头痛可局限于一侧，多表现为持续性疼痛，类似于偏头痛。头痛的部位与病变的位置无明显关系。AVM出血时其疼痛的性质发生改变，表现为剧烈疼痛，同时伴有恶心、呕吐等症状。头痛的原因可能与脑血管扩张或出血后血性液体对蛛网膜的刺激有关。

（四）进行性神经功能障碍

主要表现为视力、视野的改变等。导致神经功能障碍的主要原因为：①脑缺血。由于脑“盗血”而引起的短暂性脑缺血发作，多见于较大的AVM病人。剧烈活动（如跑步、驾车等）可诱发。神经功能障碍历时短暂，但随着发作次数增多，历时越长，其神经障碍的程度也越为严重。②同时伴随有脑积水或脑萎缩所致的神经功能障碍。见于较大的AVM，特别当病变有部分血栓形成时。这种瘫痪常长期存在，且呈进行性加重的趋势，临床上有时疑为颅内肿瘤。③由于出血后引起的脑损害或脑受压，出现于出血后，当血肿逐渐吸收时，症状可逐步减轻或完全恢复至正常。④下丘脑症状。如尿崩、电解质紊乱等。

（五）智力减退

见于巨大的AVM，由于脑“盗血”的程度严重，导致脑的弥漫性缺血和脑发育障碍。有时也可由于频繁的癫痫发作，病人受到癫痫放电及抗痫药物双重抑制的影响而使智力减退。轻者可随治疗后脑血流的改善而逐渐恢复。

（六）其他

颅内杂音较少见，一般见于有颈外动脉供血的脑膜AVM，压迫颈动脉时可消失。

五、诊断

（一）临床诊断

鞍区AVM的临床诊断主要依据以下几点：①蛛网膜下隙出血：一般出血的年龄比颅内动脉瘤年轻。②癫痫发作：尤其是局限性发作。③头痛：类似于偏头痛样的血管性疼痛。④进行性的神经功能障碍，如视力障碍等。

（二）影像学诊断

DSA脑血管造影是AVM最有价值的诊断手段，CT、CTA、MRI、MRA和TCD等对其也有一定的诊断价值。

1.DSA脑血管造影的影像学诊断 AVM造影表现如下：①畸形血管团：位于鞍内，鞍旁颞叶脑组织内，鞍上额叶底部脑组织内，畸形血管可呈团块状、蚯蚓状或密集成球的血窦状。有些范围较小的病变，血管造影多不能显示畸形血管团，仅见一条供血动脉和一条引流静脉，与动静脉瘘类似。这部分病变多位于脑实质内，病理所见微血管成分很少。隐匿型血管畸形病灶很小，血管造影多不能显示，有时仅见一二支血管增粗。②供血动脉和引流静脉：畸形血管显影的同时，一般都可见到粗大迂曲的供血动脉，围绕病变并进入畸形血管团内。引流静脉粗大而迂曲，常与动脉、畸形血管团同时显影。这种循环加速与静脉早期显影是动静脉畸形的特征性表现。有些可见其呈瘤样扩张。有些动静脉畸形实际上就是动静脉瘘，往往只见一条粗大的引流静脉。③局部盗血现象：由于畸形血管的短路通道作用，血流大量流入静脉。因此，供血动脉、畸形血管团和引流静脉显影十分浓重，而其他血管显影不良或不显影。④占位征象：畸形血管管壁菲薄，容易破裂出血形成脑内血肿，畸形血管团本身亦可引起局部占位改变。

1965 年，Luessenhop 根据 55 例 AVM 血管栓塞的经验将之分为六型（图 3-7-49）。

A 型：病变位于基底节、内囊或丘脑，由豆纹动脉供血。

B 型：病变由脑表面动脉和穿动脉供血。

C 型：病变主要由大脑中动脉皮层支供血。

D 型：病变由大脑中动脉和大脑前动脉共同供血。

E 型：病变完全由大脑前动脉供血，一般是双侧均予供血。

F 型：位于枕部的 AVM，主要由大脑后动脉供血。

鞍区 AVM 基本属于 A 型。

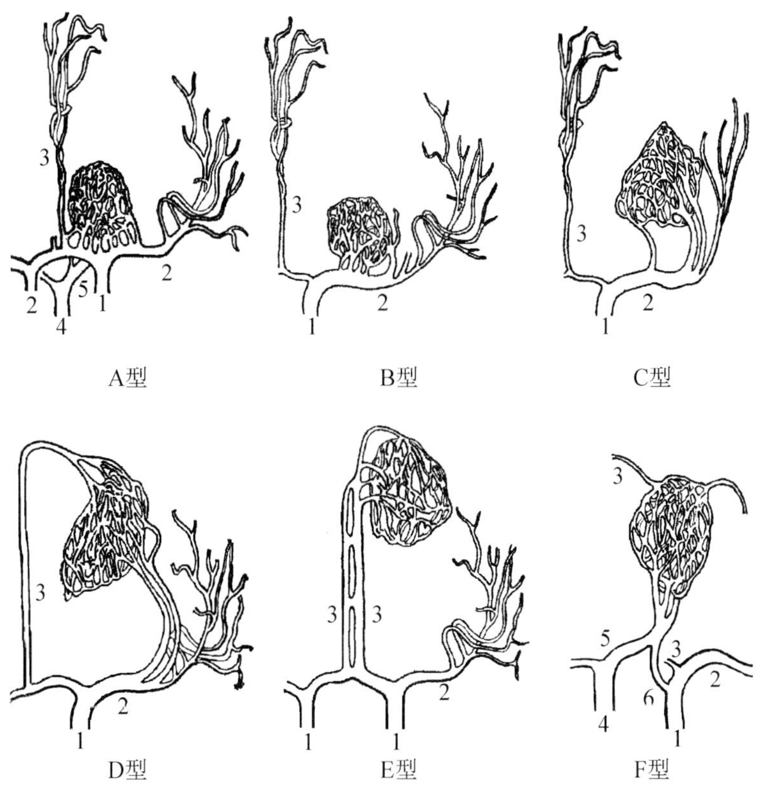

图 3-7-49 脑动静脉畸形的分型（仿 Luessenhop）

1.颈内动脉 2.大脑中动脉 3.大脑前动脉 4.基底动脉 5.大脑后动脉 6.后交通动脉

DSA 血管造影除明确病变部位、大小、供血动脉和引流静脉外，还可按供血方式确定是终末供血或穿支供血，是否存在有直接的动静脉瘘，伴有动脉瘤或静脉瘤（图 3–7–50 至图 3–7–52）。

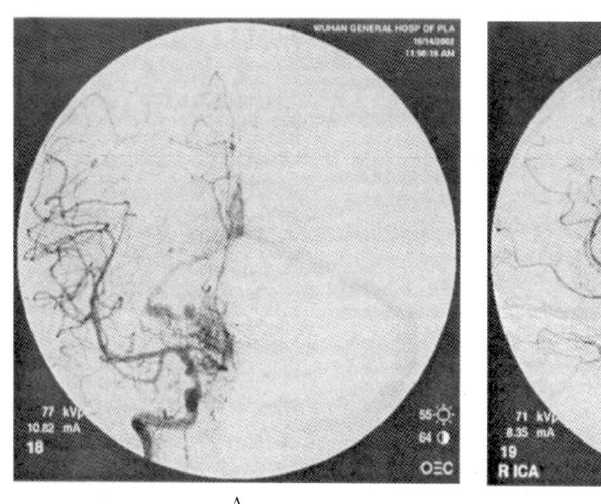

A

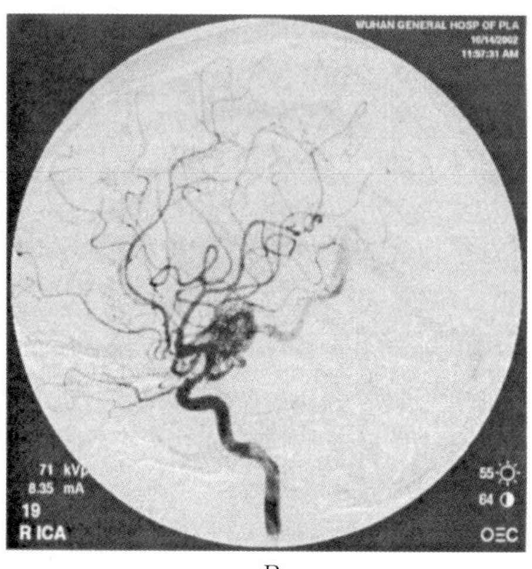

B

图 3–7–50　鞍区动静脉畸形右颈内动脉造影正、侧位像

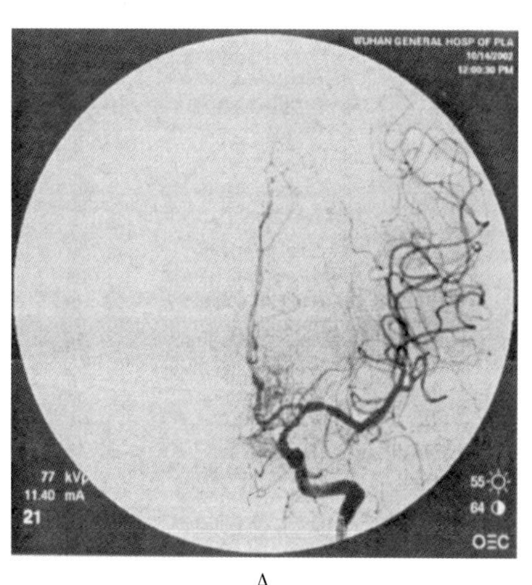

A

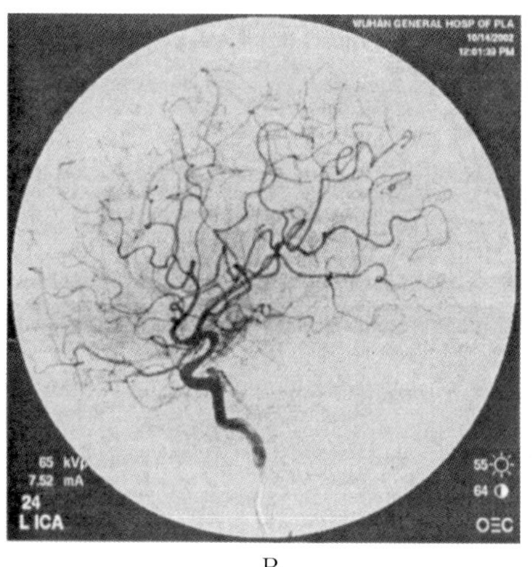

B

图 3–7–51　同一病人左颈内动脉造影正、侧位像

脑 AVM 通过普通 DSA 即可确诊，但在描述其血管结构和形态方面 3D–DSA 有一定的优势。经 3D 处理后可清楚显示畸形血管团的供血动脉、引流静脉、病灶的立体形态以及合并的动脉瘤颈与载瘤动脉的关系。根据畸形血管团的立体形态特征，利用计算血肿量公式来计算畸形血管团的体积，有助于栓塞治疗时估计栓塞剂的用量。通过旋转，上下、前后、左右等不同的角度进行观察，从血管表面像、透明像、彩色像、内镜像来判断病变血管的病理形态，为 AVM 的治疗提供重要的影像学依据。在 AVM 的栓塞治疗中要特别注意供血动脉的大小、血流速度、血流量、是否伴有动静脉瘘和动脉瘤等，

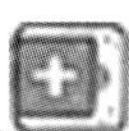

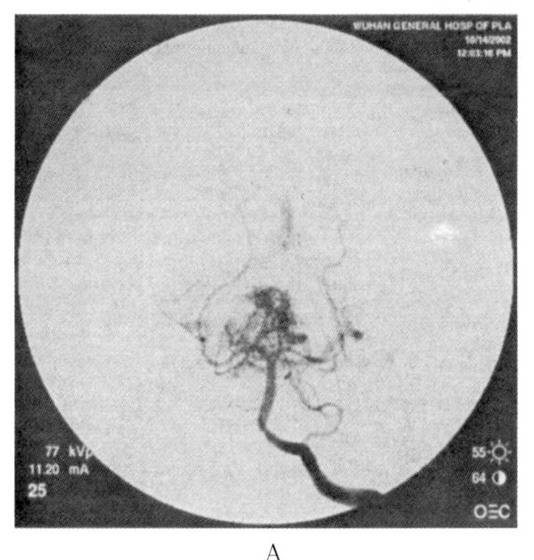

A

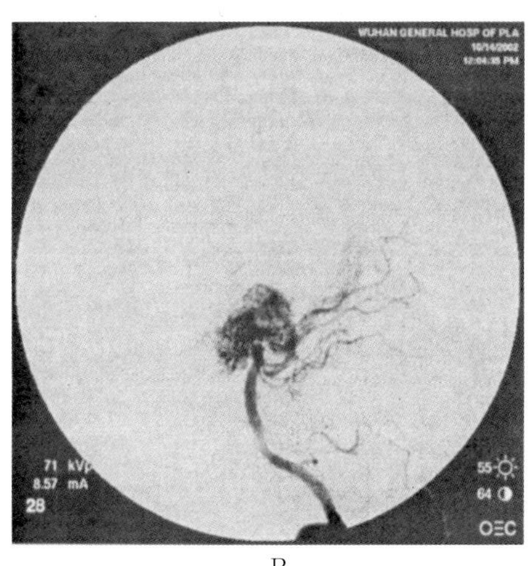

B

图 3-7-52　同一病人左椎动脉造影正、侧位像

以便选择不同型号的微导管。对此，3D-DSA 有其优势，彩色像如果发现颜色较红，说明管径粗，血流量较大，要求微导管相对较粗，栓塞剂浓度要高。自动定位功能是将 3D 工作站选择好的图像投射角度的数据输送到操作系统，使球管自动调整到工作站所选择的最佳角度，以便清楚显示供血动脉与主干血管的角度，给术者提供微导管头端塑形的参考角度，以便微导管能够顺利到位，达到理想的栓塞治疗效果。表面像对是否合并动脉瘤以及动脉瘤与载瘤动脉的关系有重要价值，对巨大畸形血管团不能够一次栓塞者，首先应针对容易出血的动脉瘤施行栓塞以减少出血的机会。根据脑 AVM 的立体形态特征可计算其体积，为蓝色组织胶 NBCA 总量的估计提供有价值的参考依据，指导放射治疗和外科手术治疗。

2.AVM 的 CT 诊断　CT 不但可以看到 AVM 的直接征象，还可以显示它的并发症（图 3-7-53）。颅内 AVM 未破裂出血前，CT 表现较有特征性：非增强扫描可见一局灶的混杂密度区。病灶形态不规则，可显示点线状扭曲影，亦可为团块状，边界不甚清，可有高、等、低三种密度成分，其中高密度常为胶质增生，含铁血黄素沉着，血管内血栓机化钙化，畸形血管缓慢的血流以及新近的新鲜出血所致。等密度则为：①血管畸形出血间正常脑组织。②形成时间较长尚未钙化的血栓。③出血吸收、液化正值等密度期。低密度则是表示梗死区内陈旧出血液化灶及脑萎缩的脑脊液充填区。一般无占位表现。有的可因脑萎缩、软化产生负占位效应。偶有小量灶内出血造成轻度占位，一般不出现周围水肿现象。有时可合并脑室扩大和交通性脑积水。大约 1/4 的 AVM 病人平扫无阳性发现，1/4 仅见小等密度灶。少数病例非增强扫描仅显示不规则低密度灶，增强扫描才显示出异常血管团与引流血管影。新一代螺旋 CT 增强扫描时（即 CTA）可利用其三维成像显示出畸形血管团的部位与大小。

3D-CTA 系近年来问世的新型影像学检查方法，它通过从外周静脉快速注射大剂量对比剂，用螺旋 CT 对头颅行连续薄层扫描，可在计算机工作站重建脑血管及其颅骨结构的三维立体影像，已被证明是一种无创、快速和准确的脑血管检查方法。3D-CTA 在动静脉畸形中应用的优点：与 DSA 相比，3D-CTA 最大的特点是其能同时显示脑动静

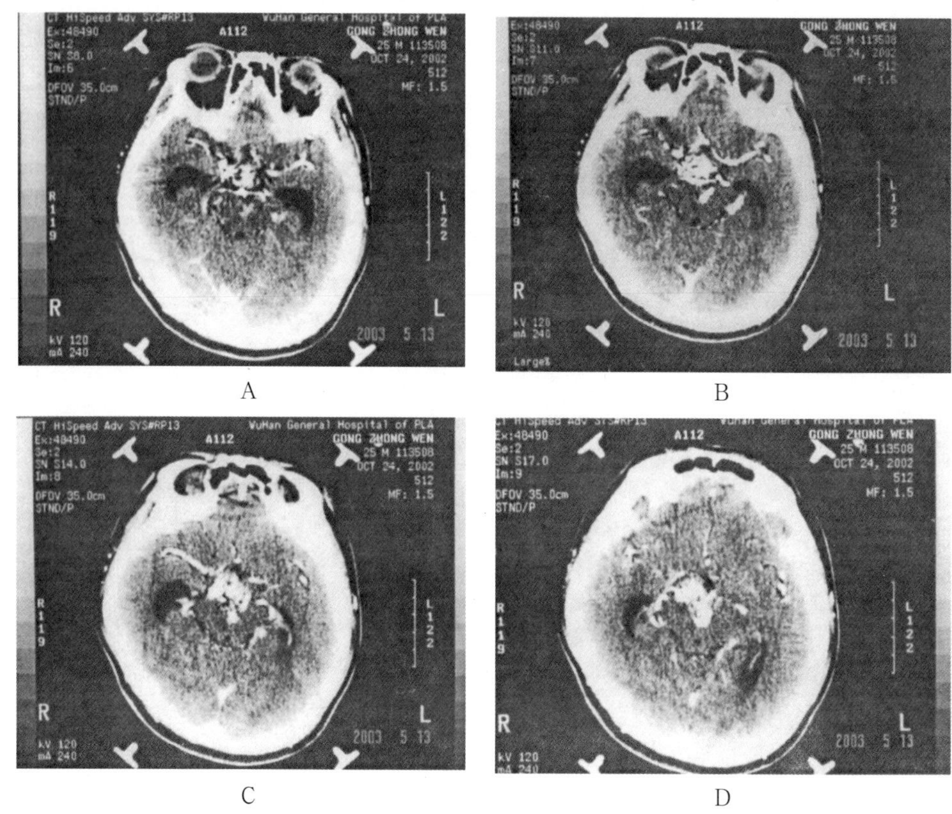

图 3–7–53　增强 CT 扫描见鞍上池增粗、扭曲、迂回的血管影

脉畸形三种组成成分（供血动脉、畸形血管团和引流静脉）的空间关系，并可通过计算机工作站对病灶进行任意角度旋转，可以从多角度对病灶进行全面观察。特别是它可以模拟不同手术入路时可观察到的血管构造，有助于正确判断动静脉畸形的各种成分，提高手术的安全性。采用 SSD 法重建的 3D–CTA 可同时显示脑血管及其颅骨，在此基础上采用透视法观察，可把动静脉畸形投影在颅骨上，有利于手术时皮瓣和骨窗的设计。经验表明，对于一些畸形血管团由颈动脉和椎动脉双重供血的脑动静脉畸形，如果畸形血管团由多个间隔所构成，3D–CTA 的图像较 DSA 更能精确反映畸形血管团的实际大小。这是因为 DSA 系选择性插管，每次只能对一根主要脑血管进行造影，对于此类脑动静脉畸形，每次造影往往只能显示由该血管所供应的畸形血管团，其显示的畸形血管团可能较实际的小。3D–CTA 克服了 DSA 和M R I的缺点，它既可同步显示颈动脉和椎动脉系统，又可区分三者关系，因此可准确显示畸形血管团的实际大小，有利于手术治疗。特别对于立体定向放射外科治疗（如 γ 刀或 X 刀），这一优点有助于精确定位靶点和减少并发症的发生。3D–CTA 亦能清晰显示与动静脉畸形相关的动脉瘤，如供血动脉的动脉瘤及引流静脉的静脉瘤。对 3D–CTA 原始图像及重建图像的分析可判断出血的来源是动脉瘤或者是动静脉畸形，从而确定首先处理何者。3D–CTA 对急性出血期的动静脉畸形诊断有独特的价值。由于血肿的C T密度值与增强后的脑血管相差较大，故不影响图像质量，并且可显示动静脉畸形与血肿的关系。对准备急诊手术的巨大颅内血肿的病人，

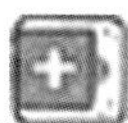

如果怀疑动静脉畸形破裂，应在术前进行3D-CTA检查。由于它可鉴别是自发性血肿或动静脉畸形甚至是动脉瘤的出血，有利于早期确定治疗方案及增加手术的安全性。缺点：由于受到空间分辨率以及扫描层面的限制，对一些小型的脑动静脉畸形，3D-CTA可能会漏诊，其准确性为96%。同时3D-CTA对细小的供血动脉显示不清，可能会遗漏一些小的供血动脉。由于其仅能反映动静脉畸形某一时相的图像，因此不能反映从动脉到静脉的血液动力学改变。此外，3D-CTA亦会显示一些无关的静脉，有时会误认为是引流静脉。

3.AVM的MRI诊断 MRI无需增强能直接显示供血动脉、引流静脉或葡萄状血管团，在这一点上MRI的功能相当于或优于CT。观察缓慢流动的静脉血的第二回波重聚合，MRI偶可鉴别动脉与静脉。在轴面T_1加权像上（TR = 600ms，TE = 25ms），可见多个匐行混杂信号区，呈葡萄状或蜂窝状，其中主要为无信号血管断面（流空效应），是多层血管与涡流的表现。钙化也为无信号灶。在矢状面T_1加权像上，引流静脉呈粗大的无信号影，还可见增粗的静脉窦（图3-7-54）。

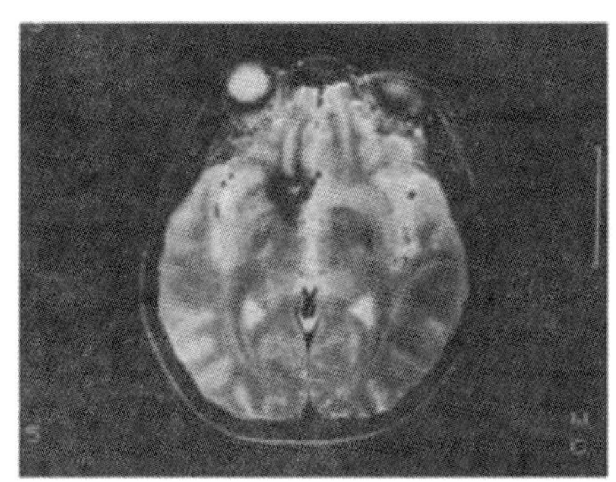
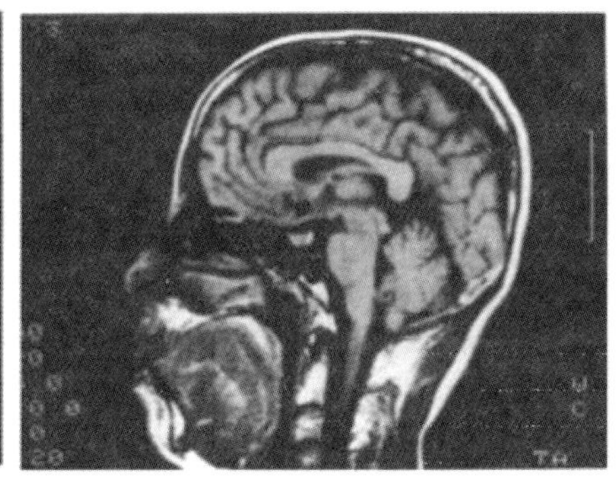

图3-7-54 鞍区AVM的MRI图

女，49岁，间断性头痛15年，近年来有加重趋势。其MRI横轴位和矢状位片证实为AVM。该病人DSA阴性，为隐匿性AVM

MRA可同时显示脑内全部血管，若采用不同扫描技术还可使血管在不同时限上分别显影。采用MRA可清楚显示脑内AVM，畸形血管团、供血动脉、引流静脉均可一览无余。对较大的AVM，MRA可显示几条不同的血管对畸形血管团的供血。若采用预饱和技术还可区分每一支供血动脉的情况。

4.AVM的经颅多普勒超声诊断 脑动静脉畸形经颅多普勒诊断的依据是：①出现收缩期、舒张期高流速的多普勒频谱。此时收缩期流速可高达120cm/s以上，而S/D比值、PI及RI指数明显降低，即出现高流速、低搏动指数的多普勒频谱。Lindegard等对28例脑AVM病人进行经颅多普勒检测，发现血流速度为75～237cm/s，平均为124cm/s，搏动指数为0.20～0.74，平均为0.48。血流速度的高低往往与AVM大小有关，畸形血管的供血动脉的直径越大，血流速度就越高，搏动指数就越小。②多普勒频谱波形异常：如果经颅多普勒检测时直接探测到畸形血管团，则可见多普勒频谱波形紊乱、增宽、边缘不清等。③颅内盗血现象：由于脑动静脉畸形时往往存在着颅内盗血现象，因此在

经颅多普勒检测时可见颅内盗血的多普勒频谱，如出现大脑前动脉或大脑后动脉的反向血流。对侧血管或患侧血管的远端出现低流速的多普勒频谱图像。④压颈试验异常：正常大脑中动脉及大脑前动脉血液来自同侧颈内动脉。当压迫同侧颈总动脉后，大脑中动脉及大脑前动脉的血流被阻断，多普勒频谱明显降低，甚至消失。AVM时，畸形血管的供血存在着侧支循环及颅内盗血现象，因此压迫颈总动脉后，供血动脉的血流不被阻断，仍能维持较快的血流速度。

（姚国杰　马廉亭）

第五节　鞍区血管性疾病的病理学

脑血管疾病包括：解剖学变异、畸形、动脉瘤、动脉粥样硬化、小动脉硬化、脑栓塞、血栓形成、血管炎、全身性血管病、遗传性血管病、肿瘤性血管病等。本节就鞍区常见的血管性疾病论述如下。

一、颅内动脉瘤

动脉瘤（aneurysm）是指动脉的局部由于某种因素的作用而明显膨出。颅内动脉瘤是严重危害人类健康的疾病，据报道其发病率为5%，而且75%～85%的非外伤性蛛网膜下隙出血病人为颅内动脉瘤破裂出血所致。多发生于血管分叉处或Willis环周围。随着动脉瘤直径的增大，出血的可能性也增大。破裂者多直径大于5mm。直径大于25mm者称为巨大动脉瘤，约占颅内动脉瘤的5%～7%。

若根据其形状可分为：梭形动脉瘤（一小段动脉膨大成梭状），囊状动脉瘤（小部分膨出），微小动脉瘤（脑内的细小动脉形成的动脉瘤）。一般结合其形状和致病因素可将动脉瘤分为：①囊性（浆果状）动脉瘤。②菌病性动脉瘤。③肿瘤性动脉瘤。④梭形动脉瘤。⑤粟粒状动脉瘤。⑥外伤性／假性动脉瘤。

（一）囊性（浆果状）动脉瘤

临床表现多为瘤体破裂后出血，包括蛛网膜下隙或脑实质内出血。许多无症状病例为尸检时偶尔发现。约90%的囊性动脉瘤发生于颈内动脉系统。约20%的病人有多发的动脉瘤出现。

囊性动脉瘤的囊壁内衬单层内皮细胞，囊壁由纤维组织构成，但无平滑肌细胞，也无弹力纤维。动脉的内弹力膜及肌层在动脉瘤的蒂部中断。动脉瘤破裂大多发生于瘤的顶部。

尽管目前囊性动脉瘤的发病机制仍未明了，但一般认为可能有三方面因素作用：①先天性颅内动脉结构缺陷：动脉分支部位的肌层不连续，同时无外弹力膜；血管位于蛛网膜下隙，邻近组织结构支持作用较差等先天性结构缺陷是发病因素之一。②后天性缺陷：某些血流动力学的因素影响动脉的肌层及弹力膜结构。③遗传因素：患有遗传性结缔组织疾病的人群中，常伴发有囊性动脉瘤，如纤维肌肉发育异常，多囊性肾病等。随病程进展出现颅内血管的内膜层疝出及弹力膜的破坏，而且高血压与吸烟亦可能是导致动脉瘤发病的危险因素。

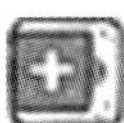

近年来，有研究发现（Takenaka等，1999），囊性动脉瘤病人位于9q34的endoglin基因的第七内含子有异常的6个碱基的插入，而endoglin为血管内皮细胞膜的同型二聚体糖蛋白，可与转化生长因子相结合。缺乏endoglin的内皮细胞可形成异常血管。作者认为，这一分子水平的异常，可能影响基因的转录，与囊性动脉瘤的发生相关联。国内也有学者（曹勇等，2002）采用原位杂交方法证实单核细胞趋化蛋白1 mRNA（MCP－1 mRNA）在破裂及未破裂的动脉瘤壁内均有表达。同时动脉瘤壁也有单核细胞浸润和纤维母细胞增生，似慢性炎性改变，提示动脉瘤的发展与单核细胞的浸润和长期持续的慢性炎性过程有关。

还有学者认为颅内动脉瘤的发病由多方面因素产生，内皮细胞在长期的血流应力的作用下，发生结构、功能改变，同时有某些血管因子基因表达的异常，其中可能出现基质金属蛋白酶（matrix mellatoproteinase， MMP）的激活，降解细胞外基质（主要是Ⅲ、Ⅳ型胶原蛋白）使动脉壁的结构强度下降，无法抗衡血流的冲击，最终膨大形成动脉瘤。

（二）菌病性动脉瘤

菌病性动脉瘤是指由于细菌或真菌栓子附着于动脉壁后，形成局限性动脉炎，之后由于动脉壁的破坏，继发动脉扩张引起。在中枢神经系统，主要影响重要动脉的外周分支。常见于大脑中动脉分支。

菌栓附着于动脉管壁之后，繁殖生长，并有大量炎细胞浸润，破坏动脉壁的组织结构。管壁可有坏死，继之动脉扩张，最终甚至导致管壁穿破，形成大出血。

（三）肿瘤性动脉瘤

肿瘤性动脉瘤是指肿瘤细胞脱落后进入血管在颅内动脉中形成瘤栓，继之，肿瘤组织浸润动脉壁，破坏动脉壁的结构完整性，在血流的冲击下，局部扩张形成动脉瘤。左心房黏液瘤、绒癌、多形性胶质母细胞瘤、肾癌、支气管肺癌及恶性黑色素瘤等均易引起。

（四）梭形动脉瘤

梭形动脉瘤又称为动脉硬化性动脉瘤。多见于在重度动脉粥样硬化病变的基础上，一小段动脉膨大成梭状。组织学的主要改变与动脉粥样硬化相似，可见有脂纹期、纤维斑块期、复杂斑块期等阶段。多混合存在。脂纹期表现为内皮下出现吞噬脂质的泡沫细胞、游离脂质、增生的纤维母细胞及T淋巴细胞浸润。大部分巨噬细胞源于血中的循环单核细胞，少部分由中膜平滑肌细胞迁移而来，从而破坏了内皮下弹力膜的结构完整性。同时，血管壁的内弹力膜纤维化明显。纤维斑块期的改变为出现有内皮细胞被覆的纤维帽，其内有巨噬细胞、单核细胞、胆固醇结晶、少量弹力纤维、钙盐沉积及中心坏死。复杂斑块期为在纤维斑块基础上出现溃疡、血栓形成、钙化及出血。由于血管壁的病变破坏其结构，使之扩张，形成动脉瘤。

（五）外伤性／假性动脉瘤

外伤性／假性动脉瘤多由锐器刺伤或较小投射物在动脉壁形成小的穿透伤后引起，有时，钝器伤也可形成动脉瘤。由于外膜的封闭作用使血肿局限，瘤壁由致密的纤维组织包绕而成，其内含有分层的血凝块。多有纤维组织增生包绕，可表现为波动的血肿，亦

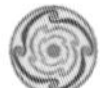

可有机化。这一病变需要及时的处理以防止瘤体继续扩大，压迫邻近的重要组织结构。

二、颅内动静脉瘘及海绵窦瘘

颅内动静脉瘘或海绵窦瘘在外科病理诊断中所占成分较小，因为目前神经外科对此类病变的治疗方式主要为夹闭和选择性栓塞。而这两种治疗方法均不需送病理组织学检查。在诊断中较为重要的是要注意有的动静脉畸形中也有少量动静脉瘘形成。病理学上动静脉畸形在供血动脉与输出静脉之间有丛状、血管瘤样的成巢结构，而动静脉瘘则为简单管腔相连通。

创伤是动静脉瘘的发病原因之一，但也有许多自发的动静脉瘘并无创伤病史，多在小儿和青年发病。而病情严重的瘘管破裂情况极为少见。

三、脑动静脉畸形

（一）概述

脑动静脉畸形是最严重的先天性脑血管疾病。这一血管病变是由发育异常的动静脉不经过毛细血管床直接吻合而成，动脉血不流经毛细血管直接流入静脉。其发病率约占自发性蛛网膜出血的 5%～9%。AVM 的出血通常是由于动脉化的静脉破裂出血。与动脉瘤性蛛网膜下隙出血相比，AVM 所致的蛛网膜下隙出血的再出血率较低。每次出血时，有 20% 的病人出现神经功能障碍，其死亡率据报道为 10%。AVM 多为单发，但是也有 19% 的病人为多发性。其放射线血管造影表现有三种特征：①最常见者为数个供血动脉及数个引流静脉构成。②一个供血动脉和一个引流静脉组成。③同时有颅内、颅外动脉参与供血动脉形成。静脉窦壁型，供血动脉多为颅外来源，直接与静脉窦相通。

（二）发病机制

脑动静脉畸形的发生和发展是一个动态的、受多种因素影响的复杂过程：首先是先天性的因素，由于胚胎时期脑血管胚芽发育异常，动静脉之间不能形成正常的毛细血管床结构，而是供血动脉和引流静脉直接相通，形成畸形血管团。血管通过下面两种方式形成：①血管系发生（vasculogenesis），起源于中胚层分化而来的内皮细胞。②血管生成（angiogenesis），指毛细血管从原有的血管中发芽生长而来。其次，血管构筑因素，如：供血动脉的起源、直径，与静脉的比例，血管的构型重塑（vascular remodelling）等；畸形血管体积逐渐增大，失代偿时即引起出血。第三，血液动力学特征，表现为高流量、低阻力型的血流动力学特征。畸形血管内处于高灌注压、高血流量状态。第四，血管生物学的改变，原有的血管扩张，血管数量增加，侧支循环的生成和错构等因素的影响在 AVM 的发生发展中也有一定的作用。第五，继发性缺血性脑损伤，由于血液分流作用，大量动脉血经动静脉短路流失，导致邻近脑组织的血流量明显减少，神经细胞可变性坏死，微血管通透性增加，引致神经元钙超载，自由基及单胺类介质释放、聚集，是神经组织功能、结构损害的病理学基础。随时间推移，AVM 也逐渐增大，常于 20～30 岁时出现症状。症状多表现为出血、抽搐、头痛、局部感觉运动障碍等。也有某些脑动静脉畸形的体积较小，在血管造影时并无表现，称隐匿性（cryptic）AVM，这种病变可

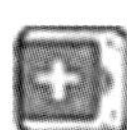

能是某些年轻病人脑实质内出血的原因。

目前的有关研究主要集中于血管生成的激活阶段，有关的因子有：成纤维细胞生长因子（FGF），血小板源性生长因子（PDGF），血管内皮生长因子（VEGF）和转化生长因子（TGF）等。FGF 和 PDGF 由于结构上缺少信号传导的信号肽，可能主要在细胞内发挥作用；而 VEGF 是特异作用于血管内皮细胞的分泌性细胞因子，具有促进内皮细胞增殖、血管生长、血管通透性增加等作用，有可能在 AVM 发生、发展的过程中发挥重要作用。有学者发现，VEGF 蛋白的阳性表达与病人发病年龄和病灶的复发有关，成人组和无复发的儿童组，其阳性率分别为 25%，14%；复发的儿童组阳性率为 100%。对 VEGF 及其受体的研究也证明：VEGF-C、VEGF-D 和受体 Flt-1、Flt-4 阳性表达的 AVM 病人的畸形血管团体积和病人手术时年龄要明显大于相应的阴性表达组，提示 VEGF 在 AVM 的发生和发展过程中是一个重要的因素。除此之外，AVM 血管壁平滑肌的分化也有异常表现，表达平滑肌的α -actin、SM1 和 SM2 等标记物，其阳性产物的分布方式也与正常脑组织的静脉不同。其意义还有待进一步阐明。

另一现象是有少数 AVM 可出现自发的部分性或完全性消退（Schwartz 等，2002；Choi 等，2002）。据 Schwartz 等的文献复习，迄今有 59 例类似病例见诸文献。此种病变均经血管造影证实。在他们的病例中，大部分为一支引流静脉；颅内血流动力学多有改变，出现脑出血；MRI 证实有引流静脉血栓形成。据推测，AVM 的消失可能与脑出血引起血流动力学改变和引流静脉闭塞所致的静脉高压状态相关。在艾滋病伴发 AVM 病人中，也有报道应用 HAART（highly active antiretroviral therapy）以后，AVM 完全闭塞、消失。对 AVM 自发消失的相关病理机制阐明有一定临床病理意义，将有可能为脑 AVM 的治疗提供新的途径。

（三）病理学特征

肉眼观，动静脉畸形是由扭曲的、直径大小不等的血管与质实、灰白色的脑组织混合构成。典型病变形状呈楔形，底面平行于脑表面，尖端指向脑室。光镜下，某些血管壁内具有不规则弹力膜者为动脉结构，而其他迂曲扩张的血管壁常常缺乏肌层和弹力纤维板，为静脉结构，有些迂曲的短路血管壁既无肌层又无弹力纤维板结构，而主要由承受血管内压的不规则增生胶原纤维构成，可称为动脉化的静脉。畸形静脉在高灌注压作用下，扩张、扭曲；静脉壁常增厚或变薄；同时部分管腔内亦可见到血栓形成、再通；部分管壁见钙盐沉积，有时甚至可有化生性骨组织形成。邻近的脑组织有星形细胞反应增生，并有吞噬含铁血黄素的巨噬细胞沉积，少数病例也可出现单核细胞积聚及淀粉样物质的沉积；有时软脑膜亦有增厚改变（图 3-7-55，图 3-7-56）。国内有学者在光镜及组织化学研究的基础上提出将脑动静脉畸形划分为动脉为主型、静脉为主型和混合型等三个亚型，他们亦发现薄弱的血管壁或微小动脉瘤形成是 AVM 出血的病理组织学基础。

脑动静脉畸形合并动脉瘤形成是一种较为复杂的脑血管疾病，文献报道其在 AVM 发病率中占 2.7%～23%。常用 DSA 检查确诊。合并动脉瘤的好发部位有二，发生于与 AVM 供血动脉有关的血管者约占 75%，另外发生于与供血动脉无关的血管者占 25%。根据动脉瘤的脑血管造影特征可分为：团内型（intranidal），血流相关型（flow - related）

和AVM无关型。一般认为，AVM的存在是促进动脉瘤形成的重要因素，在血流的冲击下，瘤体持续扩大或继发破裂。AVM合并动脉瘤的出血几率较大，文献报道其出血发生率为62%。其中，46%由于动脉瘤破裂引起，33%为AVM引起，还有21%出血原因尚难确定。AVM合并动脉瘤的死亡率也较高，为11%～26%。

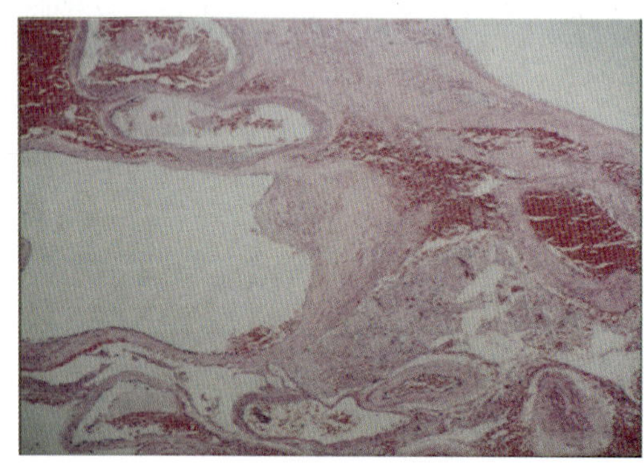

图3-7-55　脑动静脉畸形，显示大量迂曲扩张、大小不等的血管腔结构（HE，×40）

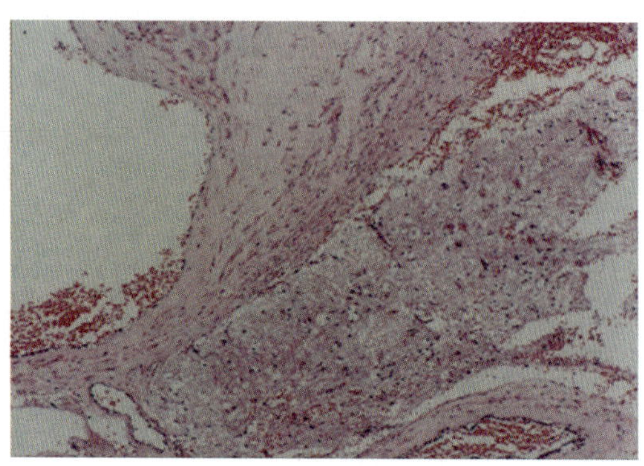

图3-7-56　与上图为同一病例，显示畸形血管壁厚薄不均，血管壁由不规则增生的胶原纤维构成，内亦有少量平滑肌纤维。畸形血管间有少量残存的脑组织，其内星形细胞增生（HE，×100）

四、其他颅内血管畸形

其他的颅内血管畸形还包括海绵状血管瘤、静脉畸形、毛细血管扩张症。海绵状血管瘤是由许多扩张的薄壁血管构成的异常血管团，血管间为纤维结缔组织，无脑组织陷入其间。血管腔内可有血栓形成及出血。血管壁无平滑肌及弹力膜。约15%的海绵状血管瘤与静脉畸形同时发生。 静脉畸形是指结构正常的静脉的异常聚集，这些静脉结构汇聚到一支主要的引流静脉，形成辐射状结构。静脉畸形主要位于脑白质和室管膜旁。畸形的血管腔间也可有脑组织出现，但无供血动脉结构，一般无明显的临床症状。毛细血管扩张症则是指不同直径的扩张的毛细血管的异常聚集。脑组织中可见多支扩张的不规则毛细血管结构。也有人认为可能是海绵状血管瘤的前体或过渡形式。

五、血管畸形与遗传性疾病

血管畸形与遗传性疾病的关系也有一定的临床意义。某些血管畸形是遗传性疾病的表现之一。一般而言，皮肤血管瘤的出现通常预示颅内外可能同时出现某些血管的异常，因此，也有人称之为皮肤血管瘤-血管复合病变综合征（cutaneous hemangioma-vascular complex syndrome）。现将相关疾病简述如下，以供参考：

（一）遗传性出血性毛细血管扩张症

遗传性出血性毛细血管扩张症（Osler-Weber-Rendu disease）是常染色体遗传性疾病，伴有多系统的毛细血管扩张症，可出现于皮肤、黏膜、肺、胃肠道、泌尿生殖系

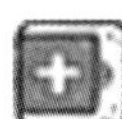

统等。中枢神经系统则多出现动静脉畸形、毛细血管扩张、动脉瘤等血管病变。

（二）Wyburn-Mason 综合征

Wyburn-Mason 综合征是一种累及视觉系统的动静脉畸形，从视网膜开始，可累及视神经、视交叉，直至中脑。小儿发病为多。主要表现为进行性视力减退、癫痫发作、突发性视力丧失等。

（三）Sturge-Webe 综合征

Sturge-Webe 综合征指面部皮肤血管瘤及伴发同侧脑部软脑膜的血管瘤。皮肤血管瘤常见于前额及上睑，某些病人可见于躯干及四肢。软脑膜血管瘤典型者为单侧发病，但约15%的病人为双侧发病。病理学上表现为以薄壁的静脉或毛细血管增生为主的形态特征。

（柯昌庶）

参 考 文 献

1 白希清.病理学.第2版.北京：科学出版社,1992.1 163～1 284

2 曹勇，赵继宗，王硕等.单核趋化蛋白1 mRNA在颅内动脉瘤瘤壁内的表达.中华外科杂志,2002,40:519～521

3 胡锦清，沈建康，凌华威等.三维CT血管造影在脑动静脉畸形诊治中的初步应用经验.中华神经外科杂志,2002,1（3）:150～152

4 刘兵，浦佩玉，高永中.颅内动脉瘤的血管生物学研究现状.国外医学神经病学神经外科分册,2002,29:544～547

5 刘东戈，马正中，李大军等.脑血管畸形的病理分型、血管形态结构与出血的关系.中华神经外科杂志,1996,29:38～41

6 马廉亭.神经外科血管内治疗学.北京：人民军医出版社，1994.127～152

7 饶明俐，林世和.脑血管疾病.北京：人民卫生出版社，2002

8 史玉泉.实用神经病学.第2版.上海：上海科学技术出版社，1994.689～695

9 王存祖，傅震.脑动静脉畸形合并动脉瘤.国外医学脑血管疾病分册,1999,7:294～296

10 王大明，凌锋，刘树山等.脑血管造影三维重建成像在脑动脉瘤诊断和治疗中的初步应用.中华外科杂志,2001,39:661～663

11 王任直.神经外科学.北京：人民卫生出版社,2002

12 杨华，刘健，莫业和等.脑动静脉畸形的三维影像特征及其对栓塞治疗的评估.中华外科杂志,2002,40（9）:719

13 杨铭，马廉亭，余泽等.硬脑膜动静脉瘘动物模型的研究.中华实验外科杂志，2001,18（1）:78

14 杨铭，马廉亭，余泽等.硬脑膜动静脉瘘血管内栓塞治疗的实验与临床.中国临床神经外科杂志，2000,5（3）:142

15 余泽，马廉亭，秦尚振等.国产钨丝微螺旋圈栓塞治疗外伤性颈内动脉海绵窦瘘.中

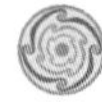

华神经外科杂志,1995,11 (4):187

16 余泽，马廉亭，秦尚振等.外伤性颈内动脉海绵窦瘘可脱性球囊栓塞后再通原因探讨.中华神经外科杂志，1994,10 (3):162

17 余泽，马廉亭，徐国政等.外伤性颈动脉海绵窦瘘治疗方法探讨.中华神经外科杂志，1992,(3):196

18 余泽，韦娜，闫金伟等.外伤性颈动脉海绵窦瘘的诊治体会.临床外科杂志,1994,2 (4):203

19 赵明光，高永中.血管生成与脑动静脉畸形.国外医学神经病学神经外科分册,2002,29 (5):418～421

20 赵明光，高永中.影响脑动静脉畸形发生发展因素.国外医学脑血管疾病分册,2002,10 (2):121～123

21 Ambler M W,Moon A C,Sturner W Q.Bilateral carotid cavernous fistulae of mixed types with unusual radiological and neuropathological findings.J Neurosurg,1978, 48:117～124

22 Barrow D L,Spector R H,Braun I F,et al.Classification and treatment of spontaneous carotid-cavernous fistulas.J Neurosurg,1985,62:248～256

23 Bellot J,Gherardi R, Poirier J,et al.Fibromuscular dysplasia of cervico-cephalic arteries with multiple dissections and a carotid-cavernous fistula:a pathological study.Stroke,1985,16:255～261

24 Choi J H,Shiu J H,Cho S S, et al.Spontaneous regression of cerebral arteriovenous malformation.Korean J Radiol, 2002, 3 (1):74～77

25 Debrun G M.Davis K R,Nauta H J,et al.Treatment of carotid cavernous fistulae or cavernous aneurysms associated with a persistent trigeminal artery: report of three cases.AJNR Am J Neuroradiol,1988,9:749～755

26 Debrun G,Vinuela F,Fox A J,et al.Idication for treatment and classification of 132 carotid cavernous fistulas.Neurosurgery,1988,22:285～289

27 Dolenc V V.Direct microsurgical repair of intracavernous vascular lesions.J Neurosurg,1983,58:824～831

28 Flandroy P,Lacour P,Marsault C,et al.The intravascular treatment of a cavernous fistula caused by rupture of a traumatic carotid trigeminal aneurysm. Neuroradiology,1987, 29:308～311

29 Guglielmi G,Vinnela F,Dion J, et al.Persistent primitive trgeminal artery-cavernous sinus fistulas:report of two cases.Neurosurgery,1990,27:805～809

30 Halbach V V,Higashida R T,Dowd C F,et al.Treatment of carotid-cavernous fistulas associated with Ehlers-Danlos syndrome.Neurosurgery,1990,26:1 021～1 027

31 Halbach V V,Higashida R T,Hieshima G B, et al.Transvenous embolization of dural fistulas involving the cavernous sinus.AJNR Am J Neuroradiol,1989,

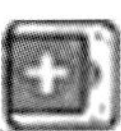

10:377～383
32 Halbach V V,Higashida R T,Hieshima G B,et al.Transvenous embolization of direct carotid cavernous fiatulas.AJNR Am J Neuroradiol,1988,9:741
33 Hieshima G B,Cahan L D,Mehringer C M,et al.Spontaneous arteriovenous fistulas of cerebral vessels in association fibromuscular dysplasia.Neurosurgery,1986,18:454～458
34 Hoya K,Asai A,Sasaki T,et al.Expression of smoothmuscle proteins in cavernous and arteriovenous malformations.Acta Neuropathologica,2001,102 (3):257～263
35 Ishikawa M,Handa H,Taki W,et al.Management of spontaneous carotid-cavernous fistulae.Surg Neurol,1982,18:131～139
36 Italbach V V,Higashida R T,Barnwell S L.Trannsarterial platinum Coils embolizattion of carotid cavernous fistulas.AJNR,1991,2:433～435
37 Jiao D R,Huang Y,Yin L,et al.Treatment of carotid-cavernous sinus fistulas retrograde via the superious ophthalmic vine (SOV).Surg Neurol,1999,52:286～293
38 Koizumi T,Shiraishi T,Hagihara N,et al.Expression of vascular endothelial growth factors and their receptors in and around intracranial arteriovenous malformations.Neurosurgery,2002,50 (1):117～124
39 Lasjaunias P,Berenstern A.Dural arteriovenous malformations.In:Surgical neuroangiography.Ⅱ:endovascular treatment of craniofacial lesions.New York:Springer-Verlag,1987,273～315
40 Lewis A I,Tomsick T A,Tew J A Jr..Management of 100 consecutive direct carotid-cavernous fistulas: results of treatment with detachable balloons. Neurosurgery,1995,36:239～245
41 Linskey M E,Sekhar L N,Hirsch W L Jr.,et al.Aneurysms of the intracavernous carotid artery:clinical presentation,Radiographic features,and pathogenesis. Neurosurgery,1990,26:71～79
42 Matsuo T,Fekushima M, Nishmura S,et al.Embolization for traumatic carotid cavernous sinus fistula platinum coils.Noshinkei Geka,1992,20:165～167
43 McKenzie J D, Dean B L,Flom R A.Trigeminal-cavernous fistula:Saltzman anatomy revisited.AJNR Am J Neuroradiol,1996,17:280～282
44 Nukui Hm Shibasaki T,Kaneko M,Sasaki H Mitsuka S.Long-term observations in cases with spontaneous carotid-cavernous fistulas.Surg Neurol,1984,21:543～552
45 Picard L,Bracard S,Moret J,et al.Spontaneous dural arteriovenous fistulas. Semin Intervent Radiol,1987,4:219～241
46 Pierot L,Poissin M,Jason M Pontvert D,et al.Treatment of type D dural

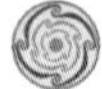

carotid-cavernous fistula by embolization followed by irradiation. Nrutoradiology, 1992, 34:77~80

47 Quinones D, Duckwiler G, Gobin Y P, et al. Embolization of dural cavernous fistulas via superior ophthalmic vein approach. AJNR Am J Neuroradiol, 1997, 18:921~928

48 Robinson J R, Awad I A, Magnetic M, et al. Factors predisposing to clinical disability in patients with cavernous malformations of the brain. Neurosurgery, 1993, 32:730~736

49 Schievink W I, Piepgras D G, Earnest F I V, et al. Spontaneous carotid-cavernous fistulae in Ehlers-Danlos syndrome type Ⅳ: case report. J Neurosurg, 1991, 74:991~998

50 Schwartz E D, Hurst R W, Sinson G, et al. Complete regression of intracranial arteriovenous malformations. Surg Neurol, 2002, 58 (2):139~147

51 Sonstein W J, Kader A, Michelsen N J, et al. Expression of vascular endothelial growth factor in pediatric and adult cerebral arteriovenous malformations: an immunocytochemical study. J Neurosurg, 1996, 85 (5):838~845

52 Takenaka K, Sakai H, Yamakawa H, et al. Polymorphism of the endoglin gene in patients with intracranial saccular aneurysms. J Neurosurg, 1999, 90: 935~938

53 Uflacker K, Lima S, Ribas G C, et al. Carotid-cavernous fistulas embolization througt the supprior ophthalmic vein aproach. Radiology, 1986, 159:175~179

54 Uranishi R, Baev N I, Ng P Y, et al. Expression of endothelial cell angiogenesis receptors in human cerebro-vascular malformations. Neurosurgery, 2001, 48 (2):359~368

55 Vinuela F, Fox A J, Debrun G M, et al. Spontaneous carotid-cavernous fistulas: clinical, radiological, and therapeutic considerations: experience with 20 cases. J Neurosurg, 1984, 60:976~984

56 Viogt K, Sauer M, Dichgans T O. Spontaneous occlusion of a bilateral caroticocavernous fistula studied by serial angiography. Neuroradiology, 1971, 2:207~211

57 Watanabe A, Takahara Y, Ibuchi Y, et al. Two cases of dural arteriovenous malformation occurring after intracranial surgery. Neuroradiology, 1984, 26: 375~380

58 Wolf K, Kirsch E C, Sponagel L, et al. Disappearance of an intracerebral arteriovenous malformation in an HIV-infected patient after initiation of HAART. Infection, 2002, 3 (1):74~77

59 Yamashita K, Taki W, Nishi S, et al. Transvenous embolization of dural

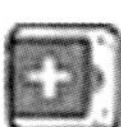

caroticocavernous fistulae:technical considerations. Neuroradiology, 1993, 35:475～479

第八章 鞍区其他疾患

第一节 空蝶鞍综合征

一、定义

空蝶鞍综合征（empty sella syndrome，ESS）简称空蝶鞍征，是指由于某种原因导致蝶鞍内容物空虚，蛛网膜下隙及其部分内容物疝入到蝶鞍内，垂体组织受压于鞍底，进而产生一系列的症候群如头痛、视力障碍、血压升高、脑脊液鼻漏、肥胖、神经及内分泌异常等症状。1951年由Bush命名，1969年Colby报道为“空蝶鞍综合征”。可分为原发性和继发性，成人较儿童多见。

二、病因及病理

本病的发病机制至今仍未明了，可能与多种因素有关。正常情况下鞍膈将鞍上池和垂体窝隔开，视交叉池底的蛛网膜平铺于鞍膈上面，覆盖膈孔区的垂体，少数人的蛛网膜可部分突入膈孔，但其深度多小于2mm。垂体柄经鞍膈中央的膈孔到达鞍内，鞍膈直径通常小于5mm，部分人鞍膈不完整或完全阙如，蛛网膜及其部分内容物便可突入鞍内逐渐将垂体压扁，形成空蝶鞍。通常认为，鞍膈的先天性缺损或不完整是形成原发性空蝶鞍的重要解剖基础，而手术、放疗、梗死、出血、炎症等所致垂体破坏或萎缩则是继发性空蝶鞍发生的重要机制。一些病例报道表明，颅内压增高可以促使空蝶鞍发生，所谓良性颅内高压、脑积水、脑瘤均可并发空蝶鞍。在膈孔较大者，脑脊液压力向垂体广泛传导，使垂体逐渐萎缩，蛛网膜也经膈孔同步下沉，形成一个膈下蛛网膜下池——垂体池，该池逐步扩大呈球状，脑脊液的搏动对垂体窝周壁形成水锤样效应，脑脊液在窝内也可能还存在涡流，这就使得空蝶鞍者的鞍膈略微上翘，而正常人则平坦或稍下陷。同时也说明，空蝶鞍者存在鞍内高压。推测发病机制，先有不明原因的颅内高压，后有空蝶鞍。中国人膈孔的左右径为2.2～11mm，平均（6.3 ± 2.6）mm。较大的膈孔是形成空蝶鞍的基础，颅内高压则是重要的外因。由于鞍底及垂体上面均下沉，垂体柄被拉长；由于垂体后叶紧贴垂体窝后壁，使垂体柄后移，顶在鞍背上，发生折曲，损害了垂体门脉系统，阻碍了催乳素释放抑制因子的传输，可产生溢乳。垂体变薄一般不产生相关内分泌症状，但前叶萎缩严重时，将使垂体功能低下。许多报道显示，空蝶鞍多见于中年肥胖女性，肥胖可能是空蝶鞍的结果，是神经内分泌失调的表现，而不是空蝶鞍的原因。发现空蝶鞍时，均应排除有否合并颅内高压，并根据不同的原因进行病因治疗，有肿瘤

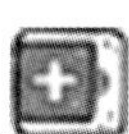

的要实施脑瘤切除，有脑积水者需行脑室－腹腔分流，以有效地挽救视力。对于空蝶鞍导致的内分泌改变目前尚缺乏很有效的办法，经蝶垂体窝填塞抬高视交叉，既可改善视力，又可有效改善垂体柄功能。

三、临床表现

（一）症状及体征

空蝶鞍综合征女性多见，占60%～80%，其中又以中年肥胖者多见。一般头痛、头晕较常见，以间歇性钝痛多见，时轻时重，偶有加重，可自行缓解；部分病例合并有良性颅内压增高，有的有视力视野的改变；部分有视乳头水肿，有些病人甚至可以出现眼底原发性视乳头萎缩；少数病例有垂体内分泌障碍，女性可出现闭经或月经紊乱、泌乳、不孕；男性病人可出现阳痿、早泄等性功能障碍；有些病人可以出现多饮、多尿、垂体功能异常或水盐代谢障碍、 脑脊液鼻漏、良性颅高压。原发性空蝶鞍病人除以上症状外，尚可有记忆力减退、注意力不集中、黑蒙、眩晕及平衡失调、高血压、糖尿病等表现，但大多表现不一，而且发生率各家报道不一。对大多数空蝶鞍病人而言临床表现常常不具特异性，有些病人往往是因为其他原因偶尔发现本病的存在，因此有视力、视野改变，视乳头萎缩，蝶鞍扩大时应与鞍区其他病变如垂体瘤或颅咽管瘤相鉴别，及时行CT、MRI检查以进一步鉴别诊断。

（二）辅助检查

1.颅骨平片　在没有CT和MRI 的时代，X线片、蝶鞍断层，尤其是蝶鞍部气脑造影是诊断空蝶鞍的主要手段，从X线片上ESS多表现为蝶鞍扩大且多呈球形或卵圆形扩大，但也有报道蝶鞍大小正常，因此正常的蝶鞍不能排除本征。气脑造影可见气体进入鞍内位于鞍膈线平面以下。鉴于气脑造影有一定的创伤性及危险性，并有可能引起颅内感染，目前已被CT及MRI所替代。

2.CT和MRI　高分辨率头颅CT的诊断要点为： 轴位像可见鞍内有与脑脊液相似的低密度区； 冠状、薄层扫描可见其低密度区与鞍上池相连。后者有助于排除鞍内囊肿和囊性垂体瘤。但在轴位像，蝶鞍周围池扩大或蝶窦高度气化时可出现假阳性。对蝶鞍的观察易受颅底骨质伪影的干扰而出现假阴性。CT 平扫有疑问时，行甲泛影酰胺(metrizamide）脑池造影CT扫描，可作出诊断。头颅MRI较头颅CT更具敏感性，特别是多方位观察鞍区十分必要。空蝶鞍MRI特点为：鞍内疝入扩大的蛛网膜下隙，垂体受压移位于鞍底是直接征象。正中矢状位可见三种形态：①前部疝：疝入鞍内前部。②水平疝：疝入鞍内上部，与垂体交界面呈水平状。③广泛疝：鞍内大部分或全部被脑脊液充填，垂体呈菲薄半月形位于鞍底或几近消失。冠状位垂体柄位置居中，直接伸入鞍内与垂体相连，即为漏斗征，是空蝶鞍特征性表现之一；鞍内空泡中的液体在T_1加权像均呈低信号，T_2加权像均呈高信号，其信号强度与脑脊液相似。头颅MRI未发现空蝶鞍时，亦不能完全排除。

四、治疗

对于空蝶鞍综合征一般认为无症状、垂体功能和视力等正常者无需特殊处理，如有

内分泌功能低下，则酌情予以激素替代治疗。但需随访观察，每半年至一年进行一次头颅CT或MRI、眼科学检查。有下列情况时应考虑外科治疗：①严重的内分泌功能紊乱。②进行性视力障碍，视野缺损。③严重头痛、呕吐等颅内压增高症状。④脑脊液鼻漏。⑤合并垂体肿瘤。

手术可经鼻－蝶入路蝶鞍内填塞，以消除鞍内异常扩大的蛛网膜下隙，解除垂体受压，抬高鞍膈，减轻视神经张力，以改善视力、视野。可用来填塞蝶鞍的材料有肌肉、筋膜、脂肪、明胶海绵、冻干硬脑膜、可脱性球囊及硅橡胶等，后者的优点是取材方便，在体内不被吸收和压缩而避免术后复发，但由于是异物，其组织相容性不佳，而且由于经鼻－蝶手术，消毒较困难，有可能导致感染，使手术失败。手术中要特别注意的是由于垂体柄的下牵使视交叉后缘下降，蛛网膜的下沉也促使视交叉下陷，因为二者之间常常黏着在一起，有一些蛛网膜小梁相连，经颅空蝶鞍手术必须切断这些小梁，否则视交叉难以回位，导致手术效果不良。经蝶窦填塞垂体窝，不仅能减小水锤效应，还可使蛛网膜上抬，为视路上移创造了条件。

总之，空蝶鞍综合征是一组相对少见的颅内疾病，对它的治疗并非每个病例都能做到尽善尽美，关键是尽可能使病人的临床症状得到改善或至少是不要加重病情，否则与治疗的目的背道而驰，因此术前对病情的客观评价甚为重要。

（龚　杰）

第二节　鞍区蛛网膜囊肿

蛛网膜囊肿（arachnoid cyst）是发生在脑和脊髓内与蛛网膜、脑池密切相关的一类良性囊肿性病变。许多囊肿可以长期甚至终生没有症状，则无须治疗，可随访观察。随着CT和MRI的普及，近年来蛛网膜囊肿的发现有明显增加的趋势。囊肿的扩大和会聚包绕重要的血管神经可以引起相应的临床症状和体征，也可引起脑室扩大、脑积水等，需要进一步的外科治疗。蛛网膜囊肿主要发生在蛛网膜下隙、脑池等部位。鞍区蛛网膜囊肿约占整个颅内蛛网膜囊肿的10%左右。

鞍区蛛网膜囊肿可分为鞍上囊肿（位于鞍膈上方）和鞍内囊肿（位于鞍内），后者较少见，主要见于成人。鞍上囊肿主要为先天性，多见于儿童，随着CT、MRI的逐渐普及，有报道70%～80%的病人小于一岁，男性稍多于女性。

一、临床表现及影像学表现

主要有内分泌功能障碍、视力视野改变和颅内压增高表现。根据蛛网膜囊肿的大小和对第三脑室的压迫情况可以出现不同程度的脑积水，从而引起不同程度的颅内压增高症状，可以产生头痛、头昏、恶心呕吐甚至视乳头水肿等症状体征。在婴幼儿主要表现为脑积水，可以出现头围过大、囟门突出、生长发育障碍，部分病例可有智力低下。由于颅内压增高引起频繁呕吐，可致营养不良。当囊肿压迫垂体、下丘脑等结构可引起内分泌障碍，出现生长发育迟缓和性早熟、多尿等，部分病例表现为肥胖，血糖增高。囊肿压迫视神经、视交叉可引起视力视野的变化，表现为单眼或双眼视力下降、双侧或一侧颞侧视野偏盲，囊肿若向后发展压迫视束也可出现同向偏盲。

随着CT和MRI 的普及，它们目前已成为诊断鞍区蛛网膜囊肿的主要手段，CT表现为第三脑室区可见边界清楚、密度与脑脊液相同的囊性病灶，囊肿无强化，侧脑室扩大和上抬，构成所谓“兔头征”。MRI表现为囊内均匀一致的信号，呈长T_1长T_2，与脑脊液信号一致（图3-8-1）。

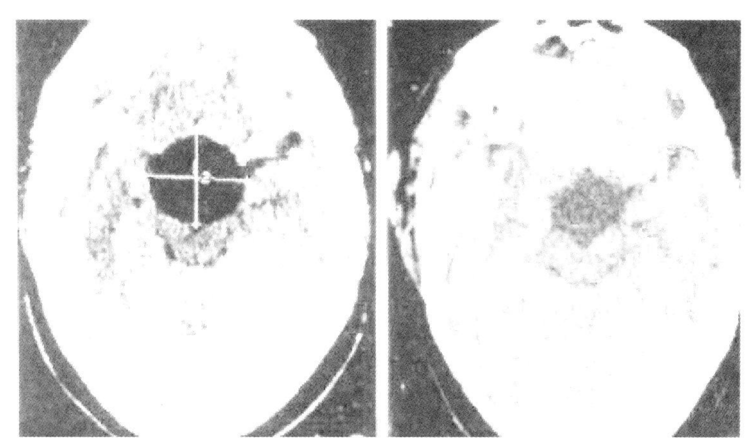

图3–8–1　鞍区蛛网膜囊肿手术前后的CT表现

二、鉴别诊断

鞍区蛛网膜囊肿应注意与鞍区表皮样囊肿、囊性颅咽管瘤、中脑导水管狭窄所致的脑积水、囊性胶质瘤以及Rathke囊肿相鉴别。结合病史、体征和CT及MRI发现，鉴别诊断不难。

三、外科治疗

鞍区蛛网膜囊肿的手术方式包括开颅囊肿切除、内镜下脑室囊肿造瘘或囊壁切除、脑积水分流术、囊肿腹腔分流术等。单纯脑积水分流术通常只能解决脑积水，使脑室恢复正常大小，不能对囊肿本身起作用，也不能改变囊肿的大小和形状，有时尽管施行了脑积水分流术反而使囊肿进一步扩大，故现已少用。若有条件施行显微外科手术，可在显微镜下将蛛网膜囊肿的囊壁尽可能切除，同时打通鞍区的各个脑池，使脑脊液流动通畅，从而避免局部脑脊液的滞留，解除脑积水的存在。但在囊肿不能充分切除，脑池不能完全打通，脑积水仍然存在的情况下，脑室－腹腔分流术还是必要的。与直接显微手术相比囊肿分流术具有手术简便、损伤小、安全等特点，但容易失败。有时分流管的头端可沿囊壁滑行而不能进入囊肿腔或脑室，起不到分流囊肿内积液的作用。文献报道，采用开颅囊肿切除术可使约75%的病人治愈，但值得注意的是若手术中囊壁切除不够，各个脑池沟通不良，使脑脊液不能顺畅流动，术后可以复发，特别是当合并有脑室扩大者。主要是因为囊壁切除不够，使视交叉区域疏导囊液的能力缺乏。近年来由于新技术的进步，经脑室内镜做囊肿造瘘，然后经扩大的室间孔做终板开窗造瘘手术，具有微侵袭、复发率低、安全、避免置入分流管等优点。Caemaert于1992年

报道采用内镜下造瘘的方法治疗4例鞍区蛛网膜囊肿，使囊腔与侧脑室及基底池相通，无并发症发生， 随访36个月以上，效果满意。1994年再次报道内镜下应用激光技术对10例脑室旁及脑室内囊肿行造瘘的方法使囊腔与脑室相通，取得满意的疗效，无并发症。但由于该手术开展的时间还不长，例数不够多，其长期疗效尚待进一步观察。对于成人的鞍内蛛网膜囊肿可采用经蝶窦入路手术切除囊肿，鞍内填塞肌肉或脂肪筋膜等组织，防止囊肿的复发，术后头痛、头昏、视力视野的改变可以缓解，但内分泌症状通常不能改善。

（龚　杰）

第三节　垂体脓肿

垂体脓肿临床上非常少见，自从Simmonds于1994年报道首例垂体脓肿以来，国外文献报道104例，国内也有少量个案报道。综合文献报道，垂体脓肿不到鞍区病变的1%。垂体脓肿形成原因有多种，感染可以经周围邻近组织感染灶直接蔓延而来，如脑膜炎、蝶窦炎、海绵窦血栓性静脉炎播散引起垂体组织感染，形成脓肿。感染也可以由于败血症血行传入。有一部分感染发生在鞍区病变手术或放射治疗后。垂体脓肿也可继发于垂体腺瘤、Rathke囊肿、颅咽管瘤等病变，鞍区病变后，由于微循环堵塞、坏死形成和局部免疫损害增加了感染的易感性。但有相当一部分病人致病原因不明。

最常见的致病菌是革兰阳性球菌，然而已报道的致病菌很多，包括革兰阴性杆菌、厌氧菌、真菌等。另一方面，有相当一部分病人手术抽吸的脓液中未能培养分离出细菌。有人认为这与广泛使用广谱抗生素或细菌培养的技术有关。

一、临床表现

垂体脓肿常见的临床症状有头痛、视力障碍、垂体内分泌功能障碍，不到一半的病人有发热和脑膜炎症状。

1.头痛　是最常见的临床表现，超过90%的病人出现头痛，头痛的类型没有特殊性。头痛通常位于双额、眉间处、眶后和顶部，多为持续性，少数为突发性间断性疼痛。

2.内分泌损害　症状有月经不调、闭经、烦渴、尿崩、性欲下降等。但继发于鞍区病变的垂体脓肿病人内分泌紊乱是由于垂体疾病引起，在垂体脓肿形成前已存在。

3.视觉障碍　约一半的病人出现视觉障碍，如视力下降、视野缺损或复视等，由于视交叉受压，视野缺损可为单眼和双眼的颞侧偏盲，也有少数病人为单眼和双眼鼻侧偏盲。个别病人出现眼肌麻痹。

4.发热和脑膜炎症状　在垂体脓肿病人中并不多见，文献报道不足50%的病人出现发热、外周血白细胞计数升高，Vates报道，33%（8/24）病人发热、外周血白细胞升高，25%（6/24）发病早期有脑膜炎症状，24例中仅有4例以上症状均出现。

二、辅助检查

1.腰椎穿刺　腰穿收集脑脊液有助于明确感染的存在，脑脊液培养可发现致病菌，

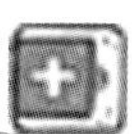

但培养的阳性率较低。

2.内分泌检查 可了解垂体内分泌功能状况。血皮质醇（8Am）和24h游离皮质醇降低提示肾上腺皮质功能低下，血T3、T4和TSH降低提示甲状腺功能低下。男性病人可发现睾酮降低。

3.视神经检查 常检查视力、视野和眼底，可发现一眼或双眼视力下降，视野不同程度缺损及视乳头萎缩等。

4.颅骨X线平片检查 垂体形成脓肿后，X线平片示蝶鞍扩大，后床突及鞍背骨质破坏，前床突前上移位，鞍底下陷，模糊。

5.CT检查 多数垂体脓肿CT检查显示鞍区囊状均匀低密度占位病变，边界清楚，中央没有强化，周边薄层环状强化，并可发现垂体窝扩大及骨质破坏，合并脑膜炎或蝶窦炎时可出现蝶窦黏膜强化。

6.MRI检查 MRI扫描对垂体脓肿的诊断有一定的价值。典型的垂体脓肿表现为鞍内或鞍内向鞍上发展的圆形或类圆形肿物，边界清楚，T_1加权像上为低信号，T_2加权像上为高信号。MRI信号与脓肿内容物有关，也可出现T_1高信号表现，这可能是因为出血或坏死液中蛋白含量较高。一般认为，T_2加权像上中到高信号提示为含液性成分的囊肿。增强后病灶呈环状强化。在MRI检查时常可见到蝶鞍扩大，脓肿向鞍上生长，压迫视神经、视交叉或海绵窦。

三、诊断和鉴别诊断

垂体脓肿术前诊断比较困难，往往易误诊为垂体腺瘤、Rathke囊肿或颅咽管瘤等。垂体脓肿发病率极低，导致临床上对其缺乏认识和警惕。垂体脓肿尽管可表现为鞍区占位、内分泌障碍和脑膜炎症状，但是常常缺乏明确的中枢神经系统感染的迹象。目前该病的术前诊断主要依赖影像学检查，但是缺乏特异性表现，如垂体腺瘤CT检查也常可见局灶性低密度区，也可见环状强化，而少数脓肿CT检查可无环状强化，呈实质性等密度强化。CT动态扫描对垂体脓肿和垂体腺瘤鉴别诊断有一定意义。采用单层动态扫描进一步检查，脓肿内兴趣区随时间推移其CT值几乎不变，而垂体瘤随时间推移兴趣区CT值发生变化，其时间密度曲线为缓慢上升、宽阔峰值、逐渐下降。结合病史、临床表现和影像学检查综合分析有助于垂体脓肿的诊断。现在一般认为，在脑膜炎的基础上伴有鞍区病变的临床或放射学诊断，在脑膜炎合并视野缺损时，应考虑诊断垂体脓肿。若影像学检查发现鞍区环状强化囊性病变发生在术后，特别是鞍区手术后应考虑垂体脓肿可能，如果有发热、头痛、脑脊液鼻漏则更有意义。

四、治疗

早期诊断、及时手术和恰当的抗生素治疗是治疗垂体脓肿的关键。目前多数作者主张对垂体脓肿采用经蝶入路引流。对于垂体脓肿主要位于鞍内者，采用经蝶入路既可清除脓肿，又可避免脓液污染蛛网膜下隙，引起脓肿扩散，减少对视神经的牵拉和刺激；引流方便，还有利于同时处理可能存在的蝶窦炎。但是对于较大体积、突破鞍膈的垂体脓肿，经蝶入路引流可能不完全，也不能对鞍上结构进行充分减压。这时需要经翼点入

路等开颅手术。开颅手术可在直视下处理脓肿，并可恰当松解视神经粘连。术中须应用生理盐水、过氧化氢溶液和抗生素溶液反复冲洗脓腔。因此，对于垂体脓肿不应该强调经蝶入路单一术式，而应根据具体情况，包括脓肿大小、鞍膈是否完整、视力视野损害程度等选择适当的手术入路。

抗生素治疗是垂体脓肿治疗的重要部分。术前已诊断为垂体脓肿者，术前即可选用抗生素，抗生素选择应根据术中标本的培养和药物敏感试验结果决定。对于术前没有预料为垂体脓肿而术中才确定为垂体脓肿者，如果没有感染迹象，有理由等待细菌培养分离的结果出来时再使用抗生素。当有脑膜炎症状的病人术中一旦确诊为垂体脓肿，需尽早使用抗生素治疗。正规抗生素的治疗常常需要4～6周，以防止脓肿复发。

（徐卫明）

第四节　垂体Rathke囊肿

垂体Rathke囊肿是一种罕见的先天性疾病，是由于垂体Rathke囊先天性发育异常所致。对本病的命名很多，如垂体囊肿、黏液上皮样囊肿、垂体胶样囊肿等，大多数学者称其为垂体Rathke囊肿。

Rathke囊肿起源于垂体前部和后部之间残留的小腔隙，胚胎期的Rathke囊肿在成年后应逐渐被上皮细胞内折所填充，大多数退化消失；个别的若该腔隙持续存在并不断扩大则形成Rathke囊肿。在大宗病例报道中，Rathke囊肿发生率很低，Freda报道为3.1%（28/911），国内的杨氏报道为3.5%（22/612）。

由于Rathke囊肿在临床表现上与鞍区囊性的颅咽管瘤非常类似，有的作者将Rathke囊肿归为颅咽管瘤三种病理分型中的一种，称为上皮样囊肿型或Rathke囊肿型，但是两者在临床疗效和预后上明显不同，现在多数学者仍将二者区别开来。病理上，垂体Rathke囊肿的囊壁被覆单层柱状上皮细胞和杯状细胞，并有黏液分泌，而鞍区颅咽管瘤的囊壁为多层鳞状上皮细胞并有实质性上皮细胞巢，常伴有钙化；临床上，Rathke囊肿术后很少复发，且预后良好，而囊性颅咽管瘤易复发，愈后要差。

术中手术显微镜下观察，Rathke囊肿囊壁光滑、菲薄，分界清楚，内含囊液，囊液为透明或不透明胶冻状，颜色可为白色、灰白色、淡黄色、灰绿色等，垂体常被压得变薄、移位，较大的囊肿常压迫视神经、视交叉。

术后病理切片显微镜下观察，Rathke囊肿内衬分化良好的立柱状纤毛或杯状上皮，并可见少数分泌垂体激素的内分泌细胞。有时候上皮可鳞状上皮化生和呈明显的黄色瘤样变性。免疫组织化学染色，细胞角蛋白、上皮膜抗原阳性，有些报道指出癌胚抗原阳性，一些散在的内分泌细胞嗜铬粒蛋白、垂体激素阳性。

电镜下观察到高度分化的纤毛细胞和杯状细胞，细胞间为桥粒，顶端连接复合体。也可见深层的基底细胞和相对未分化细胞、含有内分泌颗粒的淡细胞以及具有张力丝束桥粒的化生鳞状上皮。

垂体Rathke囊肿多见于中老年女性病人。Voelker报道男女性别之比为1∶2，平均年龄为38岁。但也有作者认为本病发生率与性别无关。

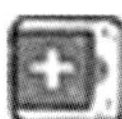

病程长短不一，1个月至多年，平均23.5～34.9个月。

与其他鞍区病变一样，症状有头痛、垂体内分泌功能障碍和视功能障碍。①头痛：约一半的病人病程中出现头痛，呈间断性或持续性，程度轻重不同，常无特殊的诊断意义。②垂体内分泌功能障碍：垂体功能多数表现为低下，如皮质醇功能低下，性腺功能低下，尿崩症等。也有部分病人出现停经溢乳症，血清催乳素水平增高。③视功能障碍：常由于囊肿较大压迫视通路所致，可出现一眼或双眼视力下降，视野受损或视乳头萎缩。

现代影像学检查是发现和诊断Rathke囊肿的重要手段。① CT检查：Rathke囊肿CT扫描多数表现为鞍区边界清楚的圆形或类圆形改变，密度均匀，大多数为低密度，但有少数病人可表现为等密度或稍低密度影，有人认为这是因为囊肿黏液样物质或胶样物质蛋白成分不同所致。增强扫描时，周边可呈环状强化。该囊肿不发生钙化。② MRI检查：高分辨率的MRI检查使Rathke囊肿的诊断水平有了很大的提高。MRI检查发现鞍区边界清楚的圆形或类圆形肿物，T_1加权像上多为低信号，T_2加权像上为高信号。也有T_1加权像上为等信号或高信号，常认为这是囊内液体中蛋白含量增高所致。病变可局限于鞍内，较大者常突至鞍上，压迫视神经、视交叉。注射DTPA后，囊壁环状强化。

垂体Rathke囊肿术前明确诊断比较困难，容易与垂体腺瘤、垂体腺瘤卒中、囊性颅咽管瘤等混淆，需要与之鉴别。当CT及MRI检查发现鞍内或鞍上的圆形或类圆形肿物，边界清楚，质地均匀，没有钙化，仅周边强化者应考虑Rathke囊肿的可能。

有明显症状的Rathke囊肿应手术治疗。用显微神经外科技术切除囊肿是首选的方法。手术原则是彻底清除囊肿内容物，解除囊肿对视神经、垂体的压迫。视神经减压后，受损的视力有望不再恶化，大量病人受损的视力可在术后改善。但对于术前垂体功能低下、性功能减退、尿崩症等病人，手术后症状较难改善，需要激素替代治疗。

无明显症状的垂体微小囊肿或垂体囊性病变，怀疑为Rathke囊肿者，手术应慎重考虑，以免手术损伤加重垂体功能障碍，需要动态观察垂体囊肿的变化，常常需要MRI定期复查。MRI复查发现囊肿有增大趋势可考虑手术治疗，囊肿无明显改变时，可继续观察，但为明确诊断，也可显微手术探查。垂体Rathke囊肿手术后极少复发，不需要放射治疗。

（徐卫明）

第五节　鞍区其他疾患的病理学

一、鞍区蛛网膜囊肿

蛛网膜囊肿（arachnoidal cyst）又称为囊性粘连性蛛网膜炎、蛛网膜下囊肿、囊性增生性蛛网膜病、囊性软脑膜炎等。除了先天畸形因素，后天的炎症刺激也是一个重要的发病因素。国人资料报道发病率约占颅内肿瘤及瘤样病变的0.5%。

病理学表现为局部软脑膜增厚，粘连，形成囊肿。镜下见增生的蛛网膜上皮细胞和脑

膜纤维细胞；有时可见砂粒体、淋巴细胞、单核细胞。囊壁的细胞也有类似神经上皮的分泌功能，分泌的液体积聚于囊中；也有学者认为，囊液的单向流动机制是囊肿形成的原因。

二、鞍区胆脂瘤

一般认为其组织发生是由皮肤外胚层的剩件发展而来，于胚胎早期神经沟封闭时发生异位残留。异位若发生于极早期，则在发育过程中将逐渐出现表皮和皮肤所有附件成分的分化，形成皮样囊肿。若在皮肤外胚层分化后才发生异位，则仅发育成表皮组织，形成表皮样囊肿。其发病率约占颅内肿瘤及瘤样病变的 2.2%，国外资料报道为 0.7%～3.21%。此囊肿常见于脑桥小脑角，其次为垂体旁区。男女比例约为 1∶1。年龄分布较广，但以 20～50 岁最为多见。

肉眼观察，囊肿大小不等，表面呈不规则结节状，囊壁薄，偶见灶性钙化。囊内可见白色蜡样物，为表皮样囊肿的内衬角化鳞状上皮脱落退变形成。在皮样囊肿则内容物可为淡黄色，因为有皮脂腺的分泌产物。

组织学观察，表皮样囊肿囊壁内衬鳞状上皮，其下为纤维结缔组织构成，鳞状上皮与正常表皮结构相似，也可有透明角质颗粒的存在（图 3–8–2）。而皮样囊肿则除被覆鳞状上皮以外，还有皮肤附件的结构出现，如皮脂腺、毛囊、汗腺等；偶见少许胆固醇结晶、软骨及骨化灶。若囊壁有破溃，会刺激邻近组织增生，炎细胞浸润，并有多核巨细胞反应。

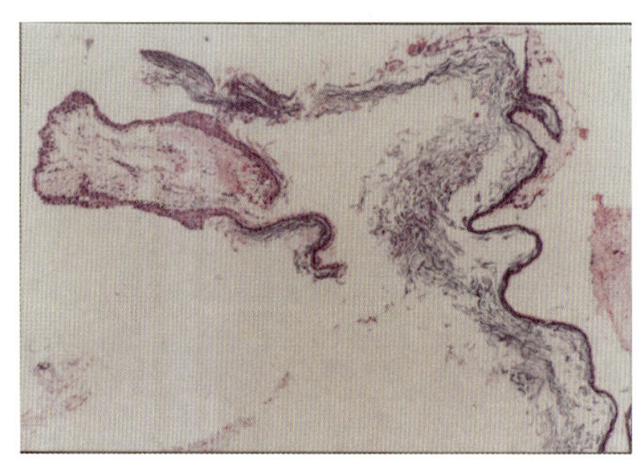

图 3–8–2　表皮样囊肿，囊壁内衬复层鳞状上皮，细胞分化尚好，并见有角化（HE，×100）

三、Rathke 囊肿

Rathke 囊肿为充满液体的囊性肿物，而非肿瘤性病变。国内资料报道约占颅内肿瘤及瘤样病变的 0.1%。一般认为是 Rathke 袋的残余，源于胚胎发育第 4 周时，原始口腔向上突起而成。尸检发现率约为 13%～23%，这些囊肿很少出现症状，一般直径大于 1cm 时，才引起鞍区压迫症状。

大体表现为薄壁囊肿，呈灰白、浅灰色，常含有透明的黏液，有时也可呈黄褐色外观。组织学表现为单房的囊腔样结构，其内含有大量的黏液，囊壁内衬薄层的立方状或柱状上皮细胞，混有少量杯状、纤毛细胞。有时也可有部分区域出现鳞状上皮分化，但无角化。部分区域的柱状上皮细胞核也偶有假复层排列。免疫组化标记，上皮细胞有细胞角蛋白（cytokeratin）的阳性表达。灶性区域的上皮也可有 GFAP 的阳性反应，其意义未明。

在临床工作中，对于 Rathke 囊肿与颅咽管瘤的鉴别诊断应加以注意，因为 Rathke 囊肿的预后明显较好。而有时由于手术后送检的标本数量较少、破碎、组织结构挤压等

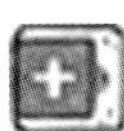

因素影响，会给病理学鉴别诊断带来一定的困难。有作者应用不同相对分子质量的cytokeratin的抗体，对颅咽管瘤和Rathke囊肿组织免疫组化染色，发现Rathke囊肿的上皮表达cytokeratin 8和cytokeratin 20；而颅咽管瘤则为阴性反应。因此，这一特征可以应用于二者的鉴别诊断，对于小块活检组织的病理诊断，尤为重要。

四、垂体管囊肿

垂体管囊肿与Rathke裂囊肿发病部位类似，都位于蝶鞍旁，有作者将二者统称为鞍旁囊肿（parasellar cyst）。目前，对于此囊肿是否为独立疾病尚有争议，也有人认为是颅咽管瘤的囊性变或为表皮样囊肿。

垂体管初由立方上皮细胞被覆，以后又由鳞状上皮被覆。其囊液清亮，透明，无角化物，可与表皮样囊肿区别。与颅咽管瘤相比，发病年龄较大，除被覆鳞状上皮外，还有纤毛立方上皮或柱状上皮细胞，而且，囊壁组织中也无上皮细胞团及条索样结构。

（柯昌庶）

参考文献

1 白希清.病理学.第2版.北京：科学出版社,1992.1 163～1 284

2 陈坚，陈刚，杨正民等.垂体脓肿的临床特点和误诊分析.中国误诊学杂志，2002,2(4):488～490

3 高亮，周良辅.蛛网膜囊肿.现代神经外科学.上海：复旦大学出版社,2001.953～961

4 黄文清.神经肿瘤病理学.第2版.北京：军事医学出版社,2001

5 晋强，赵继宗.空蝶鞍综合征31例分析.北京医学,1995,17（1):35

6 李春，宋建华.中枢神经系统肿瘤病理.北京：北京科学技术出版社,1998.232～234

7 李荃，王承缘.垂体脓肿的CT诊断（附8例报道）.实用放射学杂志,1995,11（9):518～520

8 邵兴国，刘承基，谭启富等.原发性空蝶鞍的外科治疗.中华神经外科杂志,1996,12(6):354～356

9 王凡，邓崇知.74例空蝶鞍综合征的临床与MRI诊断.重庆医学，1999,28（1):67～68

10 王任直.神经外科学.北京：人民卫生出版社,2002

11 王守森，洪建利，郑兆聪等.良性颅内高压并发空蝶鞍1例教训与经验.脑与神经疾病杂志，2002,10（1):49

12 武忠弼，杨光华.中华外科病理学（中卷).北京：人民卫生出版社,2002

13 阎学江，秦进喜，吕达石等.鞍区Rathke囊肿的诊断及经蝶显微外科治疗.中华神经外科杂志，2001,17（4):246～248

14 杨义，任祖渊，苏长保等.垂体Rathke囊肿的诊断和经蝶窦手术治疗.中华神经外科杂志，1999,15（2):76～78

15 杨义，任祖渊，苏长保等.垂体脓肿的诊断和经蝶窦显微手术治疗.中华神经外科杂志，1998,14 (5):300～302

16 张可建，谭长连，白末了等.空蝶鞍综合征20例的临床和MRI分析.湖南医科大学学报，1996,21 (5):435～436

17 郑足珍，姚国英，金意华等.空蝶鞍综合征的诊断与治疗.中原医刊，1998,25 (7):4～5

18 Caemaert J,Abdullah J,Calliauw L,et al.Endoscopic treatment of suprasell ararachnoidcysts.Acta Neurochir,1992,119:686

19 Caemaert J,Abdullah J,Calliauw L.Endoscopic diagnosis and treatment of para-and intraventricular cystic lesions.Acta Neurochir Suppl,1994,61:69

20 Vates G E,Berger M S,Wilson C B.Diagnosis and management of pituitary abscess:a review of twenty-four cases.J Neurosurg,2001,95:233～241

21 Xin W,Rubin M A,McKeever P E.Differential expression of cytokeratins 8 and 20 distinguishes craniopharyngioma from rathke cleft cyst.Arch Pathol Lab Med,2002,126:1 174～1 178

第四篇

鞍区疾病的治疗

第九章　鞍区疾病手术的麻醉

鞍区的病变以肿瘤为多，主要有垂体腺瘤、颅咽管瘤、鞍结节脑膜瘤和某些先天性肿瘤，如脊索瘤、表皮样囊肿、皮样囊肿、脑生殖细胞性肿瘤等；其次为鞍区血管性疾病，如动脉瘤、颈动脉海绵窦瘘等。鞍区处于颅底的特定部位，而且涉及垂体、下丘脑等重要的内分泌器官，因此，在麻醉处理上既要遵循一般颅脑手术麻醉处理的原则，又要按鞍区疾病的解剖结构、病理生理改变和手术特点，采取相应的麻醉处理，以保证鞍区手术的顺利进行和病人的生命安全。

第一节　颅脑生理与有关参数

颅脑生理中有 3 个相互关联的参数，即脑代谢率（氧代谢率，$CMRO_2$；葡萄糖代谢率，CMRglq）、脑血流量（CBF）和颅内压（ICP）。

一、脑代谢率（CMR）

成人脑的重量约为体重的 2%，全脑血流量约为 700ml/min，约占静息期心排出量的 15%，氧耗量占全身氧耗量的 20%，静息时 $CMRO_2$ 为 2～4ml/（100g · min），平均 3.5ml/（100g · min），为全身基础代谢平均氧耗量的 10 倍，可见脑是一个高代谢率的器官。但脑的氧、葡萄糖和 ATP 储备都很少。因此，脑的代谢和功能取决于良好的脑循环，以保证提供足够氧、葡萄糖和基质，否则就不能满足脑组织的代谢需要而发生脑缺血缺氧性损伤。脑代谢率的高低与各种神经活动、刺激和体温直接相关，如癫痫发作可显著增加神经细胞的氧耗量；体温每降低 1℃，CMR 下降 6%～7%，30℃时 CMR 为正常的 60%～70%，26.8℃时仅为正常的 50%。脑组织的温度每下降 1℃，脑血流量下降 6.7%，脑细胞对缺氧的敏感性也下降，温度上升则相反。故以头部降温为重点的低温状态，常用于心肺脑复苏和重大颅脑手术的麻醉。

二、脑血流量（CBF）

CBF 主要取决于脑血管阻力（CVR）和脑灌注压（CCP），CBF=CCP/CVR，即脑血管阻力愈大，CBF 愈小，阻力愈小，CBF 愈大。CCP 即脑动脉输入压与静脉输出压之间的压力差，CCP=MAP－CVP（或颅内压），以两者中稍高者计算，故颅内压、CVP 增高，脑灌注压下降，脑血流量减少。正常 CCP 为 80mmHg，CBF 为 50～55ml/(100g · min)。脑血流量有其自身特点：① CBF 与 MAP 相关，当 MAP 在 50～150mmHg 范围内，CBF 靠小动脉收缩或扩张来调节血管的阻力，维持在相对恒定的水平，即脑血流量的自身调节；若 MAP 超出此范围，则被动地取决于脑灌注压。② CBF 与 $PaCO_2$ 相关，CBF 的自动调节主要受 $PaCO_2$ 的影响。正常 $PaCO_2$ 为 35～45mmHg 时脑血管能保持良好的自动调节作用。$PaCO_2$ 从 40mmHg 增至 80mmHg 脑血流量增加一倍；而 $PaCO_2$ 从 40mmHg 降至 20mmHg 脑血流量几乎减少 50%；$PaCO_2$<20mmHg 时脑血管显著收缩可导致脑缺血。③ CBF 与 PaO_2 相关，$PaO_2$60～300mmHg 范围内对 CBF 影响不大，高 PaO_2 仅引起 CBF 轻微下降，但当 PaO_2<60mmHg 时，CBF 可迅速增加，与缺氧致酸中毒使脑血管扩张有关。④ CBF 与 $CMRO_2$ 相关，脑代谢率增加，脑血流量增加，反之减少。正常 CBF 与 $CMRO_2$ 的比值为 15，且比较恒定，这种血流－代谢关系是维持正常供求关系的主要机制之一。⑤ CBF 与 Hct 相关，Hct30%～40% 对 CBF 影响甚小，随血液黏滞度的增高 Hct>50% 时，脑血管阻力增加，使 CBF 下降。Hct 在 30%～34% 可获得最理想的供氧效果。⑥ CBF 与年龄相关，随年龄的增加 CBF 和 $CMRO_2$ 逐渐下降。

三、颅内压（ICP）

颅内压是指颅脑内容物对颅脑壁产生的压力。颅腔是一个由颅骨组成的四周坚硬、无伸缩性的半闭合空间，其内容物主要由脑组织、脑脊液和血液组成。由于颅腔总容积相对固定，颅内压须保持相对稳定。正常 ICP 5～13mmHg（6.8～18cmH_2O）；平卧位时为 10mmHg；直立时 ICP 小于大气压，约为 −5～−10mmHg；头低位时 ICP 可达 50～60mmHg；咳嗽、屏气时 ICP 可骤然上升至 30～200mmHg。正常颅内压波动很小，颅脑内可代偿的空间仅 8%～10%。颅腔内容中脑神经组织占 80%～85%（脑实质占 24%，水分占 60%）；脑脊液占 11%～15%；血容量占 3%～6%。上述三种内容物并非绝对固定不变，其中任何成分的体积或容量增减，可由其他成分的增减来代偿，但脑组织的体积相对可缩性小，主要靠脑脊液和血液的减少来代偿，这种代偿也是有限的，超过代偿范围，颅腔内容的轻度增加即可导致颅内压的明显增高，这种压力－容积的相关性称为颅内的顺应性。ICP 的调节作用是通过复杂的生理功能来实现的。

1. 脑脊液的调节作用 脑脊液主要由侧脑室、第三脑室、第四脑室的脉络丛产生，总容量 120～180ml，平均为 150ml，其中 25ml 在脊髓蛛网膜下隙内。脑脊液的吸收主要通过蛛网膜颗粒，其吸收速度取决于蛛网膜下隙与静脉窦内的压力差，重吸收与压力梯度大小呈直线关系。颅内压<5mmHg，脑脊液几乎不能吸收；当颅内压>5mmHg 时，则吸收量与压力成比例增加；当颅内压增高时，一部分脑脊液被挤出颅腔进入脊髓蛛网膜下隙，并被吸收来进行代偿。但脑脊液的调节能力有限，即使全部脑脊液都被置换出

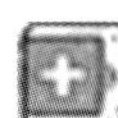

颅腔也只能使颅腔体积缩减10%左右。

2.脑血流量的调节 如前所述，CBF有自动调节作用并受$PaCO_2$、PaO_2、$CMRO_2$及Hct的影响。当颅内压增高时，脑灌注压降低，脑血管阻力增加，脑血流量减少。若颅内压>35mmHg、脑灌注压<40mmHg，脑血流量可减少一半，脑组织则发生严重缺氧。$PaCO_2$>50mmHg，脑血管可处于麻痹状态，脑血管的自动调节功能丧失。机体为保持脑血流量，则通过全身血管加压反射，使全身血管收缩血压升高，心排出量增加，以提高脑灌注压。同时，心率呈反射性减慢，呼吸深而慢，以加强机体的氧合。这种高血压、慢心率伴深而慢的呼吸状态即颅内高压全身血管反应的典型表现。脑灌注压升高超过一定限度时，可引起脑出血和脑水肿。另外，凡影响CBF的其他因素如脑代谢率、缺氧、Hct、体温等也均可影响ICP。

3.脑组织的缩减 在构成颅内容积三要素中，虽然脑组织容积占80%～85%，然而脑组织是不能被压缩的。脑容积与颅容积之间，仅有8%～10%的空隙，一旦该空隙少于8%，例如颅内血肿大于70ml或脑水肿使脑体积增大5.3%时，最终必将使脑组织的一部分被挤向生理性腔隙而形成脑疝。

4.体积/压力的关系 颅内病变使颅内容物体积扩张的初期，由于上述生理功能的调节，颅内压变动很小，随着病变的不断扩大，调节功能逐渐减小，颅内压的增高逐渐明显，颅内容物的体积终于发展到一个临界点。当其超过此点时，体积的很小变动，颅内压也会有较大幅度的增高。这种体积-压力的关系可绘成抛物线，即一旦出现了颅内压增高的症状，则症状就加速地发展，可在短期内出现颅内高压危象。

5.机体的生理状态及病变性质 颅内压调节功能还取决于机体的生理状态及病变的性质。如小儿及老人与壮年人不同；有神经系统病变及心血管病变者与健康人不同；恶性病变与良性病变也有不同。此外，病变的部位、大小、生长速度及伴有的继发病变（如脑水肿、脑脊液通路阻塞）等与之亦有重大关系。

第二节　颅内压增高

正常颅内压为5～13mmHg，平卧位时>15mmHg为颅内高压。临床上将颅内压分为四级：①正常：<15mmHg；②轻度升高：15～20mmHg；③中度升高：20～40mmHg；④重度升高：>40mmHg。颅内压升至50～90mmHg则难以救治。

一、颅内高压的病因与发病机制

（一）病因

1.脑组织体积增加 最常见的原因为脑水肿，分为：①血管源性脑水肿：多由脑外伤、颅内血肿、颅脑手术后和脑血管意外等引起。②细胞中毒性脑水肿：多由脑缺血、缺氧、毒血症所致。③混合性脑水肿。

2.颅内血容量增加 多由二氧化碳蓄积或丘脑下部、脑干部位手术刺激血管运动中枢所致。

3.脑脊液量增加 吸收障碍和/或脑脊液分泌过多。

4.颅内占位性病变 如颅内肿瘤、脓肿等，其病变本身占有一定体积，同时病变周围脑水肿或阻塞脑脊液循环通路，可致梗阻性脑积水。

（二）发病机制

（1）颅内容物的体积增加超出了机体的生理调节限度，即超出了体积－压力关系中的临界点。

（2）颅内病变破坏了生理调节功能，例如脑组织严重损伤、缺氧、缺血。

（3）迅速发展的颅内压增高，超过所能代偿的范围。如急性脑水肿使颅内压超过了平均动脉压。

（4）缺氧、酸中毒、毒血症、尿毒症等使调节无效。

（三）影响颅内压增高的因素

1.年龄 婴幼儿的颅缝未闭，或尚未牢固地融合，颅内压增高可使骨缝裂开而得以缓解，可延长颅内压增高的病程。老年人因脑实质萎缩，颅内可代偿的空间增加，故其病程相对较短。

2.病变扩张的速度 恶性肿瘤生长快，引起颅内压增高较早且较重；良性肿瘤生长缓慢，因此颅内压易调节，颅内压增高症状出现较晚较轻。另外，一些破坏性或浸润性病变，在浸润过程中同时破坏了周围的组织，使颅内容物的体积净增不显著，因此虽临床症状进展迅速，而颅内压增高却出现较晚。

3.病变的部位 不同部位的病变影响颅内压增高的病程，例如位于中线或后颅窝的病变，由于容易堵塞脑脊液循环通路，因而颅内压增高易出现。又如颅内大静脉窦附近的病变，由于早期压迫静脉窦，阻碍颅内静脉血液的回流，使颅内压增高出现较早。

4.伴发脑水肿的程度 脑的炎症性病变如脑脓肿、脑寄生虫病、脑肉芽肿、转移癌及其他发展迅速的恶性肿瘤（如胶质母细胞瘤），因伴有明显的脑水肿，可早期出现颅内压增高。

二、颅内压增高的后果

颅内压持续增高可引起一系列病理生理紊乱。

1.脑血流量自动调节功能损害 当颅内压增高使脑灌注压≤40mmHg，脑的自动调节功能遭到损害，脑血流量减少。如颅内压增高达平均动脉压水平时，则脑灌注压接近于零，脑动脉端的循环停止。如此时立即降低颅内压使脑灌注压恢复，血管反应也需数小时以上才能恢复。

2.Cushing（库欣）反应 当颅内压增高到接近动脉舒张压时，动脉血压显著升高，脉搏减慢，脉压增大。继之呈潮式呼吸，血压下降，脉搏细弱，终于呼吸停止，心脏停搏而死亡。此为急性颅脑内压增高的典型表现，称为Cushing反应。当脑血管丧失自动调节功能时称为衰竭期。如颅内压增高已有相当长的时间，突然减压反而可使病情加重。

3.静脉压及静脉血容量的增高 静脉的截面在颅内高压时由椭圆变为圆形，从而使静脉的容积大为增加。静脉压增高导致静脉扩大，一部分静脉血从颅内分流到颅外，引起头皮静脉的怒张。

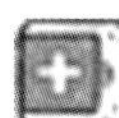

4.脑水肿 颅内压增高可影响脑的代谢和血流量而产生脑水肿，从而增加了脑的体积并使颅内压进一步增高，致使病情趋向恶化。脑水肿的液体积聚在细胞外间隙称为血管源性脑水肿，液体积聚在细胞内者为细胞中毒性脑水肿。临床上所见的脑损伤、脑肿瘤等病变中的脑水肿在开始时多属前者。脑缺氧、缺血引起的脑水肿多属于后者。

5.脑疝 又称颅内高压危象，是脑组织在颅内的移位，即在颅内压增高到一定时，推挤邻近或远隔部位的脑组织向某些生理性间隙或孔道移位，并引起相应的临床症状。

6.脑干出血 是脑干受到颅内压的推移及压迫的结果。出血最常见于中脑及脑桥。出血呈淤点状、片状，甚至可达直径1～2mm的块状。可沿神经纤维而延及内囊。这可能是动脉血管受到牵拉，特别是基底动脉的穿支在移位时被拉断或引起血栓形成所致。

7.枕叶皮层梗死 在小脑幕裂孔疝时，由于大脑后动脉被压于小脑幕裂孔的游离缘上所致。

8.胃肠道功能紊乱 颅内压增高病人中有一部分可首先表现为胃肠道功能紊乱，主要为胃及十二指肠消化性溃疡的形成和并发穿孔出血等。这可能与颅内压增高引起下丘脑中的自主神经功能紊乱有关。

9.肺水肿 颅内压增高病人可并发肺水肿，年轻病人更多见，常在一次癫痫发作之后出现。其原因尚不完全清楚，可能与损伤丘脑自主神经中枢使血液动力学改变有关。

三、临床表现及诊断

（一）临床表现

1.头痛 是颅内压增高最常见的症状之一，以胀痛和撕裂痛为多见，早晨或晚间较重，部位多在额部及颞部，可从颈枕部向前方放射至眼眶。头痛程度随颅内压增高而进行性加重。当用力、咳嗽、弯腰或低头活动时常使头痛加重。

2.呕吐 当头痛剧烈时，可伴有恶心和呕吐。呕吐呈喷射性，易发生于饭后，有时可导致水、电解质紊乱和体重减轻。

3.视乳头水肿 这是颅内压增高的重要体征之一。表现为视神经乳头充血，边缘模糊不清，中央凹陷消失，视盘隆起，静脉怒张。若视乳头水肿长期存在，可致视神经继发性萎缩。此时如果颅内压增高得以解除，往往视力恢复也并不理想，甚至继续恶化和失明。头痛、呕吐和视乳头水肿是颅内压增高的典型表现，称之为颅内压增高“三主征”。

4.意识障碍及生命体征变化 疾病初期意识障碍可表现为嗜睡，反应迟钝。病情加重，可出现蒙眬、昏迷以至瞳孔散大、对光反射消失和去大脑强直。生命体征变化为血压升高、脉搏徐缓、呼吸不规则、体温升高等病危状态甚至呼吸停止，终因呼吸循环衰竭而死亡。

5.其他症状和体征 头晕、猝倒、头皮静脉怒张。在小儿病人可有头颅增大、颅缝增宽或分裂、前囟饱满隆起。头颅叩诊时呈破罐声及头皮和额眶部浅静脉扩张。

（二）诊断

通过全面而详细的病史询问和认真的神经系统检查，颅内高压的诊断不难，当发现

有视乳头水肿、头痛、呕吐三主征时，则颅内压增高的诊断可以肯定。目前经以下辅助检查可尽早诊断和治疗。

1. CT　目前CT是诊断颅内占位性病变的首选辅助检查措施。它不仅能对绝大多数占位性病变作出定位诊断，而且还有助于定性诊断。CT具有无创伤性特点，易于被病人接受。

2. MRI　在CT不能确诊的情况下，可进一步行MRI检查，以利于确诊。MRI同样也具有无创伤性特点。

3.脑血管造影　主要用于疑有脑血管畸形或动脉瘤等疾病的病例。DSA不仅使脑血管造影术的安全性大大提高，而且图像清晰，使疾病的检出率提高。

4.腰椎穿刺测压　腰椎穿刺测压对颅内占位性病变病人有一定的危险性，有时可引起脑疝的发生，故应慎重进行。

四、常用麻醉药对脑血流及颅内压的影响

（一）吸入性麻醉药

吸入性麻醉的药物大部分有扩张脑血管的作用，导致颅内压增高，一般不用于重症脑外伤病人。但小剂量使用异氟醚或地氟醚实施静脉及吸入复合麻醉，常可用于神经外科手术的麻醉。

（二）静脉麻醉药

1.硫喷妥钠（thiopental）　静脉注射起效快，麻醉作用强，它不影响脑血管的自动调节机制对$PaCO_2$的反应，不影响脑脊液的生成和吸收。它能引起脑血管收缩、降低颅内压，是脑外科病人麻醉诱导的首选药物。大剂量静脉注射可使脑电活动明显抑制，达到等电位水平，脑血流和氧耗量下降50%，并能增加脑细胞对缺氧的耐受性。但对于因颅内压及脑缺血等引起的脑血管自身调节作用丧失的病人，大剂量会引起严重低血压，可使脑灌注压和脑血流显著下降，加重脑组织缺血。一般用药量为3～10mg/kg，对于老年及休克病人硫喷妥钠诱导应减量为2～4mg/kg。

2.咪达唑仑（midazolam，咪唑安定）　有镇静、抗焦虑、解痉、肌肉松弛、降低脑的氧代谢率、减少脑血流量的作用，可引起顺应性遗忘。健康人静脉注射咪达唑仑0.15mg/kg，脑血流量下降33%。作为全麻诱导，效果优于地西泮，而逊于硫喷妥钠，主要适用于不宜用硫喷妥钠的重危病人。剂量0.1～0.4mg/kg，重症0.1～0.2mg/kg。并可用于麻醉维持。

3.依托咪酯（etomidate，宜托利）　一种强效催眠药，对心血管系统影响很少，能降低脑氧耗、脑血流和颅内压。不影响血压、心率、心排出量和血管阻力，更适合于伴有心血管疾病的脑外科病人。依托咪酯对缺氧引起的脑损害有保护作用，可制止脑缺血引起的抽搐。依托咪酯有抑制肾上腺皮质的功能，注射速度过快可引起全身肌肉抽搐，还可引起注射部位疼痛和静脉炎等不良反应。剂量0.2～0.3mg/kg。

4.普鲁泊福（propofol，丙泊酚）　为新型短效静脉麻醉药。起效快，恢复快，可同时降低脑血流和脑氧耗量40%～60%，以降低脑氧耗为主。普鲁泊福可预防和减弱因气管插管而导致的颅内压升高。用于重症脑外伤病人的快速诱导，可显著降低颅内压和

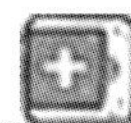

改善脑氧供。但普鲁泊福可因血管扩张作用而产生剂量和注射速度相关的心血管抑制和低血压，重症脑外伤病人可导致脑缺血。缓慢静脉注射可减少这种心血管的副作用。普鲁泊福可明显抑制癫痫发作。诱导剂量2～3mg/kg，维持用量50～120 μg/（kg・min）[3～6mg/（kg・h)]。

（三）麻醉性镇痛药

芬太尼（fentanyl）、阿芬太尼（alfentanil）和苏芬太尼（sufentanil）等镇痛药小剂量使用对脑血流量和颅内压影响不大。芬太尼不改变脑脊液的生成率，不影响脑血管的自动调节，常用于颅脑外科，使用时应维持血压稳定，多为复合用药。瑞芬太尼（remifentanil，雷米芬太尼）为超短效麻醉性镇痛药，经血浆和组织酯酶代谢，清除迅速，无蓄积作用，作用时间5～10min，更适用于静脉复合麻醉。

（四）肌松药

1.琥珀胆碱（succinylcholine，司可林） 可使正常人颅内压增高达25mmHg，颅内顺应性差的病人更甚。由于肌梭感受器的传入冲动增加，表现为脑电的唤醒波，脑血流量增加，与肌纤维成束收缩有关，颅内高压病人应避免使用。预先用小剂量非去极化肌松药可防止其引起的颅内压增高。成人1～1.5mg/kg，维持时间45s～5min。仅用于诱导。

2.去极化肌松药 潘库溴铵（pancuronium）0.1mg/kg静脉注射，能引起明显的心动过速，血压和颅内压亦有轻度上升。维库溴铵（vecuronium）较潘库溴铵半衰期短，对循环影响轻微，无迷走神经兴奋作用，经肝代谢。阿曲库铵（atracurium）和维库溴铵都是短效肌松药，不引起颅内压、脑代谢和脑血流的变化，且起效快（2～3min），作用时间短，约30min左右，既可用于气管插管，又可用于麻醉维持，但阿曲库铵大剂量使用有组胺释放作用，其代谢产物有致癫痫的可能。罗库溴铵（rocuronium）为非去极化肌松药中起效最快的一种，不释放组胺，1mg/kg静脉注射，60s后即可行气管内插管，维持45～60min。

第三节　降低颅内压的基本措施

颅内占位性疾病，颅内压处于压力－容积的“膝部”，颅内压力和容积的轻度改变可诱发颅内高压，围手术期不仅要控制颅内压，而且为方便手术野的暴露也需要使“脑松弛”。故颅脑手术，尤其是鞍区深部位的手术，降低颅内压是最基本的麻醉处理原则之一。

一、一般处理

应密切注意意识、瞳孔、血压、呼吸、脉搏、体温等的改变，以判断病情的变化。有条件时可监测颅内压，根据监测所得结果指导降颅压药物使用。对频繁呕吐脱水者应酌情补液及纠正水、电解质紊乱。液体入量以保持病人的尿量在每日600ml为准则。对意识不清及吸痰困难者应做气管内插管或气管造口，防止呼吸道梗阻，缺氧及二氧化碳蓄积。

二、病因治疗

迅速解除造成颅内压增高的各种因素，包括手术治疗和非手术治疗。

三、对症处理

1.限制入水量　术前数天内仅给日需量的1/3～1/2，选用平衡盐液，避免用葡萄糖液。

2.脱水利尿　脱水利尿可减缩脑的体积，是降颅压治疗脑水肿的重要措施，但是必须注意维护循环功能。利尿药又分为渗透性利尿药及髓襻利尿药。常用药物为甘露醇和呋塞米。

（1）甘露醇：静脉输注后，能迅速提高血浆渗透压，将脑组织内的水分吸入血管内，通过利尿排出，产生脑脱水的效果。甘露醇还可减少脑脊液的生成。常用20%～25%甘露醇，1～2g/kg，快速静脉滴注或推注，用药后10～15min开始起作用，30～45min作用最强，持续4～6h。每4～6h可重复使用一次。有报道小剂量（0.25g/kg）较大剂量（1～2g/kg）效果更好。甘露醇脱水效果明显，且没有停用后颅内压“反跳”现象。大剂量应用时须注意以下几点：①出现暂时性高血容量，故充血性心力衰竭病人不用或慎用。②血管平滑肌松弛使颅内血管扩张，可引起暂时性颅内压增高，全身血管扩张可导致低血压。③大量利尿后造成低血钾等电解质紊乱。④血浆高渗透压状态，若血浆渗透压超过320mOsm/L，可能造成肾功能损害。

（2）呋塞米：作用于肾小管髓襻，干扰水、电解质的重吸收，发挥利尿作用，使脑和全身脱水，并可减少脑脊液的生成。呋塞米没有增加血容量和引起血浆高渗状态的缺点，尤其适用于充血性心力衰竭病人，常用剂量成人一次为20～60mg静脉注射。若与甘露醇合用或交替使用效果更好。大剂量呋塞米使用后也会由于大量利尿而引起血容量不足和电解质紊乱。

（3）人血清蛋白：20%人血清蛋白20～40ml静脉注射。

3.过度通气　过度通气使$PaCO_2$下降可产生降低颅内压的功效，应尽早实施，效果较好；一般情况下保持$PaCO_2$在30～35mmHg水平，必要时可降至25～30mmHg。颅内压可下降20%左右，但不宜<25mmHg，以避免氧离曲线左移所带来的不良影响。$PaCO_2 \leqslant 20$mmHg可导致脑血管收缩而致脑缺氧。

4.皮质激素　对提高机体的应激性、改善毛细血管通透性、维持血－脑屏障的完整性、稳定溶酶体膜使水和电解质向组织间渗透减少、调节下丘脑功能、减少醛固酮及抗利尿激素的分泌、增加肾血流量和肾小球滤过能力、防止和减轻脑水肿等有良好的作用。有报道，皮质激素对减轻上皮样囊肿和颅咽管瘤病人术后的无菌性脑膜炎特别有益。①适用于颅内肿瘤、颅脑损伤手术后引起的颅内压增高脑水肿，可用地塞米松20～40mg静脉或肌内注射，2～3次/d。②有报道对脑缺血（脑出血、心跳骤停）、脑外伤后脑水肿病人，不适用皮质激素。③长期服用激素者，应警惕出现高血糖、胃肠道大出血、电解质紊乱或全身感染等常见并发症。

5.控制血压　高血压不仅会增加脑血流量，严重时还可引起脑水肿、脑缺血，术中

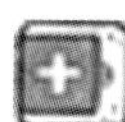

应将平均动脉压控制在70～80mmHg，必要时可采用控制性降压。

6.降低脑静脉压 ①应常规采取头高15°～30°体位。②防止颈项前屈或扭转位。③应在肌松药及镇静药配合下施行间歇正压通气（IPPV），无明显指征不宜使用呼气末正压呼吸（PEEP）通气。

7.低温治疗 脑代谢与体温相关，已于前述，故低温对防止脑水肿发展和降低颅内压有积极的效应，尤其适用于伴高热的急性颅内疾病，应在全身物理降温的基础上，施行头部重点降温。

8.脑室引流 有暂时缓解颅内高压的功效，适用于降低脑肿胀、幕上巨大肿瘤和后颅窝肿瘤所致的颅内高压。

9.应用减少脑血流的药物 硫喷妥钠、普鲁泊福、安泰酮、利多卡因和依托咪酯均为有效的脑血管收缩药，可减少脑血流，从而能快速降低颅内压。

10.手术减压 对于无法控制的脑肿胀，可采用脑组织或脑内占位病变的切除（内减压）或切除部分颅骨（外减压）。内减压除可降低颅内压外，还可减轻脑组织移位，减少脑疝形成和局灶性神经系统功能障碍。外减压可降低颅内压，但可加剧脑组织移位或神经组织蜕变，因此只能作为治疗持续性颅内高压的最后措施。

第四节 术前评估与围术期监测

一、术前评估

（一）一般情况的估计

根据病人全身健康状况、重要脏器功能和全身营养状态以及疾病的部位、严重程度、对机体功能的影响，将全身情况分为五级。Ⅰ级：全身情况良好，除局部病变外，各器官功能正常。Ⅱ级：有轻到中度系统功能障碍，不影响生活。包括控制良好的高血压、糖尿病、高龄、肥胖、吸烟、慢性支气管炎和心脏病等。Ⅲ级：有较重的系统功能障碍，影响生活。包括控制不好的高血压、糖尿病、慢阻肺和心脏病、心绞痛以及心肌梗死前期。Ⅳ级：有严重的系统功能障碍，不手术会威胁生命。包括心衰、未控制的心绞痛，严重肺、肝和肾疾病。Ⅴ级：垂死状态，手术是生存的最后希望。包括未控制的出血、肺栓塞、脑出血和升主动脉瘤破裂。鞍区疾病病人多数情况下属Ⅱ～Ⅲ级。

（二）重要脏器功能的评估

1.心血管系统

（1）血压：正常值（100～130）/（70～85）mmHg，正常上限（130～139）/（85～89）mmHg。＞140/90mmHg、MAP＞110mmHg为高血压。（140～159）/（90～99）mmHg为轻度高血压；（160～179）/（100～109）mmHg为中度高血压；≥180/110mmHg为重度高血压。鞍区疾病病人应注意血压，若出现高血压应鉴别是原发性还是继发性。原发性高血压应正规服药治疗，若为颅内高压的症状应积极控制颅内压。

（2）心功能分级：见表4-9-1。

Ⅰ～Ⅱ级心功能可耐受开颅手术。若心功能Ⅲ～Ⅳ级，应积极治疗，待心功能改善

后方可手术。正常心律为窦性，应注意病人有无心律紊乱，并分析原因，给予纠正。

表 4-9-1　心功能分级

心功能	屏气试验	临床表现	临床意义
Ⅰ级	＞30s	能做普通劳动，负重快步行走	心功能良好
Ⅱ级	21～30s	能日常活动，但不能跑步	心功能尚好
Ⅲ级	10～20s	轻度活动即出现心慌气短	心功能不全
Ⅳ级	＜10s	不能平卧，端坐呼吸，肺底啰音	心功能衰竭

2.呼吸系统　是否并存有急性呼吸道炎症或慢性支气管炎、肺气肿、哮喘和脊柱、胸廓的畸形。伴急性呼吸道炎症者应积极治疗后手术；伴慢性呼吸道疾病者应控制和改善症状后手术，血气分析应在正常范围。

3.肝、肾功能　应在正常范围。

4.血糖　正常值3.33～6.66mmol/L，空腹血糖＞7.0mmol/L并伴典型的“三多一少”症状为糖尿病。鞍区疾病尤其是垂体腺瘤中的库欣病常伴有糖尿病。

5.血生化和血常规　其中特别注意血红蛋白和血细胞比容。若术前存在严重贫血，血红蛋白＜80g/L，血细胞比容＜28%，应纠正后再手术。

6. Glasgow 昏迷评分（GCS）　见表4-9-2。

表4-9-2　Glasgow 昏迷评分

睁眼反应	计分	语言反应	计分	运动反应	计分
自动睁眼	4	回答正确	5	遵命运动	6
呼之睁眼	3	回答错误	4	刺痛能定位	5
刺痛睁眼	2	语无伦次	3	刺痛能躲避	4
无反应	1	只能发音	2	刺痛时屈曲	3
		不能言语	1	刺痛时过伸（去大脑强直）	2
				肢体不动	1

最低为3分，最高15分。计分愈少，昏迷愈深。鞍区肿瘤病人术前出现昏迷者极少，但应注意巨大肿瘤术后有出现昏迷的可能。

7.喉显露分级　用直接喉镜观察咽喉部，将喉显露的程度分为四级。Ⅰ级：声门完全显露，可见到前后联合；Ⅱ级：声门部分显露，只见后联合；Ⅲ级：仅能见到会厌前端或会厌，但不能显露声门；Ⅳ级：声门和会厌均不能显露。垂体腺瘤的巨人症、肢端肥大症或库欣病病人往往会有喉显露困难，即Ⅲ～Ⅳ级喉显露，导致气管插管困难。

8.颅内压　头痛、呕吐和视乳头水肿为颅内高压的典型表现。血压升高、心率减慢伴呼吸深而慢为严重颅内高压的代偿反应。鞍区巨大肿瘤向上生长影响到第三脑室、门氏孔，或向后生长压迫中脑导水管，引起脑积水时可出现颅内高压，提示病情严重。

9.视觉功能　鞍区肿瘤不论小儿或成人常表现视力和视野障碍，提示肿瘤压迫视神经、视交叉。

10.内分泌功能 有的鞍区肿瘤本身可分泌不同的激素造成内分泌紊乱，如催乳素细胞瘤可出现高催乳素血症；有的肿瘤压迫垂体、下丘脑出现相应的腺体功能不全，如继发肾上腺皮质功能和甲状腺功能低下等，使病人对手术和麻醉的耐受性降低。如处理不当，严重时可导致垂体危象的发生。

二、围术期监测

围术期监测目前主要指用感官和电子仪器或高科技技术反复或连续地测量手术麻醉病人重要生理指标的方法，它对神经外科手术病人的处理尤为重要。

（一）常规监测

凡神经外科手术的病人，术中均应进行以下监测：

1.无创血压（NIBP） 是最基本的心血管功能监测项目，反映心排出量和外周血管阻力与血容量、血管壁弹性、血液黏滞度的关系。动脉收缩压、舒张压和平均压中平均压和舒张压更值得重视，因为平均压与脑灌注、肾灌注关系密切，冠状动脉灌注则依赖舒张压。脉压反映心脏的每搏量，是判断休克的重要指标之一。

2.心率和心电图（ECG） 通过ECG监测心律和心率，可发现和诊断心律失常、心肌缺血、电解质紊乱等，对鞍区手术更不可缺少。

3.血氧饱和度（SpO_2） 为持续快捷无创监测。测出血液在一定的氧分压下，氧合血红蛋白占全部血红蛋白的百分比值，反映机体的氧合状态。正常呼吸条件下，SpO_2正常值为95%～99%，吸氧时应≥97%。SpO_2≤90%为低氧血症，＜75%为严重缺氧，＜40%危及生命。

4.呼吸 常规监测呼吸频率、潮气量、每分钟通气量、气道压和吸入气氧浓度，凡气管内插管接呼吸机通气20～30min后应监测血气，并根据其结果调整呼吸机参数。

5.呼气末二氧化碳分压（$P_{ET}CO_2$） 是呼气末的CO_2浓度，反映有通气的PCO_2平均值，是判断通气和血流变化有意义的指标。组织细胞CO_2产量、肺泡通气和血流量是影响$PaCO_2$的因素。$P_{ET}CO_2$易受呼吸道死腔气的稀释，正常值35～45mmHg。术中最好与当时$PaCO_2$对照得出相应的正常值。

6.体温 应连续监测。最常用的为鼻咽温度或皮温，若术中降温应加肛温或食管温度监测。

7.尿量 是反映血容量、心排出量和组织灌注是否良好最简单可靠的指标。应留置导尿管，持续监测并记录每小时尿量、相对密度和颜色。

8.血细胞比容与血红蛋白 监测二者对实施血液稀释、掌握输血指征和判断氧供需平衡极为重要。术中血细胞比容＜25%、血红蛋白＜70g/L应输血，血细胞比容20%、血红蛋白60g/L为最低安全界限。术毕应使血细胞比容≥30%、血红蛋白≥100g/L。

9.瞳孔 术中应经常观察瞳孔的大小、形状、有无对光反射、双侧瞳孔是否等大等圆。

（二）重要项目的监测

重症或深部手术如鞍区手术除上述常规监测外，尚需增加以下监测：

1.有创血压监测（IBP） 经桡动脉或足背动脉穿刺置管接血压计弹簧表直接监测

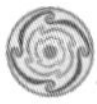

平均动脉压（MAP）为简易式；还可接压力换能器和有创血压仪，可显示SBP、DBP和MAP，此为正规IBP。IBP可反映瞬间的血压变化。若术中行控制性降压，则应常规行IBP。

2.中心静脉压 连续或间断监测中心静脉压。准确控制血容量和脑灌注压对神经外科手术非常必要。经锁骨下或颈内静脉穿刺置管至上腔静脉或右房开口处，接测压表为简易式，也可接压力换能器和有创血压监测仪。中心静脉压反映右心前负荷，其值与静脉血容量、静脉张力和右心功能有关，正常值为6～12cmH_2O。开颅手术时为防止病人脱水或酸中毒或容量负荷过重，输液应在中心静脉压监测指导下进行。若中心静脉压＜5cmH_2O伴平均动脉压或血压降低，常提示血容量不足；中心静脉压＞15～20cmH_2O，伴低血压提示右心功能不良；中心静脉压和血压均高提示血容量超负荷。注意零点与腋中线齐平。体位改变时应及时校正零点。

3.血气 血气分析已成为危重病人和颅脑手术麻醉中必不可少的监测项目，可掌握呼吸机参数设置和调整，了解肺的通气、换气功能和组织氧供与氧耗状态，通过血气监测达到维持循环、呼吸功能以及水、电解质和酸碱平衡等内环境稳定的目的。血气监测应及时，最好床边监测。

（1）正常值：$PaO_2$80～100mmHg、$PvO_2$40mmHg、$SaO_2$96%～99%、$SvO_2$68%～75%、$PaCO_2$35～45mmHg、$PvCO_2$45～48mmHg。

（2）低氧血症：

低氧临界：PaO_2＜80mmHg、SaO_2＜95%、SpO_2＜95%；

低氧血症：PaO_2＜60mmHg、SaO_2＜90%、SpO_2＜90%；

严重低氧血症：PaO_2≤40mmHg、SaO_2≤75%、SpO_2≤75%；

生存最低界限：$PaO_2$30mmHg、$SaO_2$60%、$SpO_2$60%；

死亡线：PaO_2≤20mmHg、SaO_2≤40%、SpO_2≤40%。

（3）$PaCO_2$＞45mmHg为高碳酸血症；$PaCO_2$＜35mmHg为低碳酸血症。

（4）酸碱平衡：正常值pH7.40±0.05、$PaCO_2$35～45mmHg、HCO_3^-含量（24±3）mmol/L、BE±3mmol/L、AG12～16。

4.乳酸 乳酸是糖代谢中的产物之一，氧的供需失衡或/和细胞代谢障碍可使其增高。故血清乳酸水平是反映组织氧供需之间失衡的间接指标，是组织低灌注与休克严重程度的近似值，是间接测定氧供的指标。乳酸的动态监测可估计病情的转归，提示病人的预后。正常值0.5～2mmol/L。

5.电解质 电解质紊乱是一切危重病人病程发展的共同通路之一。某些电解质紊乱可直接危及病人生命。当血钾＜3.0mmol/L或＞7.0mmol/L、血钠＜120mmol/L或＞155mmol/L、血钙＜2.0mmol/L或3.0mmol/L、血氯＜80mmol/L或＞120mmol/L和血镁＜0.8mmol/L或＞5mmol/L时，均为严重紊乱，应紧急救治。鞍区肿瘤手术病人常涉及电解质紊乱，故应重视电解质的监测。

6.血糖 鞍区肿瘤如垂体腺瘤或颅咽管瘤病人常并发糖尿病，手术和麻醉应激状态下血糖往往升高，故术中应重视血糖监测。血糖正常值3.33～6.66mmol/L（60～120mg/dl）。术中血糖7～11mmol/L（126～200mg/dl）应严密观察；如＞11mmol/L或＜3mmol/L应给予处理。

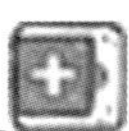

7.凝血功能 围术期经常监测的项目有：①出血时间（BT）：正常值1～3min，血管功能结构异常或／和血小板功能异常时可延长。②凝血时间（CT）：正常值4～12min，延长见于DIC、凝血酶原减少等。③凝血酶原时间（PT）：正常值11～13s，肝损害、维生素K缺乏、DIC或使用抗凝药物时可延长（超过正常对照值3s为延长）。④部分凝血活酶激活时间（APTT）：正常值35～45s，超过10s为延长。⑤抗凝血酶Ⅲ（AT－Ⅲ）和抗凝血酶Ⅲ活性（AT－Ⅲc）是体内重要的抗凝物质，能抑制80%的凝血酶。AT－Ⅲ缺乏和活性下降可造成出血异常和肝素耐受性增加。⑥血小板：血小板的数量和质量是维持正常止血功能所必需的，正常值（100～300）$\times 10^9$/L，血小板计数＜50 $\times 10^9$/L会有出血倾向，＜10 $\times 10^9$/L可致严重出血，而＞400 $\times 10^9$/L可能会发生血栓。血小板呈进行性下降是诊断DIC的重要指标之一。⑦纤维蛋白原（FG）：正常2～4g/L，DIC时＜1.5g/L。⑧D－二聚体：稀释性凝血功能障碍时呈阴性，而消耗性凝血障碍时为阳性，故可作为诊断DIC的重要鉴别指标。

（三）特殊项目的监测

1.颅内压监测 颅内压监测对颅脑肿瘤病人病情分析十分重要，有条件者应给予监测。未手术者可于侧脑室前角穿刺置入导管进行监测；术后可将引流导管置入侧脑室或硬膜下进行监测。

2.连续颈静脉血氧饱和度（$SjvO_2$）测定 能间接反映大脑利用氧的情况。正常值为55%～75%，＜55%脑氧供需失衡。

3.动脉－颈静脉血氧含量差测定（J－$AVDO_2$） 可反映脑的灌注水平。脑灌注相对不足时升高；脑过度灌注时，由于氧被摄取减少致使变小。

4.食管超声心动图（TEE）或胸前多普勒 颅脑手术体位多样，尤其是后颅窝坐位手术，术中静脉气栓的发生率可高达40%。临床上为预防和减轻静脉回流受阻，往往将头部升高10°～15°。在常规开颅手术中，静脉气栓很少见。当术野高于心脏20～40cm时，发生静脉气栓的可能性较大。诊断静脉气栓最敏感的方法是做胸前多普勒，将探头放于右心房上，可监测到0.1～0.5ml的气栓。经食管超声心动图也一样敏感。另外还可通过$P_{ET}CO_2$来发现大的静脉气栓，当气栓阻塞肺血管时，呼吸死腔增加，为无效通气，$P_{ET}CO_2$下降。三者的结合更有利于正确的判断。

第五节　鞍区疾病手术的麻醉处理

一、鞍区疾病手术麻醉处理的基本原则

1.手术入路与麻醉 鞍区手术属前颅底深部手术，术野暴露困难，需选择合适的手术进路才有利于手术操作。手术入路主要有以下几种：①经口鼻蝶窦入路，适用于蝶鞍扩大，肿瘤位于鞍内的手术。病人取平仰位，头高15°～20°，气管内导管应经口插管，最好采用异型管，可避免导管折瘪。②经前额下入路,病人平卧位，术中压迫额叶较明显，目前已少用。③翼点入路，病人头侧位，经口腔插入气管导管，固定头位后应检查导管位置和通畅情况，此法最易接近肿瘤，是目前最常采用的入路，但对额叶的牵拉

仍较明显，易引起损伤而导致术后癫痫。④冠状切口，经半球间（纵裂）入路，适用于鞍上肿瘤或巨大鞍内肿瘤或巨大侵袭性垂体腺瘤，入路对脑的牵拉较轻，可左右同时处理，但易损伤嗅神经，有时需切断汇入矢状窦的桥静脉，尚可引起出血，冠状切口出血也较多，病人取平卧位，手术床头端抬高15°。

2.术野显露与麻醉 由于鞍区位于前颅底，不论何种入路，术野的显露均要牵拉一定的脑组织，故要求脑组织软而瘪，有利于术野的显露，并减少对脑组织的损害。麻醉后应积极采用降低颅内压的措施，使脑组织适当脱水而造成一个“松弛”的脑；术中要严密观察脑组织张力。

3.显微外科与麻醉 目前鞍区手术多采用显微镜下操作，手术精细、时间较长，要求病人完全无体动。欲达到浅麻醉下完全无体动和各种反射，必须使用肌松药辅助，麻醉方法宜采用镇痛药、镇静药加肌松药的复合麻醉。在切除深部肿瘤时，足量的肌松药才能满足手术的要求和维护病人的生理功能。

4.鞍区周围与颅内重要结构关系密切 如颈内动脉、海绵窦、视神经、动眼神经、滑车神经、下丘脑以及第三脑室等均在其周围。若肿瘤侵袭以上组织，如包绕颈内动脉或血运丰富者，麻醉者应做好快速输液输血的准备。巨大肿瘤开颅后应先行侧脑室穿刺并持续引流脑脊液，以减轻脑组织张力等。

5.鞍区手术术后并发症 常严重影响病人的预后，主要有下丘脑损伤，尿崩症，水、电解质紊乱。电解质紊乱以低钠、低氯多见，为中枢性水盐代谢失调和尿崩症造成，术中应严密观察尿量，及时发现并纠正。

6.术前用药 除垂体腺瘤病人中的肢端肥大症或巨人症或库欣病外，一般病人气管内插管无困难，术前用药可采用哌替啶1mg/kg＋异丙嗪0.5mg/kg＋东莨菪碱0.3mg术前30min肌内注射，可使病人处于良好的镇静、镇痛状态，而且能有效抑制分泌物、扩张支气管，保持呼吸道干燥、通畅，是一组较好的术前用药配方。目前使用较多的是长托宁，为新型选择性胆碱药，对心率影响小，1mg术前30min肌内注射。

7.麻醉诱导与维持

（1）鞍区手术不论何种入路均采用全身麻醉。麻醉诱导以静脉复合诱导为宜。常采用的方法有：① 2%～2.5%硫喷妥钠3～7mg/kg（小儿用2%）＋琥珀酰胆碱1～2mg/kg＋芬太尼2～4 μg/kg顺序静脉注射后气管内插管。② 2.5%硫喷妥钠3～7mg＋维库溴铵0.08～0.1mg/kg＋芬太尼4 μg/kg顺序静脉注射，一般3～4min后行气管内插管。③普鲁泊福（丙泊酚）2～2.5mg/kg＋维库溴铵0.08～0.1mg/kg或阿曲库铵0.5～0.6mg/kg或罗库溴铵0.6～1mg/kg＋芬太尼4 μg/kg顺序静脉注射后2～3min气管内插管。我们以后两种方法使用最多，如有条件，肌松药选择阿曲库铵或罗库溴铵更好（参见本章第一节中药物对颅内压的影响）。

（2）麻醉维持：推荐全凭静脉复合或静吸复合麻醉维持，静脉复合药配方为普鲁泊福200mg＋芬太尼0.2mg稀释至50ml，放入微量泵内静脉泵入为第一管药。普鲁泊福80～100 μg/（kg · min）输注15～20min，而后以60～80 μg/（kg · min）维持；以后的配药取普鲁泊福200mg，但芬太尼减为0.1mg稀释至50ml。最后一管药，预计手术30min左右结束，可不加芬太尼。肌松药根据药物维持时间给予间断静脉注射。按以上配方每毫升普鲁泊福为4mg，微量泵注速为每小时给病人体重千克数的毫升数，如此，术中使用非常方便，如病人60kg，微量泵按60ml/h输入即给病人普鲁泊福66.6 μg/(kg·min)，若要增加至100 μg/(kg·min)，调整每小时注入量为体重的1.5倍左右即90ml/h。芬太尼总量最好控制在10 μg/kg以内，若有阿芬太尼或雷米芬太尼则更适用于静脉复合麻醉。体重大或巨人症或高血压的病人可加10～15mg咪达唑仑于第1～2管药内，必要时可间断吸入异氟烷加深麻醉。有条件者也可采用静脉靶控输入技术(TCI)。

上述静脉复合麻醉不仅术中循环稳定，而且有利于颅内压的控制，术后苏醒平稳，清醒质量好，只要芬太尼用量控制得当，并把握好肌松药的剂量和停药时机，术后不用拮抗药，术毕30min内呼吸即可恢复。除病情需要外，术后45～90min一般可拔除气管内导管。使用雷米芬太尼者则清醒时间可明显缩短。

8.输血、输液 颅脑手术的液体治疗甚为重要。大脑由于有血－脑屏障的影响，与外周组织有所不同，血－脑屏障呈选择性通透作用，具有渗透活性的物质的渗透梯度最终决定液体在脑与血管间的分配，水能自由通过血－脑屏障，输入水分可增加颅内压，如5%、10%葡萄糖液输入后，葡萄糖代谢后剩余的为纯水，故术中无低血糖指征，不应输葡萄糖液；电解质的晶体液Na^+不能透过血－脑屏障，这与外周血管不同，总的渗透浓度而不是胶体渗透压决定通过血－脑屏障的渗透压梯度，因此输入高渗晶体液能降低脑水含量，而大量低渗晶体液则相反，应避免应用；大分子液体很难通过血－脑屏障，而且胶体渗透压仅占整个血浆渗透压的一小部分，故清蛋白或人工胶体液对脑组织细胞外液的效应很小。但如果血－脑屏障受损，则对甘露醇、清蛋白和盐水的通透性增加，这时等渗的胶体和晶体液对水肿形成和颅内压的影响具有相同的效应。

鞍区疾病手术输液总的原则是：在维持有效血容量的基础上设法减少脑水含量而降低颅内压；并预防在脱水利尿的基础上严格控制输入量而导致低血容量。①输液以平衡液和胶体液结合输注，其中6%羟乙基淀粉HES200/0.5液≤30ml/kg静脉注射对脑组织脱水效果较好。②维持血细胞比容25%～28%，≤25%应输血，术毕血细胞比容应≥30%；③遇有大出血者除输注浓缩红细胞外应输注血浆、冷沉淀。④加强血钾和血钠的监测，尤其在大量利尿时，应及时补充KCl。⑤高晶高胶体液即7.5%NaCl 2～4ml/kg＋人工胶体液500ml输注可提高总的渗透浓度，必要时可用。

二、鞍区疾病中几种常见手术的麻醉处理

鞍区疾病手术麻醉处理除上述的基本原则外，还应根据不同疾病的特殊性和病理生理改变，采取相应的麻醉处理。

（一）垂体腺瘤切除术的麻醉

垂体前叶的上皮细胞按分泌的蛋白激素不同可分为不同的细胞类型，最常见的有：生长激素（GH）细胞占50%；催乳素（PRL）细胞占15%～25%；促肾上腺皮质激素（ACTH）细胞占20%；促性腺激素细胞分泌卵泡刺激素（FSH）和黄体生成素（LH），占10%；以及促甲状腺激素（TSH）细胞等。

垂体腺瘤是鞍区最常见的肿瘤，占颅内肿瘤的12%～15%。根据不同分泌细胞所生

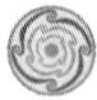

长的腺瘤，临床上将其分为以下几种：①生长激素腺瘤；②催乳素腺瘤；③促肾上腺皮质激素腺瘤；④无功能性腺瘤。另外，根据MRI分类，可分为微腺瘤（瘤体直径<1cm）、小腺瘤（瘤体直径1～2cm）、大腺瘤（瘤体直径2～4cm）、巨腺瘤（瘤体直径>4cm），大腺瘤可导致蝶鞍弥散性扩大，局灶性破坏和侵蚀，肿瘤向鞍上延伸，甚至达整个第三脑室前部。

1.生长激素腺瘤 生长激素腺瘤由生长激素细胞分泌过多的生长激素所致。在儿童和青春发育期可致巨人症，病人可长得很高，在成人骨骼闭合后则引起肢端肥大症，致软组织及骨在某些特征位置明显扩大，如五官粗大，喉、舌、甲状腺增大，手、足肥厚增粗，下颌突出，上颌增大，心肌、肝脏肥大，代谢特征表现为高血压、糖尿病等。

麻醉处理要点：

（1）术前病情评估：除常规项目外，要特别注意心血管功能，是否有高血压、心力衰竭史；气管插管困难程度的评估；呼吸系统是否合并睡眠呼吸暂停综合征；是否有糖尿病，肝、肾功能以及所用药物治疗情况。

（2）术前用药：给予足量东莨菪碱或长托宁，而镇痛、镇静药宜少，尤其对合并睡眠呼吸暂停综合征的病人可免给，以防入睡后发生呼吸道阻塞缺氧甚至意外。

（3）麻醉诱导：对肢端肥大症病人的麻醉诱导是关键环节。由于病人面容宽大，下颌突出延长，咬合不良，咽、软腭、腭垂和声带均肥厚，尤其是舌大而厚，喉显露多在Ⅲ级，致使气管插管十分困难，Ⅳ级者更甚。麻醉诱导用药后，舌、咽、喉组织松弛塌陷可致呼吸道梗阻而引起严重缺氧，故麻醉处理上要根据术前评估，采取不同的诱导方法：①对喉显露Ⅰ～Ⅱ级者，可按常规静脉用药诱导。②对喉显露Ⅲ级者应采用清醒经鼻盲探插管或镇静+喉喷表面麻醉，借助光芯导引钢丝插管。③对喉显露Ⅳ级者应在喉喷表面麻醉下借助光纤支气管镜插管。④无光纤支气管镜设备时可采用经环甲膜穿刺逆行插管，必要时可行气管造口插管。

诱导期间还应特别注意：①呼吸道通畅。此种病人睡眠呼吸暂停综合征发生率可高达46%，一旦入睡下颌托起十分困难，往往出现呼吸道梗塞。因此镇静药应少量，以使病人镇静能合作而又不抑制呼吸、不入睡为原则，如仅给予咪达唑仑1mg，或芬太尼0.05～0.1mg静脉注射。麻醉者应用双手托起下颌面罩给氧或放入口咽通气道再面罩给氧。②严防缺氧。病人入手术室后应立即常规经鼻吸氧，气管插管过程中应充分经鼻或经面罩给氧，保持呼吸道通畅，避免缺氧和CO_2蓄积。③防止气管插管对心血管的副作用。此种病人术前即可存在心肌肥厚和高血压，插管过程中由于病人紧张、麻醉刺激可致血压过高或心动过速，可采用尼卡地平1～2mg或/和艾司洛尔1～2mg/kg静脉注射；也可配合利多卡因100mg静脉注射预防气管插管的咳嗽反应。④加强监测。入手术室后应常规行血压、呼吸、心率、心电图、SpO_2监测，在气管插管过程中要特别注意ECG和SpO_2的变化，一旦SpO_2<95%尤其是≤90%应暂停气管插管操作，充分给氧使SpO_2上升≥96%再继续进行操作，注意有无心律失常，一旦出现异常应纠正后再进行操作。

（4）麻醉维持与管理：可按静吸复合麻醉维持，术中要为显露术野创造条件。①体重大者，麻醉药用量会偏大，特别在进入颅底进行显微镜下操作时麻醉应有一定深度，肌松药应给予足量，保证病人绝对无体动、咳嗽反应。②适当过度通气，维持$PaCO_2$25～

30mmHg，但不宜<25mmHg；避免缺氧，维持 PaO_2>100mmHg、SpO_2>99%。③手术开始前应将呼吸道分泌物吸净，若发现分泌物较多，应追加东莨菪碱或长托宁，切除肿瘤时应避免吸痰。④监测血气、电解质和血红蛋白、血细胞比容。⑤维护循环稳定，根据动脉压、CVP、尿量、心率、血红蛋白和血细胞比容指导输血输液。总的原则是维持较高的血浆渗透压。血细胞比容<28% 应输注浓缩红细胞。

（5）维持心血管功能的稳定：生长激素腺瘤病人多存在心肌肥厚、心脏代偿能力下降、高血压、动脉粥样硬化改变等，故潜在的心脑血管危险性较大。围术期要积极防止高血压、心律紊乱。除术前认真治疗高血压以及麻醉诱导中避免气管插管对心血管的影响外，整个围术期均应防止血压过高，可采用尼卡地平 1～2mg 静脉注射，之后以 0.5～3 μg/（kg · min）静脉泵入维持，或用硝普钠 0.5～5 μg/（kg · min）静脉注射，维持 MAP70～80mmHg、心率 70～90 次 /min，有利于降低病残率和病死率。

（6）高血糖的处理：糖尿病是这类病人的主要代谢改变，术前停用长效降糖药，必要时换成普通胰岛素治疗。术中除避免输注葡萄糖液外，应加强血糖监测，血糖<11mmol/L，可暂时密切观察；>11mmol/L 应给普通胰岛素静脉滴注，取 200ml 生理盐水 + 胰岛素 40U 静脉滴注 15min 后监测血糖，以保持血糖 5～10mmol/L 的输注速度维持。

（7）注意尿量监测：尿量<1ml/（kg · h），排除血容量不足后，可给速尿 20mg 静脉注射，此类病人易发生水钠潴留，严重者可导致心力衰竭。

（8）麻醉恢复期处理：肢端肥大症病人因面容改变，不仅气管插管困难，而且因气道狭窄、肥厚舌后坠，使 20% 左右的病人在气管拔管后出现上呼吸道梗阻、呼吸困难、SpO_2 呈进行性下降，可导致严重缺氧，甚至心跳、呼吸骤停。因此对气管插管困难者的术后拔管应特别谨慎：待病人完全清醒，咳嗽、吞咽反射活跃，肌张力良好，潮气量≥8ml/kg，呼吸频率≥ 10 次 /min，停止吸氧 5min SpO_2>95%，血气正常，彻底清除呼吸道、鼻腔部、口腔分泌物，给予地塞米松 0.5mg/kg 静脉注射后，才能拔管。拔管后应仔细观察病人有无呼吸困难，必要时给予口咽通气支持；为预防咽喉部水肿应行咽喉部雾化吸入（生理盐水 10ml+ 地塞米松 10mg）。

（9）术毕可常规应用中枢性镇吐药如恩丹西酮 4mg 或胃复安 10mg 静脉注射预防术后呕吐。

（10）生长激素腺瘤的死亡率为 0.5%。术后 2 周 GH 水平应有明显下降，故术后早期 GH 水平可反映手术的效果，也是围术期应激和预后观察的可靠指标。

2.催乳素腺瘤 PRL 的作用是刺激乳房组织发育并促使乳汁生成。催乳素腺瘤是最常见的垂体分泌腺瘤。PRL 分泌过多引起高泌乳素血症。主要临床表现：女性闭经、溢乳和不育；男性性欲下降，继而出现阳痿。男性催乳素腺瘤多以大腺瘤为主，可占 71.4%，而女性大乳腺瘤仅占 15% 左右。肿瘤若为侵袭性生长或向鞍上、鞍旁生长则可出现视力、视野障碍。麻醉处理除常规外，其要点为：

（1）术前准备：应注意病人是否使用过药物治疗。最常用的药物为溴隐亭，虽然它是治疗催乳素腺瘤的方法之一，但有些病人服药过程可出现垂体腺瘤卒中，影响手术；溴隐亭治疗可使肿瘤纤维化而增加手术的难度。

（2）术前用药、麻醉诱导和维持可按垂体腺瘤的一般原则进行。

（3）催乳素腺瘤病人手术的麻醉主要应注意那些大腺瘤或巨大侵袭性生长的肿瘤。手术全切除困难、手术时间长、出血多、并发症多，术中应加强监测，及时纠正异常（参见无功能性腺瘤手术的麻醉）。

3.促肾上腺皮质激素腺瘤 促肾上腺皮质激素腺瘤（库欣综合征）90%是由垂体分泌过多的ACTH所致。女性多发，约为男性的8倍。临床表现有向心性肥胖、水牛背、满月脸、腰背部及锁骨上窝脂肪垫、皮肤菲薄、有淤斑及紫纹、骨质疏松、停经，伴糖尿病、高血压、低血钾、高血钙；血中雄激素过多可引起多毛及痤疮和性功能下降。

大多数为微腺瘤，手术治疗为首选，可完全切除肿瘤，疗效满意，手术进路可经鼻－蝶或开颅手术，麻醉处理除常规外其要点为：

（1）气管插管困难程度的评估：病人的肥胖、水牛背、颈短和颈背部脂肪垫可影响颈部的后仰和喉显露而造成气管插管困难。因此，术前应认真检查，做好准备，采取措施。

（2）病人多伴有高血压、心脏肥大、心电图异常，术中易发生血压过高，甚至导致颅内出血或心力衰竭，围术期应积极采取防治措施。

（3）经鼻／经蝶手术：蛛网膜被破坏，要注意有无脑脊液漏，同时应给予抗生素预防感染。

（4）围术期给予地塞米松10～20mg静脉注射。

4.无功能性腺瘤 无功能性腺瘤是指没有明确的生化证据证实有激素过量及其临床表现的腺瘤。光镜检查多为嫌色细胞瘤，但细胞内表达促性腺激素及α亚基分泌的基因，因而可被归为促性腺激素分泌腺瘤。该腺瘤多为大腺瘤，通常引起较大损伤，如视力、视野改变及垂体功能减退，出现典型的视觉三联征——视乳头苍白、中心视力减退及双颞侧偏盲而就诊眼科。也可因垂体前叶功能低下，表现为肾上腺皮质功能不足所引起的低钠血症、性功能障碍、甲状腺功能低下。有时因肿瘤出血（出血性梗死），病人可出现突然头痛、视力下降，称垂体卒中。若肿瘤>2cm，而催乳素水平低于250 μg/L，尤其是<100 μg/L应高度怀疑为无功能性腺瘤。由于无功能性腺瘤以大腺瘤为主，或呈巨大侵袭性肿瘤，又缺乏有效的药物治疗，故以手术治疗为主。

麻醉处理要点：

（1）手术入路：经翼点或鼻蝶入路最多选。

（2）侵袭性垂体腺瘤指肿瘤破坏、侵入邻近硬脑膜结构、颅骨及静脉窦，侵入海绵窦颈内动脉可被包绕并有移位或缩窄，鞍底被破坏侵犯蝶窦，而且肿瘤边界不清，血运较丰富，手术难度大，要求麻醉平稳，并做好快速输液输血的准备，采取各种措施降低颅内压，使脑“松弛”，给术野的暴露创造条件（见本章第三节）。

（3）术前1d、术中和术后3d给予地塞米松0.3～0.5mg/kg静脉滴注。

（4）老年病人的处理：老年无功能性垂体腺瘤生长缓慢，主要表现为视力障碍和垂体功能低下，常在其他科就诊，易误诊为生理性衰老或眼部疾病，故一旦确诊，肿瘤多为大腺瘤及巨腺瘤。其麻醉处理要点为：①术前注意治疗并存疾病，如心血管疾病、肺功能不全和糖尿病、老慢支等，手术风险大。②术中、术后加强血压监测；有慢性阻塞

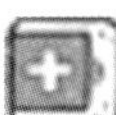

性肺病的病人，要注意机械通气和抗感染，以维持血氧饱和度在正常范围。③经鼻－蝶显微镜下切除，创伤小、疗效好、安全度大、术后清醒快。④术后可出现一过性多尿和电解质紊乱，应及时治疗。

5.垂体危象的处理 垂体前叶功能减退症是指垂体前叶各种激素分泌不足。最常见的病因为产后垂体坏死及萎缩，其他有肿瘤压迫浸润、感染、炎症、手术、创伤或放射性损伤等，严重病例在遇到应激情况时可诱发垂体危象。垂体危象多出现昏迷，由于引起昏迷的诱因不同，垂体危象可表现为以下几种类型。

（1）低血糖型：最常见，主要表现为低血糖发作，迅速进入昏迷状态。

（2）循环衰竭型：病人口渴、少尿、阵发性腹痛，出现虚脱、休克。

（3）水中毒型：肾脏排水功能障碍而发生水中毒，可导致脑水肿，表现为低钠血症和血细胞比容低下。

（4）低温型：多因寒冷诱发，病人皮肤干冷，四肢柔软，无反射，心率慢，昏迷，血压低，脉压小，体温≤33℃。

（5）垂体卒中型：多由于垂体肿瘤内发生急性出血，导致下丘脑及其他生命中枢被压迫所致，起病急，头痛、呕吐、视力障碍，迅速昏迷，常因呼吸中枢麻痹、颅内高压脑疝形成而突然死亡。以上各型可单独出现，但多为混合表现。

（6）镇静药和麻醉药诱发昏迷：本病对镇静剂和麻醉药极为敏感，常用量即可使病人陷入长时间的昏睡，甚至昏迷。

与麻醉手术关系较为密切的是镇静麻醉剂诱发的昏迷和垂体卒中，在垂体肿瘤手术时应警惕其发生。

紧急处理：

（1）纠正低血糖：50%葡萄糖液40～80ml静脉注射，继以10%葡萄糖液500ml静脉滴注，监测血糖调整速度，防治高血糖。

（2）补充糖皮质激素：氢化可的松50mg静脉注射后，200～300mg加入5%葡萄糖液250ml内静脉滴注。

（3）纠正水、电解质紊乱：如低血钠时应控制水分，血钠<120mmol/L应补7.5% NaCl 1～2ml/kg后查血钠再逐步纠正。

（4）低温型应保温，给速效甲状腺激素T_3 20～30 μg静脉注射，或6h一次，每次25 μg和地塞米松5～10mg静脉注射，不宜多用。不宜迅速加温，禁用镇静剂。

（5）垂体卒中者，应积极脱水，给予激素，必要时紧急外科减压以挽救视力及生命。

（二）颅咽管瘤切除术的麻醉

颅咽管瘤占颅内肿瘤的5%～6%，其中30.1%为14岁以下的儿童，占儿童颅内肿瘤的5%～10%，占鞍区及鞍上肿瘤的56%，是小儿最多见的非胶质细胞来源的肿瘤。颅咽管瘤源自口腔胚胎期外胚层颅咽管的残余上皮组织，大多见于儿童及青年人，但50～60岁为第二个高峰。其症状体征各异，与肿瘤位置和发展情况有关。常见的有颅内压增高症状，内分泌功能异常（身材矮小、尿崩症）和/或视力功能障碍（偏盲）。尽管它是胚胎残留的良性肿瘤，但常因肿瘤与下丘脑、视神经、颈内动脉等重要结构的关系，使部分病例难以达到肿瘤全切的效果。

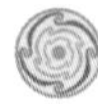

麻醉处理：除鞍区手术麻醉处理的基本原则外，其要点如下。

1. 术前应重点了解内分泌检查结果 虽然本病属无功能性肿瘤，但由于肿瘤对垂体、垂体柄、下丘脑的压迫可出现某些内分泌的异常，如ACTH不足、催乳素过多、甲状腺功能的异常等。术前应给予纠正，如补充地塞米松10mg，每6h一次以预防术后肾上腺皮质功能低下。

2. 手术入路 由于肿瘤可向多方向发展，故肿瘤所属部位及其发展方向是选择手术入路的主要依据，因此术前应给予了解，以便采取不同的体位。

3. 肿瘤粘连 若肿瘤与下丘脑粘连较紧，切除肿瘤后可引起严重的水、电解质紊乱，出现尿崩症，术中要严密监测和及时处理。

4. 合并精神症状 患有精神症状的病人，如痴呆，术后可出现昏迷，严重时可长期不醒，甚至死亡，麻醉医师必须向家属交代此种危险性。

5. 脑积水 肿瘤压迫致梗阻性脑积水时，肿瘤切除前可行脑室－腹腔分流或脑室外引流，以降低颅内压。

6. 术后处理 要积极防治因ACTH不足而引起的肾上腺皮质功能低下，地塞米松10～20mg静脉注射。

（三）鞍结节脑膜瘤手术的麻醉

脑膜瘤源于蛛网膜内皮细胞。凡颅内蛛网膜与蛛网膜绒毛丰富处均为其好发部位。鞍区脑膜瘤起源包括鞍结节、视交叉沟和蝶骨平台，一般统称鞍结节脑膜瘤，是脑膜瘤的第5个好发区域。约占脑膜瘤总数的10.4%，主要发生在成年人。95%以上的病人有视力下降，22%的病人有垂体功能异常。

麻醉处理除按鞍区手术麻醉处理的基本原则外，其要点如下：

1. 术前准备

（1）血源准备：脑膜瘤供血途径多，血运丰富，常为颈内、颈外动脉双重供血；有的瘤体很大，部位也较深，并与一些重要血管、神经及脑部结构相邻，手术难度较大，术中失血也较多，所以脑膜瘤切除术是一种出血性手术。必须有充分的血源准备，除备浓缩红细胞外，应备血浆等。

（2）降低颅内压：有的病例由于瘤体大，影响脑静脉血的回流，或阻碍脑脊液循环与吸收，结果导致颅内压升高，因此术前应进行降颅压治疗，包括激素、利尿剂等（见本章第三节）。

2. 手术入路 鞍区脑膜瘤的显微手术都采用翼点入路。

3. 良好的输液通路 应经中心静脉如颈内静脉或锁骨下静脉穿刺置管和粗套管针穿刺外周静脉通路2～3条，并建立CVP、MAP监测。

4. 维持循环系统的稳定 麻醉前后输入胶体液500～1 000ml［15～20ml/（kg·h)］造成轻度高血容量和中度血液稀释，血细胞比容28%～30%，以增加机体对出血的耐受性；适当地采用控制性低血压。可用尼卡地平0.5～2 μg/（kg·min）或硝普钠0.5～5 μg/（kg·min）静脉泵注，维持MAP 70～80mmHg以减少出血；若遇有大量出血，除输注浓缩血细胞外，应及时补充血浆等以补充凝血因子。

5. 加强监测 注意纠正水、电解质和酸碱失衡。

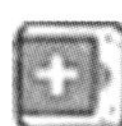

6.激素治疗 术中给予地塞米松0.5～1mg/kg静脉注射，以防治脑水肿和肾上腺皮质功能低下。

7.术后平稳过渡 注意颅内有无出血或下丘脑损伤或脑水肿的发生。不急于拔除气管内插管。平稳后再拔管。

（四）鞍区动脉瘤手术的麻醉

颅内动脉瘤是脑动脉的局限性异常扩大。由于脑血管造影术的普及，许多颅内动脉瘤病例都可在动脉瘤没有破裂前就被确诊。近十年来显微外科和麻醉技术的发展，使本病死亡率从20%左右下降到1%～2%。虽然颅内动脉瘤可发生于任何年龄，但40～60岁是本病的高发年龄。颅内动脉瘤多发生于颅底部大动脉上，Willis动脉环的前部包括颈内动脉的第1、2段，大脑前动脉、前交通动脉、大脑中动脉及后交通动脉是发病较多的部位，约占80%，Willis动脉环的后部椎动脉、基底动脉、大脑后动脉的动脉瘤约占20%。目前颅内动脉瘤的治疗以手术和介入治疗为主。鞍区动脉瘤主要指颈内动脉海绵窦动脉瘤、颈内动脉瘤、后交通动脉瘤、前交通动脉瘤、眼动脉瘤等。

1.病理生理与主要临床表现 颅内动脉瘤以先天性动脉瘤占绝大多数，多呈囊状，其与载瘤动脉相连接的部位称瘤颈，与瘤颈相对的部分为瘤底，界于两者之间的为瘤体。动脉瘤形成后的变化是扩大，最后的结果是破裂出血，引起SAH或脑内出血。动脉瘤破裂如出血量大而猛，病人多在短时间内迅速死亡。在急性期能存活下来的病人可发生以下并发症：①脑血管痉挛。可暂时止血，但也可引起脑缺血、脑水肿和脑梗死甚至死亡。②颅内血肿。SAH后血液进入脑室或形成脑内血肿。③脑水肿、脑梗死和脑积水。④下丘脑损害等。

动脉瘤未破裂前可引起视交叉的压迫，类似鞍区肿瘤。动脉瘤破裂后的主要表现为出血。突然发病，出现剧烈头痛、呕吐、意识不清甚或抽搐、大汗、脉搏增快、血压上升；血液如进入脑内则可引起偏瘫、失语、偏感觉障碍、偏盲等。颈项强直、Kerning征阳性，腰椎穿刺可见血性脑脊液、压力升高。若出血停止，病人逐渐清醒，症状好转，但不久由于动脉发生痉挛、病情又趋恶化，至7～14d后，可有复发出血的危险。因此动脉瘤一旦确诊应在其未破裂前手术。

2.手术麻醉的危险性 ①最大的危险是动脉瘤破裂出血，未治疗的脑动脉瘤病人5年内死亡率达75%。首次出血的死亡率为43%，成为24h内猝死的主要原因，能存活者，第1年内死亡率达35%。②术前或麻醉、手术期间都有随时发生动脉瘤破裂的危险，病人处于极大的威胁之中。③术中大出血可造成病人休克或直接死亡，因此麻醉风险性高。④脑动脉瘤破裂后的并发症多，而且某些继发病的损害可直接造成病人死亡，如脑内血肿、脑室内出血和急性脑积水等。

3.脑动脉瘤颈夹闭术的麻醉处理 脑动脉瘤手术分为紧急手术、早期手术和延期手术三种。对动脉瘤破裂后有颅内血肿或脑疝或急性脑积水形成的病人或介入治疗中发生动脉瘤破裂的病人，需紧急手术；早期手术是指出血后的头3d内手术；延期手术多为出血后病情重、深度昏迷，延期2周以上待神志清醒后进行的手术。

脑动脉瘤颈夹闭术的麻醉，自始至终都要将预防动脉瘤破裂放在首位，采取一切措施降低颅内压、控制血压，避免脑血管痉挛、缺血、缺氧或CO_2蓄积等。

（1）术前准备：除常规颅脑外科手术准备外，要特别注意神经功能和心血管功能，蛛网膜下隙出血后常见有ECG异常或出现心律紊乱，如Q-T间期延长、T波倒置、S-T段降低、U波等。近期对心肌梗死的病人，有学者不同意为减少麻醉的危险性而延期3个月再手术。作者认为应根据病情具体分析，不宜硬性规定何时手术。术前须保持病人安静，给予镇静药、止血药，控制高血压，解除病人的心理障碍，可用地西泮5mg或咪达唑仑7.5mg术前日晚口服。哌替啶1mg/kg＋非那根0.5mg/kg＋东莨菪碱0.3mg或长托宁，术前30min肌内注射。

（2）麻醉诱导：平稳的诱导避免血压波动、避免呛咳及屏气是预防动脉瘤破裂的重要措施。较常用的方法，作者认为先给予2.5%硫喷妥钠5～6mg/kg或普鲁泊福2～2.5mg缓慢静脉注射，病人平稳安静入睡后给予咪达唑仑0.1mg/kg＋罗库溴胺1mg/kg＋芬太尼5～7 μg/kg顺序静脉注射，3min后再给艾司洛尔1～2mg/kg静脉注射，1min后导尿，若血压心率平稳即可气管内插管，若血压有升高的倾向，可给氟哌利多1～2mg或尼卡地平1～2mg静脉注射，气管插管后立即接呼吸机行机械呼吸，保持$PaCO_2$ 30～35mmHg。总之，诱导要相对较深，插管时不能引起呛咳，以免动脉瘤破裂出血。

（3）麻醉维持：以静脉复合或静吸复合为宜，方法与用药见本章鞍区手术麻醉处理的基本原则。

（4）围术期管理：①建立良好的输液通路，以保证出血时能快速输血输液，方法同鞍区脑膜瘤手术。②控制性低血压为常规措施，麻醉诱导后立即行足背动脉穿刺置管（麻醉前穿刺有因紧张、疼痛引起血压升高之虑），监测MAP，术中以硝普钠降压，0.5～3 μg/（kg · min）泵入为常用剂量，或尼卡地平0.5～2 μg/（kg · min）泵入，以维持MAP 70～80mmHg为宜。当牵动或分离和夹闭动脉瘤颈时，再降至60mmHg，能使脑组织松弛和血管壁柔软，便于动脉瘤周围组织分离和夹闭动脉瘤颈，可预防瘤体破裂。夹闭后将MAP维持于80～90mmHg至术后。③降低颅内压，缩小脑体积，强调头高15°，开颅前脱水利尿，甘露醇和速尿联合使用疗效更好，6%羟乙基淀粉注射液500ml+7.5%NaCl 100ml静脉滴注可加强脱水效果，使脑组织软而瘪。$PaCO_2$ 25～30mmHg，但不宜＜20mmHg；血液稀释，血细胞比容25%～28%，＜25%宜输血。其他参见本章第三节。④术中动脉瘤破裂的处理：动脉瘤破裂有时出血量异常凶猛。作者曾遇到动脉瘤破裂至夹闭共失血超过10 000ml，处理不当可引起严重后果。当术中动脉瘤破裂时，应适当加深麻醉，给予肌松药，保证病人绝对不动；出血时若血压明显下降，应停用降压药，并及时输血输液，维持MAP 50～60mmHg的低水平，在维持有效血容量的基础上慎重实施控制性低血压，否则，在低血容量的条件下，使用扩血管药可导致严重低血压。MAP＜50mmHg应加强输液，必要时用多巴胺5～10 μg/（kg · min），支持心脏；加强术野吸引，使术者能看清手术野夹闭动脉瘤出血处。出血停止后应积极输血输液，将MAP提升至70～80mmHg，血细胞比容提到30%。若遇到大量失血，应将血液回收再输给病人，以避免因血源困难而失去抢救机会；预先估计手术困难，有大失血可能的巨大脑动脉瘤可在低温CPB下进行，以策安全。⑤避免术中和术后血管痉挛：夹闭动脉瘤颈后若有脑血管痉挛的症候，应提高收缩压，＞110mmHg。术后脑血管痉挛的发生率为41%～72%。若病人术后清醒，但几小时后出现意识障碍，并渐加重，CT造

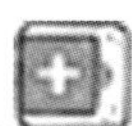

影发现严重脑血管痉挛，此时，可应用多巴胺或苯肾上腺素提高血压，使收缩压达180mmHg，同时应用甘露醇降低颅内压等。⑥苏醒与拔管：必须防止苏醒时血压升高，可用尼卡地平控制。不宜用拮抗剂，让病人自然清醒，拔管前30min给止吐药，防止呕吐。拔管时静脉注射0.5%～1%利多卡因5ml防止呛咳。

4.动脉瘤血管内栓塞治疗的麻醉处理 血管内介入治疗动脉瘤，是近20年发展起来的治疗颅内动脉瘤的新技术，尤其是近年来，GDC栓塞技术应用于动脉瘤的栓塞治疗，大大缩短了动脉瘤血管内治疗的时间，提高了动脉瘤栓塞治疗的安全性，改善了动脉瘤治疗效果。大量动脉瘤病人因其良好的治疗效果而免除了外科手术之苦，避免了手术所带来的严重并发症，提高了生存质量。血管内治疗动脉瘤技术已成为动脉瘤治疗主要技术之一。

（1）手术麻醉的特殊性和危险性：①动脉瘤血管内栓塞的麻醉属于手术室外的麻醉，病人年龄跨度大，病情较纷繁多样，麻醉医师身处介入放射导管室，对环境较为陌生，急救及监护设备也相对缺乏。②大多数病人以蛛网膜下隙出血为首发症状，病人或多或少地存在神经功能障碍，术前焦虑不安，恐惧，神志模糊，意识不清，躁动甚至昏迷，不易配合手术，呼吸道分泌物增加，呼吸道不全梗阻，呼吸异常，有反流和误吸危险；血压较高或较低，心率快，循环功能较不稳定。③存在脑血管痉挛的危险，脑血管兴奋性增高，给术者治疗带来一定困难，手术较为费时。④术中要求能随时行神经功能监测，尤其在行闭塞试验过程中，病人神经功能的变化往往是术者决定是否能行载瘤动脉栓塞的重要参考依据，因此要求麻醉既要保证病人安静不动，尽可能减轻病人的应激，又要保证病人的神志清楚，以便行神经功能监测。⑤手术治疗过程中需行全身肝素化治疗及控制性低血压。⑥手术中易发生全脑血管痉挛和动脉瘤破裂出血，加重病人病情，甚至危及病人生命，故术中全脑血管痉挛及脑动脉瘤破裂的防治和生命支持治疗成为麻醉医师工作的重要内容。⑦急诊行动脉瘤栓塞治疗目前有增加的趋势，增加了麻醉医师的工作强度和工作难度。据目前国内外临床研究报道，虽然手术治疗和血管内治疗在动脉瘤完全栓塞率（夹闭率）、恢复良好率、SAH相关并发症的发生率、致残率和死亡率方面均无显著差异，但对于技术相关的并发症的发生率和平均住院恢复时间，血管内栓塞组优于手术组。最新的大宗病例统计报道，GDC栓塞动脉瘤术中破裂的发生率为2.51%，死亡率为0.99%。动脉瘤开颅手术中破裂的发生率为7%～51%，一般的发生率为15%～20%。因此，随着栓塞材料和血管内治疗技术的提高，血管内栓塞治疗动脉瘤有增多的趋势。

（2）血管内栓塞治疗动脉瘤的麻醉处理：

1）麻醉的选择：目前对于血管内栓塞治疗动脉瘤的麻醉选择尚无严格的指征。作者认为根据ASA分级，结合动脉瘤病情估计的Hunt－Hess分级，对麻醉的选择具有较好的指导意义。Hunt－Hess分级为Ⅰ～Ⅲ级的病人一般采用神经安定镇痛麻醉（或称局部麻醉镇静技术）；对于Ⅳ～Ⅴ级的动脉瘤病人，其病情较危重，已出现昏迷、偏瘫或/和去大脑强直等临床表现，病程凶险，最好采用插管全麻以策安全。

2）神经安定镇痛麻醉：临床上常用两种方法：①氟哌利多与芬太尼复合静脉给药。与一般的神经安定方法不同，作者运用病人自控镇痛装置，利用其少量、分次给药

的优点，为病人选择最低的有效的负荷量及维持量。将氟哌利多25mg、芬太尼0.5mg稀释至100ml，即氟哌利多250 μg/ml，芬太尼5 μg/ml，其持续输注速率为2ml/h，根据病人个体差异先给予负荷量0.5ml/次，1～2次以后给追加量0.5ml/次。能让病人达到既安静、合作、想闭眼、无体动，又能对指令作出迅速准确的反应为止。此方法常用于病情轻、合作能力强的病人。②普鲁泊福＋芬太尼复合镇静麻醉。普鲁泊福有良好的镇静作用，无兴奋现象，但也无镇痛作用，麻醉时常与芬太尼复合。具体实施方法：将200mg的普鲁泊福和芬太尼0.1mg混合稀释至50ml，置于微量泵，与静脉通路相接微泵输注，开始20min，其普鲁泊福速率为50～60 μg/（kg · min），之后以25～30 μg/（kg · min）维持至术毕。临床实践证明：普鲁泊福30～50 μg/（kg · min），病人处于镇静或思睡状态，呼之可睁眼，各种反射均存在，但遇不适可有肢体活动；50～80 μg/（kg · min），可达浅睡眠或睡眠状态，大声呼唤能唤醒，各种生理反射存在，呼吸可有减缓，血压有轻度下降，心率减慢，较强刺激有不自主体动；80～120 μg/（kg · min），已处于麻醉状态，唤之不醒，睫毛反射消失，各种生理反射减弱，呼吸有轻度抑制，血压有轻度下降，心率减慢，配合镇痛药物则能进行较大的手术（须在气管插管下实施）。血管内治疗的病人，普鲁泊福用量多在30～50 μg/（kg · min）即可顺利完成治疗。对躁动、不配合的病人，则先按50～80 μg/（kg · min）速度给药3～5min，待其安静、睡眠后，再减至30～50 μg/（kg · min），使其由深睡眠转至浅睡眠，完成治疗。由于普鲁泊福的优良药理学特性，使其具有较宽的应用范围，3岁以上的小儿至80岁的老人都能获得较好的麻醉效果。如果术中需要病人完全清醒，只须停药5～6min，病人则完全清醒。术毕停药，病人可很快清醒返回病房。此法的可控性优于前者，是目前最常用的麻醉方法。

3）肝素的使用：常用量为100～150U/kg，维持ACT ≥ 200s。首剂的给药时机一般在全脑血管造影后，预行微导管血管内治疗前。对老年人或血液黏度偏高的病人，在造影时即可使用肝素。在治疗过程中随时注意导管中有无血凝块出现，如有应追加肝素量。术中若肝素用药时间＜2h，并有渗血现象，应监测ACT，或先给予鱼精蛋白1mg/kg静脉注射中和肝素，之后再根据ACT监测结果进行处理。

4）控制性降压：具体实施方法：①舒张压<100mmHg的轻度高血压，可在清醒状态下或行镇静麻醉后，使用尼卡地平1～2mg或10～30 μg/kg稀释10ml静脉推注，2～10 μg/（kg · min）静脉滴注维持；或压宁定1～1.5mg/kg静脉注射，老年人0.5～1mg/kg静脉推注，25～30mg/h静脉滴注维持。根据具体情况决定是否联合使用艾司洛尔。②舒张压在100～115mmHg的中度高血压，一般需要施行静脉麻醉，也可使用上述降压药物，但有时降压效果不满意或维持时间较短，应选用硝普钠0.5～8 μg/（kg · min）微泵静脉输注，或硝酸甘油0.1～0.5mg静脉注射再以1～5 μg/（kg · min）微泵静脉输注、可达到满意效果。微量注射泵用药配制方法，硝普钠与硝酸甘油相同，公式：（病人体重）kg × 3= 所需药物的毫克数。如病人体重50kg，50 × 3=150mg，取150mg硝普钠稀释至50ml放入微泵注射器中。此总量若嫌大，可按比例同时减量，如取硝普钠用量的1/2即75mg，溶液量也取1/2即25ml，浓度不变。微量泵上显示的数（ml/h）即等于给病人每分钟、每千克体重的微克数，如微量泵的注速为3ml/h，等于给病人输入硝普钠的量为3 μg/（kg · min）。调整输注速度（ml/h）即调整了用药量。

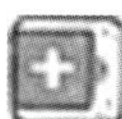

③对于重度高血压，舒张压持续在120mmHg以上的严重高血压，一般在静脉麻醉下加用艾司洛尔，以硝普钠、硝酸甘油降压为主，方法同上。停止降压时应逐渐减少降压药的用量，不可突然停止使用降压药，以防止血压反跳。血管内治疗术后，病人往往需要继续行控制性降压2～7d。

5）血管内栓塞术中动脉瘤破裂出血的防治：栓塞术中出现以下征象均提示动脉瘤破裂：①对比剂外溢。对比剂超出动脉瘤及动脉的轮廓，滞留在蛛网膜下隙或脑实质内。这是动脉瘤破裂的最直接依据。②出现急性颅内高压的临床体征，如动脉血压升高，心率减慢，瞳孔散大。③造影显示循环减慢或停滞。动脉瘤破裂出血时，脑血管发生应激反应，血管痉挛，出血减少。这时血液循环减慢，对比剂淤滞，颅内压升高。④微导丝、微导管和弹簧圈穿出动脉瘤的轮廓或弹簧圈编成的框架轮廓。⑤动脉瘤的形态和已置入的弹簧圈聚集、盘旋的形态发生变化，皆提示动脉瘤破裂。不明原因的血压升高或循环时间明显减慢，应高度警惕动脉瘤破裂。处理原则：及时发现和处理非常重要。发现动脉瘤破裂时，立即中和肝素，减少对比剂注射以免漏入蛛网膜下隙致严重血管痉挛；降低血压，减少破裂口出血；若病人意识尚未处于昏迷状态，血压、心率、瞳孔无变化，或正在进行栓塞治疗，可继续进行血管内治疗，栓塞结束后经微导管推注罂粟碱并静脉泵注尼莫通治疗血管痉挛，术后行脑室外引流术及3H（高血压、高血容量、高血液稀释度）治疗；若病人已处于昏迷状态，出现严重的颅内高压体征，应停止血管内治疗，保持呼吸道通畅，充分给氧，必要时行气管插管控制或辅助呼吸；对于烦躁不安者，予以镇静药、快速输入甘露醇液降颅压、维持血流动力学的稳定，行头颅CT检查，了解出血情况，及时在全麻下行开颅手术，进行动脉瘤夹闭术，清除血肿，行去骨瓣减压术；术后给予冬眠、低温、脑室外引流术，并预防血管痉挛。

6）动脉瘤血管内栓塞术中脑血管痉挛的防治：蛛网膜下隙出血是血管痉挛的主要原因，血管内治疗操作不当也可致血管痉挛。①前驱症状：动脉瘤破裂出血后症状逐渐好转，但头痛和脑膜刺激症状又加重。②意识变化为最主要体征，病人由清醒转为嗜睡或昏迷，这是脑血管痉挛一个重要的标志。③局部症状：出现不同程度偏瘫、偏身感觉障碍和失语。④颅内压增高征：出现头痛、呕吐，甚至眼底视乳头水肿。⑤数字减影提示：痉挛血管变细，血流减慢，或完全不显影。处理原则：轻、中度的脑血管痉挛，可暂停血管内治疗，经微导管注入每毫升含1mg的罂粟碱溶液20～30ml；同时给予钙离子拮抗剂尼莫通注射液，5～10ml/h，用微量泵持续输注；镇静、给氧，输入胶体溶液以达高血容量扩血管作用，待血管痉挛缓解，可继续血管内治疗；重度的脑血管痉挛特别是全脑血管痉挛，常危及病人生命，应停止血管内治疗，保持呼吸道通畅，充分给氧，全脑血管痉挛的病人应行气管插管控制或辅助呼吸；对于烦躁不安者，予以镇静药，快速输入甘露醇降颅压减轻脑水肿，维持血流动力学的稳定。

（沈七襄）

参 考 文 献

1　惠国桢，王清，吴智远等. 老年无功能垂体腺瘤的外科治疗. 中华神经外科杂志，2003，

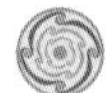

19（1）:34～36
2 计根林，施宇翔，黄怡等.垂体腺瘤合并肢端肥大症病人的麻醉处理.临床麻醉学杂志，2002，18（6）：323～324
3 苏长保，任祖渊，王任直等.无功能垂体微腺瘤的诊断和处理.中华神经外科杂志，2000，16（3）:136～138
4 王恩真.神经外科与麻醉.北京：北京科学技术出版社，2000
5 王纲，王保国.垂体腺瘤病人手术应激反应与麻醉的特点.国外医学麻醉与复苏分册，2001,222（2）:92～94
6 王任直，任祖渊，苏长保等.男性垂体催乳素腺瘤诊断和治疗.中华神经外科杂志，2000,16（3）:139～142
7 王任直.神经外科学.北京：人民卫生出版社，2002
8 王正敏.颅底外科学.上海：上海科学技术出版社，1995
9 曾因明，应诗达，杭燕南.麻醉科手册.上海：上海科学技术出版社，1998
10 张振兴，王道奎，李爱军等.经纵裂蝶窦入路显微外科切除巨大侵袭性垂体腺瘤.中华神经外科杂志，2000,16（3）:143～145
11 章翔.神经系统肿瘤学.北京：军事医学科学出版社，1999
12 周定标，张纪.颅底肿瘤手术学.北京：人民军医出版社，1997

第十章　显微神经外科

第一节　显微神经外科入路

一、翼点入路

翼点入路又称“筋膜间翼点开颅”或“额颞蝶入路”，Yasargil 对此入路的改进和应用做出卓越贡献。它是利用切除蝶骨嵴、解剖外侧裂及各基底脑池后所形成的锥形空间达到脑底面，实现前颅窝底、鞍区（包括鞍上、鞍旁、鞍后、上斜坡）到脚间池、桥前池以及脑桥小脑池的显露，从而能够完成大多数鞍区、前颅窝、中颅窝以及一部分后颅窝底部手术。

（一）适应证

作者在 1982 年 7 月至 1997 年 12 月期间，以此入路应用于颅内动脉瘤，包括全部前循环和部分后循环（如基底动脉分叉区域）的动脉瘤，鞍区肿瘤（包括垂体腺瘤、颅咽管瘤、蝶骨嵴脑膜瘤等），以及上斜坡等部位的显微外科手术共 1 018 例，均获良好效果，详见表 4−10−1。

表 4−10−1　应用翼点入路的 1 018 例显微神经外科手术

手术种类	例数
鞍区肿瘤	685
垂体腺瘤切除	509
颅咽管瘤切除	146
鞍结节脑膜瘤切除	10
三脑室肿瘤切除	9
结核瘤切除	4
畸胎瘤切除	1
鞍旁脑膜瘤切除	6
额颞叶深部病变	140
胶质瘤切除	114
脑脓肿切除	15
AVM 切除	11
脑动脉瘤	106
后交通动脉瘤夹闭	57
前交通动脉瘤夹闭	24

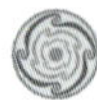

续表

手术种类	例数
大脑中动脉分叉动脉瘤夹闭	7
颈内动脉分叉动脉瘤夹闭	4
眼动脉瘤夹闭	2
颈内动脉瘤孤立术	5
颈内动脉瘤孤立＋搭桥	5
基底动脉分叉动脉瘤夹闭	2
蝶骨嵴脑膜瘤切除	46
嗅沟脑膜瘤切除	26
上斜坡肿瘤切除	7
脊索瘤切除	4
脑膜瘤切除	3
半月神经节肿瘤切除	4
颈内动脉海绵窦瘘孤立＋搭桥术	3
桥小脑角前部残余听神经瘤切除	1

（二）操作技术

1.头位 病人仰卧位，头高于胸，后仰约10°，向对侧旋转约30°，向对侧肩部倾斜约15°，使额骨颧突处于最高点和视野中心，从而使术者视线能垂直沿蝶骨嵴达鞍旁。以Mayfield-Kees头架固定头部。垫高同侧肩部以降低同侧颈部肌肉的张力（图4-10-1）。

2.切口 典型的切口起于耳屏前方约1cm处颧弓上缘，避开颞浅动脉主干，垂直于颧弓，向上达颞线附近，再弧形转向内前，止于发际内中线处（图4-10-1）。根据不同的手术需要，切口可向额顶颞或中线方向作缩小或扩大变化。

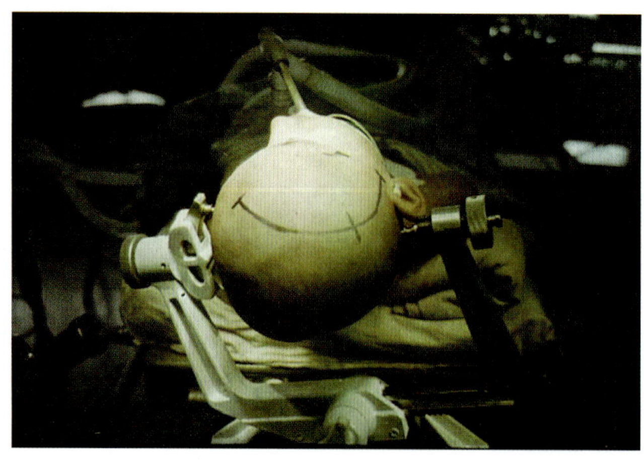

图4-10-1 头位

3.游离头皮与浅筋膜 将头皮、帽状腱膜以及颞肌固有筋膜浅面的一层浅筋膜（脂肪组织）一起掀起。手术刀平置紧贴颞肌固有筋膜的表面进行游离，使位于其浅面的浅

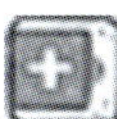

筋膜连同帽状腱膜和头皮一起向前翻转。游离需达到额骨颧突上缘，用2～3只鱼钩状弹性牵开器向前牵开头皮（图4-10-2）。

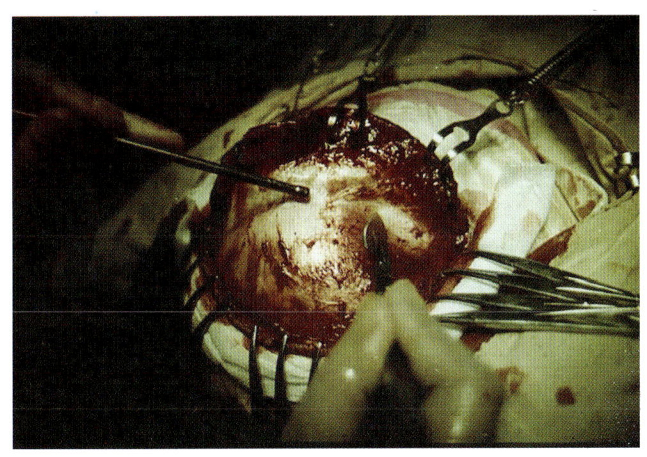

图4-10-2　游离皮瓣

4.掀起颞肌　沿额骨颧突上缘切开颞肌筋膜2～3cm长，并继续向内沿颞肌外围在距其附着处约0.5cm，与颞线平行切开骨膜；另外，距头皮切口约1cm与之平行切开额部骨膜；两处骨膜切口在颞肌边缘会合，形成额部三角形骨膜瓣（图4-10-3）。向前游离此三角形骨膜瓣，超越额结节，达到眶上缘（图4-10-4）。从颞窝上完整掀起颞肌，用两只鱼钩状弹性牵开器向外牵开颞肌；显露额骨颧突以及围绕翼点的额、颞、蝶、顶骨（图4-10-5）。

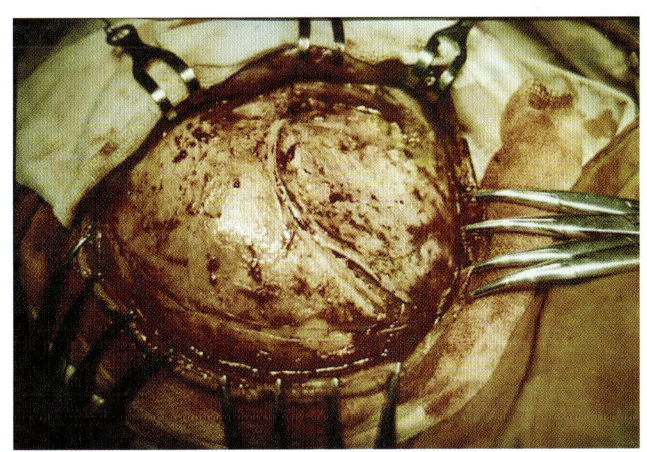

图4-10-3　切开颞肌的附着处与骨膜

5.颅骨钻孔　第1孔在靠近额骨颧突的颞线下方，钻头方向须略偏后，以免钻破眶壁；第2孔靠近眶上缘距中线2～3cm；此二孔的位置须尽量向前接近前颅窝底。第3孔位于颞线与冠状缝交点附近，它的位置决定骨窗的前后径。第4孔位于颞骨鳞部靠近中颅窝底，它决定了颞侧显露范围（图4-10-6）。钻孔后收集骨屑，以便在回纳骨瓣时，

用于填充第 2 孔及其他骨孔。

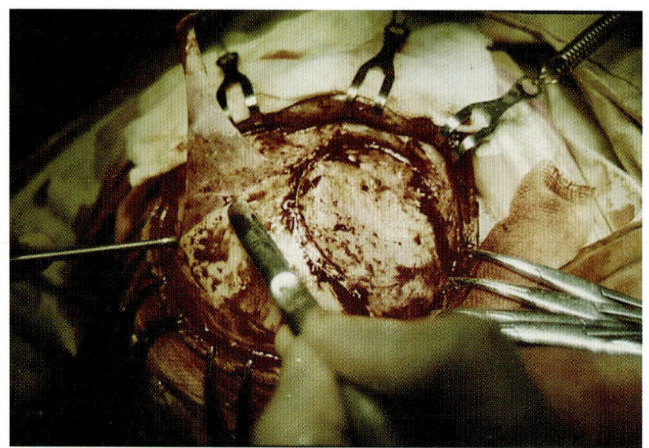

图 4-10-4　游离骨膜

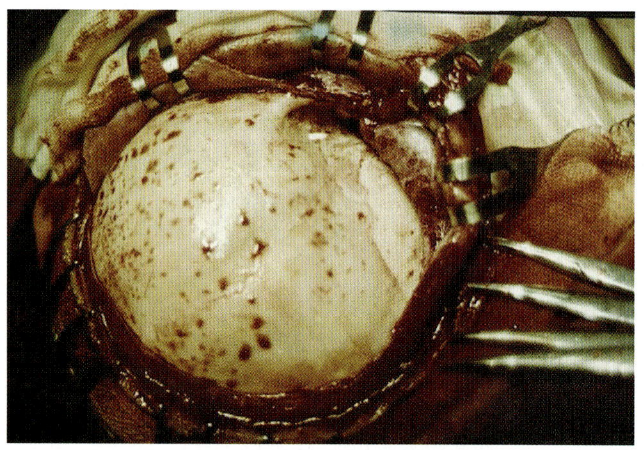

图 4-10-5　骨膜与颞肌均已掀起牵开

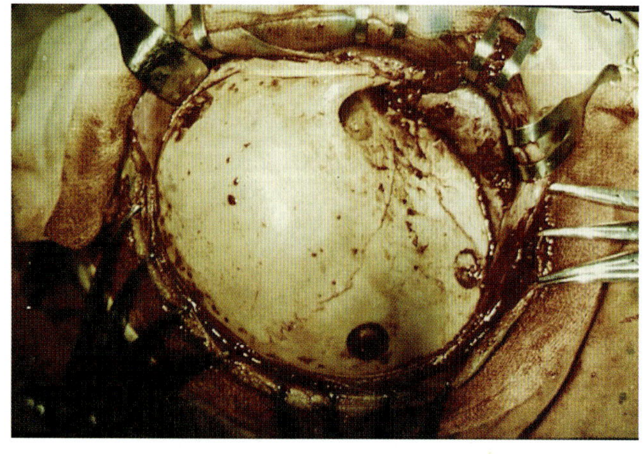

图 4-10-6　4 个骨孔的位置

6.形成骨窗 第1、2孔间锯开之前，须用尖嘴咬骨钳或磨钻在两孔间各做一向颅底方向的缺口，以便导入线锯，使锯开更靠近前颅窝底。第2、3孔之间以线锯常规锯开。第3、4孔之间行“Z”形曲线锯开，使骨瓣复位后不致产生旋转移位。第1、4孔之间用磨钻或咬骨钳做一凸向中颅窝底的弧形骨槽，以便充分显露外侧裂、颞极和颞前部，需要时可达到中颅窝底（图4－10－7）。

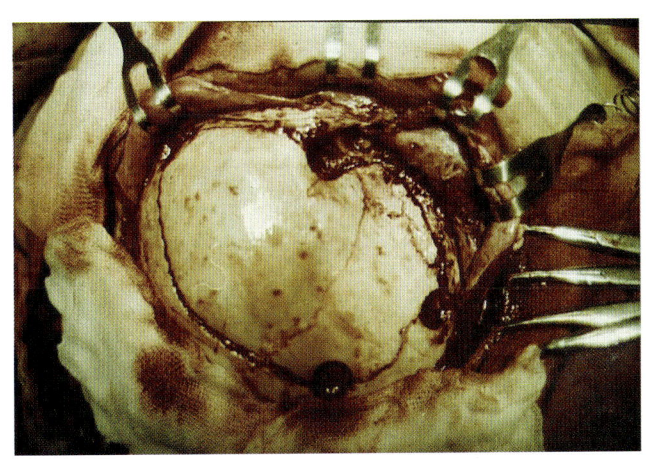

图4–10–7 骨瓣已形成

7.切除蝶骨嵴 先将蝶骨嵴与硬膜分离（图4－10－8），用磨钻或咬骨钳尽量切除蝶骨嵴，从浅到深，从外围到蝶骨嵴内侧接近前床突处，最深处可用持针器来代替咬骨钳。注意对眶脑膜动脉的游离和电凝处理，它是眼动脉发出的一条与脑膜中动脉相会的吻合支，大多行走于蝶骨嵴的骨沟或骨管内，仅少数是贴附在蝶骨嵴内板上。切除蝶骨嵴要求达到眶后壁与前颅窝底完全持平的程度，消除任何阻挡达到鞍区颅底视线的骨质屏障（图4－10－9）。

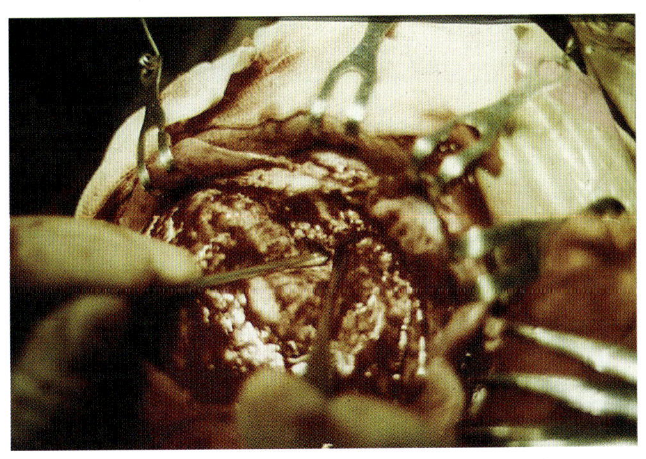

图4–10–8 取去骨瓣后游离蝶骨嵴

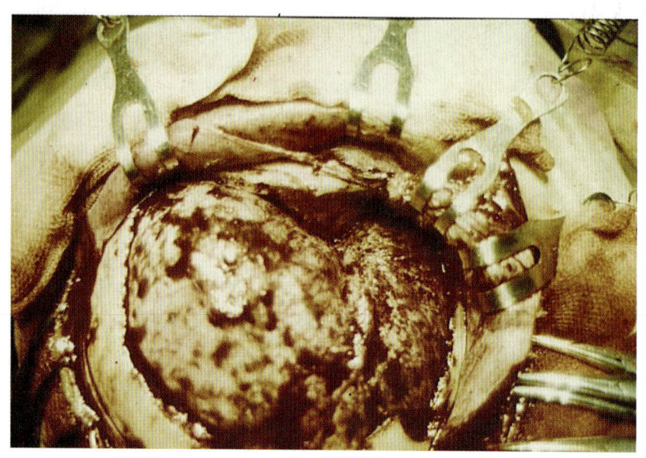

图 4–10–9　切除蝶骨嵴后骨窗形成

8.切开硬膜　从额极至颞极，环绕外侧裂，弧形剪开硬膜，将硬膜瓣向前翻转悬吊贴附于切除蝶骨嵴后磨平的眶后壁上（图 4–10–10）。此处即为达到鞍区的锥形空间的底部。

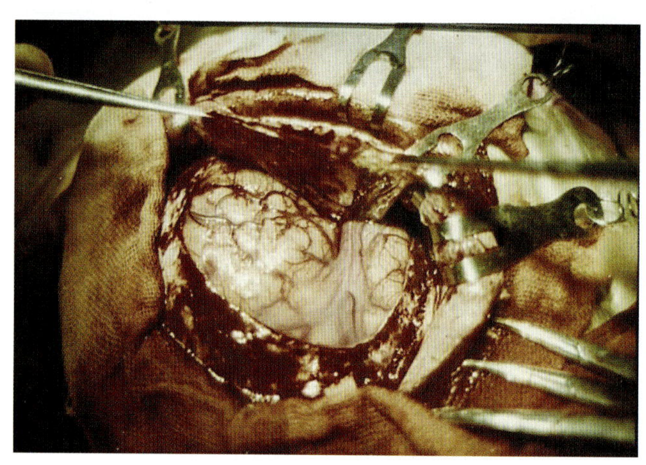

图 4–10–10　切开硬膜

9.解剖脑池　在外侧裂的额侧，以脑自持牵开器逐步抬起额叶，直至见到嗅神经；继之，即显露交叉池和颈动脉池，并隐约见到蛛网膜下方的视神经和颈内动脉。切开外侧裂池和颈动脉池，使额叶与颞叶分离，并显露颈内动脉及其分叉。显露并打开交叉池、终板池以及脚间池，放出脑脊液，并充分松解额叶与颅底各结构之间的蛛网膜联系，使额叶由于重力和脑自持牵开器的轻微牵引而充分掀起，从鸡冠、筛板至鞍结节、前床突、视神经孔的整个前颅窝与鞍区颅底已完全显露。至此，达到鞍区的锥形空间已初步形成。

10.显露重要血管神经及 4 个解剖间隙　继续解剖外侧裂池和颈动脉池后，可显露颈内动脉及其外侧壁上的后交通动脉与脉络膜前动脉的起始段。在颈内动脉内侧深部的蛛网膜称Liliequist膜，将其打开后即进入脚间池，大量脑脊液的溢出，可使脑充分松解，得到更多的操作空间。继续向外解剖外侧裂池，可见到颈内动脉分叉、豆纹动脉、外侧纹状体动脉、大脑中动脉及其分叉等，并可在颈内动脉外侧见到动眼神经和小脑幕裂孔边缘。解剖交叉池与终板池后，可见到两侧视神经、视交叉、对侧颈内动脉（在对侧视神经的内侧下方）、鞍膈、垂体柄、终板以及前交通动脉等结构，从而可利用视交叉与两侧视神经之间的间隙（间隙Ⅰ）、视神经（或视束）与颈内动脉之间的间隙（间隙Ⅱ）以及颈内动脉与小脑幕裂孔边缘之间的间隙（间隙Ⅲ）来处理深部病变；当视交叉为前置型、终板受病变影响变宽隆起时，可切开终板（间隙Ⅳ）来处理病变（图4-10-11）；若切断由颞内侧面与颞极回至蝶顶窦的静脉，以便向外向后牵开颞叶，即可通过间隙Ⅲ或间隙Ⅱ显露后床突与鞍背，由此进入鞍后、脚间窝及上斜坡区域；解剖脚间池和桥前池，即可见到脑桥、基底动脉及其分叉、后交通动脉与大脑后动脉的汇合处、丘脑穿通动脉、小脑上动脉及动眼神经起始段等（图4-10-12）；若切开小脑幕裂孔边缘，即可进入脑桥小脑角区域，并扩大对岩部上斜坡区的显露。

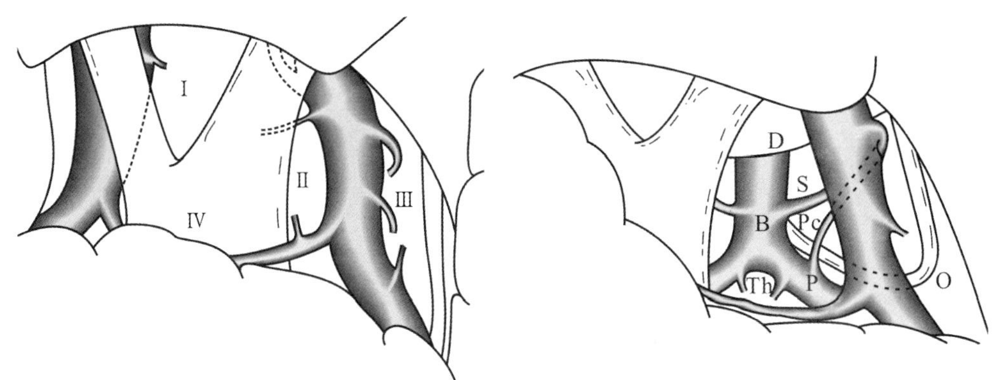

图4-10-11　右翼点入路，鞍区的4个解剖间隙示意图

图4-10-12　右侧翼点入路，经间隙Ⅱ所显示的深部解剖结构示意图

D.鞍背　B.基底动脉　Pc.后交通动脉　S.小脑上动脉　P.大脑后动脉　Th.丘脑穿通动脉　O.动眼神经

（三）要领与体会

1．翼点入路的特点

（1）利用外侧裂作为自然解剖间隙，以对脑组织的最小牵拉而能对鞍区、前颅窝、中颅窝以及上斜坡等广泛颅底部位进行探查，是翼点入路的优点。Yasargil强调这一工作空间是在充分切除蝶骨嵴和解剖各基底脑池后才能形成；指出经由磨平的蝶骨嵴、额叶眶面和颞叶前内侧面所形成的锥形空间到达鞍区，不仅视野宽阔，而且从骨窗到蝶鞍的距离与其他入路相比为最短。将它成功地应用于基底动脉分叉动脉瘤手术是他的创举。确切掌握翼点入路各关键步骤的操作规定，不断改进和提高此入路操作水平，既是取得良好手术疗效的基础，也是扩大手术治疗范围、开展显微神经外科和颅底外科所必需。

(2) 由于受头位向对侧旋转和倾斜的影响，使原本的左右关系变得带有上下关系（图

4-10-13)；颅内方位和结构的辨认，主要依靠相互之间的解剖关系来决定。掀起额叶眶面时，一待见到略为横行的嗅神经，沿其远侧稍深入即可见到纵行的视神经，视神经的外侧依次是颈内动脉、动眼神经及小脑幕裂孔边缘等；沿着视神经可见到视交叉及对侧视神经，沿着颈内动脉可见到其分支及分叉，其他均以此类推。其中，熟悉鞍区各有关脑池和4个间隙的解剖关系至关重要。

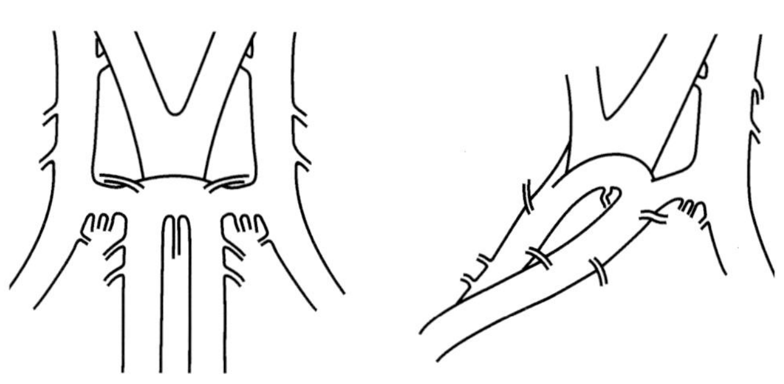

图4-10-13　鞍区血管神经的正面俯视图（左）与右侧翼点入路所见（右）的比较

2．应用和操作变化

（1）此入路的头位应根据颅内病变的不同部位而有不同变化，鞍内病变头的后仰应减少，而鞍上、鞍后、脚间窝及上斜坡区病变则应稍增加后仰；嗅沟脑膜瘤可略向对侧多旋转和向对侧肩部多倾斜些；当采用翼点入路与纵裂入路联合探查第三脑室肿瘤时，头部的后仰和旋转均应减少至最低限度，以兼顾二者需要；也可调节手术台的左右倾斜度和背板高度，使头位适应入路的需要。

（2）头皮切口依据颅内病变部位和性质的不同，可有不同变化，如对于鞍后、上斜坡区的肿瘤和蝶骨嵴脑膜瘤等，切口应向后，向颞部多扩展，以便充分暴露病变和避免骨窗边缘对水肿脑组织的压迫；对鞍上并向第三脑室发展的肿瘤，可采用越过中线止于对侧发际内的切口或做一附加切口，以兼顾翼点入路和纵裂入路的需要。

（3）颞肌损伤是翼点入路的缺点之一，严格按照在颧突上缘颞肌附着处切开颞肌，并在颞肌外围切开骨膜，完整地游离颞肌，有助于减轻损伤。Yasargil认为在颞肌的深面，尚有一层很薄的覆盖整个颞肌的筋膜，它也可被看作是骨膜，须连同颞肌一起掀起，并使其保持完整，从而减轻对颞肌的挫伤（图4-10-14）。

翼点入路各骨孔的位置是相对固定的，特别是第1、2孔，必须是紧靠前颅窝底的位置。第3、4孔可根据不同手术的需要而改变位置。如需对额顶部作较多的显露时，则第3孔需向后移位；如需多显露颞部，则第4孔向外侧移位；若需显露纵裂，则第3孔需接近中线。骨瓣回纳时，原本须在骨窗两侧边缘钻多处小孔，用丝线或钢丝固定骨瓣；若在第3、4孔之间锯开时，不做直线锯开而做成“Z”形锯开，则骨瓣复位后不致旋转移位，可免去在骨瓣和骨窗上的钻孔固定。传统认为带蒂骨瓣能保证骨的营养，但游离骨瓣能得到更好的显露。根据我们20多年数千例的观察，游离骨瓣复位后尚未发生过明显骨质吸收问题；我们从不采用带蒂骨瓣。

切除蝶骨嵴是该入路的重要步骤之一，它是形成锥形空间的基础。在这一步骤中，常遇到的困难是对眶脑膜动脉的处理。对于贴附于蝶骨嵴内板者，需先将其与内板分离，再咬除蝶骨嵴，即可避免对该血管的撕裂；对于镶嵌在骨沟或行走在骨管内者，须先将蝶骨嵴两侧骨质咬去，形成“半岛”状，再咬除外板和部分覆盖在血管表面的板障，即可将血管游离出来，施以电凝。蝶骨嵴应尽量咬去或磨平，直至与前颅窝底、眶后壁平齐。蝶骨嵴尖端有时深深地陷入外侧裂内，需将其仔细与硬膜分离后，用持针器将其折断剔除。在进行大脑中动脉瘤手术时，须特别注意操作轻柔，切勿使咬骨钳在咬除骨质时过分压迫外侧裂表面的硬膜，从而造成动脉瘤破裂。Yasargil 认为，在不同部位的动脉瘤手术中，蝶骨嵴切除的多少可略有不同；颈内动脉近端和基底动脉分叉部动脉瘤，需尽可能多切除些，前交通动脉瘤则可少些，而大脑中动脉瘤就可更少些。

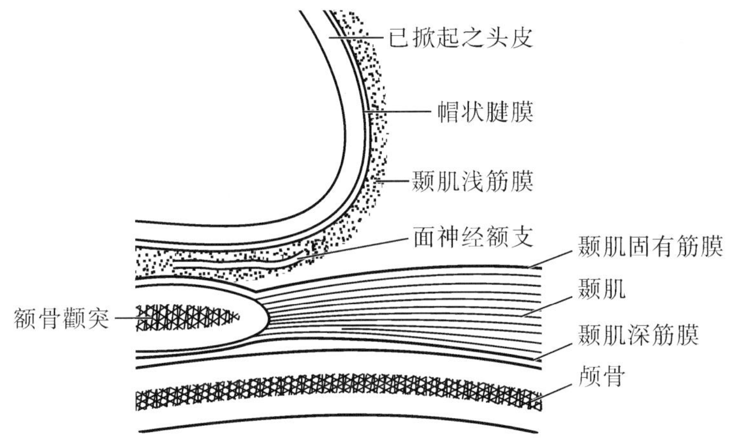

图 4–10–14　颞肌的三层筋膜，面神经额支行走于颞肌的浅筋膜层内

解剖脑池是翼点入路不可缺少的重要组成部分，它是创造有利条件、达到良好显露及顺利进行手术的关键。须在外侧裂静脉的额侧打开外侧裂池的蛛网膜，以便于抬起额叶。在外侧裂不易分离或辨认的情况下，可沿颈内动脉分叉或大脑中动脉近端来确定外侧裂的内下端。由于大脑中动脉第 1 段无分支到额叶，故额叶可较容易地从大脑中动脉第 1 段上牵开。解剖外侧裂、抬起额叶后，即由额叶底面、颞叶前内侧面和前颅窝底及咬平的蝶骨嵴形成指向鞍区的锥形空间。其后，可根据病变的性质和部位，解剖颅底各相应脑池，即可达到自前颅窝底鸡冠起，至上斜坡、桥前池和脑桥小脑上池前部的各有关颅底部分。

对于鞍区病变，不少术者采用额下入路进行手术，该入路对鞍区病变的显露仅限于视交叉前方区域（间隙Ⅰ），若视交叉为前置型或病变向鞍旁发展较多时，显露就有困难，对鞍后病变则更无法显露。翼点入路对鞍区病变的显露不仅能通过间隙Ⅰ，还可通过同侧视神经颈内动脉间隙（间隙Ⅱ）或颈内动脉小脑幕间隙（间隙Ⅲ）进行，故对鞍旁、鞍后区域以及 Willis 环各部分均可显示清楚；对于视交叉为前置型者可切开终板（间隙Ⅳ）来显露病变，这些都是额下入路所不能达到的。对于基底动脉分叉动脉瘤和上斜坡区域的其他病变，大多数术者采用颞下入路，它的显露范围较为局限，有可能损伤颞

叶或重要的回流静脉。若采用翼点入路，可打开颅底各脑池，顺利抬起额叶和牵开颞叶，需要时还可切开小脑幕以扩大间隙Ⅲ，则不仅可获得充分的显露范围，而且对 Willis 环及其分支上发出的各穿通支，如丘脑穿通动脉等也能有较好的显露。

将此入路应用于额颞叶胶质瘤等病变，系利用其切口不超出发际以及可方便地切除颞区颅骨达中颅窝底以形成颞肌下减压等优点。

（四）术后并发症的预防

在长期大量使用翼点入路的实践中，我们曾遇到以下一些并发症与问题：

1.硬膜外血肿　其临床表现与外伤性者相似，可有或无“中间清醒期”。系脑膜中动脉分支或主干受损出血或硬膜分离后的广泛渗血所致。血管损伤常发生在形成骨瓣或切除蝶骨嵴时，也可在切开、悬吊或缝合硬膜时；须慎重对待，妥善止血、反复检查并术后严密观察。防止渗血的有效方法是在缝合硬膜前，先悬吊硬膜至骨窗边缘一周，并安置硬膜外负压引流。

2.面神经额支损伤　表现为患侧皱额障碍和两眉高低不对称，系面神经的额支损伤所致。游离头皮到达颞肌前部时，须紧贴颞肌固有筋膜的表面进行，保持其浅部筋膜（一层脂肪组织，内含面神经额支）的完整，并与头皮一起掀起，以免在切断颞肌时将面神经额支损伤（图 4-10-14）。

3.眼睑肿胀与淤斑　在沿额骨颧突上缘切开颞肌筋膜时，其表面恒定有数支小动脉经过，须事先予以电凝或切断后仔细止血；在缝合颞肌时也需注意避免再损伤该血管。

4.颞肌萎缩　术后大都有不同程度的颞肌萎缩存在，表现为两颞不对称。术中须遵守操作规定，尽量减少颞肌损伤，避免过度牵拉、过度电凝；术后加强患侧咀嚼功能锻炼，可有助于减轻颞肌萎缩。

5.颅骨吸收　有学者认为游离骨瓣可能发生术后骨质吸收。但在我们 20 余年数千例的应用中，尚未发现明显骨质吸收病例。

（朱贤立）

二、额外侧入路

额外侧入路（frontal lateral approach）是介于眶上锁孔入路和筋膜间翼点入路之间的一种手术入路。在显微手术广泛普及，内镜锁孔手术技术日趋成熟的今天，额外侧入路也越来越多地被接受和采纳。若运用得当，它既可体现锁孔手术入路创伤小、出血少、恢复快的部分优点，又可具有常规翼点入路显微手术视野大、操作便利及运用成熟的优点。手术方法如下。

1.体位　术侧肩部垫高 10°～20°，头架固定使头向对侧旋转 30°～40°，后仰 10°～20°，并且向对侧偏离身体长轴 10°～20°，术区高于心房水平 5cm。

2.切口　头发、发际正常者可选用翼点入路之切口，如图 4-10-1 所示；头发稀疏或秃顶者可选用向颞侧稍加延长的半侧眉弓切口。

3.骨窗　如图 4-10-9 所示，骨窗下缘需平前颅窝底，骨窗前缘位于额骨颧突前 1.5～2cm，上缘距前颅窝底垂直距离 3～3.5cm，颞侧位于外侧裂投影线下 0.5cm。可用裁刀裁下或用颅钻钻 4 个骨孔后分别锯开，尽量使骨窗额侧的上缘和颞侧后缘形成自

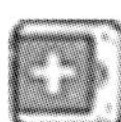

外向内朝向硬膜的斜面，以利固定骨瓣，而颅底和额侧骨窗前缘，应斜向磨除部分内板和板障，以增加朝向颅内的显露范围。

4.显微操作 与传统的翼点入路显微手术一样，也需先打开侧裂池基部，之后打开颈内动脉池和视交叉诸池，再行瘤内减压和分块切除。

翼点入路、眶上锁孔入路和额外侧入路都是利用额骨颧突前后各1cm左右的颅底与额叶前外侧底面间的自然解剖间隙进入颅内深部的平颅底手术入路（图4-10-9）。对鞍区中线部位的病变也都是通过先打开侧裂池基部的蛛网膜，再打开颈内动脉池和视交叉池蛛网膜来逐渐显露的。三者由外向内进入鞍区中线部位的方式和通路几乎是一样的。因此额外侧入路对鞍区中线部位病变的显露效果与翼点入路并无区别。额外侧入路与翼点入路的重要区别在于，前者在开颅过程中不需要去除蝶骨嵴和外侧裂投影线以下的颞骨鳞部。翼点入路从额骨颧突处颅底垂直向上所显露骨窗高度通常有4～5cm之高，但在打开脑池后，通常脑板牵开额叶底面仅需2cm即可形成理想的指向鞍区的楔形手术空间。而额外侧入路开颅，其额骨颧突处颅底垂直向上所显露骨窗高度仅有3～3.5cm，减少了额叶表面多余的显露。额外侧入路由于骨窗小，并且不需去除蝶骨嵴和较多的颞骨鳞部，因此与翼点入路相比有如下一些优点：①颞肌特别是较厚的颞肌下部从颞骨上的剥离范围减小，术中出血和术后颞肌萎缩也相应减少。②保留蝶骨嵴并且减少额颞两侧的开颅范围，使开颅造成的骨缺损减少到较低程度，同时达到良好的骨瓣复位，使其更加符合解剖和生理状况。③保留蝶骨嵴和外侧裂投影线下的颞骨鳞部，减少了眶脑膜动脉和脑膜中动脉骨沟显露的机会，避免了不必要的出血。④简化了手术步骤，开、关颅共可省时20～30min。但额外侧入路保留蝶骨嵴和较多颞骨鳞部，使其对颞侧和外侧裂远端的显露有限，因此对海绵窦肿瘤、鞍旁肿瘤、大脑中动脉瘤、后交通动脉瘤、脉络膜前动脉瘤、基底动脉分叉部动脉瘤等，其探查或夹闭手术仍应首选翼点入路。

眶上锁孔入路的骨窗最小，显露范围也受到一定限制。确切讲它是一种内镜手术的入路，也可用于内镜辅助的显微手术。但经眶上锁孔入路手术时，通常需要内镜和特别设计的内镜器械才能很好完成。同时，也需要术者具有娴熟的内镜解剖和内镜操作技术。若经眶上锁孔入路发现病变血运过于丰富或过于硬韧等不再适合经该入路继续手术时，可将此入路骨窗扩大，变成额外侧入路，继续用显微手术治疗病变。反之，在额外侧入路中应用内镜辅助显微手术，也可视为由显微手术向内镜手术的一种过渡。

（黄 楹）

三、眶上锁孔入路

（一）锁孔手术概念

现代神经外科已进入微侵袭神经外科时代，它要求神经外科手术精确化、微创伤，并达到完美的治疗效果。随着术前高分辨影像诊断技术的发展，如螺旋CT、MRI、DSA等的应用，显微神经解剖学及神经生理学知识的增进，显微器械及术中相关辅助设备的完善，显微手术技术的不断改进，特别是现代神经内镜辅助的显微外科技术的应用，最

近十余年神经外科领域发展起来的“锁孔”(key hole)手术技术，促使显微神经外科又有新的发展。

锁孔手术是显微神经外科微创手术新概念，是现代神经外科高新技术。Perneczky首先提出了“锁孔显微神经外科”这一概念。锁孔手术的要点是选择直接而精确的径路，尽可能无创地抵达病变，免除常规手术入路中无用的开颅部分，不暴露无病变区，颅内视野范围应随深度增加而扩大。它并不是指开颅大小与锁孔一样大，而是指个体化开颅具有钥匙功能，能进入某一特定的颅内空间，并以最小的创伤进行手术操作，达到最完美的治疗效果。锁孔概念体现了许多现代显微神经外科的其他特征，尤其是具有减少手术创伤的优越性。与标准的显微手术相比，至少能同样有效地处理病变。

（二）眶上锁孔入路的适应证

眶上锁孔入路适应证广，可用于前颅窝、鞍上区和脚间窝的各类占位病变；除胼周动脉瘤外的各种前循环动脉瘤；部分后循环动脉瘤，如基底动脉顶端动脉瘤、后交通动脉的第1段及近端第2段动脉瘤、SCA近端动脉瘤。

（三）术前准备

术前应备齐显微神经外科及锁孔手术的特殊装备，如神经外科多功能手术床及固定头架、高速气动磨钻系统、手术显微镜及CO_2激光显微装置、神经观察内镜（0°、30°、70°、110°）及固定装置、超声吸引器、双极电凝及各种精细显微手术器械和锁孔专用器械等。

通过获得详尽的病史资料，结合临床和现代诊断影像学检查结果，术前应制定出详尽、完善的手术计划；拟定出手术操作的各项细节，做好术中可能发生意外的防范和处理措施。就颅内肿瘤而言，通过内镜辅助的眶上锁孔入路计划，可了解病变与周围结构的精确局部解剖关系，有利于经扩大了的神经血管间隙无创地处理病变，又无需对周围结构进行过多的干预，并可避免显微镜直视下盲区内的肿瘤残留，尤其对鞍内病变向鞍上、鞍后、鞍旁扩展，或突入脑室系统，以及跨过中线突向脑干前方的肿瘤。对颅内动脉瘤，则应根据CT、MRI及DSA等所示动脉瘤的个数、部位、大小、朝向、瘤颈情况、有无颅内血肿及脑积水等，并估计动脉瘤术中破裂的潜在可能性，在手术前制定出详尽的个体化手术计划。确定采用同侧抑或对侧锁孔入路，还应考虑术中有足够的空间，以控制载瘤动脉的近端和远端。如果显微解剖不能控制载瘤动脉的近端，则应行术中DSA并行载瘤动脉近端球囊闭塞。通过内镜辅助夹闭动脉瘤的手术计划，可确保动脉瘤夹闭满意。

（四）眶上锁孔入路手术技术

1.体位　首先，全麻后病人取头高于胸部10°～20°仰卧位，以利静脉回流；头部以Mayfied头架固定。根据病变位置，头部向对侧旋转10°～60°；同侧颞部近中线的病变或大脑中动脉瘤只需旋转10°～20°，鞍上和鞍后区病变要旋转20°～40°，前颅窝病变（如嗅沟脑膜瘤）要旋转40°～60°。第2步是头部后仰10°～15°，使额叶借助自身重力作用回缩而离开眶顶，以减少甚至不需要脑牵拉。第3步是将头部向对侧侧曲约5°～15°。这取决于病变的具体位置，并由此为外科医生提供一种符合人体工程学的工作体位，使到达远至鞍上空间的肿瘤和高骑在基底动脉顶的动脉瘤更为方便。

2.切口　为了确定眉毛外侧半的适宜皮肤切口，先标记出重要解剖标志，如前部颞

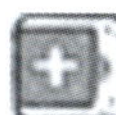

线、颧弓、额窦外侧界及眶上孔与眶上神经。综合考虑病变的位置和头皮上的标记后，勾画出开颅的边界。开颅范围确定后，标记出最适皮肤切口。考虑到病人个体解剖，Perneczky 认为不存在标准切口；通常皮肤切口位于眉部的中外侧，长约 5cm，有时延长数毫米达额颞区眉毛外侧的投影线。如果皮肤切口不得不延至眉毛外缘之上，此区的皮肤皱纹常被用来做一长约 5～10mm 的垂直延长切口。

面神经额支和颞浅动脉不会穿越这种皮肤切口，将皮下组织连同眼轮匝肌轻柔地推向下方，以保护该肌。继之半圆形切开额筋膜和颞线前方的骨膜，以同样的操作将其自额骨分离，基底部朝向眶缘。然后用单极电刀切开颞肌筋膜长约 2～3cm，直达颞前线。将颞肌推向后方，并用 1～2 针缝线将其牵向后方离颞线约 1～1.5cm。颞肌的显露和移动应控制在必需的最低限度，以免术后影响咀嚼功能。

3.开颅 先用高速磨钻在颞线后方的颞沟钻孔。术后颞线后方的区域被颞肌覆盖，在该处钻孔通常不影响美容。使用高速磨钻时，必须注意掌握以免穿透眼眶。为此，钻孔的方向宁可向后而非指向内侧。此后，在注意额窦外侧边界的情况下，以高速切骨器做一宽 2～3.5cm、高 1.5～2cm 的游离骨瓣。骨瓣的大小和形状因人而异，有三种基本类型：额叶内侧骨瓣、额叶眶上骨瓣及额叶外侧基底骨瓣。假如病变向前扩展，如骑跨基底动脉顶端的动脉瘤，这种开颅则向颅底做部分延伸，包括眶周分离、眶缘切开及仔细切除眶顶前部，即可顺利抵达病变。

Perneczky 认为，确定个体化开颅范围不仅取决于该病变的大小和精确位置，而且也取决外科医生的优势手。以右侧眶上锁孔开颅而言，右利者需要更靠外侧的开颅，而左利者则开颅需要更向内侧延伸。反之，左侧眶上锁孔入路时，右利者需要更靠中线的开颅，而左利者开颅需向外侧延伸数毫米。笔者采用宽约 1.8～2cm、高约 1.6～1.8cm 的标准化眶上额外侧骨窗开颅代替骨瓣开颅，不仅缩小了开颅范围，也使骨窗位置更符合手术要求，且不致开放额窦或误入眶内（图 4–10–15）。

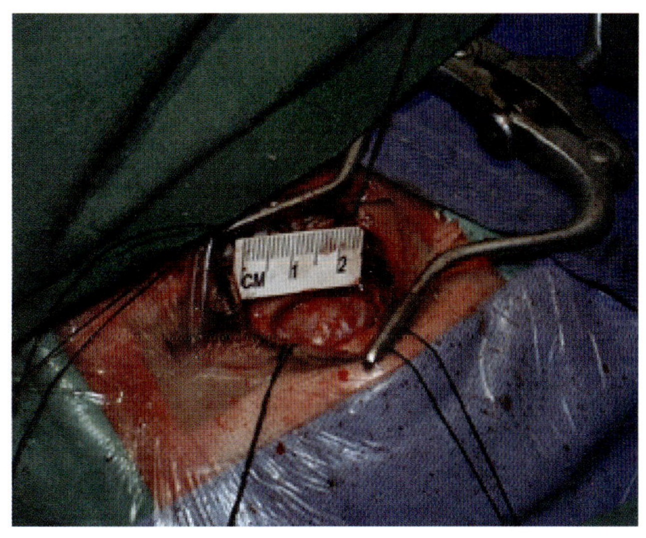

图 4–10–15　眶上额外侧骨窗

骨窗形成后，磨除眶缘上方骨内缘，以获得眶顶的最佳显露。该操作应以吸引管或牵开板保护硬脑膜。眶顶突至显微镜光束内的小骨嵴亦应于硬脑膜外磨除，应特别注意避免穿透眶顶。这些策略为进一步手术操作提供了极大方便，便于应用显微镜光束和手术部位的显微器械操作。

弧形切开硬脑膜，其基底朝向眶缘。

4.颅内操作 抬起额叶底部，通过有序开放蛛网膜下隙，充分引流脑脊液，待脑自动回缩后以脑自持牵开器稍微牵引额叶底部，即可获足够的手术操作空间。应用精细显微器械、双极电凝，配合超声吸引、CO_2激光，经神经血管间隙分离并处理病变，辅以不同视角神经内镜拓展视野，以克服显微镜直视下的盲区，并提供比显微镜下更好的观察质量。由于颅内病变性质和位置不同，在显露重点和操作上有些差异。如果能够正确操作，以下部位能获得良好的显露：额叶基底部、颞叶内侧、颞叶近中线区、前床突、蝶骨嵴、眶顶、视神经管、镰状韧带、嗅沟、嗅束、双侧视神经与同侧视束、前交通动脉、大脑前动脉、同侧颈内动脉外侧与对侧颈内动脉内侧的周边结构、大脑中动脉、络脉膜前动脉、后交通动脉、垂体柄与鞍膈、鞍背与后床突、桥前池与基底动脉顶部、双侧大脑后动脉第 1 段和同侧后交通动脉与大脑后动脉接合部、双侧小脑上动脉在基底动脉发出后的近侧段、脑桥上部的前面及双侧动眼神经。

5.关颅 闭合切口前应以与体温相同的平衡盐液注满硬脑膜下隙，严密缝合硬脑膜；颅骨瓣以 1～2 块钛夹或缝线固定，或以成形材料修补骨窗；分层缝合肌肉、皮下及皮肤。

眶上锁孔入路具有以下优点：①切口藏于眉毛，有利美容（图 4–10–16，图 4–10–17）；且不涉及额颞部血管及神经。②开颅范围明显缩小，大大减少了组织创伤与无效脑暴露。③减少甚至避免了脑牵拉，从而减少了入路相关的并发症及致残率。④从脑外间隙直接达到病变，由于暴露范围广，可一次处理同时存在的多个病变。⑤术中显微操作在神经内镜辅助下进行，极大地改善了深部靶区的视觉效果，明显增加了手术操作的精

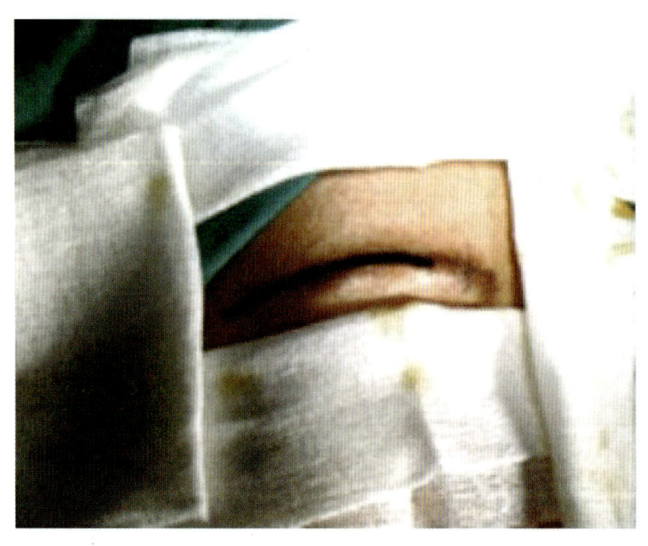

图 4–10–16　眉部切口

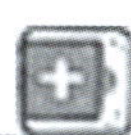

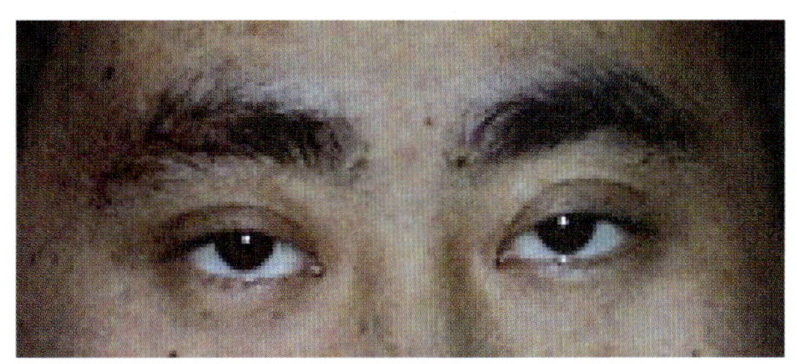

图 4-10-17　术后右眉切口已难显现

确性及安全性。⑥与常规显微手术相比，可缩短手术时间。

（五）眶上锁孔入路的技术要点

眶上锁孔入路必须以脑池的显微外科解剖为基础。手术时先开放脑池放出脑脊液，以降低颅内压，并令组织自动回缩，有利于术野的暴露和减少脑牵拉。手术的全部操作，包括深部病变的显露、重要血管与神经的辨认及病变的处理，都要以脑池作为重要的解剖标志。熟悉脑池的显微解剖结构及其相互关系，有利于以一种直接而无创的方式抵达病变，顺利完成脑深部手术，并避免脑和神经、血管结构的损伤。眶上开颅骨窗直径以 2cm 左右为宜，骨窗太小不利于显微镜下的器械操作。

锁孔手术要取得最佳效果，取决于许多因素，如手术医生对锁孔手术治疗特定病变的态度，相关的神经解剖和生理知识，治疗经验与显微手术技巧的熟练程度，可以用以充分解剖某一特定部位的显微器械与技术，尤其是对深部隐蔽重要结构进行显微解剖的视觉效果。在显微镜下观察术野狭窄的深部病变，由于术野光线不足，并被浅表不能牵拉的重要结构或骨性结构遮挡，位于观察死角的深部结构及脑内病变不能窥见。尽管术中借助调整显微镜投射角度及手术床的各种倾斜度，可部分增加对深部病变的直视范围，在术中使用内镜辅助下的显微手术技术仍然是非常必要的。现代神经内镜具有大约 80° 视觉范围，视野内从浅表到深部隐蔽区域的细微解剖结构均可清晰显示。术中采用不同视角的神经内镜，不仅可拓展视野，消除显微镜直视下的盲区，而且可为深部视野提供更好的观察质量。这样既可避免盲区内瘤组织残留，提高肿瘤的全切除率，又可避免非明视下沿瘤壁分离时误伤邻近组织与重要穿支血管，从而最大限度地保护了神经结构的完整。在内镜辅助下处理动脉瘤可以更加清晰地辨认动脉瘤与载瘤动脉及周围结构的精确局部解剖关系，确保动脉瘤夹闭准确，防止动脉瘤夹闭不全、载瘤动脉狭窄、遗留残颈或穿支动脉损伤。同时，由于术中减少了脑牵拉，从而可最大限度地减少术中动脉瘤破裂的机会。在将内镜置入术野时，应在显微镜直视控制下进行，以避免内镜损伤沿途结构。

在切除颅内肿瘤时，一般先以 CUSA 做瘤内碎吸切除减压，以增大操作空间；继之用双极电凝烧灼并剪断肿瘤基底的供血管，待肿瘤体积缩小，包膜内张力降低后，再沿瘤壁分离，边分离边切除残余肿瘤，并注意保护好瘤周重要血管、神经，特别是脑干、下丘脑、垂体柄及紧贴瘤周的重要穿支血管，这对避免手术并发症至关重要。术中采用 CO_2 激光显微装置便于气化切除深部狭窄通道内的残余肿瘤，特别是质地硬韧的肿瘤，并可在重要血管、神经结构与肿瘤之间的界面上进行精确的分离，确保肿瘤全切除。在脑动脉瘤手术时，应先显露载瘤动脉的近端及远端，然后进一步分离动脉瘤颈，在充分显露

载瘤动脉前，切不可贸然直接显露和分离瘤颈，以免术中动脉瘤突然破裂时措手不及。

（曹作为）

四、经口－鼻－蝶入路

奥地利的Schloffer和Hirsch在1907年首先采用经蝶手术治疗垂体腺瘤。之后，Cushing也开始研究经蝶入路，他总结前人经验，使用了唇下切口，并首先采用了黏膜下剥离鼻中隔的方法。经Cushing和Dott的倡导和改进，于20世纪30年代确立了经唇下－鼻中隔－蝶窦入路切除垂体肿瘤的手术方法，由于当时手术器械、深部照明等设备落后，肿瘤全切率低，疗效差，死亡率居高不下，其后逐渐被开颅手术所代替。但开颅手术损伤大，并发症多，死亡率也较高。20世纪60年代后期，随着术中照相技术和手术显微镜的应用，经蝶入路得以复兴和发展。Guiot和Hardy在X线电视监视下，应用手术显微镜成功地经蝶入路切除垂体腺瘤。后Fahlbusch等又对口－鼻－蝶入路进行改良。而今经蝶入路是垂体腺瘤最常被选用的手术入路，其死亡率低于0.5%，国际上80%以上的垂体瘤手术选择经口－鼻－蝶入路。同时随着显微技术的进步，经口－鼻－蝶入路在鞍区病变手术中应用越来越广泛，“经口－鼻－蝶显微手术为功能保护性手术”已成为广大神经外科医师的共识。自1999年以来，我们采用Fahlbusch方法对500余例鞍区病变进行了显微手术，初步体验到该手术入路的优点。

（一）适应证

1.微小垂体腺瘤及绝大多数垂体大腺瘤 经蝶手术切除是绝大多数垂体肿瘤的首选治疗方法，尤其对于向蝶窦生长和侵袭斜坡的肿瘤具有适应证。其相对禁忌证仅限于下图（图4-10-18）所示情况：肿瘤广泛向侧方生长侵犯海绵窦及中颅窝；颈内动脉扩张超过中线，经蝶手术有损伤的危险；急性蝶窦炎。

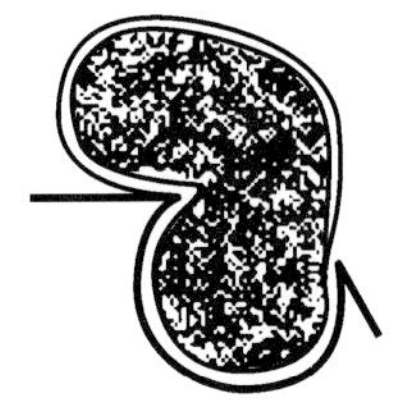

向前颅底方向生长

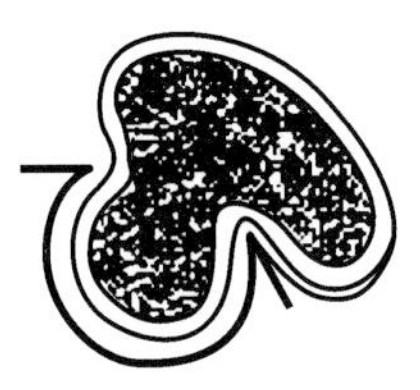

向后下方向生长

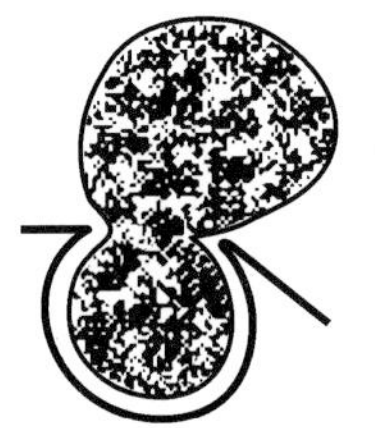

“狭颈”型生长

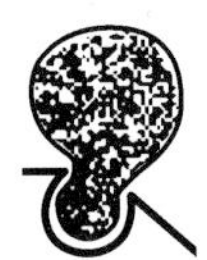

小蝶鞍

图4-10-18　经口－鼻－蝶入路禁忌证模式图

2.颅咽管瘤 肿瘤限于鞍内及肿瘤向鞍上发展但仍位于鞍膈下方者（图4-10-19，图4-10-20）。

3.鞍区囊肿 位于鞍内的囊性病变如蛛网膜囊肿（图4-10-21）、Rathke囊肿。

4.脊索瘤及脑膜瘤 破坏蝶鞍后壁及斜坡者，但此入路只能显露中线两侧不超过1～1.5cm范围内的病变。如术中能配合导航系统，则效果更好，因颅底手术中可避免在半球及其他部位脑脊液流失后出现的脑移位而影响精确度。

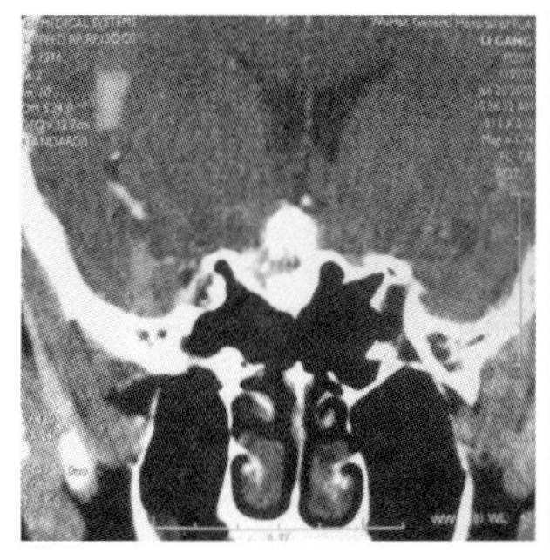
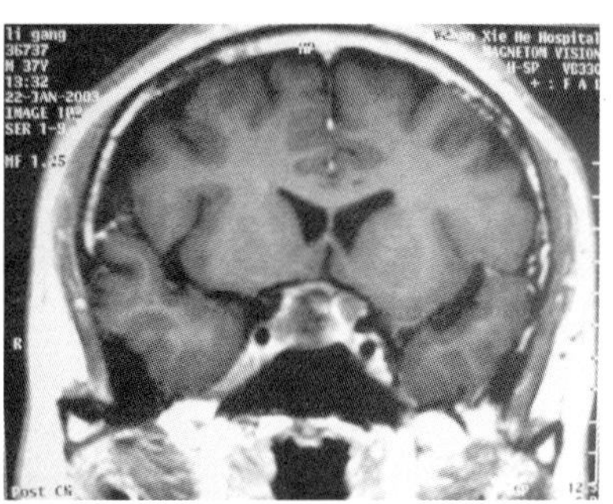
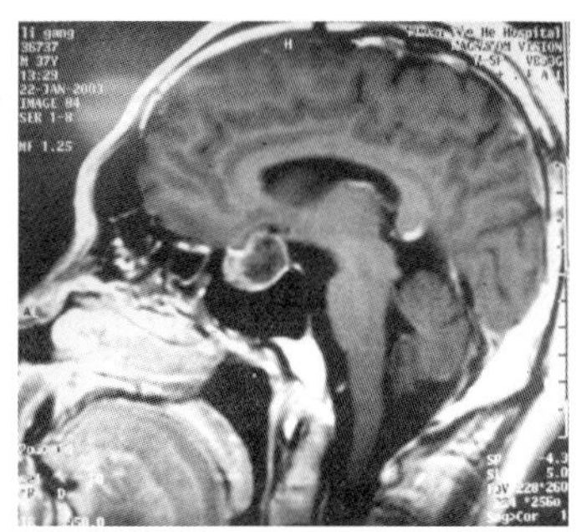

图 4–10–19　手术前 CT 及 MRI 示鞍区肿瘤，钙化明显，突向蝶窦

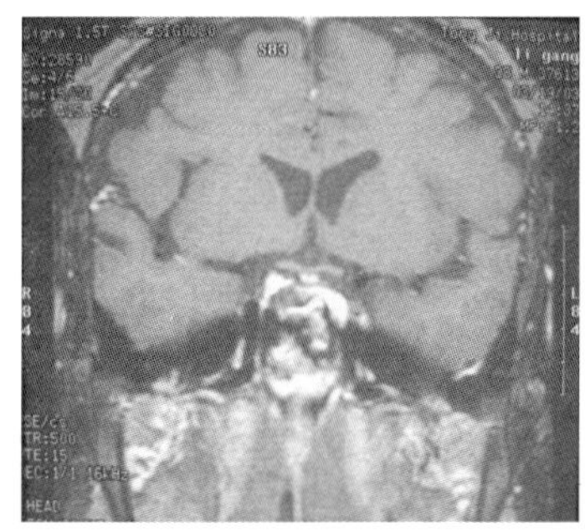
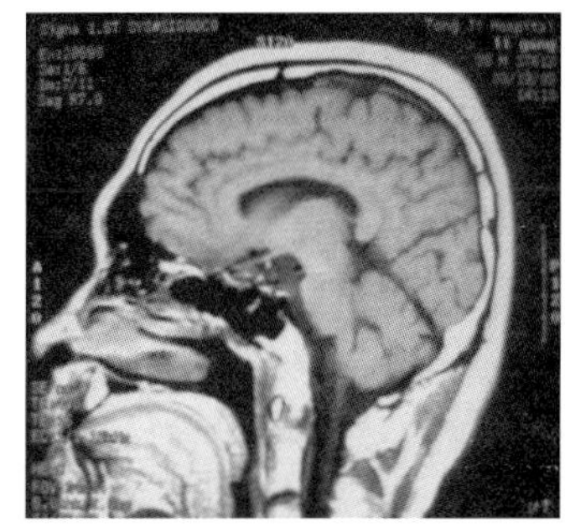

图 4–10–20　手术后 1 个月复查，肿瘤全切，视神经减压充分，视力恢复正常

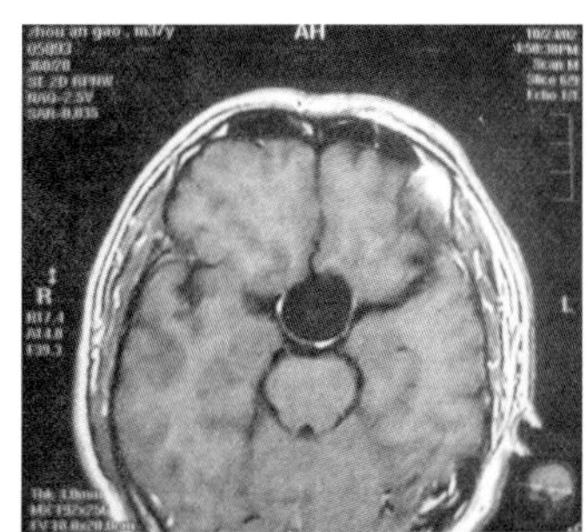
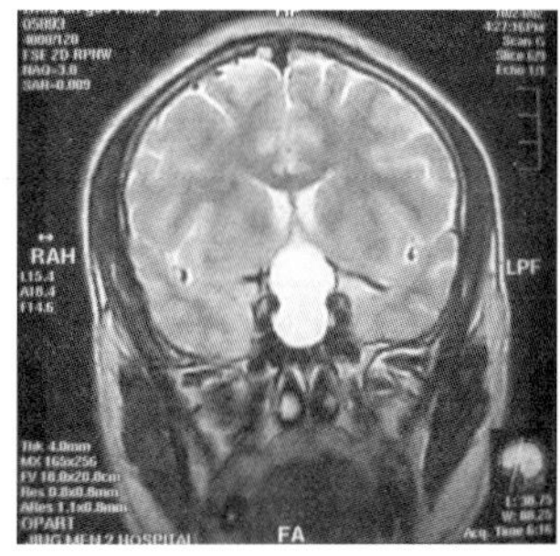
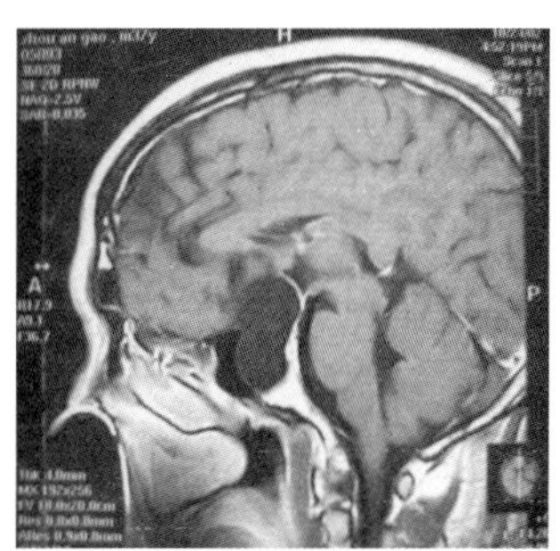

图 4–10–21　手术前双眼视力急剧下降，MRI 示鞍区及鞍上长 T_1、长 T_2 信号

（二）改良经口－鼻－蝶入路的手术方法

1.麻醉选择　常规经口气管插管全麻，气管导管固定于左侧口角。麻醉后将一块纱布填入口咽部，保护导管。

2.体位　手术均采用仰卧位（图 4–10–22），术者站在病人头端，头稍后仰 15°～20°，头略过伸，便于手术显微镜垂直对向鞍底。头不需固定，以便在手术中需要时旋转头位。助手站在手术者的左侧，洗手护士在手术者右侧。病人右下肢轻度屈曲并内旋，以便于取大腿外侧阔筋膜修补鞍底。面部及口鼻黏膜用 0.5% 的活力碘消毒。

3.外科技术　用 0.05% 肾上腺素盐水行上唇及双侧鼻中隔黏膜下局部浸润，便于分离黏膜、减少出血。上唇下小切口在黏膜反折上约 0.5cm，正中水平，长约 1cm，对于肢端肥大症病人则可直接经右侧鼻孔进入。进一步沿鼻中隔钝性扩大切口并分离黏膜到

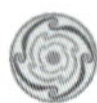

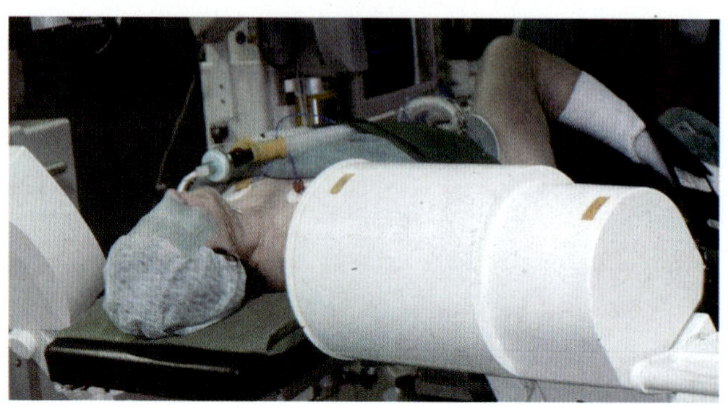

图 4–10–22　示经口－鼻－蝶手术现代体位

犁骨和垂直板，达蝶窦前壁后打开蝶窦并尽量扩大。蝶窦内分隔多为纵行、单发，但并不是都位于中线，手术中一定不能以此定位。尤其不宜以蝶窦中隔后端附着点为中点标志，部分中隔后端附着在蝶窦外壁，甚至在视神经或颈内动脉隆起处。打通分隔后，尽量剥尽蝶窦内黏膜，对于破坏鞍底突入蝶窦的大腺瘤，应常规留取黏膜送病理，以明确有无肿瘤侵袭。大腺瘤以上肿瘤的鞍底常呈明显突出或骨质破坏，对微腺瘤如鞍底无法准确定位，可用术中 X 线定位。确定为鞍底后，在保持中线的前提下，先中线处后向两边以磨钻将鞍底磨薄，再用枪状咬骨钳尽量扩大，但千万小心，勿损伤海绵窦，虽然海绵窦损伤后出血可压迫止住，但这可同时并发颈内动脉损伤及影响术野操作。如果斜坡受累或影响操作亦可适当用磨钻磨除。去除鞍底骨质后在鞍底硬膜中央用显微剪刀将硬膜连同肿瘤一并切取单独送病理检查以明确肿瘤是否为侵袭性生长。切除肿瘤时先用刮匙刮除两侧肿瘤，再刮除术野中央肿瘤，以免因鞍膈塌陷而无法看到两侧的肿瘤。对于向鞍上扩展的肿瘤在切除了鞍内肿瘤后，可让麻醉师辅助给予呼气末正压(positive end-expiratory pressure,PEEP)，10cmH_2O，5～10min，以增加颅内压，使鞍上部分塌陷入鞍内，达到全切除的目的。对于质韧硬肿瘤，似荔枝肉样，单纯以刮匙通常无法刮除肿瘤，需配合肿瘤钳分离肿瘤分块切除。完全切除肿瘤后，鞍膈完全塌陷，且通常在后上方可见到淡红色的残余正常垂体，须尽量保护，不可电凝。止血理想后取大腿阔筋膜、脂肪组织和肌片修补鞍底，缝合上唇黏膜后，鼻腔加压填塞，填塞时应紧贴鼻腔上颌方向直达蝶窦底，以避免术后鼻腔出血。

（三）手术注意事项及特殊的手术技巧

1. 分离黏膜　分离鼻黏膜时，保持黏膜完整。在中隔软骨与鼻腔黏膜之间应特别注意顶端要游离充分方可保证窥鼻器的指向正确。尽量保持鼻中隔软骨部完整地推向一侧，便于再次手术时寻找正确的间隙。

2. 必须处理好上颌骨嵴（前鼻嵴）　在手术开始时，为避免部分病人由于上颌骨嵴明显突起而高出上颌骨平面，在插入鼻窥镜时有可能将支点放在明显突起的上颌骨嵴上而形成一活动的支点，常规先用咬骨钳去除，并用磨钻将其磨至与上颌骨平面平齐，再插入鼻窥镜时就因鼻窥镜前缘与上颌骨平面紧靠而不能形成活动的支点，避免了蝶鞍定位时偏前或偏后，防止向前损伤前颅窝底、额叶，向后损伤斜坡和脑干等颅内重要组织和结构。同时因磨钻的作用也达到了骨质出血的止血效果，也避免了术后鼻腔出血的并

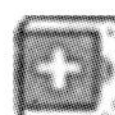

发症。此外，随着上颌骨嵴的磨除，更大地扩大了手术显微镜光路通道，为大型和巨大型垂体肿瘤显露和直视手术创造了有利条件。在术野干净的状况下，沿此方向分离黏膜即达犁骨，见到典型犁骨后可直接打开蝶窦底，大多数情况下不必去寻找蝶窦开口。术毕，鼻腔的填塞同样沿着上颌骨平面填入凡士林纱条直到感觉已达蝶窦底，这样术后就不会出现鼻腔或后鼻孔出血的并发症。在没有X线电视定位的条件下，大多数手术在较好处理上颌骨嵴的前提下，置入鼻窥器多能直接指向蝶窦前壁而无需上下（头后仰时方位为前后）调整。

3.除去蝶窦分隔 术中根据CT或MRI判定蝶窦分隔的有无及多少，给予全部去除，同时也完整剥离相应黏膜，目的除避免术后形成黏液囊肿或感染外，主要在于可以充分显露鞍底，以免因死角的存在而导致肿瘤的残存。

4.注意颈内动脉变异 在垂体瘤的手术并发症中，颈内动脉破裂是致命的，文献报道颈内动脉破裂的发生率为0.4%～1.4%。术中自始至终保持在中线位置上操作，不仅可以避免损伤颈内动脉，还可减少肿瘤残留的机会。Poton报道双侧颈内动脉最近点距离为4～18mm，Lee和Renn也报道颈内动脉间距可小至4mm，因此手术中严格保持在正中线上操作甚为重要。蝶窦分隔多为纵行、单发，但并不是都位于中线，手术中一定不能以此定位。特别不宜将蝶窦中隔后端附着点作为中点标志，部分中隔后端附着在蝶窦外壁，甚至在视神经或颈内动脉隆起处。冠状位MRI可定位颈内动脉的位置，对打开鞍底外侧缘的硬膜很有价值。

5.术中保留正常垂体 实质性质韧肿瘤其质地虽较硬，但大多血供不甚丰富，可用刮匙、肿瘤钳和吸引器交替分离达到切除肿瘤的目的。但在切除后下方时因残余正常垂体常位于此处，需特别小心，以免误将正常垂体当作肿瘤切除，或将质韧及钙化肿瘤残存。一般肿瘤为灰白色，或紫红色烂肉样，除少数肿瘤质地较硬外，大多数肿瘤在切开鞍底硬膜后即呈鱼脓样涌出，以刮匙或肿瘤钳较易切除；而正常残余垂体在显微镜下呈淡红色，形状则如金针菇样，绝大多数情况下质地较肿瘤坚韧，其表面可见有较规则的毛细血管网，有时尚可透过蛛网膜而看到垂体柄。垂体大腺瘤由于肿瘤组织起源于垂体前叶，且主要向上方生长，正常垂体很少位于前方，我们手术中发现正常垂体多位于肿瘤的后方或后上方。对于性状与正常垂体相似不易判断者，可取少量可疑组织留病理检查，不必强行切除，以免造成手术后垂体功能低下。

对于垂体微腺瘤，肿瘤多在正常垂体内，可对照MRI，而且，肿瘤所在部位多微微隆起，可在此处切开。

生长激素腺瘤的病人，正常垂体多有增生，对于性状与正常垂体相似不易判断者，可予以部分切除。

6.切除鞍上部分肿瘤 对于向鞍上扩展的肿瘤，有学者采用经腰椎穿刺注液增加压力使肿瘤塌陷的办法。我们在切除了鞍内肿瘤后，通常让麻醉师辅助PEEP，10cmH_2O，5～10min，以增加颅内压，使鞍上部分塌陷入鞍内，达到全切除的目的。对于术前已明确的激素分泌活性肿瘤（如肢端肥大症和催乳素腺瘤病人）可试行术前相应药物治疗（生长抑素类似物或溴隐亭），使血清激素水平降低和肿瘤体积缩小而从鞍上缩至鞍内，再经口－鼻－蝶入路切除肿瘤。一般情况下，在切除鞍内肿瘤后，鞍膈都有不

同程度的塌陷，但也有部分鞍膈并不塌陷。

7.肿瘤切除顺序 正确的切除顺序可避免肿瘤残余，先切除肿瘤中下部，后切除上部，以免鞍膈过早塌陷，影响肿瘤全切，且盲目向后方搔刮易损伤垂体柄及下丘脑。

8.修补鞍底 鞍内及蝶窦内填塞要适度，过多对鞍上形成新的压迫，过少向蝶窦松脱，起不到修补鞍底、止血及预防脑脊液鼻漏的目的。我们常规用阔筋膜修补鞍底，大小合适的阔筋膜可严密贴服于鞍底，而肌肉或脂肪手术后在没有血供的状态下易发生皱缩，不能起到严密修补鞍底的作用。

与经典经口－鼻－蝶入路不同，改良入路采用唇下黏膜1cm长小切口，避免了因广泛分离唇下黏膜所致牙龈萎缩等并发症。此外在病人头侧手术时术者体位舒适，显微镜光线垂直进入术野，也避免了侧方位时术者因手臂过伸而引起的操作不便和疲劳。

（四）手术并发症及其避免方法

1.脑脊液鼻漏 术中由于在咬除鞍底时过分向额底方向超过鞍膈附着点和切除肿瘤时过分搔刮鞍膈而致鞍膈损伤，术中即可看到脑脊液漏出，或者因蝶窦定位过前达额底或过后达斜坡引起脑脊液漏，此时应想到一次性修补鞍底及漏口（图4−10−23，图4−10−24）。部分病人术后需辅以腰椎穿刺置管定时定量抽排脑脊液。术中未见明显脑脊液漏出，但因病人肥胖及肿瘤呈明显侵袭性生长入海绵窦和鞍膈者，术后也应常规每日腰椎穿刺放脑脊液4～5d，以预防脑脊液鼻漏的发生。

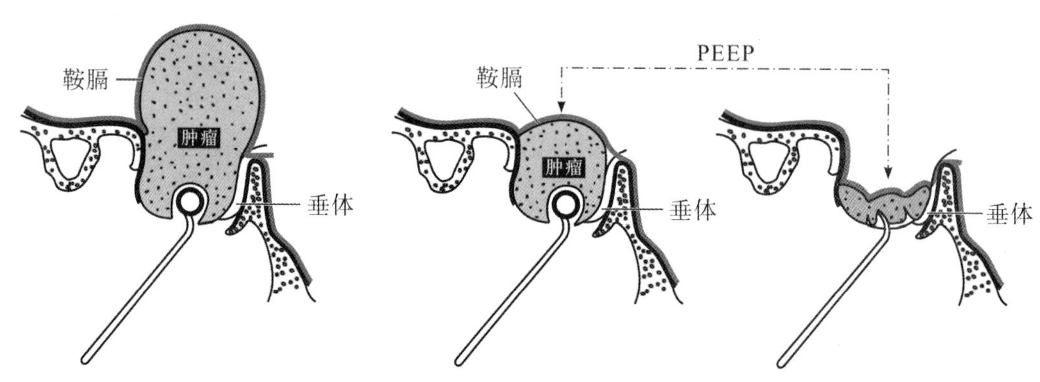

图4−10−23 呼气末正压通气后肿瘤塌陷模式图

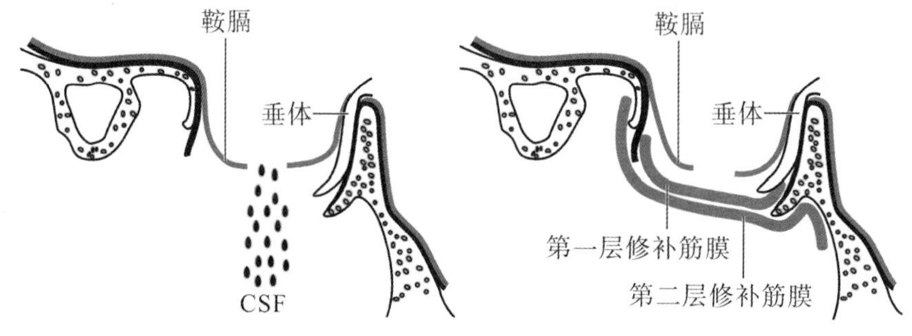

图4−10−24 脑脊液漏及手术修补鞍底模式图

2.尿崩症 虽然经口－鼻－蝶入路，尿崩症的发生率较开颅手术低得多，但仍是常见的并发症之一。手术中向后方刮除肿瘤时动作要轻柔，不要过深。

3.鼻中隔穿孔及鼻窦部问题 术中根据CT或MRI判定蝶窦分隔的有无及多少，给予全部去除，同时也完整剥离相应黏膜，目的除避免术后形成黏液囊肿或感染外，主要在于可以充分显露鞍底，避免因死角的存在而导致肿瘤残存。如果手术中分离黏膜时有破损，手术结束填塞凡士林纱条时必须将鼻黏膜展平。

4.鼻腔出血 可再次行鼻腔填塞压迫。

5.颈内动脉损伤 术中自始至终保持在中线位置上操作，向两侧刮除肿瘤时动作要轻柔。

6.脑膜炎 如果术前适当准备鼻腔、术中尽量不要分破鼻腔黏膜以及在打开鞍底和切除肿瘤时不要损伤鞍膈，术后辅助一定的抗生素预防，则术后极少发生脑膜炎。

（五）围手术期处理

1.手术前准备

（1）对于垂体腺瘤病人应常规行MRI检查，明确诊断，了解肿瘤大小，信号形态，生长方向，并判断肿瘤与周围重要结构的关系。

（2）内分泌学检查也应形成常规，以明确肿瘤分类。

（3）任何被怀疑有垂体腺瘤的病人都必须进行完整的内分泌功能评估，手术前各项指标正常并不能保证手术后也可处于正常，及时了解手术前病人内分泌功能可帮助医生考虑到手术后可能出现的垂体功能低下。

（4）手术前了解病人电解质情况也是十分重要的，请眼科配合检查视力及视野。

（5）每例病人均行蝶鞍侧位片，便于了解蝶鞍形态，蝶窦气化情况及蝶窦分隔。

（6）手术前3d口服强的松5mg，3次/d或手术前1d静脉滴注地塞米松10mg。

（7）如MRI提示蝶窦炎症较明显，可从手术前3d开始应用抗生素。

（8）手术前1d开始用氯霉素和利福平眼药水交替滴鼻。

（9）手术前1d下午剪鼻毛及准备大腿外侧皮肤。

2.手术后处理常规

（1）手术后鼻咽部仍有少量渗血，特别是生长激素腺瘤病人常有舌肥大，插管困难，要待病人完全清醒后拔管，不要仓促拔管，拔管后要注意监测，防止咽部渗血误吸入气管及舌根后坠而窒息。

（2）经鼻手术的病人一般不需到ICU病房监护，但要密切观察神志、瞳孔、呼吸、血压、脉搏等神经系统及生命体征变化。

（3）虽然手术损伤垂体柄的几率较开颅手术者小，但尿崩仍是常见并发症之一，手术后必须严密监测每小时尿量及24h出入水量，同时密切监测血电解质。如果每小时尿量大于200ml（但需区别用甘露醇后正常的尿量增加），可考虑使用垂体后叶素，首剂5u皮下注射，控制不理想时，可追加。一般数天后，对垂体后叶素将产生部分耐受，10u，4次/d仍不能控制尿量时，不必再加大剂量。弥凝（醋酸去氨加压素）是目前十分有效的抗利尿剂，首剂1～2 μg肌内注射，剂量过大可能导致无尿。1周后如尿量控制较理想，可改用弥凝片剂口服，0.1mg，3次/d。也可用长效尿崩停0.15ml肌内注射。每

天的出入水量必须保持平衡，同时必须避免电解质平衡紊乱，手术当天及手术后第1天，4～6h复查一次血电解质，如无尿崩发生，其后可改为1～2d复查一次，如有尿崩，随时复查。手术后的输液必须依据电解质情况调整。

（4）由于肿瘤对正常垂体的压迫，且手术也有损伤正常垂体的可能，术后要注意激素的补充，预防垂体功能低下的发生。手术后1～3d，静脉滴注地塞米松10～20mg；4～6d，5～10mg；减量后如无精神变差、食欲不振等情况，可改为口服强的松，7～9d，5mg，2次/d；9～12d，2.5mg，2次/d；13d以后，2.5mg，1次/d维持约2周后停药。甲状腺激素和性激素如果没有明显的缺乏表现，一般不考虑常规补充。

（5）注意脑脊液鼻漏，手术中如有鞍膈破裂，手术后要常规用甘露醇脱水，拔除鼻腔填塞的纱条后如果出现脑脊液鼻漏，病人严格半坡位卧床并行腰椎穿刺放脑脊液20ml，每8h一次，持续5～7d，或在第2～3腰椎水平穿刺放置软质导管于蛛网膜下隙行脑脊液持续引流。这样一方面可减轻头痛，另一方面能减少脑脊液对鞍区修补物的浸泡和压力，保证漏口安全愈合。

（6）经鼻－蝶手术的病人手术后鼻腔用凡士林纱条填塞，只能用口腔呼吸增加了通气困难，手术中只要鞍膈保持完整，一般可在手术后第2天拔除纱条。全麻手术后，特别是老年男性长期吸烟，痰液黏稠，可在拔除纱条后用超声雾化。

（7）经鼻－蝶手术为相对无菌手术，手术后必须应用较强的抗生素，预防颅内感染的发生。

经口－鼻－蝶入路显微手术切除鞍区病变，损伤小、手术时间短、并发症少，手术后康复时间短，不需剃头，疗效满意，手术死亡率极低，如以下典型病例所介绍，肿瘤全切除率高（图4－10－25至图4－10－28），对垂体功能保存率高，可作为绝大多数垂体腺瘤首选的治疗方法，同时对局限于鞍内的其他病变也可采用。

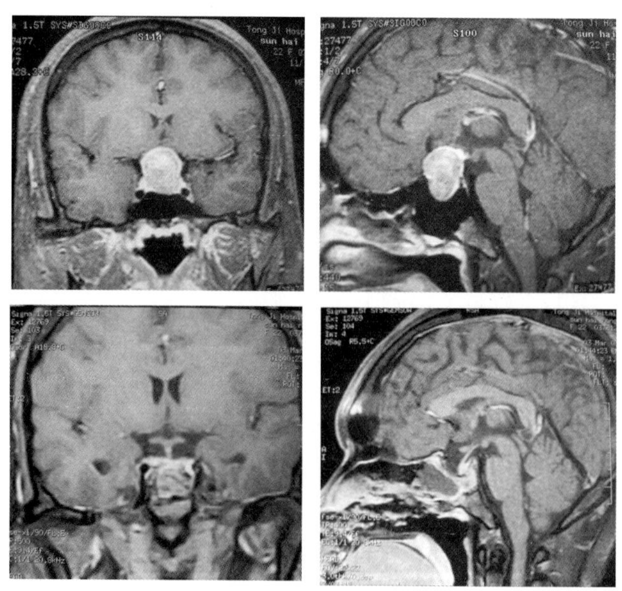

图4－10－25　典型病例一

示垂体瘤经鼻－蝶入路手术前及术后3个月增强MRI

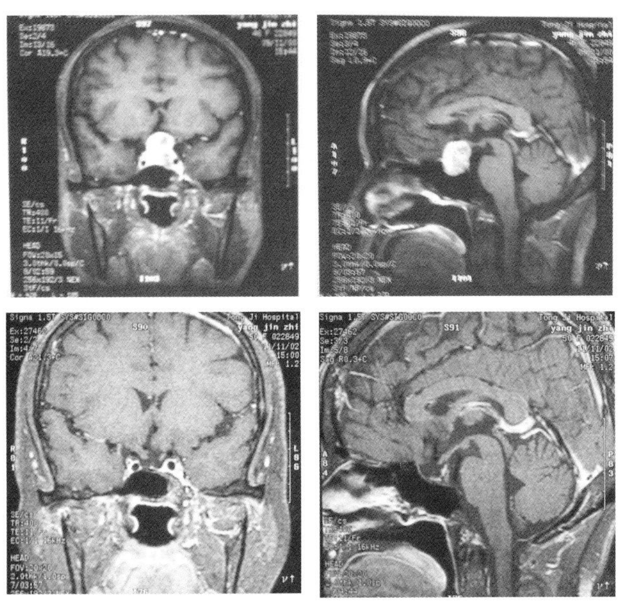

图 4-10-26　典型病例二

示垂体瘤经鼻-蝶入路手术前及术后3个月增强MRI

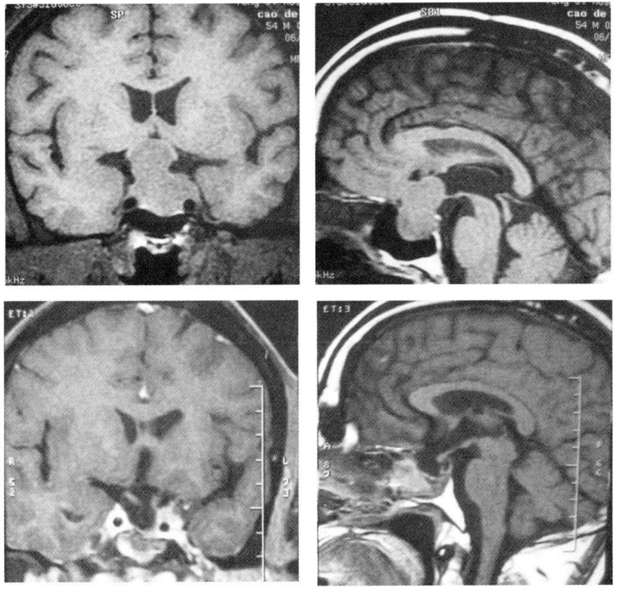

图 4-10-27　典型病例三

示垂体瘤经鼻-蝶入路手术前及术后3个月增强MRI

当然，在经蝶入路手术广泛应用于垂体微腺瘤时，垂体大腺瘤和巨大腺瘤经蝶入路手术的探讨越来越多，而且其优点也被许多神经外科医师所认同，但需进一步探讨的是如何减少甚至完全避免术中肿瘤残留的问题。

1）常见残留原因及部位：通常，除外经蝶入路技术的因素，由于肿瘤大部切除后鞍膈的塌陷，使得两侧特别是偏前方的肿瘤部分容易残留（图 4–10–29）。或者肿瘤突入海绵窦，肿瘤与颈内动脉关系密切，也是肿瘤难以达到全切的肿瘤因素。

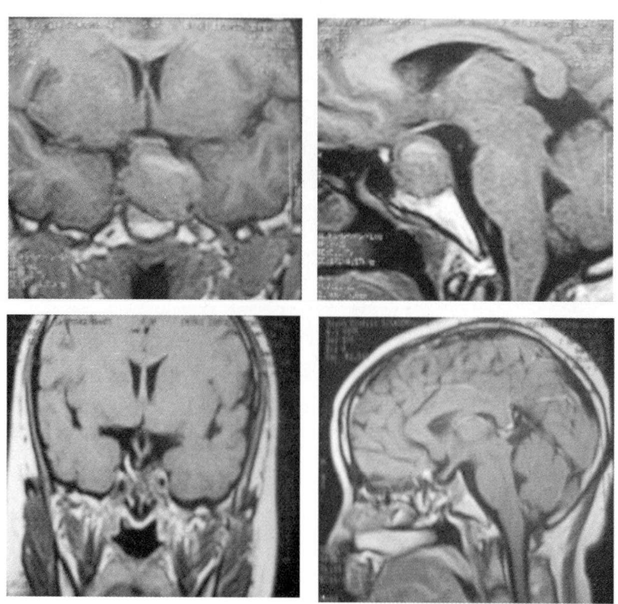

图 4–10–28　典型病例四

示垂体瘤经鼻－蝶入路手术前及术后 3 个月增强 MRI，术前诊断垂体瘤卒中，曾行 γ 刀治疗

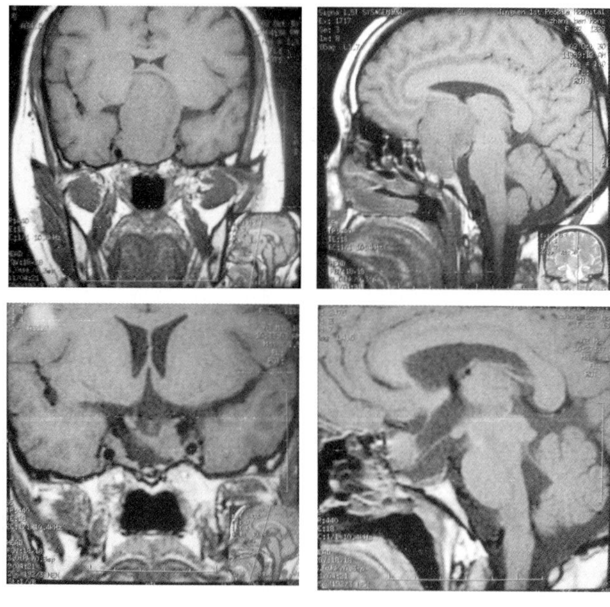

图 4–10–29　示巨大垂体瘤经蝶手术后 3 个月增强 MRI，左侧前方残留少许肿瘤

2）术中MRI的应用：手术中由于某些盲点的存在，不可避免会造成肿瘤的残留，现在虽然有内镜的广泛应用，可以减少这种情况，但当鞍膈过快塌陷后没有足够的空间，无法窥视全貌，故国际上有些垂体瘤中心已将术中MRI应用到经蝶手术（图4-10-30）。20世纪90年代末期，国际上开始应用开放MRI指导进行手术，但由于该MRI为0.5T磁场，速度相对较慢，分辨率也稍差，所以，自2002年开始国际上开始应用1.5T磁场术中高分辨率MRI。通常术前、术中直到证实全切才结束手术，然后与术后3个月MRI比较（图4-10-31）。

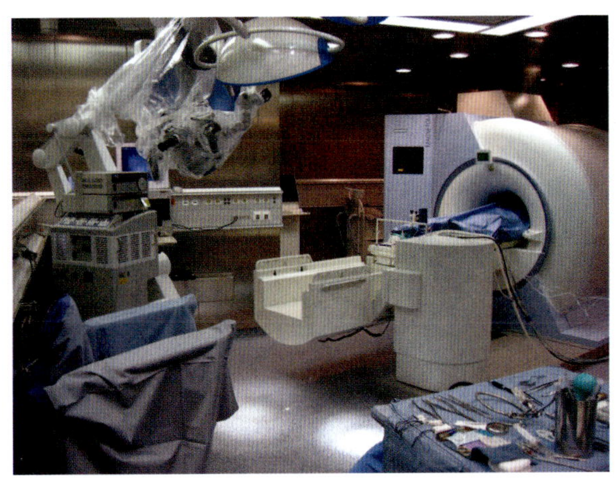

图4-10-30　示术中现代化高分辨率MRI

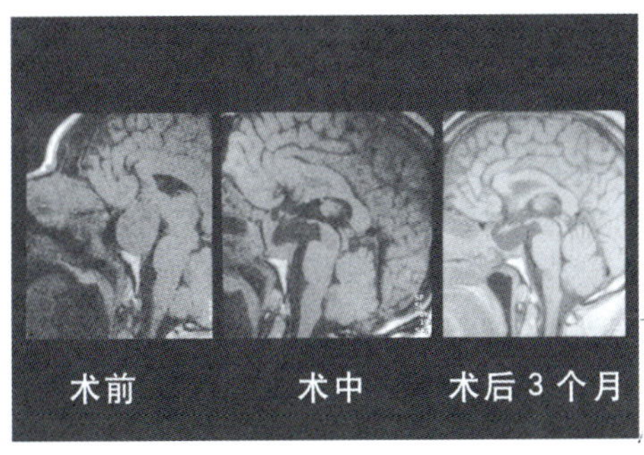

图4-10-31　示术中应用MRI证实垂体瘤的矢状位影像

（雷　霆　舒　凯）

五、经单鼻腔－蝶窦入路切除垂体腺瘤

（一）术前准备

（1）了解病人是否有鼻窦炎、中耳炎，活动期应先做对症处理。

（2）手术前数日向病人鼻腔内滴入抗生素溶液，术前1d剪除术侧鼻毛（通常为右侧）。

（3）其他准备同经蝶入路。

（二）麻醉及体位

气管插管全麻下进行。

病人取仰卧位，头部下垫头托或头垫，将头部稳妥放置，避免术中晃动，同时与身体保持垂直。术者位于病人右侧，麻醉师及麻醉机位于病人左侧。气管插管及牙垫均固定在病人左口角，以防止影响术者的操作。

（三）手术步骤

病人面部用水溶性灭菌液消毒，铺消毒巾。术侧鼻孔内滴入麻黄素溶液1～2ml，先将扩张器放于术侧鼻孔开口处，逐渐缓慢撑大持续1～2min，小鼻孔者扩张时间略长，之后再将扩张器插入鼻孔深处直抵蝶窦前壁。若术侧鼻腔内鼻甲肥大影响到术野及手术操作，可将其切除。在手术显微镜下找到同侧蝶窦开口，在其下方将扩张器撑开，蝶窦前壁与鼻中隔根部转折处黏膜即撕裂，鼻中隔连同其表面黏膜同时被推向对侧。也可在蝶窦前壁黏膜做一长约15mm的纵切口。电凝黏膜出血点。找到蝶嵴，将其作为中线，凿除蝶窦前壁，面积视肿瘤大小而定，一般宽度在10～15mm，高度15～18mm。进入蝶窦，清理窦内黏膜，其他步骤同经蝶入路。

个别病人鼻中隔骨性部分（筛骨垂直板）非常厚，难以与蝶嵴脱离。可将扩张器退出，在鼻中隔中段，找到鼻中隔软骨与骨性交界处。用剥离子很容易找到该位置，通常软骨处鼻中隔软而可以推移，骨性部分硬而不能被推移。做一长约15mm的纵切口，显露出软骨和骨性鼻中隔后，将软性部推向对侧，再分离骨性鼻中隔两侧黏膜，直达蝶窦前壁。上扩张器，将骨性鼻中隔置于中间并将其切除。以下步骤同上。

（四）手术要点及注意事项

1.鼻孔及鼻腔黏膜的保护 由于鼻腔比较小，术中将扩张器直接插入鼻孔后，需要缓慢扩张。一般下鼻道空间比较宽大，故将扩张器插入鼻腔时，应先向下鼻道插入，然后沿蝶窦前壁向上抬高。避免在扩张器插入到蝶窦前壁时损伤鼻中隔黏膜或鼻甲。同时严禁未到蝶窦前壁而在鼻中隔中段将扩张器撑开，这样很容易损伤鼻中隔，造成鼻中隔穿孔。

2.掌握好中线 将扩鼻器插入鼻腔抵达蝶窦前壁扩张后，必须找到蝶嵴并将其置于术野中间。但在个别病例，由于蝶窦前壁的骨质缺损、菲薄，或/和术者在扩张时用力过大，而使扩张器前端过度超越中线，直接抵达到对侧海绵窦前壁，如术者没有及时发现继续操作，将其当做蝶窦前壁或鞍底凿除，极易损伤海绵窦内的颈内动脉。海绵窦骨性前壁往往有一定坡度，有时可见到颈内动脉骨性压迹和三叉神经压迹。而蝶鞍底比较平整，特别在大型腺瘤，骨质菲薄或被破坏，用钝性器械轻轻触击，即有陷入或破裂，两者比较容易鉴别。

（五）术后处理

鼻腔内填塞的油纱条一般在术后24h拔除，留置时间过久会增加鼻窦炎的发生率。术后鼻腔不通畅及分泌物较多者，应做鼻腔内分泌物清理，并每日数次在鼻腔内滴入抗生素溶液及薄荷油剂。反复发生鼻出血者，应请耳鼻喉科进一步检查处理。鼻出血凶猛者，应行脑血管造影检查，以除外大动脉假性动脉瘤。

（六）主要并发症

同经口－鼻－蝶入路。

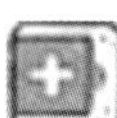

（七）几种经蝶入路手术的比较

见表4–10–3。

表4–10–3　经蝶入路手术的比较

入路	入路出血	牙龈麻木	鞍鼻	鼻中隔穿孔	创伤	瘢痕	显露范围	手术时间
经口唇下入路	较多	有	有	稍多	大	隐蔽	大	长
经鼻前庭入路	少	有	有	稍多	稍大	不明显	较小	较短
经鼻旁筛入路	较多	无	无	无	大	明显	较小	长
经鼻小柱切口	较多	有	有	稍多	稍大	明显	较大	长
经单鼻孔入路	少	无	无	少	小	无	较小	短

（魏少波）

第二节　垂体腺瘤的显微外科治疗

腺垂体由前叶、中间叶以及包绕垂体柄的结节部三部分组成。其原发肿瘤即垂体腺瘤占颅内肿瘤的10%～15%，也是鞍区最常见的肿瘤，约占鞍区肿瘤的76%以上，多发生在30～50岁成人，小儿及老人少见，无明显性别差异。垂体腺瘤虽然绝大多数组织学上呈良性，但有部分肿瘤呈侵袭性生长，侵犯鞍区周围结构，个别还有播散转移，可视为垂体腺癌。

一、临床表现

垂体腺瘤起源于鞍内腺垂体，本身可有分泌功能，又能压迫正常垂体，从而影响正常垂体功能，引起内分泌紊乱。肿瘤长大后产生向鞍外压迫的症状。引起内分泌紊乱主要有以下几种途径：①有分泌活动的肿瘤（又称功能性腺瘤）分泌过量激素引起激素过多的症状、体征。②无分泌活动的肿瘤（无功能性腺瘤）增大后压迫正常垂体使其分泌减弱甚至消失。③有分泌活动的肿瘤增大压迫正常腺垂体使其分泌减弱，但同时肿瘤的高分泌又掩盖了正常腺垂体的分泌不足，一旦肿瘤自行发生某种退行性变、垂体卒中或肿瘤切除后，正常垂体分泌不足的症状才突出表现出来。肿瘤长大后向鞍外压迫产生的最突出的临床症状是视力下降、视野缺损及视乳头的原发性萎缩；向海绵窦侵袭的肿瘤还可引起Ⅲ、Ⅳ、Ⅴ、Ⅵ颅神经的损害，引起眼球位置异常和复视；向上生长突破鞍膈引起鞍膈牵张，可致眶部及额部疼痛；再向上发展可突入第三脑室，阻塞室间孔引起脑积水而致颅内压增高的症状。

二、临床分类

根据有无内分泌功能可将垂体腺瘤简单分为功能性和无功能性肿瘤。后者因激素分泌不足，出现症状较晚，肿瘤常长成大型或巨大型，产生明显的鞍外压迫症状时才被临床发现。而前者因分泌激素的种类不同而有不同的临床表现：①生长激素腺瘤：可引起

肢端肥大症（成人）和巨人症（青少年），肿瘤多局限在鞍内，蝶鞍常扩大，有的有鞍底破坏，血浆GH浓度升高，有的可达300 μg/ml以上。②催乳素腺瘤：女性产生闭经、溢乳和不孕，男性以性欲下降和阳痿为主，血浆PRL值可达1 000 μg/ml，一般PRL值>200 μg/ml即可诊断。③促肾上腺皮质激素/促黑激素腺瘤和Nelson瘤：前者的典型表现为库欣综合征和皮肤黏膜色素减少，Nelson瘤继发于库欣综合征病人行双侧肾上腺切除术后，目前已少见。④促甲状腺激素腺瘤：少见，有程度不等的甲亢表现，血清TSH增高，肿瘤切除后甲亢症状即消失。⑤促甲状腺激素/黄体生成素腺瘤：可引起毛发脱落、皮肤苍白等不显著的临床表现。⑥多激素混合性腺瘤：可以同时出现前五种腺瘤表现的任意几种，通常以一种为主。

三、诊断

影像学检查：MRI平扫加增强扫描可以发现直径<1cm的垂体微腺瘤，直径>2cm的称垂体大腺瘤，突破鞍膈或蝶鞍骨性结构且向四周侵袭性生长的称侵袭性垂体腺瘤。无论是CT或MRI平扫加增强都不难发现大腺瘤或侵袭性肿瘤。垂体微腺瘤在MRI上常有如下特征：①多偏于一侧生长。②冠状位上腺垂体不对称，一侧增大并使垂体柄向对侧移位。③因微腺瘤往往具有高分泌功能，在T_1加权像上可见局部高信号。根据肿瘤大小及影像学表现可将垂体腺瘤作如下分级（表4-10-4）：

表4-10-4　垂体腺瘤的分级

类型	大小	特点
微腺瘤	≤1cm	局限于鞍内，多为功能性腺瘤
小腺瘤	1～2cm	无明显视力、视野改变
大腺瘤	2～4cm	向鞍上发展，压迫视神经或视交叉产生症状，多为无功能腺瘤
巨腺瘤	>4cm	临床症状明显，有侵袭倾向，突向鞍上成球状
广泛侵袭型	4～6cm或>6cm	向蝶窦、海绵窦、斜坡中颅窝、第三脑室等多方向发展，有时可见广泛骨质破坏

四、显微外科治疗

垂体腺瘤显微外科治疗的主要目的是：①力争全切肿瘤，避免术后复发。②解除肿瘤对视神经、视交叉的压迫，改善视力、视野情况。③有可能的话，改善内分泌紊乱的症状。因需妊娠生育或有手术禁忌者可先采用药物治疗或放疗。

显微手术切除垂体腺瘤的手术入路主要有两种，即经蝶入路和翼点入路。经蝶入路的手术适应证为：①局限于鞍内的垂体微腺瘤。②尽管肿瘤较大，但呈圆柱状从鞍内向鞍上发展，位居中线并与视交叉有一定间隙。③肿瘤主要向蝶窦内或两侧海绵窦发展。④无经蝶入路手术禁忌证。除此以外的其他腺瘤可采用右侧或肿瘤较大侧的翼点入路；肿瘤已侵袭进额、颞叶，需切开皮层方能切除者可采用向额或颞方向扩大的翼点入路；伸入第三脑室的肿瘤，翼点入路不能全切，可采用经胼胝体的联合入路。

肿瘤切除过程中往往要在术中鉴别正常垂体组织和肿瘤组织。微腺瘤通常血运不丰

富呈红黄色，与正常呈橘黄色的垂体腺组织间有假膜；肿瘤组织质地偏软，可被低至中压吸引管吸除，而正常腺垂体较硬，中压吸引不能吸动；为确定是否全切肿瘤可选取瘤床周边组织行术中快速冰冻切片病理检查。

（一）垂体腺瘤经翼点入路显微手术治疗

翼点入路在找到颈内动脉和视神经、视交叉后，先经间隙Ⅰ切开肿瘤包膜和鞍膈，做瘤内切除后，常可见视神经上部被神经管切割，而视交叉被大脑前动脉第1段勒出深沟，此时可将肿瘤上壁与两侧视神经分开，再经间隙Ⅱ处理术侧视神经下方的肿瘤。鞍内肿瘤经搔刮后，残余肿瘤可用头端前屈的双极电凝烧灼处理。术中应注意辨认和保护神经垂体、正常腺垂体等结构。遇有视交叉前置者可经间隙Ⅳ和间隙Ⅱ切除肿瘤。部分垂体腺瘤血供较丰富，瘤内切除时需很好地控制吸引器的压力以保证术野清晰。

巨大垂体腺瘤经翼点入路显露肿瘤后在手术显微镜下利用鞍区4个解剖间隙按如下步骤进行肿瘤切除：

1.第一步　在间隙Ⅰ做诊断性穿刺或吸出囊内液后做“T”形包膜（鞍膈）切开（图4–10–32），行包膜下肿瘤切除，以吸引器、肿瘤镊及肿瘤刮匙在包膜下分块切除肿瘤，形成视神经充分减压。由于头的左旋，左侧鞍旁肿瘤显露最清楚，该处肿瘤可在直视下切除。鞍内、前上及后下须用刮匙分区搔刮。腔内有出血者，以双极电凝止血或暂以棉片填塞止血。

2.第二步　在间隙Ⅱ做右侧鞍旁肿瘤包膜下切除。为增加显露，可适当向内牵开视神经或向外牵开颈内动脉，并在间隙Ⅱ之肿瘤包膜上做一纵形切口，将右侧视神经及右侧颈内动脉下方之肿瘤组织予以清除。分离右侧视神经与肿瘤之间的粘连（图4–10–33），用分离器或吸引器自间隙Ⅰ经右侧视神经下方伸进间隙Ⅱ包膜切口内，并将该切口向内牵至间隙Ⅰ范围，电凝并切断此两处切口之间的包膜，将两处切口连成一个大的切口（图4–10–34），从而更有利于做进一步包膜下肿瘤切除及下述分区搔刮。

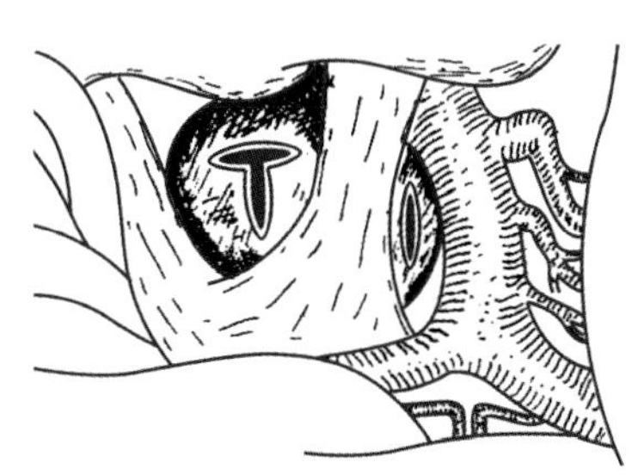

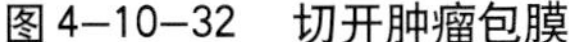

图4–10–32　切开肿瘤包膜

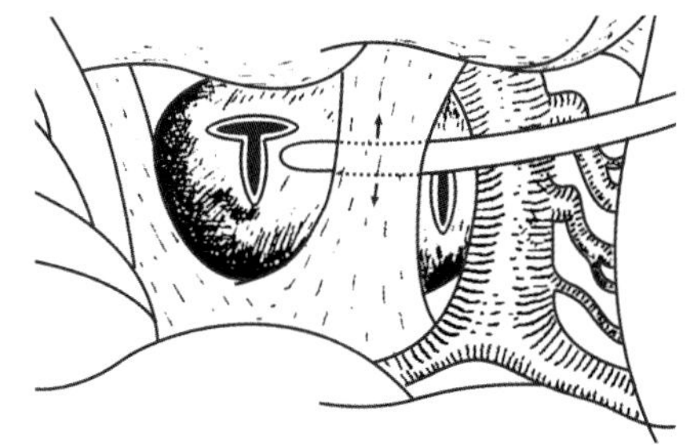

图4–10–33　分离视神经与肿瘤间粘连

3.第三步　包膜下肿瘤应分区清理（图4–10–35）。首先清除左鞍旁肿瘤即左侧视神经及左侧颈内动脉的内侧部（图4–10–35 ①区）。右侧翼点入路时，由于头向左旋，此区视野无死角，经间隙Ⅰ可清楚看到肿瘤向左侧鞍旁发展的部分，并易于在直视下切尽。②区为鞍内及鞍前上部（图4–10–4 ②区），此区常须借助于可改变弯曲度的不同大小的刮匙做各种方向的搔刮才可确保切尽肿瘤。③区为视交叉后方，鞍后部（图4–

10−35 ③区），其操作方法同②区。④区为右侧视神经及右侧颈内动脉深面后方、鞍后部（图 4−10−35 ④区），由于头的左旋，右鞍旁肿瘤被右侧视神经及右侧颈内动脉遮盖，成为视线死角，适当牵开视神经与颈内动脉，以便直视下进一步清除在其深面的肿瘤组织。

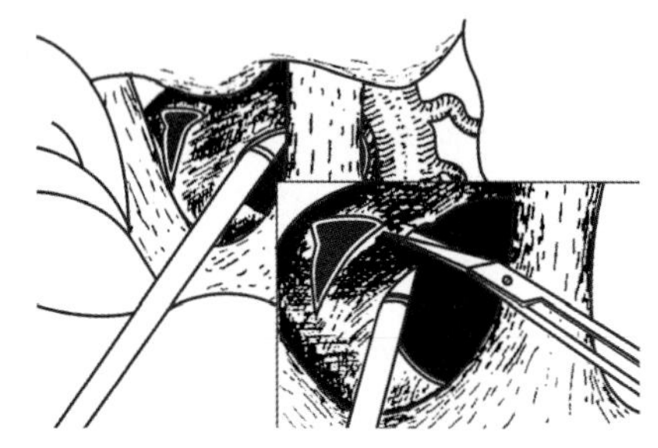

图 4−10−34　部分肿瘤内减压后扩大包膜切口

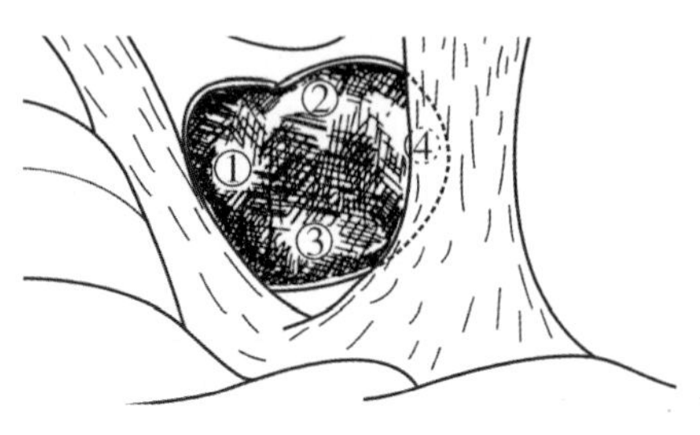

图 4−10−35　切除包膜下肿瘤

4.第四步　包膜切除。包膜下肿瘤切除干净后，瘤床出血基本停止，少量渗血以棉片或明胶海绵压迫止血。以肿瘤镊牵引包膜，以吸引器游离包膜外与正常血管及神经的粘连，此时应特别注意保全垂体柄、下丘脑及重要的穿通动脉，切除已游离的包膜后残留包膜边缘以电凝止血。侵袭性肿瘤突破包膜向脑内、鞍上、鞍后及脚间池发展者，可先清除视交叉上方的肿瘤，以便看清重要血管神经解剖关系；在鞍区手术完成后，有较大操作空间及显露良好的情况下，再清除侵入其他部位肿瘤。

（二）垂体腺瘤经蝶窦显微手术治疗

取仰卧、头高（头侧床抬高 15°）、颈伸（头后仰 15°～20°）位，头用垫圈或头架固定。

鼻孔填入浸有肾上腺素的棉片 5～10min；鼻腔底和鼻中隔前部的两侧黏膜下，以及上齿龈切口部位用局部麻醉药物浸润，利于鼻黏膜与骨和软骨分离；牵开上唇，在颊龈襞上方 5mm 处，自一侧尖牙窝至另侧尖牙窝做 4～5cm 的横切口，深达骨质（图 4−10−36）。

用脑膜剥离子沿骨膜下将黏膜自上颌骨表面游离至梨状孔下缘，小心分离开鼻底黏膜，形成左右下黏膜隧道。再自（软）骨膜下分离鼻中隔软骨前下缘的黏膜，并向后分离，使黏膜自筛骨直板两侧游离，形成左右上黏膜隧道（图 4−10−37）。

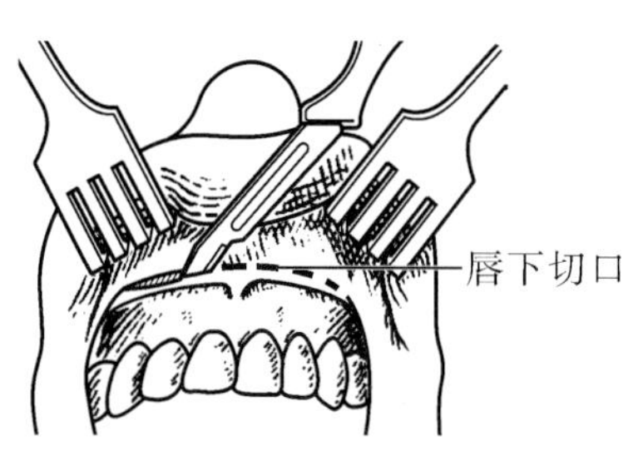

图 4−10−36　唇下切口

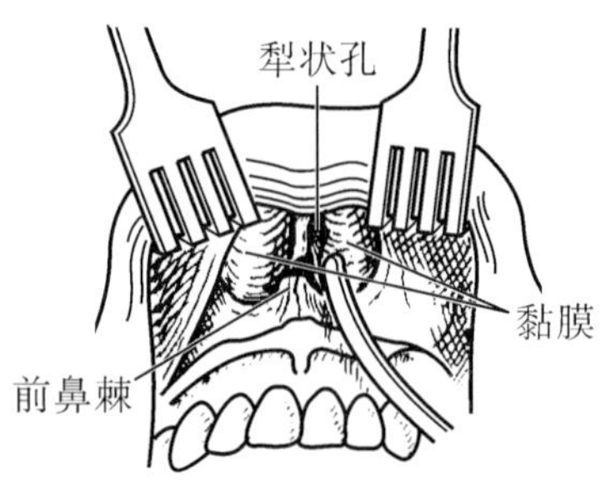

图 4−10−37　分离鼻黏膜

放入鼻扩张器，轻轻撑开，进一步分离骨性鼻中隔两侧的黏膜，使其自犁骨和筛骨垂直板上游离，然后折断，去除骨性鼻中隔，并保存备用。重新安置好鼻扩张器，直至蝶窦前壁，将蝶窦前方骨面的黏膜——骨膜层向外剥离。此时，可见特征性的犁骨骨嵴和蝶窦开口（图4–10–38）。鼻扩张器不可撑开过大，以免筛窦内侧壁破碎。

确认蝶窦前壁（必要时摄侧位X线片确定），在蝶窦开口下方，用骨凿或磨钻切开蝶窦前壁，也可用椎板咬骨钳伸入蝶窦开口，咬开蝶窦前壁，逐渐扩大成1.5cm × 2cm骨窗。切除蝶窦内骨性纵隔或水平隔，骨窗的上界不能超过蝶窦开口，以免伤及前颅窝的蝶骨平面，引起难以修复的脑脊液漏。剥除蝶窦黏膜，防止出血和术后形成黏液囊肿。至此，鞍底充分显露（图4–10–39）。

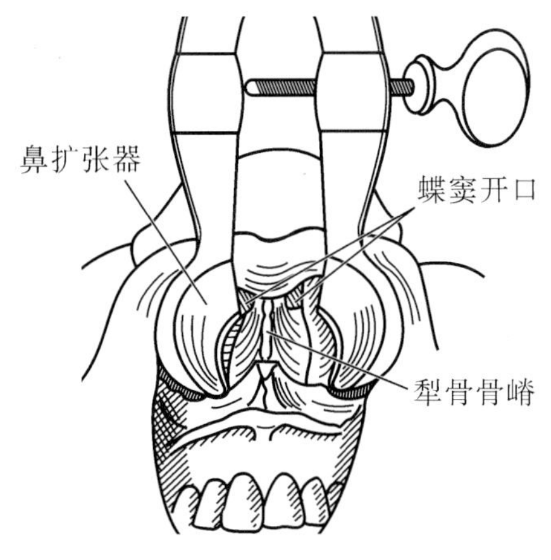

图4–10–38 安置鼻扩张器

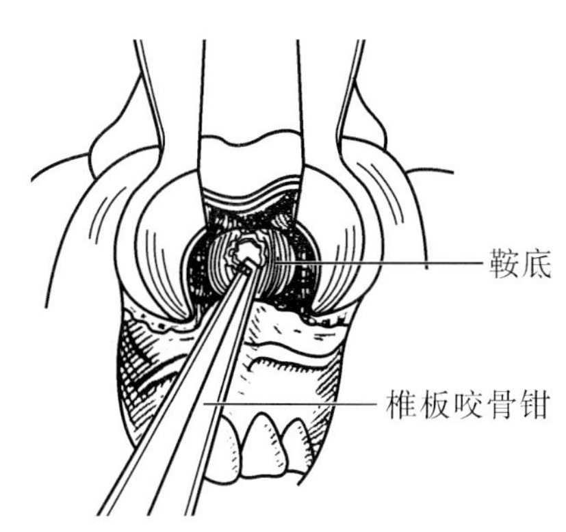

图4–10–39 显露鞍底

用小骨凿或金刚钻打开鞍底骨质，用微型咬骨钳扩大成1.0cm × 1.5cm左右的骨窗，显示鞍内硬膜。鞍底开窗上界不可超过鞍结节隐窝，外界不可越过颈内动脉隆起的内缘。先行硬膜穿刺抽吸，排除鞍内动脉瘤和空蝶鞍后，“十”字形切开硬脑膜，双极电凝其切缘（图4–10–40）。当前、下海绵间窦扩伸至鞍底，在切开硬脑膜时，小心不要切破蛛网膜，如垂体瘤合并存在部分空蝶鞍时，可用棉片将蛛网膜轻轻推向上方。

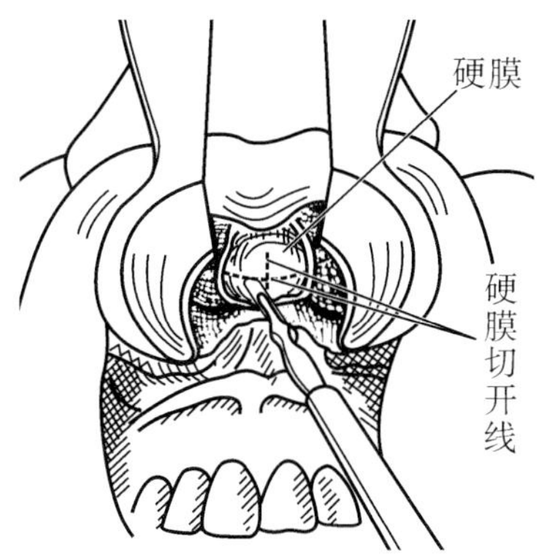

图4–10–40 显示鞍内硬膜

术毕，用明胶海绵、脂肪或筋膜填塞鞍窝，并用纤维蛋白胶粘封，以闭塞与蛛网膜下隙交通的腔隙和支撑鞍膈。再将骨性鼻中隔剪成适当的长方形，嵌入骨窗与硬脑膜间重建鞍底（图4–10–41）。用类似方法处理蝶窦，以加固鞍底重建。

仔细止血，退出扩张器，用可吸收缝线间断缝合唇下黏膜。置橡皮指套于两侧鼻通道，再用凡士林纱条填塞指套，使指套抵达鼻腔后部，松紧适中，并留置48～72h（图4–10–42），以使鼻腔黏膜紧靠蝶窦开窗处的骨面和鼻中隔两侧，利于黏合与防止积血。

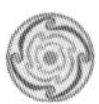

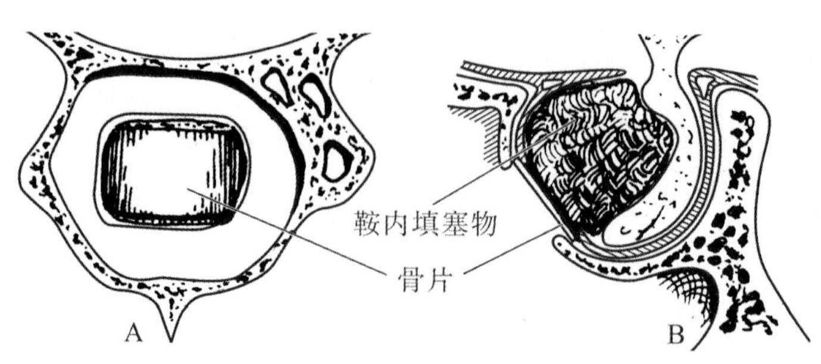

图 4-10-41　鞍底重建

A.冠状位　B.矢状位

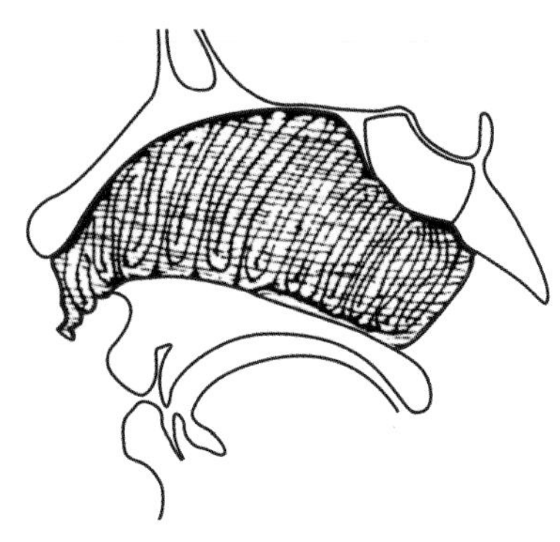

图 4-10-42　填塞鼻通道

约 10% 的垂体腺瘤质地较硬且血运丰富，全切有一定困难，另有 7%～10% 的腺瘤生长速度快、侵袭广泛，引起较多神经功能障碍，仅靠显微手术治疗对病人帮助有限，辅助放疗甚至化疗能对此型肿瘤有一定程度的控制。γ 刀的应用为临床上难以切尽的肿瘤及垂体微腺瘤的治疗提供了极大的帮助。

（张方成）

第三节　颅咽管瘤的显微外科治疗

颅咽管瘤是鞍区最常见肿瘤之一，约占颅内肿瘤的 3%～5.4%，发病率在儿童颅内肿瘤中仅次于胶质瘤，占第二位。发病高峰年龄在 8～16 岁，但 50～60 岁另有一小高峰。病人中儿童与成人约各占半数。

肿瘤通常源于垂体管残留的造釉细胞或化生的鳞状上皮，可沿垂体柄纵轴扩张或浸润性生长，常侵犯视路、下丘脑、垂体、第三脑室、丘脑纹状体、乳头体以及边缘系统；也可突入额、颞叶等结构，个别肿瘤还会发展到蝶窦内或脑桥小脑三角区。病理发现儿童肿瘤以造釉细胞型为主，成人则乳头样鳞状上皮型稍多。

发生并且仅局限于鞍内生长的颅咽管瘤只占总数的 7%～9%，多发生在垂体前后叶之间，偏于一侧生长，属膈下型肿瘤。早期一般只引起闭经、不孕、阳痿、尿崩等垂体功能不足的症状；继续向鞍上生长压迫视路时，即可有视力、视野的改变；偶有向下突破鞍底进入蝶窦的。X 线平片和 CT 可见蝶鞍扩大，有或无钙化，无钙化者易与垂体腺瘤

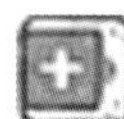

相混淆；MRI 若发现多个囊变，可作为鉴别诊断的依据。

发生和生长在第三脑室内的颅咽管瘤仅占总数的 4%～6%，属第三脑室肿瘤。早期可因影响脑脊液循环而导致脑积水，产生颅内压增高的临床表现。CT 和 MRI 可见第三脑室前部被病变占据，而病变多为囊性，多有钙化灶；侧脑室扩大；蝶鞍区正常，无肿瘤影。

接近 90% 的颅咽管瘤是在鞍上发生和长大，肿瘤的主体在鞍上，可向鞍旁、鞍后和第三脑室方向发展，属膈上型肿瘤。影像学诊断依据肿瘤的主体在鞍上，多有囊变和钙化，鞍内无病变，蝶鞍无明显扩大。依据肿瘤的主体所在部位，可与膈下型颅咽管瘤的向鞍上发展，以及第三脑室颅咽管瘤的向鞍区发展鉴别。膈上型颅咽管瘤最常引起视力、视野改变和下丘脑－垂体功能紊乱表现，如尿崩，儿童发育障碍，成人月经紊乱、生育功能障碍，智力精神障碍等。但成人和儿童因对症状的敏感和认识不同，主诉往往有较大差别（表 4-10-5）。15%～30% 的病人就诊时已形成脑积水。膈上型肿瘤与鞍区重要血管神经关系密切，并可呈侵袭性地在局部广泛扩展突入正常脑结构间；但肿瘤与周围结构间通常都有清楚的边界和 1～2 层蛛网膜间隔着，只是在下丘脑、垂体柄和第三脑室壁等肿瘤发生处与正常结构间无明显边界；有时有一层灰黄色的胶质增生层间隔，有时肿瘤伸出突起如树根样深入正常组织。这种结构是影响手术全切的重要障碍，也是术中最难取舍的地方。

表 4-10-5　139 例颅咽管瘤成人与儿童主诉之区别

	儿童（%）	成人（%）
头痛	80	30
恶心呕吐	60	20
视力下降	40	80
发育迟缓	30	15
智力下降	5	15
复视	10	20

X 线平片上，可见 40%～50% 的肿瘤有钙化影，蝶鞍显著扩大见于膈下型者。CT 典型表现为鞍上多囊性有钙化肿瘤，越近基底钙化成分越多，越远离基底囊性部分越多。儿童颅咽管瘤 CT 上近 100% 有钙化，而成人只有 50% 左右，可能与儿童肿瘤多为牙釉质型，成人肿瘤较多为鳞状上皮型有关。MRI 不仅能协助定性诊断，更能清晰显示肿瘤与蝶鞍、鞍膈、视神经、视交叉、垂体柄、下丘脑、第三脑室以及颈内动脉及其分支的关系，对确定肿瘤类型、选择手术入路和切除方式等甚有帮助。

颅咽管瘤尽管属于良性肿瘤，但术后极易复发为其突出特点；行部分切除者，复发率几乎达到 100%。全切除虽可降低复发率，但手术难度高，且术后并发症多，手术死亡率较高，长期以来对全切手术一直有争议。近 10～20 年，随着显微技术和手术入路的不断改进，激素替代疗法的应用，影像学特别是 MRI 的普及以及术后监护等进步，使得情况有了转变：有报道颅咽管瘤采用显微手术，全切率可高达 90% 左右，手术死亡率降至 5% 左右，长期随访的复发率在 10% 左右。当前，神经外科界已有越来越多的同道接受如下的观点：颅咽管瘤的治疗应争取早期诊断，采用显微技术，在不引起严重术后并发症和神经功能障碍的前提下，尽可能在首次手术时完成全切除。

我科自1985至1995年期间,采用显微外科手术共治疗颅咽管瘤132例，取得良好疗效，更坚定了我们提倡全切除的主张，并协助全国各地40余所院校开展此项工作。20年来，在各兄弟医院合作完成的颅咽管瘤全切除显微手术，累计已在100例以上，也达到同等疗效。

一、颅咽管瘤的分型

作者在Yasargil的颅咽管瘤分型基础上，将其分为四型，即鞍区颅咽管瘤的膈上型与膈下型，以及第三脑室颅咽管瘤的室内型与室内室外型（图4–10–43）。此种分型能与相应的手术入路（表4–10–6）和肿瘤切除方法联系起来。

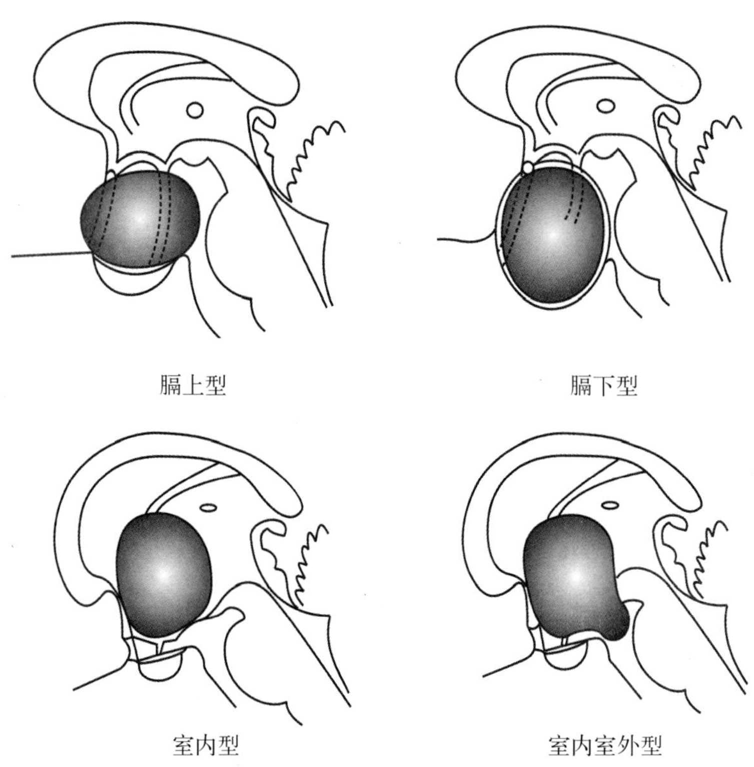

图4–10–43　颅咽管瘤的分型示意图

表4–10–6　132例颅咽管瘤的分型与手术入路

	例数	%	翼点入路	胼胝体入路	联合入路
鞍区颅咽管瘤	120	90.9	120		
膈上型	102	77.3	102		
膈下型	18	13.6	18		
第三脑室颅咽管瘤	12	9.1		6	6
室内型	8	6.1		6	2*
室内室外型	4	3.0			4

* 先经翼点入路探查鞍区无肿瘤,即由胼胝体入路切除肿瘤。

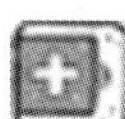

二、肿瘤切除技术

（一）鞍区颅咽管瘤

指肿瘤主体在鞍区，包括肿瘤向鞍上、鞍旁、鞍后及第三脑室等方向的发展。手术皆采用右侧翼点入路。解剖外侧裂与基底脑池，显露鞍区结构与病变；通过选用鞍区的4个解剖间隙来切除肿瘤（图4–10–44）。不同位置和体积的肿瘤需经由不同的间隙进行切除，较大的肿瘤常需两个或更多的间隙联合操作，才能切除（图4–10–45）；间隙Ⅱ的应用频率最高。

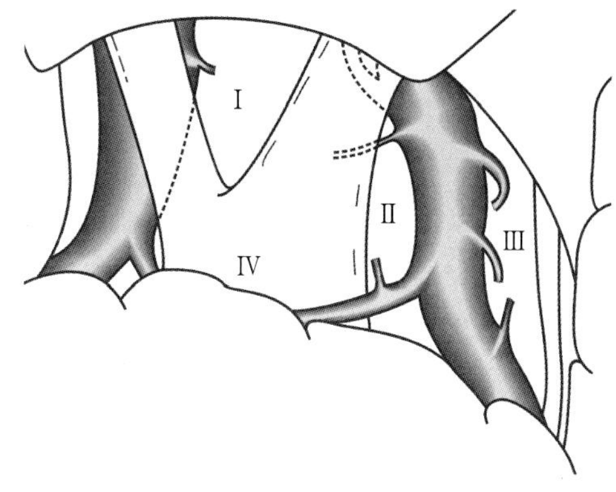

图4–10–44　鞍区的4个解剖间隙示意图（右翼点入路）

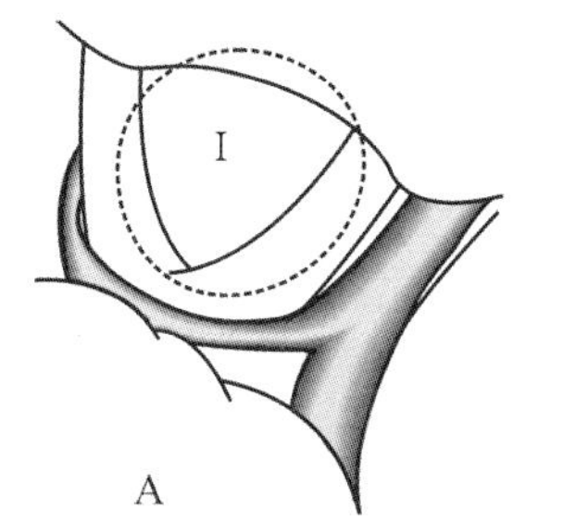

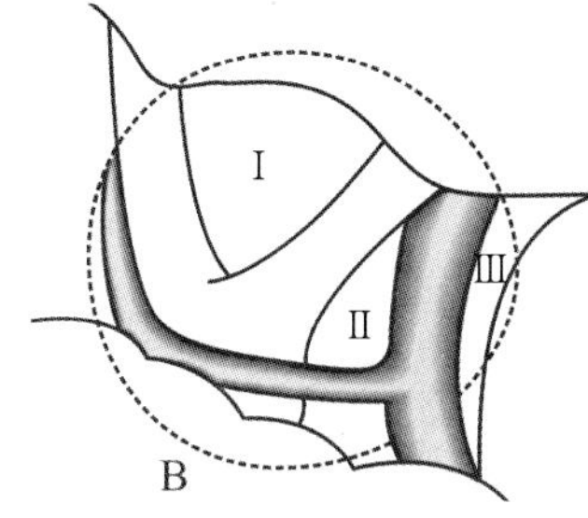

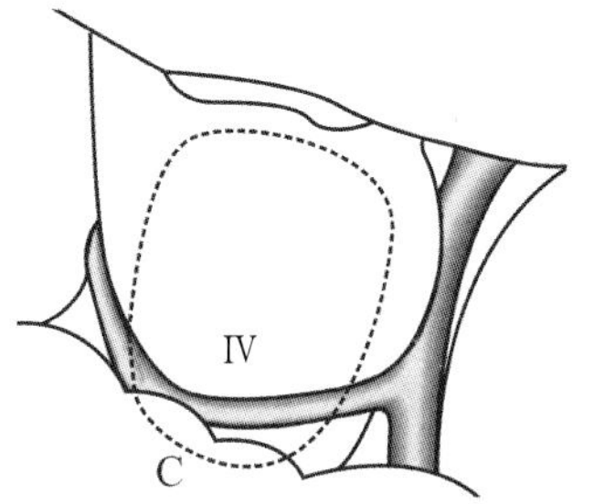

图4–10–45　鞍区颅咽管瘤，右侧翼点入路，经不同间隙切除肿瘤（虚线示肿瘤范围）

A.经间隙Ⅰ切除肿瘤　B.经间隙Ⅰ、Ⅱ及Ⅲ切除肿瘤　C.前置型视交叉，经间隙Ⅳ切除肿瘤

1.膈上型　作者将位于鞍膈之上、第三脑室底部以下的肿瘤均列入膈上型。影像学检查蝶鞍无扩大，鞍膈及鞍内结构基本正常。肿瘤可向鞍上、鞍旁、鞍后及第三脑室等方向发展，与垂体柄或下丘脑可有紧密粘连。选择合适的间隙，先切开瘤壁，吸出囊液，做瘤内切除，使瘤壁塌陷而与视神经、颈内动脉等周围结构脱开，并由此获得手术操作空间；然后边持续牵引瘤壁，边在直视下将瘤壁与周围组织分离，注意辨认垂体柄和下丘脑，并随时电凝切断肿瘤的营养血管；将瘤壁分次或一次切除。肿瘤切除后，可见到正常或略有下陷的鞍膈。

前置型视交叉：翼点入路在抬起额叶达到颅底时，于前床突附近，首先见到的一小段视神经，应是纵行方向，或略向内斜行。作者屡次在此阶段观察到：若见到的此一小段神经几乎呈横行方向或向外斜行，则可以预知视交叉是前置型。视交叉靠近鞍结节，间隙Ⅰ变得极狭小或消失，视神经几乎全部进入视神经管内。所见到的这段横行或向外斜行的神经应该是视束（图4–10–45C），勿将其误认为视神经。进一步的解剖，可见到终板因肿瘤扩张而显著变宽隆起，视交叉被挤向前，视束被挤向两侧移位。此种情况下，切除肿瘤主要借切开终板（间隙Ⅳ）途径。在分离肿瘤的过程中，注意保护好肿瘤两侧已被压薄的视束、前方的视交叉、后方的前交通动脉及有关血管，以及下方的第三脑室底部等重要结构。

2.膈下型　肿瘤发生于鞍内，影像学检查可见蝶鞍扩大。鞍膈随着肿瘤向鞍上、鞍旁及鞍后等方向的发展而膨隆，并紧紧包在肿瘤的表面。此型肿瘤可视为由鞍内部和隆起部两部分组成。隆起部的瘤壁覆有坚韧的鞍膈，鞍膈附着于骨性蝶鞍上，增加了全切难度。作者创用“环切离断法”（图4-10-46）来克服这一困难：在切开瘤壁、瘤内减压后，经间隙Ⅰ与间隙Ⅱ，于鞍膈附着处沿蝶鞍一周，将鞍膈连同瘤壁做一整圈离断，成为完全分开的鞍内部和隆起部。然后，隆起部就可采用像膈上型那样持续牵引瘤壁，做钝性分离切除。分离过程中须注意对垂体柄、下丘脑的辨认和保护，并随时电凝剪断与瘤壁相连的营养动脉。鞍内部的肿瘤大多与鞍内结构易于分离，用搔刮法即可予以清除。

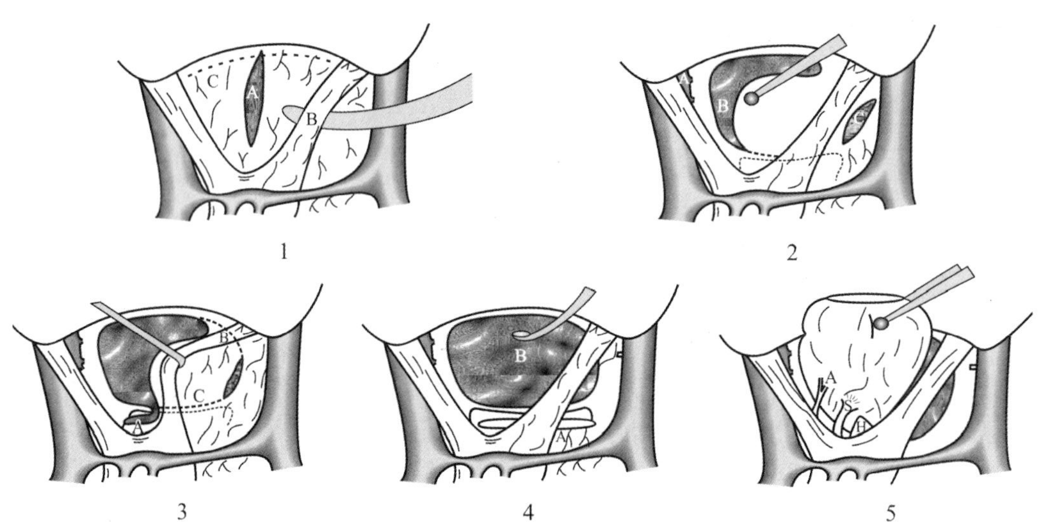

图4-10-46　“环切离断法”切除膈下型鞍区颅咽管瘤示意图（右侧翼点入路）

1.在间隙Ⅰ纵向切开鞍膈与瘤壁（A），行瘤内减压后松解视神经与视交叉（B），沿虚线向两侧前床突方向剪开鞍膈与瘤壁（C）　2.在间隙Ⅰ向右牵拉瘤壁，显露左侧颈内动脉，电凝切断来自它的肿瘤营养动脉（A），沿颈内动脉内侧由前床突向后床突，并转向鞍背至其中点剪开鞍膈与瘤壁（B），粗虚线示剪开线，细虚线示后床突与鞍背；在间隙Ⅱ沿右侧颈内动脉内侧由前床突至后床突做鞍膈与瘤壁切开（C）　3.已离断的左半圈隆起部断端缩至鞍后（A）；牵移右侧视神经，在右侧前床突处视神经的深面，将间隙Ⅰ与间隙Ⅱ的切开沿粗虚线会合（B）；在右侧后床突处向左沿粗虚线至鞍背中点剪开鞍膈与瘤壁，直至与对侧会合（C）　4.已整圈离断之隆起部退缩至鞍后（A）；用刮匙清除鞍内的肿瘤（B）　5.将退缩至鞍后的隆起部由间隙Ⅰ（或间隙Ⅱ）提拉出来，边牵引边在直视下与周围分离，直至完全切除；注意保护下丘脑（H）与垂体柄（S）的完整，并电凝切断来自深部的肿瘤营养动脉（A）

（二）第三脑室颅咽管瘤

指肿瘤主体在第三脑室内，常伴有显著侧脑室扩大。手术均采用经胼胝体入路。

1.室内型　肿瘤局限于第三脑室内。影像学检查见第三脑室扩大充满肿瘤，侧脑室显著扩大；蝶鞍正常，鞍区无肿瘤。MRI矢状位扫描对确定上述特征甚有帮助。本型采用经胼胝体入路切除肿瘤（图4-10-47）：进入纵裂，解剖胼胝体池，认清两侧胼周动脉及在其深面白色有光泽的胼胝体，切开胼胝体约2cm，显露两侧侧脑室体部，切开一侧

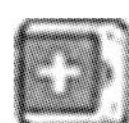

或两侧侧脑室，见到极度扩大充满肿瘤的室间孔。先切开瘤壁，吸出囊液，做瘤内分块切除；最后，对已塌陷之瘤壁或囊膜施以牵引和钝性分离而完成切除。肿瘤切尽后，第三脑室底部与鞍区不相通；后下方可见到被拉长变细的中间块和导水管开口。

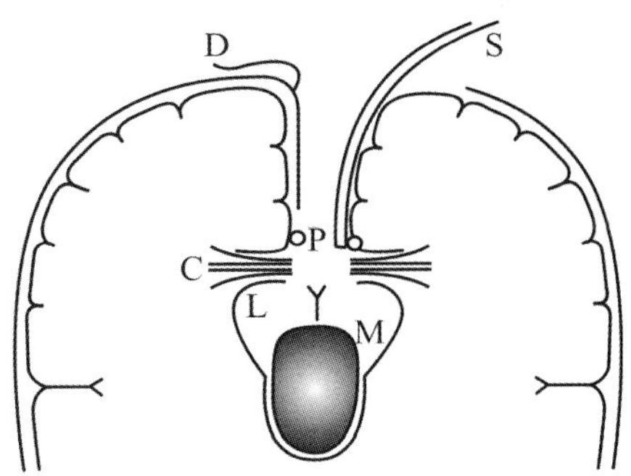

图 4-10-47　第三脑室颅咽管瘤，经胼胝体入路切除肿瘤示意图

D：硬膜瓣　S：脑压板　P：胼周动脉　C：胼胝体（已切开）　L：侧脑室（已切开）　M：室间孔

2.室内室外型　较大的第三脑室颅咽管瘤可突至脚间窝而累及鞍区。影像学检查见肿瘤不仅充填扩大的第三脑室，并突至鞍区，达到鞍后脚间窝区域；侧脑室显著扩大。MRI 矢状位扫描有助于确定此特征。手术首先采用胼胝体入路，如果不能同时清除突至鞍区的肿瘤，则需加用翼点入路，与胼胝体入路联合操作。与室内型不同的是：肿瘤切尽后第三脑室底部与鞍区相通，可见到基底动脉分叉等鞍后、脚间窝结构。

需采用联合入路的另一种情况是鞍区颅咽管瘤向后上发展，突入第三脑室较多，在首先采用翼点入路不能将突至第三脑室的肿瘤完全清除时，则需加用经胼胝体入路；在此情况下，经胼胝体入路见到的肿瘤表面覆有一层被其顶起的室管膜。

三、手术要领与体会

（一）显微技术与显微外科解剖

无论是翼点入路的脑池解剖与4个间隙的利用，还是胼胝体入路的经侧脑室与室间孔进入第三脑室的操作，显然均须依靠手术显微镜的照明和显微技术才能实现。熟悉鞍区、第三脑室的局部显微解剖和肿瘤的病理特点，尽可能利用脑的“自然间隙”来达到肿瘤，是颅咽管瘤外科的必要课题。

对于较大的膈下型鞍区颅咽管瘤，由于有鞍膈的包裹，分块切除瘤壁操作较难，不易辨认与重要结构的解剖关系。创用“环切离断法”之后，使鞍外的隆起部瘤壁连同鞍膈与蝶鞍完全分离，不再需分块切除瘤壁；牵引结合钝性分离，即可将隆起部的瘤壁完整地与周围重要结构清楚地分开。这样，不仅操作变得较易，提高了全切率，而且便于辨认垂体柄和下丘脑等重要结构，减少了损伤。

对于垂体柄的保留，因肿瘤生长部位、瘤体大小及操作方法不同而有差异：膈上型肿瘤对垂体柄可有紧密粘连或破坏，在显微操作下，近半数的垂体柄能分离出来，约1/3获全长保留；膈下型肿瘤发生在鞍内，其隆起部与垂体柄一般无紧密粘连，采用环切离断法，绝大多数的垂体柄得到清楚显露和全长保留（图 4-10-46 之 5）。

前置型视交叉在作者所见的鞍区颅咽管瘤病例中约占 1/3，属于常见；术中对其辨认和了解切除肿瘤途径，当属重要。观察视神经所在部位的神经行走方向有助于预知前置型视交叉的存在。此种前置型视交叉的形成，大多由于肿瘤发生在第三脑室的最前端，肿瘤长大时向前发展，将视交叉推向前方，并将视束挤向外侧移位，一般不堵塞室间孔。此种肿瘤按发生部位应属第三脑室肿瘤，我们称之为“鞍区第三脑室肿瘤”；但其影像学

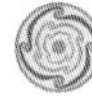

定位在鞍区，且手术入路为翼点入路，故暂且列入鞍区颅咽管瘤。

当肿瘤累及鞍后、脚间窝及上斜坡区域时，由翼点入路经间隙Ⅱ（或间隙Ⅲ）切除肿瘤后，可见到基底动脉分叉及相关结构（图4-10-48）。尽管这些结构有脚间池的蛛网膜覆盖，一般不与肿瘤发生粘连，但个别大型肿瘤可有紧密粘连；遇前置型视交叉经间隙Ⅳ切除鞍区肿瘤，或经胼胝体入路切除第三脑室肿瘤时，若肿瘤侵入脚间窝，也都要涉及此种解剖关系。熟知此解剖关系有助于避免误伤和提高全切率。

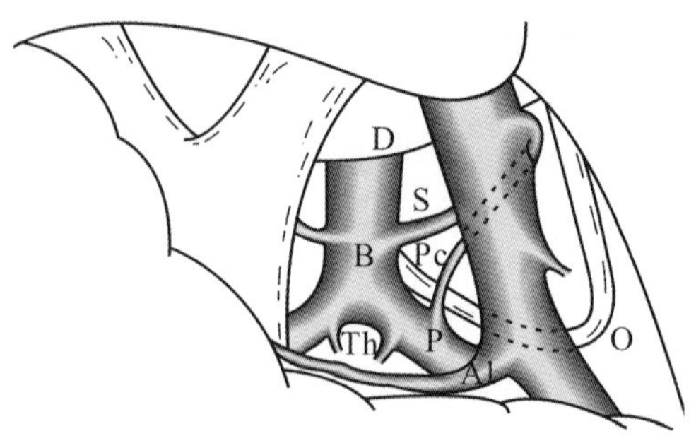

图 4-10-48　右翼点入路，经间隙Ⅱ显示的深部解剖结构

D：鞍背 B：基底动脉 Pc：后交通动脉 S：小脑上动脉 P：大脑后动脉 Th：丘脑穿通动脉 O：动眼神经

（二）手术入路的比较

对于占总数约90%的鞍区颅咽管瘤，常用的有额下入路和翼点入路等。前者虽有操作简便、不损伤颞肌等优点，但由于其视野小，死角多，不能充分解剖脑池和利用4个间隙，对中型以上，向鞍旁、鞍后（脚间窝）或第三脑室发展的肿瘤，或遇到前置型视交叉时，均难以完成全切；翼点入路的骨窗与蝶鞍距离最近，视野宽阔，可充分解剖脑池和利用4个间隙，无死角存在，对各种类型的鞍区颅咽管瘤或遇到前置型视交叉时，均能完成全切。对于第三脑室颅咽管瘤，常用的有经皮层侧脑室入路和胼胝体入路等。前者在同侧有视野死角，并可产生脑穿通畸形；后者损伤较小，系经中线，可进入左、右侧脑室操作而无死角，有利于肿瘤全切。

（三）关于联合入路

对于复杂的大型颅咽管瘤，有时需采用翼点与经胼胝体两个入路，联合切除肿瘤。高质量的影像学分析不仅能确认肿瘤所累及的范围，还可确认肿瘤的主体所在位置；术前不仅要有采用联合入路的思想准备，还须依据肿瘤的主体是在鞍区还是第三脑室内，作出两个联合入路中应该先用哪一入路的决定。我们早期因无MRI及缺少经验，曾有2例第三脑室颅咽管瘤误以为需用联合入路，并错误地首先采用翼点入路而遭扑空，再经胼胝体入路才切除肿瘤。有了MRI的帮助并积累了一定经验后，有多次术前做了联合入路各种准备，由于选对了首用入路，仅一个入路已能完成全切，从而免去了联合入路。对于联合入路的切口和骨瓣设计，早期曾采用单一的大型头皮瓣和骨瓣以覆盖两处入路。后来改为做附加切口和两处骨瓣，若肿瘤的主体在鞍区，先按翼点入路的头位和切口开颅，若还需经胼胝体入路时，可从原弧形切口之中点，向内后方向做一附加切口，止于冠状缝后2cm的中线处，以中线为基底的三角形头皮瓣翻向对侧，颅骨钻3孔，形成以中线为基底的三角形游离骨瓣（图4-10-49），并调整手术台的左右倾斜度和背板高度，使头位适应胼胝体入路的需要；反之，若肿瘤的主体在第三脑室，则先按胼胝体入路安排头位，做以中线为基底的额部弧形切口，若还需做翼点入路时，可从原弧形切口之中点，向外向前做一附加的弧形切口，止于耳屏前方1cm的颧弓上缘，并调节手术台的背板和左右倾斜度，使头位适应翼点入路的需要。

（四）关于颅咽管瘤特殊类型

曾有报道颅咽管瘤突入额、颞叶或小脑脑桥角，或累及蝶窦。我们的研究中，鞍区颅咽管瘤膈上型者突入额叶内3例（可呈多囊，直径最大者达8cm），突入颞叶内1例，突入侧裂池、颈动脉池各1例，突入视神经内1例；膈下型者遇1例肿瘤突破鞍膈而蔓延至视交叉的上方。我们观察到突出来的肿瘤不全都有完整的肿瘤包膜，有的是被蛛网膜所包裹；虽侵入其他组织中，一般都还有清楚的界面。作者认为这种向脑组织等的侵犯可能属于“侵袭性”行为；这与肿瘤本身向鞍内、鞍旁、鞍上或鞍后等部位发展，但大体局限在完整肿瘤包膜之内的情况有所不同。在分离时，须先找到这个界面，并沿着这个界面进行分离，不仅操作顺利，并降低损伤和出血。

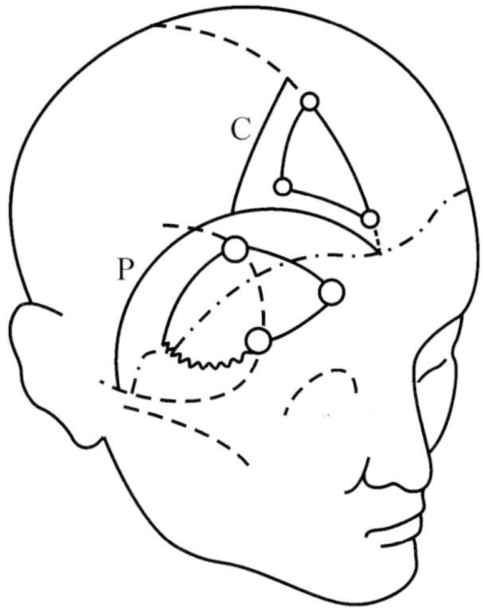

图4-10-49 翼点与胼胝体联合入路

P：翼点入路之头皮切口 C：胼胝体入路时附加的头皮切口

（五）影响手术疗效的因素

早期诊断，在肿瘤不太大，下丘脑功能、内分泌功能和视觉功能尚好时，争取首次手术完成全切，是取得理想疗效的重要前提。选择适当的手术入路，应用显微外科技术，熟悉鞍区和第三脑室区域的显微解剖，熟悉肿瘤的病理特点，尽可能利用脑的自然间隙来达到肿瘤，是提高颅咽管瘤全切率、取得良好疗效的重要因素。术前高质量的影像学检查，有助于了解肿瘤类型和手术入路的选择。制定严格的术后诊疗护理计划，包括全面的内分泌替代治疗，积极防治各种术后并发症，是降低手术死亡率、提高生存质量的重要环节。术后放疗有助于减少复发。疗效确定需至少10年的长期随访。

四、术后并发症与处理

术后并发症的防治是降低手术死亡率的重要环节。主要并发症见表4-10-7。

表4-10-7 132例颅咽管瘤术后主要并发症

	例数	%
尿崩症	72	54.5
高热	64	48.5
电解质紊乱	52	39.4
抽搐发作	23	17.4
消化道出血	8	6.1

（一）术后早期的处理常规

（1）记录每小时尿量。

（2）每2h测量一次体温。

（3）每12h检查一次血电解质。

（4）每小时按格拉斯哥昏迷评分法观察神志改变。

（5）术毕立即肌内或静脉注射抗癫痫药。

（6）预防性头颈部物理降温及降低室温。

（7）应用 H_2 受体拮抗剂预防应激性溃疡。

（8）系统的内分泌替代治疗。

（9）对意识障碍者尽早采用鼻饲。

（10）术前测量体重，以备了解术后体重变化。

（二）术后并发症的防治措施

1.尿崩症 监测每小时尿量。成人正常平均每小时尿量为 50～80ml，在无过多补液情况下，若每小时尿量大于 160ml，且尿相对密度低于 1.005，应视为尿崩症发生，须应用抗利尿制剂，注意水、电解质的平衡和维持外周循环的稳定，必要时监测中心静脉压。应用抗利尿制剂时，须先了解血电解质等情况；如不存在低钠血症及抗利尿激素异常分泌综合征（SIADH），才可应用。一般采用垂体后叶素，首次用较小剂量（2.5～5u）皮下注射，以免引起无尿。一次有效剂量应能控制尿量在每小时 50～150ml 达 6～8h 左右，否则需调整或追加剂量。多数病例的有效剂量为每次 5～10u。醋酸去氨加压素（弥凝）也有抗利尿作用，有静脉滴注、肌内注射、口服及鼻吸入等制剂。不论采用何种药物和何种途径，皆须依据每小时尿量来确定需否用药和调整剂量。尿崩期间的补液量可按病人每小时的尿量来确定饮水量或鼻饲水量；常规的静脉输液量为成人 1 500～2 000ml/d，约相当于由皮肤、呼吸道丢失的水量。钾的补充按氯化钾 1g/1 000ml 尿量来估算，大部分由口服或鼻饲给予。由静脉补充的氯化钾一般为 2g/d，氯化钠为 4g/d，通过血电解质监测再予以调整。

2.高热 每 2h 监测一次体温。除非体温不升，术毕即开始头颈部物理降温，控制室温在 20～25℃。物理降温必须以不引起寒战与畏冷为度，不必强行控制体温正常或低于正常，目标是避免高热。对神志尚好、能自己饮水的病人，应避免用冬眠药，以免影响神志观察，丧失咳嗽反射、口渴反应和饮水功能。

3.电解质紊乱 每 12h 检查一次血电解质；①低钾：常为尿崩补钾不足所致。②高钾：常与肾功能受损或补钾过多有关。心电图也可反映出血钾异常。③高钠高氯：常为尿崩引起的血液浓缩表现，严重时可出现意识障碍。一般通过限制钠氯、补足液体及治疗尿崩即可改善。长期顽固的高钠高氯，单用限钠补液方法收效不佳者，加用小剂量口服抗利尿剂有望见效。④低钠低氯：原因大多为肾排出钠氯过多所致，即所谓“脑性盐耗综合征”，但也要警惕 SIADH 的可能。后者是由于体内保留过多水分不能排出，形成“水中毒”、血液被稀释而形成低钠低氯，血浆渗透压明显降低，体重增加。严重时均可有意识障碍表现。前者的处理为补充高渗氯化钠，并给予醋酸脱氧皮质酮（DOCA）或促肾上腺皮质激素，以增进肾对钠的回吸收；后者则必须严格限制入水量（成人 800～1 000ml/d），甚至应用速尿才能见效。对电解质紊乱的纠正，必须全面分析其发生原因和病理生理过程，明确其病理生理诊断，并在每 12h 检测一次血电解质的条件下，随时调整治疗方案；切不可仅仅根据实验室电解质报告的表面现象而草率处理。

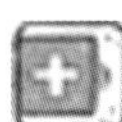

4.抽搐发作 术前口服抗癫痫药（苯妥英钠或丙戊酸钠）3d，术毕立即肌内或静脉注射抗癫痫药，注射用药与以后的口服用药非同一种药时，须重叠用药1～2d。如从未发生过抽搐，出院后继续口服1～2周即可停药；术前或术后曾有抽搐发作，可诊断为癫痫的病人，须长期（1～3年）服药，进行正规的抗癫痫治疗。

5.消化道出血 术后常规应用H_2受体拮抗剂，如雷尼替丁0.4g；或质子泵抑制剂，如洛赛克40mg。每天静脉滴注一次可有助于减少此项并发症。

6.意识障碍 每小时按格拉斯哥昏迷评分法观察神志改变。术后出现意识水平下降的原因有：①颅内血肿，包括脑室极度扩大的病人因过度脑室外引流造成颅内压过低而引起的非手术区域的硬膜外或硬膜下血肿。②急性梗阻性脑积水，尤其是术前已有梗阻性脑积水的病人，尽管术中已解除了梗阻，术后仍可因水肿、血块堵塞等原因发生急性完全性梗阻，引发脑疝。③水电解质紊乱，无论高钠高氯或低钠低氯，到了一定严重程度，均可出现意识障碍；严重失水致周围循环衰竭或酸碱平衡失调，或水潴留造成“水中毒”等，也会有意识障碍表现。④内分泌替代治疗不足，尤以肾上腺皮质激素严重不足最为突出，常为激素用药过程中过早停药或减量过多所致，轻者出现精神萎靡、食欲不振症状，重者表现为嗜睡甚至昏迷。术后一旦出现意识变差，除了立即行CT检查以确定有无颅内血肿和脑积水以外，还须从血电解质监测和激素用药等多方面寻找原因。

7.内分泌替代治疗 是手术治疗不可缺少的重要组成部分，最重要的是肾上腺皮质激素的应用。我们的常规是：术前3～5d开始地塞米松0.75mg口服，3次/d；手术当天术前地塞米松10mg肌内注射，术中10mg静脉滴注或肌内注射；术后第1～3天每6h肌内注射5mg；第4～6天每12h肌内注射5mg；第7～9天1.5mg口服，3次/d；第10～12天0.75mg，3次/d；第13～15天0.75mg，2次/d；第15天以后0.75mg，1次/d，约术后3周停药。必须注意的是：①在每次减量及停药后，如出现精神萎靡、食欲不振等肾上腺皮质激素不足症状时，须恢复原剂量或另外再追加一个突击剂量（静脉滴注或肌内注射5～10mg）。②在停药期间，如遇应激状态，如重大外伤、疾病或精神打击时，须接受皮质激素突击剂量或再辅以一段时间的逐渐减量治疗。甲状腺素及性激素的替代治疗也须酌情应用。

8.营养问题 意识障碍不能自己进食者，应尽早采用鼻饲，进行正规的肠内营养支持治疗。医院配制的混合奶或商品制剂均可，供给充足热量并含有充足蛋白质、维生素及微量元素。成人从每天给予总热量2 100～42 00 kJ开始，分次注入，注意观察病人的消化道功能，逐渐增量，待完全适应后，可增至每天7 560～84 00 kJ以达到正常需要量。肠内营养尚未完全适应阶段，不足的热量由静脉营养，如滴注脂肪乳剂混合液等来补充。

（三）辅助治疗与复查

出院后常规进行放射治疗（直线加速器）。一部分病人尚需至内分泌科、妇产科或泌尿外科就诊，以决定是否需用甲状腺素、性激素及有关生育功能的治疗。定期复查内容应包括头部MRI或CT检查，内分泌功能检查，血电解质检查以及视力、视野检查等。要求2年内每3个月复查一次，2年后每半年一次，5年后每年一次。随访须达10～20年。

（朱贤立）

第四节　鞍区动脉瘤的显微手术治疗

一、眼动脉瘤

发生于颈内动脉分出眼动脉和后交通动脉之间的颈内动脉瘤，称为眼动脉段颈内动脉瘤，统称为眼动脉瘤。还可将其分为眼动脉瘤、垂体上动脉瘤和颈内动脉眼动脉段背侧动脉瘤。眼动脉瘤有在两侧相同部位对称发生现象，Dawson 称为影子动脉瘤（mirror aneurysm）。瘤顶有四种指向：①视神经－视交叉上型，瘤从颈内动脉内侧壁长出，瘤顶指向上内方，卧于视神经－视交叉之上。②视神经－视交叉下型，瘤顶指向内侧方，位于视神经－视交叉之下。③前床突上型，瘤顶指向前方，位于前床突之上。④颈内动脉腹侧型，动脉瘤位于颈内动脉下方。眼动脉瘤体常较大，压迫视神经和视交叉引起视力障碍或视野缺损。视神经－视交叉下型眼动脉瘤可伸入蝶鞍区，其临床表现及影像学酷似垂体腺瘤，故在垂体腺瘤手术中要特别警惕。

显微手术直接夹闭动脉瘤颈仍是治疗眼动脉瘤的标准方法，通常经患侧翼点入路开颅，用磨钻去除前床突以及视神经管的顶部，然后分出瘤颈予以夹闭。

（一）手术步骤

1.做临时阻断血流准备　切开硬膜后在显微镜下开放侧裂池，随着脑脊液的释放，逐渐显露视神经和颈内动脉。开放颈动脉池和视交叉池，以进一步释放脑脊液。显露颈内动脉近端，解剖出放置临时阻断夹的位置，动脉瘤与海绵窦硬膜间、前床突的距离，决定了能否找到这一间隙。有时为了避免无法找到放置临时阻断夹的空间，可采用如下方法：①采用血管内技术，在患侧颈内动脉预置不可脱球囊导管。②术前在颈部手术显露颈内动脉颈段。③由麻醉师或助手在手术中压迫患侧颈动脉。

在颈动脉池的外侧，确认后交通动脉和脉络膜前动脉。将它们起点附近数毫米的蛛网膜分离，显露更多颈内动脉以获得在远端放置临时阻断夹的空间。在动脉瘤远端放置临时阻断夹的位置应在后交通动脉近心端，以保证同侧大脑中动脉的血流不受影响。如果动脉瘤巨大，后交通动脉也要适当游离，在其发出穿支的近端解剖出放置临时阻断夹的空间。注意这些穿通动脉的位置、走向以及与瘤体的关系。

2.显露动脉瘤　如果可以看到眼动脉，可通过分离眼动脉和动脉瘤之间的蛛网膜粘连而获得手术界面。二者间分离出 2～3mm 即可获得瘤夹叶片放置空间。视神经经常位于眼动脉起点之上，在其间放置一个小棉片即可将其轻轻牵开。眼动脉常常被瘤顶和前床突遮挡，此时只能磨去前床突和部分视神经管的顶部，找到眼动脉，而且这样做有利于游离本已被瘤体推移的视神经。在前床突的外侧缘靠近同侧视神经管处切开硬膜 1cm，用剥离子剥离硬膜。为保护颈内动脉和视神经，用一小片橡皮片覆盖在颈内动脉和视神经之上，用高速磨钻磨去前床突，注意不要开放蝶骨气房，内侧也不要磨去太多，以免进入蝶窦。一旦开放，可用骨蜡及肌肉填塞。硬脑膜随视神经和眼动脉反折入视神经管，因而在磨开视神经管顶部后可见覆盖在这些结构表面的硬膜。尽量向前方剪开硬膜，以解除视神经张力，辨认眼动脉。眼动脉常常位于视神经的下外侧。向近端追踪眼动脉，发现它和动脉瘤之间的界限。向海绵窦内追踪颈内动脉一小段，以确认瘤颈的近心端边界。由颈内动脉、后交通动脉到视交叉的分支常被拉长，需要分离。而这种解剖关系也有助于确认这些结构，以免在用双极电凝处理瘤颈或在视交叉下分离或切除瘤体时损伤它们。

大的视交叉上型动脉瘤，其瘤体常遮挡瘤颈，需要抬起动脉瘤和它的蛛网膜纤维，以解剖它和颈内动脉之间的界面。在充分显露动脉瘤周围结构以后，将动脉瘤与颈内动脉分叉和脉络膜前动脉轻柔分离：用吸引器头顶住一小块棉片将动脉瘤轻轻推移，分离粘连。如果瘤顶伸入额叶内，电凝后切开瘤体周围的软膜，使其与周围的软膜分离。颈内动脉腹侧型眼动脉瘤是一种特殊的动脉瘤，其特点为：①瘤颈位于颈内动脉腹侧，故完全和部分地被颈内动脉所覆盖。②瘤体大，瘤颈宽。③瘤颈处被前床突掩盖。④瘤顶常与丘脑穿动脉、动眼神经和垂体柄相粘连。此种动脉瘤处理困难。Yasargil 认为，如无法夹闭瘤颈，可用其他方法处理，包括颈内动脉结扎，颅内外联合孤立术，颅内孤立术，颈内动脉结扎前行颅内外动脉吻合术，以及动脉瘤的包裹术等。

3.夹闭动脉瘤　动脉瘤颈的位置、形状和物理学特性决定了如何做夹闭瘤颈的准备工作。用双极电凝可以塑造一个适宜夹闭的瘤颈，通常瘤夹位于颈内动脉上方，叶片指向内下方。不过最好是叶片平行于颈内动脉，以免引起颈内动脉扭曲、狭窄。夹闭后，应当切除瘤体，以使受压的视神经获得减压及确认瘤颈夹闭是否完全。如果瘤颈残留较多，可使用 2 枚瘤夹。残端可以电凝，使夹闭的位置恰当。使用罂粟碱湿敷扩张血管，彻底止血，清除蛛网膜下隙积血后关颅结束手术。

（二）术中注意点

1.保留颞浅动脉主干和后支　切开头皮时注意保留颞浅动脉主干和后支以备需要时行 MCA-STA 吻合术。

2.探查有无影子动脉瘤　因眼动脉瘤有对称性发生倾向，故未行对侧 DSA 造影时，术中应探查对侧颈内动脉和眼动脉交界处，如有动脉瘤一同夹闭。

3.临时阻断技术　阻断颈内动脉近心端的方法可以是：①在动脉瘤的近心端用临时夹阻断。②患侧颈内动脉内预置球囊。③事先解剖出颈内动脉颈段，术中临时阻断。④麻醉师或助手压迫患侧颈动脉。阻断颈内动脉远心端的位置最好是在瘤颈与后交通动脉起点之间用临时阻断夹阻断。

4.动脉瘤孤立术　是对于巨大的、不能夹闭的动脉瘤采取的方法，尽量不用。孤立术前需评价前、后交通动脉的功能，代偿不足时需要采用颅内外动脉吻合术。

5.巨大动脉瘤　需要切开动脉瘤，清除其中的血栓。

6.宽颈动脉瘤　采用带窗的动脉瘤夹夹闭瘤颈，保持叶片平行于载瘤动脉。

二、后交通动脉瘤

后交通动脉瘤发生于颈内动脉发出后交通动脉处。Yasargil 根据瘤顶指向和瘤体与小脑幕的关系，将其分五型：①前外侧型。②上外侧型。③后外幕上型，瘤体指向颞叶，术中牵拉易导致动脉瘤破裂。④后外幕下型，为最常见，瘤体指向脚间池和动眼神经。⑤后内下型。治疗多采用患侧翼点入路。

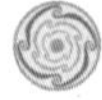

（一）手术步骤

1.做临时阻断血流准备 开放侧裂池的近端，向下分离蛛网膜至颈内动脉分叉，分离切断横跨大脑前动脉和大脑中动脉起点之间增厚的蛛网膜带。轻轻向内侧、向上牵开额叶，不要触及颞叶。开放颈动脉池和视交叉池，充分释放脑脊液。在前床突的下方颈内动脉近端解剖蛛网膜，游离一段颈内动脉以备临时阻断之用。

2.显露动脉瘤

（1）在双侧视神经和大脑前动脉上方打开终板池。此步骤之重要性在于：①充分游离额叶，使之无需牵拉即与基底脑池脱开，因为瘤体常与颞叶粘连，因而在牵开额叶外侧基底部时不能骚扰到动脉瘤，否则可能导致动脉瘤的破裂。②可使术者了解前交通动脉的侧支循环能力，判断是否可以临时阻断。

（2）确认后交通动脉：后交通动脉通常在颈内动脉的后外侧壁发出，但有时动脉瘤会遮住后交通动脉的起点和走向。在颈内动脉的内侧，打开Liliequist膜，用吸引器头将颈内动脉轻轻牵向外侧（千万不要试图将其牵向内侧，这样会牵扯瘤体），即可看到后交通动脉、丘脑穿通动脉和动脉瘤的内侧部分。轻轻地向后方游离动脉瘤的近侧部分，从上面确认被遮盖的后交通动脉。

（3）确认脉络膜前动脉：如果动脉瘤较小，确认脉络膜前动脉没有什么问题。但必须注意到以双支或多支从颈内动脉上发出脉络膜前动脉的占30%。当动脉瘤较大时，脉络膜前动脉常被瘤体遮挡并与之粘连。脉络膜前动脉的分支在颈内动脉分叉下方经过，易与内侧豆纹动脉混淆。近端豆纹动脉常在颈内动脉分出大脑前动脉和大脑中动脉的数毫米内发出，而在下方经过的即为脉络膜前动脉。

（4）确认动眼神经：动脉瘤可能与动眼神经紧密粘连，还可能与天幕缘紧密粘连。这种蛛网膜粘连非常难以分离，不必尝试将它们分开。此时最好是争取先安全地夹闭瘤颈，再来电凝、切开动脉瘤，从而将动脉瘤游离并切断动脉瘤，而不是试图将动脉瘤壁从动眼神经上分离开来，否则可能加重动眼神经麻痹。

（5）分离瘤颈：当术野中的所有重要结构已确认后，术者可开始分离瘤颈。将动脉瘤与周围动脉分离的关键是借助蛛网膜界面将动脉瘤从后交通动脉和脉络膜前动脉上分离。长度不等的后交通动脉可与瘤颈粘连。在分离瘤壁和相邻动脉间蛛网膜粘连时，用双极电凝镊和细小钝头剥离子轻轻地分离，逐步扩大蛛网膜界面，最后锐性切开蛛网膜。不要用钝头器械撕扯蛛网膜。必须注意要将后交通动脉和动脉瘤分开，而不是将瘤颈和后交通动脉起点一起夹闭。因为：①这样会引起颈内动脉内膜缠结，阻挡血流，诱发血栓。②压迫由后交通动脉发出的穿通支。③后交通动脉有时是大脑后动脉的主要甚至唯一的供血来源。④动脉瘤通过后交通动脉由后循环的血液逆流。

3.夹闭动脉瘤颈 有时需要用双极电凝皱缩瘤颈的膨大部分。可以电凝已充分解剖的宽颈动脉瘤颈，不过必须已事先游离了后交通动脉及其分支。瘤夹叶片稍弯曲，其长度应是瘤颈宽度的1.5倍。过长的瘤夹可能误夹穿通支。

在瘤颈的近端或远端各分离出3～4mm间隙后即可夹闭。瘤夹通常垂直于颈内动脉，张开瘤夹的叶片，伸到瘤颈的两侧，然后缓慢夹闭。叶片张开要够大，以免插破瘤颈。叶片尖端要超过瘤颈，以免夹闭不完全。夹闭不可过快，使瘤颈有逐渐适应伸长的过程。同

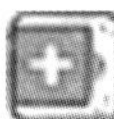

时观察颈内动脉和动脉瘤的反应。尤应注意瘤夹不能扭曲颈内动脉导致影响血流。注意在动脉瘤下方瘤夹的尖端不能夹住动眼神经、动脉瘤远端的后交通动脉和丘脑穿通动脉。当瘤颈宽时，应使叶片平行于载瘤动脉，可使用成角带窗夹。夹闭瘤颈后观察瘤体是否变成暗蓝色，用细针穿刺。如果瘤体大且无血供，则切开瘤体、清除血栓，切除残端，重新放置瘤夹，直到满意为止。如果瘤颈下方有一膨大部，则可能夹闭不全，采用上述方法则可将残留的瘤颈也夹闭。对于有钙化、壁厚、部分或全部血栓形成的动脉瘤，可在瘤夹远端2～3mm处切开动脉瘤，电凝残端后再次夹闭。如果瘤体与周围紧密粘连，切下的瘤体亦不必取出。如果瘤体与动眼神经粘连，不必强行分离，以减轻对神经的机械损伤。

（二）术中注意要点

1.术中动脉瘤破裂 在动脉瘤夹闭前的各步操作均可出现动脉瘤的突然破裂出血。遇此情况应保持镇静，切勿惊慌，更不可用棉片盲目填充止血。应迅速采用控制性低血压，平均动脉压60～70mmHg，立即用双吸引器（助手用另一吸引器协助术者）吸净术野血液。用临时控制夹有效控制动脉瘤远近端颈内动脉，必要时还要控制后交通动脉。出血控制后，迅速分离瘤颈予以夹闭。阻断血流时间不要超过15min，但也有文献报道颈内动脉可耐受40min。如破口小也可用双极电凝封闭破口，但有将破口扩大的危险。

2.夹闭瘤颈时误夹后交通动脉 误夹后可造成：①后交通动脉发出的穿动脉供血区缺血。②后交通动脉血流灌入动脉瘤，夹闭失败。③大脑后动脉供血区缺血。

3.验证瘤颈夹闭是否完全 用细针穿刺动脉瘤抽出血液后，瘤体不缩小，或自针孔喷血，说明夹闭不全，需重新调整瘤夹，直至夹闭完全为止。

三、脉络膜前动脉瘤

脉络膜前动脉是颈内动脉分叉之前最后一个分支，其发生处在后交通动脉远侧3mm左右。脉络前动脉瘤很少见，占颅内动脉瘤的2%～5%。常发生于颈内动脉发出脉络膜前动脉处的远侧角。其瘤顶可指向外侧、伸入颞叶内或位于小脑幕缘上，或指向内侧，与视束相连。

脉络膜前动脉手术方法与后交通动脉相似，多采用患侧翼点入路开颅。

（一）手术步骤

1.做临时阻断血流准备 开放颈动脉池和视交叉池，以释放脑脊液，并解剖颈内动脉近端3～4mm，以备放置临时夹。开放侧裂池近端至颈内动脉分叉。如果瘤体向外侧伸入颞叶内，则要继续分离，离断横过大脑前动脉和大脑中动脉的蛛网膜纤维束带。

2.显露动脉瘤 可见到颈内动脉分叉在动脉瘤的上方，颈内动脉和后交通动脉在动脉瘤的近端，将脉络膜前动脉从瘤颈上分离，瘤颈位于脉络膜前动脉的浅面。此时需要切开颞叶内侧面以便确认脉络膜前动脉及其与瘤颈的关系。用双极电凝分开动脉瘤周围的软膜，用吸引器吸去5～6mm的皮质，保留与瘤体相连的软膜和血肿。在脚间池内确认脉络膜前动脉，逆行找到其起点，将其从瘤体上游离。注意脉络膜前动脉

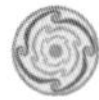

在颈内动脉上可能有多个起点。分离蛛网膜，直至在瘤颈的两侧有数毫米空间供夹闭之用。

3.夹闭动脉瘤 将瘤夹慢慢伸向瘤颈，近端叶片位于脉络膜前动脉和瘤颈之间保持不动，远端叶片缓缓夹闭，同时观察动脉瘤和颈内动脉是否有扭曲。如果瘤颈较宽或不规则，需要用双极电凝或其他方法缩小瘤颈直径。夹闭瘤颈后穿刺动脉瘤或切除血栓使之瘪陷。此时可更清楚地检查脉络膜前动脉及其分支。瘤体瘪陷或切除后，充分电凝，调整瘤夹，直到动脉瘤完全夹闭为止。

（二）术中注意点

牵开额叶、颞叶时要轻柔，以免动脉瘤破裂。外侧裂解剖要充分。

四、颈内动脉分叉部动脉瘤

动脉瘤发生于颈内动脉分出大脑中动脉和大脑前动脉的分叉部，瘤顶可指向以下各方向：①向后，伸入前穿质经终板池的外侧部或外侧裂池。②向上，伸入额叶的眶面和嗅束的基部。③向下，伸入颈内动脉池或脚间池。

颈内动脉分叉部动脉瘤与一些重要的穿通动脉相邻为其特点，这些动脉是：①Heubner 回返动脉。②大脑前动脉第 1 段发出的内侧豆纹动脉。③大脑中动脉第 1 段发出的外侧豆纹动脉。④脉络膜前动脉及其分支。⑤颈内动脉和后交通动脉发出的丘脑前穿动脉。⑥颈内动脉分叉部发出的穿动脉。

（一）手术步骤

手术多采用翼点入路。

1.做临时阻断血流准备 脑池解剖及脑脊液释放同前所述。牵开额叶的外侧基底部，显露颈动脉池。辨认后交通动脉、脉络膜前动脉的起点，确定放置临时阻断夹的部位，通常是脉络膜前动脉的远端，这样不至于影响到该动脉的灌注。当术中动脉瘤破裂或巨大动脉瘤需囊内减压时，需要采用临时阻断颈内动脉的技术。

2.显露动脉瘤 注意观察后交通动脉、脉络膜前动脉的行程及其分支与动脉瘤体的关系。如果动脉瘤较小，这些血管是游离的；如果动脉瘤很大，则可能被动脉瘤侵及。如果颅内压较高，可通过间隙Ⅱ开放脚间池或开放终板池以释放脑脊液。早期拟牵拉脑组织时，如果动脉瘤指向上方（偏向大脑前动脉），则宜牵开颞叶；如果动脉瘤指向后方（偏向大脑中动脉），宜仅牵开额叶。

（1）分离外侧裂：在外侧裂起始部、大脑中浅静脉的额侧切开外侧裂池的蛛网膜并向颈内动脉分叉部的方向分离，确认豆纹动脉和内侧纹状体动脉发起处，它们常位于大脑中动脉的后上方，粘连于动脉瘤的后方或侧方。因为瘤体常伸入额叶内并与之粘连，所以在分离时尽量减少对额叶的牵拉。游离大脑中动脉的颞部分支数毫米即可避免对其的牵拉，向大脑中动脉远端分离的程度取决于动脉瘤的位置和指向。

（2）分离终板池：在终板池内侧和跨中线到对侧处打开终板池，可见双侧大脑前动脉。向大脑前动脉近端找寻，可达分叉部。有 3 个理由可说明充分解剖终板池的重要性：①牵拉额叶时，紧张的蛛网膜可能压迫大脑前动脉，而使其血流减少。同时，还可能牵拉到动脉瘤。②在夹闭动脉瘤前应确认穿通动脉和回返动脉。③当动脉瘤发生破裂时，须

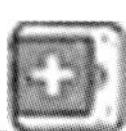

决定是否能牺牲大脑前动脉起点以夹闭动脉瘤：双侧大脑前动脉第1段的相对直径和由前交通动脉而来的血流决定了是否能采用这种方法。

在前交通动脉附近确认Heubner回返动脉的起点，并向其末梢方向追踪。通常它在终板池内、大脑前动脉的后方。但它也可能成襻位于大脑前动脉的下方、隐藏于动脉瘤的后方。继续向外侧分离，辨明内侧纹状体动脉并将其从瘤颈上分离下来。松解瘤颈和大脑前动脉之间的蛛网膜粘连。用一块小的湿棉片分离视束与动脉瘤、大脑前动脉之间的粘连（将视束推向内侧）。如果额叶内有血肿，则应该切开软膜，轻柔吸出血肿，获得更多的手术空间。

（3）分离分叉部的下方：在将大脑中动脉、大脑前动脉及其分支从动脉瘤上分离后，还应探查动脉瘤的后下壁，确认Heubner回返动脉、豆纹动脉、来自后交通动脉的间脑动脉、脉络膜前动脉的分支及深静脉系统。因为此区域深藏于动脉瘤的后方，可以采用细的吸引器头部将瘤颈向两侧牵开以显露此区。在使用临时阻断夹穿刺和切除瘤体后，可再次仔细探查此区。

偶尔，瘤体可以部分和全部伸入额叶内。沿动脉瘤体周围切开软膜，切除约数毫米软膜下脑组织。将其游离后可以解除因牵拉额叶或分离、夹闭瘤颈时产生的张力。这种情形下应避免牵拉额叶或仅轻轻牵开额叶。

（4）夹闭动脉瘤：夹闭动脉瘤前，应确认整个瘤颈已被完全分离。颈内动脉分叉部的动脉瘤常常是宽颈的，大多数病例需要在夹闭前后用双极电凝电凝之，使其皱缩。电凝时注意不要波及穿通支，电流宜小，时间宜短，反复多次电凝。轻柔地将张开叶片的动脉瘤夹在瘤颈和大脑中动脉、大脑前动脉之间轻轻拨动，缓慢合拢叶片。当需要使用临时阻断夹时，尽量位于大脑中动脉、大脑前动脉的穿通支的近端和颈内动脉发出脉络膜前动脉的远端，以保证这些小动脉的血流通畅。如果不得已要永久阻断大脑前动脉或大脑中动脉的血流，应该保证其有充分的侧支循环，包括用颅内外搭桥术。

多数情况下，用一个长度适宜的直夹即可夹闭动脉瘤。宽颈的动脉瘤常需要用一稍弯曲的较长动脉瘤夹夹闭。指向下方的动脉瘤可采用带窗的动脉瘤夹（环绕大脑中动脉或颈内动脉）。夹闭前、中、后要仔细观察，确认没有夹住载瘤动脉及穿通支。夹闭动脉瘤后，穿刺并游离瘤体，电凝后切除瘤体。此时切记要确认：①动脉瘤夹没有夹住后交通动脉和脉络膜前动脉的分支。②完全夹闭瘤颈。常常有部分瘤体向下方膨出而逃逸于动脉瘤夹之外。此时可以电凝瘤体残端，使其收缩并重新放置瘤夹。可重复此操作直至瘤颈完全夹闭。

（二）术中注意点

充分解剖脑底诸池。牵开额叶要轻柔。保护穿动脉。

五、前交通动脉瘤

前交通动脉是颅内动脉瘤三个最常见好发部位之一。在国外报道资料中居颅内动脉瘤首位，在国内报道资料中位于第二位。

按Yasargil的描述，动脉瘤的指向分五种：①指向前方，位于视神经上面，占

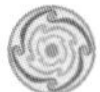

12.8%。②指向上方，瘤顶指向纵裂，占22.7%。③指向后方，瘤顶被同侧直回所遮掩，占34.4%。④指向下方，瘤顶指向终板，在处理上最为困难，占14.1%。⑤复杂指向，动脉瘤多为分叶状、大型，形态复杂，手术困难，占16%。手术入路有多种，最常采用翼点入路。

（一）手术步骤

一般右利者从右侧入路，在以下情况则应考虑左侧入路：①动脉瘤系左侧供血者，以便控制术中出血。②左侧额叶有脑内血肿者。③左利者。

1.做临时阻断血流准备 充分解剖侧裂池、颈动脉池、视交叉池是显露前交通动脉复合体的关键。充分解剖蛛网膜，使视神经与额叶脱离。显露颈内动脉、大脑前动脉第1段以便必要时上临时控制夹。

2.显露动脉瘤 显露视交叉和对侧视神经。这一步骤在没有破裂的动脉瘤和指向后上方的动脉瘤较易达到，而对于破裂过的、指向前下方的动脉瘤则操作时不要急于求成而过度牵拉额叶，切开蛛网膜显露视交叉后即可发现对侧大脑前动脉第1段，以便必要时上临时控制夹。

（1）切开直回：切开直回优于牵拉额叶。前交通动脉瘤（尤其是破裂过的）常与颅底、视路、对侧额叶粘连，过度牵拉额叶，可能引起瘤体撕裂，而切开直回可以很大程度上减轻脑牵拉。

在嗅束内侧的直回上线形电凝切开，用吸引器吸出脑组织。注意：在软脑膜下吸出脑组织，保持软脑膜完整有利于保护Heubner回返动脉和瘤体。

（2）分离指向后上方的动脉瘤：首先要确认大脑前动脉第1段，一旦动脉瘤破裂，通过临时阻断大脑前动脉第1段即可很大程度上控制出血，尤其是当阻断优势侧大脑前动脉第1段后。可通过同侧大脑前动脉第1段迅速找到前交通动脉和对侧大脑前动脉第1段。在大脑前动脉第1段的上壁分离十分安全，可避免扰及瘤顶而且可以方便地找到Heubner回返动脉在大脑前动脉第1段与第2段之间的起点。

指向上方的动脉瘤常起于大脑前动脉第1段与第2段交接处的内侧、前交通动脉的上方，因此在没有解剖出对侧大脑前动脉第1段和前交通动脉之前，禁忌在第2段的内侧面分离。在找到大脑前动脉第1段与第2段交界处后，沿第2段下壁分离前交通动脉至对侧大脑前动脉第1段。当双侧大脑前动脉第1段已游离，做好临时阻断的准备后即可开始分离动脉瘤。

分离曾破裂过的动脉瘤时，可在阻断双侧大脑前动脉第1段后分离同侧第2段与瘤体的粘连。临时阻断时间不宜超过15min，间断开放5min可以反复多次，并能几乎完全阻断动脉瘤内血流。分离没有破裂的动脉瘤时往往不需要临时阻断，如果瘤顶和大脑前动脉第2段粘连紧密，需要临时阻断第1段后继续分离。

3.夹闭动脉瘤 夹闭动脉瘤前需确定：①双侧大脑前动脉第2段从瘤顶游离。②清晰辨认瘤颈的全貌。③没有夹闭穿通支和其他分支。

在阻断双侧大脑前动脉第1段后，游离瘤顶，将其牵向前方后选择合适动脉瘤夹夹闭瘤颈。不过，多数向上生长的前交通动脉瘤是宽颈的，并可向后方生长。这种情况下可用一带窗瘤夹将大脑前动脉第2段置于窗内，叶片尖端位于对侧大脑前动脉第2段的内缘。

最后确认：和其他部位动脉瘤一样，完全地夹闭前交通动脉瘤也要求将所有血管从瘤顶上分离。只有所有相关血管——双侧大脑前动脉第1段、前交通动脉、双侧大脑前动脉第2段、双侧回返动脉和下丘脑穿通动脉被确认后才能安全地夹闭。有时在夹闭前完全解剖出这些血管有些危险，可以夹闭后再游离，并通过显微镜下观察，有时可通过Doppler微探头探查或血管造影确认。动脉瘤夹可能损伤穿通动脉，如果发现瘤夹夹闭了其他血管，需重新调整瘤夹。

（二）术中注意点

充分估计前交通动脉复合体的解剖学变异，这些变异增加了手术中辨认的困难。前交通动脉瘤病人中有1～4支迷行动脉，当瘤颈夹闭完全而仍有血液进入瘤囊内时，应想到迷行动脉存在可能。注意保全下丘脑穿动脉，前交通动脉至少有3支细小动脉供应穹隆、胼胝体、透明隔等，阻断后可引起下丘脑和额叶症状，表现为严重记忆力丧失。

六、大脑中动脉瘤

大脑中动脉瘤占所有颅内动脉瘤的20%，大脑中动脉也是颅内动脉瘤的三个好发部位之一。可发生于大脑中动脉的主干第1段，主干的第1级分叉部、第2级分叉部和周围支。

大脑中动脉瘤的特点是：①常合并脑内血肿。②动脉瘤埋于额叶和颞叶内。③常与载瘤动脉或豆纹动脉紧密粘连，分离困难。大脑中动脉主干分叉部动脉瘤最为常见，占大脑中动脉瘤的82.6%，其瘤顶指向有三种类型：①中间型，第1段较直，瘤顶指向后外方，夹在两个主支之间。②下方型，第1段向前外突出，瘤顶指向后内方突入岛叶。③前方型，第1段突向岛叶方向，瘤顶指向前外侧的蝶骨嵴方向。

（一）手术步骤

大脑中动脉瘤的直接手术可经翼点入路或额颞入路。在经翼点入路切除蝶骨嵴时动作要轻柔，勿撕破硬脑膜，因有的动脉瘤向前下方突出于外侧裂之外而靠近蝶骨嵴，很易破裂出血。切开硬膜后可以从以下途径接近动脉瘤：①经外侧裂内侧入路。②经外侧裂外侧入路。③经颞上回入路。

1.做临时阻断准备 同后交通动脉瘤。

2.显露动脉瘤

（1）经外侧裂内侧入路：先显露颈内动脉，沿颈内动脉向远端分离至分叉部，然后沿大脑中动脉向远端分离至动脉瘤颈部，此种入路有利于控制载瘤动脉，必要时暂时阻断血流。适用于：①动脉瘤位于大脑中动脉主干或位于其分叉部者。②脑张力不很高，尚可牵开时。③无脑内血肿者。④大脑中动脉第1段很短，其分叉部与颈内动脉靠近者。

切开硬膜后轻轻向内侧牵开额叶基底外侧部，显露视神经和颈内动脉。开放颈动脉池释放脑脊液，并继续向其远端分离直至颈内动脉分叉。当抬起额叶后蛛网膜纤维束带会压迫大脑中动脉。开放终板池以便牵拉额叶，这样可以在尽量少牵拉额叶的情况下，开放侧裂池。如果脑组织张力较高可开放脚间池进一步释放脑脊液。

在颈内动脉分叉部的远端开放大脑中动脉近端的侧裂池。应在侧裂静脉的额侧开始分离。在侧裂池的内侧部分常有数支小的额静脉从前穿质跨过脑池到达颞叶内侧面并加入大脑中静脉。有时可将这些静脉从软脑膜上游离以便牵开，但有时不得不牺牲这些静脉，好在并无明显的不良后果。继续分离大脑中动脉主干及分叉部，其目的是显露和保护颞前动脉、豆纹动脉，控制大脑中动脉主干的近端。在侧裂池近端有许多蛛网膜纤维小梁，而且侧裂池的大小差异很大。如果有软脑膜粘连则分离额叶和颞叶十分困难。如果分离中丧失了侧裂界面，最好是在额叶或颞叶上确认一支皮层动脉并由之追踪到侧裂内。

如果动脉瘤发起于第1段，则此时可以开始分离瘤颈。如果动脉瘤位于分叉部则要先分离大脑中动脉分叉。分离出大脑中动脉主干，以备一旦需要临时阻断之用（瘤夹放在豆纹动脉起点的远端）。此时不必急于分离动脉瘤，而是将大脑中动脉的主要分支先辨认出来。

（2）经外侧裂外侧入路：先在外侧裂的外侧分离，在外侧裂中找到大脑中动脉主支，逐步向内侧分离外侧裂，沿动脉逆行追寻至动脉瘤，这种入路的优点是外侧裂开放，对脑的牵拉少。缺点是一旦动脉瘤破裂出血，因未能显露载瘤动脉而不易控制出血。采用内侧还是外侧入路要根据医生的经验和动脉瘤的位置而定。内侧入路更安全可靠，必要时可两种入路相结合进行。即先经内侧入路，显露颈内动脉，以便在必要时临时阻断颈内动脉，然后经外侧入路，寻找动脉瘤。

（3）经颞上回入路：当外侧裂粘连紧密，或动脉瘤破裂后合并颞叶血肿时，平行切开颞上回前部2～3cm。深1.5～2cm即可到达大脑中动脉主干及其分支部，进入血肿内，清除血肿，但要注意留下与动脉瘤粘连紧密的少量血块，不要追求血肿完全清除，以免动脉瘤破裂。此入路优点是清除血肿有助于脑的塌陷，少了分离脑底池和外侧裂的操作步骤。

位于大脑中动脉主干第1段上的动脉瘤，显露大多不困难。位于大脑中动脉主干分叉部的动脉瘤，需辨明上支和下支的关系。此处动脉瘤体积常较大，与主干粘连紧，初看无瘤颈，但仔细分离，仍可夹闭，确实无法分离者只有包裹。分离动脉瘤时如果破裂出血，可在主干上暂时夹闭动脉，但应将临时阻断夹夹在大的主要动脉发出处的远端。如果不得不夹在近端，则阻断时间一般不超过10min，否则基底节会缺血。

3.夹闭动脉瘤　夹闭大脑中动脉主干上的动脉瘤时，勿将其分支一同夹闭。主干分叉部的动脉瘤颈有时较宽，宜用双极电凝缩窄瘤颈后夹闭。

（二）术中注意点

1.正确辨认大脑中动脉主支的分叉部　一般情况下，第1段依次发出钩回动脉、颞极动脉和颞前动脉，这些动脉都比第2段（大脑中动脉上支、下支）细，很易辨认。有时在第1段外侧发出一支粗大的颞总动脉，从这支动脉再发出颞极、颞前动脉。如不注意此点就会误认为主干分叉部，而找不到动脉瘤。

2.保护穿动脉　第1段发出的穿动脉变异很多，有的为管径大小相等的小分支，有的为粗大分支，然后再分成若干细小分支。在夹闭第1段动脉瘤时易损伤这些动脉。

3.在夹闭大脑中动脉分叉部动脉瘤时可能遇到的问题　①宽颈。②瘤颈的钙化

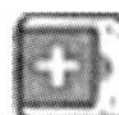

或粥样硬化斑。③与周围结构的粘连，尤其是瘤颈与穿通支的粘连。

对于宽颈动脉瘤，瘤夹可能会使某一主要的分支狭窄，有时需反复调整瘤夹以免狭窄或瘤颈残留，用术中造影或Doppler微探头探查可资评价是否有狭窄存在。不过，宁可残留小部分瘤颈，也不可有狭窄。如果残留瘤颈较厚，可用胶加固，定期血管造影复查。

瘤颈的钙化和粥样硬化较多见于大的动脉瘤。如果钙化较小，可在钙化斑的外侧夹闭动脉瘤，而残留的钙化及瘤颈用胶加固。如果钙化较大，可采用的方法有：①动脉瘤成形。②包裹术。不过只有将动脉瘤完全游离后包裹才可靠有效。

瘤颈常与大脑中动脉的分支粘连，使其看起来较宽。此时需在较大放大倍数下锐性分离，如何把握分离的程度是一个很高的要求，因此最好是在将动脉瘤复合体完全分离和临时阻断血流后使用。不过即使锐性分离时发生破裂通常只是一个小破口，可以得到迅速控制。但如果是钝性分离，则常会撕开一个大口，甚至需要缝合修补。

七、基底动脉瘤

基底动脉瘤发生部位包括基底动脉分叉部、基底动脉主干、小脑上动脉和小脑前下动脉。

（一）基底动脉分叉部动脉瘤

基底动脉瘤分叉部位于鞍背之后，约50%的人其高度与后床突平齐，30%的人高于后床突，20%的人低于后床突。近90%的人其基底动脉分叉部与斜坡之间距离在1cm以内。分叉部位高低与手术入路选择有关。

基底动脉分叉部动脉瘤顶指向有以下方向：①指向前方或前上方（10%），瘤顶与鞍背相接，瘤颈与大脑后动脉第1段发生的穿动脉分开，因此是分叉部动脉瘤中最容易处理的一种。②指向上方或后上方（30%），瘤顶指向下丘脑和第三脑室，穿动脉位于其后，一般易分离。③向后方或后下方（60%），此型最为多见，瘤顶倒向后，伸入脚间窝，小脑上动脉分支和大脑后动脉第1段发出的穿动脉在其前方，并与瘤壁有粘连，妨碍显露，因此夹闭此类动脉瘤颈也最为困难。基底动脉分叉部动脉瘤有约15%为巨大型，以致无法夹闭。

对此部动脉瘤可选用翼点入路或颞下入路，各有其优缺点。

翼点入路优点是：①由于充分解剖外侧裂，释放脑脊液，故对脑的牵拉轻。②从前面可看见两侧大脑后动脉起始部，便于分离瘤颈。缺点是分叉部为低位时，后床突挡住了瘤颈，需用磨钻磨除后床突。颞下入路的优点是：①工作距离短。②切开小脑幕后可控制基底动脉。③可看到动脉瘤后面的穿动脉。④以便处理低位分叉部动脉瘤。缺点是：①颞叶牵拉较重，特别是在处理高位分叉部动脉瘤时。②从侧方看不到基底动脉对侧、易误夹大脑后动脉及其发出的穿动脉。

具体手术步骤如下：

1．颞下入路

（1）开颅：右颞部皮骨瓣开颅，骨窗用咬骨钳尽量咬低，在距骨窗下缘1～1.5cm处横行切开硬膜，悬吊硬膜注意保护Labbe静脉。

（2）显露动脉瘤及瘤颈：将颞叶轻轻从中颅窝底抬起，见有从颞叶底部进入硬脑膜的小静脉，给以双极电凝并切断，将颞叶抬高至能看到小脑幕边缘，并看到蛛网膜覆盖的环池，以及从脚间窝向前走行的动脉、神经，小脑上动脉环绕中脑外侧向后走行，充分解剖脚间池，即可显露动脉瘤。在分离动脉瘤时，将平均动脉压降至40～50mmHg，动脉瘤周围有血块要小心清除，吸引管头不要直接吸到动脉瘤处，以免造成动脉瘤破裂出血。用蛇形牵开器抬起颞叶钩回，即可显露颈内动脉、后交通动脉和大脑后动脉绕过大脑脚的一段，内侧即为动脉瘤部位，沿大脑后动脉向内侧追寻即可达到动脉瘤。先分离动脉瘤的前方，可看到对侧大脑后动脉和动眼神经，将瘤颈周围的穿动脉分开，牵开大脑脚，即可显露动脉瘤的后面，以及基底动脉和大脑后动脉的后界，将大脑后动脉和穿动脉自瘤颈分离，注意保护动眼神经。

（3）夹闭动脉瘤：如果动脉瘤顶指向前方或上方并能与大脑后动脉分开且瘤颈较细，是夹闭此种动脉瘤的最佳条件，选择合适的瘤夹予以夹闭。如果动脉瘤颈宽大，且有动脉粥样硬化改变者，处理要慎重，因组织较脆弱易致动脉瘤破裂出血，故不可勉强夹闭，此种动脉瘤只能包裹，用胶加固。如果基底动脉分叉位置很低，位于鞍背后面，须切开小脑幕缘才能显露瘤颈，切开时应注意勿损伤紧靠小脑幕下绕过中脑外侧的滑车神经。如果瘤顶指向后方，动脉瘤埋于脚间窝内，处理最为困难，可在大脑后动脉之后和穿动脉之间伸入瘤夹以夹闭瘤颈。

2.翼点入路　翼点入路需做如下改变：①在颞骨颧弓上切断更长一段颞肌，直到额骨－颧突缝上方为止，以便颞肌能充分牵开。②咬除更多颞骨，这样一旦需要在天幕缘附近操作时，向外侧牵拉颞叶的创伤较小。

（1）显露脑池：在大脑上浅静脉的额叶侧切开侧裂池，剪开在颈内动脉分叉上的蛛网膜束带以充分游离额叶和颞叶，轻轻牵开额叶基底外侧，显露颈动脉池和视交叉池。

（2）进入脚间池：开放侧裂池、终板池、颈动脉池和视交叉池释放脑脊液之后，进入脚间池，显露动脉瘤。通常有三种路径：

1）视神经和颈内动脉间隙（间隙Ⅱ）：有时颈内动脉向外侧呈弧形走行，这样就形成了一个半圆形工作区。通过间隙Ⅱ开放Liliequist膜进入脚间池。因后交通动脉弧形走向大脑后动脉，因而可被分离后推向外侧。

2）颈内动脉和小脑幕游离缘间隙（间隙Ⅲ）：如果间隙Ⅱ很窄，可以在颈内动脉外侧、动眼神经内侧进入脚间池。在后交通动脉周围分离。

3）间隙Ⅱ和间隙Ⅲ均很窄，则难以处理，需在动眼神经外侧分离并创造更大的空间。将颞叶牵向外侧及后方，切开小脑幕切迹及蝶骨大翼上的硬膜。小心勿损伤Ⅲ、Ⅳ颅神经。

通常，为了充分显露动脉瘤及基底动脉分叉，需要借助几条通路。将来自颈内动脉到视交叉和垂体柄的小动脉游离后推开，并不需要电凝切断。来自额叶和颞叶到海绵窦和蝶顶窦的静脉同样可用这种方法处理。因为在颈内动脉、后交通动脉、脉络膜前动脉附近会有多种操作，机械刺激会引起脑血管痉挛，在进入脚间池前可先使用罂粟碱。

（3）显露动脉瘤：开放脚间池，向后方沿着后交通动脉分离，可找到前组丘脑穿通支的起点。尽管有大的动脉瘤指向上方，对侧的后交通动脉也可以从这个角度看到，只

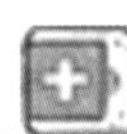

是其远端可能被瘤体遮挡。后交通动脉可被瘤体推向侧方，它或它的分支可与瘤壁粘连。

双侧大脑后动脉均可从其与后交通动脉交点处得到确认，而且脉络膜后内侧动脉和后组丘脑穿通动脉也可以在分离中得到确认。如果动脉瘤显露不好，可根据具体情况切断 Willis 环的某一组成动脉，以便良好显露动脉瘤。

有时，尤其是在大动脉瘤时，需要在某些部位上离断 Willis 环以获得更多的手术空间。有三处可供离断 Willis 环而保留所有区域的血流：①后交通动脉：如果后交通动脉发育不良，而同侧大脑后动脉发育良好则可考虑离断后交通动脉。离断的位置取决于后交通动脉与动脉瘤的关系、前组丘脑穿通支的位置。可以是靠近颈内动脉、靠近大脑后动脉或位于中段，多位于中段切断，这样由后交通动脉发出的丘脑前穿动脉分别由颈内动脉和基底动脉系统供血。但在牺牲后交通动脉前应该记住，在分离瘤颈时可能损伤同侧大脑后动脉第 1 段，因此应尽量推迟离断后交通动脉的时间。②大脑后动脉：当大脑后动脉发育不良而后交通动脉发育良好时，可考虑离断大脑后动脉第 1 段。另外，如果分离瘤颈时损伤了大脑后动脉第 1 段，有时不得不将其牺牲。③大脑前动脉：如果第 1 段发育不良、对侧第 1 段和前交通动脉发育良好，内侧豆纹动脉可以分离则可离断第 1 段，以获得颈内动脉较大移动度。当基底动脉分叉低于鞍背，同侧后床突可能部分遮挡瘤颈和对侧大脑后动脉，需要将后床突磨去一部分，以利显露。切开硬膜，用小的钝头剥离子分离鞍背的硬膜。用磨钻磨去后床突。颈内动脉需用一小片橡皮膜加以保护。

（4）分离瘤颈：因动脉瘤起点和指向不同，瘤颈可与双侧大脑后动脉、后组丘脑穿通支、脉络膜后内侧动脉、旁中央动脉和周边动脉（来自基底动脉和小脑上动脉）粘连。这些动脉不会从瘤体上发出，沿蛛网膜界面将其从瘤颈上分离下来。但是，基底动脉分叉部动脉瘤可像球囊一样挤压双侧大脑后动脉第 1 段和基底动脉上段。另外，瘤颈很少呈窄的圆柱形。在瘤颈和载瘤动脉交界处常有局部膨出，需要用双极电凝使之皱缩以便夹闭。应在电凝动脉瘤后再将大脑后动脉第 1 段及穿通支从动脉瘤上分离。如果对侧大脑后动脉第 1 段起点被动脉瘤遮挡，需要将瘤体游离，借助一块小棉片用吸引器轻轻压下或抬起直至动脉起点和所有穿通支被确认。

（5）夹闭动脉瘤：瘤夹叶片通常以一定角度置于瘤颈和双侧大脑后动脉之间，瘤夹的方向由前向后，距交叉部 1～2mm，以免夹闭时撕破大脑后动脉第 1 段与瘤颈交界处。慢慢合拢瘤夹时，注意观察其对载瘤动脉的影响，不能夹住位于动脉瘤后方的穿通支和扭曲正常动脉。尽管采用各种方法，但有时仍不能夹闭动脉瘤。其主要原因是动脉瘤严重硬化和不全栓塞，使得无法夹闭瘤颈，不全栓塞和硬化是处理此处病变的主要障碍，此时只能选用肌肉包裹。

注意要点：①避免损伤动眼神经和滑车神经。②尽量保护穿动脉以免造成脑干缺血。③经颞下入路时牵拉颞叶和大脑脚要轻柔。

（二）基底动脉主干及其分支动脉瘤

两侧椎动脉在斜坡的中下 1/3 交界处，即延髓与脑桥交界处腹侧会合成基底动脉主干。在斜坡的中上 1/3 交界处发出小脑下前动脉，其发出点变异较多，小脑上动脉从基底动脉末端发出，位于斜坡上 1/3。

1.基底动脉主干动脉瘤　发生于小脑上动脉与小脑前下动脉之间的基底动脉主干

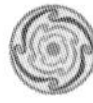

中段的囊性动脉瘤很少见，基底动脉主干动脉瘤多为梭形动脉瘤。瘤内有部分血栓形成，巨大型可产生脑干和颅神经压迫症状。梭形动脉瘤无法夹闭，只能阻断动脉瘤近侧载瘤动脉或在小脑前下动脉和小脑上动脉之间夹闭基底动脉以孤立动脉瘤，或行动脉瘤包裹。

对于囊状动脉瘤，根据动脉瘤发出部位，采用经翼点入路、颞下入路经枕下乙状窦后入路进行夹闭。

2.小脑上动脉瘤 小脑上动脉瘤常发生于基底动脉的小脑上动脉分支处，瘤顶多指向前外方，如指向后方则嵌入大脑脚，如瘤体较大和瘤颈较粗，则会占据小脑上动脉与大脑后动脉之间的整段基底动脉。其瘤体几乎都与动眼神经紧贴，如动脉瘤破坏了动眼神经并压迫大脑脚，可引起Weber综合征。经翼点入路或颞下入路都可夹闭小脑上动脉瘤。

3.小脑前下动脉瘤 小脑前下动脉发生点变异较多，25%从基底动脉干的下1/3发出，沿脑桥表面向外侧走行。小脑前下动脉阻断后可发生偏瘫、面瘫、耳聋、眼球震颤、共济失调和Horner综合征。小脑前下动脉瘤较少见，多发生于基底动脉发出小脑前下动脉处，可经颞下、小脑幕入路予以夹闭，如分支处较低可经枕下乙状窦后入路夹闭。

4.小脑后下动脉瘤 小脑后下动脉从椎动脉发出，其分支处位于延髓的前外侧面。小脑后下动脉发出后绕延髓的外侧走向其背侧，此段称延髓段，发出小动脉供应延髓。在延髓的背侧分支供应第四脑室脉络丛，然后终于小脑蚓部，此段称为小脑段。小脑后下动脉全程均可发生动脉瘤。

动脉瘤位于小脑后下动脉起点处者，取同侧枕下入路。如动脉瘤位于延髓背侧或小脑段，则取枕下后正中入路。

八、大脑后动脉瘤

大脑后动脉许多情况下比后交通动脉粗，并主要由颈内动脉通过后交通动脉供血。大脑后动脉分段方法很多，一般分为4段：①第1段，从基底动脉分叉到与后交通动脉交汇处，从第1段发出多支穿动脉供应大脑脚间窝、乳头体、大脑脚和中脑后部，此外还有丘脑后穿动脉进入后穿支，供应丘脑后部、内囊后支、下丘脑、红核等。②第2段，后交通动脉交汇处绕过大脑脚时分出颞下动脉处。③第3段，从颞下动脉处发出绕向中脑背盖部进入四叠体池，在外侧膝状体处分出顶枕动脉和距状动脉的这一段。④第4段，顶枕动脉和距状动脉分支处的远端。

大脑后动脉瘤较少见，占后循环动脉瘤的7%～15%，占所有颅内动脉瘤的1%，多发于第1段与后交通动脉相交处和颞前、颞后动脉分支。

第1段动脉瘤可经翼点入路或颞下入路手术，第2段和第3段动脉瘤宜经颞下入路，而第4段动脉瘤则应经枕部入路予以手术夹闭。

（秦尚振　李　俊）

参 考 文 献

1　曹作为，史克珊，李安民等.眶上锁孔入路显微手术治疗前循环动脉瘤四例［J］.中华神

经外科杂志,2001,17
2 段国升，朱诚.手术学全集·神经外科卷.北京：人民军医出版社，1994.315～357
3 雷霆，Fahlbusch R,Nomicos P等.巨大垂体泌乳素腺瘤溴隐亭治疗停止后泌乳素持续抑制.德国医学,1999,16:328～329
4 雷霆，胡文安，朱炎昌等.经蝶入路显微切除大和巨大型垂体腺瘤.中国临床神经外科杂志,2000,5（4):202～203
5 雷霆，舒凯，胡文安等.经鼻－蝶入路显微手术修补床突－斜坡部缺损所致脑脊液鼻漏.中国微侵袭神经外科杂志,2000,5:46～47
6 刘承基.脑血管外科学.南京：江苏科学技术出版社，2000.1～146
7 马廉亭.微侵袭神经外科学.北京：人民军医出版社,1999.47～58
8 秦尚振，马廉亭，余泽等.颅内动脉瘤的诊断和治疗方法探讨.中华外科杂志,2001,39(2)：123～125
9 秦尚振，马廉亭，朱贤立.颅内动脉瘤手术治疗分析（附172例报道).中国临床神经外科杂志，2000,5（1):13
10 张方成,李俊,徐卫明等.鞍区肿瘤术后脑性盐耗综合征的诊断和治疗.中华神经外科杂志,1999,15（5):315～317
11 张致身，方伯渊，林锴.人脑血管解剖与临床.北京：人民卫生出版社，1981.5～140
12 赵洪洋,朱贤立,赵沃华等.翼点入路经终板切除鞍区肿瘤的显微外科技术.中国临床神经外科杂志,2002,7（3):146～148
13 赵继宗.向显微神经外科新高度——“锁孔”技术迈进.中国微侵袭神经外科杂志,2000,5:1～2
14 周岱，王中，周幽心等.显微手术治疗破裂脑动脉瘤.中国临床神经外科杂志，2000,35（1)：7
15 朱贤立,林洪,汪占春等.颅咽管瘤全切除的显微外科技术.中华神经外科杂志,1992,8（1):11～13
16 朱贤立,林洪.颅咽管瘤132例显微外科治疗.中华实验外科杂志,1998,15（12增刊):72～74
17 朱贤立,汪占春,聂世斌等.脑动脉瘤的显微外科技术.同济医科大学学报,1986,15(4):270～272
18 朱贤立,张方成,赵洪洋等.经翼点入路显微手术治疗垂体腺瘤（附423例分析).中华神经外科杂志,1998,14（2):90～93
19 朱贤立,朱先理,赵洪洋等.翼点入路的操作技术改进及在显微神经外科的应用.中国临床神经外科杂志,1999，4（1):1～4
20 朱贤立,朱先理.蝶骨嵴内1/3脑膜瘤切除的显微外科治疗技术.同济医科大学学报,1997,26（3):199～201
21 朱贤立.颅咽管瘤全切除术后处理.中国临床神经外科杂志,2000,5（4):248～249
22 朱贤立.颅咽管瘤全切除显微技术.中国临床神经外科杂志,2000,5（1):3～6
23 Ciric I,Ragin A,Baumgartner C,et al.Complications of transsphenoidal surgery:

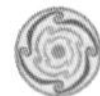

results of a national survey,review of the literature,and personal experience. Neurosurgery,1997,40 (2):225～236

24 Ciric I,Rosenblatt S,Zhao JC.Transsphenoidal microsurgery.Neurosurgery, 2002,51 (1):161～169

25 R G,Ogilvy C S,Crowell R M et al.eds.Surgical management of neurovascular disease.3rd ed. Baltimore: Williams & Wilkins,1995.238～249

26 Drake C G.Basilar artery bifurcation aneurysms.In:Apuzzo MLJ.eds. Brain surgery: complicationavoidance and management.New York:Churchill Livingstone,1993.1 041～1 048

27 Flamm E S.Midcarotid artery (posterior communicating and anterior choroidal artery) aneurysms.In:Apuzzo M L J.eds.Brain surgery:complication avoidance and management.New York:Churchill Livingstone,1993.958～970

28 Fries G,Perneczky A.Endoscope–assisted brain surgery:part 2–Analysis of 380 procedures [J].Neurosurgery,1998,42:226～232

29 Kaptain G J,Vincent D A,Sheehan J P,et al.Transsphenoidal approaches for the extracapsular resection of midline suprasellar and anterior cranial base lesions.Neurosurgery,2001,49 (1):94～100

30 Kempe L G.Operative Neurosurgery.Cranial,Cerebral,and Intracranial Vascular Disease.Vol 1.New York:Springer Verlag,1966.79～87

31 Pemeczky A,Fries G.Endoscope–assisted brain surgery:part 1–Evolution,basic concept,and current technique [J].Neurosurgery,1998,42:219～225

32 Perneczky A,Müler–Forell W,van Lindert E,et al.Keyhole concept in neurosurgery:with endoscope–assisted microsurgery and case studies [M]. Stuttgat,New York:Thieme,1999.3～55

33 Perneczky A,Muller–Forell W,van Lindert E,eds.Keyhole concept in neurosurgery.New York,Stuttgart:Thieme,1999.28～36

34 Taniguchi M,Perneczky A.Subtemporal keyhole approach to the suprasellar and petroclival region:microanatomic considerations and clinical application [J].Neurosurgery,1999,41:592～601

35 van Lindert E,Perneczky A,Fries G,et al.The supraorbital keyhole approach to supratentorial aneurysms:concept and technique [J].Surg Neurol,1998,49: 481～490

36 Yasargil M G Microneurosurgery of CNS Tumors1.Stuttgart,New York: Georg Thieme Verlag,1996.35～48

37 Yasargil M G.Microneurosurgery.Vol Ⅱ.Clinical considerations,surgery of intracranial aneurysm:and results.Stuttgart:Georg–Thieme Verlag,1984.33～256

38 Yasargil M Z,Curcic M,Kis M, et al.Total removal of craniopharyngiomas, Approaches and long term results in 144 patients.J.Neurosurg,1990,73:3～11

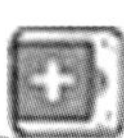

39 Zubkov Y N, Alexander L F, Smith R R. Posterior circulation aneurysms. In: Youmans J R. eds Neurological surgery. 4th ed. Philadephia: Saunders, 1996. 1 354~1 371

第十一章　血管内神经外科

第一节　鞍区动脉瘤的治疗

一、概述

鞍区动脉瘤是鞍区动脉壁上的异常膨出，多发生在 Willis 环。由于瘤体一般较小，在其破裂出血之前很少被发现。多数病人都以突然发生蛛网膜下隙出血而就医。一旦发生出血，部分病人在短期内还会发生再出血，再出血是病人死亡的主要原因。因此，凡发生破裂的颅内动脉瘤，应尽快治疗。传统的方法是直接开颅手术夹闭动脉瘤颈，近 10 余年来血管内栓塞治疗技术的发展为颅内动脉瘤的治疗开辟了新的途径，且随着血管内栓塞技术的成熟和栓塞材料的进步，血管内栓塞治疗已成为颅内动脉瘤的主要治疗方法之一。

对鞍区动脉瘤，尤其是发生破裂出血的鞍区动脉瘤，在治疗方法上是选择直接手术还是血管内栓塞治疗存在争议。总之，选择何种治疗方法要根据设备情况及病人的经济承受能力而定。

具体来讲，对鞍区动脉瘤，尤其是破裂出血的动脉瘤，在选择治疗方法时应遵循下列原则：

首先，选择治疗方法应根据病人的全身情况。如病人全身状况好，心、肺、肝、肾等重要脏器功能好，病人能耐受手术，出血后脑功能损害不太重，属 Hunt Ⅲ级以下病人，应首选直接手术，否则首选血管内栓塞治疗。

其次，根据血管造影所见动脉瘤的部位。如属前循环动脉瘤，手术难度不大，首选直接手术；如动脉瘤位于后循环系统，手术难度大，首选血管内栓塞治疗。血管造影如无严重脑血管痉挛，可行血管内栓塞治疗；如有严重脑血管痉挛，影响微导管进入动脉瘤时，则不适宜行血管内栓塞治疗；如见鞍区动脉瘤破裂出血后在破口周围有假性动脉瘤形成，直接手术在解剖动脉瘤时，因牵拉很容易使假性动脉瘤破裂再出血而危及病人生命，对此病人应首选血管内栓塞治疗。CT 如发现颅内有较大血肿形成，因颅内压增高而危及病人生命或可能会因出血多在脑池，导致严重脑血管痉挛时，也应直接手术或在血管内栓塞动脉瘤后再行手术清除血肿。

其三，根据手术者本人的特长和经验及医院的设备条件。如手术者擅长直接手术，则首选直接手术夹闭动脉瘤颈；如手术者擅长血管内栓塞治疗，则首选血管内栓塞治疗；如手术者所在医院不具备血管内栓塞治疗条件，也不能行血管内栓塞治疗。

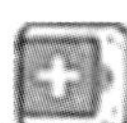

其四，根据病人的经济承受能力。目前，因血管内栓塞材料完全依赖进口，材料费用昂贵，大多数病人尚无能力支付必需的导管、微导管及血管内栓塞材料费用，因此，对多数即使适合血管内栓塞治疗的病人，也无法实施，只好采用直接手术。

综上所述，鞍区动脉瘤的病因治疗，目前的两种行之有效的方法，是相辅相成、互补应用的，应全面客观综合分析选择，摒除种种局限性认识和偏见，让两种行之有效的方法更好地造福于病人。

二、鞍区动脉瘤破裂早期治疗时机选择

动脉瘤破裂治疗时机有较多争议，大宗文献报道认为，动脉瘤破裂应及早治疗，无论是血管内治疗或手术夹闭，均可避免动脉瘤再破裂出血，降低脑血管痉挛发生率。在动脉瘤出血后几小时内手术，已在许多单位开展。决定是否手术和选择手术时机不再依靠临床分级而定。有人认为只要有足够的手术技巧和手术经验，早期手术和晚期手术的危险性是一样的，早期手术可以降低再出血的发生率和推迟手术所造成的后遗症。Yasargil提出，病人意识状态是手术选择时机的重要依据，只要病人的一般情况（年龄、循环、呼吸系统）和神经系统情况允许，尽快实施手术。不少作者同意Yasargil的观点，如病情允许，应力争在动脉瘤破裂6h内实施，最迟不超过72h，因在此期限内脑血管痉挛不严重，而且如果再出血会丧失治疗时机。血管内治疗或手术夹闭后，就可以大胆地行脑室、腰穿置管持续引流，放出血性脑脊液，减少脑血管痉挛的因素，并放心地进行抗脑缺血治疗，如3H治疗（提高血压、扩容、血液稀释），有利于病情恢复。但在动脉瘤未治疗之前，这些措施绝对禁用，因有诱发动脉瘤再破裂出血的危险。作者认为出血3d以内只要不是双侧瞳孔散大、呼吸不好与濒死状态者，都应积极早期或超早期治疗，可以降低致残率和死亡率。

在超早期得到治疗的病人，基本上恢复良好（95%），而72h后治疗的病人恢复良好者仅50%。早期治疗的优点为：①避免等待手术期间动脉瘤再次破裂出血。颅内动脉瘤一旦破裂即有再次破裂出血的危险，而再次出血的致死率极高。②可以进行积极的抗脑血管痉挛治疗，蛛网膜下隙出血继发脑血管痉挛需行3H治疗，甚至抗凝以防止脑组织缺血，但所有这些措施均有诱发动脉瘤再次破裂出血的危险，在动脉瘤未治疗前难以应用。超早期治疗使积极的抗脑血管痉挛措施能及时得到应用，可显著提高疗效，降低死残率。③在脑血管痉挛前栓塞治疗可以避免因脑血管痉挛而造成的微导管超选动脉瘤困难。目前对于Ⅰ～Ⅲ级的病人应在超早期进行血管内栓塞治疗已经得到大多数学者的认同，但对于Ⅳ～Ⅴ级的病人仍无令人信服的结论。我们的初步研究结果认为对所有病人都应该采取“尽早”治疗，即在动脉瘤性蛛网膜下隙出血病人入院后立即行脑血管造影，明确诊断的同时行GDC血管内栓塞治疗，有助于提高治愈率，改善病人的预后。

三、颅内动脉瘤血管内治疗的历史

动脉瘤囊内栓塞治疗出现以前，动脉瘤的血管内治疗主要是进行载瘤动脉闭塞，即在严格的评估后行颈内动脉闭塞治疗颈内动脉瘤或行单（双）侧椎动脉闭塞治疗后循环动脉瘤。载瘤动脉闭塞曾经治疗了大量的病人，也取得了较好的治疗效果，即使在目前，

载瘤动脉闭塞仍不失为一个有效的治疗动脉瘤手段。Fox 于 1987 年报道了 68 例可脱球囊载瘤动脉闭塞的病例，这些动脉瘤均是外科手术无法夹闭的病例，迟发脑缺血的发生率只有 13.2%，其中永久性缺血并发症只有 1 例。

与外科手术夹闭颈内动脉治疗动脉瘤相比，血管内治疗能尽量使球囊靠近动脉瘤而减少闭塞后的死腔。较低位水平闭塞颈内动脉（如颈内动脉夹闭术），较长的死腔会导致很长一段的血栓形成。研究表明，简单的头部运动就会使这些血栓进入颅内而造成严重的脑缺血。

多少年来，人们一直在寻找并研究闭塞动脉瘤腔而保留载瘤动脉的材料及方法。20 世纪 70 年代初，苏联神经外科医师 Fjordor A.Serbinenko 开创了用可脱球囊技术栓塞治疗颅内动脉瘤，随即该技术便在世界范围内兴起。但这种方法存在很多的不足，主要有：①用对比剂充盈的球囊最终会泄漏。通常在球囊缓慢泄漏时动脉瘤腔内会逐渐形成血栓，但有时当球囊泄漏后动脉瘤又出现再通。在解脱球囊前将对比剂置换成 HEMA 充填剂可以避免因球囊泄漏而导致的动脉瘤复发，但在动脉瘤腔内的这一置换过程会出现一些并发症。②尽管有不同形状及大小的球囊可供选择，但很难做到使球囊与每个动脉瘤都 100% 匹配，特别是很难做到使动脉瘤颈完全闭塞。不全栓塞的动脉瘤日后仍可出现破裂出血。③对于不全闭塞的动脉瘤，球囊会将搏动的动脉压力传向动脉瘤壁，使动脉瘤增大甚至破裂，此即所谓的“水锤效应”。④对于破裂出血急性期的动脉瘤，球囊充盈时的压力有可能使动脉瘤腔因压力不均而再次破裂出血。

由于用球囊栓塞治疗动脉瘤有种种不足，人们便开始寻找一种更好的材料，使其不但能闭塞动脉瘤腔还能保留载瘤动脉，金属圈便应运而生。1988 年，Hilal 等首先报道了应用带纤维的铂金微弹簧圈栓塞动脉瘤腔，除铂金外，钨丝微弹簧圈也得到了广泛应用。这两种金属相对密度较大，当被放置后不易被血流冲走；均较柔软，易于顺应动脉瘤腔的形状进行填塞，相对而言，铂金微弹簧圈较钨丝微弹簧圈更为柔软。实验研究表明，金属圈本身并不能引起动脉瘤腔内血栓形成，而是靠机械填塞引起动脉瘤的闭塞。最早使用的是游离弹簧圈，当微导管进入动脉瘤后，用推进器将微弹簧圈推入动脉瘤腔。这种弹簧圈的最大缺点是弹簧圈出微导管后一旦发现不合适或进入载瘤动脉就无法撤回，故单独使用游离弹簧圈栓塞动脉瘤腔危险性太大。近年最为广泛应用的两种微弹簧圈是机械解脱钨丝微弹簧圈和电解铂金微弹簧圈。还有更易诱发血栓形成的胶原覆盖的弹簧圈、带涤纶丝弹簧圈和更易解脱的激光解脱式弹簧圈，但应用并不广泛，有的只是停留在动物试验水平。

日本学者及同行们研制出一种液体栓塞剂，主要由硬化剂醋酸纤维素聚合物（CAP）、溶解剂二甲基亚砜（DMSO）、对比剂三氧化铋组成。当混合物进入血液后，DMSO 迅速弥散，CAP 在 5min 内固化成形。动物实验表明，CAP 能按动脉瘤形状塑形，闭塞动脉瘤而保留载瘤动脉通畅。1992 — 1995 年，Kinugasa 用此方法栓塞治疗了 29 例 31 个动脉瘤，3 例出现与栓塞有关的并发症，2 例出现再出血。此方法的优点是液体栓塞剂易于根据动脉瘤的内腔塑形而避免了残腔的形成，同时，此液不黏附微导管且凝固迅速，适于急性出血动脉瘤的栓塞治疗。

还有用 IBCA、NBCA 及聚乙烯和聚乙烯醇（EVAC）混合物治疗动脉瘤的报道。因

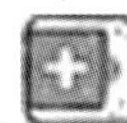

这些液态栓塞剂均黏附微导管且容易返流到载瘤动脉，故应用不多。

四、微弹簧圈血管内栓塞颅内动脉瘤

（一）机械解脱钨丝微弹簧圈（MDS–N）

机械解脱钨丝微弹簧圈由Moret于1993年研制，法国BALT公司生产，1994年1月用于临床。整个MDS–N系统由微簧圈和推进器两部分组成。微弹簧圈是由一段普通的钨金微弹簧圈一端焊接上一个金属小球，推进器前端有一与弹簧圈小球外径相匹配的嵌夹（机械手）。MDS–N进入微导管后因受导管壁的制约不会解脱，当整个弹簧圈进入动脉瘤腔后，旋转推进器弹簧圈即解脱。在弹簧圈未完全进入动脉瘤腔内之前能随时撤回是MDS–N与游离钨丝微弹簧圈的最大区别。Moret教授等在1994年1月首次使用，到1995年6月1年多的时间内，用MDS–N对57例病人60个动脉瘤进行了栓塞治疗，55个动脉瘤栓塞成功。42例进行3个月以上的血管造影随访，27个动脉瘤100%被栓塞，15个动脉瘤有部分残留。Tournade 等用MDS–N栓塞治疗53例病人的56个动脉瘤，栓塞治疗成功的52个动脉瘤中47个动脉瘤完全栓塞，5个不全栓塞。两组病人中未成功进行栓塞治疗的原因为插管失败或动脉瘤的瘤颈太宽而不适合栓塞治疗，与病人的一般状态无关。

除BALT公司生产的钳夹式MDS–N外，美国Target公司还生产一种交锁式MDS–N。这一解脱系统的微弹簧圈和推进器由相互间的凹槽相连。虽然有用这种系统成功栓塞动脉瘤的报道，但有人指出这种交锁式的连接方式在通过迂曲的血管时阻力较大。

相对铂金微弹簧圈而言，MDS–N硬度仍较大，不易将动脉瘤腔致密填塞；并且弹簧圈本身并不能诱发血栓形成。但与GDC相比其价格较低，且操作更为容易。

（二）电解铂金微弹簧圈（GDC）

电解铂金微弹簧圈由Guglielmi及其同事于1991年研制并使用。它是将铂金微弹簧圈焊接在一根不锈钢的微导丝上，微导丝除焊接部位外均涂有绝缘的Teflon。铂金微弹簧圈可有不同的长度和直径。微导管放入动脉瘤腔后将GDC送入，如果位置不理想或弹簧圈不在动脉瘤腔内停留可随时撤出。GDC的作用过程包括电解和电凝。当确认GDC进入动脉瘤腔后，将2.5V 1mA电源的正极与微导丝的尾端相接，负极埋于皮下。通电5～10min后弹簧圈与微导丝之间的焊接分离，即电解。在电解的过程中带正电荷的微弹簧圈吸引带负电荷的细胞及蛋白，使动脉瘤腔内形成一个血栓弹簧圈凝块，即电凝，从而达到闭塞动脉瘤的目的。

Vinuela等总结了美国8家医院1991—1995年用GDC栓塞治疗的403例破裂早期颅内动脉瘤，结果小型动脉瘤、大动脉瘤及巨大动脉瘤的完全栓塞率分别为70.8%、35%和50%，尽管其所治疗的均为一般情况较少的复杂病例，与GDC治疗相关的残死率只有8.9%，死亡率仅为1.74%。目前，GDC在西方国家应用极为广泛，特别是对于蛛网膜下隙出血急性期的病人，血管内栓塞治疗可在病人一般状况不佳的情况下安全实施，且能很好地防止早期再出血的发生。

最近的研究表明，钨在人体内会逐渐被吸收，这有可能使动脉瘤再通。同时，MDS–N的可操作性远不如GDC。在西方国家，MDS–N已经停止使用，在我国MDS–N也被

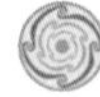

逐步放弃。

（三）球囊再塑形栓塞术

限制颅内动脉瘤血管内栓塞治疗的主要因素是囊状动脉瘤的形状，特别是动脉瘤颈的宽度。1992 年，Moret 等开始使用一种新技术治疗宽颈动脉瘤，该技术被称为再塑形技术（RT），即首先将可脱球囊置入载瘤动脉，然后将微导管的顶端送入动脉瘤腔；可脱球囊在瘤颈处充盈，使动脉瘤瘤颈及载瘤动脉同时被闭塞，在球囊的保护下送入 GDC；在微弹簧圈被置入后解脱之前缩小球囊，观察放入的弹簧圈在瘤腔内是否稳定；如果弹簧圈放置的位置不理想，则重新放入或更换不同型号的弹簧圈，直至其位置满意后解脱弹簧圈。每放一根 GDC，需重复同样过程。从 1992 年 11 月到 1996 年 11 月，他们对 54 例的 56 个不适合用传统方法治疗的动脉瘤采用 RT 技术治疗，动脉瘤完全闭塞 40 例（77%），次全闭塞 9 例（17%），不全闭塞 3 例（6%）。1 例出现缺血性并发症，3 例在栓塞过程中动脉瘤破裂出血；治疗后均无后遗症，无死亡。

五、鞍区动脉瘤的 GDC 栓塞治疗

20 世纪 70 年代可脱性球囊栓塞动脉瘤的出现，开创了颅内动脉瘤的血管内栓塞治疗新途径，而 20 世纪 80 年代可控微弹簧圈的应用使动脉瘤的栓塞治疗在技术上更趋成熟。MDS−N 曾经在欧洲及我国得到一定的应用，但由于其操作的相对不稳定性及钨被人体吸收后可能造成动脉瘤复发等原因，目前已逐渐被淘汰。GDC 以其良好的可操作性及稳定性从开始应用便得到了普遍认同。此后的球囊或血管内支架保护后的动脉瘤腔内栓塞均是在 GDC 栓塞基础上的进一步提高。尽管目前 COOK 公司又推出了另一种螺旋解脱微弹簧圈（Detach Coil System，DCS），但与 GDC 相比，除解脱原理不同外，其他内容如适应证的选择、操作应注意的事项等基本相同。在下面的内容里，将着重讨论 GDC 栓塞鞍区囊状动脉瘤的有关问题。

（一）适应证

血管内治疗最初应用于不可手术或手术难以处理的病例（主要为后循环动脉瘤）。GDC 的出现及经验的积累，已经大大地拓宽了它的适应证，使血管内治疗成为外科手术的补充，甚至替代。颅内动脉瘤治疗的目的是达到永久闭塞动脉瘤腔。在恰当的治疗方式选择以前，要考虑几个因素，包括医生的技巧与经验，病人的医疗条件，疾病的自然发生史，更进一步包括权衡每一种方法的利弊以及治疗的可行性。治疗的可行性基于血管解剖，动脉瘤的位置、结构以及动脉瘤腔与颈的比例（ratio−sac−neck，RSN）。

对破裂出血的动脉瘤的处理，在不同时期，不同医疗单位在处理上存在着显著的不同。随着技术的不断发展，近年来认为对破裂出血的动脉瘤应早期外科手术，以减少再出血的危险，并通过药物的使用防止血管痉挛，减少由于缺血造成的不良预后。然而对急性期手术（1～3d）或亚急性期手术（4～14d），由于病人的临床情况（Hunt−Hess 分级）较差，有时在很大程度上限制了开颅手术的可行性。

血管内栓塞治疗主要考虑的因素是动脉瘤的大小、动脉瘤腔与颈的比例，而对动脉瘤的位置则要求不严，这正是血管内治疗优于手术治疗之所在。在小的草莓形动脉瘤（＜15mm）和具有恰当 RSN（≥1.5）的较大动脉瘤（≥15mm、≤25mm）有望用 GDC

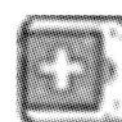

完全严密填塞。而RSN中等程度（＞1.2或＜1.5）或不理想（≤1.2）的动脉瘤，则较难获得紧密的填塞和稳定的弹簧圈形态。再塑形技术的引进及血管内支架的应用，在一定程度上扩大了血管内治疗的适应证。

巨大动脉瘤不是弹簧圈栓塞的良好适应证，因为它带来高复发率的风险。对这种动脉瘤的治疗方法可采用球囊闭塞载瘤动脉，或者是外科手术。行球囊闭塞之前，需要做闭塞试验。如果不能忍受，在闭塞载瘤动脉之前，必须做动脉搭桥手术。此法在国外已有报道，但在国内真正搭桥后再闭塞载瘤动脉未见报道。

（二）禁忌证与相对禁忌证

理论上讲，唯一影响颅内动脉瘤血管内治疗的因素是动脉瘤的大小及动脉瘤腔与颈的比例，而血管内栓塞治疗的真正禁忌证为不可纠正的出血性疾病或出血倾向。但由于导管技术等原因，很多因素能影响血管内治疗的成功与否。根据文献及经验，下列原因均可引起插管困难而使治疗失败：①血管迂曲及动脉硬化。②各种原因造成的动脉管腔过分狭窄。③动脉瘤太小，导管无法进入。④动脉瘤颈过宽，再塑形技术也不能使微弹簧圈停留在动脉瘤腔内，而血管内支架置入又存在一定的困难。⑤巨大动脉瘤微弹簧圈栓塞无法使动脉瘤腔完全闭塞，或完全致密栓塞后可能导致占位效应或使原有占位效应加重者。

随着导管材料及技术的发展，血管内治疗对动脉瘤形态及病人状态的要求会越来越少，动脉瘤血管内治疗的范围也将越来越宽。

（三）设备与材料

1.血管造影室 神经外科血管内治疗时，DSA是不可缺少的重要设备。双C臂DSA并非必需，但它能使手术治疗变得方便并能减少病人的对比剂用量。为了更好地选择分析动脉瘤的解剖及有利于导管的操作，高清晰的透视与路图技术（road map）是极为重要的。近年出现的三维立体成像技术更是提高治疗前对动脉瘤的评估的有价值技术。

2.GDC系统 GDC由柔软铂金微弹簧圈焊接在不锈钢的输送导丝上。所有的弹簧圈均可以使用低压电流解脱。GDC有不同的硬度（soft和standard）、规格（2-D和3-D）及长度。最初制造的弹簧圈有GDC-10与GDC-18标准型，其不同之处在于铂金芯线的直径与第1级螺旋圈的直径。柔软型的弹簧圈在填塞时更灵活，对动脉瘤壁的刺激更小。二维（2-D）微弹簧圈第1个圈的直径相当于其后续圈直径的75%，此种设计有利于GDC在动脉瘤腔内成形，不致从瘤颈脱出，闭塞载瘤动脉。三维（3-D）微弹簧圈具有更复杂的螺旋样式，能达到更严密与更完全的动脉瘤腔栓塞。

3.导引导管 在选择导引导管时，必须考虑几个因素：颈内动脉或椎动脉的大小、角度、弯曲度以及主动脉弓的情况。导引导管应能放到载瘤动脉且位置要稳定，这样能使放置微导管、填塞弹簧圈变得容易，并可减少因机械刺激所致的血管痉挛、夹层动脉瘤、血栓栓塞等并发症发生的危险。在已经有血管痉挛以及在细小和狭窄血管的条件下，必须格外小心。此时，一定要避免使用头端较硬的导管，改用头端柔软或带有光滑亲水膜的导管。导引导管的内腔必须足够大（5F以上），这样能使微导管进出自如并保证肝素盐水的顺利灌注。

4.微导管 Targer公司在推出GDC-10和GDC-18的同时便研制出了与之相配的

TRACKER-10和TRACKER-18微导管，之后Targer公司又研制出Excel-14微导管，同时适用于GDC-10与GDC-18各种型号的弹簧圈。不论采用何种导管，应根据载瘤动脉的形态及动脉瘤的位置用蒸汽将导管头端进行塑形，这样能使导管操作变得相对容易并且进入动脉瘤后较为稳定。过度的蒸汽塑形可能导致长度皱缩，影响GDC与导管相对位置的判断。

5.微导丝　微导丝的选择应根据微导管的类型来定。满意的微导丝应该具有灵活、柔软、可塑形、头端对血管操作小、摩擦力小、可操纵性强等优点。但同时具备这些优点并非易事。与微导管一样，微导丝的更新换代也非常快，目前我们常使用的微导丝有Taper、Dasher、Seeker（均为Targer公司产品）以及强生公司的Enssence系列微导丝。有时在插管过程中需要更换不同类型的微导丝。比如前交通动脉瘤，在进入大脑前动脉第1段时需要微导丝有一定的张力，以保证微导管能克服颈内动脉进入前交通动脉时的角度；进入大脑前动脉第1段后，则要求微导丝柔软，能顺利进入动脉瘤的开口而不伤害动脉瘤壁。

（四）栓塞过程

1.麻醉　在北美及欧洲的一些医院里，所有手术病人均在全麻下进行。因为血管内治疗是一个耗时的过程，完全依赖于病人的临床情况，在整个治疗过程中病人完全合作不太可能。另外，为了病人与治疗过程的安全，血管内治疗技术需要准确和可重复的成像与路图。由于条件所限，国内在神经安定加局麻下治疗的占大多数。但在有些神志不清楚的病人，不合作、可能耗时较长等情况下必须进行全身麻醉。

2.抗凝　毫无疑问，所有病人须在肝素化的情况下接受血管内治疗。各医院肝素化时间与方法并不完全相同。有人认为，在急性出血的动脉瘤栓塞治疗时应相应延迟肝素的应用，直到第1枚或第2枚弹簧圈放置入动脉瘤腔以后才进行，这样可以减少出血的危险。肝素既可以从静脉应用，也可以从动脉应用。

在高龄病人是在股动脉穿刺后即查出、凝血时间作为基础值，根据病人的体重静脉给予3 000～5 000U肝素，以后每小时给予2 500～3 000U，使达到正常的2～3倍。年轻病人在使用微导管时开始静脉给予，手术后根据情况决定是否抗凝，必要时肝素化维持1～2d，大约700～1 000U/h，或低分子肝素皮下注射。如果病人已经出现过血栓栓塞症状，则出院后继续用华法令抗凝4周左右。

3.围手术期用药　除常规术前用镇静药（鲁米那0.2g，术前半小时肌内注射）外，对于怀疑可能出现血管痉挛的病人，尼莫通或尼莫地平是良好的手术前辅助用药。另外，类固醇激素（地塞米松）与甘露醇可以减轻巨大动脉瘤占位的脑水肿反应。

4.微导管插入及位置调整　当进入动脉瘤时，微导丝应该在微导管尖端之前。当微导管在动脉瘤内时，应确保导管内的张力消除，须在透视下撤出导丝。微导管的最佳位置取决于动脉瘤的直径，一般使导管尖端放在瘤腔的中央。当动脉瘤较小时，应在微导管放在动脉瘤颈处放置弹簧圈，这样阻力较小，利于弹簧圈缠绕。在填塞弹簧圈的整个过程中，微导管的张力在不断地变化，当微导管顶端位置出现变化时，应重新确认微导管与动脉瘤的关系，以免微导管移出动脉瘤腔。

5.弹簧圈的特点及选择　GDC-18标准型弹簧圈常用于较大的动脉瘤，在填塞时比GDC－10弹簧圈稳定，且具有更大的抗搏动性血流的压力。由于GDC－18较为坚硬，在推送过程中同样会出现较大的阻力。GDC－18柔软型弹簧圈比标准型柔软59%，其柔软程度与GDC－10标准型相当，常用作较大动脉瘤的初始弹簧圈，以期编织出较为合适的网篮结构，同时对动脉瘤壁的操作减小。GDC－10标准型弹簧圈由于使用了较小直径的弹簧丝和小直径的一级螺旋，比GDC－18弹簧圈柔软，习惯用在近期破裂的动脉瘤或再塑形技术中。GDC－10柔软型弹簧圈常被用在小的、近期破裂的动脉瘤，也可以与GDC－10标准型弹簧圈联合使用获得一个致密的弹簧圈填塞。柔软型弹簧圈在操作时其伸展性极易受损，因此在填充及回撤时必须格外小心。GDC－18与GDC－10双直径设计使弹簧圈进入动脉瘤的边缘时更易缠绕并对动脉瘤壁的刺激减小。

6.弹簧圈的放置技术 第1个弹簧圈的放置是为下面弹簧圈的充填创造一个支撑结构（编织一个网篮）以及在瘤颈架桥阻止后续弹簧圈的脱出。第1个弹簧圈的螺旋大小、长度必须根据动脉瘤的结构来选，它的大小须与动脉瘤腔的最大直径相适应，如果第1个弹簧圈的进入边缘有脱入载瘤动脉的倾向，可以从标准型换成双直径型弹簧圈。无论何时，当持久阻力存在的情况下，应该考虑使用较小直径螺旋的弹簧圈，通过逐渐减小直径与长度的弹簧圈逐步填塞整个动脉瘤腔。为了达到严密的弹簧圈压缩，有时联合使用标准型与柔软型是有利的。如果动脉瘤腔呈一个狭窄椭圆的“香肠样”形态，选择弹簧圈的原则就完全不同了，此时，第1个弹簧圈的螺旋大小必须根据较小腔的直径来调整，此时桥接瘤颈与弹簧圈就不太可能了。随后的弹簧圈也必须具有相似的大小与长度来获得动脉瘤从瘤蒂到瘤颈的持续填塞。最后一个弹簧圈须予以特殊的注意，由于其与动脉瘤口有很近的关系，这个弹簧圈的螺旋直径的选择必须基于以前的弹簧圈的排放情况，如果可能的话，其直径应超出瘤口在瘤颈上架桥。弹簧圈不恰当的选择会引起潜在的近期或术后移位。

最近，Boston科学国际有限公司又开发出了磁交换装置，正准备引进使用，它可以利用普通导丝进行微导管的置换，而不改变微导管在动脉瘤腔中的位置，这样可以较方便地联合使用GDC－18与GDC－10，从而获得较为满意的栓塞效果。

在解脱每一个弹簧圈前后，应该进行血管造影，观察动脉瘤腔的填塞情况及载瘤动脉和远端的血管情况。

7.球囊再塑形技术 球囊保护技术或再塑形技术是1994年在法国Nancy举行的第20届欧洲神经放射学会议上由J.Moret第一次提出的。开发此技术是用来防止在宽基底动脉瘤（RSN不理想）血管内治疗时，弹簧圈逸出动脉瘤至载瘤动脉。球囊保护技术的有利之处，在于它提供了瘤腔获得稳定的弹簧圈成形及严密的弹簧圈填塞的可能，同时保留载瘤动脉。

再塑形技术需要双侧股动脉穿刺插管，其中一侧用于放置微导管系统，另一侧用于放置球囊系统。首先将微导管放入动脉瘤腔，可脱性球囊放置在动脉瘤颈并充盈。球囊成形为载瘤动脉的轮廓，覆盖了瘤颈，也可以看作动脉瘤的假壁，当填塞弹簧圈进入动脉瘤囊时，施加反作用力。球囊充盈后开始填塞微弹簧圈。球囊闭塞不应超过2～4min。当弹簧圈置入后，一边慢慢地泄球囊，一边观察弹簧圈是否移动。球囊完全泄漏后进行动脉造影，确认微弹簧圈的位置，之后解脱之。随后继续填塞，直到满意为止。一般情

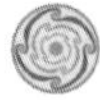

况下，GDC－10 标准型因其较柔软而受到欢迎。由于引进了磁交换系统，GDC－18 及 GDC－10 可以联合使用。

8.近期破裂的动脉瘤 血管内治疗近期破裂的动脉瘤与常规方法有所不同。由于增加了微导管系统穿破动脉瘤壁的危险，从而可导致再出血，须特别注意。在微导管弹簧圈填塞时，张力必须保持最小。在近期破裂的动脉瘤，因 2－D 弹簧圈前 1.5 环直径较小，在进入动脉瘤腔时不要沿着瘤的内壁，避免微弹簧圈头段直接插入破裂点的危险。

9.血管痉挛 血管痉挛是动脉瘤破裂出血后的严重并发症，无论是外科手术还是血管内治疗都可发生，但血管内治疗的影响相对较小。必要时可以用罂粟碱（200～300mg 加在 50ml 的生理盐水内）经微导管间断注射。推注前用普通盐水冲洗导管，以防罂粟碱与肝素形成结晶。

（五）并发症及其治疗

并发症的产生是由各种因素所导致的，包括医生的经验和技巧，所使用的设备与栓塞材料，血管内治疗持续时间等。

1.血栓栓塞 血栓栓塞是动脉瘤血管内治疗最常见的并发症，大多数发生在前循环的动脉瘤（常见于大脑中动脉及分支）。发生血栓栓塞时，必须行血管造影，评估血流量，了解侧支血液供应。溶栓治疗存在一定风险，必须十分谨慎。对于曾破裂过的动脉瘤，如未行手术夹闭或弹簧圈栓塞治疗，早期禁忌溶栓。如果血栓形成仅仅是减少了血流量，没有重要神经功能受损，侧支循环良好，而无任何加重的趋势，那么暂时可不行溶栓治疗。如果出现血管血栓，特别是发生在重要的功能区时，必须进行溶栓治疗。

溶栓治疗可选用尿激酶 15 万～25 万 U，通过持续手推或输液泵控制经微导管输入（10min 左右），给药过程中应反复进行血管造影，以观察疗效。必要时重复使用。一旦血液再灌注已经建立或尿激酶使用达到限量 150 万 U 时，立即停止溶栓，行脑血管造影检查，以评价最终的疗效。血栓溶解后根据情况决定是否继续抗凝及静脉溶栓。

2.动脉瘤破裂再出血 在动脉瘤治疗过程中，破裂也是常见的并发症，与之相关的因素可能有技术水平欠佳、微导管自身的不稳定性、弹簧圈使用不当或使用球囊技术的反作用力等。在用 GDC 栓塞颅内动脉瘤的过程中，密切监测病人的血压是察觉破裂的最好方法，任何原因导致的血压明显升高，都应该提高警惕。如为神经安定麻醉应严密观察病人的意识，如果在导管进入动脉瘤腔后发现破裂，不可将导管拔除，应该尽快利用微弹簧圈填塞动脉瘤腔。

（六）定期血管造影或随访

由于血管内栓塞治疗是近些年发展起来的新技术，其远期效果仍在进一步观察中，因此定期造影复查必不可少。国外条件较好的医疗中心在栓塞 24h 后即行第一次复查，之后每 2～3 个月复查一次。根据具体情况，一般在栓塞后半年内做造影复查是非常必要的。在此期间动脉瘤已经趋于稳定，若有复发也可及时进行进一步的处理。

六、血管内支架在治疗颅内动脉瘤中的应用

近 10 年来，血管内支架已被成功地应用于外周血管及冠状动脉疾病中，并取得可靠的效果。近年，安全有效的支架传递系统及支架的发展，使其在脑血管疾病，尤其是动

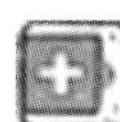

脉瘤的治疗中广泛应用。

目前，对手术风险高的病人，用可控性GDC治疗动脉瘤是公认的有效手段。此方法的理论依据是通过铂金微弹簧圈的植入，减少动脉瘤内的血液。理想状态下，血流的改变应能促进稳定栓子的形成，并几周内机化，从而永久性地将动脉瘤与整个循环隔离开。然而，经过长期应用后，此技术已显示出以下局限性：①在行导管插入或弹簧圈放入时可致血栓栓塞或动脉瘤破裂；②在瘤腔内已形成的血栓可以被剥下而进入供血动脉主干；③弹簧圈疝入载瘤动脉，促进血栓形成，使供血动脉狭窄或闭塞；④晚期弹簧圈的移动与收缩可使动脉瘤再次血管化或生长；⑤技术本身固有的缺点（如弹簧圈的柔韧性、形状和大小）妨碍了对动脉瘤的紧密充填，尤其是对宽颈动脉瘤；⑥虽然球囊支持的弹簧圈置放已被认为能更安全且更紧密地填塞宽颈动脉瘤，但这项技术还存在另外的风险。

目前需要更安全更可靠的血管内治疗动脉瘤的新技术。为克服GDC系统的某些局限性，促进此项技术的应用，Lylyk和Khon等报道了使用血管内支架结合弹簧圈治疗颅内椎动脉假性动脉瘤。血管内支架一词是由Dotter和Judkins在1964年首次提出的，Dotter在1969年进行了实验研究，但直到1983年，支架（stent）一词在血管方面的应用才出现在刊物中。近几年来，血管内金属支架已被广泛应用于辅助球囊血管成形术中，以治疗冠状动脉、肾及外周血管系统的动脉硬化性疾病。最近它们已被应用在颅外段颈内动脉的疾病治疗中。

随着支架技术的发展，将它应用于颅内动脉瘤治疗的趋势已经很明显。支架可以通过在膨出段供血动脉上的置放，建立一种新的血管内辅助通道。在用激光成像技术的动脉瘤模型的研究中发现了复杂的血流动力学改变，包括滞留、减少瘤内的涡流，在瘤颈部位放置支架后，同时减轻了对供血血管血流的干扰。局部血流动力学的计算机模拟表明瘤内血液滞留是由于通过支架网眼进入动脉瘤内时，增加了的高流量阻力与早已存在的供血动脉和动脉瘤间的低驱动压力的混合作用产生的。以往的体内实验和临床研究表明，单独使用支架可以因动脉瘤内的血栓形成而诱导颈内动脉颅外段假性动脉瘤永久性栓塞。这些可以用上述血流动力学的改变来解释。另外，血栓形成后，支架的表面会被新生的内膜覆盖，且经治疗的动脉瘤段会被再塑形。

然而，在一些病例中，当支架的特征（如机械特征、几何形状）和局部血流动力学不能很好地适应时，单独使用支架治疗效果就不令人满意了。鉴于此，支架可以作为弹簧圈或其他类似栓塞剂的支持物。这种混合的方法能成功地使病变动脉再塑形。另外，植入的支架可通过改变动脉瘤的血流和形成新的内膜层，防止或减少弹簧圈的收缩。

当前，支架技术已应用于临床上直的、容易到达的血管瘤部位，如颈内动脉颅外段和椎动脉的假性动脉瘤。随着支架材料及工艺技术的改进、置放技术的改良，颅内动脉瘤的支架置放已成为现实，如颈内动脉的岩部段、椎动脉、椎－基底动脉结合部，也可应用在颅内动脉狭窄处。此技术开创了经血管内途径解决复杂问题的前景。

虽然这样，在广泛应用此项新技术之前需注意以下几个尚未解决或还未被调查清楚的问题。

众所周知，支架会诱导内皮增生，覆盖支架的新内皮的过度增生可导致血管的明显

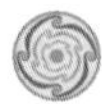

狭窄，尤其是颅内的较小分支。目前研究调查着重于为降低这种风险而进行支架的各种改良（如置放前的照射以及化学治疗剂的包裹等）。

支架有潜在的促血栓形成性。应用支架治疗冠状动脉的经验和逐渐丰富的颈内动脉颅外段的支架应用经验，已显示在操作过程中使用适当的抗凝剂和长期抗血小板治疗，管腔内形成血栓的风险会明显减少。但患动脉瘤的病人在接受过程中的抗凝和以后的抗血小板治疗却会干扰和延迟动脉瘤瘤腔的血栓化。

目前，直且硬的支架可使血管缠结导致支架近远端血流减慢，特别是扭曲的、扩张的血管，更柔软的装置可以减轻此问题。

很少有人想到对支架经过的小穿通支孔的阻塞，可以产生梗塞或缺血的风险，特别是基底动脉主干的周围。

经瘤颈有效放置支架是宽颈动脉瘤治疗成功的关键。血管分叉部动脉瘤是颅内动脉瘤最常见的位置，现阶段此部位的支架治疗还在发展中。因此，目前支架只用在颅底附近的假性动脉瘤和颈内动脉远端（海绵窦内）和椎动脉或基底动脉主干。

就像Lylyk提到的，以金属弹簧圈辅助的支架方法提出了在操作过程中荧光造影的重要性，尤其是在梭形动脉瘤中。由于金属支架网眼的重叠放置而使弹簧圈的突出不易被辨别出，但这可以用不透放射线的支架原料或放弹簧圈时在支架内扩张球囊来解决。将来新成像技术的改进，如血管内超声仪和血管造影可提高局部造影和操作的安全性和有效性。

（一）支架的类型与操作技巧

目前使用较多的支架主要分为两种类型：球囊扩张式支架与自动扩张式支架。前者如Palmaz、Palmaz Schatz、GFX、BX等支架，其操作简便，强度较大，适用于粗大的血管，易于维持血管腔内直径，主要缺点是无法进入扭曲的血管。此外，尽管发生率较低，但仍有这种支架发生变形与塌陷的报道。后者如Wallstent、ACS Duet支架，无支架变形的报道，但操作难度较大。带膜支架最适合于动脉瘤的栓塞治疗，但因脑血管扭曲明显，不易通过而在颅内使用较少。

通常在局麻下以同轴导管技术行股动脉穿刺，导引管置于病灶的近端，进行多角度血管造影，测定载瘤血管的直径以选择合适的球囊与支架，导丝通过病灶，支架置于合适的球囊上，在准确定位后高压扩张支架10～15s；对于自动扩张式支架，直接回撤导管。要求支架覆盖在动脉瘤两端足够长度，达到支撑的目的。微导管在微导丝导引下通过网眼超选择进入动脉瘤内，继续填塞弹簧圈达到致密程度。

（二）颅内动脉瘤的治疗

位于或接近颅底的颈内动脉颅内段动脉瘤或宽颈的椎－基底动脉瘤治疗较为困难。传统的手术直接夹闭法，技术上难度大且常伴有很高的风险，而应用GDC或可脱性球囊进行血管内栓塞，常由于这些部位动脉瘤形状不规则或宽颈而受限制。载瘤动脉阻塞是最常见的并发症。

一系列的动物实验发现，支架可以减少动脉瘤内的血流，以促进血流滞缓和血栓的形成。部分作者在临床研究中，发现支架放置后血管造影显示一定程度的血流滞缓，认为这与头痛症状的改善有关。1995年，Mase等首先报道应用血管内支架治疗颈内动脉

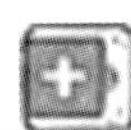

颅外段多发性血管瘤，通过右股动脉穿刺在右颈内动脉植入长51mm、直径为10mm的Wallstent自动扩张式支架；术后反复行多普勒超声及脑血管DSA检查，显示动脉瘤缩小并逐渐消失，载瘤血管通畅，未观察到血管狭窄发生，无手术相关的并发症出现及神经功能缺失。

随着支架及传递系统的改进，血管内支架治疗颅内动脉瘤的报道逐渐增加。Lanzino等自1998年开始采用支架治疗颅内动脉瘤，其中2例宽颈动脉瘤单纯植入血管内支架（1例位于基底动脉主干，1例位于颈内动脉床突旁），均获得成功。复查脑血管造影发现瘤内血流缓慢，病人头痛得到明显的改善。但在单独使用血管内支架治疗的病人中，后继随访并未发现瘤内有血栓形成。多数学者认为，术中为减少血栓形成等并发症而进行全身抗凝治疗，术后延长抗血小板治疗的时间以防止亚急性支架性血栓，可能会干扰或延迟瘤内血栓的形成。此外，当前采用的多孔支架亦可能是一个限制的因素。因此人们选择了GDC的致密填塞，通过支架的支撑，比常规方法更容易达到动脉瘤的致密栓塞。作者认为，虽然支架可以诱发动脉瘤内血栓形成，但继续使用GDC致密填塞动脉瘤仍然是需要的；支架治疗后仍需进行长期随访，以早期发现支架内狭窄与动脉瘤复发。此外，使用支架改变瘤内血流动力学可以促进动脉瘤内血栓形成，有效地预防和减少弹簧圈的紧缩。

Okamoto等应用带静脉的双支架治疗宽颈动脉瘤，认为可以达到完全闭塞动脉瘤的目的，术后使用血小板聚集抑制药物，可以提高血管通畅率。自体移植的血管与带膜支架相比有更好的生物相容性。两支架之间的移植静脉可以适用于任何曲度载瘤动脉。以往的实验中，短期随访发现有移植物的延迟栓塞，其可能的原因之一为多步操作支架导致内膜的直接损伤。此外，作者提出有必要长期随访动脉化移植静脉内膜增生对载瘤动脉的影响。

尽管GDC是手术治疗动脉瘤的有效方法，但对于宽颈或梭形动脉瘤，却有多种限制。Levy等应用球囊辅助弹簧圈治疗两例宽颈动脉瘤，其中1例术后永久性轻度瘫痪，并需要双微导管及球囊，操作较为困难。支架与GDC合用可以提高弹簧圈填塞密度，促进瘤内血栓形成。将微导管经支架网眼超选择插入宽颈或梭形动脉瘤内行GDC填塞，支架作为腔内隔绝物，可防止弹簧圈突入载瘤血管。因此，对于手术无法切除的大型、宽颈或梭形动脉瘤，血管内支架－弹簧圈技术可作为一个更佳的治疗方式。瘤内血流动力学的改变可以有效地预防或减少弹簧圈紧缩。近来，该技术已在床突旁颈内动脉、颅内椎动脉与基底动脉瘤的治疗中得以应用。Lanzino等对8例动脉瘤病人采用这一方法，病人术后临床症状均有明显改善，无远期的围手术期神经系统并发症，仅1例放置导引管时发生左侧椎动脉无症状性撕裂，并且自行愈合；2例在随后的瘤内弹簧圈放置时，出现支架移位，其中1例需重新放置；3例发生腹膜后血肿；术后平均随访6.4个月（1～14个月），未发现有栓塞症状；术后不同时期复查脑血管造影6例，仅1例载瘤动脉出现轻度狭窄，但远端末梢血管显影良好。

自发性撕裂性假性动脉瘤治疗包括抗凝、颈动脉结扎或颅内外动脉搭桥术，但不能对颈内动脉阻塞后大脑循环的代偿能力进行评估。尽管已在假性动脉瘤腔内行弹簧圈栓塞，仍有可能发生极为危险的弹簧圈移位及突出。Deguchi等应用Palmaz支架治疗颅外

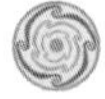

段颈内动脉的撕裂性假性动脉瘤，随访 6 个月后未发现有再狭窄及手术相关并发症。Perez-Cruet 等认为，单纯应用支架治疗未能成功时，可以选择血管内支架 - 弹簧圈技术。Malek 等应用 GFX 支架连续治疗医源性基底动脉撕裂，3 个月后病人右侧偏瘫症状明显缓解。

应该指出的是，一些作者的研究发现，颈动脉分叉处的扩张与支架治疗，由于对压力感受器的刺激，可导致心动过缓，使脑内血流量降低，促进脑栓塞的发生。术前通过股静脉置管插入起搏导线，术前、术中使用阿托品、异丙肾上腺素，可以消除心动过缓。

（三）问题与展望

尽管血管内支架在脑血管疾病治疗中的应用已逐渐开展，并取得显著效果，但仍有以下问题有待于解决。

首先，支架可以诱导内膜增生。已有实验证明，支架放置后导致过度的内膜增生，可以因血流动力学的变化使支架明显狭窄，而在最初几个月里明显，可能是血管对体内异物反应的结果。Lanzino 等的研究中，仅有 1 例发生支架狭窄，但随访中远端血流丰富，认为通过生物工程技术支架的应用可以避免发生这种情况。

其次，血管内支架放置使穿动脉及豆纹动脉小侧支阻塞是否会导致供血区的缺血或梗死。在动物实验中，发现与颅内穿动脉角度及直径相当的小的动脉侧支，在支架覆盖开口管腔直径小于 50% 时，仍能保持载瘤血管的通畅。Lanzino 等与 Chastain 等的结果均未发现在动脉瘤与动脉狭窄的病人中，行支架治疗后有穿动脉的栓塞，因为在重要部位如基底动脉主干的动脉瘤病人，其穿动脉可能成为“非功能性”的，故临床上未发现与支架放置有关的神经系统后遗症。支架的多孔性亦是载瘤动脉通畅的一个原因。

血管内支架放置的常见早期并发症为血栓形成致脑梗死。目前，多在术中及术后应用全身抗凝治疗，以预防血栓形成。主要的方法仍是进行全身肝素化，维持凝血时间值低于 15%。但 Horowtiz 等认为，大部分支架放置术后急性和亚急性梗死与血小板聚集有关，因此术后的肝素化并非必要，提出使用 abcixibab（为与血小板糖蛋白 P Ⅱ /P Ⅲa 结合的药物）可以抑制血小板聚集，效果佳。一些作者提出，术前就使用抗凝剂，包括服用阿司匹林、噻氯匹啶 1 周，但具体剂量仍有分歧。此外，由于血管支架对粥样斑块的压迫与切割作用，使其破碎形成大小不等的胆固醇及脂肪微粒，随着血管再通而在远端形成血栓。Sugin 等的实验中，在狭窄远端预置球囊阻断后再行支架扩张，回抽 50ml 病变部位的血样进行检查，并以 2ml/s 的速度注入液体，使颈内动脉的血液进入危险性较低的颈外动脉。结果显示，尽管与对照组相比栓塞的发生率无明显差异，但血样中微粒数量明显高于对照组。分析原因认为，系栓子较小，侧支循环良好且缺乏敏感的特异的检测手段，故未能发现。在颈动脉系统的血管内治疗中，尽管多数未行特殊的防栓塞措施，但目前认为，使用保护性球囊阻断有助于降低脑栓塞的发生。此外，对于复杂颅内动脉瘤及动脉狭窄的安全有效的血管内治疗，影像学技术及特定的支架有待于进一步改进。如第 2～3 颈椎段的球囊扩张易使系统变直、支架向近端移动，即使完全膨胀的支架亦无法做到与颈内动脉壁密切贴合，从而造成轻微移动、暂时的局部血栓形成等并发症。血管腔内超声或血管内镜或许是一种解决的办法。Mase 等提出，血管内镜可以作为一种随访检查方式，用以观察血管内支架放置术后血管内膜的改变。

目前，由于支架的强度限制，支架无法形成与脑血管相同的曲度以及导管直径最细仅为5F，动脉瘤及血管狭窄的支架治疗仅局限于颅外及较粗的颅内血管。但血管内支架以其微创、相对更广的适应证、良好的疗效，为颅内动脉瘤的治疗又提供了一种可供选择的方法，尤其对于手术夹闭治疗困难和危险、不适于GDC栓塞的动脉瘤，大大提高了治疗的可行性，相信随着支架及其传递技术的不断发展与完善，有望实现末梢血管动脉瘤的支架治疗，血管内支架必将在颅内动脉瘤的栓塞治疗中展现出美好的前景。

七、闭塞载瘤动脉治疗鞍区动脉瘤

闭塞载瘤动脉是鞍区动脉瘤的重要治疗方法之一。选择适当病例，载瘤动脉闭塞可获得非常满意的效果。随着血管内治疗技术和术前闭塞试验的完善，用血管内治疗技术闭塞载瘤动脉已成为治疗颈动脉、椎动脉巨大梭形动脉瘤的方法之一。

（一）闭塞颈内动脉治疗鞍区动脉瘤

闭塞颈内动脉适用于手术无法夹闭又不能进行瘤内栓塞的颈内动脉系统的梭形动脉瘤、巨大动脉瘤、宽颈动脉瘤，特别是颈内动脉海绵窦段的巨大动脉瘤。

1.颈内动脉球囊闭塞试验 颈内动脉闭塞有时会引起比较严重的、永久性的神经功能障碍。多年来，人们一直在探索一条可靠的方法来判断颈内动脉是否可以永久性闭塞。颈内动脉球囊闭塞试验是目前比较常用的方法。

(1) 球囊闭塞试验的导管材料：球囊闭塞试验所用的球囊导管主要有两种。

一种是头端开放型球囊导管，需导丝导引，以Medi-Tech公司生产的球囊导管为代表，共有三种型号，经股动脉输送时需7F或8F的导管鞘。所携带的球囊为乳胶球囊，有比较好的扩张性，但该导管的头端有较长一段突出球囊，容易造成血管的损伤。Medrtonic/MTS生产的Zepplin球囊导管可不用导管鞘，直接在导丝的导引下经皮进入股动脉到达靶血管。Zepplin球囊导管所携带的球囊为硅胶球囊，导管头相对柔软，对血管的损伤也小；其另一优点是球囊用液体充盈后，其内的残留气泡可在5～10min内自然消失。需导丝导引的球囊导管，头端是开放的，当球囊充盈阻断血流后，可经球囊导管持续冲洗，防止血栓的形成。

另一种是头端不开放型球囊导管，不需导丝导引，以ITC/Target Therapeutics生产的Endeavor为代表，是将球囊直接装置于微导管的头端而成。这种球囊导管的优点是球囊及导管系统柔软，血管创伤小。但其缺点是由于不用导丝导引，需经另外的输送管输送。另外，由于导管系统尾端不开放，球囊充盈阻断血流后，无法经球囊导管持续冲洗，闭塞试验过程中容易形成血栓。

(2) 球囊闭塞试验的步骤：股动脉穿刺放置导管鞘，经导管鞘给予5 000～10 000U的肝素。在闭塞试验前，先行标准的全脑血管造影，仔细观察所要闭塞的颈内动脉的侧支循环情况。有些学者认为，只要颈内动脉有较好的侧支循环，永久性闭塞是比较安全的。但多数学者仍倾向于球囊闭塞试验，除观察侧支循环情况外，还要仔细进行神经功能检查以及有关的仪器监测，如EEG、SPECT、^{133}Xe CT扫描等。

在导丝的导引下，交换相应的球囊导管或输送管（以输送非开放型球囊导管），进入所要闭塞的颈内动脉。球囊的位置不要放在颈动脉球处，以免引起循环系统的反应。当

球囊导管放置到合适的位置后，注射对比剂确定球囊的具体位置。球囊的充盈要缓慢，注意球囊的形态，防止球囊过度充盈造成血管内膜的损伤。闭塞过程中，要经常观察球囊的形态变化，防止球囊泄漏充盈不足，影响闭塞试验的结果。闭塞试验结束时，要抽吸球囊导管，将管头远端滞留的血液吸出，以免可能形成的血栓栓塞远端的血管。闭塞试验结束后，再行所试验血管的造影，观察有无远端血管的闭塞。然后，将球囊管撤至颈总动脉，观察原球囊处颈内动脉有无损伤。

（3）球囊闭塞试验的评价手段：

1）临床评价：球囊充盈后，要与病人进行谈话交流，仔细检查病人的意识情况，肢体活动和感觉、语言功能的变化以及颅神经的功能。

2）血流动力学的脑血管造影分析：球囊充盈后，同时行椎动脉和对侧颈内动脉造影，观察这些动脉系统向所要闭塞血管供应区的侧支供血情况。如果闭塞侧的毛细血管较对侧晚 1s 以上，则不能闭塞该侧的颈内动脉。

3）SPECT 扫描：球囊闭塞后注射放射性核素 ^{99m}Tc HMPAO，再进行扫描。Ryu 等报道球囊闭塞后，SPECT 扫描显示对侧脑灌注在 95%～100% 时，病人无临床症状和体征。而对侧脑灌注在 77%～85% 时，则出现临床症状和体征。

4）^{133}Xe CT 扫描：正常脑组织的血流量为 50～55ml/（100g · min）。Mathis 认为，球囊闭塞后，脑灌注水平在 30% 以上是比较安全的。

5）降血压试验：球囊闭塞的同时降低血压，观察病人的耐受情况。Standard 认为，将血压降至原水平的 2/3，病人仍能耐受，颈内动脉的闭塞将比较安全。

6）残端压力测定：Kurata 报道，球囊闭塞后残端压力仍保持在闭塞前水平的 60% 以上，病人将能耐受颈内动脉的永久闭塞。

7）经颅多普勒检查。

8）PET 扫描。

9）脑电图检查。

多数学者只行颈内动脉球囊闭塞试验和临床评价，其他评价手段都是为了增加球囊闭塞试验的敏感性，进一步判定颈内动脉永久闭塞的安全性。但是，目前尚无一种完全可靠的检查来评价颈内动脉永久性闭塞是否安全。有些病人不能耐受闭塞试验，但颈内动脉永久闭塞后却无任何症状。有些病人虽能耐受各项试验，但颈内动脉闭塞后仍可能出现严重的神经功能障碍。

（4）球囊闭塞试验耐受评价标准：如果病人能全部符合下列标准，则认为病人能耐受球囊闭塞试验，颈内动脉可以闭塞。

1）球囊闭塞 30min，无临床症状。

2）脑灌注时间和静脉期出现时间与对侧相比不超过 1s。

3）降血压后，无临床症状和脑灌注的变化。

如果有上述任何一条不能达到，则认为病人不能耐受球囊闭塞试验。要立即抽吸残端的血液，再用生理盐水冲洗，将残留血液冲至颈外动脉系统，以防颈内动脉远端血管的闭塞。然后再抽空球囊。

对于不能耐受球囊闭塞试验的病人，可考虑行同侧颞浅动脉和大脑中动脉搭桥，2～

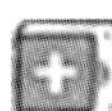

4 周后再次行球囊闭塞试验。

(5) 球囊闭塞试验的并发症及处理：交换导丝和球囊导管插入颈内动脉过程中或球囊的充盈扩张均可能损伤血管内膜。由于“水囊”效应，可逐渐形成夹层动脉瘤闭塞颈内动脉，但有时病人不能耐受这种闭塞。即使内膜的损伤不形成夹层动脉瘤闭塞颈内动脉，也可诱发血栓形成，栓子脱落后造成远端血管的阻塞。因此，出现内膜损伤后要用肝素持续抗凝 24h，然后再口服阿司匹林 1 个月。如果有证据表明颈内动脉管腔内已有血栓形成，要立即注射尿激酶进行溶栓治疗。如果有夹层动脉瘤的存在，造成颈内动脉的闭塞或狭窄，可考虑血管成形术，但要注意在成形术过程中不要将导丝送入夹层进一步损伤血管内膜。头臂干的内膜损伤经抗凝治疗后多能治愈。

另外，球囊闭塞后颈内动脉呈瘤样扩张的病例文献中也有报道。

2．永久性闭塞颈内动脉

(1) 闭塞颈内动脉的主要导管材料：

1) 可脱性球囊：有乳胶和硅胶两种材质。按球囊阀的形式又可分为两种：一种带自闭阀，另一种是将球囊用乳胶线固定于球囊微导管上（仅适用于乳胶球囊）。自闭阀球囊比较常用。ITC/Target Therapeutics 生产的硅胶球囊，法国 Ingenor 生产的乳胶球囊 (Gold Valve)，BALT 生产的乳胶球囊均为自闭阀球囊，各有不同型号。前两种球囊本身带有自闭阀，应用时可直接与球囊导管连接。BALT 球囊的阀为一小硅胶短柱体，出厂时与球囊是分离的，应用时需要用特制的球囊镊将其装置到球囊导管上，是目前国内最常用的球囊。

2) 弹簧圈：Gianturco 带纤毛不锈钢弹簧圈，螺旋直径较大，致血栓形成能力强，主要用于大血管的闭塞。Gianturco 弹簧圈闭塞血管后不能行 MRI 复查，磁场的作用可能会造成弹簧圈的移位。COOK 生产的铂金游离弹簧圈和机械解脱微弹簧圈，ITC/Target Therapeutics 生产的铂金游离弹簧圈和电解铂金微弹簧圈，也可用于颈内动脉的闭塞。铂金微弹簧圈的优点是其 MRI 相容性。

3) 可脱性球囊导管：ITC/Target Therapeutics、Ingenor 和 BALT 公司都具有相应的可脱性球囊导管。

(2) 颈内动脉闭塞技术：

1) 可脱性球囊闭塞颈内动脉：病人能够耐受球囊闭塞试验，则可行载瘤动脉永久性闭塞。Seldinger 技术穿刺一侧股动脉，放置相应的导管鞘，经导管鞘一次给予肝素 5 000～10 000U，静脉或肌内注射阿托品 0.5mg，防止球囊充盈引起的血管性迷走神经反应。造影导管选择插入要闭塞的颈内动脉，行血管造影，重点观察颈部颈内动脉的情况。交换相应的输送导管，最好为不可脱性球囊导管，如 Zepplin 球囊导管 (Medtronic/MIS)、Berenstein 球囊导管等，这样球囊闭塞前可控制近端血流，防止球囊受血流冲击而移位。

第 1 枚球囊放置的位置多选择颈内动脉岩部段的水平段，此段由于有骨性结构的支持，可使球囊比较稳固。当放置第 1 枚球囊时，要停止经输送导管的持续滴注，因为当球囊充盈后，颈内动脉成为封闭的系统，高压持续滴注可能使球囊移位。早期有些学者只放置 1 枚球囊，但当输送导管撤除后，在血流的冲击下有球囊移位导致远端栓塞的危险。现多主张放置第 2 枚或多枚球囊，以起保护作用。根据习惯，第 2 枚球囊的位置可

在颈内动脉岩部的垂直段、颈动脉球的远端和颈动脉球处。Connors 主张，将第 1 枚球囊放置在颈内动脉海绵窦段，之后在颈内动脉岩部放置数枚不锈钢弹簧圈（1.0mm），并在岩部段的近端放置第 2 枚球囊，最后在颈动脉球稍远端放置第 3 枚球囊。我们习惯将第 1 枚球囊放置在颈内动脉岩部的水平段，颈内动脉岩部的近端放置第 2 枚球囊。

有些学者主张，最后 1 枚球囊要放置在颈动脉球处，目的是防止颈内动脉残腔形成的血栓进入颈外动脉，再经颈外动脉与颈内动脉之间的危险吻合血管（如眼动脉等）进入颈内动脉系统造成颈内动脉系统的栓塞。这种情况是可能存在的，但大多数颈内动脉残腔自闭后并无此情况出现。颈内动脉闭塞后，所闭塞动脉供血区出现梗死的情况文献中也有报道，但栓子是来自对侧的颈内动脉还是颈外、颈内动脉系统吻合血管，还不能确定。如果将球囊放置在颈动脉球处，球囊的扩张可能引起严重的循环系统的功能障碍，如低血压、心脏骤停等。Connors 曾报道过此类并发症，因而只好经皮将颈动脉球处的球囊刺破。目前不主张在颈动脉球处放置球囊。

2）弹簧圈闭塞颈内动脉：全身肝素化后，将球囊导管放置在颈内动脉并将球囊充盈，微导管放置在颈内动脉海绵窦段，送入带纤毛微弹簧圈将该段颈内动脉闭塞。在颈内动脉的上颈段放置较大直径（1.0mm）的带纤毛弹簧圈。放置大直径弹簧圈的目的主要是防止远端微弹簧圈的移位。目前，我们只在颈内动脉上颈段放置较大直径的弹簧圈，操作简单并能取得同样理想的治疗效果。

（3）颈内动脉闭塞术后处理：有些病人能耐受球囊闭塞试验，并且永久性闭塞后几小时仍能耐受，但以后会出现神经功能障碍。如果术后处理得当，可使病人适应颈内动脉闭塞后血流动力学的变化，减少并发症的发生。

颈内动脉闭塞后最主要的是防止低血压（系统性和体位性）。要给予充足的液体量，鼓励病人多饮食、饮水。术后要卧床平躺 24h，48h 后方可下地活动。术后抗凝 12～24h。

（4）颈内动脉闭塞的并发症及处理：Higashida 等报道了 68 例颈内动脉闭塞的病例，闭塞前，只行 30min 的闭塞试验，无其他辅助评价手段，其中 7 例（10.3%）出现短暂的脑缺血发作，3 例（4.4%）出现完全性卒中。Mathis 等报道了 54 例，术前均行球囊闭塞试验及脑血流量分析，闭塞后无短暂性脑缺血发作，但 2 例出现永久性脑梗死。

在所有大宗病例报道中，颈内动脉闭塞都是应用可脱性球囊，永久性并发症的发生率为 5%。这表明颈内动脉闭塞相对比较安全，但同时也表明，目前颈内动脉永久性闭塞的术前评价并不是很完善，仍需进一步改进。

颈内动脉闭塞后，需要密切观察病人 24h。如果有神经功能障碍，要立即采取提高脑灌注压的措施，如抬高双侧下肢，补足液体，给予胶体，必要时应用升压药。

（二）闭塞椎动脉治疗椎 – 基底动脉瘤

椎 – 基底动脉瘤不能行腔内栓塞，也不能行手术夹闭。对能耐受闭塞试验者，可考虑行闭塞椎动脉治疗。

1．椎动脉闭塞试验和永久性闭塞所需材料 装置不可脱球囊的微导管（BALT Extrusion）可用于椎动脉的闭塞试验。如果估计病人能够耐受闭塞试验，也可用装置可脱球囊的微导管，闭塞试验结束后可脱性球囊将椎动脉闭塞。椎动脉闭塞所需球囊与颈内动脉闭塞所需球囊相同。

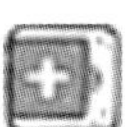

机械解脱微弹簧圈，如4mm × 10mm的GDC−10，5mm × 15mm或6mm × 20mm的GDC−18，也可用于椎动脉的闭塞。放置微弹簧圈所需的导管系统与动脉瘤腔内栓塞相同。

2.椎动脉闭塞试验 试验性椎动脉闭塞部位的选择与动脉瘤的部位有关。①在小脑后下动脉（PICA）起始点的远端闭塞。适用于PICA起始点的椎动脉瘤，PICA的起始点远端大于5mm，或者是基底动脉瘤。试验闭塞部位也是以后椎动脉永久性闭塞的部位。②椎动脉的第1颈椎水平。在此段闭塞后，颈外动脉系统如枕动脉可通过吻合支向基底动脉供血。大多数情况下，闭塞一侧椎动脉足以使动脉瘤血栓形成。如果动脉瘤仍未闭塞，可于3～4周后再行对侧椎动脉的闭塞试验，闭塞对侧的椎动脉，基底动脉由后交通动脉供应。

闭塞试验持续30min，在此过程中要不断观察神经功能情况，行对侧椎动脉、双侧颈内动脉和同侧颈外动脉的造影，以了解这些动脉向基底动脉系统的供血情况。病人耐受椎动脉闭塞的标准同颈内动脉闭塞试验。

3.椎动脉永久性闭塞 如果病人能够耐受闭塞试验，可行椎动脉永久性闭塞。如果用可脱性弹簧圈，可先在动脉瘤内放置弹簧圈直至将动脉瘤和载瘤动脉一并闭塞。如果用球囊，可在第1枚球囊以下1～2cm放置第2枚球囊，但要注意脊髓前动脉。对于PICA起始点远端的动脉瘤，则只需在动脉瘤和PICA之间放置1枚球囊。

如前所述，大多数情况下，闭塞一侧椎动脉足以使动脉瘤血栓形成。如果动脉瘤仍未闭塞，可于3～4周后再行对侧椎动脉的闭塞试验，闭塞对侧的椎动脉，基底动脉由后交通动脉供应。

（三）椎动脉闭塞的并发症和处理

椎动脉闭塞的并发症和处理同颈内动脉闭塞。

（余　泽）

第二节　颈动脉海绵窦瘘的治疗

一、治疗

外伤性颈动脉海绵窦瘘很少有自然治愈的机会，如任其自然发展，将有5%～10%的病人发生颅内出血或大量鼻出血。另外，动静脉瘘引起颅内杂音可使病人难以忍受。大量的脑盗血可能因脑及视网膜缺血而引起脑功能及视力障碍，甚至可因继发性青光眼或视神经萎缩而完全失明，因此必须予以积极治疗。治疗的目的在于闭塞瘘口，消除杂音，改善脑部血供，使眼球回缩，保护视力。最理想的治疗方法是做到既能闭塞瘘口，又能保持颈内动脉通畅。传统的手术方法种类很多，各有利弊。目前国内外均首选血管内栓塞治疗。

治疗时，应遵循下列基本原则：①立足于闭塞瘘口，而不应是阻断或减少瘘口的血流量。如瘘口不能闭合，单纯结扎供血动脉，如颈总、颈内、颈外动脉等联合结扎，脑部侧支循环逆行被未闭的瘘口“盗”走，则已经缺血的脑组织更加缺血，使脑及眼缺血

症状更为加重而病情恶化。②当瘘口过小或低流瘘时，球囊进入瘘口困难，可采用微弹簧圈栓塞，尽量不要行颈内动脉闭塞，除了少部分病人闭塞颈内动脉后出现迟发性脑缺血、脑梗死，造成神经功能障碍外，还有少部分病例闭塞颈内动脉后1～2个月出现颈外动脉分支与海绵窦相通，给治疗带来困难，这些因素是海绵窦段颈内动脉与颈外动脉分支间吻合有关。③力求一次手术达到最佳的治疗结果。④本病的自然病死率、病残率都较低，必须做好术前脑缺血耐受试验（Matas试验）。血管治疗有下列几种方法。

（一）可脱性球囊栓塞法

1974年Serbinenko首创用同轴可脱性球囊导管，1976年Debrun又对球囊技术进行改进，近几年来微导管可脱性球囊技术与栓塞材料的发展，使颈动脉海绵窦瘘治疗效果越来越好。由于该方法简单，操作方便，并发症少，死亡率低，而且保持颈内动脉通畅率高，并可得到立竿见影的效果，目前已成为本病首选的治疗方法。

1．术前准备

（1）有结膜水肿、充血，睑结膜水肿、外翻者，注意保护角膜，防止角膜溃疡形成。

（2）Matas试验（压迫患侧颈总动脉）每日2次，每次30min，最好持续准备2周左右。

（3）三维经颅多普勒检查，首先了解CCF的盗血、颅内供血情况，引流静脉方向，继而压迫患侧颈动脉后再了解颅内的侧支循环——前后交通动脉向患侧供血情况。

（4）尼莫地平20mg，3次/d，或尼莫通30mg，3次/d，有癫痫史者采取抗癫痫药物治疗。

（5）术前行血、尿、大便常规，出、凝血时间，肝、肾功能，胸透，心电图，电解质等检查。

（6）术前禁食，进行碘过敏试验、青霉素过敏试验、普鲁卡因过敏试验；导尿，会阴部备皮。

（7）术前30min肌内注射苯巴比妥钠0.1g，并备尼莫通注射液50ml术中用；微量泵注射器一台。

2．麻醉体位

（1）病人仰卧于DSA血管造影床上。

（2）凡能合作的病人均采用神经安定加穿刺部位浸润麻醉，以便于术中观察病人神志、语言及肢体活动等；对不能合作的小儿及特殊病人采用气管插管全身麻醉。

（3）术中请麻醉医师监护病人的生命体征并记录，同时用微量泵静脉注射尼莫通注射液，每小时5～10ml；必要时对高流瘘病人行控制性低血压，把病人平均动脉压维持在70～80mmHg水平。

3．手术方法

（1）经动脉途径：一般多采用经股动脉穿刺插管，如年纪大、动脉硬化主动脉弓宽，插管困难时，可考虑患侧颈总动脉穿刺插管。①采用Seldinger法，经股动脉穿刺，置8F导管鞘，将5F脑血管造影管经8F导管鞘插入，在电视监视下，分别选择插入左、右颈内动脉，椎动脉，必要时颈外动脉造影。明确诊断并了解颅内侧支循环情况后，拔除

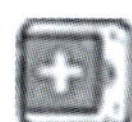

造影管。②经8F导管鞘插入8F导引管，在电视监视下将导引管前端送入患侧颈内动脉第2颈椎水平。8F导引管尾端接一Y型带阀接头，Y型阀侧壁与带三通软连接管并与动脉加压输液管相连接，排净空气后，缓慢滴入生理盐水。在插入微导管之前病人全身肝素化。③根据脑血管造影所见瘘口大小，选择适宜球囊安装在同轴导管内导管或Magic-BD导管末端。将安装好的带球囊的同轴导管或Magic-BD导管，经Y型带阀接头，由阀臂送入8F导引管内，在电视监视下将其慢慢送入患侧颈内动脉，利用血流将球囊送入颈内动脉海绵窦瘘口或腔内。当在电视下看到球囊突然改变方向时，即表明球囊已进入海绵窦瘘口或腔内。④用每毫升含碘180mg的非离子等渗对比剂，经微导管慢慢将球囊充盈（不能超过球囊容量），当经导引管注入对比剂证实瘘口完全闭塞时，慢慢牵拉同轴导管内导管或Magic-BD导管，将球囊解脱，留于瘘口或腔内。如果一个球囊不能将瘘闭塞，可以放入多个球囊，闭塞瘘后，再重复颈内动脉造影，了解瘘是否完全闭塞、颈内动脉是否通畅，并观察病人栓塞前后变化，病人自觉颅内轰鸣声及听诊眼眶杂音是否消失。⑤如球囊进入瘘及海绵窦腔困难或瘘内有骨刺（球囊充盈时就被刺破），需要闭塞瘘口处的颈内动脉时，必须先做降压情况下的颈内动脉闭塞试验，同时经对侧颈内动脉、椎动脉造影了解前后交通动脉侧支循环是否良好，只有在颅内侧支循环良好，病人能耐受患侧颈内动脉闭塞试验时，方可用球囊闭塞瘘口上下段颈内动脉，而且需要在颈内动脉颈段投入第2个保护球囊。

（2）经静脉途径：一般是动脉途径失败或颈内动脉已被栓塞，而以眼上静脉或岩上窦、岩下窦引流为主时采用。

1）经眼上静脉入路。在患侧眼眶周围消毒，铺消毒巾，用2%利多卡因在穿刺部位浸润麻醉，选眼眶上缘中内1/3交界处为穿刺点（图4-11-1），采用Seldinger法，用18G穿刺针直接垂直穿刺眼上静脉，在电视监视下，插入导丝，置4～8F导管鞘，经导管鞘送入4～8F导引管，用导丝将导引管前端送海绵窦内（图4-11-2），经导引管造影证实无误后，向海绵窦内送入球囊或微弹簧圈，或注入NBCA混合液，然后经对侧颈内动脉或椎动脉造影，了解患侧CCF是否消失，如海绵窦及眼上静脉不显影，证实瘘闭塞，栓塞成功，拔出导管鞘并压迫止血。

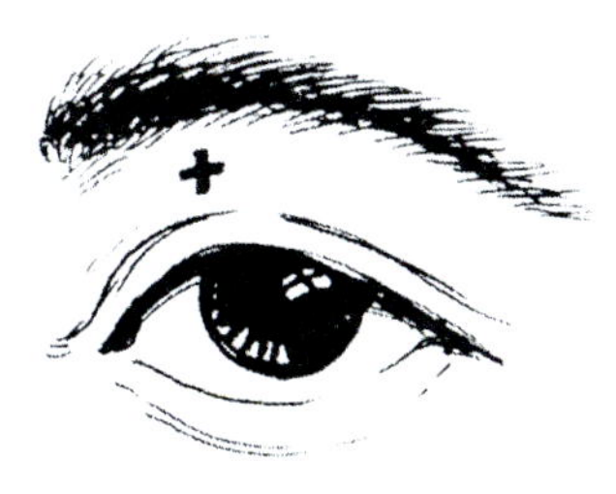

图4-11-1　经眼上静脉入路穿刺点

穿刺点在眼眶上缘中内1/3交界处

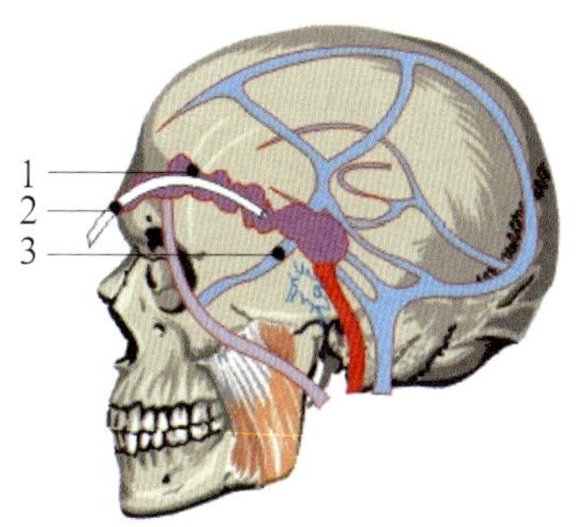

图4-11-2　经眼上静脉入路进入海绵窦

1.眼上静脉　2.5F导管鞘与导管　3.海绵窦腔

2）经股静脉或颈内静脉入路。适用于以岩上窦、岩下窦引流为主。穿刺部位常规

消毒，铺消毒巾，用2%奴夫卡因在穿刺点局部浸润麻醉，病人全身肝素化，采用Seldinger法穿刺股静脉插入6F导管鞘，再经导管鞘插入6F静脉导管达患侧颈内静脉第2颈椎水平，经6F静脉导管插入Magic 3F/2F或Tracker-18微导管，在0.36mm铂金微导丝导引、电视监视下，经岩上窦或岩下窦送入海绵窦内（图4-11-3），拔出微导丝，经微导管造影证实无误，开始向海绵窦内送入微弹簧圈进行栓塞，直至完全将海绵窦瘘闭塞为止。如造影见瘘未完全闭塞，再送入微弹簧圈困难，术后可每天压迫患侧颈总动脉2次，每次30min。我们已治愈6例，3个月后来院复查瘘完全闭塞。治疗结束，拔出导管鞘，局部压迫15～20min，盖无菌纱布，加压包扎。

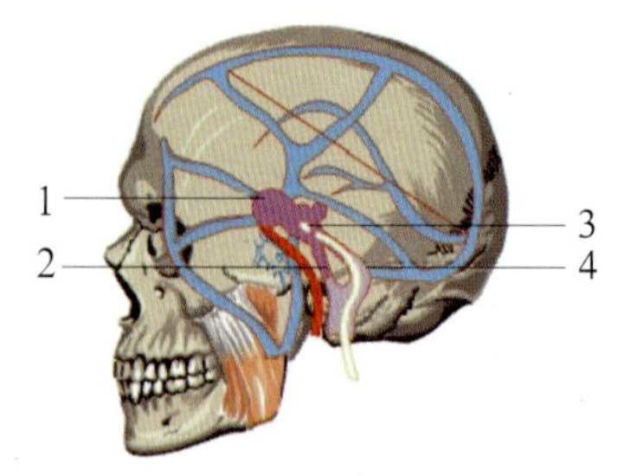

图4-11-3 经股静脉或颈内静脉入路

1.海绵窦腔 2.岩下窦 3.导管 4.岩上窦

（3）开颅手术夹闭颅内颈内动脉：在颈内动脉闭塞或结扎后，还有颅内血液逆流入颈内动脉使瘘显影，不能经对侧颈内动脉通过前交通动脉或经椎动脉通过后交通动脉到患侧瘘口远端颈内动脉，或经眼上静脉、岩上窦、岩下窦入海绵窦栓塞时，可开颅行瘘口远端颈内动脉夹闭，来治疗CCF。

4．术中注意要点

（1）本手术最关键的步骤是如何把球囊送入瘘和海绵窦腔内，对高流瘘，一般难度不大，对低流瘘或瘘口较小者，球囊往往难以进入瘘，必须造影了解瘘口的位置，明确瘘口位置后，将球囊置于瘘口部位，改变球囊充盈大小，并在体外旋转导管尾端，促进球囊进入瘘内，如此才能达到既闭塞瘘口又保留颈内动脉通畅的最佳治疗效果。

（2）当瘘口过小或低流瘘，球囊无法进入瘘内，需要闭塞颈内动脉以达到治愈瘘时，必须做患侧颈内动脉闭塞试验，并了解颅内前后交通动脉侧支循环情况，只有颅内侧支循环良好，病人又能耐受患侧颈内动脉闭塞试验时，才能行颈内动脉闭塞。这时闭塞颈内动脉的第1个球囊须放在颈内动脉瘘口处或远端，闭塞瘘口与颈内动脉，再在瘘口近心端放第2个保护球囊，只有这样才能彻底治愈瘘。如果患侧颈内动脉闭塞试验病人不能耐受时，则改用微弹簧圈栓塞。

（3）经股静脉或颈内静脉插管从岩上窦、岩下窦进入海绵窦行瘘栓塞，在未栓塞瘘之前不能损伤岩上窦、岩下窦，否则岩上窦、岩下窦过早闭塞改变静脉分流方向，使血液分流向眼静脉，使眼静脉压更高，突眼加重，或分流转向皮层静脉，引起颅内出血。

（4）外伤性颈动脉海绵窦瘘，由于颅底骨折，有些病人海绵窦瘘口附近及海绵窦腔内不平滑，当球囊进入瘘口或海绵窦腔内充盈时，球囊会被骨刺刺破，遇到此类情况时，应当改变球囊在海绵窦腔内的位置及充盈程度，避免骨刺刺破球囊，以达到栓塞治疗的目的，或采用微弹簧圈栓塞。

当瘘口过大，一个球囊难以闭塞瘘时，可向海绵窦腔内送入多个球囊，但第1个球囊进入海绵窦腔内后尽量远离瘘口再解脱，留出瘘口处较大的空腔，便于第2、第3个球囊进入，在前几个球囊的基础上，使最后一个球囊牢固闭塞瘘口，可以避免球囊移动，瘘再通。

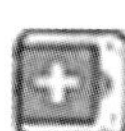

5. 术后处理

(1) 手术完毕立即拍头颅正侧位片，了解球囊位置、大小，以便于日后拍片观察对比。

(2) 严密观察病情变化，尤其注意病人神志、语言功能、肢体运动，有无过度灌注综合征发生，病人是否能听到颅内轰鸣声，患侧眼眶杂音是否再现。

(3) 应用抗生素预防感染。

(4) 对高流瘘闭塞后有可能发生过度灌注综合征者，给予控制性降压，把血压降至基础血压的2/3水平。

(5) 保护患眼角膜，应用眼膏或眼药水。球结膜水肿外翻者，请眼科协助复位，防止角膜溃疡。

(6) 不能进食者，酌情输液。

(7) 术后3d内尽量不要活动，防止球囊移位，瘘再通。

(8) 手术5d后再拍头颅正侧位片，了解球囊位置、大小是否有变化。

(9) 出院前再次行3D-TCD检查。

6. 主要并发症

(1) 在操作时，导管和球囊有可能损伤血管或球囊自动脱落，致颈内动脉闭塞或颅内动脉闭塞，造成脑缺血，注意操作时动作轻柔，防止球囊自动脱落，造成误栓。

(2) 由于球囊内对比剂过早溢出、海绵窦内血栓形成不完全，使瘘口再通，或形成假性动脉瘤。

(3) 在慢性高流瘘者，因盗血严重，使正常脑血管自动调节功能失调，在瞬间闭塞瘘口后，有可能发生过度灌注综合征，可在术后采用控制性降压，防止此类并发症发生。

(二) 微弹簧圈栓塞法

微弹簧圈栓塞法（micrcoil technique）是把特制的钨丝微弹簧圈或铂金微弹簧圈经超选择插管到位的微导管送入瘘内进行栓塞治疗的一种方法。

1. 适应证

(1) 因瘘口较小，球囊无法进入，病人又不适宜闭塞颈内动脉时。

(2) 由于颅底骨折，当球囊进入瘘口或海绵窦腔充盈时，球囊被骨刺刺破。

(3) 对于较大瘘口，可以与可脱性球囊联合使用，避免球囊移位、瘘再通。

2. 操作方法　一般经导引管插入Magic 3F/2F或Tracker-18微导管，在0.36mm微导丝导引下，将微导管前端经瘘口送入瘘内。一定要经微导管造影证实无误，再经微导管送入微弹簧圈行瘘内栓塞，直至将瘘内填满为止；每次送入微弹簧圈不能超过10cm，超过10cm易堵管，治疗结束后，再经导引管造影了解瘘是否完全闭塞，如瘘未完全闭塞，术后每天压迫颈总动脉2次，每次30min，促使残余瘘完全闭塞。

（余　泽　马廉亭）

第三节　海绵窦型硬脑膜动静脉瘘的治疗

一、治疗目的

保护视力；消除杂音；消除眼部症状；改善颅内血液循环。

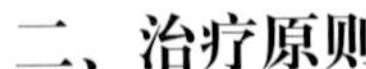

二、治疗原则

闭塞瘘口，保持颈内动脉通畅，改善脑部循环，减轻眼部症状是治疗海绵窦型硬脑膜动静脉瘘的基本原则。

1.闭塞瘘口，不能只阻断载瘘动脉或减少瘘口的血流量 如果单纯结扎或闭塞供血动脉，而瘘口没有被堵住，则瘘口两端的脉压差将把侧支循环的血流吸过来；尤其是瘘口较大的动静脉瘘，单纯结扎或闭塞瘘口近端的颈内动脉、颈外供血动脉是无益而有害的，因为瘘口未被闭塞，从而增加了从瘘口远端的盗血，加重了脑和眼的缺血，同时为进一步治疗带来了困难。

2.争取一次达到最佳的治疗效果 如果瘘口闭塞不完全，侧支循环逐渐建立，瘘口的供血动脉会越来越复杂，使进一步治疗非常困难。

3.保持颈内动脉通畅 因海绵窦型硬脑膜动静脉瘘的自然病死率及病残率都很低，治疗应以安全、高效为首选。

三、治疗方法

治疗途径有经动脉途径和经静脉途径两种，可选用真丝线段、微粒、NBCA 胶、球囊及弹簧圈等材料闭塞瘘口。

（一）经动脉途径栓塞瘘口

经皮穿刺股动脉，放置 6F 导管鞘，然后全身肝素化，静脉推注肝素钠，首次剂量为 50mg，以后每 2h 给 25mg。全身肝素化后，首先进行全脑血管造影，包括双侧颈外动脉，必要时还行甲状颈干、肋颈干造影以了解海绵窦型硬脑膜动静脉瘘的特点，静脉引流途径。充分了解瘘口的血供情况，了解瘘口的大小、数量和位置；还要了解载瘘动脉的情况，是否有动脉粥样硬化斑块或狭窄，是否有严重的迂曲，是否伴有囊状动脉瘤和夹层动脉瘤（dissections），然后更换 6F 导引管至颈内动脉第 2 颈椎水平，不可过高，以避免损伤颈内动脉内膜造成夹层动脉瘤。

经 6F 导引管将 Magic3F/2F 或 EXECEL-14 微导管在微导丝的导引下送至瘘口处，用微导管造影了解血流速度、瘘口大小、静脉窦扩张程度及有无反流，以便选择栓塞材料。如血流量大且静脉窦扩张明显，可选用弹簧圈先进行栓塞，待血流缓慢后改用 NBCA 胶将瘘口完全栓塞；若瘘口血流缓慢且静脉窦扩张不明显，可选用真丝线段、微粒或直接用 NBCA 胶进行栓塞治疗，将瘘口完全闭塞。部分无法栓塞的颈内动脉小的供血支可以通过术后长期间断压迫患侧颈总动脉而治愈。

如颈外动脉或甲状颈干、肋颈干有供血，还应将微导管改送至相应的供血动脉进行栓塞治疗，直至瘘口完全闭塞。

对于由海绵窦段颈内动脉的动脉瘤破裂造成的海绵窦型硬脑膜动静脉瘘，治疗方法可用 6F 导管鞘和导引管，将 EXECEL-14 微导管在微导丝的导引下插入瘘口的第 1 个孔与第 2 个孔之间，实际上是插入已破裂的动脉瘤，放置相应大小的 GDC，填塞动脉瘤即可堵住瘘口（图 4-11-4，图 4-11-5）。如动脉瘤太大，治疗费用太高也可考虑选用相应大小的球囊将动脉瘤及瘤口一并闭塞；若闭塞动脉瘤困难且颅内前后交通循环好，可

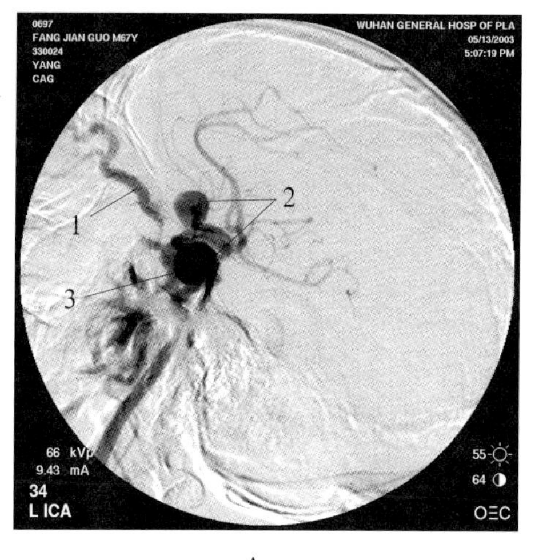

A

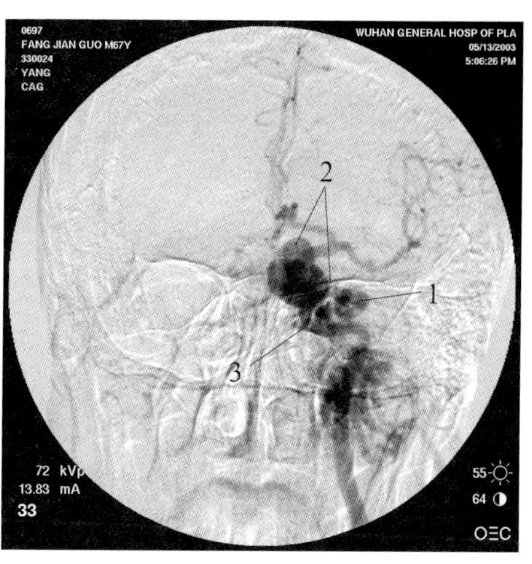

B

图 4-11-4 男，67 岁，右侧颈内动脉多发动脉瘤并海绵窦瘘，有杂音。颅内有明显的盗血现象，大脑前及大脑中动脉显影不完全

1.扩张的眼静脉 2.多发动脉瘤 3.扩张的海绵窦

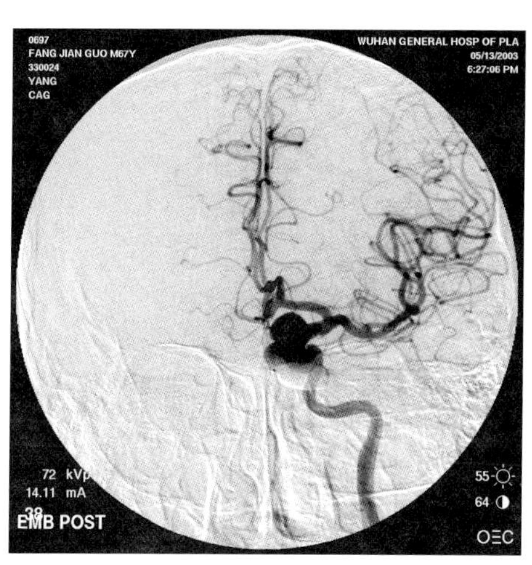

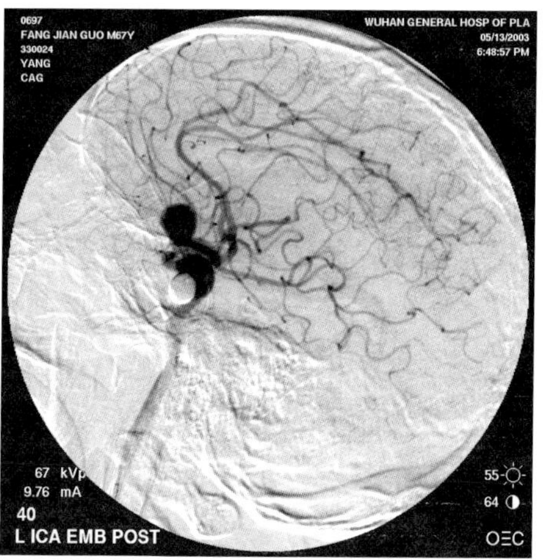

图 4-11-5 用球囊栓塞海绵窦段动脉瘤，动脉瘤消失，海绵窦亦不显影，颅内血流恢复正常

以考虑于动脉瘤口部位将颈内动脉一并闭塞。

对于 Ehlers-Danlos 综合征Ⅳ型伴有海绵窦瘘的病例，采用动脉途径治疗时要慎重，由于其动脉壁非常脆弱，容易被导管损伤而发生致命性的出血，即使是单纯的动脉造影就有20%～30%的死亡率，所以，经动脉途径的造影和治疗有一定的危险。Ehlers-Danlos 综合征Ⅳ型是一种家族遗传性结缔组织异常疾病，非常少见，发病率约1/（5～50）万，由于血管壁缺乏Ⅲ型胶原蛋白成分，使动脉壁缺乏弹性而脆弱，易发生动脉瘤，病人可因海绵窦内颈内动脉的动脉瘤破裂而形成海绵窦型硬脑膜动静脉瘘。美国对 202 例 Ehlers-Danlos 综合征Ⅳ型病人的研究中发现 6 例海绵窦瘘（占 3%）。

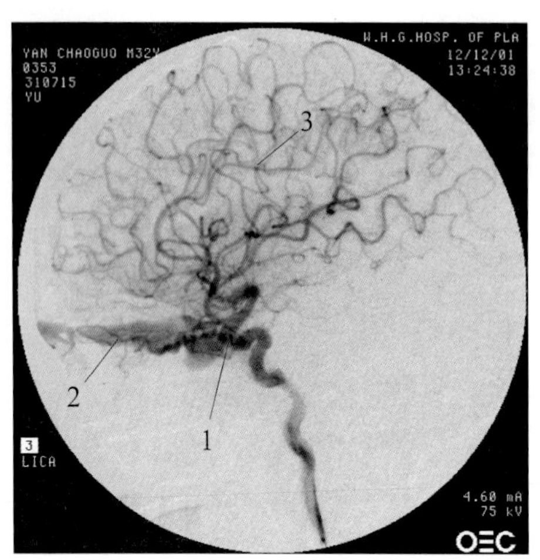

图 4-11-6　左侧颈内动脉造影显示海绵窦主要以眼静脉引流，颅内无明显盗血现象

1.海绵窦显影　2.眼上静脉扩张　3.颅内血管充盈良好

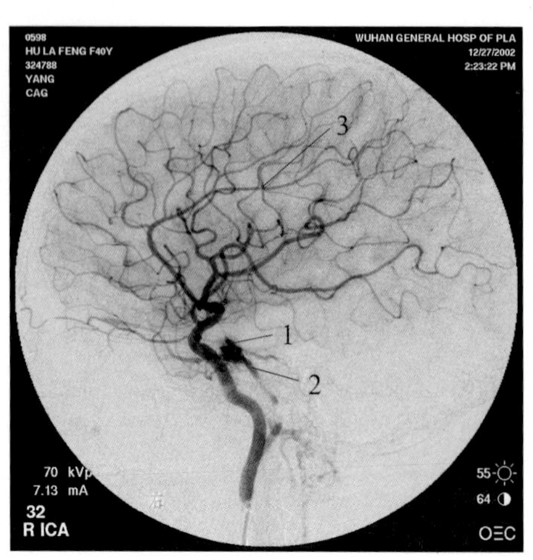

图 4-11-7　右侧颈内动脉造影显示海绵窦主要由岩上窦引流

1.海绵窦显影　2.岩上窦引流　3.颅内血管充盈良好

（二）经眼上静脉途径导管栓塞治疗海绵窦型硬脑膜动静脉瘘

1.正常眼上静脉和海绵窦的解剖　眼上静脉起始于眼眶的前内上方，在上斜肌的上方由眶上静脉和内眦静脉汇合而成，向后外方走行于眶内脂肪中，在接近眶尖处与眼下静脉汇合形成眼总静脉，经眶上裂进入海绵窦前间隙。眼上静脉在眼眶内按其形态和位置可分为3段。第1段：自上斜肌的滑车，沿眶顶前部向后走行，在上直肌的下方横过，至筛前静脉汇入处；此段的长度平均为16mm，直径平均为2mm，多为单干型，占95%，少数可以是双干型。第2段：位于上直肌下方、眼动脉外侧和视神经上方的脂肪中，由前内向后外走行至上直肌外侧缘和外直肌起点处的上方，泪腺静脉在此处汇入，其长度平均为12mm，直径平均为2.5mm；此段为斜方向走行，与眶顶中线的夹角平均为50°～60°（图4-11-8）。第3段：于上直肌后部的外侧缘向后内走行，与眶外侧壁基本平行，至眼下静脉汇合处；此段长度平均为10mm，直径平均为2.5mm。有8.3%的病例无眼下静脉。眼上静脉的血管壁弹性较大，在病理性眶内静脉高压的影响下，眼上静脉可明显增粗。

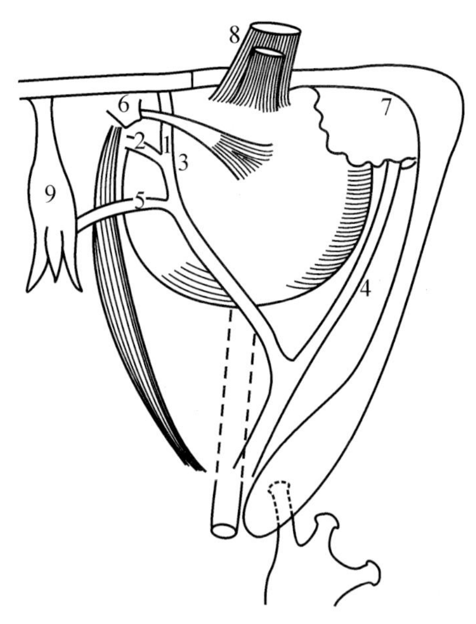

图 4-11-8　眼上静脉走行解剖示意图

1.眶上静脉　2.内眦静脉　3.眼上静脉　4.泪腺静脉　5.筛前静脉　6.滑车　7.泪腺　8.上睑提肌和上直肌　9.鸡冠

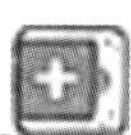

眼总静脉由眼上静脉与眼下静脉汇合而成，穿过眶上裂汇入海绵窦前间隙，长度平均为5mm，直径平均为3mm。眼总静脉汇入海绵窦前间隙有两种形式：进入海绵窦前间隙的前下部，占83.3%；进入海绵窦前间隙的前部，占16.7%。后一种形式可以看成是眼总静脉与海绵窦前间隙的直接延续。静脉壁在接近海绵窦处逐渐变厚和坚韧并过渡为海绵窦壁，而且此处比较固定，并受到眶上裂骨性结构的限制，使得此处的眼静脉不易伸展和扩张。

海绵窦前间隙是海绵窦内颈内动脉虹吸部前方的狭长间隙，上内侧壁由床突间韧带的延续和颈动脉环的近端组成，下内侧壁由蝶骨表面的硬膜组成，外侧壁由两层硬膜及动眼神经、展神经、三叉神经眼支组成，后壁由颈内动脉海绵窦段的前曲部组成，汇入此间隙的血管主要是眼静脉。

2．眼上静脉入路栓塞治疗海绵窦型硬脑膜动静脉瘘的可行性　海绵窦内的血流方向是不固定的，汇入海绵窦的静脉都无瓣膜，当发生海绵窦型硬脑膜动静脉瘘时，动脉血涌入海绵窦，从一条或多条静脉回流；其中眼上静脉常是主要的引流静脉，在眼眶内眼上静脉周围是眶内脂肪组织，缺乏坚实的组织支持和保护，在动脉血压力的作用下，眼上静脉代偿性扩张，血管增粗非常明显，直径可达7～12mm，平均9mm，血管壁增厚，呈动脉化改变，为解剖暴露和插管提供了条件。

眼上静脉常因扩张、动脉化改变及眶内容物水肿等原因发生一些形态改变，但基本走行不变，在头颅CT和颏顶位的动脉造影片上可看到增粗的眼上静脉略呈“S”形；在侧位像上，眼上静脉的阶段区分不明显，在眶顶下3～4mm处由前向后走行。在X线透视下将导丝、导管插入眼上静脉，慢慢通过“S”形的两个弯曲多无困难，只要操作得当，

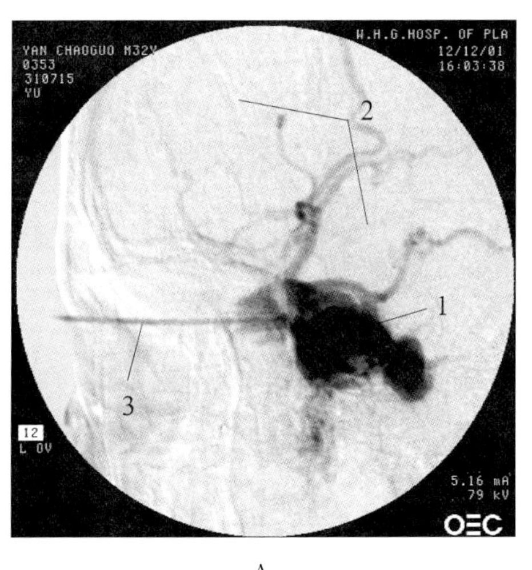

A

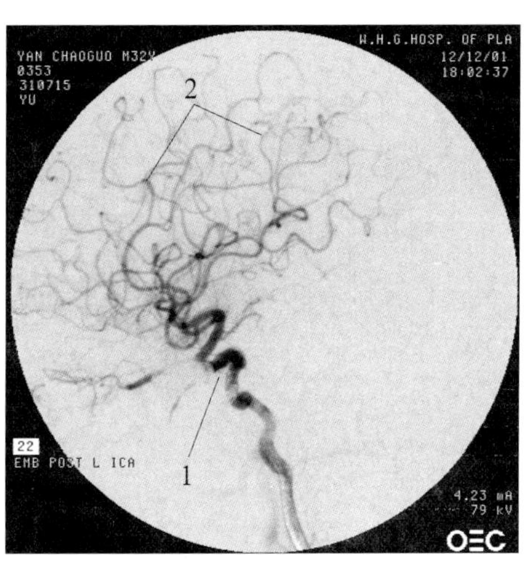

B

图4 11-9　右侧DCCF，右侧颈内动脉造影，直接穿刺眼上静脉至海绵窦

A 直接穿刺眼静脉造影，海绵窦显影，颅内部分血管显影　1.海绵窦显影　2.颅内盗血　3.穿刺针

B 栓塞后颈内动脉造影显示颈内动脉通畅，颅内血管充分显影　1.海绵窦未显影　2.颅内血流恢复

一般不会造成眼上静脉的破裂出血。

3.眼上静脉入路栓塞治疗海绵窦型硬脑膜动静脉瘘的适应证 以眼上静脉为主要引流静脉，眼上静脉有明显的扩张；经动脉途径治疗有困难、有危险、治疗失败。

4.穿刺定位及方法 眶上静脉穿经眶上孔或眶上切迹，位置固定，易于定位，而且与眼上静脉直接沿续，几乎没有弯曲，有利于穿刺和导管插入，但此血管较细，不适合插入导管鞘和引导管，只适于插入Tracker导管。体表定位在眶上缘中内1/3交界处，可以摸到眶上静脉明显的搏动，但穿刺前要辨认清楚，避免误入眶上动脉。眶内的眼上静脉虽位置较深，但解剖暴露此血管的手术并不困难，而且血管粗大，弯曲较少，到达海绵窦的距离较短，可插入较粗的6F或8F导管鞘和导引管，用弹簧圈或球囊栓塞，是经眼上静脉入路常选用的血管。

动静脉瘘的存在会使眼上静脉动脉化，使之搏动明显，可以容易地在眶上缘中内1/3交界处触摸到，局部消毒铺巾后直接穿刺眼上静脉，在X线透视下将导丝送入海绵窦中，在导丝导引下送入相应的导管鞘及导引管，再用Tracker-18导管或Debrun同轴导管向海绵窦深处送入弹簧圈或球囊，充分填塞海绵窦。经右侧股动脉插管做颈内动脉或/和颈外动脉造影证实海绵窦瘘完全消失，拔除导管及导管鞘，压迫止血后包扎穿刺点。

5.手术方法及术前准备 除了股动脉插管造影所需器械和使用球囊或弹簧圈所需配套器械外，另备15号眼科刀片，刀柄，小弯血管钳，乳突拉钩，窄脑压板，吸引器，双极电凝，缝合用针线等。

病人术前禁食水，剃去眉毛，留置导尿管，仰卧于血管造影床上，气管插管静脉复合麻醉，红霉素眼膏覆盖角膜和水肿外翻的结膜。

6.手术步骤 沿眉弓下缘眶上切迹内1/3做2cm的弧形切口（图4-11-10），切开皮肤和皮下组织，钝性分离，在眶上切迹内下方剪开眶隔，放乳突拉钩牵开切口，在接近眶顶的眶内脂肪中钝性分离，可发现有搏动、粗大的眼上静脉，在其下方绕过一根细线向外牵拉（图4-11-11），用脑压板推压脂肪，尽可能多地游离出一段眼上静脉，并牵拉固定，在直视下穿刺或切开一小口，见有动脉血喷出时迅速送入导丝，在X线透视下将导丝送入海绵窦中，沿导丝送入导管鞘，将眼上静脉与导管鞘结扎固定在一起。将导引管经导管鞘尽可能深地插入眼上静脉，再用Tracker-18导管或Debrun同轴导管向海绵窦深处送入弹簧圈或球囊，填塞海绵窦。经右侧股动脉插管做颈内动脉或/和颈外动脉造影证实CCF消失，拔除导管及导管鞘，结扎眼上静脉或在手术放大镜下用10-0的缝合线缝合血管切口；抗生素盐水冲洗术野，缝合眶隔和皮肤。

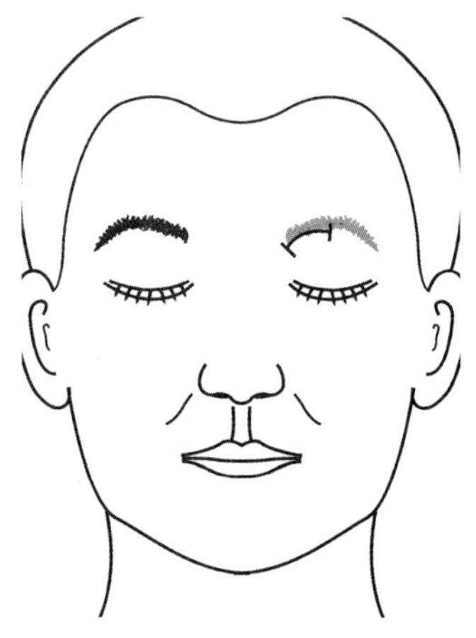

图4-11-10　经眼上静脉途径插管，解剖暴露眼上静脉手术切口示意图

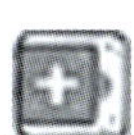

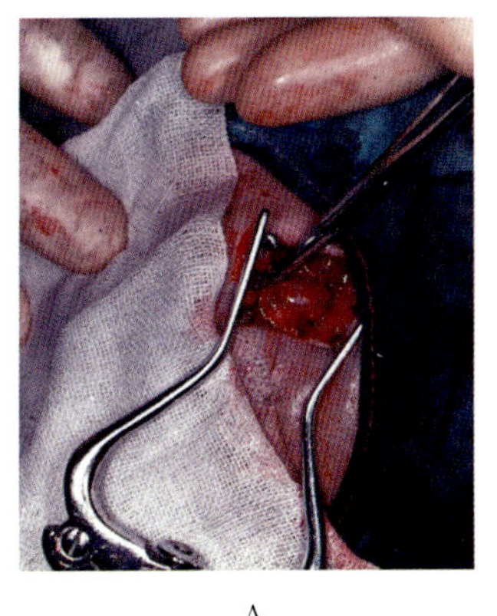
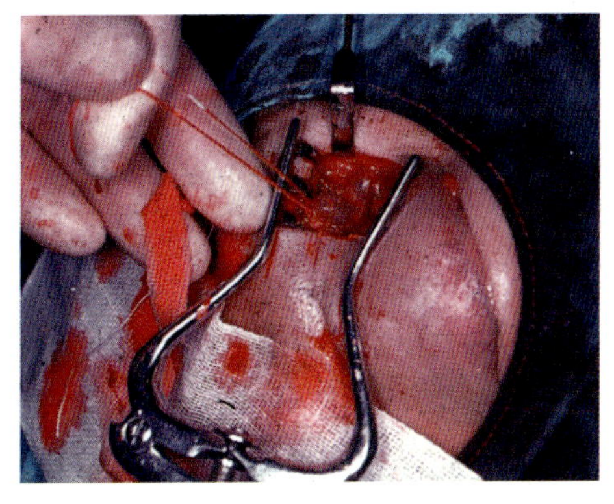

A B

图 4-11-11 手术解剖暴露眼上静脉并向外牵拉

（三）经股静脉途径栓塞治疗海绵窦型硬脑膜动静脉瘘

该方法适合以岩上窦、岩下窦为主要引流静脉，静脉窦有明显扩张的海绵窦型硬脑膜动静脉瘘；供血动脉太细，瘘口呈筛网状，经动脉途径治疗有困难、有危险、治疗失败者可以考虑采用该方法。

经皮穿刺股静脉，放置 6F 导管鞘，然后全身肝素化，更换 6F 静脉导引管经下腔静脉、上腔静脉将导管送至颈内静脉第 2 颈椎水平，再经 6F 导引管将 Magic3F/2F 或 EXECEL14 微导管在微导丝的导引下通过岩上窦和岩下窦送至海绵窦内，选择合适的弹簧圈将海绵窦闭塞。

（四）栓塞材料的选择

眼静脉与海绵窦连接处的血管壁厚且坚韧，代偿性扩张不如眼上静脉的远心端明显，而且有眶上裂骨性结构的限制（眶上裂骨性结构的宽度平均 2.2mm），所以此处相对狭窄，较粗的 8F 导引管或球囊通过此狭窄处可能有困难，可用 Tracker-18 导管插入海绵窦用弹簧圈栓塞。如果眶上裂无明显狭窄（眶上裂骨性结构最宽可达 5mm），眼上静脉扩张明显，可选用 8F 导管鞘和导引管用 Debrun 同轴导管送入球囊栓塞。

对于海绵窦扩张非常明显的海绵窦瘘，最好用球囊填塞海绵窦，随着球囊慢慢缩小，占位效应可逐渐减轻。对于海绵窦扩张不明显的，或眼上静脉在眶上裂处有狭窄的海绵窦瘘，最好用 Tracker-18 导管和弹簧圈栓塞。Tracker 导管可借助微导丝通过眶上裂的狭窄处到达海绵窦后部，推入的弹簧圈由后向前逐渐填塞海绵窦；缓慢推入柔软的弹簧圈，不易损伤颅神经，造成眼球运动障碍的机会很少。

对于颈内动脉的细小供血支，可用微导丝将相应微导管送至瘘口处造影证实无正常血管及反流后，选用真丝线段、微粒及 NBCA 胶进行栓塞，但一定要确保在造影时无对比剂反流入颈内动脉主干时才能进行，以免发生误栓。

颈外动脉供血支可根据瘘口及血流量的大小选择适当浓度的 NBCA 胶、真丝线段及微粒进行栓塞，但栓塞前一定要用微导管造影证实瘘口供血动脉与颅内血管无交通，以免误栓而致并发症。

静脉入路进行海绵窦型硬脑膜动静脉瘘的栓塞则主要是选择弹簧圈或球囊，如瘘口较大，可以采用弹簧圈经供血动脉填塞海绵窦而达到治愈目的。

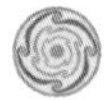

（五）并发症

海绵窦型硬脑膜动静脉瘘栓塞治疗的并发症较少见，主要有因颈外的供血动脉与颈内动脉存在交通支或颈内供血动脉栓塞时，栓塞材料反流而致误栓，术中应注意避免。

（杨　铭）

第四节　鞍区脑动静脉畸形的血管内治疗

脑动静脉畸形（AVM）的主要危害是出血和癫痫，两者都可导致严重后果。治疗的目的是消除病灶、制止出血、改善脑循环。治疗方法包括血管内栓塞、手术切除和放射外科治疗，在此主要讨论血管内治疗的有关问题。

1960 年 Luessenhop 首先用人工栓塞术（artificial embolization）治疗 AVM，1975 年他改用外科栓塞术（surgical embolization）一词。其理论根据为：① AVM 供血动脉阻力低，随血液流动运行的人工栓子将自然地被血流带到 AVM 的供血动脉中去。② AVM 的供血动脉比供应正常脑区的动脉管径大，故根据脑血管造影预选定大小的人工栓子不会堵塞供应正常脑区的动脉，只能栓塞 AVM 的供血动脉区。③ AVM 的供血动脉在达到畸形血管团之前，分成多条小动脉，故栓子恰好停止在供血动脉的终末处，达到阻断 AVM 的供血动脉之目的。随着血管内神经外科的不断发展，导管材料与类型的不断改进，栓塞材料的不断完善，其栓塞治疗的适应证也不断增加，治愈率亦明显提高，并正式命名为血管内栓塞（vascular embolization）治疗技术。

一、栓塞所用微导管

（一）Magic 微导管

系法国 BALT 公司生产，为逐渐变细、前段可以任意弯曲的微导管，主要用于治疗脑动静脉畸形的有 Magic STD、MP、PI，前段为 1.8F（1F=0.33mm），长度分别为 10cm、20cm、30cm；Magic olive、olive–MP、olive–PI，前段为 1.8F 橄榄头，长度分别为 10cm、20cm、30cm；Magic 1.5F、1.5F–MP、1.5F–PI，前段为 1.5F，长度分别为 15cm、20cm、30cm；Magic 1.5F–olive、1.5F–olive–MP、1.5F–olive–PI，前段为 1.5F 橄榄头，长度分别为 10cm、20cm、30cm；Magic 1.2F，前段为 1.2F，内径 0.2mm，长度为 15cm； Magic BG，即 Magic STD 末端带 BALT 1 号开孔球囊（图 4–11–12 至图 4–11–15）。

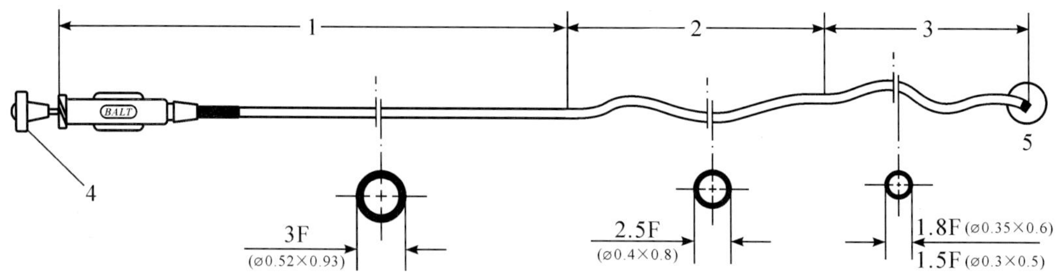

图 4–11–12　Magic 1.8F–STD、1.8F–MP、1.8F–PI、1.5F、1.5F–MP、1.5F–PI

1. 坚硬部分　2. 柔软部分　3. 非常柔软部分　4. 支撑钢丝　5. 金环标记

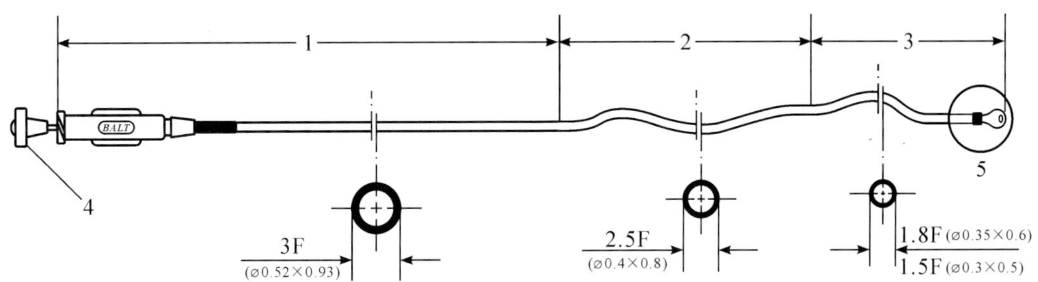

图4-11-13 Magic olive、olive-MP、olive-PI、1.5F-olive、1.5F-olive-MP、1.5F-olive-PI
1.坚硬部分 2.柔软部分 3.非常柔软部分 4.支撑钢丝 5.金环标记，橄榄头直径1.1mm

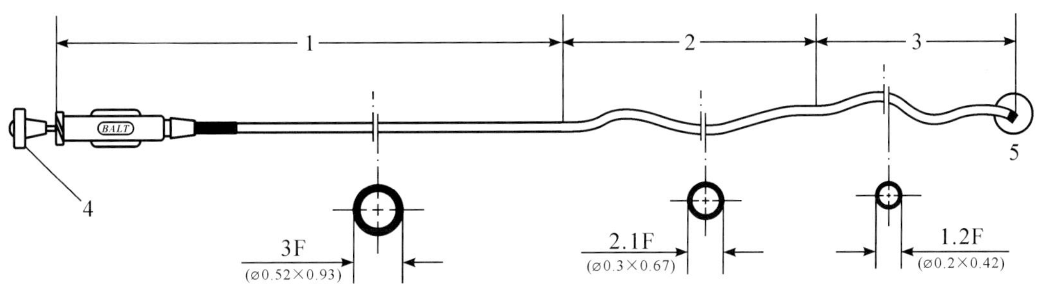

图4-11-14 Magic 1.2F
1.坚硬部分 2.柔软部分 3.非常柔软部分 4.支撑钢丝 5.金环标记

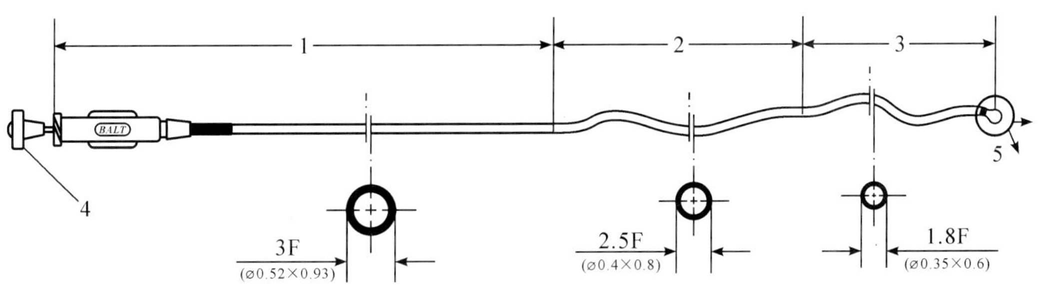

图4-11-15 Magic BG
1.坚硬部分 2.柔软部分 3.非常柔软部分 4.支撑钢丝 5.开孔球囊

（二）Cordis公司微导管（Cordis,Transit™ Infusion Catheter）与微导丝(Instinct™)

微导管总长度150cm，尾段坚硬部分为3F，长130cm，前段柔软部分为2.5F，长20cm，尖端内嵌有金环标记（图4-11-16）。微导丝长180cm，末段柔软部分28cm，尖端弯曲，直径0.46mm/0.36mm。

二、栓塞材料

（一）微粒（particle）

1.冻干硬脑膜（lyophilized dura）微粒 是人或猪的硬脑膜经冷冻真空干燥而成，为德国进口，临用时剪成微粒（200～500 μm），主要用于自然血流冲击栓塞硬脑

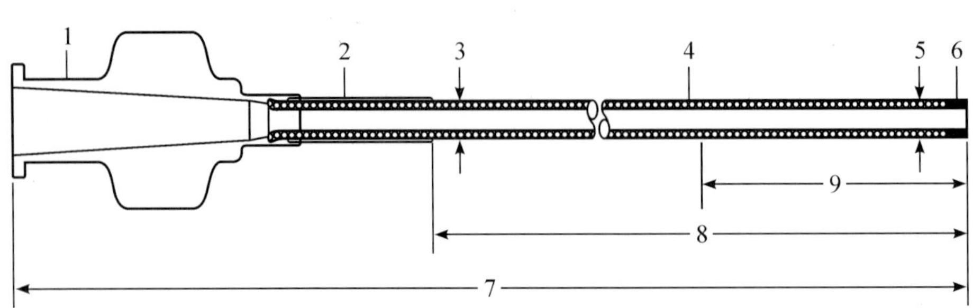

图 4-11-16 Cordis 微导管

1.透明带翼基座 2.保护套 3.近段 3F 4.带编织网部分 5.末段 2.5F 6.不透 X 线标记 7.总长度 8.有用长度 9.末段易弯曲的长度

膜动静脉瘘、硬脊膜动静脉瘘、脊髓血管畸形等。

2.聚乙烯泡沫醇（polyvinyl alcohol，ivalon）微粒 具有多孔结构，弹性好，吸水性强，浸泡于盐水中可膨大到原体积的 10 倍以上，有 150μm、250μm、500μm、1 000μm 等规格，为永久性栓塞材料，但有很快膨胀堵塞较大血管的缺点，主要用途同冻干硬脑膜。

3.真丝微粒（silk particles）和线段 为广州军区武汉总医院神经外科研制，微粒有 20μm、50μm、100μm、150μm、200μm、250μm、500μm、1 000μm 等规格；线段为 3-0、5-0 手术用真丝线制成，可剪成 0.5cm、1.0cm、1.5cm、2.0cm、2.5cm、3.0cm、4.0cm 等不同规格。国产自制，价格便宜，适用于硬脑膜、硬脊膜动静脉瘘，脑动静脉畸形和头颈、颌面、肝、肾等动静脉畸形的栓塞治疗。

（二）液体栓塞剂

1.氰基丙烯酸异丁酯（isobutyl-2-cyanocrylate，IBCA） 又称丁氰酯，是一种高分子化合物，20 世纪 70 年代 Zanetti 对其进行研究，具有快速粘结作用，在血液中可瞬间聚合，在盐水中聚合需 15～40s，而在 5% 葡萄糖中却不发生聚合，加不同剂量的碘苯酯，可相对延缓聚合时间，常用浓度为 20%～66%，主要用于颅内动静脉畸形的栓塞治疗，但有粘住导管断于颅内，栓塞引流静脉、静脉窦，经导管注入后使导管变硬或堵塞等缺点。

2.蓝色组织胶（histoacryl blue，NBCA） 其性能与用法同 IBCA，但其毒副作用较 IBCA 低，目前已取代 IBCA。301 医院与天坛医院已研制成国产 NBCA，其理化性能与效果完全达到国外同类产品的标准。

3.聚乙烯醇（ethylene vinyl alcohol copolymer，EVAL） 是日本新近研制的液体栓塞剂，主要成分为聚乙烯和聚乙烯醇，溶于二甲基亚砜中。与血液接触，二甲基亚砜立即弥散，而 EVAL 则聚合成固体，不粘导管，可通过同一导管反复注射。曾报道治疗脑 AVM 10 例，硬脑膜 AVF 9 例，效果好，且栓塞后组织反应轻。

4.甲基丙烯酸-2-羟基乙酯（2-hydroxyethyl-methacrylate，HEMA） 是一种随人体温度聚合的物质。主要用于充填可脱性球囊、永久性栓塞。进口商品包装分为 A、B 两瓶，A 瓶为 2.5ml 的 HEMA，B 瓶为 0.1ml 的催化剂（硫酸铵 100mg），使用时将 B 瓶倒入 A 瓶，再加入 30% 双氧水 0.1ml，非离子水溶性对比剂

(omnipaque) 200mg/ml 1.5ml，摇匀后在20min内使用，在体温37℃时，20min开始胶凝，2h胶凝，24h凝固，不能充填乳胶球囊（因HEMA中含乙醚，会使乳胶球囊破裂），只能充填硅胶球囊。广州军区武汉总医院神经外科与武汉化工学院协作已研制出国产球囊充填剂HEMA，经实验室检测与动物实验证明其理化性能与效果完全达到国外同类产品标准，1995年获国家医药管理局一类材料证书，准许批量生产上市销售。

三、血管内栓塞治疗的适应证

（1）病变广泛深在，不适宜直接手术者。

（2）病变位于重要功能区，如脑运动区、语言区、脑干等，手术将产生严重的并发症或后遗症者。

（3）高血流病变、盗血严重、病灶巨大、直径超过3cm者，术后可能发生过度灌注综合征者，可先行部分畸形血管团栓塞，再行手术切除或放射外科治疗。

四、血管内栓塞治疗的禁忌证

（1）病变为低血流者，供血动脉太细、微导管无法插入者，或微导管不能到达畸形血管团内，不能避开供应正常脑组织的穿支动脉者。

（2）超选择性脑血管造影显示病灶为穿支供血者。区域性功能闭塞试验产生相应神经功能症状缺失者。

（3）严重动脉硬化，动脉扭曲，导引管无法插入颈内动脉或椎动脉者。

（4）全身衰竭状态，不能耐受治疗或病人拒绝治疗者。

五、血管内栓塞治疗的术前准备

（1）凡需进行血管内治疗的病人，均需提前住院。医生应详细询问病史，进行全面细致的体格检查，特别注意神经系统检查，建立正规的医疗档案。

（2）根据病情进行CT扫描、CT血管造影（CTA）或磁共振（MRI或MRA）检查。

（3）事先做好病人及其家属的解释工作，讲清病人疾病的情况，过去的治疗办法和效果，血管内治疗的必要性、效果，可能发生的危险，并发症和后遗症等。并按规定请病人亲属履行签字手续，使其对这种新的治疗方法有所认识和理解，以利配合。

（4）全部治疗病人均需按穿刺部位要求进行会阴部或腋下备皮。

（5）术前禁食，术前半小时给予镇静药物，安定或鲁米那；术前3d口服尼莫地平20mg，2次/d；有癫痫发作史者，术前给抗癫痫药。

（6）对操作时间较长的病人留置导尿管。

（7）病人平卧于有加热垫子（37℃）或电热毯的DSA血管造影台上。对行神经安定麻醉的病人用布带约束四肢。

（8）术中持续血压、脉搏、呼吸及心电图监测，对可能出现脑缺血的病人进行脑电图连续监测。

六、血管内栓塞治疗的麻醉和体位

（1）病人仰卧于血管造影床上，臀部垫高。

（2）凡能合作病人均采用神经安定麻醉加穿刺部位浸润麻醉，以便于术中观察病人的意识状态、语言功能、肢体运动等。对不能合作的小儿及特殊病人采用气管插管全身麻醉。

（3）术中请麻醉师监护病人生命体征并记录。

七、血管内栓塞治疗的手术步骤

一般多采用经股动脉穿刺插管入路。

1.消毒 会阴部及两侧腹股沟区常规消毒、铺无菌巾。用1%或2%奴夫卡因在右（或左）侧腹股沟韧带下2～3cm，股动脉搏动明显处逐层进行浸润麻醉，并给病人神经安定麻醉。

2.动脉穿刺 采用Seldinger法穿刺右或左侧股动脉，循序插入6F导管鞘，导管鞘侧臂带三通连接管，与动脉加压输液袋输液管相连，排净管道内气泡，调节加压输液袋速度缓慢滴入，并用消毒胶布固定导管鞘。

3.脑血管造影检查 用5F造影管或6F平头导引管在电视监视下分别插入两侧颈内、外动脉及左或右椎动脉进行选择性全脑血管造影（对比剂用量：颈内动脉6ml/s，总量8ml；颈外动脉4ml/s，总量6ml；椎动脉5ml/s，总量7ml）。了解病变部位、大小和供血动脉、畸形血管团、引流静脉、盗血现象及动静脉循环时间等。明确诊断后，将导引管插入病变侧颈内动脉或椎动脉，导引管末端达第2颈椎平面。

4.全身肝素化 在插入微导管前，按1mg/kg体重静脉注射，一般成人首次剂量为50mg，2h后如继续治疗，则按0.5mg/kg体重追加，成年人给25mg静脉注射，以此类推。

5.微导管超选择插管 连接Y型带阀接头于导引管与三通连接管之间，再连接于动脉加压输液袋输液管，排净管道内气泡，调节加压输液速度。将Magic或Magic MP微导管经Y型带阀接头有阀臂插入导引管内，待微导管前部软而可弯曲的部分插入后扭紧阀，抽出微导管内支撑导丝。待微导管内有血液溢出并排净空气后，尾端接1ml注射器，并间断推入生理盐水。在电视监视下，将微导管沿导引管送入，直至送出导引管。利用自然血流冲击力、导引管内快速注入生理盐水（加大血流冲击力）或压迫对侧颈动脉（改变血流方向）等方法，将微导管送至病变供血动脉，距畸形血管团约2cm处或病灶内。

6.微导管超选择血管造影 用高压注射器以1ml/s、总量3～4ml的对比剂量，对病变的血管结构进行造影分析，作为对动静脉畸形是否适于行血管内栓塞治疗、栓塞材料的选择及注射方法的参考。

7.血管内栓塞治疗 根据病变的部位及脑血管造影的情况选择不同的栓塞方法。

（1）病变为非重要功能区，单支动脉终末型供血，宜首选NBCA栓塞。①配制NBCA胶：根据病变血流情况，动静脉循环时间，将NBCA调制成20%～66%（NBCA与碘苯

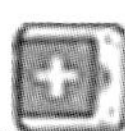

酯为1：4或1：2）的混合液。②观察了解病人情况：对高血流病人实施控制性低血压，把病人血压降至基础血压的2/3水平。③用5%的葡萄糖溶液反复冲洗微导管。④血管内注射NBCA胶：血管内注射前，用1ml注射器经微导管注射对比剂，注意用使病灶显影所需的对比剂来推算出NBCA的用量。用1ml注射器先抽吸5%葡萄糖0.5ml，再抽吸推算出的NBCA混合液，连接于微导管尾端，采用“三明治”注射技术（Sandwich technique)，在电视监视下将NBCA直接注入，注射完毕后，手术者与助手配合，一起将微导管连同导引管从病人体内抽出。⑤如需行病变第2支供血动脉栓塞，再插入第2根微导管，同法行血管内栓塞。一般一次治疗只栓塞2～3支供血动脉。

（2）病变位于重要功能区或深在广泛，则不适于用NBCA栓塞，可采用真丝线段栓塞治疗。①根据病变血流高低及供血动脉大小，将3－0或5－0真丝医用缝合线制成0.5～2.5cm等不同规格，一般对高血流、供血动脉较粗的病变可选用较长丝线，低血流、供血动脉较细的病变，则选用较短丝线。②用1ml注射器抽吸注射用生理盐水0.8ml左右，用眼科镊将真丝线段送入1ml注射器乳头内，将注射器连接于微导管尾端，利用自然血流冲击经微导管将真丝线段推入病灶内，真丝线段推注量视病变大小不同而异。③在推注真丝线段过程中，不断推注对比剂了解病变栓塞情况，如见病变血流变慢或畸形血管团消失时即应停止注射，同时间断推注1mg/ml的罂粟碱溶液以预防血管痉挛。④在推注线段时，如线段将微导管阻塞、手感推注受阻或用力推注时手有落空感时，即应将微导管退出，以防再推线段时，线段卡于微导管尾端破口，再卡住供血动脉，造成拔管困难或将导管拔断。⑤在推注真丝线段过程中，观察病人神志、语言功能、肢体运动情况等，如有异常反应即停止治疗。如无异常，栓塞一支血管供应的病灶后，可将微导管插入另外一支供应病灶的动脉进行栓塞治疗，直至将病灶完全栓塞。

8.造影复查　栓塞完毕，尽快了解病人病情变化，注意有无不良反应及并发症出现，并做相应处理。如病人情况良好，可通过导引管进行与栓塞前同样条件的脑血管造影，了解病变栓塞结果，并与栓塞前比较。治疗结束时，酌情静脉注入鱼精蛋白（按1ml含鱼精蛋白10mg，可中和肝素1 000U计算)，拔出导引管、导管鞘，穿刺部位压迫15～20min，待无出血时，局部无菌纱布包扎，宽胶布固定，沙袋压迫。

八、血管内栓塞治疗的术中注意要点

本手术成败的关键在于微导管超选择插管是否到达病灶内，并避开供应正常脑组织的穿支血管，这样行血管内栓塞治疗才不致引起误栓而造成并发症和后遗症。为使微导管插管到位，高血流病变一般较容易，而病变小、血流量不高或位于末梢血管的病变则往往插管较困难。因此应借助：①加大血流动力：从导引管内快速推注生理盐水。②改变血流动力学方向：可让台下助手压迫健侧颈动脉，增加患侧颈内动脉血流量促使微导管到位。③微导管末端塑形成一定弯曲度。④体外旋转微导管，改变微导管在颅内的前进方向。⑤用无损伤微导丝引导插管等。

经微导管超选择血管造影，对脑动静脉畸形的血管结构学分析至关重要。可精确提供畸形血管团的供血方式，为选择栓塞的适应证、栓塞材料以及注射方法等提供重要参考依据。因此一定要行此检查，尤其在选用NBCA作为栓塞剂时。

整个手术要在全身肝素化下进行，如用真丝线段作为栓塞剂时，要间断经微导管注入罂粟碱溶液，以预防血管痉挛，导致拔管困难。

在注射真丝线段栓塞时，如推注时手感微导管被线段堵塞或微导管尾端被推破时（有推注落空感），即应将微导管拔出，修复破口或更换新的微导管，否则有可能使线段卡在破口处，使微导管与线段一起卡住供应AVM的血管，导致拔管困难和导管末端断裂。

九、血管内栓塞治疗的术后处理

1.一般治疗与护理 同其他血管内治疗术后处理。

2.抗癫痫 术前有癫痫病史或病灶位于致癫区者，术后应用抗癫痫治疗。

3.控制性低血压及脱水 对高血流病变，或有可能发生过度灌注综合征者，应酌情采用控制性低血压及脱水治疗，持续3～5d。

4.治疗血管痉挛 对术后有可能发生脑血管痉挛者，应用血管解痉药，如尼莫通微量泵注射（5～10ml/h）、罂粟碱（30mg肌内注射8h 1次）等。

5.预防导管折断 微导管断于颅内者，术后应用肝素化治疗，25mg静脉注射，3～4次/d，持续3～5d。

6.其他 治疗术后并发症。

十、血管内栓塞治疗的主要并发症

脑动静脉畸形血管内栓塞治疗的主要并发症包括误栓塞正常供血动脉、引流静脉或静脉窦导致神经功能缺失症状，过度灌注综合征，颅内出血，导管断于脑血管内，脑血管痉挛等。

1.误栓塞 误栓塞包括供血动脉和引流静脉及静脉窦的栓塞。误栓塞供血动脉主要是由于：①微导管插管不到位，没有避开供应正常脑组织的穿支动脉。②脑动静脉畸形的供血方式不是终末供血，而是穿支供血，栓塞时无法避开供应正常脑组织的穿支。所以，插管时一定要使微导管到位，如果不能避开正常脑组织的供血动脉穿支，则不宜实施栓塞治疗。

引流静脉或静脉窦栓塞，多见于高血流病变，动静脉循环时间短，应用NBCA栓塞时浓度调配不当，NBCA很快流入引流静脉或静脉窦将其栓塞，而供应动脉、畸形血管团尚存。一旦出现引流静脉或静脉窦栓塞，将可能发生急性颅内出血。所以，高血流病变应用NBCA栓塞时，一定要根据动静脉循环时间配置好NBCA的浓度，或改用真丝线段栓塞，或先用真丝线段部分栓塞，待其血流由高变低后再用NBCA栓塞。

2.过度灌注综合征 Spetzler于1978年在切除一巨大型高流量并有慢性进行性脑缺血的AVM时首先描述了这一现象。当AVM切除后脑组织发生急性血管源性水肿，血浆和红细胞渗出，这一现象也称为“正常灌注压突破”（normal perfusion pressure breakthrough）综合征。主要发生在高血流病变，尤其在应用NBCA栓塞过程中。由于在瞬间将动静脉短路阻断，原处于低灌注的正常脑组织供血动脉的血流量迅速增加，加之脑血管长期处在低血流状态下，其自动调节功能失调，不能适应突如其来的血液动力

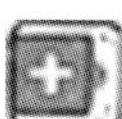

学变化而导致严重的脑水肿、脑肿胀甚至颅内出血。因此，对高血流巨大病变栓塞时应逐渐闭塞动静脉短路，每次只栓塞病灶的1/3或1/4，同时，术中、术后应用控制性低血压。

3.脑血管痉挛 脑血管痉挛是蛛网膜下隙出血后的常见并发症之一，其发生与出血后的血液分解产物刺激脑血管有关。AVM蛛网膜下隙出血后的急诊栓塞、术中微导管的机械刺激等都可能发生脑血管痉挛，最后导致急性脑缺血、脑水肿或脑肿胀、微导管断于颅内等严重后果。术中动作应轻柔，间断经微导管注射罂粟碱溶液，必要时应用尼莫通微量泵注射。术后根据情况应用解痉药。

4.颅内出血 常见的原因有：①过度灌注综合征。②引流静脉及静脉窦的误栓塞。③微导管拔管时的牵拉。使用NBCA栓塞时导管粘于病变供血动脉，或严重脑血管痉挛拔管困难时过度牵拉等可导致颅内出血。④术中血压过高等。防治：预防过度灌注综合征、引流静脉及静脉窦的误栓塞和脑血管痉挛等并发症；术中、术后控制性低血压。一旦发生颅内出血，则根据情况采用脱水或外科手术。

5.微导管断于脑血管内 主要原因有：①用NBCA栓塞时微导管粘住病变。②脑血管痉挛时拔管困难。③导管质量问题等。根据以上病因加以预防，如已断于颅内，则应用肝素化治疗，持续3～5d。

十一、血管内栓塞治疗的效果

Luessenhop总结了15年栓塞治疗经验，结论为栓塞是一种重要的辅助治疗方法，但还不能完全代替外科手术。其治疗效果如下：①可使盗血引起的神经功能缺失停止发展或有所好转，对出血引起的神经功能障碍无效。②减轻头痛。③减少癫痫发作。④减少出血机会。⑤作为切除术的辅助治疗方法，可减少术中出血和增加AVM的切除率。⑥对巨大AVM可先行血管内栓塞治疗，待病灶缩小适宜放射外科治疗时再进行放射外科治疗。

（张新元　马廉亭）

第五节　血管内治疗技术的其他应用

一、脑膜瘤术前栓塞

脑膜瘤是成年人常见的颅内良性肿瘤，占颅内肿瘤的15%～18%。病因不明，可能与蛛网膜有关，它的分布常与蛛网膜粒的分布相一致，脑膜瘤多与硬脑膜相黏着，但是也有不与硬脑膜相连的，如发生在侧脑室内的脑膜瘤，后者可能来自脉络丛组织。脑膜瘤的好发部位为矢状窦旁、大脑凸面、蝶骨嵴和外侧裂、前颅窝底及嗅沟、鞍区（包括鞍结节和鞍膈）、小脑幕（包括窦汇周围）、中颅窝和三叉神经节包囊、小脑桥脑角、脑室内、斜坡、枕大孔区、小脑脑膜。脑膜瘤发生于幕上者比幕下多，约7.5∶1。

脑膜瘤可有下列几种病理类型：①脑膜内皮型：最多见，约占53.5%。瘤细胞呈合体型，弥漫分布，或呈漩涡状排列，亦可呈同心圆状结构。细胞分化良好，可以有钙化

砂粒小体形成。②纤维型：约占32.3%。瘤细胞呈梭形，波浪状或漩涡状排列，可见大量网织纤维和胶原纤维，有时可见玻璃样变性。多见于大脑镰旁、小脑幕、小脑和侧脑室的脑膜瘤。③砂粒型：较少见，约占2%。瘤组织基本上是内皮型或纤维型脑膜瘤结构，有多数砂粒小体。④化生型：也较少见，约占6.7%。指内皮型或纤维组织内有各种化生。如有血管化生者称血管型脑膜瘤，骨软骨化生者称骨软骨化生型，脂肪化生者称黄瘤型。其中以血管型较多，多发生于矢状窦旁、蝶骨嵴和大脑镰旁。⑤恶性脑膜瘤：细胞分化差，核异型性，可见多数病理性核分裂，并可有瘤巨细胞和出血、坏死灶。

少数脑膜瘤可向颅外转移，以转移入肺为多见。大多数脑膜瘤生长缓慢，病程较长，手术摘除肿瘤以后可以获得治愈，但有少数病例呈浸润性生长，手术摘除后又可复发。

（一）脑膜瘤血液供应特点

脑膜瘤的血液供应从供血动脉、肿瘤染色、颅骨受侵、静脉引流、静脉窦受累及颅内外循环危险吻合等方面进行研究。

1.供血动脉 脑膜瘤属颅内高血运肿瘤，供血丰富，其供血动脉包括颈内、颈外和椎动脉。Manefe将脑膜瘤的血液供应方式分为四型（图4-11-17）。Ⅰ型：单纯颈外动脉供血；Ⅱ型：颈内、颈外动脉联合供血，以颈外动脉为主；Ⅲ型：颈内、颈外动脉联合供血，以颈内动脉为主；Ⅳ型：单纯颈内动脉供血。不同部位的肿瘤，其供血动脉有所不同。

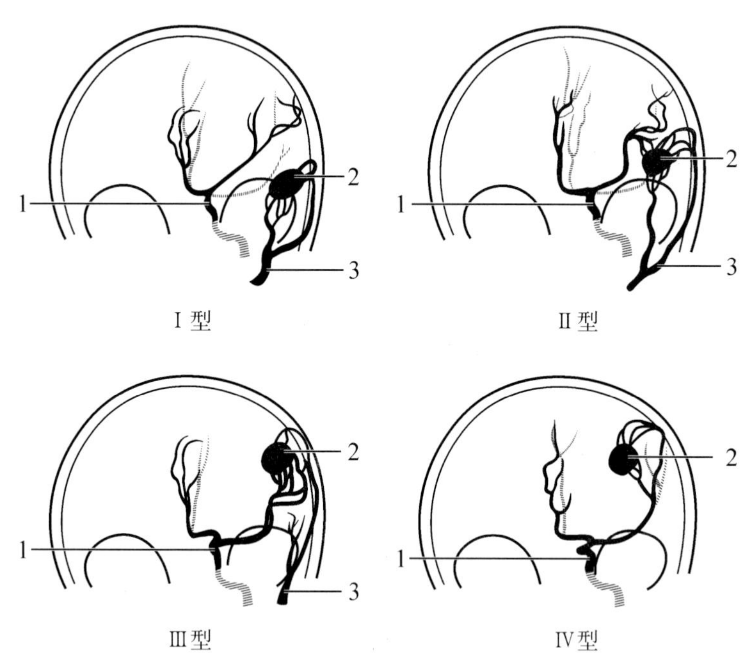

图4-11-17 脑膜瘤供血示意图

1.颈内动脉 2.脑膜瘤 3.颈外动脉

矢状窦旁脑膜瘤主要血供为同侧的脑膜中动脉，其他如对侧脑膜中动脉，筛动脉，椎动脉，咽升动脉的前、后脑膜支，大脑前、后动脉的镰支和脑膜支，皮层的软膜动脉

 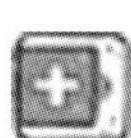

等也可参与供血。

幕上凸面脑膜瘤的供血动脉为脑膜中动脉、筛动脉、枕动脉以及其他一些骨穿支和软脑膜分支。

颅底脑膜瘤中前颅窝的供血动脉为筛前、筛后动脉，在中线与蝶腭动脉相吻合；眶板上的为脑膜中动脉；中颅窝近中线的为颈内动脉和脑膜副动脉与脑膜动脉，靠外侧的为眼动脉脑膜回返动脉或前方的泪腺动脉；后颅窝斜坡部为颈内动脉和咽升动脉；岩部后方为脑膜中动脉、咽升动脉和枕动脉；枕叶凸面为咽升动脉、枕动脉、椎动脉和脑膜中动脉。

2.肿瘤染色 造影片上典型的脑膜瘤病理血管染色为：颈外动脉造影中显示有一肿瘤供血生长点，病理血管呈放射状排列，从小动脉期开始在肿瘤部位出现明显的、均匀一致的、边界清楚的血管染色，至静脉期逐渐消失。而颈内动脉造影则显示皮层血管明显移位，多呈抱球状，中心部血管较少，动脉后期至静脉期，周边有一晕圈样血管染色。主要是一些扩张的软脑膜动脉向肿瘤被膜供血。若将颈内、颈外动脉造影重叠起来，颈外动脉显示的肿瘤染色恰与颈内动脉显示的中心少血管区相嵌合。

3.颅骨及皮肤受侵 颅骨内板和板障的肿瘤主要由脑膜动脉供血，如侵及外板和头皮则由颞浅动脉等供血。

4.静脉引流 凸面的脑膜瘤主要通过4组静脉引流：脑膜静脉、板障静脉、颞浅静脉以及皮层静脉。

5.静脉窦受侵 对窦旁脑膜瘤要特别注意上矢状窦、横窦、窦汇等硬膜静脉窦的充盈情况。若充盈不良，则提示肿瘤侵及了这些静脉窦。

6.颅内外循环的“危险吻合” 对于栓塞来说，一些常见或不常见的颅内外动脉吻合支是一些危险的通道。在行颈外动脉栓塞时，栓子常可迷途误入颅内动脉系统，引起严重的并发症。颅内外动脉之间的吻合是胚胎时神经嵴供血动脉的残余，颈外动脉与椎动脉之间的吻合是胚胎异构供血动脉的残余。

这些“危险吻合”并不是栓塞的绝对禁忌证，但在使用某些栓塞剂时应慎重，如NBCA、硅胶等液体栓塞剂，因没有血流趋向性，分子颗粒小，很容易通过“危险吻合”。另外，这些“危险吻合”并不是在栓塞前造影时都能看到，但要做到心中有数，栓塞时要经常在透视下不断注入对比剂观察，必要时摄片，一旦发现“危险吻合”，应立即停止栓塞。

（二）诊断

脑膜瘤的临床特点是发病缓、病程长，不同部位的脑膜瘤可有不同的临床表现，目前由于CT、MRI、DSA脑血管造影等技术发展，可确定脑膜瘤的定位、大小、供血动脉的来源、血运程度，并为手术前是否需要栓塞提供依据。

（三）栓塞治疗

1.栓塞要点及目的 了解脑膜瘤供血方式，术前栓塞以减少术中出血。

（1）脑血管造影是了解脑膜瘤血液供应方式的主要手段，最理想的是经股动脉选择性颈内、外动脉及椎动脉造影，通过造影了解脑膜瘤的供血来源，肿瘤染色情况，引流静脉，静脉窦受累情况；通过选择性颅内外动脉造影，了解颈外动脉与颈内动脉及椎－

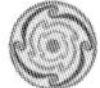

基底动脉间有无“危险吻合”存在，为选择栓塞途径并超选择插管避开“危险吻合”，防止并发症提供参考依据。

（2）脑膜瘤术前栓塞能大大减少肿瘤血供，减少术中出血，有利于手术操作，降低手术死亡率和致残率，使过去以为不能手术者变为可以手术，使手术难度大的变得较容易。因此近几年对颅内血供丰富的脑膜瘤，血管内栓塞成为手术的一项重要辅助措施。

2.栓塞材料的选择 大多数学者提倡用固体微粒栓子，尤以明胶海绵为宜，理由是：①便宜易得，操作方便，容易掌握。②栓子大小可因人而异，自行剪制。③具有可吸收性。

脑膜瘤的栓塞，主要靠自然血流，加上推注对比剂或等渗盐水的力量，把微粒带到肿瘤中心，行肿瘤内血管栓塞，有时尚需要接近肿瘤的供血动脉主干栓塞，如栓塞能达到手术切除肿瘤时像“白切鸡”那样不出血，视为栓塞效果满意，达到了术前栓塞的目的。其他栓塞材料如冻干硬脑膜、真丝微粒、IBCA、NBCA、微弹簧圈、球囊等属于永久性栓塞材料，故使用较少。

3.栓塞适应证 血供丰富的脑膜瘤，凡有颈外动脉参与供血者，均可实施颈外动脉供血支术前栓塞，作为手术的一项重要辅助措施。

4.禁忌证 脑膜瘤栓塞术的禁忌证如下：

（1）脑膜瘤供血虽丰富，但主要为颈内动脉供血，颈外动脉非主要供血动脉者。

（2）脑膜瘤虽有丰富的颈外动脉供血，但由于供血的颈外动脉分支与颈内动脉或椎－基底动脉间有“危险吻合”，而超选择插管无法避开“危险吻合”者。

5.术前准备 术前准备如下：

（1）病人准备，同颈内动脉海绵窦瘘栓塞术。

（2）特殊器械与药品准备：① 16G或18G穿刺针1根；② 6F导管鞘1根（配有直径0.035cm、长40cm短导丝1根）；③ 4F或5F脑血管造影管1根，6F导引管1根；④带三通连接管1根，Y型阀接头1个，两通开关1个；⑤ Magic 3F导管或Tracker–18导管1根；⑥直径0.014cm、长160cm铂金导丝1根；⑦加压输液袋，或采用连体加压输液瓶1套；⑧明胶海绵数块，剪刀1把。

6.麻醉和体位 同颈内动脉海绵窦瘘栓塞术。

7.手术步骤 脑膜瘤栓塞术的操作步骤如下所述。

（1）穿刺插管采用Seldinger法，操作见颈内动脉海绵窦瘘手术步骤，经动脉途径（参见本章第三节），经右侧股动脉插入6F导管鞘。

（2）将4F或5F脑血管造影管经6F导管鞘，分别选择插入两侧颈内、外动脉及椎动脉行选择性全脑血管造影，了解脑膜的供血来源，肿瘤染色，引流静脉，静脉窦受累情况，颈外动脉供血情况及其与颈内动脉、椎－基动脉有无“危险吻合”。

（3）将造影管选择插入颈外动脉的供血分支，并避开“危险吻合”，如造影管无法达到超选择插管的目的，更换6F导引管，经6F导引管插入Magic 3F微导管或Tracker–18微导管，在0.036cm微导管丝导引下，送入肿瘤供血动脉分支。

（4）超选择插管成功后，将明胶海绵用剪刀剪成碎屑，使成<250 μm的微粒，用等渗盐水或40%对比剂稀释，用1ml注射器抽吸明胶海绵微粒，在电视监视下，经导管间

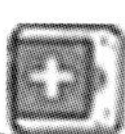

断推注，同时注意观察病人情况变化，每推注 1～2 管微粒，即推 1 次等渗盐水，以防止微粒将导管堵塞，同时间断注入对比剂监视栓塞情况，如见对比剂流速变慢或有返流即停止推注微粒。

（5）经造影管或导引管造影了解栓塞结果。

（6）治疗结束，拔出导管及鞘，穿刺点压迫 15～20min，无出血时局部敷盖无菌纱布，加压包扎。

8. 术中注意要点　欲使脑膜瘤栓塞取得成功，术中应注意：

（1）脑膜瘤术前栓塞的关键在于术中超选择插管是否到达供血动脉，同时避开颈外动脉分支与颈内动脉、椎动脉间的"危险吻合"，这样才能进行安全而有效的血管内栓塞治疗。栓塞时应进行肿瘤内栓塞，而非只行供血动脉主干栓塞，这样才能达到术中减少出血、有利于手术的真正目的。

（2）在注射栓塞微粒前，应先注射对比剂，在电视下观察，以什么样的推注压力和速度不会产生返流，这样在推注微粒过程中，随时注入对比剂监视栓塞情况，当发现血流速度减慢或有返流时即停止栓塞。

9. 术后处理　术后护理对病人康复十分重要。

（1）严密观察病情变化，注意有无因返流或通过"危险吻合"栓塞颈内动脉、椎－基底动脉系统而产生的神经功能缺失并发症。

（2）注意穿刺点部位有无出血，穿刺侧足背动脉搏动及肢体血液循环等。

（3）因颈外动脉系统栓塞后缺血出现局部疼痛、张口伸舌困难等反应，术后给予皮质激素治疗，以减轻症状。

（4）应用抗生素防治感染。

（5）不能进食者静脉输液。

10. 主要并发症　主要并发症为注射时栓子微粒逆流或经"危险吻合"误入颅内动脉而造成的神经功能障碍，严格掌握好推注微粒压力和速度防止逆流，并做好超选择插管，避开"危险吻合"是预防颈内动脉误栓塞，避免产生神经功能障碍的关键。

二、血管内治疗在颅内动脉瘤手术中应用

随着微侵袭神经外科的不断发展，颅内动脉瘤的治疗技术得到进一步完善，显微技术动脉瘤颈夹闭术及血管内栓塞治疗是当今治疗动脉瘤的两种主要方法，这两种方法是相辅相成的。究竟采取何种治疗方法，取决于病人的病情、经济情况及医生的特长等。对于那些单独采用一种方法无法治愈的病人，可以把显微技术动脉瘤颈夹闭术及血管内栓塞治疗联合应用。

（一）栓塞手术夹闭后残余动脉瘤颈

动脉瘤颈夹闭的目的是完全闭塞瘤颈，将动脉瘤腔排除于血液循环之外。尽管显微外科技术不断改进，但手术夹闭后残余动脉瘤发生率仍为 4% 左右。由于放置动脉瘤夹时技术上或解剖学上有难以避免的困难，有的动脉瘤颈可能发生夹闭不全，或者动脉瘤夹闭术后出现瘤夹滑脱，这就要求手术后必须行脑血管造影加以确认。近年主张在动脉瘤手术中行血管造影，对评价夹闭的效果起到很大作用。尽管如此，由于种种因素术中血

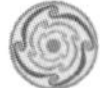

管造影仍存在4%假阳性率而不能辨认残余动脉瘤。

尽管部分夹闭动脉瘤后可以降低再次蛛网膜下隙出血的危险性，但不能完全消除这种危险。有报道，残余动脉瘤再出血发生率为3.75%，每年破裂的危险率增加0.79%。针对此种情况，以往采用再次开颅夹闭动脉瘤，但是再次手术具有约7%的致残率和5%的致死率。而且许多病人由于残余瘤囊的解剖条件不能再次手术，尤其是瘤颈或瘤顶附近的瘢痕阻止了完全分离动脉瘤。有些病人考虑再次手术可能失败而拒绝手术。还有部分病人一般状况差而禁忌再次手术。这些均为治疗的棘手问题。

近年来实践表明，GDC栓塞颅内动脉瘤是一种安全、有效的治疗技术。尤其是GDC技术治疗窄颈动脉瘤更有效，故部分夹闭后形成的窄颈及术后状况不佳对于血管内治疗更易获得完全栓塞，避免了再次手术的危险。Fraser等首次报道血管内微弹簧圈栓塞2例夹闭不全的颅内动脉瘤。Thielen等对8例夹闭不全的颅内动脉瘤采用GDC栓塞术取得良好效果。血管内治疗和手术后的间隔期为3周者有1例，6～10个月者3例，1～15年者4例。在此期间无再出血。残余动脉瘤最大直径为5～14mm，其中5例为窄颈。全身肝素化，全麻或神经安定麻醉下，采用标准的GDC栓塞术，1次栓塞成功5例，2次栓塞成功2例，3次栓塞成功1例。所有病例术后立即血管造影，有7例栓塞后7个月～2年行随访血管造影，其中6例100%栓塞。栓塞后1周～63个月(平均28个月)无再破裂，未发生与治疗有关的致残和致死。

实践证明，以前的夹闭术并不阻碍血管内治疗残余动脉瘤。无论残余瘤腔距离瘤夹很近或较远，微导管都能导入残余瘤腔内。栓塞已往夹闭过的动脉瘤可能会遇到一些技术上的挑战。残余动脉瘤形状常常不是囊形，由于以前放置的瘤夹而可能形成直形或截头圆锥体。这种形状需要选择相应的GDC，直接手术时放置的金属瘤夹对描绘残余动脉瘤的瘤颈可能受到影响。因此，置放和解脱任何一个GDC之前都必须仔细地辨认残余的瘤颈，以防止GDC意外解脱入载瘤动脉内。Marks等治疗1例宽颈海绵窦内大动脉瘤，由于瘤颈太宽而致瘤腔内不能稳定放置弹簧圈且动脉瘤在海绵窦内位置深而不能完全夹闭。故先通过手术部分夹闭动脉瘤颈，将宽颈变成窄颈，随后行瘤腔内微弹簧圈栓塞术，成功地完全闭塞了动脉瘤。

(二)动脉瘤手术夹闭时载瘤动脉预置球囊

动脉瘤术中破裂出血是神经外科最为棘手的问题，Pool 1961年首先提出载瘤动脉暂时阻断以预防术中出血。此后，该项技术逐渐成为动脉瘤手术的重要辅助手段，最常用的方法是术中出血时或主动以临时阻断夹暂时夹闭载瘤动脉，以保证手术顺利进行，适用于常规手术。在动脉瘤急诊手术中由于脑张力高，在未显露载瘤动脉前，动脉瘤往往再次出血，这是神经外科医师最为担心的问题，因此也直接影响了对于急诊手术的观点。采用DSA造影明确诊断的同时，置入不可脱球囊于载瘤颈内动脉内，以备术中随时充盈球囊暂时阻断血流，解除了手术医师的后顾之忧和心理负担，可以放心大胆地顺利完成手术。我们认为这是动脉瘤急诊手术最为稳妥、有效的辅助方法。

载瘤动脉暂时阻断，病人是否出现脑缺血损伤，主要取决于侧支循环情况和阻断时间长短。在常温、正常血压及麻醉状态下，颈内动脉允许阻断时间是60min。在置入不可脱球囊时，切勿使球囊折叠。在阻断时机选择上，最好是在解剖瘤颈时充盈球囊，尽

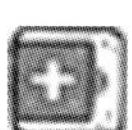

量减少阻断时间。

（潘　力　马廉亭）

参考文献

1 马廉亭，余泽，秦尚振等.基底动脉分叉部动脉瘤治疗方法探讨.中华神经外科杂志，1994，10(2):132～133

2 马廉亭，余泽，秦尚振等.可脱性球囊充填国产充填剂治疗颅内囊状动脉瘤.中华外科杂志，1993,31(1):26～27

3 马廉亭，余泽，杨铭等.颅内巨大动脉瘤诊断与治疗的探讨.中华神经外科杂志，1994，10(1)：8～10

4 马廉亭.神经外科血管内治疗学.北京：人民军医出版社，1994.127～135

5 史玉泉.实用神经病学.第2版.上海：上海科学技术出版社，1994.689～695

6 王忠诚.脑血管病及其治疗.北京：北京出版社，1994

7 吴中学，王忠诚，载建平等.自制钨弹簧圈血管内栓塞的实验研究.中华神经外科杂志，1994,10:5

8 余泽，马廉亭，秦尚振等.国产钨丝微螺旋圈栓塞治疗外伤性颈内动脉海绵窦瘘.中华神经外科杂志,1995,11(4)：187

9 余泽，马廉亭，秦尚振等.外伤性颈内动脉海绵窦瘘可脱性球囊栓塞后再通原因探讨.中华神经外科杂志，1994,10(3)：162

10 余泽，马廉亭，徐国政等.外伤性颈动脉海绵窦瘘治疗方法探讨.中华神经外科杂志，1992,(3)：196

11 余泽，马廉亭，杨铭等.国产钨丝微螺旋圈栓塞治疗颅内囊状动脉瘤.中国临床神经外科杂志，1996,1(2):100～102

12 余泽，马廉亭，杨铭等.颅内囊状动脉血管治疗时机及治疗方法选择.中国临床神经外科杂志，1999,15(3):138～140

13 余泽，韦娜，闫金伟等.外伤性颈动脉海绵窦瘘的诊治体会.临床外科杂志，1994,2(4)：203

14 Ambler M W,Moon A C,Sturner W Q.Bilateral carotid-cavernous fistulae of mixed types with unusual radiological and neuropathological findings.J Neurosurg，1978,48:117～124

15 Archer C R,Sundaram M.Uncommon sphenoidal fractures and their sequelae.Radiology,1977,122:157～161

16 Aymard A,Gobin Y P,Hodes J E,et al.Endovasccluar occlusion of vertebral arteries in the treatment of unclippable vertebrobasilar aneurysms.J Neurosurg,1991,74:393～398

17 Bahar S,Chiras J,Carpena J P,Meder H F,Bories J.Spontaneous vertebro-vertebral arteriovenous fistula associated with fibromuscular dysplasia：report

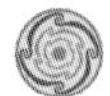

of two cases.Neuroradiology,1984,26:45～49

18 Barrow D L,Spector R H,Braun I F,Landman J A,Tindall S C,Tindall G T. Classification and treatment of spontaneous carotid–cavernous fistulae.J Neurosurg, 1985,62:248～256

19 Bavinzski G,Killer M,Gruber A,Richling B.Treatment of post–traumtic carotico–cavernous fistulae using electrolytically detachable coils: technical aspects and preliminary experience.Neuroradiology,1993,39:81～85

20 Bellot J,Gherardi R,Poirier J,et al.Fibromuscular dysplasia of cervico–cephalic arteries with multiple dissections and a carotid–cavernous fistulae: a patho–logical study.Stroke,1985,16:255,261

21 Berenstein A,Ransohoff J,Kupersmith M,et al.Transvascular treatment of giant aneurysms of the cavernous carotid and vertebral arteries: functional investigation and embolization.Surg Neurol,1984,21:3

22 Berger M S,Hosobuchi Y.Cavernous sinus fistula caused by intracavernous rupture of a persistent primitive trigeminal artery: case report.J Neurosurg, 1984,61:391～395

23 Bitoh S,Hasegawa H,Fugiwara M,Nakao K.Irradiation of spontaneous carotid–cavernous fistulae.Surg Neurol,1982,17:282～286

24 Cheng W C,Wang A D.Carotid–cavernous sinus fistulae associated with a primitive trigeminal artery [see comments].Neurosurgery,1990,27:802～805

25 Cognard C,Gobin Y P,Pierot L.et al.Cerebral dural arteriovenous fistulae: clinical and angiographic correlation with a revised classification of venous drainage.Radiology,1995,194:671～680

26 Cognard C,Pierot L,Boulin A,et al.Intracranial aneurysms: endovascular treatment with mechanical detachable spirals in 60 aneurysms.Radiology, 1997,202:783

27 Conley F K,Hamilton R D,Hosobuchi Y.Successful surgical treatment of bilateral carotid–cavernous fistulae.J Neurosurg,1975,43:357～361

28 d' Angelo V A,Monte V,Scialfa G,Fiumara E,Scotti G.Intracerebral venous hemorrhage in "high–risk" carotid–cavernous fistulae.Surg Neurol,1988,30: 387～390

29 Dardenne G.Treatment of bilateral carotid–cavernous fistulae [Letter].J Neurosurg,1976,44:268

30 de Campos J M,Ferro M O,Burzaco J A,Boixados J R.Spontaneous carotid–cavernous fistulae in osteogenesis imperfecta.J Neurosurg,1982,56:590～593

31 Debrun G M,Aletich V A,Miller N R,DeKeiser R J.Three cases of spontaneous direct carotid–cavernous fistulae associated with Ehlers–Danlos syndrome type Ⅳ.Surg Neurol,1996,46:247～252

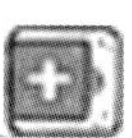

32 Debrun G M,Davis K R,Nauta H J,Heros R E,Ahn H S.Treatment of carotid-cavernous fistulae or cavernous aneurysms associated with a persistent trigeminal artery: report of three cases.AJNR Am J Neuroradiol,1988,9: 749~755
33 Debrun G M.Angiographic workup of a carotid-cavernous sinus fistulae(CCF) or what information does the interventionalist need for treatment? Surg Neurol, 1995,44:75~79
34 Debrun G,Fox A,Drake C,et al.Giant unclippable aneurysms: treatment with detachable balloons.AJNR,1981,2:167
35 Debrun G,Lacour P,Vinuela F,Fox A,Drake C,Caron J.Treatment of 54 traumatic carotid-cavernous fistulae.J Neurosurg,1981,55:678~692
36 Debrun G,Vinuela F,Fox A J,Davis K R,Ahn H S.Indication for treatment and classification of 132 carotid-cavernous fistulae.Neurosurgery,1988,22: 285~289
37 Dolenc V V.Anatomy and surgery of the cavernous sinus.New York: Springer-Verlag,1989
38 Dolenc V V.Direct microsurgical repair of intracavernous vascular lesions.J Neurosurg,1983,58:824~831
39 Donnell M S,Larson S J,Correa-Paz F,Worman L W.Traumatic bilateral carotid-cavernous sinus fistulae with progressive unilateral enlargement.Surg Neurol,1978,10:115~118
40 Flandroy P,Lacour P,Marsault C,Stevenaert A,Collignon J.The intravascular treatment of a cavernous fistulae caused by rupture of a traumatic carotid trigeminal aneurysm.Neuroradiology,1987,29:308~311
41 Fox A J,Vineula F,Pelz D M,et al.Use of detachable balloons for proximal artery occlusion in the treatment of unclippable cerebral aneurysms.J Neurosurg, 1987,66:40
42 Fox R,Pope F M,Narcisi P,et al.Spontaneous carotid-cavernous fistulae in Ehlers-Danlos syndrome.J Neurol Neurosurg Psychiatry,1988,51:984~986
43 Guglielmi G,Vinnela F,Dion J,Duckwiler G,Cantore G,Delfini R.Persistent primitive trigeminal artery-cavernous sinus fistulae: report of two cases. Neurosurgery,1990,27:805~809
44 Guglielmi G,Vinuela F,Sepetka,et al.Electrothrombosis of saccular aneurysms via endovascular approach part 1: Electrochemical basis,technique,and experimental results.J Neurosurg,1991,75:1
45 Halbach V V,Hieshima G B,Higashida R T,Reicher M.Carotid-cavernous fistulae: indications for urgent treatment.AJR Am J Roentgenol,1987,149: 587~593

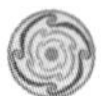

46 Halbach V V, Higashida R T, Dowd C F, Barnwell S L, Hieshima G B. Treatment of carotid-cavernous fistulae associated with Ehlers-Danlos syndrome. Neurosurgery, 1990, 26: 1 021～1 027

47 Halbach V V, Higashida R T, Hieshima G B, et al. Transvenous embolization of direct carotid-cavernous fiatulae. AJNR Am J Neuroraddiol, 1988, Jul-Aug. 9: 741

48 Halbach V V, Higashida R T, Hieshima G B, Haedin C W. Embolization of branches arising from the cavernous portion of the internal carotid artery. AJNR Am J Neuroradiol, 1989, 10: 143～150

49 Halbach V V, Higashida R T, Hieshima G B, Hardin C W, Yang P J. Transvenous embolization of direct carotid-cavernous fistulae. AJNR Am J Neuroradiol, 1988, 9: 741～747

50 Halbach V V, Higashida R T, Hieshima G B, Reicher M, Normqn D, Newton T H. Dural fistulae involving the cavernous sinus: results of treatment in 30 patients. Radiology, 1987, 163: 437～442

51 Halbach V V, Higashida R T, Hieshima G B, Hardin C W, Pribram H. Transvenous embolization of dural fistulae involving the cavernous sinus. AJNR Am J Neuroradiol, 1989, 10: 377～383

52 Hamby W B. Carotid-cavernous fistulae. Springfield, IL: Charles C Thomas, 1966. 9～10, 13～42

53 Henkes H, Monstadt H, Wentz K U, et al. Endovascular laser detachment of platinum alloy microcoils: principle and initial experimental experience. Neurol Res, 1996, 18: 256

54 Hieshima G B, Cahan L D, Mehringer C M, Bentson J R. Spontaneous arterio-venous fistulae of cerebral vessels in association fibromuscular dysplasia. Neurosurgery, 1986, 18: 454～458

55 Higashida R T, Halbach V V, Dowd C, et al. Endovascular detachable balloon embolization therapy of cavernous carotid artery aneurysms: results in 87 cases. J Neurosurg, 1990, 72: 857

56 Higashida R T, Halbach V V, Dowd C, et al. Intracranial aneurysms: interventional neurovascular treatment with detachable balloons-results in 215 cases. Radiology, 1991, 178: 663

57 Hodes J E, Fox A J, Pelz D M, et al. Rupture of aneurysms following balloon embolization. J Neurosurg, 1990, 72: 567～571

58 Houdart E, Gobin Y P, Casasco A Aymard A, Herbreteau D, Merland J J. A proposed angiographic classification of intracranial arteriovenous fistulae and malformations. Neuroradiology, 1993, 35: 381～385

59 Hurst R W, Goldberg H I. Transient monocular blindness in carotid occlusion

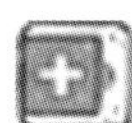

testing.AJNR,1994,15:255

60 Ishikawa M,Handa H,Taki W,Yoneda S.Management of spontaneous carotid-cavernous fistulae.Surg Neurol,1982,18:131～139

61 Italbach V V,Higashida R T,Barnwell S L.Transarterial platinum Coils embolizattion of carotid-cavernous fistulae.AJNR,1991,2:433～435

62 Jiao D R,Huang Y,Yin L,et al.Treatment of carotid-cavernous sinus fistulae retrograde via the superious ophthalmic vine(SOV).Surg Neurol,1999,52:286～293

63 Kerber C W,Manke W.Trigeminal artery to cavernous sinus fistulae treated by balloon occlusion: case report.J Neurosurg,1983,58:611～613

64 Kinoshita A,Ito M,Skakaguchi T,et al.Mechanical detachable coil as a therapeutic alternative for cerebral aneurysm.Neurol Res,1994,16:475

65 Kwan E S K,Heilman C B,Shucart WA,et al.Enlargement of basilar argery aneurysms following balloon occlusion— "Water hammer effect": report of two cases.J Neurosurg,1991,75:963

66 Lach B,Nair S G,Russell N A,et al.Spontaneous carotid-cavernous fistulae and multiple arterial dissection in type Ⅳ Ehlers-Danlos syndrome: case report.J Neurosurg,1987,66:462～467

67 Lasjaunias P,Berenstern A.Dural arteriovenous malformations.In: Surgical neuroangiography.Ⅱ: endovascular treatment of craniofacial lesions.New York: Springer-Verlag,1987.273～315

68 Lewis A I,Tomsick T A,Tew J A Jr..Management of 100 consecutive direct carotid-cavernous fistulae: results of treatment with detachable balloons. Neurosurgery,1995,36:239～245

69 Lewis A I,Tomsick T A,Tew J J,Lawless M A.Long-term results in direct carotid-cavernous fistulae after treatment with detachable balloons.J Neurosurg,1996,84:400～404

70 Linskey M E,Sekhar L N,Hirsch W L Jr.,Yonas H,Horton J A.Aneurysms of the intracavernous carotid artery: clinical presentation,radiographic features, and pathogenesis.Neurosurgery,1990,26:71～79

71 Lister J R,Sypert G W.Traumatic false aneurysm and carotid-cavernous fistulae: a complication of sphenoidotomy.Neurosurgery,1979,5:473～475

72 Mandai S,Kinugass K,Ohmoto T,et al.Direct thrombosis of aneurysms with cellulose acetate polymer.Part 1: Results of thrombosis in experimental aneurysms.J Neurosurg,1992,77:497

73 Matsuo T,Fekushima M,Nishmura S,et al.Embolization for traumatic carotid-cavernous sinus fistulae platinum coils.Noshinkei Geka,1992,20:165～167

74 McKenzie J D,Dean B L,Flom R A.Trigeminal-cavernous fistulae: Saltzman

anatomy revisited.AJNR Am J Neuroradiol,1996,17:280～282

75 Miller N R,Monsein L H,Debrun G M,Tamargo R J,Nauta H J.Treatment of carotid–cavernous fistulae using a superior ophthalmic vein approach.J Neurosurg,1995,83:838～842

76 Moret J,Boulin A,Mawad M,et al.Endovascular treatment of berry aneurysms by endovascular balloon occlusion.Neuroradiology,1991,33(Suppl):135

77 Motarjeme A,Keifer J W.Carotid–cavernous sinus fistulae as a complication of carotid endarterectomy: a case report.Radiology,1973,108:83～84

78 Mullan S.Treatment of carotid–cavernous fistulae by cavernous sinus occlusion. J Neurosurg,1979,50:131～144

79 Nichols D A,Meyer F B,Piepgras D G,et al.Endovascular treatment of intracranial aneurysms.Mayo Clin Proc,1994,69:272

80 Nukui Hm Shibasaki T,Kaneko M,Sasaki H Mitsuka S.Long–term observations in cases with spontaneous carotid–cavernous fistulae.Surg Neurol,1984, 21:543～552

81 Parkinson D.Carotid–cavernous fistulae: direct repair with preservation of the carotid artery.J Neurosurg,1973,38:99～106

82 Picard L,Bracard S,Moret J,Per A,Giacobbe H L,Roland J.Spontaneous dural arteriovenous fistulae.Semin Intervent Radiol,1987,4:219～241

83 Pierot L,Poissin M,Jason M Pontvert D,Chiras J.Treatment of type D dural carotid–cavernous fistulae by embolization followed by irradiation.Neuroradiology, 1992,34:77～80

84 Pigott T J D,Jolland I M,Punt J A.Carotid–cavernous fistulae after trans–sphenoidal hypophysectomy.Br J Neurosurg,1989,3:613～616

85 Quinones D,Duckwiler G,Gobin Y P,Goldberg R A,Vinuela F.Embolization of dural cavernous fistulae via superior ophthalmic vein approach.AJNR Am J Neuroradiol,1997,18:921～928

86 Russell E J,Goldberg K,Oskin J,et al.Ocular ischemic syndrome during carotid balloon occlusion testing.AJNR,1994,15:258

87 Saveland H,Hillman J,Brandt L,et al.Overall outcome in aneurysmal sub–arachnoid hemorrhage: a prospective study from neurosurgical units in Swe–den during a 1–year period.J Neurosurg,1992,76:729

88 Sbeih I A,Laoire S A.Traumatic carotid–cavernous fistulae due to transection of the intracavernous carotid artery: case report.J Neurosurg,1984,60:1 080～1 084

89 Schievink W I,Piepgras D G,Earnest F I V,et al.Spontaneous carotid–cavernous fistulae in Ehlers–Danlos syndrome type Ⅳ: case report.J Neurosurg, 1991,74:991～998

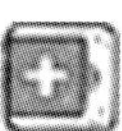

90 Seeger J F,Gabrielsen T O,Giannotta S L,et al.Carotid–cavernous sinus fistulae and venous thrombosis.AJNR Am J Neuroradiol,1980,1:141～148

91 Shimizu T,Waga S,Kojima T,Tanaka K.Transvenous balloon occlusion of the cavernous sinus: an alternative therapeutic choice for recurrent traumatic carotid–cavernous fistulae.Neurosurgery,1988,22:550～553

92 Shiu P C,Hanagee W N,Wilson G H,Rand R W.Cavernous sinus venography. AJNR Am J Roentgenol,1968,104:57～62

93 Strinberg G K,Drake C G,Peerless S J,et al.Deliberate basilar or vertebral artery occlusion in the treatment of intracranial aneurysms: immediate results and long–term outcome in 201 patients.J Neurosurg,1993,79:161

94 Strother C M,Lunde S,Gravers V,et al.Late paraophthalmic aneurysm rupture following endovascular treatment: case report.J Neurosurg,1989,71:777

95 Tamatani S,Ozawa T,Minakawa T,et al.Histological interaction of cultured endothelial cells and endovascular embolic materials coated with extracellular matrix.J Neurosurg,1997,86:109

96 Teng M M,Guo W Y,Huang C I,Wu C C,Chang T.Occlusion of arterio–venous malformations of the cavernous sinus via the superior ophthalmic vein. AJNR Am J Neuroradiol,1988,9:539～546

97 Tournade A,Courtheoux P,Sengel C,et al.Saccular intracranial aneurysms: endovascular treatment with mechanical spiral coils.Radiology,1997,202:481

98 Toya S,Shiobara R,Izumi J,et al.Spontaneous carotid–cavernous fistulae during pregnancy or in the postpartum stage: report of two cases.J Neurosurg, 1981,54:252～256

99 Turner D M,Vangilder J C,Mojtahedi S,Pierson E W.Spontaneous intracerebral hematoma in carotid–cavernous fistulae: report of three cases.J Neurosurg, 1983,59:680～686

100 Uflacker K,Lima S,Ribas G C,et al.Carotid–cavernous fistulae embolization throughout the supprior ophthalmic vein aproach.Radiology,1986,159:175

101 Uflacker R,Lima S,Ribas G,Piske R.Carotid–cavernous fistulae: embolization through the superior ophthalmic vein approach.Radiology,1986,159: 175～179

102 Vinuela F,Duckwiler G,Mawad M.Gugliemi detachable coil embolization of acute intracranial aneurysm: preoperative anatomical and clinical outcome in 403 patients.J Neurosurg,1997,86:475

103 Vinuela F,Fox A J,Debrun G M,Peerless S J,Drake C G.Spontaneous carotid–cavernous fistulae: clinical,radiological,and therapeutic considerations: experience with 20 cases.J Neurosurg,1984,60:976～984

104 Viogt K,Sauer M,Dichgans T O.Spontaneous occlusion of a bilateral carotid–

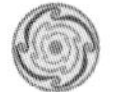

cavernous fistulae studied by serial angiography.Neuroradiology,1971,2:207～211

105 Watanabe A,Takahara Y,Ibuchi Y,et al.Tow cases of dural arteriovenous malformation occurring after intracranial surgery.Neuroradiology,1984,26:375～380

106 Wepsic J G,Pruett R C,Tarlov E.Carotid-cavernous fistulae due to extradural subtemporal retrogasserian rhizotomy: case report.J Neurosurg,1972,37:498～500

107 West C G H.Bilateral carotid-cavernous fistulae: a review.Surg Neurol,1980,13:85～90

108 Yamashita K,Taki W,Nishi S,et al.Transvenous embolization of dural carotid-cavernous fistulae: technical considerations.Neuroradiology,1993,35:475～479

第十二章　神经内镜在治疗鞍区疾病中的应用

第一节　神经内镜经鼻蝶鞍手术

一、简介

据文献记载，早在1897年，Giordana 首先开展经鼻－蝶窦入路垂体手术。1907年，Schloffer 成功地将这一手术用于临床。1909年，Hirsch 介绍了经鼻中隔－蝶窦入路。1910年，Halstend 开创了经唇下－鼻中隔－蝶窦入路，此后，Cushing（1914）使这一手术进一步完善。1912年，Chiari 提倡经筛窦－蝶窦入路。1913年，Preysing 描述了经腭－蝶窦入路。Jankouwski 1992年报道3例采用鼻内镜经鼻腔直接开放蝶窦行垂体瘤手术，杨占泉（1991）、许庚（1992）相继开展。

目前经鼻蝶鞍手术采用神经内镜主要有两种方式：①在原显微手术入路中联合应用或单独应用神经内镜。②在神经内镜下经鼻蝶鞍手术。

二、神经内镜下经鼻蝶鞍手术优点

（1）简化手术入路，减少组织损伤。

（2）镜头接近病灶，光源位于镜头前端，镜头有不同角度，术野清晰，可减少死角及盲点。

（3）可以对蝶窦进行全景观察，准确辨认解剖部位和重要结构。

（4）监视器放大视野，方便术者、助手及指导者观察。

三、神经内镜下经鼻蝶鞍手术缺点

（1）镜头容易被血污染而挡住视野，需要经常退出内镜进行清洗。

（2）单一镜头没有立体感，不易掌握手术深浅。

（3）单鼻孔经蝶进路易偏离中线。

（4）术者一手持镜，其他操作只能单手。

四、手术适应证

（1）垂体瘤（特别适用于瘤体突入蝶窦者）。

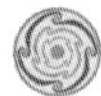

（2）鞍区或接近蝶窦的非血管源性肿瘤。

（3）鞍区或接近蝶窦的其他占位性病变（胆脂瘤、胆固醇肉芽肿等）。

（4）鞍区的脑脊液鼻漏。

五、手术禁忌证

（1）蝶窦气化极差或没有发育。

（2）垂体瘤明显向鞍上或鞍旁发展，估计穿破鞍膈或海绵窦壁硬脑膜。

（3）鼻腔及鼻窦炎症未控制。

（4）其他一般手术禁忌证。

六、术前准备

CT 或 MRI 检查，确定病变的大小和位置，了解蝶窦发育程度，以及蝶窦与颈内动脉和视神经管的关系。

视力、视野及垂体分泌功能检查。

七、手术体位及麻醉

依据不同手术者习惯，病人可取仰卧位或半卧位，术者位于病人右侧，可面向病人头顶或面向病人左侧。监视器相应放于病人头顶前方或病人左侧方。

经口腔气管插管，静脉复合全身麻醉。常规消毒，铺无菌巾。

八、手术步骤

根据内镜和放射学检查结果以及术者习惯，手术可以从左鼻腔进行，也可以从右鼻腔进行，还可以双侧鼻腔交替进行。

肾上腺素棉片收缩鼻腔黏膜。用 30° 内镜详细检查鼻腔，从后鼻孔、上鼻甲和鼻中隔之间找到蝶窦前壁之蝶窦开口（图 4–12–1）。

一般蝶窦前壁距前鼻棘约 7cm（图 4–12–2），与前鼻棘呈 30° 角，距后鼻孔上缘 1.0～1.5cm。

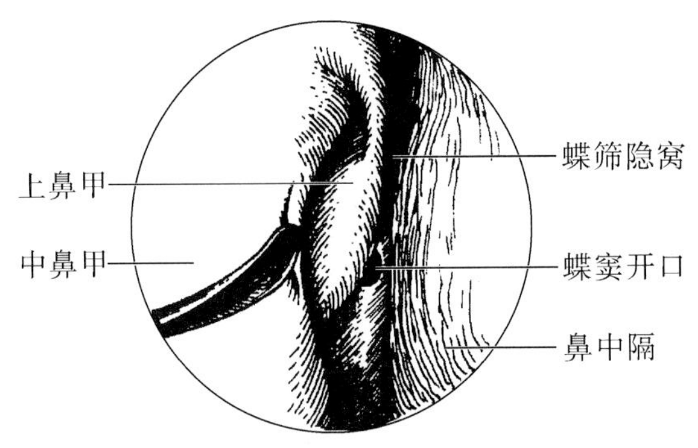

图 4–12–1　将中鼻甲向外侧移位，找到上鼻甲及蝶窦开口

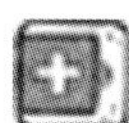

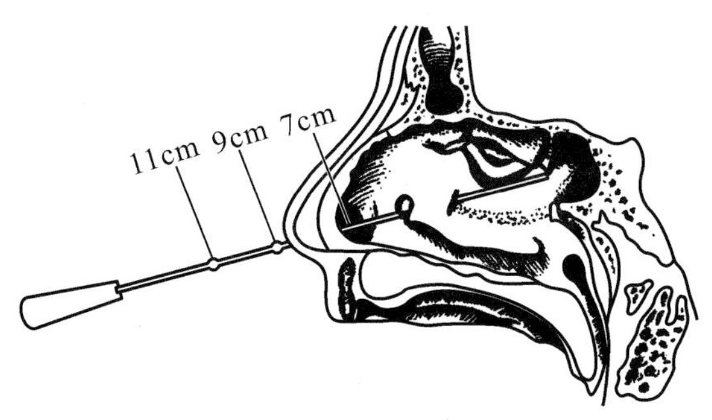

图 4–12–2　前鼻棘至蝶窦前壁的距离通常在 7cm 左右

为了清楚地观察蝶窦前壁，一般可以将中鼻甲和上鼻甲向外侧牵开，必要时可以切除上鼻甲或部分中鼻甲。

电刀止血后，切除蝶窦开口周约 2cm 直径黏膜。应用蝶窦咬骨钳，向下、外、内三个方向，咬除蝶窦前壁，扩大蝶窦开口（图 4–12–3）。向下至蝶窦底；向外扩大至蝶筛隐窝，但不要超过上鼻甲附着处，以免损伤视神经或颈内动脉；向内咬除蝶骨嘴、蝶窦中隔及部分犁骨，暴露对侧蝶窦腔，但不要穿破鼻中隔对侧黏膜、骨膜。扩大蝶窦开口至直径 1.0～1.5cm（图 4–12–4），能完全显露蝶窦腔即可。

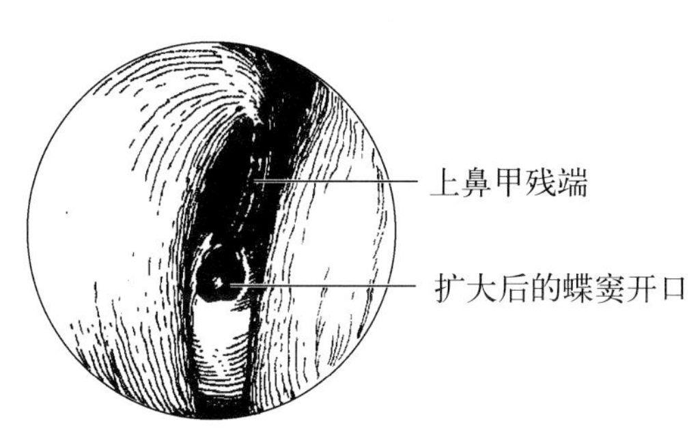

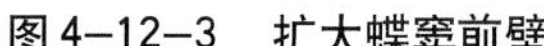

图 4–12–3　扩大蝶窦前壁

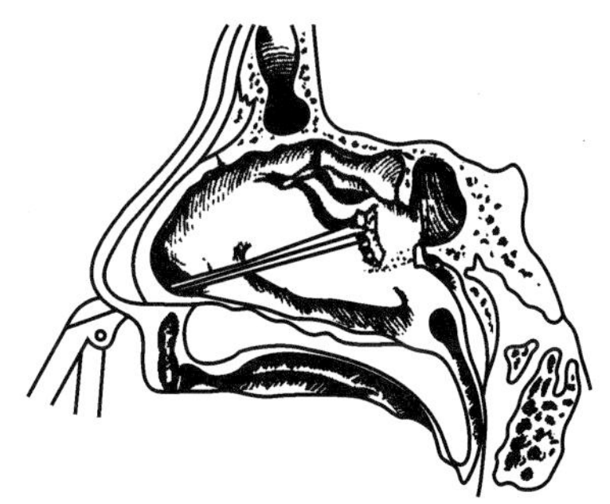

图 4–12–4　切除、扩大蝶窦前壁到 1cm

用内镜伸入蝶窦内观察蝶窦内情况（图 4–12–5）。转动内镜斜面及角度，可观察到蝶窦内壁全貌：顶壁前上可见视结节，其后方正中可见鞍底向下明显隆起，颈内动脉隆起位于蝶窦外侧壁后部，外侧壁前上为视神经管（图 4–12–6）。

垂体瘤切除术：内镜下确认蝶鞍底和蝶鞍前壁，电凝后刮除该处蝶窦内黏膜，露出鞍底和蝶鞍前壁骨壁，用微形电钻磨开鞍底和蝶鞍前壁骨壁约 1cm 直径，显露鞍底硬脑膜，分前、后、左、右及中间 5 点穿刺抽吸（深不要超过 0.5cm），证实无血液或脑脊液抽出（避免伤及血管或误入蛛网膜下隙），电凝后“十”字形切开鞍底硬脑膜，垂体肿瘤常呈乳白色糊状，自切口处向外溢出。

在内镜明视下，随时充分止血，保持视野清晰，用吸引器、刮匙或肿瘤钳小心于瘤体内分块切除肿瘤。切除瘤体动作要非常轻柔，避免损伤前上的视神经、上方的鞍膈和垂体柄、后方淡红色的神经垂体，以及两侧的海绵窦和颈内动脉（图 4–12–7，图 4–12–8）。当向鞍上或向两侧海绵窦生长的较大肿瘤切除后，鞍膈或海绵窦壁会向鞍内回突，要防止当成残余瘤体而误伤。一般较大瘤体切除后，瘤腔会较术前影像学范围明显缩小，可将内镜伸入鞍内观察，突入鞍内的鞍膈和海绵窦壁淡红色、质地有韧性、表面光滑，很容易与瘤体区别。

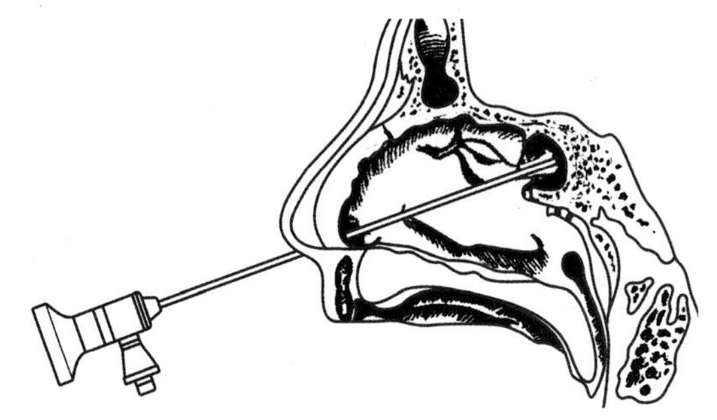

图 4-12-5　内镜插入蝶窦，观察窦内情况

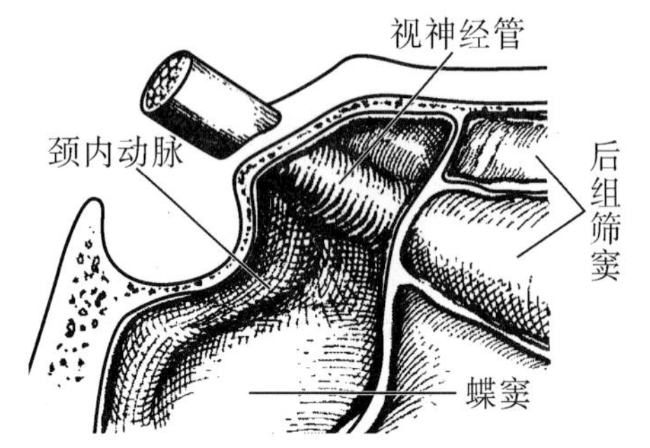

图 4-12-6　视神经管、颈内动脉压迹与蝶窦外侧壁的关系

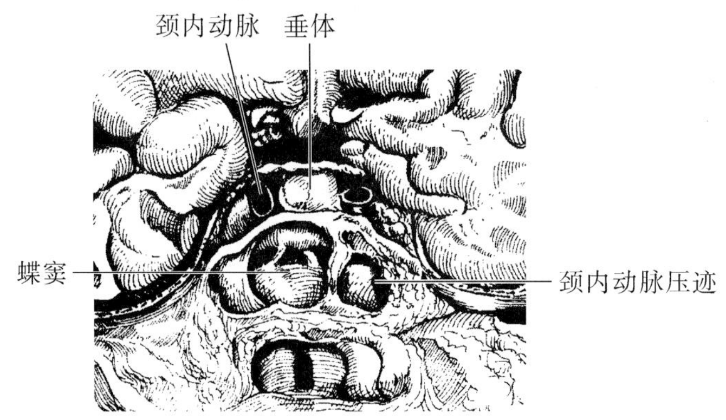

图 4-12-7　蝶窦上壁与垂体、颈内动脉和中颅窝的关系

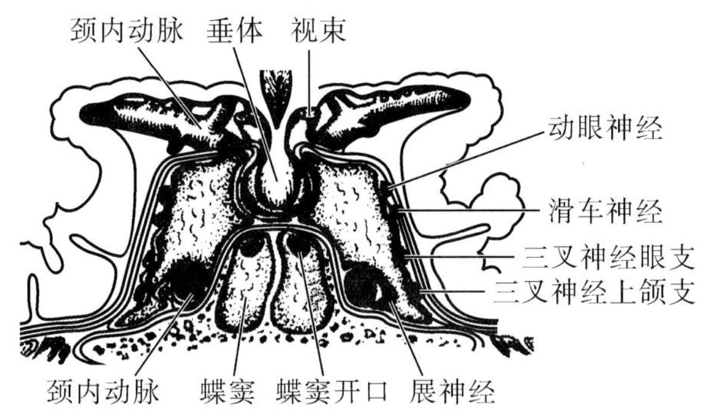

图 4-12-8　蝶窦周围重要解剖结构

垂体瘤切除后，可用无水乙醇棉球填于蝶鞍内 5min 后再取出，以减少术后肿瘤复发。

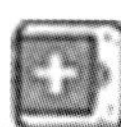

术中鞍内止血，一般用浸肾上腺素的棉球压迫止血后取出。大血管损伤时，可用肌肉填塞蝶鞍止血，但要慎用，因可引起脑脊液回流障碍，甚至可导致压迫颈内动脉，出现术后脑梗死等严重并发症。

若有脑脊液漏，要及时修补，用肌肉及生物胶封闭漏口，再以碘仿纱条填塞蝶窦及中上鼻道。

检查无活动性出血、无肿瘤组织残留、无脑脊液漏后，蝶鞍内不用填塞，蝶窦内及蝶窦口周填适量明胶海绵，依据渗血多少，鼻腔内可以不填塞纱条，也可填少量凡士林纱条。

其他肿瘤或囊性病变手术切除：依据影像学显示病变部位和范围，在内镜直视下，从蝶窦内接近病灶，充分打开肿瘤壁或病灶囊壁，于囊内切除肿瘤或病灶。适当填塞止血。

九、术后处理

（1）常规用抗生素及止血剂，必要时可加用脱水剂或激素。

（2）术后24～48h取出鼻内填塞物，并定期清理蝶窦口周分泌物及血块，防止粘连，保持蝶窦引流通畅。

（3）术后1个月用内镜复查鼻腔，了解蝶窦愈合情况，复查CT了解肿瘤及病灶是否彻底切除。必要时，辅助术后放射治疗。

（4）术后定期复查视力、视野，了解视力有否改善。复查垂体腺分泌功能（尤其微腺瘤），了解术后疗效。

十、内镜手术并发症的特点

（1）以预防为主，因术野深在，出现严重并发症很难处理。

（2）术者必须熟练内镜下手术操作技术，并熟悉蝶窦及蝶鞍区解剖，了解周围重要结构。

（3）耳鼻喉科医师要与神经外科医师密切协作。目前内镜下经鼻蝶鞍手术，有耳鼻喉科医师主刀，有神经外科医师主刀，也有耳鼻喉科医师完成前期手术步骤，显露蝶鞍后，再由神经外科医师完成鞍内及鞍区手术。

（4）要严格手术指征，每一病人都应确定经蝶手术与开颅手术哪种方法对病人更有利。万一出现颈内动脉损伤大出血等严重并发症，要能及时采取开颅手术或血管内介入治疗等补救措施。

（林武延）

第二节　神经内镜在囊性颅咽管瘤治疗中的应用

一、概述

颅咽管瘤治疗以显微手术切除为主，但对于伴有脑积水的巨大颅咽管瘤，一次性手术全切除风险大，手术死亡率及致残率高。采用内镜技术对以囊性为主的颅咽管瘤进行手术治疗，可使颅咽管瘤治疗的风险大大降低，死亡率和致残率明显改善。Nakamizo于

2001年报道应用神经内镜取侧脑室额角－室间孔－第三脑室入路，对一例长入第三脑室的囊性颅咽管瘤进行切除，随访5年未见肿瘤复发。国内李昭杰于2001年报道应用同样方法对9例巨大囊性颅咽管瘤进行治疗，9例均取得满意疗效，无致残及死亡。本节主要介绍脑室内型囊性颅咽管瘤的内镜手术治疗方法。

二、手术适应证

适合于脑室内型颅咽管瘤，肿瘤长入第三脑室内，伴有阻塞性脑积水，且第三脑室内的肿瘤大部分为囊性。

三、手术禁忌证

（1）肿瘤的囊性部分位于脑室系统外。

（2）肿瘤虽位于第三脑室内且伴有阻塞性脑积水，但脑室系统内的肿瘤全为实质性。

（3）病人一般情况差，不能耐受气管内插管全身麻醉者。

四、术前准备

（1）一般常规检查，特别注意电解质情况。

（2）内分泌检查。

（3）头部MRI检查。

（4）术前3d激素准备。

五、手术步骤

（1）手术在气管内插管全身麻醉下进行。

（2）病人取平卧位，头稍垫高，使颅骨钻孔位置处于最高点。

（3）于瞳孔位置的矢状线与冠状缝相交处的前方1cm处（一般为右侧，当右侧脑室小左侧脑室大时则取左侧入路）做一长约3cm头皮直切口或小弧形切口，颅骨钻一小骨孔，“十”字切开硬脑膜，用双极电凝烧灼大脑皮质表面血管。

（4）先用脑室穿刺针试穿侧脑室额角，放出少许脑脊液，确定脑室位置，再拔除穿刺针。

（5）将内镜镜鞘循脑室穿刺针的穿刺方向和深度缓慢送入侧脑室额角内，固定镜鞘，拔除鞘芯，可见有脑脊液自内镜镜鞘通道流出，再将内镜置入镜鞘内，见到侧脑室。

（6）开始用30～35℃的林格液或0.9%氯化钠溶液低流速冲洗。

（7）缓慢移动内镜找到下列标记：脉络丛、隔静脉、丘纹静脉，三者构成似“Y”形的结构，三者汇合点即为同侧室间孔的位置。于室间孔处可见到肿瘤，部分病人室间孔可被肿瘤完全堵塞，肿瘤的囊壁上有散在白色钙化斑（图4－12－9）。

（8）用双极电凝对肿瘤包膜表面的血管进行烧灼，以减少出血的机会，用穿刺针穿入肿瘤囊内，缓慢抽出囊液，待囊液抽尽后，再通过穿刺针注入林格液或0.9%氯化钠溶液反复置换，直至抽出的囊液清亮为止。拔除穿刺针。

（9）将肿瘤包膜剪开一小口，以内镜刚好能通过为准。内镜通过剪开的包膜小口进入肿瘤囊腔内，再次反复冲洗囊内容物，将附着在囊壁上的钙化斑尽量冲洗干净（图4－

12–10)。

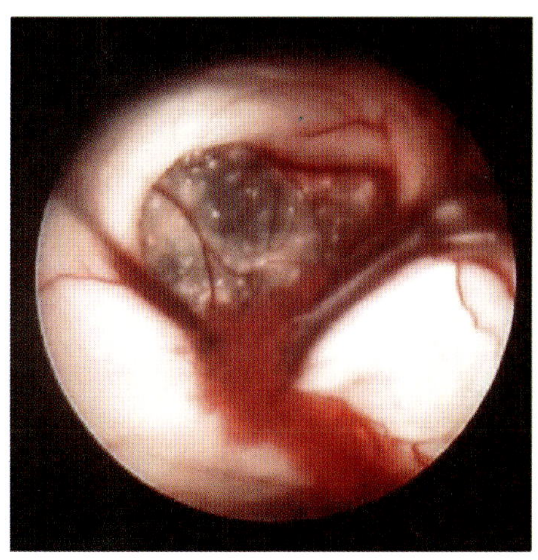

图 4–12–9　肿瘤将右侧室间孔堵塞，肿瘤囊壁上见散在白色钙化斑。左前方蓝色为隔静脉，右前方蓝色为丘纹静脉，下方粉红色为脉络丛

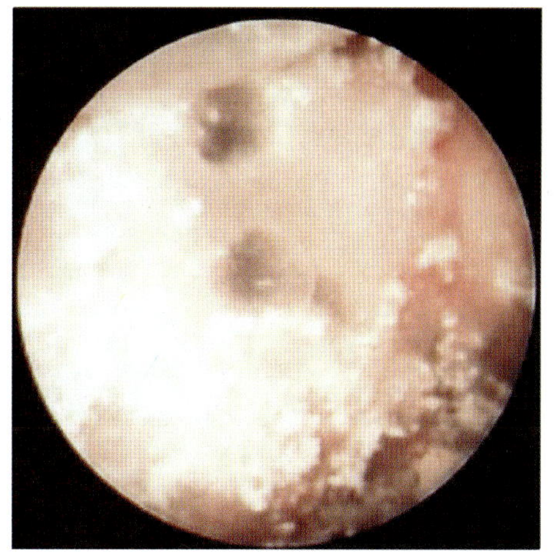

图 4–12–10　内镜位于肿瘤囊腔内，囊液冲洗干净后，见囊壁上散在白色钙化斑

(10) 将内镜退至肿瘤包膜外，用镊子钳住包膜，尽量将包膜自脑室壁上分离，但若包膜与脑室内结构粘连紧密时，则不可勉强剥离。扩大包膜切口，尽量切除肿瘤的包膜，若肿瘤有囊内分隔，则必须将分隔穿通。对切除后的残余包膜及包膜缘用双极电凝或激光反复烧灼，使之收缩至鞍区（图 4–12–11），以便于今后的进一步放射治疗或显微手术切除。

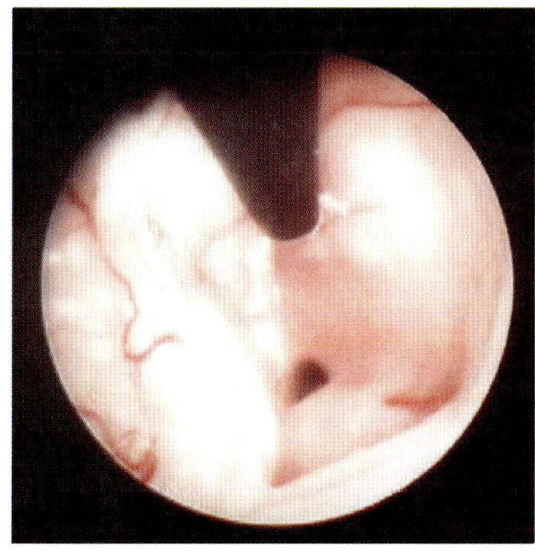

图 4–12–11　双极电凝烧灼残余肿瘤包膜，使之收缩。下方为导水管入口

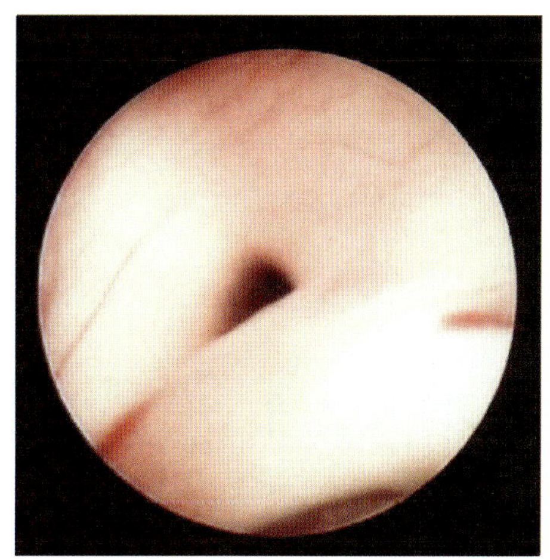

图 4–12–12　通畅的导水管入口

（11）此时可见肿瘤体积明显缩小，导水管通畅，解除了脑脊液循环通路的阻塞（图4-12-12 至图 4-12-14）。

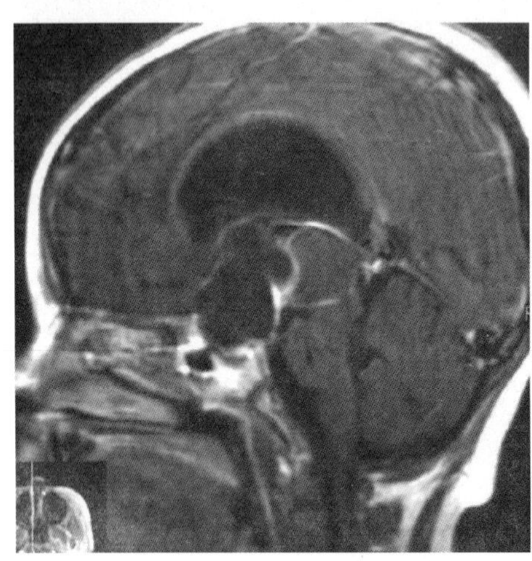

图 4-12-13　复发性颅咽管瘤术前 MRI：肿瘤充满第三脑室，大部分为囊性，且分隔为不同信号的前后两个囊，堵塞导水管入口

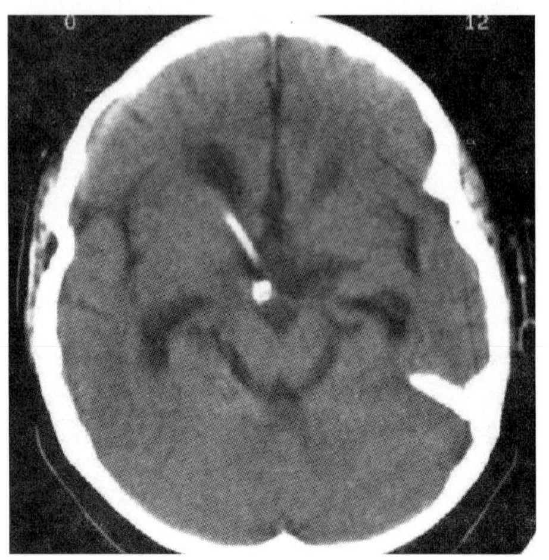

图 4-12-14　上图同一病人，内镜手术后半年 CT 复查，示鞍区残余肿瘤钙化斑，Ommaya 管末端位于残余囊腔内

（12）将内镜退至侧脑室，再次冲洗脑室腔，将术中可能漏出的肿瘤囊液冲洗干净，直至脑室液清亮透明为止。行透明隔造瘘，内镜通过瘘口进入对侧脑室，同样将对侧脑室漏出的肿瘤囊液冲洗干净。

（13）对于术中内镜下肿瘤囊性包膜切除困难者，可在内镜的引导下将 Ommaya 管的末端置入肿瘤残腔内，用双极电凝烧灼肿瘤包膜，使包膜切口尽量缩小，将 Ommaya 管包住，贮液囊包埋于头皮下。

（14）确认手术野清晰后，缓慢退出内镜，同时保持冲洗液的持续灌注，将脑室腔内充满林格液或 0.9% 氯化钠溶液，以防颅内积气及术后大脑皮质的塌陷。

（15）骨孔表面覆盖一块明胶海绵，严密缝合皮下组织及皮肤。脑室腔内一般不放置外引流，但若手术结束时脑室液仍浑浊，为了减轻病人术后的化学性刺激症状，可留置一外引流管。

六、术后处理

1.激素的补充　颅咽管瘤切除术后肾上腺皮质激素的补充十分重要。术日当天起可给予地塞米松 10mg 肌内注射或静脉滴注，1 次 /8h，连用 3d 后改为 10mg 肌内注射或静脉滴注，2 次 /d，再用 2～3d 后改为 5mg 肌内注射，2 次 /d，然后逐渐过渡到口服强的松 15mg，1 次 / 晨，服用 3～5d 后改为 5～10mg，1 次 /d。必要时还需同时服用甲状腺片 40mg，1 次 /d。

2.术后水、盐代谢紊乱的处理　颅咽管瘤术后由于垂体柄和（或）下丘脑的牵拉、损伤，术后可出现尿崩症、低钠血症或高钠血症等严重水、盐代谢紊乱，故术后必须严

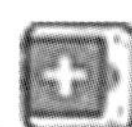

密观察、积极处理。

（1）术后早期应每日检测血电解质 1～2 次，记录每小时尿量、24h 尿总量及尿钠排出量。

（2）当每小时尿量大于 200ml 时，应肌内注射垂体后叶素 3U 和（或）长效尿崩停 0.3～0.5ml。

（3）根据每天血钠测定值调整静脉补钠量，当血钠低于 130 mmol/L 时，可按照补钠公式补钠：[（142－测定值）×体重（kg）×0.6]÷17＝给予氯化钠量（用 3%～5% 高渗氯化钠溶液），成人在上述补钠基础上增加 10g 氯化钠作为当天丢失量的补充。

（4）病人恢复进食后尽量给予口服补钠，其量依据前 24h 尿钠排泄量给予。

（5）纠正低蛋白血症。可适量给予人血清蛋白，以提高血浆清蛋白浓度。

（6）一般不使用甘露醇等脱水剂，以免影响尿量观察。

（7）根据出院前 3d 连续测定的 24h 尿总量和尿钠排泄量，计算尿钠浓度平均值，嘱病人出院后根据尿量补充食盐，术后每个月复查血电解质 1 次，血钠浓度正常即可逐步减少口服补盐量。

3.消化道出血的防治 颅咽管瘤术后可因下丘脑损伤而出现消化道应激性溃疡、出血。术后可常规使用西米替丁以预防消化道出血，常用量为 0.4g 加入液体中静脉滴注，2 次/d。一旦出现消化道出血，则应予以禁食、置胃管，从胃管内注入氢氧化铝凝胶 30～40ml，1 次/（4～6）h；同时静脉内给予奥美拉唑（洛赛克）、高舒达或生长抑素等治疗。

4.术后高热的处理 颅咽管瘤术后可因下丘脑损伤而出现中枢性高热，此时，应给予物理降温，如冰敷、乙醇擦浴、使用冰毯机等，同时肌内注射复方氨基比林或柴胡注射液等，必要时可给予冬眠治疗，以控制高热。

5.脱水剂的应用 一般情况下，颅咽管瘤手术切除后无需进行脱水治疗。对术中脑组织牵拉明显，肿瘤呈实质性且较大而未能全切，术中对周围组织结构干扰较大时，可适当使用小剂量甘露醇，以脱水、减轻脑水肿。

6.感染的防治 常规择期手术病人可分别于术前、术中、术后连续 3 次各静脉内给予 1 个剂量的第三代头孢菌素类抗生素即可，一般无需术后长期使用抗生素，尤其是广谱抗生素。一旦发生切口或颅内感染，则必须使用广谱、高效、敏感的抗生素治疗。

七、主要并发症的预防及处理

1.下丘脑损伤 其发生率及严重程度均明显低于显微手术，可出现多尿、内分泌紊乱、体温失调等，而以术后多尿相对多见。多为暂时性，经相应药物治疗后，可逐渐恢复。

2.化学性脑膜炎 为颅咽管瘤的囊液外渗所致。病人术后出现高热、脑膜刺激症状，腰椎穿刺可见脑脊液细胞数增多，但细菌培养阴性。为了减少囊液外渗，在剪开肿瘤囊壁前，先穿刺抽尽囊液，囊腔内用 0.9% 氯化钠溶液反复冲洗，至冲洗囊液较清亮后再剪开囊壁。对可能渗出到脑室系统的肿瘤囊液，术中尽量冲洗置换至脑室液清亮。术后的化学性脑膜炎，应反复腰椎穿刺放出刺激性的脑脊液。

3.发热 除肿瘤囊液刺激外，还可能是术中冲洗液对脑室壁刺激所致，特别是对第三脑室底部的刺激。一般发生在术后3d内。为了减少术后发热，术中可采用间断冲洗以保持术野清晰，特别在第三脑室底部操作时，若术野无渗血，可少冲水或不冲水，冲洗液的温度保持在36～37℃。对发热病人，可静脉应用小剂量地塞米松予以控制。

4.颅内感染 多因术中无菌操作不严格及内镜消毒不彻底所致。可在冲洗液中加入抗生素（如庆大霉素）预防颅内感染。术后一旦确诊为颅内感染，需全身应用敏感抗生素，必要时还需行脑室内局部抗生素灌洗。

5.颅内积气 多因头位摆置不当及术中冲洗液灌注不足引起。为预防颅内积气，应使颅骨钻孔位置处于最高点，并在内镜退出侧脑室前将脑室内充满林格液或0.9%氯化钠溶液。术后出现的少量颅内积气，可自行吸收消散，无需特殊处理。对积气量多者，应穿刺排气。

6.硬脑膜下出血和（或）积液 多发生在术前脑积水严重、大脑皮质较薄、术中脑室腔内冲洗液灌注不足者。为预防此并发症，术中应对大脑皮质菲薄者保持一定压力冲洗液的持续灌注，在退出内镜前必须将脑室腔内充满林格液或0.9%氯化钠溶液。术后少量的硬脑膜下出血及积液，若无症状，可不作外科处理，待其自行吸收。出血和（或）积液量多、有症状者，可行局部钻孔置外引流。

7.记忆力障碍 多为暂时性，为术中穹隆损伤所致。术前颅骨钻孔位置的准确定位，术中内镜通过室间孔时的轻柔操作，以及控制内镜在第三脑室内的活动范围，一般可避免穹隆的损伤。

8.动眼神经麻痹 由第三脑室底部操作时误伤动眼神经所致。只要术中定位准确，避免应用硬质器械强行穿透造口部位，一般均可避免动眼神经的损伤。

八、附加治疗

1.放射治疗 对残余的颅咽管瘤可行放射治疗，包括立体定向放射外科治疗（X刀、γ刀）、直线加速器放射治疗及颅咽管瘤囊内放射治疗（有置Ommaya管者）等。在行颅咽管瘤囊内放射治疗前，必须确认Ommaya管位于肿瘤囊腔内，并且囊腔处于封闭状态。

2.显微手术切除肿瘤 对神经内镜手术未能全切的颅咽管瘤，在随访时若肿瘤增大，可行开颅显微神经外科手术切除肿瘤。因经过神经内镜手术后，肿瘤体积明显缩小，并萎缩至鞍区，脑积水已经消除，再行显微手术时，病人术后反应明显减轻。

（詹升全）

第三节　神经内镜治疗鞍区蛛网膜囊肿

一、概述

本节主要介绍鞍上蛛网膜囊肿的神经内镜治疗。鞍上蛛网膜囊肿易长入第三脑室，堵塞导水管或室间孔，引起阻塞性脑积水。长入第三脑室内的鞍区蛛网膜囊肿是神经内镜很好的手术适应证：由于病变位于脑室腔内，给内镜提供了很好的操作空间；病变为囊性，给内镜手术切除提供了很好的便利条件。Grotenhuis于1995年应用神经内镜治疗

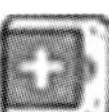

1例长入第三脑室内的鞍区蛛网膜囊肿，取得很好的远期疗效。国内詹升全于2002年报道应用神经内镜取侧脑室额角－室间孔－第三脑室入路，对6例长入第三脑室的鞍区蛛网膜囊肿进行治疗，取得很好的疗效。

二、手术适应证

鞍上蛛网膜囊肿长入第三脑室，部分或完全堵塞脑脊液循环通路引起阻塞性脑积水者。

三、手术禁忌证

病人一般情况差，不能耐受全身麻醉者。

四、术前准备

（1）同一般开颅手术。

（2）头部MRI检查，最好有矢状位的扫描。

五、手术步骤

（1）手术在气管内插管全身麻醉下进行。

（2）病人取平卧位，头部稍垫高，使颅骨钻孔点处于最高位。

（3）手术取侧脑室额角入路。于瞳孔位置的矢状缝与冠状缝相交处的前方1cm处（一般为右侧入路，当右侧脑室小而左侧脑室大时则取左侧入路）做一长约3cm头皮直切口或小弧形切口，颅骨钻一直径约8mm的骨孔，“十”字切开硬脑膜，用双极电凝烧灼脑皮质表面血管。

（4）先用脑室穿刺针试穿侧脑室额角，放出少许脑脊液，确定脑室位置，记住穿刺的方向和深度，再拔除脑室穿刺针。

（5）将神经内镜镜鞘循脑室穿刺针的穿刺方向和深度，缓慢送入侧脑室额角内，固定镜鞘，拔除鞘芯，此时可见有脑脊液自神经内镜镜鞘通道流出。再将内镜置入镜鞘内，见到侧脑室。

（6）开始用36～37℃林格液或0.9%氯化钠溶液低流速冲洗，以保持术野的清晰及脑室腔内一定的灌注压，以免术中脑皮质塌陷。

（7）缓慢移动内镜，找到侧脑室内的下列解剖标记：脉络丛、隔静脉、丘纹静脉，通常三者构成“Y”形的结构。以右侧脑室入路者，左前方蓝色为隔静脉，右前方蓝色为丘纹静脉，中间下方粉红色绒毛状为脉络丛，三者汇合点、两条静脉之间即为同侧室间孔的位置。在内镜下还可以见到侧脑室腔内及侧脑室壁的下列结构：室间孔上方右外侧浅白色为尾状核头部，循隔静脉的走向往左为透明隔，循脉络丛的走向往后进入侧脑室三角区，此处的脉络丛最发达，漂浮于脑室腔内，继续往后为侧脑室的枕角，向外侧为侧脑室的颞角，侧脑室体部的脉络丛卧于丘脑上表面。

（8）鞍区蛛网膜囊肿长入第三脑室内者，内镜进入侧脑室后，循侧脑室的解剖标记找到室间孔，一般在侧脑室内即可见到囊肿充满第三脑室并堵塞室间孔（图4-12-15）。缓慢移动内镜，仔细观察囊壁情况，观察血供是否丰富、囊壁厚薄及与脑室壁有无粘连等。

（9）将内镜固定在侧脑室额角的位置，用双极电凝或激光烧灼囊肿表面的血管。囊壁薄者，双极电凝或激光烧灼后即会破裂；囊壁厚者，双极电凝烧灼后用剪刀将囊肿壁剪开，此时可见有脑脊液样囊肿液流出。随着囊内压力的降低，囊肿随即塌陷。

（10）交替使用剪刀及活检钳切除囊壁，并用双极电凝或激光烧灼囊肿包膜，使之皱缩。囊肿壁与周围脑室壁一般粘连不紧，随着囊肿的逐渐缩小及双极电凝后的萎缩，囊壁会自动与第三脑室壁分离，并逐渐萎缩至鞍区。对囊肿壁缺口缘及残余囊壁，可用双极电凝烧灼，尽量使之收缩。囊肿基底若粘连不紧者，可以将囊肿完全切除，但大多数囊肿基底位于鞍区并与第三脑室底部粘连紧密，对这类病人不应强求将囊肿全切，只要行囊肿部分切除，解除脑脊液循环的梗阻，并用双极电凝或激光处理残余包膜的营养血管，使残余包膜萎缩（图 4–12–16），一般可达到长期治愈的目的。

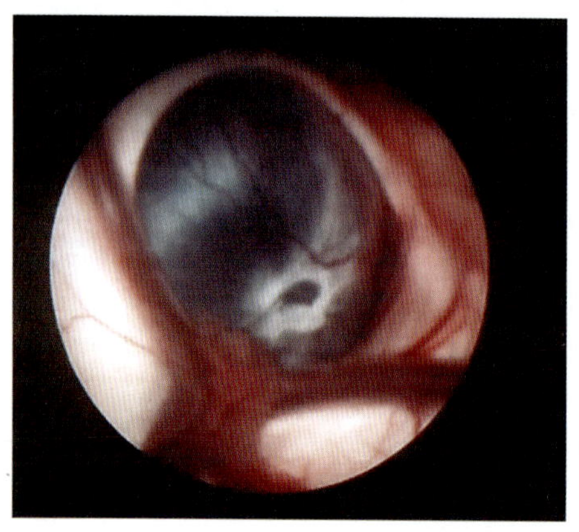

图 4–12–15　内镜下见囊肿充满第三脑室，堵塞右侧室间孔。左边蓝色为隔静脉，右边蓝色为丘纹静脉

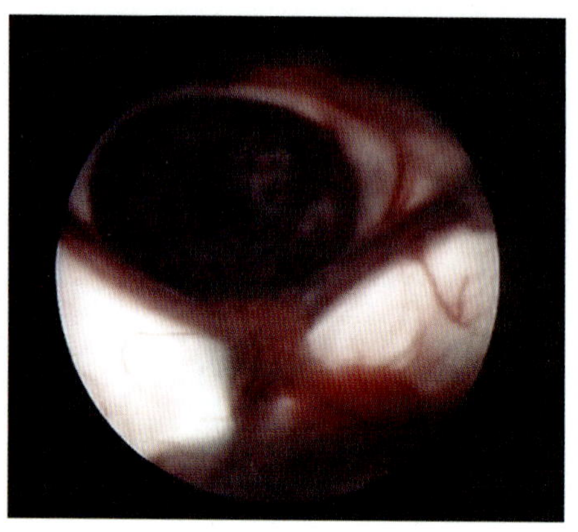

图 4–12–16　囊肿残余包膜萎缩至鞍区，右侧室间孔通畅

（11）术中必须确认导水管完全通畅，并保证残余囊壁不会再使之堵塞（图 4–12–17 至图 4–2–21）。对术中难以使导水管通畅或有可能再堵塞者，应在第三脑室底部双侧乳头体的前方造一瘘口，使第三脑室与脚间池相通，也即第三脑室底部造口。

（12）确认术野清晰的情况下，内镜自第三脑室退至侧脑室，并将侧脑室内可能存在的残渣及血块冲洗干净。

（13）在保持低流速冲水的同时逐渐退出神经内镜，于骨孔表面敷一块明胶海绵，缝合皮下组织及皮肤，不置外引流。

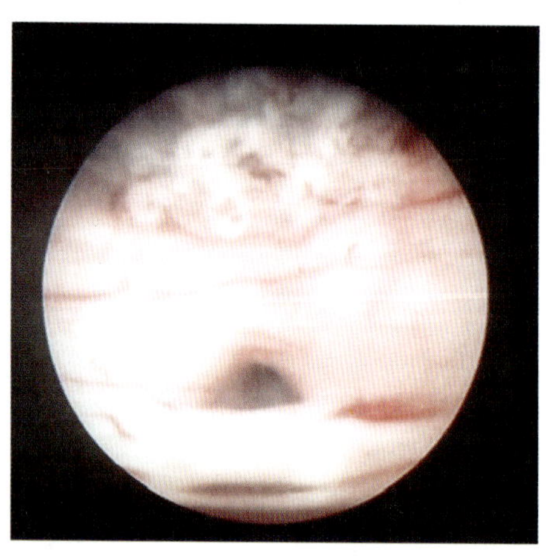

图 4–12–17　囊肿大部分切除后，导水管入口通畅

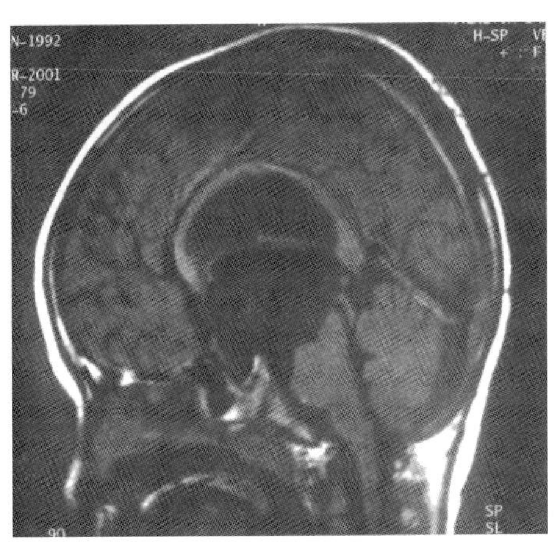

图 4–12–18　术前 MRI 显示鞍上蛛网膜囊肿长入第三脑室，并充满第三脑室，堵塞导水管入口

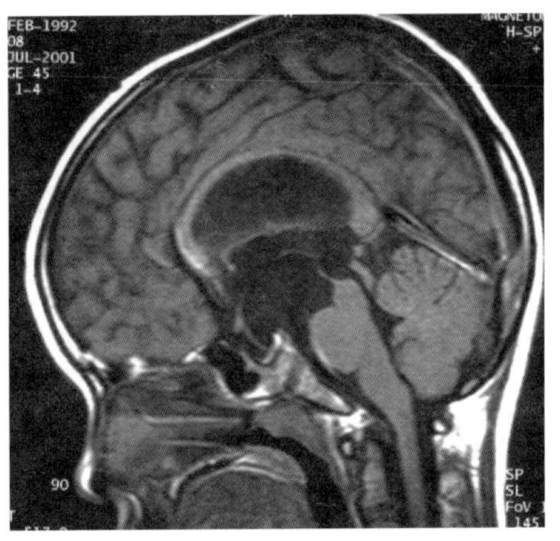

图 4–12–19　术后 MRI 显示囊肿包膜部分残留，导水管入口通畅

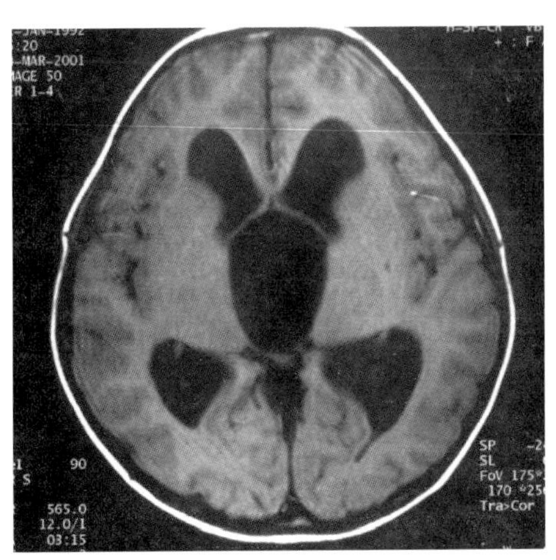

图 4–12–20　术前 MRI 显示长入第三脑室的蛛网膜囊肿，侧脑室积水

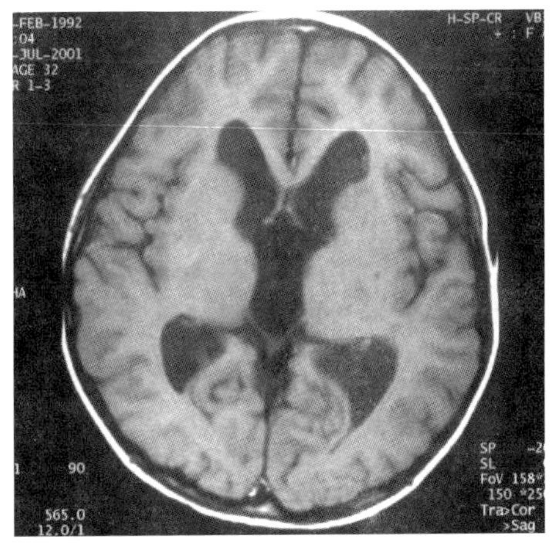

图 4–12–21　术后 MRI 显示囊肿消失，脑积水改善

六、术后处理

（1）常规应用抗生素，以预防感染。一旦出现颅内感染，则应选用敏感抗生素治疗。

（2）应用激素。多数为术中冲洗液对脑室壁特别是第三脑室壁的刺激所致，部分病人术后可有不同程度的发热，一般静脉应用小剂量地塞米松（5～10 mg/d）2～3d 即可控制。

（3）对于术后经腰椎穿刺监测显示颅内压仍较高者，应及时行侧脑室 – 腹腔分流术。

（4）对慢性阻塞性脑积水，由于蛛网膜长期处于低吸收状态，即使囊肿切除、脑脊液循环通畅，蛛网膜颗粒的吸收功能亦可能不会迅速恢复或完全恢复，脑积水症状可能仅好转而不会完全解决，可观察一段时间后再决定是否需加行脑室 – 腹腔分流术。

七、主要并发症的预防及其处理

1.发热 主要原因为术中冲洗液对脑室壁刺激所致，特别是对第三脑室底部的刺激。一般发生在术后3d内。为了减少术后发热，术中可采用间断冲洗以保持术野清晰，特别在第三脑室底部操作时，若术野无渗血，可少冲水或不冲水，冲洗液的温度保持在36～37℃。对发热病人，可静脉应用小剂量地塞米松予以控制。

2.颅内感染 多因术中无菌操作不严格及内镜消毒不彻底所致。可在冲洗液中加入抗生素（如庆大霉素）预防颅内感染。术后一旦确诊为颅内感染，需全身应用敏感抗生素，必要时还需行脑室内局部抗生素灌洗。

3.颅内积气 多因头位摆置不当及术中冲洗液灌注不足引起。为预防颅内积气，应使颅骨钻孔位置处于最高点，并在神经内镜退出侧脑室前将脑室内充满林格液或0.9%氯化钠溶液。术后出现的少量颅内积气，可自行吸收消散，无需特殊处理。对积气量多者，应穿刺排气。

4.硬脑膜下出血和（或）积液 多发生在术前脑积水明显、大脑皮质较薄、术中脑室腔内冲洗液灌注不足者。为预防此并发症，应对大脑皮质菲薄者术中保持一定压力冲洗液的持续灌注，在退出内镜前必须将脑室腔内充满林格液或0.9%氯化钠溶液。术后少量的硬脑膜下出血及积液，若无症状，可不作外科处理，待其自行吸收。出血和（或）积液量多、有症状者，可行局部钻孔置外引流。

5.多尿 在第三脑室底部操作时，刺激了丘脑下部所致。术中只要操作轻柔，不过分牵拉，一般可避免发生，术后出现多尿多为暂时性的，当每小时尿量超过200 ml时，可肌内注射垂体后叶素或皮下注射长效尿崩停、口服弥凝片。

6.记忆力障碍 多为暂时性，为术中穹隆损伤所致。术前颅骨钻孔位置的准确定位，术中内镜通过室间孔时的轻柔操作，以及控制神经内镜在第三脑室内的活动范围，一般可避免穹隆的损伤。

7.动眼神经麻痹 由第三脑室底部操作时误伤动眼神经所致。只要术中定位准确，保持在清晰的术野下操作，一般均可避免动眼神经的损伤。

（詹升全）

第四节　鞍区神经内镜应用解剖

一、Willis环的神经内镜应用解剖

近年来，锁孔入路和神经内镜的引入降低了手术风险，减少了手术创伤，但对手术者的要求更高了，除了有十分娴熟的显微神经外科技术外，熟悉内镜解剖也是必需的。内镜下的解剖图像存在变形，其放大倍数也随着内镜镜头距观察对象的距离而变化，特别是在使用成角内镜时其解剖图像会与我们通常见到的显微镜下解剖有较大的差别。同时在显微手术中引入内镜还存在如何安全、有效地使用内镜的问题。鞍区手术中必须面对Willis环——它是鞍区最重要的血管结构。鞍区脑池的自然间隙提供了神经内镜观察

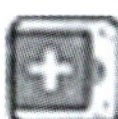

的空间，使用神经内镜和手术显微镜，应从不同的角度对 Willis 环诸动脉及其分支进行观察，了解其解剖学特点，了解经不同锁孔入路观察 Willis 环诸动脉的异同，研究神经内镜在临床实践中的价值。

（一）经翼点锁孔入路神经内镜观察

鞍区脑池的蛛网膜先在手术显微镜下分离，在手术显微镜下将神经内镜导入鞍区。

1.颈内动脉床突上段 首先看到的是在视神经外侧的颈内动脉床突上段，与视神经平行或稍弯曲。有12%（5/40）在前床突附近见到眼动脉的起点。在间隙Ⅲ、颈内动脉外下侧见到后交通动脉和脉络膜前动脉的起点（图4-12-22）。颈内动脉分叉及其穿通支一般要在松解开侧裂池的蛛网膜后才能看到（图4-12-23）。0°、30°内镜观察颈内动脉床突上段无明显差别，用30° 内镜可以看见更多的颈内动脉分叉处的穿通支及其入脑处。经间隙Ⅰ可以观察到对侧颈内动脉内壁和下壁（图4-12-24），有40%（16/40）见到眼动脉在颈内动脉内侧的起点，位于视神经的深面，行向视神经管内（图4-12-25）。用30°内镜几乎可观察到其内壁和下壁的全部。在充分解剖蛛网膜后，还可以用内镜看到对侧颈内动脉分叉部、大脑中动脉的起点。在手术显微镜下能直接观察到同侧颈内动脉，向内侧牵开颈内动脉即可见后交通动脉、脉络膜前动脉的起点。经间隙Ⅰ、牵开对侧视神经可见对侧颈内动脉内壁的一部分。在视神经的浅面可见到对侧颈内动脉分叉和大脑中动脉的起点。

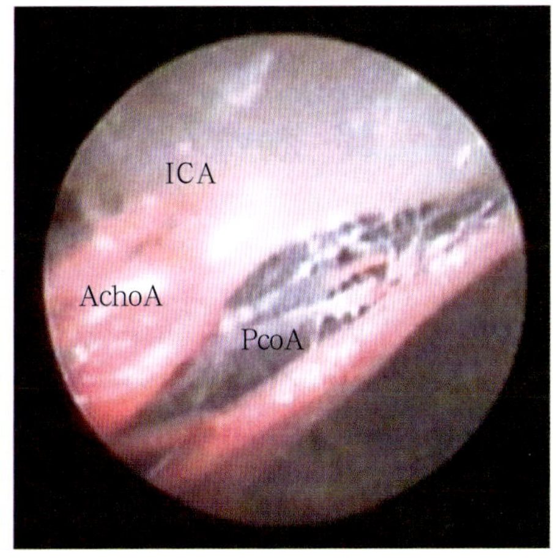

图4-12-22 经间隙Ⅲ见PcoA、AchoA起点

ICA.颈内动脉 AchoA.脉络膜前动脉 PcoA.后交通动脉

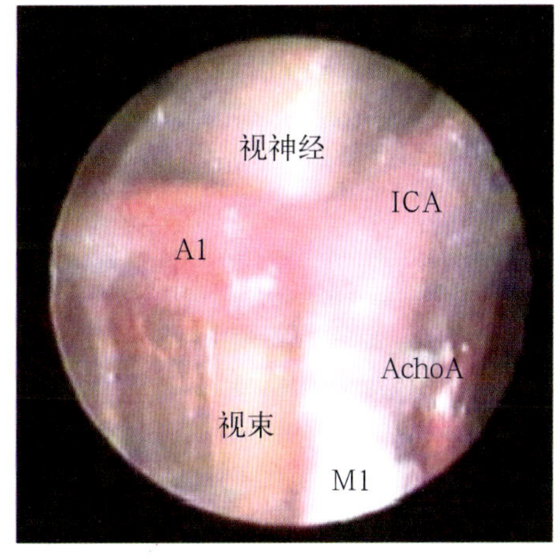

图4-12-23 颈内动脉分叉及其穿通支、AchoA

A1.大脑前动脉第1段 AchoA.脉络膜前动脉 ICA.颈内动脉 M1.大脑中动脉第1段

2.脉络膜前动脉 在间隙Ⅲ内可见到脉络膜前动脉，多呈丛状，行向脑底部（图4-12-26），在充分分离侧裂池的蛛网膜后可以观察到脉络膜前动脉经颈内动脉分叉的深面行向视束、脑底和颞叶内侧面（图4-12-27）。30°内镜可以看见更多的脉络膜前动脉行程，有时可见其进入视束下面和脑底。在手术显微镜下，脉络膜前动脉在充分分离侧裂池的蛛网膜、牵开颈内动脉分叉及其穿通支后可以看到，但范围较小。

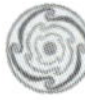

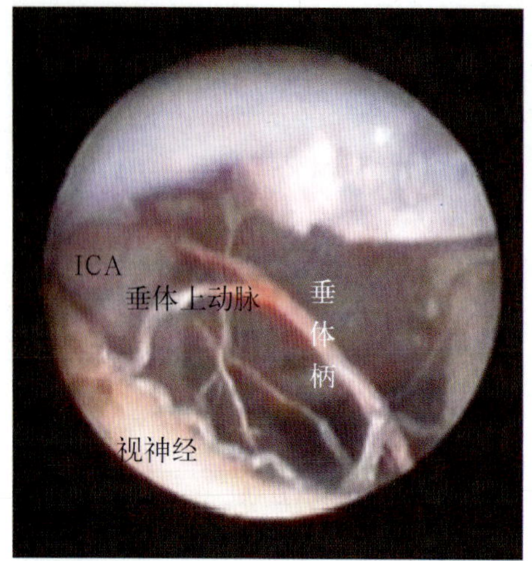

图 4-12-24 经间隙Ⅰ见对侧颈内动脉（ICA）内壁

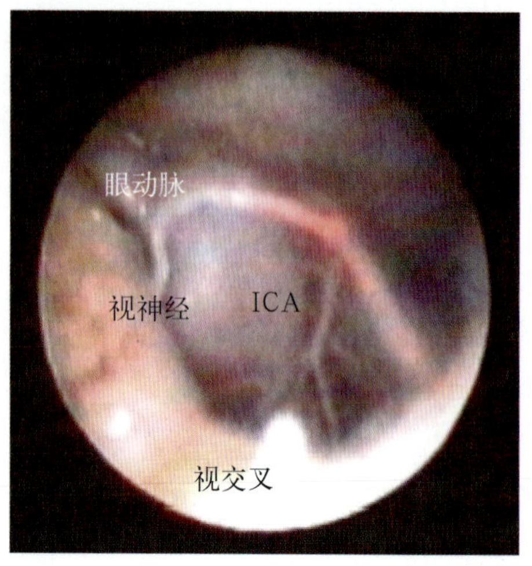

图 4-12-25 经间隙Ⅰ见对侧颈内动脉（ICA）、眼动脉起点

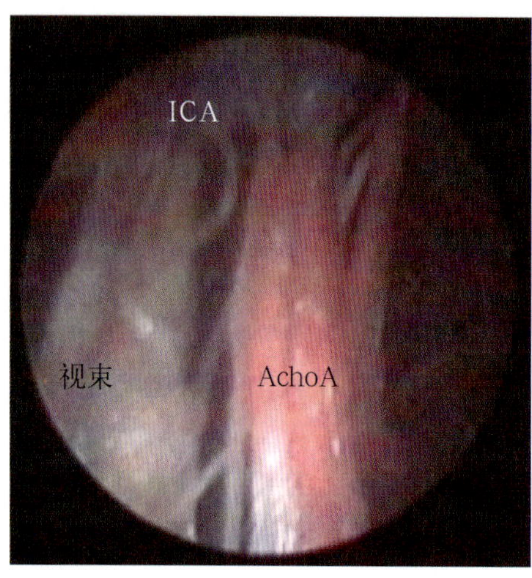

图 4-12-26 经间隙Ⅲ见颈内动脉（ICA）、脉络膜前动脉（AchoA）

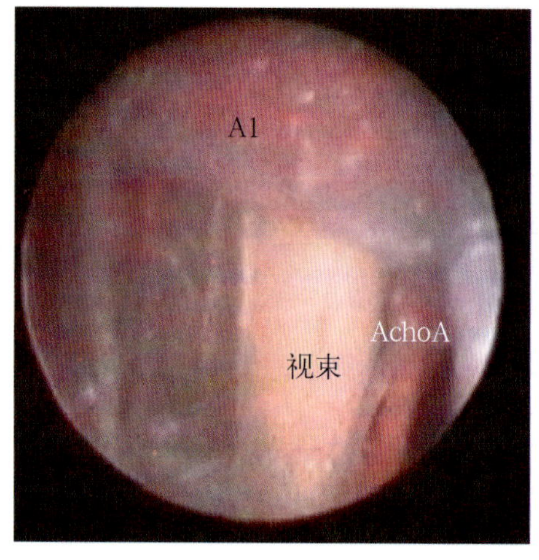

图 4-12-27 在颈内动脉分叉下方见脉络膜前动脉(AchoA)、大脑前动脉第 1 段(A1)

3. 垂体上动脉　经间隙Ⅰ可以观察到从对侧颈内动脉内壁和下壁发出的垂体上动脉，为 4～7 支不等的细小分支（图 4-12-28），向后上走行到垂体柄及视神经，于视交叉下面形成垂体门脉系统。用 30° 内镜旋转观察，上述结构观察得更清楚。经间隙Ⅱ可见同侧垂体上动脉：发自同侧颈内动脉下内侧壁，向内上方走行于垂体柄和视交叉下面（图 4-12-29）。

4. 后交通动脉　经间隙Ⅱ用神经内镜不能看见后交通动脉的起点，可见其发出后呈稍向后上方凸起的弯曲向深部行走，止于大脑后动脉（图 4-12-30）。在凸起附近发出多支细小穿通支到第三脑室底部，分布于垂体柄、乳头体附近。神经内镜可以清晰地看到后交通动脉的穿通支行向内上方；采用 30° 内镜可以观察到一部分穿通支行向内上方、进入第三脑室底（图4-12-31，图4-12-32）；经间隙Ⅱ用30°内镜，透过垂体柄周围血管网和纤维小梁可以观察到对侧后交通动脉及其分支的一部分（图4-12-33）。在手术显微镜下，向外牵开颈内动脉，经间隙Ⅱ可以看见后交通动脉的穿通支，但不能看见其止点。经间隙Ⅲ利用0°神经内镜可清楚观察到后交通动脉的起点及其全长，后交通动脉向深部走行。在手术显微镜下经间隙Ⅲ不能观察到这些后交通动脉的穿通支。采用神经内镜经间隙Ⅰ，无须牵开视神经即可见对侧后交通动脉的起点和更多的穿通支，但不能见到其全长；在手术显微镜下不能直接观察到后交通动脉的行程，需要变换角度和牵开视神经；牵开对侧视神经可以观察到对侧后交通动脉起点及部分穿通支的起点，后交通动脉沿床突间硬膜向后走行。

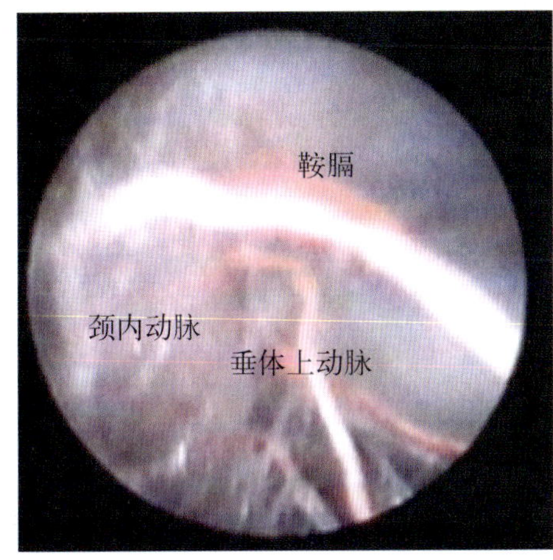

图4-12-28　经间隙Ⅰ见垂体上动脉发起于颈内动脉

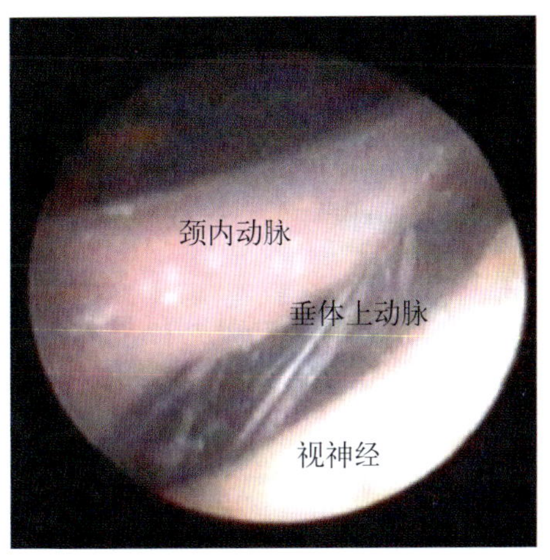

图4-12-29　经间隙Ⅱ见垂体上动脉

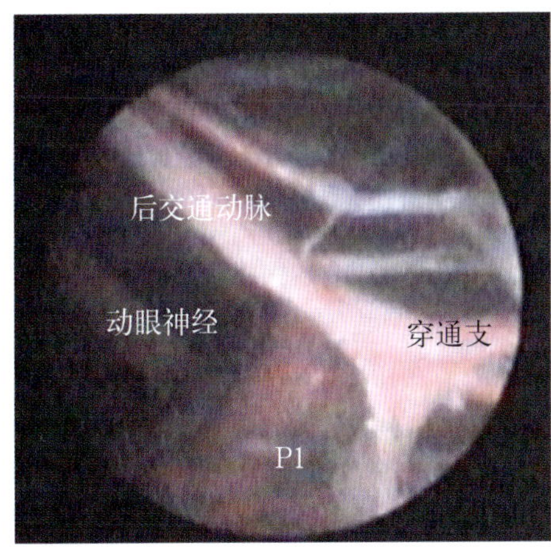

图4-12-30　经间隙Ⅲ见后交通动脉
P1.大脑后动脉第1段

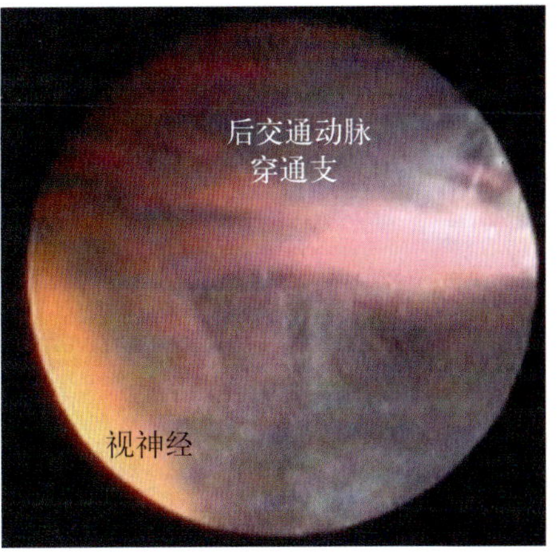

图4-12-31　后交通动脉穿通支进入第三脑室底部

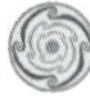

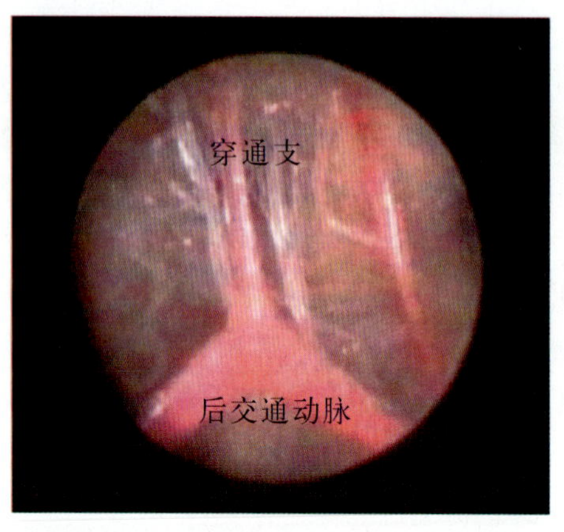

图 4-12-32 后交通动脉到第三脑室底的分支

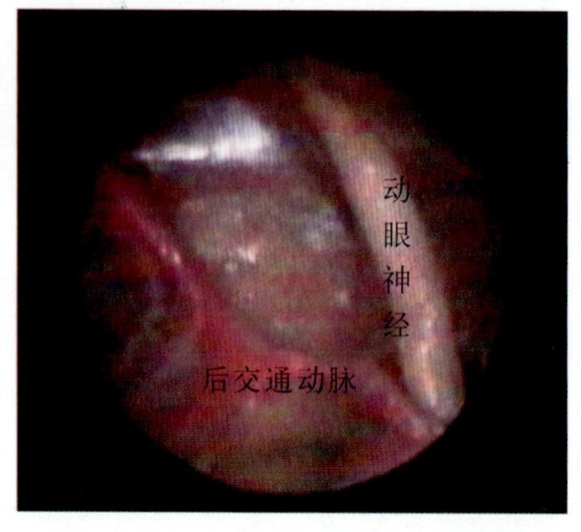

图 4-12-33 对侧后交通动脉、动眼神经

5. 大脑前动脉和前交通动脉 在多数情况下不能用神经内镜直接观察到大脑前动脉和前交通动脉，需要先在显微镜下将终板池的蛛网膜解剖开。轻轻抬起额叶后用内镜可以观察到双侧大脑前动脉第 1 段、回返动脉和大脑前动脉第 1 段穿通支。用 30° 内镜观察得更清楚。观察到回返动脉在大脑前动脉第 1 段和第 2 段交点附近发出，回返走行。前交通动脉多数深藏于双侧大脑半球间，经翼点锁孔入路用内镜也不易观察到（图 4-12-34，图 4-12-35）。

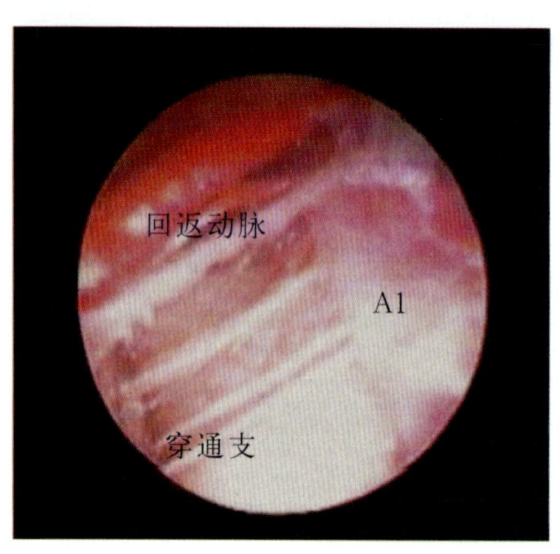

图 4-12-34 A1、穿通支及回返动脉

A1. 大脑前动脉第 1 段

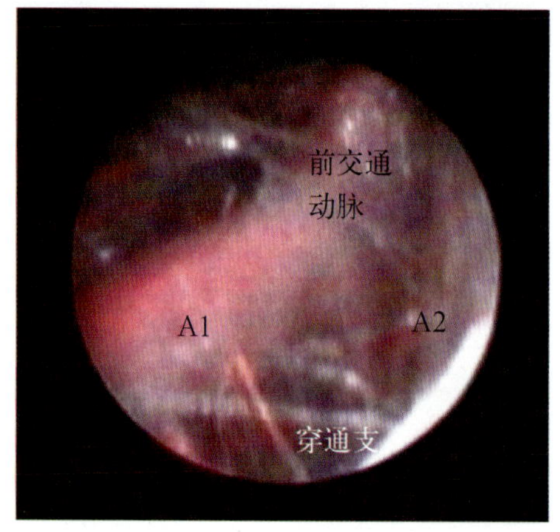

图 4-12-35 对侧 A1、穿通支

A1. 大脑前动脉第1段 A2. 大脑前动脉第2段

6. 基底动脉分叉及其穿通支 经间隙Ⅱ打开 Liliequist 膜，进入脚间池后可见基底动脉分叉及其穿通支；基底动脉在脑干的表面分叉为 2 支终支——双侧大脑后动脉（图 4-12-36）。在基底动脉分叉处有多支细小穿通支，指向第三脑室底部，贴在脑干表面行向第三脑室底。内镜在桥前池内继续深入可以看到基底动脉主干及其分支，可见双侧大脑后动脉第 1 段全部和第 2 段的起点。30° 内镜的视野更广阔，尤其是对穿通支进入第三脑室底部看得更清楚。经间隙Ⅱ导入神经内镜时会遇到后交通动脉穿通支和在颈内动脉

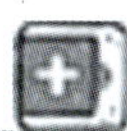

内壁发出的垂体上动脉的阻挡。经间隙Ⅲ则没有阻挡（图 4–12–37）。在手术显微镜下，经间隙Ⅱ、Ⅲ牵开颈内动脉可以看到基底动脉分叉及其穿通支，但受到颈内动脉、视神经的遮挡，光线和视线均受阻挡，即使更换观察的角度仍不满意。

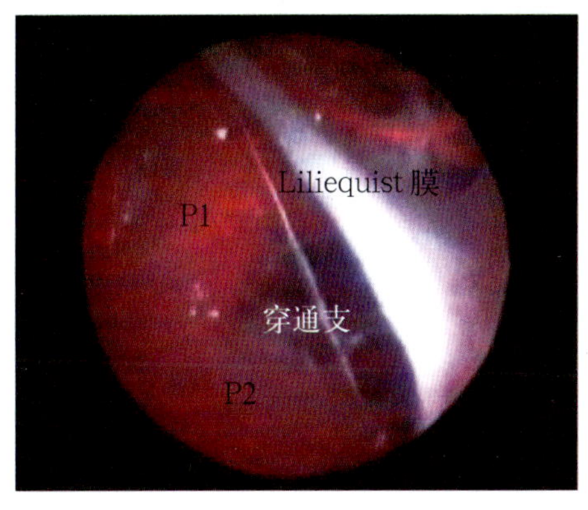

图 4–12–36 经 Liliequist 膜见基底动脉分叉及穿通支

P1.大脑后动脉第1段 P2.大脑后动脉第2段

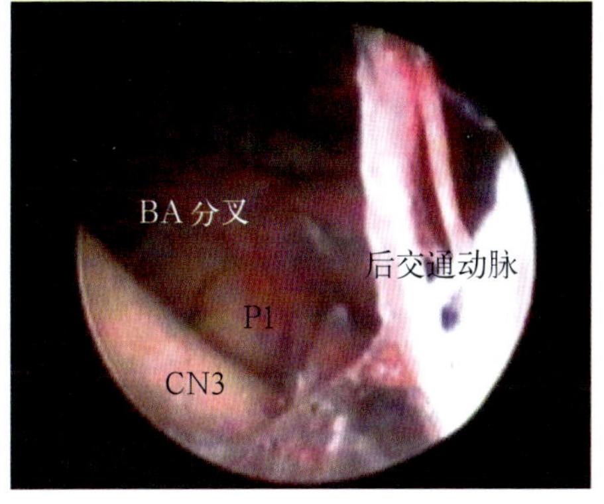

图 4–12–37 经间隙Ⅲ观察基底动脉（BA）分叉

CN3.动眼神经 P1.大脑后动脉第 1 段

（二）经颞下锁孔入路观察

经同侧颞下入路在手术显微镜下可清楚观察到颈内动脉和后交通动脉、脉络膜前动脉的起点（图 4–12–38）。动眼神经并不阻挡视野，是观察后交通动脉全长的最佳角度。能非常方便地观察同侧大脑后动脉第 1 段、第 2 段和基底动脉分叉部的穿通支（图 4–12–39），牵开后交通动脉即可见其穿通支。采用神经内镜，可以观察到穿通支主要发起于后交通动脉的前半部分，行向第三脑室底，采用 30° 内镜可以清晰观察到穿通支进入第三脑室底的情况。将神经内镜深入鞍区后可以清晰观察到对侧后交通动脉及其穿通支，而且穿通支入脑处更清楚。用 30° 内镜可以看到基底动脉的上部。

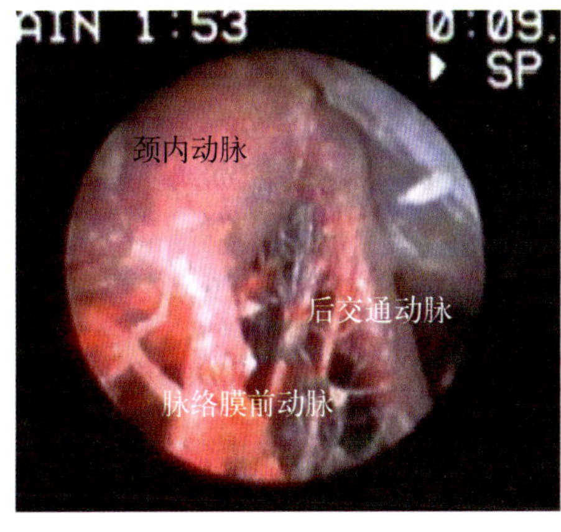

图 4–12–38 后交通动脉、脉络膜前动脉起点

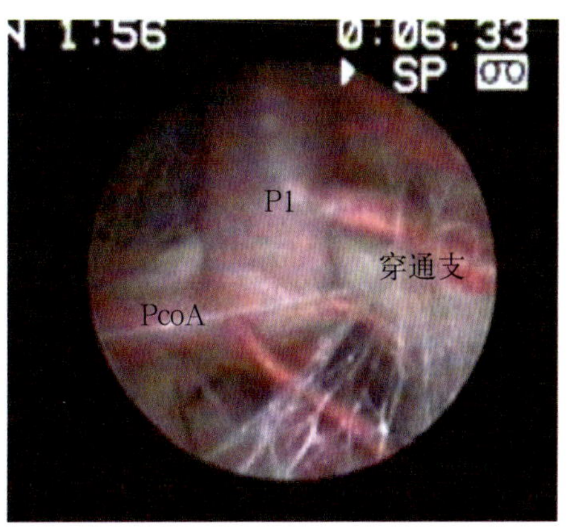

图 4–12–39 对侧大脑后动脉第 1 段（P1）及其穿通支

PcoA.后交通动脉

（三）经乙状窦后锁孔入路观察

经乙状窦后锁孔入路，需要先解剖蛛网膜，特别是 Liliequist 膜，才能显露鞍区。用手术显微镜不能观察到后交通动脉的起点，神经内镜可见后交通动脉与大脑后动脉的汇合点及其穿通支、对侧颈内动脉内下壁和垂体上动脉起点（图 4–12–40）、基底动脉的一部分，有时可以看见对侧脉络膜前动脉。可以清晰地观察到对侧后交通动脉的全部行程、穿通支及其进入第三脑室底，是观察 Willis 环诸动脉穿通支进入第三脑室底处的最佳角度（图 4–12–41）。可以看到同侧大脑后动脉第 1 段、第 2 段。

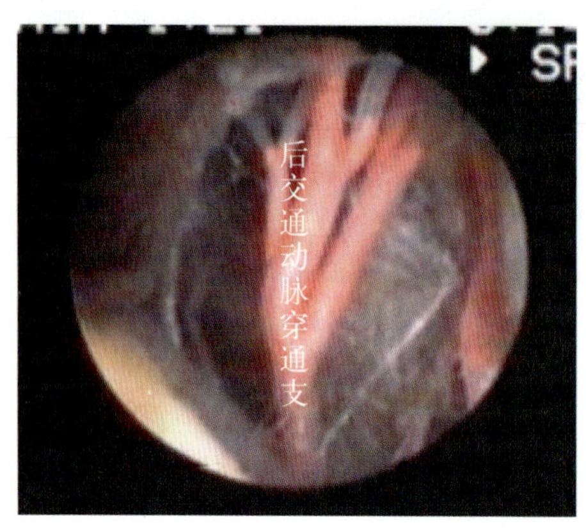

图 4–12–40　对侧后交通动脉分支到第三脑室底

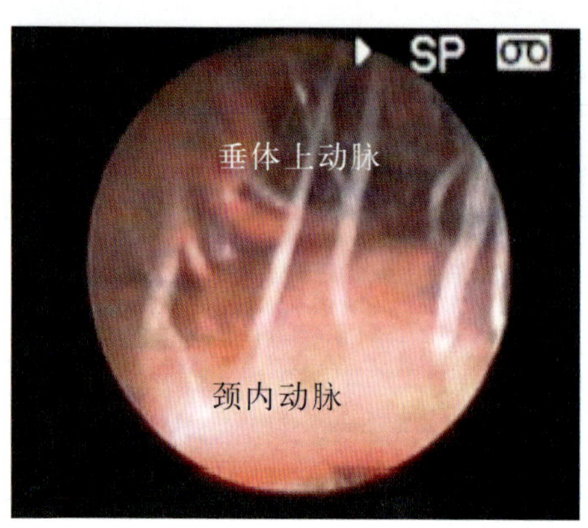

图 4–12–41　对侧颈内动脉发出的垂体上动脉

（四）Willis 环神经内镜解剖学特点及潜在的应用价值

经间隙 I 是观察对侧颈内动脉内壁和下壁的最佳径路，用 30° 内镜可观察到其内壁和下壁的全部。在充分解剖蛛网膜后，还可以用内镜看到对侧颈内动脉分叉部和大脑中动脉的起点。在处理多发动脉瘤时，使用神经内镜可有效地观察到 Willis 环对侧的部分血管，增加经一个入路夹闭多个动脉瘤的机会。Kinouchi 等治疗一例垂体上动脉瘤和同侧后交通动脉瘤，在神经内镜下未切除前床突或牵拉视神经。将神经内镜导入间隙 I，清楚地观察到动脉瘤周围的结构（在显微镜下不能看到）。神经内镜特别有助于看到病变内侧的结构和颈内动脉眼动脉段发出的穿通支，最后在内镜导引下夹闭动脉瘤。作者曾处理一例怀疑双侧后交通动脉瘤病人，经右侧翼点入路夹闭右侧后交通动脉瘤后用神经内镜探察对侧，排除左侧动脉瘤，避免了不必要的手术。

有 40%（16/40）见到眼动脉在颈内动脉内侧的起点，位于视神经的深面，行向视神经管内。部分颈内动脉眼动脉段动脉瘤（包括部分垂体上动脉瘤）瘤体指向颈内动脉内下方或内前方，经对侧视神经的深面可以清楚地看到前床突后的颈内动脉内侧壁，因而经对侧入路夹闭动脉瘤更方便。

经间隙 I，不牵开对侧视神经即可以内镜观察到对侧后交通动脉起点及部分穿通支的起点，后交通动脉沿床突间硬膜向后走行；有人采用对侧入路夹闭后交通动脉瘤。

后交通动脉瘤最常见的是位于颈内动脉的外侧壁，指向外侧，因而行向深部的后交通动脉及其穿通支被动脉瘤遮挡。夹闭时瘤夹很容易将其误夹。手术中使用神经内镜在

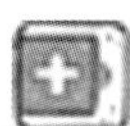

夹闭前可以观察后交通动脉及其穿通支与动脉瘤的关系，夹闭后可以观察是否有误夹和瘤颈夹闭不全。Taniguchiz 在57例动脉瘤手术中应用神经内镜，其中81.5%的病例内镜提供了更多的解剖学信息，16.7%只在内镜下可以看见某些解剖结构，9.3%根据内镜观察的结果调整了动脉瘤夹。

在多数情况下不能用神经内镜直接观察到大脑前动脉和前交通动脉，需要先在显微镜下将终板池的蛛网膜打开。在前交通动脉瘤的手术中使用神经内镜可以帮助确认对侧的大脑前动脉第1段等，其他的作用有限。

在经间隙Ⅱ手术时要考虑到垂体上动脉、后交通动脉的穿通支。它们会阻碍对脚间窝的暴露和手术。而在间隙Ⅲ内则没有这些穿通支的阻挡。在切除鞍区肿瘤时，它们会有分支供应肿瘤，应切断肿瘤供血支，保留供应视神经、垂体柄和第三脑室底部的分支。

在充分分离侧裂池的蛛网膜后可以观察到脉络膜前动脉经颈内动脉分叉的深面行向视束、脑底和颞叶内侧面。所以在夹闭颈内动脉分叉部动脉瘤时要防止误夹脉络膜前动脉及其分支。神经内镜可以在手术中用于发现误夹。

在手术显微镜下，因为视神经、颈内动脉等结构的阻挡，对基底动脉分叉及其穿通支的观察受到光线和视线两方面的限制。但内镜可以贴近观察，改善深部照明，更利于深部结构的观察。Menovsky 使用内镜治疗5例脚间池的动脉瘤，可以方便地显露动脉瘤，并成功地夹闭或包裹。经颞下入路对基底动脉分叉的暴露没有阻挡，是夹闭基底动脉分叉动脉瘤的理想入路之一。

经颞下入路从侧面观察 Willis 环可以很清楚地观察到颈内动脉和后交通动脉、脉络膜前动脉。有人采用颞下入路夹闭后交通动脉瘤。经翼点入路、采用成角内镜可以从外侧观察后交通动脉、脉络膜前动脉的起点。

经乙状窦后锁孔入路是观察第三脑室底部结构和穿通支入脑处的最佳角度。有报道经此入路行神经内镜第三脑室造瘘术，可避免损伤基底动脉及其穿通支。

（五）神经内镜的技术特点

0°内镜对结构的观察失真小，最接近显微解剖，但立体感稍差。其优点是可以贴近观察结构的细微情况，观察深部被遮挡的结构，改善深部照明，可完成某些内镜控制下的手术。成角内镜的最大优势是“绕角观察”，观察到显微镜的死角。但图像失真，不便在其控制下手术。

内镜是二维图像，缺乏立体感，方向感差，定位和操作困难，在旋转、进退时操作不便，可能会误伤邻近结构，需要熟悉颅底和脑室的显微解剖、锁孔入路的内镜解剖，否则术中会“迷路”甚至损伤重要结构，导致严重后果。手术者要求有熟练操作神经内镜的手术经验。内镜辅助的显微神经外科可以在显微镜下导入内镜，减少内镜对路径周围结构的损伤。

在使用神经内镜的初期，术者可能会觉得增加较多的工作和不便，但熟练后并不会增加太多的手术时间和工作量。

颅内的蛛网膜是神经内镜观察的障碍，在手术中一般要先在显微镜下将蛛网膜分离。虽然有报道在神经内镜控制下夹闭动脉瘤，但在内镜控制下行蛛网膜的分离需要有充分的训练和经验。最好是在显微手术中将内镜固定于术野中，采用“画中画”、“飞行头盔”

等技术，使术者可同时看到显微镜和神经内镜的图像，同时又可以双手操作。手术中血性脑脊液是神经内镜观察的另一障碍。即使脑脊液“清亮”，内镜仍视物不清。间断冲洗可以改善视野。

应用神经内镜观察 Willis 环诸动脉较之在手术显微镜可以得到更多细节的信息；经过鞍区小的间隙，不过分牵拉神经、血管结构，即可观察到更清的血管全貌；经过不同的入路观察 Willis 环诸动脉，可以更多地了解其行程、分布，更好地理解其解剖与功能，为手术提供参考。

（李　俊）

二、鞍区手术间隙的神经内镜应用解剖

鞍区病变最常见的有垂体瘤、颅咽管瘤、动脉瘤等，该区域重要的血管、神经结构众多且复杂，自从显微神经外科技术开展以来，手术效果大大提高，风险大大降低。经翼点入路显微手术是处理鞍区病变的主要手术方法。近年来，锁孔入路和神经内镜的引入降低了手术风险，减少了手术创伤，但对手术者的要求更高了，除了有十分娴熟的显微神经外科技术外，熟悉内镜解剖也是必须的。鞍区手术主要经鞍区的 4 个手术间隙来完成，而鞍区的自然间隙也给神经内镜的使用提供了空间。

沿着脑压板和前颅窝底可以进入鞍区，此时鞍区的结构被覆蛛网膜，隐约可见同侧视神经、颈内动脉（图 4–12–42）。在手术显微镜下解剖交叉池、颈动脉池的蛛网膜，显露鞍区的手术间隙。

（一）间隙Ⅰ（视交叉前间隙）

呈三角形，由双侧视神经和蝶骨平台（鞍结节）围成。将 0° 神经内镜在直视下或手术显微镜下导入间隙Ⅰ，然后在内镜图像的指导下小心、缓慢地移动内镜。①首先见到的是对侧颈内动脉（内侧壁）其上发出的垂体上动脉：4～7 支不等的细小分支，可见其从对侧颈内动脉内下壁上的起点，向后上走行参与组成垂体门脉系统（图 4–12–43）。有蛛网膜小梁交织其间。有的可以看到眼动脉在颈内动脉内壁上的起点，行向视神经管内。

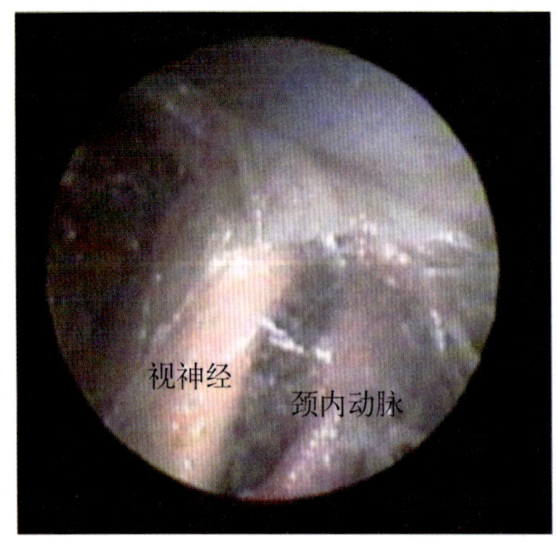

图 4–12–42　鞍区的蛛网膜

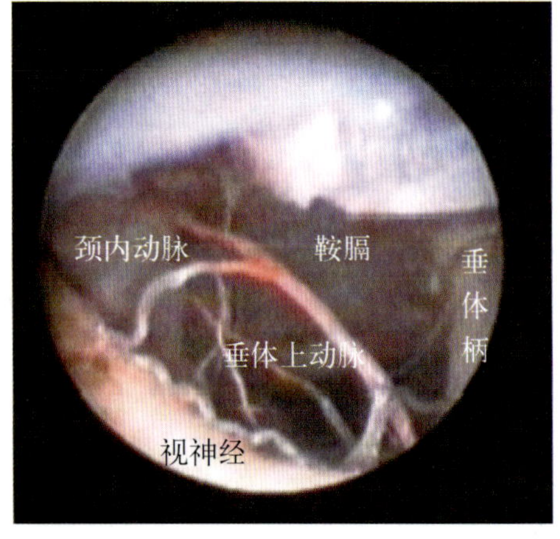

图 4–12–43　经间隙Ⅰ见对侧颈内动脉和垂体上动脉

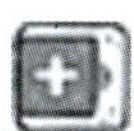

②向内侧观察，在视交叉的下方、颈内动脉的内侧是表面呈条纹状的垂体柄，可清楚看到垂体柄入鞍膈孔处及垂体柄下段及其周围的垂体门脉系统。③在前上方的是鞍膈：几乎可以窥见鞍膈的全部，可看见垂体柄经鞍膈裂孔进入垂体窝内（图4–12–44）。④将内镜小心地经鞍膈的浅面深入，可见对侧后交通动脉与大脑后动脉相连处，后交通动脉沿床突间硬膜向后走行。有时无须牵开视神经即可见对侧后交通动脉的起点和更多的穿通支（图4–12–45），但不能见到其全长。⑤对侧后床突及动眼神经（图4–12–45）。

采用30°神经内镜可以观察到更多的对侧颈内动脉内侧壁和垂体上动脉，还能见到颈内动脉的部分下壁。旋转内镜，在第三脑室底方向可以看到更长的垂体柄，但见到其起点的机会较少。对鞍膈的观察也更清楚，但存在图像变形的问题。

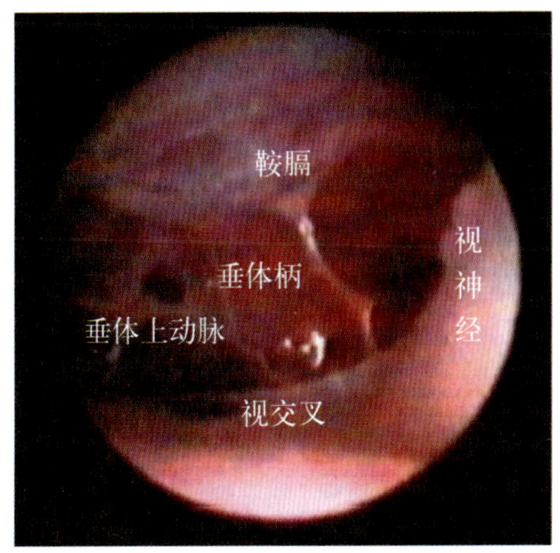

图4–12–44　经间隙Ⅰ见垂体柄及其门脉系统

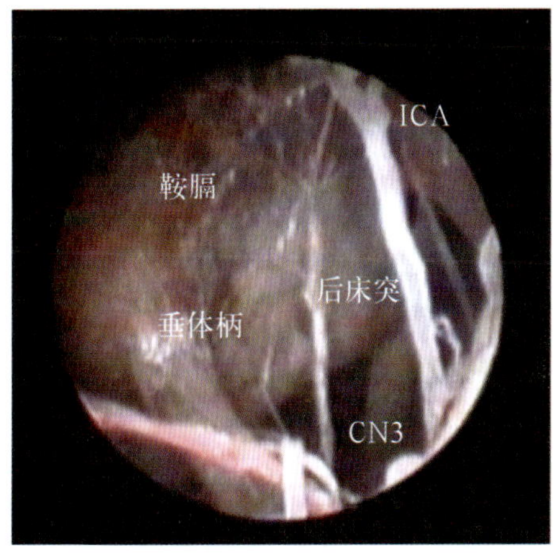

图4–12–45　经间隙Ⅰ见对侧结构

CN3.动眼神经　ICA.颈内动脉

（二）间隙Ⅱ（视神经–颈内动脉间隙）

即视神经和（或）视束、颈内动脉床突上段、大脑前动脉第1段之间的间隙。间隙Ⅱ的宽度变异较大，多数呈三角形，有的窄如裂隙，没有内镜进入的空间。内镜的导入必须在直视下或手术显微镜下进行。在0°神经内镜导入间隙Ⅱ后首先见到同侧垂体上动脉，向内上方走行至垂体柄和视交叉下面；不能看到其全部的起点。与垂体上动脉相邻的是同侧后交通动脉及其分支：不易见到后交通动脉起点，其发起后呈稍向后上方凸起的弯曲行走，行走向深部，止于同侧大脑后动脉。在凸起附近发出多支细小穿通支到第三脑室底部，分布于垂体柄、乳头体附近。沿着垂体上动脉在内侧方向可以发现垂体柄，但要将内镜较大幅度地向外侧倾斜，颈内动脉和视神经限制其观察。有时甚至不能看见垂体柄（图4–12–46）。内下方是鞍背。小心避开垂体上动脉和后交通动脉穿通支，内镜继续向前深入，经过已打开的Liliequist膜，进入脚间池后可见紧贴脑干表面的基底动脉分叉及其穿通支（图4–12–47）；在基底动脉分叉的两侧是双侧动眼神经（起点）；稍向外侧倾斜内镜，即可见对侧后交通动脉及其分支（图4–12–48）。如果神经内镜继续深入，在桥前池内可以见到更深部的Ⅴ、Ⅵ、Ⅶ、Ⅷ颅神经及后组颅神经，小脑前下动脉和分隔脑池的蛛网膜（图4–12–49）。

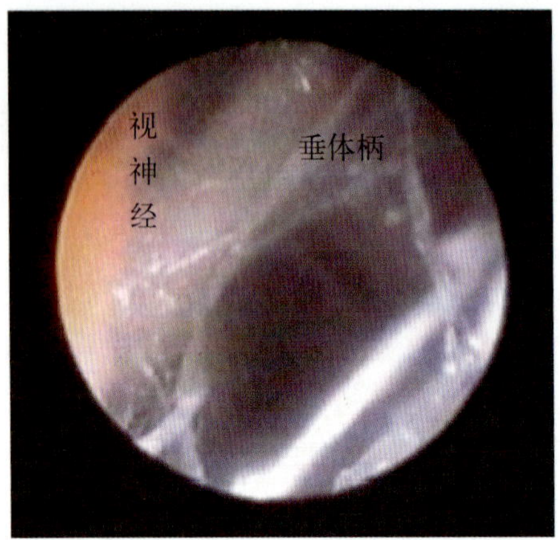

图 4-12-46　经间隙Ⅱ见垂体柄及门脉系统

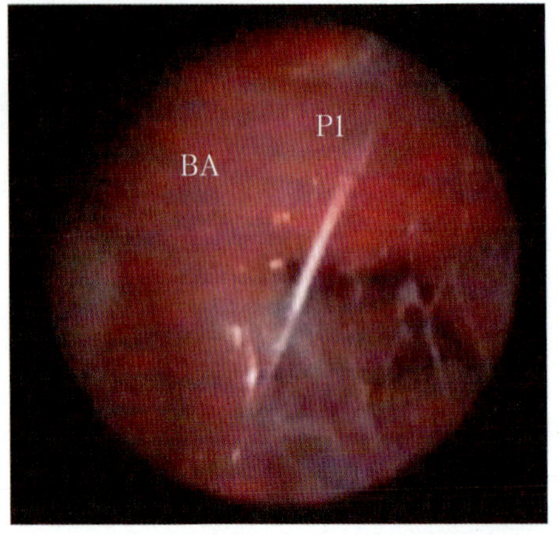

图 4-12-47　经间隙Ⅱ见基底动脉分叉及穿通支

P1.大脑后动脉第1段　BA.基底动脉

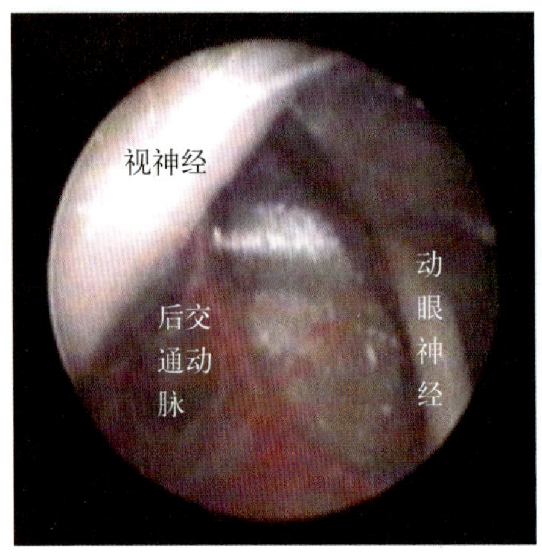

图 4-12-48　经间隙Ⅱ见对侧结构

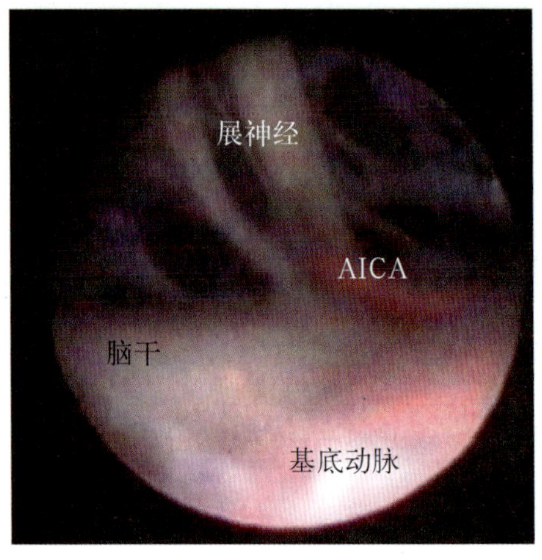

图 4-12-49　经间隙Ⅱ见脑干腹侧结构

AICA.小脑前下动脉

成角内镜尖端不平可损伤视神经和颈内动脉。进入间隙Ⅱ后，旋转30°内镜，内侧方可以窥见垂体柄全长及其周围的垂体门脉系统（图 4-12-50）；外侧可见同侧垂体上动脉发自同侧颈内动脉下内侧壁的起点。内前方是鞍膈。继续深入后可探查到部分基底动脉分叉部的穿通支行向第三脑室底部（图 4-12-51）。

（三）间隙Ⅲ（颈内动脉外侧间隙）

即颈内动脉床突上段、小脑幕游离缘间的间隙，多数呈三角形。将颞叶用脑压板向外侧牵开，以显露间隙Ⅲ，并给予内镜更多的活动观察空间。用0°内镜首先看到组成间隙Ⅲ的结构：内侧的颈内动脉、前外侧的天幕游离缘、外侧的动眼神经。进入间隙后，在内侧首先见到的是同侧后交通动脉及其分支：可见后交通动脉全长及其分支（图 4-12-52）。其分支均走行向内上方，因而此间隙内可见脚间窝等深部结构。继续深入，是基底动脉分叉及其穿通支、大脑后动脉第1段和第2段（图4-12-53）。上下移动内镜，在外侧可见同侧动眼神经全长。用30°神经内镜向内侧观察，可以看到对侧后交通动脉及动眼神经（图4-12-54）。在颈内动脉外侧壁可见脉络膜前动脉的起点，多成丛状（图4-12-55）。深部是后床突。继续深入桥前池内可见展神经，旋转内镜可以看到其出脑处。

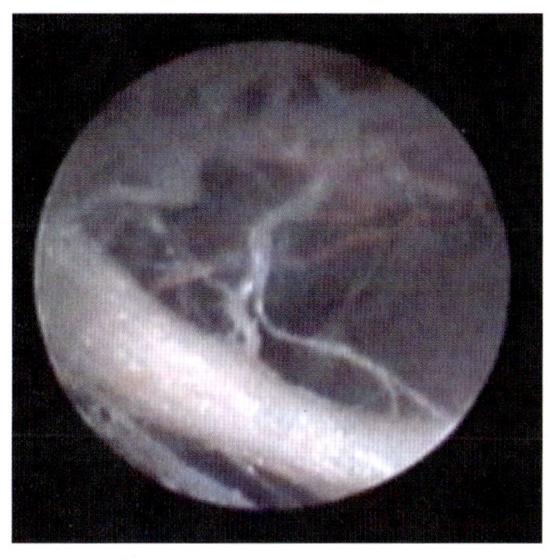

图4-12-50　经间隙Ⅱ成角内镜见垂体柄全貌

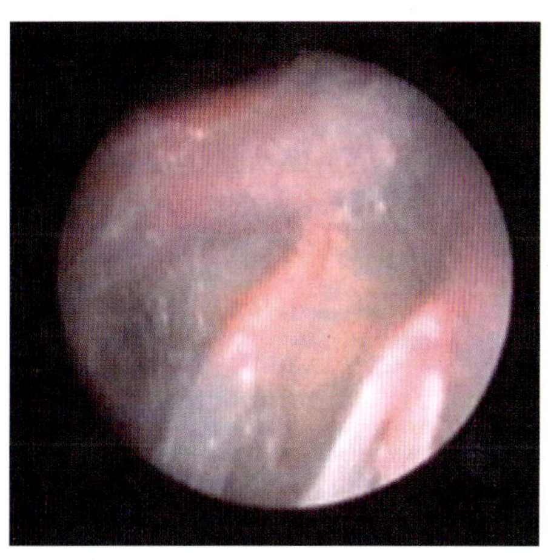

图4-12-51　经间隙Ⅱ见基底动脉穿通支行向第三脑室底

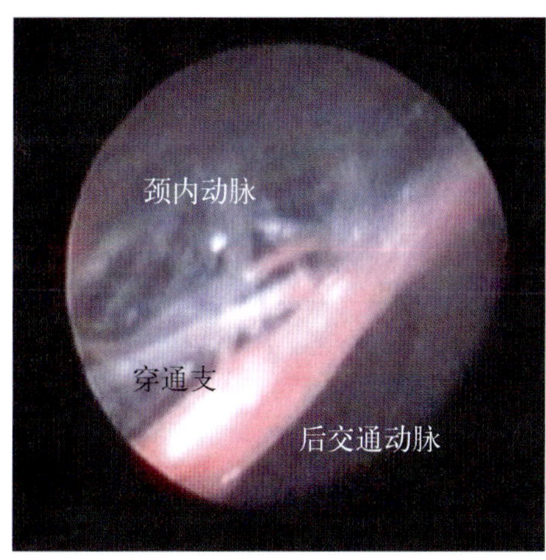

图4-12-52　经间隙Ⅲ见后交通动脉及穿通支

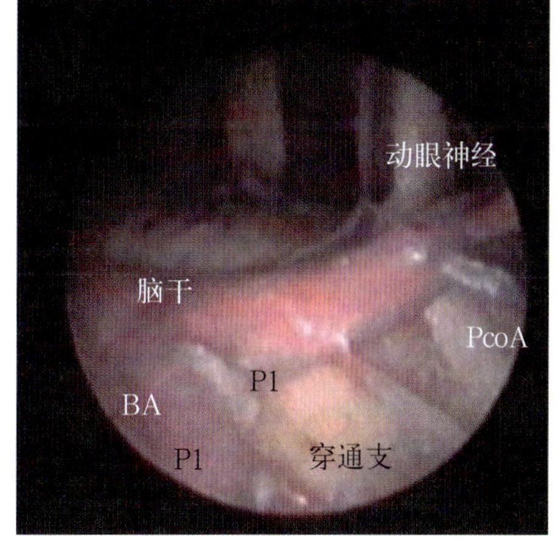

图4-12-53　经间隙Ⅲ见基底动脉分叉
BA.基底动脉　P1.大脑后动脉第1段
PcoA.后交通动脉

（四）神经内镜对鞍区解剖结构的观察

在鞍区病变手术中，常常要借助上述3个间隙来完成，有许多学者已对其显微神经外科解剖作过详尽的研究。神经内镜可以"贴近"全景式观察，其对细微结构的观察更为细致、清晰，并且可"绕过"神经、血管，观察其深部的结构。

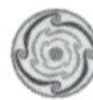

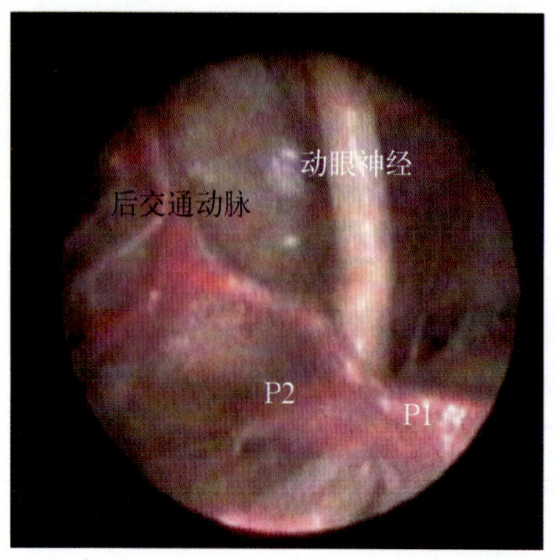

图 4–12–54　经间隙Ⅲ观察到的对侧结构

P1.大脑后动脉第1段　P2.大脑后动脉第2段

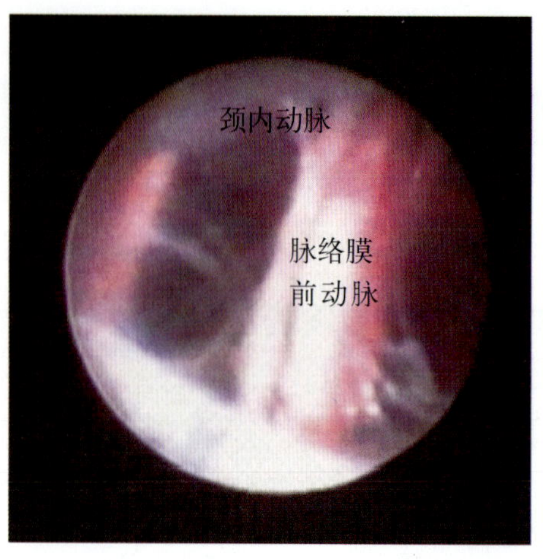

图 4–12–55　经间隙Ⅲ观察到的脉络膜前动脉

经间隙Ⅰ是观察对侧颈内动脉内侧壁的最佳途径，有人认为可经间隙Ⅰ完成对侧眼动脉瘤、后交通动脉瘤的夹闭术。颈内动脉发出的垂体上动脉细小，术中慎勿损伤。有时见到肿瘤与颈内动脉"粘连"，实则是肿瘤借垂体上动脉与颈内动脉相连，应可靠电凝后锐性切断。如果钝性分离，可能会将垂体上动脉在其起于颈内动脉处扯断，且出血位于颈内动脉下壁，电凝困难。一旦发生，可在临时阻断颈内动脉后用肌肉和EC胶封闭。内镜在间隙Ⅰ内还可观察到几乎全部的鞍膈。在垂体腺瘤手术结束时，可以经间隙Ⅰ观察鞍内是否有肿瘤残余。

经间隙Ⅱ可以见到同侧垂体上动脉、后交通动脉及其分支密集分布，阻挡对基底动脉的观察。在眼动脉瘤、后交通动脉瘤、脉络膜前动脉瘤手术中，瘤夹易损伤到这些细小动脉及垂体柄，应在夹闭后用神经内镜进行检查，是否误夹及瘤颈残留。有必要在夹闭动脉瘤后电凝瘤体，使之缩小后分离其与穿通支的粘连，妥善加以保护。

经间隙Ⅲ观察基底动脉及其分叉则没有后交通动脉及其分支的阻挡。研究中发现后交通动脉稍凸向后内方向深部行走，其分支也多指向第三脑室底部，从间隙Ⅲ可以直接观察到深部的基底动脉分叉、脑桥等。经间隙Ⅲ采用成角的内镜能观察到第三脑室底部的结构：垂体柄起点、乳头体等，在颅咽管瘤手术中可以观察到是否有肿瘤在第三脑室底残留。

采用成角神经内镜经间隙Ⅱ、Ⅲ可以观察到颈内动脉的后壁、后交通动脉、脉络膜前动脉及其分支，在动脉瘤夹闭术中可以观察到是否有瘤颈残留及误夹。

因为神经内镜有贴近观察的效果，因此可以显露手术显微镜不能观察到的穿通支，如基底动脉及其穿通支。

经间隙Ⅱ、Ⅲ将内镜深入到桥前池内，可以观察到脑干腹侧的众多结构，采用显微镜观察最多只能到达脑桥上部。

（五）神经内镜在鞍区手术中的应用价值

在鞍区狭小的空间内，颈内动脉、视神经、视交叉、动眼神经、下丘脑、垂体柄等

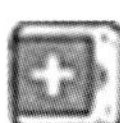

重要结构交织在一起，当发生垂体瘤、颅咽管瘤、动脉瘤等病变时更是结构错综复杂。

手术显微镜可以提供立体感良好的视野，但其深部结构常被血管、神经遮挡，牵开这些脆弱但重要的结构也只能看到一部分。神经内镜可以不牵拉结构而经其间的自然间隙达到对深部病变的全景式观察，而且对细微结构的观察优于显微镜。

在经翼点入路垂体瘤手术中，鞍内部分是手术显微镜的观察死角，通常以小勺搔刮切除，易残留。引入神经内镜后则可以清楚观察到鞍内是否有残留，并能在内镜控制下搔刮肿瘤。

颅咽管瘤经翼点入路手术中第三脑室底的一部分容易残留，手术显微镜也不能直视到。神经内镜利用肿瘤组织与下丘脑组织色泽上的差异可发现是否有肿瘤残余。

在后交通动脉瘤手术中，显微镜下不能全面观察到瘤夹，尤其是其尖端。在颈内动脉深面，瘤夹尖端很容易误夹后交通动脉及其穿通支、垂体柄等。瘤颈也可能残留。将内镜伸入间隙Ⅱ内则能观察到是否存在上述情况，及时调整。有人采用对侧入路夹闭后交通动脉瘤。

但在前交通动脉瘤术中，我们观察到神经内镜不如手术显微镜，可能与没有观察的空间有关。

有报道在鞍区动脉瘤手术中完全依靠内镜完成夹闭术，但这需要更高超的显微手术技巧，不宜盲目模仿，而是要在坚实的显微神经外科技术的基础上达到微创、安全。

虽然鞍区的自然间隙为内镜的观察和操作提供了空间，但鞍区结构复杂、密集，间隙狭小，内镜操作必然受到限制。使用内镜时应在直视或手术显微镜下导入。在移动内镜观察时要心定、手稳，在监视器内镜图像的指导下缓慢移动、旋转内镜，尤其是在使用成角内镜时，图像变形、方向感差，要特别注意。当内镜放置在某一位置满足辅助显微手术需要后，最好用内镜固定臂将内镜固定，一方面减少内镜移动误伤邻近结构的机会，另一方面术者可双手操作器械。

神经内镜和手术显微镜在观察和手术时是互相弥补的，如：在内镜下观察时某些结构会限制内镜的视野，但内镜下又不方便牵开这些障碍，那么可以借助显微镜牵开之，进一步增大内镜的观察范围。

在某些情况下可用内镜在某一间隙内观察，用手术显微镜经另一间隙观察和手术。内镜和显微镜结合可对某一结构有多角度、更全面的观察。例如，夹闭后交通动脉瘤时，经间隙Ⅱ导入内镜，观察后交通动脉及其穿通支；在显微镜下经间隙Ⅲ夹闭动脉瘤，夹闭时可同时经内镜观察是否有误夹和瘤颈夹闭不全。为了同时观察到内镜和显微镜的图像，有的学者采用“画中画”、“飞行头盔”等新技术。

内镜导入显微手术中，会使狭小的手术空间更狭小。不过，即使是锁孔入路的小骨窗，经过合理布局后，仍可以同时使用三种器械：内镜、吸引器和显微手术器械。

（李　俊）

参 考 文 献

1　丰育功，朱贤立，张俊亭等．经翼点入路鞍区手术间隙的显微解剖研究．中华神经外科

杂志，2000,16 (4),222～225

2 兰青.神经外科“锁眼”显微手术概论.中国微侵袭神经外科杂志,2003,8 (1):1～3

3 李俊,李监松,牛光明等.翼点锁孔入路的应用解剖学研究.中华实验外科杂志,2002,19 (6):518～519

4 李昭杰，林志俊，詹升全等.神经内镜治疗颅内囊性病变.中国临床神经外科杂志，2001，6：145～146

5 李昭杰，詹升全，林志俊等.神经内镜在囊性颅咽管瘤治疗中的作用.中华神经外科杂志，2001,17 (4):208～210

6 马廉亭.微侵袭神经外科学.北京：人民军医出版社，1999

7 王忠诚.神经外科学.武汉：湖北科学技术出版社，1998

8 詹升全，李昭杰，林志俊.脑内镜技术.天津：天津科学技术出版社，2003

9 詹升全，李昭杰，林志俊等.神经内镜在脑外科的临床应用.中华外科杂志，2002，3 (40)：187～190

10 詹升全，林志俊，李昭杰等.神经内镜治疗脑积水.中华神经外科杂志,2001,17:205～207

11 张亚卓，王忠诚，高鲜红等.神经内镜技术的临床应用.中华神经外科杂志,2000,16:3～7

12 张玉琪,王忠诚.儿童颅咽管瘤的手术治疗.中华神经外科杂志,1998，14 (5)：323～324

13 Cohen A R,Perneczky A,Rodziewicz G S,et al.Endoscope-assisted craniotomy:Approache to the rostral brain stem.Neurosurgery,1995,36 (6):1 128～1 130

14 De Oliveira E,Tedeschi H,Siqueira M G,et al.Anatomical aspects of the contralateral approach for multiple aneurysms.Acta Neurochir (wien),1996,138:1～11

15 Fries G,Perneczky A,von Lindert E,et al.Contra lateral and ipsilateral micro-surgical approaches to carotid-ophthalmic aneurysm.Neurosurgery,1997,41 (2):333～343

16 Fries G,Perneczky A.Endoscope-assisted brain surgery:Part 2-analysis of 380 procedures.Neurosurgery,1998,42 (2):226～232

17 Gaab M R,Schroeder H W S.Neuroendoscopic approach to intraventricular lesions.J Neurosurg,1998,88:496～505

18 Hiroyuki Kinouchi,Katsuya Futawatari,Kazou Mizoi,et al.Endoscope-assisted clipping of a superior hypophyseal artery aneurysm without removal of the anterior clinoid process.J Neurosurg,2002,96 (4):788～791

19 Hopf N J,Grunert P,Fries G,et al.Endoscopic third ventriculostomy:outcome analysis of 100 consecutive procedures.Neurosurgery,1999,44:795～805

20 Jone R F C,Stening W A,Brydon M,et al.Endoscopic third ventriculostomy.Neurosurgery,1990,26:86～92

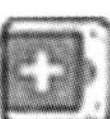

21 Kalavakonda C,Laligam N.Sekhar,Ramachandran P,et al.Endoscope-assisted microsurgery for intracranial aneurysms.Neurosurgery,2002,51:1 119～1 125

22 Kim M H,Jho H D.Endoscopic reverse third ventriculostomy via the cisterna magna:anatomical study and proposal of a novel procedure.Minim Invasive Neurosurg, 2002, 45 (2):84～86

23 King W A,Wackym P A.Endoscope-assisted surgery for acoustic neuromas (vestibular schwannomas):Early experience using the Rigid Hopkins telescope. Neurosurgery,1999,44 (5) 1 095～1 100

24 Kinouchi H,Futawatari K,Mizoi K,et al.Endoscope-assisted clipping of a superior hypophyseal artery aneurysm without removal of the anterior clinoid process.J Neurosurg,2002,96 (4):788～791

25 Menovsky T,Grotenhuis J A,de Vries J,et al.Endoscope-assisted supraorbital craniotomy for lesions of the interpeduncular fossa.Neurosurgery,1999,44 (1):106～112

26 Nakamizo A,Inamura T,Nishio S,et al.Neuroendoscopic Treatment of Cystic Craniopharyngioma in the Third Ventricle.Minim Invasive Neurosurg,2001, 44:85～87

27 Perneczky A,Boecher Schwarz H G.Endoscope-assisted microsurgery for cerebral aneurysms.Neurol Med Chir Tokyo,1998,38:33～34

28 Perneczky A,Fries G.Endoscope-assisted brain surgery:Part1-Evolution,basic concept,and current technique.Neurosurgery,1998,42 (2):219～225

29 Steiger H J,Schmid-Elsaesser R,Stummer W,et al.Transorbital keyhole approach to anterior communicating artery aneurysms.Neurosurgery,2001, 48:347～351

30 Takaishi Y,Yamashita H,Tamaki N,et al.Cadaveric and clinical study of endoscope-assisted microneurosurgery for cerebral aneurysms using angle type rigid endoscope.Kobe J.Med.Sci,2002,48:1～11

31 Tamaki N,Hara Y,Takaishi Y,et al.Angled rigid neuroendoscope for continuous intraoperative visual monitoring:technical note.J Clin Neurosci,2001,8 (2): 148～150

32 Taniguchi M,Takimoto H,Yoshimine T,et al.Application of a rigid endoscope to the microsurgical management of 54 cerebral aneurysms:results in 48 patients.J Neurosurg,1999,91 (2):231～237

33 Yasargil.General operative techniques.In:Yasargil M G,ed.Microneurosurgery. Vol Ⅰ.New York:Georg Thieme Verlag Stutzgur,1984.208～271

第十三章　立体定向放射外科治疗

第一节　鞍区肿瘤的γ刀治疗

一、垂体瘤

（一）概述

脑垂体瘤属良性肿瘤，国内发病率略低于国外，占颅内肿瘤的11%～24%，但近年来该病的发病率呈上升趋势。武汉协和医院γ刀中心1995—2001年治疗脑垂体瘤578例，占同期治疗颅内肿瘤的30%。垂体瘤发病年龄以成人居多，催乳素腺瘤和库欣病以女性多见。就该疾病危害程度而言可分为肿瘤增长本身所造成的影响和激素异常分泌带来的影响。前者主要导致视神经受压、视力下降甚至失明，压迫脑干、下丘脑致生命危险。后者引起内分泌紊乱，造成生殖、发育、代谢、心血管等功能紊乱，其中以库欣病危害最大，若不采取积极治疗，长期随诊死亡率很高。

（二）临床病理特点

1.嫌色性垂体腺瘤　肿瘤常较大，囊性变多见。镜下，HE染色呈苍白或淡染的粉红色，并呈弥漫型（瘤细胞大小相近，分布均匀）、窦样型和乳头型（瘤细胞以纤维组织、血管构成的窦状、条索状或乳头状形态排列）。

2.嗜酸性垂体腺瘤　常限于鞍内生长，主要因病人临床内分泌症状明显，较早就诊有关。镜下，HE染色细胞呈粉红色或强嗜伊红色。酶标记染色可见典型的嗜酸性颗粒。

3.嗜碱性垂体腺瘤　瘤体极小，通常在几毫米以内。镜下，胞质内含有粗大的安尼林染色呈深红而Crooke染色呈深蓝色的颗粒。

根据放射免疫病理，又将垂体腺瘤分为功能性腺瘤和无功能性腺瘤。前者有生长激素腺瘤、催乳素腺瘤、促肾上腺皮质激素腺瘤、促甲状腺激素腺瘤、促性腺激素腺瘤及混合型或多激素腺瘤。

（三）临床表现

1.肿瘤侵犯或压迫引起的症状　肿瘤向上发展可压迫视神经、视交叉引起视力下降、双颞侧偏盲；肿瘤向后上生长压迫垂体柄或下丘脑，可致多饮多尿（尿崩症）；肿瘤向侧方生长侵犯海绵窦可出现动眼神经或展神经麻痹；肿瘤压迫额叶底面可出现精神症状；向后上生长的巨大肿瘤，尚可阻塞室间孔和第三脑室前部出现脑积水；肿瘤直接压迫脑干可致昏迷或瘫痪。

2．内分泌紊乱引起的症状

（1）催乳素腺瘤：典型的临床表现为闭经、溢乳，男、女病人尚可因此致不孕症等。持续的PRL高分泌还可引起严重骨质疏松。血PRL测定水平较高，常达到200ng/ml以上。Chiari-Frommel综合征、Ahumada Caslillc综合征、间脑肿瘤、原发性甲状腺功能低下及服用某些药物如降压药、抗溃疡病药、止吐药、雌激素、避孕药及抗精神病药等也可引起血PRL水平增高，应注意鉴别。

（2）生长激素腺瘤：未成年人表现为巨人症，成年以后表现为肢端肥大。重者有头痛、关节痛、性功能减退，甚至并发糖尿病、高血压。血GH水平增高>10ng/ml；部分病人虽血GH水平<10ng/ml，但GH不受葡萄糖负荷所抑制。

（3）促肾上腺皮质激素腺瘤：表现为向心性肥胖、“满月脸”、“水牛背”、腹部及大腿内侧紫纹。严重者闭经、性功能减退、全身无力。较多病人合并有糖尿病、高血压。血皮质醇测定升高且昼夜节律消失，尿游离皮质醇也增高。

（4）其他：促甲状腺激素腺瘤，表现为甲亢症状，促性腺激素腺瘤表现为性功能减退、不育、精子数目减少等。

（5）无功能腺瘤：肿瘤一般较大，主要表现为垂体功能低下症状，如精神萎靡、性欲低下、月经紊乱、胡须及阴毛稀少。血液检查有一项或多项激素水平低。

（四）CT、MRI特征

肿瘤直径<1cm者为垂体微腺瘤，1～3cm者为大腺瘤，>3cm为巨腺瘤。

1.CT CT平扫可见蝶鞍扩大，鞍背呈弧形后突变薄，鞍内充满稍高密度圆形影；增强后，肿瘤明显强化，呈致密卵圆形影，边界清楚，瘤中央可有稍低密度改变，也可有出血、囊变情况。瘤周鞍上池、环池可压闭。对垂体微腺瘤，在冠扫时可见垂体左右径增大，垂体柄偏移。动态CT增强扫描，微腺瘤呈现延迟性增强效应。

2.MRI

（1）可见鞍内软组织肿块在T_1W_1和T_2W_1呈等信号，肿瘤可向鞍上、鞍旁或鞍下延伸。

（2）病变向上使视交叉受压或弧形移位，向两侧可包绕推压视神经和双侧颈内动脉。

（3）瘤内可有出血、坏死、囊变。

（4）增强后，瘤体明显强化。

（5）对于垂体微腺瘤，T_1W_1瘤体信号较正常垂体略低，T_2W_1分界不明；垂体上缘局限性膨隆，垂体柄移位；鞍底向下浅弧样凹陷；动态增强早期，瘤体因瘤周血管受压而不强化或强化轻微，所谓延迟显影效应。

（五）γ刀治疗

1．治疗目的

（1）当肿瘤与视神经或视交叉相隔一定距离时，γ刀的治疗目的在于控制肿瘤增长，尽最大可能纠正病人的内分泌紊乱。

（2）当肿瘤紧贴或压迫视交叉时，γ刀治疗的目的是控制肿瘤继续增大，并有可能使部分病人达到视神经减压的目的。

2．手术适应证

（1）若肿瘤与视神经和视交叉尚有一段距离，可首选γ刀治疗。

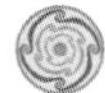

（2）若肿瘤紧贴或压迫视神经时，应首选经颅（常用翼点）入路肿瘤切除术。若病人因严重器质性疾病或年老体弱，或坚决拒绝行开颅手术时，可选γ刀治疗；前提条件是，在 MRI 扫描中能清晰辨认视神经和视交叉以便于保护，病人视力不应低于 0.3。

3.术前准备 常规术前准备如心电图、血常规检查。术前需要了解病人有无异常垂体激素水平升高，以便确定合适的周边剂量。

4.上立体定位头架 尽量使病灶位于定位盒的中央。只是病人的头部应略仰，使视神经水平尽量与 Y 轴平行，以利于剂量规划时，避开视神经。

5.MRI 扫描定位 采用轴位和冠状位增强薄层扫描（2mm 层厚），扫描应包括视神经和视交叉。

6.剂量规划

（1）对垂体微腺瘤在保证视神经、视交叉辐射剂量<10Gy 情况下，应给肿瘤边缘相应高的周边剂量，以达到有效控制异常升高的血激素水平和控制肿瘤生长的目的。对功能性腺瘤给予的有效周边剂量见表 4-13-1。

表 4-13-1 控制内分泌紊乱症状的相应周边剂量

功能腺瘤类别	周边剂量
生长激素腺瘤	25～30Gy
有高血糖、高血压者	>30Gy
库欣病	25～35Gy
催乳素腺瘤	25～35Gy

剂量规划中还应注意脑干受辐射的剂量应<15Gy。等剂量曲线可选择 45%～60%。准直器以选用 4mm 或 8mm 为佳。

（2）对紧贴或压迫视神经的垂体瘤：视神经和视交叉接受的剂量应<9Gy。位于鞍内的肿瘤部分周边剂量可达 25Gy。若肿瘤为无功能腺瘤，则肿瘤下部的周边剂量在 14Gy 即可（图 4-13-1）。

7.术后处理 病人应每个月检查一次视力，如有视力的突发下降应及时就诊，对于较大肿瘤和紧贴或压迫视神经的垂体瘤，术后早期视力下降多为肿瘤水肿造成，极少数病人可因肿瘤出血造成。前者可给予 20% 甘露醇脱水，糖皮质激素及维生素 B_1、维生素 B_{12} 等，多能在短期恢复病人的视力；对后者，如出血较少可用 20% 甘露醇脱水，如血肿较大，可考虑手术治疗。在我们治疗的 578 例垂体瘤中，有 25 例病人出现肿瘤出血，但无一例需手术清除。术后每 3 个月应复查血垂体激素水平，以了解其动态变化，血激素水平如在 3 年内仍未恢复正常，可考虑γ刀再次手术。术后每半年复查 MRI，若肿瘤有明显增大，应考虑经颅手术治疗。

8.治疗效果

（1）γ刀对肿瘤的控制率随着时间和技术的改进不断提高，已从最初的 48% 提高到目前接近 100%。但对内分泌的控制则取决于多种因素。某些影响因素不仅影响γ刀对内分泌紊乱的控制，也影响手术切除肿瘤后血内分泌水平的转归。其中最主要的因素有：①肿瘤的大小。肿瘤越大，术后内分泌水平越难降到正常，如催乳素腺瘤若肿瘤直径>

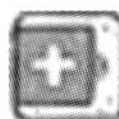

10mm，获得正常血PRL水平的几率低。②术前血激素水平。GH水平<50ng/ml，手术治愈率高，γ刀治愈率也高。术后血GH水平如一直不能降到5ng/ml以下，或葡萄糖负荷下血GH仍>2ng/ml，肿瘤复发可能性大；术前血PRL>200ng/ml或肿瘤直径>10mm者，γ刀治疗的成功率也降低。③辐射肿瘤的周边剂量。对于有相应内分泌症状的垂体腺瘤，我们均建议给予尽量高的周边剂量，这一点尤其重要。

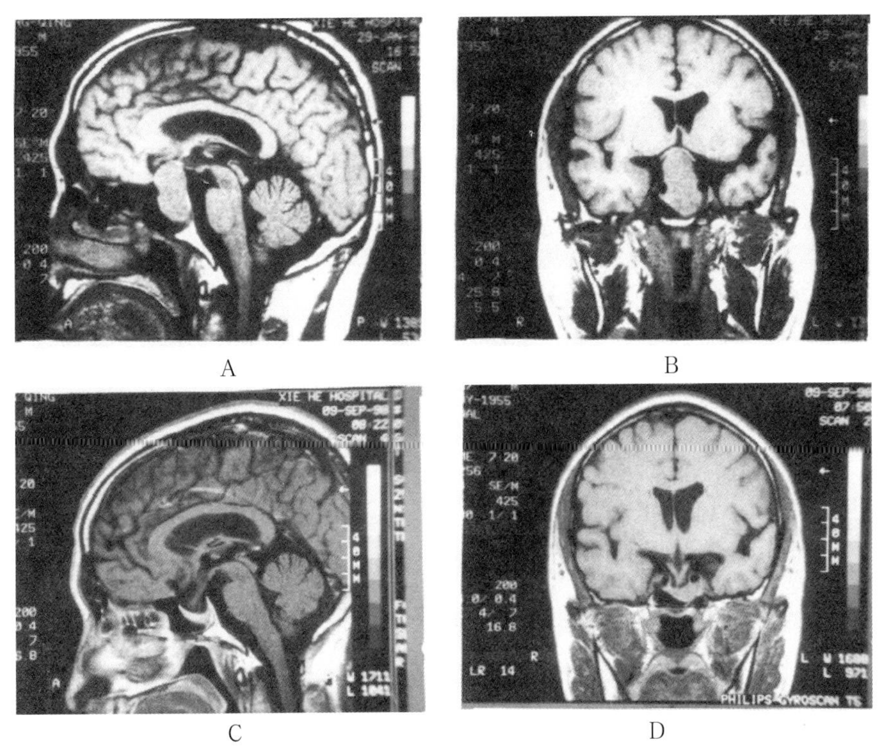

图4-13-1　紧贴或压迫视神经的垂体瘤

A.术前T_1W_1矢状位　B.术前T_1W_1冠状位　C.术后20个月矢状位　D.术后20个月冠状位

目前对生长激素腺瘤的治疗成功率为70%～88%，对促肾上腺皮质激素腺瘤的治疗成功率也达80%左右，对催乳素腺瘤的成功率在65%～75%。

（2）当肿瘤紧贴或压迫视神经、视交叉 时，首选治疗是经颅入路肿瘤切除术。作者所在中心对那些因有特殊原因未行开颅手术者，行γ刀治疗也取得了显著疗效（肿瘤控制）。78例此类病人经γ刀治疗后，视力、视野好转率达53%，垂体激素水平（PRL、皮质醇、GH）下降率48.5%，完全正常25.7%。肿瘤体积缩小率53%，不变43%，增大4%。2例病人因肿瘤增大行开颅手术肿瘤切除，7例病人γ刀术后早期出现急剧视力下降，经脱水及糖皮质激素、神经营养药物治疗，6例视力很快恢复如前，1例视力虽有好转，但不能恢复到术前状态。Ran和Ganz推测：为保护视神经，贴近视神经的肿瘤所接受的照射剂量必然不够。其预后有三种可能：其一，由于治疗后肿瘤总的体积缩小，使这部分残余肿瘤与视器脱离，视神经、视交叉的压迫解除，残余肿瘤有行第2次γ刀手术机会；其二，这部分残余肿瘤在γ刀治疗后因供血关系，失去活力；其三，这部分残

余肿瘤继续增长，继续压迫视神经，视力进一步恶化。我们的实践结果符合这三条推论，但幸运的是大多数病人符合前两条推测。肿瘤的缩小基本在我们的意料之中，但有25%的病人术后血激素水平的正常却在意料之外。对于那些血激素水平尚未恢复正常而肿瘤已脱离了视器的病人，也许第2次γ刀治疗能带给他们机会。总之，对这类病人而言，最重要的是，γ刀也能部分达到视神经减压的目的。

9.并发症

（1）垂体瘤γ刀术后最常见的并发症是视力下降，原因有：①视神经过于敏感，即使接受的是安全辐射剂量（8～10Gy）也产生辐射损害；②视神经、视交叉接受临界剂量辐射的面过大；③若是肿瘤紧贴视神经的情况，则可能是肿瘤的早期膨胀或增长引起；④肿瘤出血。一般给予脱水、糖皮质激素、神经营养药物多能改善，如属肿瘤增大、血肿较大应行开颅手术。

（2）肿瘤出血：γ刀术后肿瘤出血并不鲜见，它常引起头痛、视力下降。轻者给予止血、脱水处理常能缓解，重者需行开颅手术治疗。

（3）垂体功能低下：多发生在γ刀治疗远期，多因正常垂体受辐射影响所致，病人出现性欲低下、畏寒、精神不振、四肢无力等症状。可给予相应激素治疗。预防方法是在定位时应准确判断肿瘤灶，而不是将整个垂体作为靶标。

二、颅咽管瘤

（一）概述

颅咽管瘤占颅内肿瘤的5%～6%，其中1/3在14岁以下发病，男性多于女性。颅咽管瘤的发病有先天与后天两种，先天性的组织学来源类似于釉质瘤，以小儿多见；后天性的组织学来源为黏膜，为鳞状细胞型，多见于成人。

（二）临床病理特征

牙釉质瘤型较多见，多发生在鞍内，均有钙化，病程长；镜下组织类似于皮肤的乳头瘤或基底细胞乳头瘤及颌骨牙釉质瘤的结构。扁平上皮细胞型较少见，好发于鞍上区，镜下主要见成片的扁平上皮构成瘤组织，钙化少见，病程短。肿瘤囊性者较多见，囊内多为胆固醇结晶。瘤周可见大量胶质增生。

（三）临床表现

颅咽管瘤的临床表现主要有视力、视野障碍，脑积水引起的颅内压增高症状，垂体、垂体柄及下丘脑受累引起的内分泌失调表现（如发育不良、激素水平低下、脂肪营养不良症等），自主神经功能紊乱，水、电解质平衡紊乱和尿崩症。

（四）CT、MRI特征

1.CT扫描　可见肿瘤呈囊性、实体或囊实混合性肿块，瘤内可见钙化，有时可见蛋壳样钙化。囊内容物在CT上多呈低密度或等密度，CT增强后，肿瘤的实体部分可强化。

2.MRI扫描　肿瘤在MRI上表现多种多样，T_1W_1扫描，肿瘤可呈低信号、等信号或高信号及混杂信号，T_2W_1肿瘤多呈高信号，增强扫描实体肿瘤多呈均匀强化，囊性肿瘤呈环状强化。鉴别囊性或实体肿瘤对选择手术尤为重要。囊性肿瘤的特点是：①T_1

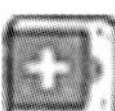

呈高信号；② T_2 呈等信号或低信号，增强后为环状强化。

（五）γ刀治疗

1.手术适应证 MRI 能明确分辨视神经、视交叉和视束者；手术后残余肿瘤直径一般<3cm；病人颅内高压症状不重者；有重度脑积水者，在符合上述条件下，可先行脑室－腹腔分流，再行肿瘤γ刀治疗。

2.术前准备 同垂体瘤。有重度脑积水者先行脑室－腹腔分流。

3.戴立体定位头架 头应略仰，使视神经与视交叉的水平面与头架的Y轴平行。

4.MRI 扫描 MRI 增强扫描，2mm 层厚，范围应包括肿瘤及视神经、视交叉和视束。

5.剂量规划 为保护视神经，建议用多个 4mm 和 8mm 准直器，一般肿瘤多需用 5～11 枪。等剂量曲线用 50%～60% 包裹肿瘤，最小有效周边剂量为 12.5Gy。视神经、视交叉临界剂量最大不超过 10Gy。

6.术后处理 同垂体瘤。术后每月查一次视力、视野，半年复查头部 MRI。

7.治疗效果 颅咽管瘤有手术适应证者，大多治疗效果良好，即在治疗后肿瘤多明显缩小。可惜的是很多颅咽管瘤视神经和视交叉不能在 MRI 影像中辨识出，失去了γ刀治疗的可能性。但是，有幸的是，有些囊实混合性肿瘤，甚至以囊性病变为主的颅咽管瘤，γ刀治疗后，囊性病变也明显缩小，所以即使肿瘤压迫了视神经、视交叉仍可行γ刀治疗，并有可能达到视神经减压的目的。

鉴于有相当一部分颅咽管瘤病人在 MRI 片上不能分辨视神经和视交叉，所以γ刀治疗的大部分病例是术后残余的肿瘤。作者所在的武汉协和医院神经外科对颅咽管瘤的显微手术全切除达到近 90%，死亡率在 2.5% 左右。所以，作者仍建议颅咽管瘤病人应首选显微手术切除，次选γ刀治疗。

三、脑膜瘤

（一）概述

脑膜瘤是颅内最常见的良性肿瘤，但在武汉协和医院γ刀中心治疗的 1 030 例颅内良性肿瘤中仅占 20%，次于垂体瘤（56%）。脑膜瘤的好发年龄在 40～60 岁，部分青少年脑膜瘤病人可合并神经纤维瘤。

约 80% 的脑膜瘤位于幕上，矢状窦旁、大脑镰旁、大脑凸面、鞍区、嗅沟、小脑桥脑角和小脑幕是脑膜瘤的好发部位。多发脑膜瘤和脑室内脑膜瘤并不多见。迄今为止，脑膜瘤的主要治疗手段仍以开颅显微手术为主。对于鞍区脑膜瘤，因其相邻结构复杂，神经、血管常包绕其中，即使对于具有专门颅底外科经验和知识的专家手术也非易事。γ刀对于颅底脑膜瘤则驾轻就熟，与普通治疗并无二样。

（二）临床病理特征

脑膜瘤在病理上可分为脑膜皮（内皮）型、纤维型和过渡型。

1.脑膜皮（内皮）型 由合体细胞组成，呈巢状排列，细胞排列具有蛛网膜颗粒的特点，呈漩涡状或同心圆状。同心圆中易发生透明变性或钙化形成砂粒体。

2.纤维型 瘤细胞排列呈大小不等疏松的同心圆漩涡，瘤细胞和它的核呈细长梭形

形态，胶原纤维多。

（三）临床表现

1.颅内压增高 脑膜瘤体积逐渐增大，增加了脑内容，使颅内压增高。

2.局灶症状 不同部位的脑膜瘤可引起相应神经功能缺失的症状。蝶骨嵴内1/3脑膜瘤和鞍结节脑膜瘤早期引起视力障碍、展神经麻痹和动眼神经麻痹。

（四）脑膜瘤的CT、MRI特征

1.CT 平扫表现为圆形或类圆形稍高或高密度影，若病人恰巧有颅脑损伤，则易误诊为血肿；增强扫描强化明显，肿瘤囊变及钙化有时可见，瘤周可有或无水肿，肿瘤常以广基与硬脑膜相连；相应部位骨质可见增生改变。

2.MRI T_1W_1和T_2W_1与正常脑组织信号相似，当有囊变、坏死、出血、钙化时，可有瘤内信号不均匀现象，瘤内可见不规则血管流空影。T_2W_1瘤周多有水肿的高信号影。增强扫描，肿瘤明显强化，若有囊变，强化可不均匀，肿瘤附着的硬脑膜基底部常可见鼠尾征。

（五）γ刀治疗

1.手术适应证 对肿瘤直径<3cm的病变均可考虑行γ刀治疗。对于压迫视神经的肿瘤应首选开颅手术治疗。开颅手术后残余的肿瘤也是γ刀手术适应证。

2.术前准备 同垂体瘤。

3.戴立体定位头架 原则上应将肿瘤尽量置于定位盒的中心。

4.MRI定位扫描 扫描层厚多为3～4mm。增强扫描。

5.剂量规划 依肿瘤大小和邻近结构，肿瘤周边剂量一般为12～17Gy（详见后述），等剂量曲线为40%～60%。视器的辐射剂量应小于10Gy。

6.术后处理 地塞米松5mg，肌内注射，病人在半年后应复查MRI，观察疗效。

7.治疗效果 脑膜瘤治疗后，病人术前症状部分可改善，部分有短暂恶化。按照肿瘤术前术后肿瘤体积变化来评估疗效，总的有效率可达88%～95%，肿瘤在治疗3年后，体积平均下降30%（图4–13–2）。Pan等在做了高剂量（周边剂量17～20Gy）、中等剂量（周边剂量15～16Gy）和低剂量（周边剂量12～14Gy）对疗效的影响研究后得出结论，高、中、低剂量三组治疗病人中，中短期疗效没有显著差异。

8.并发症

（1）脑组织水肿：脑膜瘤治疗后的一个常见并发症是脑组织水肿。水肿出现的时间多在γ刀治疗3个月后，症状出现的时间多在6个月后，除原有症状加重外，还可出现新的感觉、运动功能障碍。脑水肿的发生率及严重程度与受照射肿瘤的部位、剂量和肿瘤的大小有关：① Vermeulen观察到，γ刀对颅底与非颅底肿瘤（如镰旁脑膜瘤、大脑凸面脑膜瘤、矢状窦旁脑膜瘤等）生长的控制率基本相同，但发生瘤周水肿的比率却大不一样，前者为13%，后者为32%。Pan的两组对比资料也显示，前者为27%，后者为47%。Pan还进一步研究发现，两组病人若肿瘤大小和照射的周边剂量均相同时，非颅底肿瘤发生脑水肿的比率要比颅底肿瘤高6倍。我们曾有两例矢状窦旁脑膜瘤γ刀术后，因脑水肿十分严重，行开颅手术，术中发现瘤周及附近大脑表面静脉和回流到矢状窦的静脉（大吻合静脉）发生广泛的血栓形成，因此回流静脉栓塞可能是脑水肿的原因之一。所以鞍区脑膜瘤γ刀术后发生水肿的概率较低。②肿瘤大小是另一个与脑水肿相关的因素，肿瘤体积较大（15～20ml）者发生水肿的几率要比小体积的肿瘤（<5ml）高27倍。所以，针对肿瘤大小不同给予不同的周边剂量显得十分重要。一般认为，控制肿瘤生长的最低有效周边剂量为12Gy。对于体积<5ml的肿瘤可给予周边剂量15～16Gy，5～10ml者，13～15Gy，>15ml者，给予12Gy的周边剂量。③如上所示，肿瘤周边剂量的高低也直接与脑组织水肿的发生相关，高剂量组（周边剂量17～20Gy）发生脑水肿的几率要比低剂量组（周边剂量12～14Gy）高19倍。高的周边剂量也易使肿瘤本身在治疗早期出现体积的膨胀。因此，在我们治疗的病例中，周边剂量均在12～16Gy。

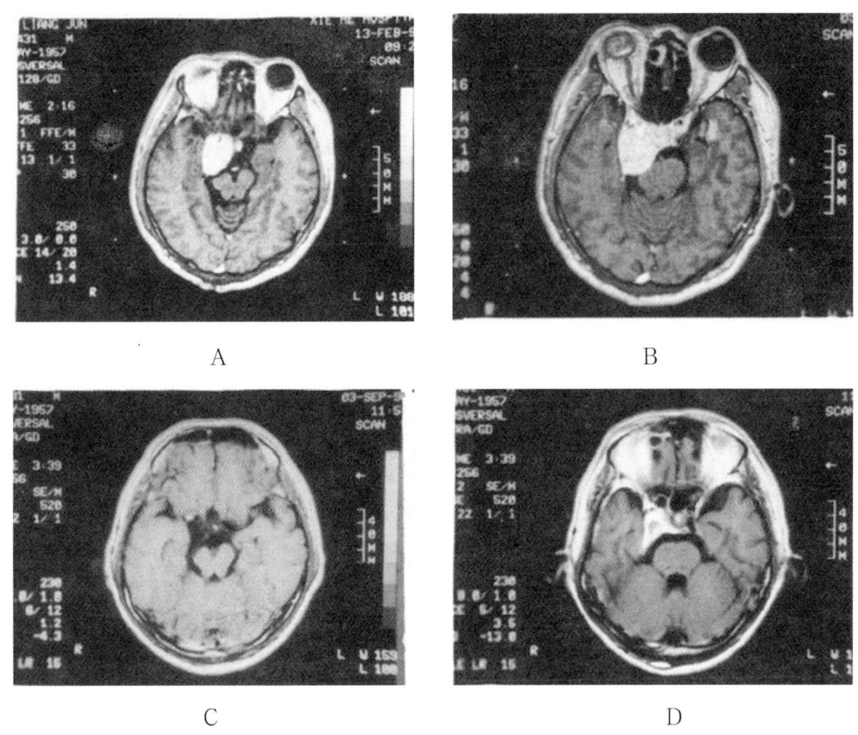

A B C D

图4-13-2 鞍旁脑膜瘤

A.鞍旁脑膜瘤术前 B.同一病人，示肿瘤压迫视交叉 C.术后7个月鞍上池、视交叉未见肿瘤 D.术后7个月肿瘤缩小明显

（2）肿瘤出血：γ刀治疗后出现肿瘤出血的病例并不多见，一般在治疗早期出现，肿瘤出血与γ刀治疗究竟有无关系尚难定论。病人多以突然头痛起病，伴有局灶神经损害体征，如突然视力下降，动眼神经麻痹，眼球外展不能等。如有急性压迫症状，应考虑开颅手术。

（赵洪洋）

第二节 鞍区病变的X 刀治疗

一、概况

立体定向放射外科的发展为颅内肿瘤治疗开辟了一条新途径，尤其对颅底或功能区肿瘤治疗显示出一定的优势。X 线立体定向放射外科作为立体定向放射外科的一部分，近 10 年来发展十分迅速，取得了良好的治疗效果。

立体定向放射外科的基本概念是：根据立体定向的原理，选择性确定颅内正常结构或病变组织为靶点，使用一次大剂量、窄束电离射线精确聚集于靶点，使其产生局灶性破坏而达到治疗目的。根据电离辐射的种类不同，分为电磁射线和粒子射线两大类。电磁射线主要包括 X 射线和 γ 射线，即为目前通常所称的“X 刀”和“γ 刀”；粒子射线包括电子束、中子束、质子束、重粒子束等。其治疗特点：①对颅内靶点的准确定位。有框架立体定向治疗的总体误差应在 1mm 以内，γ 刀的治疗精度略高于 X 刀。②对靶点达到毁损剂量。由于等中心点的聚焦作用，使确定的颅内靶点最高而达到治疗目的。③对靶点外脑组织无不可逆性损害。这是立体定向放射外科与普通放射治疗的主要区别。X 刀治疗是在计算机辅助下，将直线加速器产生的高能 X 射线汇聚于靶区病变组织，使靶区病变组织发生放射性坏死，而靶区以外的正常脑组织因射线剂量迅速递减而免受损害，从而使靶区产生一个边界清楚的毁损灶，达到类似外科手术的效果。

（一）X 刀的组成

X 刀立体定向放射外科又称等中心直线加速器立体定向放射外科，主要由三部分组成：放射源系统、立体定向定位系统和治疗计划系统。

1. 放射源系统 主要包括直线加速器、二次准直器、多功能治疗床和控制台。

（1）直线加速器：用于X 刀的直线加速器的稳定性能要好，机械误差不能超过1mm。由于重力作用和机械旋转过程中涉及连接轴较多，机架在做等圆旋转时，其等中心位置易发生偏差。为增加稳定性，生产有专门配备的金属地板支架，即地面等中心系统，当机架做等圆旋转时，地面支架的臂也随之旋转，减少机械误差。另一类为床面等中心系统。

（2）二次准直器：普通的医用直线加速器内已配有一个准直器，该准直器能将机架发出的 X 射线限制在 40mm × 40mm 之内。为进一步控制 X 线的照射范围，减少射线在照射野的半影区，并适应不同的病变大小，需另外配置二次准直器。二次准直器的直径一般在 5～50mm。治疗时根据病灶的大小和形状选择不同型号的准直器，从而达到针对性的小野照射和保护靶区以外正常脑组织。

（3）多功能治疗床：多功能治疗床前端固定在地板的旋转轴上，中心线与机架的等中心相交，并围绕中心线做水平位的旋转。治疗床可上下左右移动，并能保持照射靶点在等中心点的恒定。

（4）控制台：由计算机系统控制直线加速器的旋转，完成 X 刀的治疗。该控制台能控制并显示各照射弧的起始机架角、X 线出束量和照射量、照射每一弧的时间等信息。

2.立体定向系统 主要包括立体定向固定头架、定位框架和适配器等。

(1)立体定向固定头架：为圆形或方形金属框，也称基架，基架上有4根可调节高度的金属或碳属立柱，通过螺钉和立柱将头颅与基架连接并固定。如采用磁共振定位，头架及定位框架均应选用无磁材料。

(2)立体定向定位框架：也包括圆形和方形两种。无论形状如何，在其前、后、左、右的垂直面上都有“N”型定标柱或定位板，可利用CT或MRI等影像设备进行靶点定位。

(3)适配器：为与头架相对固定的固定器，完成CT、MRI定位检查和治疗照射。

3.治疗计划系统 完成CT、MRI图像处理，制定并验证治疗计划。

(1)图像采集系统：目前，一般采用三种形式获取图像：①利用网络系统直接将CT或MRI图像通过网络直接传输到X刀计算机工作站；只需要网络连线和专用软件即可。②利用磁盘、光碟或磁带将图像存储后，由计算机工作站直接读文件即可获得。③利用图像扫描仪，将CT、MRI定位片放入图像扫描仪，再将图像输入计算机。

(2)计算机工作站：需要专用软件完成图像的三维成像，勾画病灶和重要结构的边界，确定病灶及重要保护结构在定位框架的三维坐标；根据病灶的性质、大小、形状以及病灶与周围结构的关系等确定中心剂量、周边剂量、照射弧的床角、机架起始角、照射剂量等；完成质量控制和模拟照射。计划设计完成后通过打印输出治疗单。

(3)校正系统：对治疗计划单中的病灶三维坐标值在仿真仪上进行校正，确定其治疗精度。

（二）X刀治疗程序

1.基本步骤

(1)术前碘过敏试验（CT扫描)、剃头、谈话签字。

(2)局麻下安装定位头架：应认真阅读病人影像资料片，确定病灶的大小部位，安装头架时将病灶放置在框架中部，避开固定螺钉的干扰。

(3)CT、MRI定位扫描：使病灶与正常脑组织结构有较高的对比。肿瘤病灶一般可注射对比剂后适当延迟，而对脑血管畸形（尤其高血流的血管畸形）需快速注射，并尽量保证在CT扫描过程中有对比剂通过病灶。

(4)确定治疗计划：根据病人的病情、以往治疗情况（尤其是否曾有过放射治疗或X刀治疗等)、病灶大小等确定照射剂量，选择最佳照射弧及其数量、弧度等。

(5)模拟照射和仿真校对，用质量控制软件验算坐标值。

(6)核对照射等中心系统坐标值及准直器直径。

(7)直线加速器照射。

2.注意事项

(1)一般X刀治疗需病人配合，小儿不配合者酌情给予镇静剂。

(2)鞍区病变在制定治疗计划时应重点考虑到保护视神经和视交叉等。脑干周围等结构应重点保护。注意其最大耐受量。

(3)向鞍上发展的肿瘤，影响到第三脑室和室间孔，并出现脑积水时，应先行脑室分流手术再行X刀治疗。

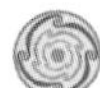

（4）X 刀治疗前应有病理诊断资料，对不明确的病灶先行活检或手术。

（三）X 刀治疗的副作用

X 刀治疗绝大多数是安全的，一般不会造成明显的副作用。主要副作用是放射性脑损害。按照症状出现的早晚将放射性脑损害分为三期：

1.早期损害 多发生在治疗后 1 周内，可表现为头痛、恶心、呕吐等颅内压增高症状或癫痫发作。与放射治疗后急性水肿有关。一般采用脱水、激素治疗，效果较好。

2.早期迟发反应 发生在治疗后数周或数月，表现为颅内压增高或颅神经损害症状或神经功能缺失症状：头痛、恶心、呕吐；肢体活动障碍、偏瘫失语；视力、视野障碍，面部麻木、听力减退；癫痫发作和精神障碍；肿瘤坏死出血或动静脉畸形出血等。一般采用对症、脱水、激素、神经活化剂等治疗，轻者可恢复，严重者则可出现不可逆性脑损害。

3.晚期迟发反应 多发生在治疗半年以后，有的甚至在数年以后发生。主要为脑实质的不可逆性脑坏死。需强力脱水，严重者需手术减压，效果较差。

二、鞍区病变 X 刀治疗的特点

（一）鞍区解剖结构的确认和病灶的勾画

鞍区重要的解剖结构有：视神经、视交叉、颈内动脉、海绵窦及第Ⅲ、Ⅳ、Ⅴ、Ⅵ颅神经和垂体等。其中视神经和视交叉是 X 刀治疗鞍区病变过程中要重点保护的结构。在勾画出肿瘤边界后，同时也要勾画出视神经、视交叉的轮廓和可能走向，肿瘤压迫使视神经、视交叉的解剖位置发生了变化，在高清晰度、薄层 CT 图像上，视神经和视神经孔清晰可见，有时可看到完整的视交叉，根据视神经和视交叉在每一层图像上的表现，逐一勾画出来，通过三维图像重建，视神经和视交叉的形状、走向以及与肿瘤的关系可直观地显示于计算机屏幕上。

（二）鞍区病灶周围重要结构的耐受剂量

鞍区毗邻重要结构从解剖学上看有垂体、视神经及视交叉、动眼神经、三叉神经、展神经、脑干、视束等，每种重要结构的放射耐受性各不相同，视神经和视交叉对射线最敏感，耐受剂量为 8～10Gy，而两者与垂体腺瘤关系最密切。视神经和视交叉所接受的照射剂量是放射外科治疗垂体腺瘤要考虑的主要问题，在设计治疗计划时，既要达到控制垂体腺瘤生长的辐射剂量，又要保护视神经、视交叉，以减少射线对视神经、视交叉的损害，减少视力、视野改变等并发症。值得重视的是，晶状体是放射最敏感组织，其耐受剂量要比视神经和视交叉低，为 4～5Gy。人晶状体接受超过此剂量的射线照射后会发生白内障，因此，在设计治疗计划时，尽量避免放射弧通过眼球。根据临床治疗观察，总结出与垂体毗邻的重要结构的单次最大放射耐受剂量，见表 4-13-2，供设计 X 刀治疗计划时参考。

（三）鞍区病灶 X 刀治疗计划设计要点

鞍区病灶 X 刀治疗计划的设计是颅内肿瘤中最困难的，原因有两点：①鞍区周围毗邻对射线较敏感的重要结构，如视神经和视交叉等。② X 刀治疗的目的是控制肿瘤的生长，恢复正常功能，如垂体瘤在杀伤肿瘤的同时，恢复垂体正常的内分泌功能。所以，在

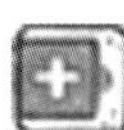

设计和优化治疗计划过程中需要考虑多种相关因素。

表 4-13-2　鞍区周围结构单次最大耐受剂量

重要结构名称	单次最大耐受剂量（Gy）
视神经	8
视交叉	10
动眼神经	20
滑车神经	20
展神经	20
三叉神经	18
脑干和视束	12
运动区、语言中枢	15
感觉区	18

要想获得一个较理想、临床上能接受的治疗计划，通过 X 刀治疗系统，应从如下几方面作适当调整。

1.选择大小合适的准直器　根据病灶的直径选合适的准直器，限光筒光圈以尽可能包括肿瘤而又不过多超出肿瘤边界为宜，光圈不能包括视神经、视交叉等重要结构。

2.设置等中心点一般原则　尽量减少等中心点，若肿瘤规则设置一个等中心点即可，若肿瘤不规则，需要两个或两个以上的等中心点，这时要尽量避免两个等中心点过多重叠（overlap），否则会产生过大的热点（hot spot），导致整个肿瘤接受剂量不均匀，容易产生瘤体内急性坏死、膨胀，肿瘤体积的急剧增大会导致视神经、视交叉等重要结构急性受压而产生的视力、视野损害，这种情况需要开颅手术清除坏死肿瘤才能达到视神经减压的目的。

3.放射弧　尽量通过病灶两侧照射，根据肿瘤病灶的大小确定照射野。尽可能避免照射弧直接通过视神经和视交叉等相邻重要结构。通过调整每个放射弧的起始角和终止角，使等剂量曲线形状与肿瘤形状一致。

4.剂量　通过剂量总表了解鞍区重要结构的最大剂量点、10%的高剂量区和平均剂量，并从等剂量线了解重要结构的最大剂量区的位置和大小，在设计时通过调整照射弧的权重等方法，减少正常结构的受量，使其在安全范围之内。

（四）鞍区病变X刀治疗的并发症

常见的并发症包括垂体功能低下，视力、视野改变，颅神经损伤等。

1.一般并发症　包括头痛、眩晕、恶心、呕吐、面部麻木、记忆力减退、癫痫发作等。多出现在治疗早期，属于急性并发症，对症治疗后一般效果良好。

2.垂体功能低下　多见于垂体腺瘤的立体定向放射外科治疗后，包括 X 刀和 γ 刀以及普通放射治疗。一般与照射剂量有关。Vladyka 比较垂体瘤 γ 刀治疗后平均 5 年的随访发现，30 个病人出现垂体功能低下，治疗后垂体功能正常者 33 人。功能性垂体腺瘤治疗时垂体组织的耐受量：促性腺激素和促甲状腺激素垂体组织平均安全剂量为 15Gy，促肾上腺皮质激素功能垂体组织平均安全剂量为 18Gy。垂体功能的减退与各种

垂体腺细胞接受不同的照射剂量有关。不同垂体腺组织最大耐受剂量不同。Degerblad也调查了11例库欣病行立体定向放射治疗后GHRH、GH和胰岛素生长因子（1GF−1）的变化。放射剂量是50～100Gy，与健康人对比夜间12时GH自发的分泌、应用精氨酸胰岛素和GHRH刺激的分泌及早晨空腹血清IGF−1的水平。结果发现，与正常人相比，除1例外其他病人夜间GH水平反应迟钝，精氨酸胰岛素刺激后7例中仍有6例显示GH低水平。在注射GHRH后GH水平与上述两者对比都有所增高。7例应用IGF−1的病人中，年龄范围无显著性差异，但与平均GH释放水平显著相关（$r=0.67$，$P<0.05$），两变量之间与最后放射治疗的时间呈负相关（$r=-0.64$，$P<0.05$；$r=-0.78$，$P<0.05$）。提示放射治疗后夜间GH自发分泌水平和对IGF−1的反应变得迟缓，可能的机制为下丘脑的调节受到抑制。而Spiegelmann报道侵犯海绵窦脑膜瘤行直线加速器立体定向放射外科治疗，未发现有垂体功能低下。

3.颅神经损伤 鞍区病变结构复杂，颅神经大多通过鞍区，鞍区病灶X刀治疗后常出现颅神经损伤。视神经损伤多见于垂体腺瘤和颅咽管瘤。鞍区脑膜瘤，尤其侵犯海绵窦的脑膜瘤，常出现Ⅲ、Ⅳ、Ⅴ、Ⅵ颅神经损害。Spiegelmann报道的鞍区脑膜瘤三叉神经麻痹和视野缺损发生率分别为4.7%和2.8%。部分经治疗后可改善。

4.其他并发症 包括肿瘤急性坏死出血，鞍上肿瘤照射后急性水肿而出现室间孔梗阻，并发脑积水、颅内压增高，常需急诊外科治疗。个别病人出现晚期颞叶脑坏死，需要开颅减压、坏死病灶切除。

三、常见鞍区病变的X刀治疗

（一）垂体腺瘤

垂体腺瘤具有如下生物学特点：位于脑组织外，中等大小，解剖边界清楚，形状较规则等，另外，垂体腺瘤细胞对射线敏感，正常垂体细胞对射线不敏感，因此垂体腺瘤是立体定向放射治疗的理想适应证。X刀治疗的目的：①尽可能消灭肿瘤细胞，防止肿瘤复发；②对肿瘤周围组织减压，尤其对神经组织，如视交叉、视神经等；③控制内分泌疾病，改善临床症状；④尽量避免因辐射引起的并发症或后遗症；⑤尽可能保留正常的垂体功能。

1.X刀治疗垂体瘤的适应证 根据临床表现、CT或MRI检查、血液内分泌检查，诊断明确的垂体腺瘤，并符合下列条件者可以行X刀治疗。其适应证为：①垂体微腺瘤，肿瘤形状规则，主要病灶在鞍内或轻度向鞍上扩展而无明显视野改变，肿瘤与视神经、视交叉至少要有3mm的距离，可以考虑行X刀治疗；②病人因其他疾病或其他原因不宜手术或拒绝手术；③因肿瘤较大，手术切除不彻底或残留肿瘤组织。

2.X刀治疗的禁忌证 由于鞍区的解剖特点，X刀治疗垂体瘤仍然存在一定的局限性：①肿瘤较大且向鞍上发展，已出现明显的压迫症状者，不能直接行X刀治疗。可先行手术切除，对残留病灶可再考虑X刀治疗。②视野缺损明显，视力障碍，下丘脑功能障碍者，尤其是病情仍有发展者。③催乳素瘤的年青病人要求再生育时，不以X刀治疗为首选。④垂体卒中病人，肿瘤大部已囊性变者。

3.X刀治疗垂体腺瘤计划设计 垂体腺瘤X刀治疗计划的设计是所有颅内肿瘤中

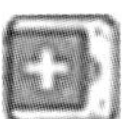

最困难的。虽然大多数垂体腺瘤的形状较规则、边界清楚，但是，由于垂体周围毗邻重要结构，在设计治疗计划时，既要考虑肿瘤靶体积的最大照射量，又要保护周围的重要结构，尤其是视神经、视交叉、垂体柄和下丘脑等，只有做到两者的理想兼顾，才能设计出最优化的X刀治疗计划，收到最佳的治疗效果。治疗计划应考虑到病灶准确定位和病灶照射剂量。

（1）肿瘤靶体积和毗邻重要结构的确定：垂体腺瘤靶体积的确定主要根据高清晰度和薄层CT图像来确定。垂体腺瘤的CT图像比较复杂，尤其是微腺瘤。我们认为在确定垂体微腺瘤病灶时可考虑以下几点：①一般增强扫描时，早期正常垂体增强，而肿瘤组织较晚增强，因此，扫描过程中适当延迟扫描时间可更清晰地显示病灶大小与边界；②结合间接征象，即垂体柄位置是否偏移，鞍膈抬高的部位，鞍底骨质有无破坏等可了解病变范围；③与术前MRI对比，结合MRI图像来确定肿瘤边界。MRI图像在显示视神经和视交叉及垂体柄方面优于CT图像。视神经和视交叉是X刀治疗垂体腺瘤过程中要重点保护的重要结构。在勾画出肿瘤边界后，同时也要勾画出视神经、视交叉的轮廓和可能走向。肿瘤压迫使视神经、视交叉的解剖位置发生了变化，在高清晰度、薄层CT图像上，可见视神经和视神经孔，有时可看到完整的视交叉，根据视神经和视交叉在每一层图像上的表现，逐一勾画出来，通过三维图像重建，视神经和视交叉的形状、走向以及它们与肿瘤的关系都可直观地显示于计算机屏幕上，为设计X刀治疗计划确定了治疗肿瘤靶体积和要保护的重要结构。

（2）放射敏感性和剂量耐受：首先，正常垂体组织的放射耐受性和垂体腺瘤的放射敏感性存在差异。垂体腺瘤对射线比较敏感，而正常垂体组织对射线的耐受性较大，尤其垂体前叶有较高的放射耐受性。第二，不同组织病理性质的垂体腺瘤其放射敏感性有所差异。一般达到控制垂体腺瘤的最低剂量为12Gy，明显低于破坏垂体前叶的剂量；催乳素腺瘤比其他类型的垂体瘤更敏感，治疗的周边剂量6～20Gy；生长激素腺瘤对射线辐射较为敏感，周边剂量25Gy可治愈。Shin认为要使分泌过度的生长激素、促肾上腺皮质激素腺瘤的激素水平正常化，需要更大的放射剂量，肿瘤边缘甚至超过35Gy。另外，儿童比成年人更敏感。

4．X 刀治疗垂体腺瘤的疗效评价

（1）垂体腺瘤的形态学改变：X刀治疗后3个月，复查CT扫描、MRI检查，观察肿瘤大小、形态、增强效应、CT值等的改变。一般来说，肿瘤中央区出现增强效应减低、CT值降低。肿瘤的形态、大小可能变化不明显。治疗后一年以上，CT可表现为低密度改变，肿瘤体积缩小，即瘢痕化。我院曾治疗一例78岁老年病人，术前有视力减退和视野缺损，肿瘤明显向鞍上发展，且伴有糖尿病。由于病人拒绝手术，要求X刀治疗，计划设计时仅将肿瘤下部鞍内部分照射25Gy，上部靠近视神经部分未照射，术后3个月，CT扫描见照射部分肿瘤表现坏死的低密度，上部肿瘤向下移位，视神经受压症状改善。一般要求X刀治疗后定期做影像学检查，有条件者每3个月复查一次。一年以后酌情延长复查时间。

（2）内分泌功能的改变：90%以上的垂体腺瘤是分泌型的肿瘤，对于分泌型垂体腺瘤，在X刀治疗后定期做内分泌功能检查，了解内分泌功能的变化情况，就显得特别

重要了。这是因为，一方面X刀治疗后，治疗前增高的激素可能会随着肿瘤疗效的出现而逐渐降低，另一方面也可能会出现内分泌功能低下，即矫枉过正或继发垂体功能低下。通过定期检测垂体功能相关激素，可及时使用药物来人工调节内分泌功能。Pollock报道激素分泌型垂体腺瘤立体定向放射外科治疗伴随内分泌正常因素的结果，在43例分泌型垂体腺瘤治疗中，26例为生长激素性，9例为促肾上腺皮质激素性，7例为催乳素性，1例为生长激素和催乳素性。内分泌水平测定中无激素抑制药物治疗。平均随访36个月，20例在平均14个月时激素分泌水平正常。肿瘤类型和治愈无相关性发现。

（3）视力、视野的变化：垂体瘤与视交叉、视神经关系密切者，视力、视野的变化是垂体瘤X刀治疗后重要的随访内容。对于垂体瘤病人，在行X刀治疗前，常规做视力、视野检查，了解视神经功能是否有损害，如果病人治疗前已有明显的视力、视野改变，则需要在X刀治疗前行幕上开颅手术做肿瘤切除，视神经、视交叉减压，残留肿瘤可做X刀治疗。如果治疗前视力、视野无改变或损害较轻，则可选择X刀治疗。不管X刀治疗前是否有视力、视野改变，所有垂体瘤病人在X刀治疗后均要定期检查视力、视野，一般建议病人1～2个月检查一次。在随访过程中一旦出现视力、视野改变或原有视力出现急剧下降，应尽早复查MRI和／或CT，这种病人的CT表现为肿瘤体积较X刀治疗前增大，视神经、视交叉明显受压，肿瘤中心大部坏死、囊性变。这种病人需要行开颅手术，清除已坏死的肿瘤，以达到视神经、视交叉减压的目的。

5．X 刀治疗垂体腺瘤的相关问题

（1） X刀治疗垂体腺瘤的定位问题：垂体腺瘤体积小，毗邻重要结构和放疗敏感组织，定位要比其他肿瘤的定位要求更加准确。目前X刀定位图像主要以CT图像为主，辅助图像有MRI或DSA，在图像重建过程中就存在与实际情况的误差；X刀是通过直线加速器旋转治疗，也存在机械的不稳定因素（在定位准确性方面，γ刀比X刀更准确）。因此，对于垂体微腺瘤宜采用γ刀治疗，而大腺瘤宜采用X刀治疗。

（2）垂体腺瘤X刀治疗和手术治疗的关系：垂体腺瘤开颅手术的目的有两个，一是切除肿瘤，二是视神经减压。手术方式常用的是经右额开颅手术和经鼻蝶鞍入路切除肿瘤，根据垂体腺瘤大小、位置的不同而选择不同的手术入路，但是不管哪一种术式，都比较难以达到肿瘤全切。故对于较大肿瘤，尤其是当肿瘤向上生长压迫视神经、视交叉时，主张先行手术治疗，切除部分肿瘤，达到视神经减压的目的，残留肿瘤再采用X刀治疗。相反，如垂体腺瘤行X刀治疗后出现视力、视野急剧障碍，必须开颅清除坏死肿瘤组织，挽救视力、视野。手术和X刀是治疗垂体腺瘤的两种手段，相互补充。

（3）X刀治疗与内分泌功能调节：大部分垂体腺瘤都是分泌型肿瘤，内分泌功能紊乱是垂体腺瘤的首发症状。X刀治疗垂体瘤一方面要控制肿瘤的生长，另一方面要恢复内分泌功能，后者对于内分泌紊乱的病人显得更重要。垂体腺瘤一般不会直接危及生命，而内分泌紊乱所带来的后果则会影响病人的生存。X刀治疗垂体腺瘤后内分泌功能的改变与肿瘤和垂体腺瘤对射线的敏感性有密切关系。从我院临床观察看，催乳素型和生长激素型垂体腺瘤对射线比较敏感，在X刀治疗后3～6个月内血清的催乳素和生长激素水平有明显下降。ACTH型和其他型的垂体腺瘤对射线则相对敏感较差。如果病人在X刀

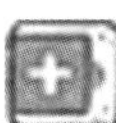

治疗前就有内分泌功能低下，如尿崩症、甲状腺功能低下等，X 刀治疗后内分泌功能恢复较慢，甚至无恢复，这类病人仍需用人工激素替代治疗。因此，X 刀治疗后内分泌功能的调节，可根据内分泌检查情况，适当使用药物调节内分泌功能，减少并发症，提高垂体腺瘤病人的生存质量。

（二）颅咽管瘤

颅咽管瘤是一种常见的胚胎残余组织肿瘤，占颅内肿瘤的4.7%～6.5%，多见于儿童。早期把颅咽管瘤归于放射非敏感性肿瘤，Back−lund（1972，1973）证明颅咽管瘤实际上是有放射敏感组织的肿瘤。半个世纪以来，Carpenter 和 Coworkers 报道了一组放疗的颅咽管瘤病人，病情有明显的改善，虽然 X 射线没有破坏肿瘤，但产生分泌和形成囊肿的细胞被杀死。在这一方面一直存在着怀疑放疗能破坏颅咽管瘤表皮细胞的观点。1961 年，Kramer 报道了次全切除肿瘤并放疗取得良好的治疗效果。其后，许多作者报道放疗既增加存活率又可延缓肿瘤复发的时间。但放疗的危险不容忽视，有报道说放射治疗可出现放射性脑坏死、内分泌功能低下、视神经炎以及痴呆等合并症。儿童可能导致严重的智力损害。

1. X 刀治疗的相对适应证和禁忌证 X 刀治疗颅咽管瘤具有安全、痛苦小、并发症少的特点。我们认为 X 刀治疗颅咽管瘤的适应证包括：肿瘤为实质性或部分实质性；肿瘤外科手术切除后残存；肿瘤直径小于 3cm；无脑积水及颅内压增高症状；无视力、视野障碍等。肿瘤巨大、肿瘤以囊性为主、出现明显脑积水和视力或视野障碍者，不宜行 X 刀治疗。

2. X 刀治疗的注意要点 X 刀治疗颅咽管瘤，首先，应明确肿瘤的大小、边界、实质性或囊性以及与周围结构的关系，术前应行 MRI 检查了解肿瘤三维结构特点，明确有无脑积水和视神经等重要结构的受压症状；第二，注意周围结构的耐受量，减少对视神经、视交叉及丘脑下部等的损伤；第三，伴有脑积水的鞍上实质性颅咽管瘤需行 X 刀治疗，应先行脑室－腹腔分流，避免加重脑积水而出现颅内高压危象；第四，根据肿瘤大小、形状及周围结构关系确定照射中心剂量和周边剂量，一般中心剂量 20～25Gy，80% 周边剂量为 16～20Gy。

3. 疗效评价 一般认为，X 刀治疗颅咽管瘤不能使肿瘤完全消失，但能控制肿瘤生长，并使肿瘤缩小。Selch 回顾性研究利用直线加速器立体定向放射外科治疗 16 例颅咽管瘤的效果和毒性作用。16 例中肿瘤的平均直径是 2.8cm（1.5～6.1cm），平均体积为 7.7ml（0.7～62.8ml）。3 年总的生存率是 93%，高质量生存者为 75%。实质性肿瘤和囊性肿瘤的 3 年总生存率分别为 94%和 81%。结果显示对颅咽管瘤的治疗是安全和有效的。远期的临床经验有待于进一步评价。

（三）鞍区脑膜瘤

蝶鞍部位脑膜瘤是鞍上、鞍旁、鞍前、鞍后脑膜瘤的总称，为常见的颅底脑膜瘤，占中枢神经系统肿瘤的 17.6%。视力障碍常为首发症状，且不易被觉察。外科手术切除是鞍区脑膜瘤的主要治疗方法，但由于解剖位置以及与周围颅神经及血管的关系，使手术切除困难。Probst 报道蝶鞍部脑膜瘤手术切除的疗效：31 例（77.5%）行肿瘤全切除，9 例（22.5%）部分切除，术后视力无改善或恶化 40%，部分或全部丧失工作能力 34.4%，

手术死亡5例（12.5%）。显然，该部位脑膜瘤的手术并发症和死亡率仍居高不下。一般认为，蝶骨嵴外1/3脑膜瘤大部分可以手术切除，疗效良好，应以手术治疗为首选。而蝶骨嵴中或内1/3脑膜瘤，可以不同程度包绕颈内动脉和大脑中动脉，影响眶上裂和海绵窦内重要结构，压迫视神经等，手术疗效较差。海绵窦内脑膜瘤解剖关系复杂，毗邻神经功能重要，尽管现代神经外科的发展和显微神经外科技术的应用使其肿瘤全切率提高，死亡率和伤残率也明显下降，但其总的治疗效果并不十分理想。立体定向的发展为其提供了一种安全有效的治疗方法。

1.脑膜瘤X刀治疗机制　X刀和γ刀一样，治疗颅内脑膜瘤得到了肯定的结果。首先，脑膜瘤的生长方式是膨胀性生长，瘤内无正常脑组织；其次，脑膜瘤瘤体边界清楚，可经影像定位准确确定颅内靶点的范围。X射线对生物细胞的作用可分为直接作用和间接作用。直接作用是X射线被生物组织吸收后，直接和细胞内DNA相互结合，产生DNA单链或双链DNA分解断裂产生生物效应；间接作用是指射线被生物组织吸收后，继发电子和水分子相互作用产生自由基，再对细胞DNA造成破坏。X刀治疗脑膜瘤通过两种途径发挥治疗作用：一是瘤细胞直接被X射线照射后致瘤细胞DNA破坏；二是肿瘤细胞滋养血管内皮细胞破坏、闭塞，使肿瘤细胞缺氧坏死并失去增殖能力。

2.鞍区脑膜瘤X刀治疗的病例选择　鞍区脑膜瘤在选择外科治疗时，需考虑到病人临床症状的类型。如肿瘤已压迫视神经和视交叉而导致视力、视野障碍，且进行性加重，应选择显微神经外科手术以尽快恢复视神经功能。如系高龄病人，手术死亡率可能很高，而局麻下行立体定向放射外科治疗可大大降低死亡等手术风险。另外海绵窦内及其周围脑膜瘤明显侵犯颈内动脉，术中、术后有颈内动脉损伤或闭塞可能者，术前行颈动脉压迫试验或颈动脉球囊闭塞试验不能耐受者不宜直接行外科手术，立体定向放射外科治疗是这些病人主要或辅助的治疗手段。

鞍区脑膜瘤X刀治疗的适应证包括：①肿瘤直径小于35mm，边缘距视神经或视交叉4mm以上；②开颅手术切除后肿瘤残存；③肿瘤直径在35mm左右，已有近一侧的视神经完全破坏导致失明不能恢复者；④年老体弱不能耐受开颅手术者。根据以上原则在选择立体定向放射外科治疗时可灵活掌握，如肿瘤完全造成视神经或海绵窦内其他颅神经的损伤，手术切除也不能顾及颅神经问题，且肿瘤包绕颈内动脉难以切除，可选择X刀或γ刀作为首选治疗，或作为手术后辅助治疗。对巨大肿瘤、不能直接X刀治疗但又不能耐受开颅手术的病人，可先进行常规分割放射治疗，或分次X刀治疗。我们对5例鞍区复发脑膜瘤的病人行分次X刀治疗，病灶直径最大5cm，复发时间最长者14年，总中心剂量20～24Gy，分3～4次，准直器直径3～4cm，分次剂量5～7Gy。一例照射后8个月出现迟发水肿反应，头痛症状加重，CT检查肿瘤中心坏死，肿瘤周围水肿，经脱水治疗1个月后缓解。其余病人随访1～3年无不良反应，肿瘤影像学检查病变无增大，中心坏死，增强强化减弱。

3.疗效评价　国内陈晔报道了26例鞍旁脑膜瘤分次X刀治疗的经验，肿瘤最小直径12mm，最大直径42mm，分2～4次治疗，靶点中心剂量是15～25Gy，周边剂量8～13Gy，随访5～40个月，CT或MRI检查2例肿瘤消失，14例肿瘤缩小，7例大小无变化，但肿瘤中心失增强，3例术后3～6个月出现严重脑水肿，2例开颅手术，1例

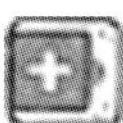

保守治疗恢复。Valentino 1993 年报道 X 刀治疗 72 例中颅窝脑膜瘤，随访 2.5 年，50 例（65.8%）肿瘤体积缩小，其中 11 例有肿瘤中心坏死，18 例肿瘤体积无变化，2 例肿瘤增大，2 例缩小后又增大。X 刀治疗控制率 89.5%。治疗后无明显并发症。

（徐国政）

参 考 文 献

1 陈炳桓.立体定向放射神经外科.北京：北京出版社，1994

2 陈晔.X 刀治疗鞍旁脑膜瘤 26 例临床分析.洛阳医专学报，2000，18（3）:204～205

3 雷鹏，LD.朗斯佛，D.康茨欧卡等.γ 刀治疗海绵窦区脑膜瘤的疗效评价.中国耳鼻咽喉颅底外科杂志，1999,5（4）:224～227

4 Chung W Y,Pan D H,Shiau C Y,et al.Gamma knife radiosurgery for craniopharyngiomas.J Neurosurg,2000，93（3）:47～56

5 Degerblad M,Brismar K,Rahn T,et al.The hypothalamus-pituitary function after pituitary stereotactic radiosurgery：evaluation of growth hormone deficiency.J Intern Med,2003，253（4）:454～462

6 Dhanachai M,Theerapancharoen V,Laothamatas J,et al.Early neurological complications after stereotactic radiosurgery/radiotherapy.J Med Assoc Thai,2001，84（12）:1 729～1 737

7 Duma C M,Lunsford D.立体定向 γ 刀治疗海绵窦脑膜瘤.中华神经外科杂志,1996,12（4）:262～263

8 Pollock B E,Nippoldt T B,Stafford S L,et al.Results ofstereotactic radiosurgery in patients with hormone-producing pituitary adenomas：factors associated with endocrine normalization.J Neurosurg,2002，97（3）:525～530

9 Selch M T,DeSalles A A,Wade M,et al.Initial clinical results of stereotactic radiotherapy for the treatment of craniopharyngiomas.Technol Cancer Res Treat，2002,1（1）:51～59

10 Shin M.Gamma knife radiosurgery for pituitary adenoma.Biomed Pharmacother 2002，56:178～181

11 Spiegelmann R,Nissim O,Menhel J,et al.Linear accelerator radiosurgery for meningiomas in and around the cavernous sinus.Neurosurgery,2002,51（6）:1 373～1 380

12 Stafford S L,Pollock B E,I,eavitt J A,et al.A study on the radiation tolerance of the optic nerves and chiasm after stereotactic radiosurgery.Int J Radiat Oncol Biol Phys,2003,55（5）:1 177～1 181

13 Vladyka V,Liscak R,Novotny J Jr.，et al.Radiation tolerance of functioning pituitary tissue in gamma knife surgery for pituitary adenomas.Neurosurgery,2003，52（2）:309～317

第十四章　鞍区疾病的立体定向治疗

第一节　立体定向原理

立体定向神经外科是神经外科的一个分科，它是利用现代影像学进行定位，在立体定向仪引导下，将与手术操作相关的显微器械置入中枢神经组织内特定的靶点进行操作和处理的方法。立体定向仪的定位原理基于三维坐标系统，空间任意一点的位置都可以由三维坐标系统所确定。一个物体的水平、冠状和矢状三个切面互相垂直时，形成一个交点。当病人头部与定向仪彼此固定后，在立体定向仪上就可标记出脑内病变靶点，同时在定向仪的三个坐标上找到其特定的对应数值（图4-14-1）。通常立体定向手术有两种坐标系统可以应用，一种是直角坐标系统，另一种是极坐标系统。

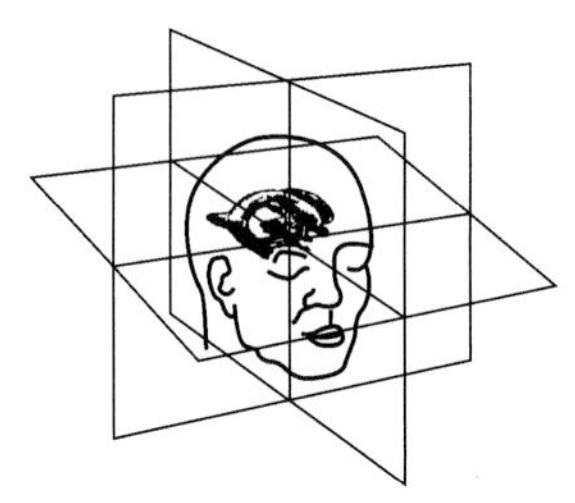

图4-14-1　笛卡儿坐标系统

直角坐标系统又称矩形坐标系统，基于笛卡儿(Cartesian）原则，此系统有三个坐标平面：XOY、YOZ和ZOX。每个平面都可将物体分为两半，每个平面都与另两个平面互相垂直。这三个坐标平面的交叉线形成了三轴坐标系：横标、纵标、深标。三轴坐标线相交的那一点叫做原点（O点），坐标值为0。大多数国家采用这种立体三轴坐标。通常以原点为中心，向左设为X轴，向前为Y轴，向上为Z轴；有些立体定向仪（如Leksell型）将X、Y、Z轴在原点处的坐标设为100，这样实际工作中不会出现坐标负值，方便了使用者（图4-14-2）。不同的三维坐标数值代表着脑内的不同靶点。确定直角坐标系中的任意一个靶点，只要分别测量出靶点与三个坐标平面的垂直距离，就可得出其三维坐标数值。如果靶点恰好位于一个坐标平面上，则靶点的一个坐标值即为0。

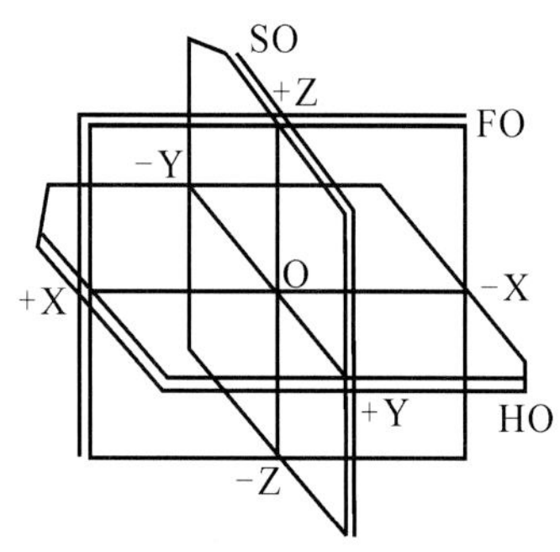

图4-14-2　Leksell定向仪的极坐标系统

极坐标系统又称球形坐标系统，脑内靶点的位置依据一个距离和两个角度的大小来确定。有三个因素决定靶点位置：靶点与原点间辐射矢量的长度，OZ轴与辐射矢量的角度，靶点与原点间辐射矢量在XOY平面投影与OX轴的夹角。少数立体定向仪采用图4-14-2 极坐标系统。

根据X线、CT、MRI等显示的脑内参照点可以计算出靶点的位置，确定矢状平面和冠状平面的坐标值，建立出直角坐标系统；然后再计算出靶点在水平面上的第三个坐

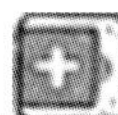

标值。

第二节　立体定位方法

立体定向神经外科通常根据影像学检查得到的脑结构图谱和脑深部微电极记录确定脑内靶点和穿刺针的位置。立体定位技术的发展，经历从X线摄片到CT、MRI的过程；使靶点的间接定位发展到直接定位。而PET扫描，又将解剖学定位发展至功能定位。

一、早期X线摄片和脑室造影方法

早期的立体定位方法是依据颅骨的骨性标志，因此对脑内靶点的定位精度很差。而后向脑室内注入空气或碘对比剂，再行X线造影则提高了靶点的定位精度。起初Spieggl和Wycis根据气脑造影侧位片，把侧脑室室间孔与松果体的连线作为基线；标准冠状切面通过松果体，并与矢状中线成直角。后来人们发现松果体的大小及形态变异很大，为了提高定位精度和方便进行手术，又改用脑室造影显现的前连合（或Moron孔）和松果体隐窝为标志，从而确定脑内某些结构的位置。但是脑室造影仍为间接定位靶点。通常影响X线定位精度的因素很多，归纳起来有：①采用X线机进行立体定向手术定位时，无论是摄前后位片还是摄侧位片，都必须注意使中心射线通过定向仪或靶点的中心，以防止定位框架倾斜造成图像的扭曲变形。②尽量减少摄片放大误差。具体解决的方法有两个：一是设定X线球管与暗盒间的标准距离，每次只需依照固定的放大系数，计算和修正靶点位置；二是加大X线球管与暗盒间的距离，尽量减少放大作用。

二、CT、MRI扫描方法

CT、 MRI扫描定位不仅能准确定位靶点，而且能将靶点周围的脑组织结构清晰地显示出来，手术者可方便地在CT、MRI片子上直接测量靶点。现将CT扫描定位法介绍如下。CT扫描图像如同网状格子构成，每个像素结构都有其对应位置。若将每层CT扫描叠加起来，就构成了三维立体形态。这种立体结构的每个部分都占据CT某一层面的一个位置，恰好形成立体定向定位系统。根据CT扫描确定脑内病灶与中心点的前后及左右距离并不困难，问题是如何确定病灶的深度（与中心平面的上下距离）。常用解决方法，一是将定向仪框架（或头部基环）固定于CT扫描床，通过扫描床移动的距离可以得出病灶与中心平面的距离；二是利用定位标记方法，由于定位标记与定向仪的位置已经固定，因而很容易确定靶点所对应的CT层面。多数种类的定向仪采用的定位标记是在头部框架上安装两个定位侧板，每个侧板上镶有N形铜丝；另一些定向仪在头部基环上安放三组N形定位碳棒，每组由3根碳棒（两侧的两根直立，中间的一根倾斜）构成。带有定位标记的框架（或基环）进行CT扫描时，每个扫描层面都会有定位标记点，临床用以表示靶点距离中心点的位置，也可表示出靶点距离框架（或基环）的位置。

要达到各种影像学定位准确，病人头部的固定十分重要。早期的定向仪固定在病人的头皮，稳定性较差，且靶点的数值需要换算修正。目前，借助定向仪定位时，大多需将框架固定于病人的颅骨，以保证牢固、稳定，并可直接测出靶点的数值。现代立体定

向解剖图谱仍基于个体的人脑标本。以往X线定位常以标准冠状切面（通过前后连合的中点，与正中矢状线垂直）为准，如今由于CT、MRI扫描方便的关系，常采用标准水平切面。无论采用何种切面，都要设定基准平面和基准轴线。在实际手术时，神经外科医师通常把病人的头直立向前作为标准位置，CT或MRI片上对应的定向仪左右方向称为X轴，前后方向视为Y轴，上下方向作为Z轴（图4-14-2）。

三、CT或MRI扫描与脑室造影方法结合

半个世纪以来，世界各地学者在脑立体定向手术时多以AC-PC线作为参照标志，以往需要脑室造影术确定AC - PC线，但脑室造影显示AC、PC相对鞍结节的移位最大可达4.4mm。随着CT引导立体定向术的发展，利用CT扫描找到大脑原点，对应定向仪的三维坐标，再根据已有的脑结构图谱确定神经核团靶点的相对位置，就可实现两种方法的结合。

国外有人报道以多薄层轴位CT扫描后正中矢状位重建图像确定AC-PC线，再平行于AC-PC线行轴位CT扫描，以取得与AC-PC平行的一组CT图像。Uematsu等则采用正中矢状位MRI先显示AC-PC线，并在头皮上标出此线及延长线的投影位置；然后再行轴位CT扫描，以获得平行于AC-PC平面的图像。

应用较厚层面进行CT扫描，可在同一CT层面上获得AC点和PC点；但CT扫描层厚将产生较大的容积效应，从而影响靶点定位的准确性。应用1.5mm层厚扫描时，精确度很高。国内姚家庆等指出，CT扫描常用基准线 CML（canthomeatal line，眦听线）与AC-PC线之间的夹角为10.96° ± 4.70°；并提出一条新的CT扫描基线，即外眦上方20mm之点与外耳门中点上方35mm之点的连线作为CT扫描的基线，可取得包括AC和PC在内的水平CT图像（相当脑标准水平切面图谱的H_0切面）。袁树斌等认为，以外耳孔下缘为扫描基准线，并与OM线呈向前开放的10° 夹角时，则该基准线与AC-PC线相平行，说明在CT扫描层厚较大时是成立的。

由于个体间脑的形态差异较大，即使是同一个体的两侧大脑结构也会有所不同，因此，仅靠以往少数标本得出的解剖图谱和脑内参考点，精确地定位病人的丘脑核团较为困难。解决的办法：①明确靶点与影像学检查可视点的距离；②参照有关此靶点的各项研究结果。如今应用于手术室内的计算机，可以对上述有关的大量数据迅速进行统计分析，以图谱的形式建立该病人的脑内核团结构，随时为术者提供有用的信息。

四、PET扫描技术

对于脑膜瘤、神经纤维瘤等良性肿瘤，CT、MRI均能够确定其边界；但对于胶质瘤，显现的肿瘤边界常与组织病理学检查不符，用PET（position emission tomography）检查则会有助于解决此问题。

将放射性同位素示踪剂注入到体内，PET能够对脑局部生化代谢进行定位和定量分析。许多代谢活性物质可以标记上同位素，图像检查能够发现在不同的脑切面区域性积聚的放射性活性各异。根据示踪剂在病理状况下的改变，可显示脑肿瘤的病理改变范围。用于脑肿瘤诊断的同位素示踪剂，主要有揭示氨基酸代谢的^{11}C-D- 蛋氨酸和C-L- 蛋

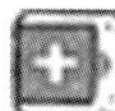

氨酸，研究组织能量代谢的$^{11}C-D-$葡萄糖，测定血－脑屏障损害的$^{68}Ga-EDTA$（gallium-68-ethylenedi-aminetetraacetic acid，乙二胺四乙酸）。此外，还有测定局部脑血流、脑血容量、氧代谢率等的同位素示踪剂。

第三节　立体定向仪的基本结构

常用的立体定向仪有两种基本类型：颅孔固定转换型和弧形弓型。前者将定向仪固定在颅骨钻孔内，可视为“颅内型”定向仪，因误差大、操作不便现已少用；后者将定向仪固定在头部四周，可视为“颅外型”定向仪。

目前常用的CT、MRI引导的弧形弓型定向仪，应用弧形弓作为固定穿刺器械的载体。应用原理是基于球体的中心点距离球表面任一部位的点都相等（半径相等）。只要将手术靶点设定在立体定向仪的中心，此时的靶点即相当球体的中心点。无论固定在定向仪系统中的弧形弓如何移动，只要穿刺距离适当（等于球体的半径），穿刺器械的尖端必然到达靶点。这些立体定向仪的精度很高，机械加工精度达到±0.1mm，CT和MRI引导精度可达±0.3mm。

弧形弓型定向仪的特点是具有一个半弧形的操作弓，根据半弧形的固定方式可分为外置弧形弓型和内置弧形弓型两种。外置弧形弓型立体定向仪是将半弧形弓固定在头部框架的外轴上，代表产品有Leksell系统和Todd-Wells（TW）系统。Leksell系统通过调整定向仪框架固定点，使靶点位于弧形弓指向的中心点；而Todd－Wells系统则通过调整病人头位，将靶点置于弧形弓指向的中心点。内置弧形弓型定向仪则将半弧形弓锁定在头部基环内，根据头部基环决定靶点的参考点，代表产品为Brown-Roberts-Wells（BRW）系统和Riechert系统。BRW系统需要计算机校正三维坐标，Riechert系统则需要模型校正。此外，Talairach型定向仪也属于弧形弓型，由于可引导多个穿刺器械指向靶点，故更适用于癫痫病灶的探查和脑瘤内同位素多源放射治疗。

一、Riechert-Mundinger立体定向仪

德国生产的此类定向仪已经过40多年的不断改进和上万例手术实践，目前新的型号适用于CT、MRI引导定位。该系统采用的是极坐标原理，定向仪的基环固定于病人头部的较低部位及手术床上的基架。基环上可安置半弧形，其上又可安装靶点弓；根据手术需要，半弧形弓可前后旋动，靶点弓则可左右滑动。

此定向仪可引导穿刺针从颅骨或面部的任意一个部位，到达脑内的任意靶点。定向仪的基环分别与病人的颅骨和手术床固定，相当牢稳，即使术中病人有不随意异常运动也不会使定向仪滑脱。基环下端的支架可固定在手术台任意部位，适合病人在坐位、俯卧位、仰卧位下施行各种立体定向手术。如果术中需要临时调整病人体位（如病人发生癫痫等情况），可随时将基环与手术台固定支架解脱。这种定向仪的另一个优点是定向仪各部件不会遮挡靶点区，利于术中用影像学手段监测。

二、Leksell立体定向仪

瑞典的Leksell教授是国际上最早认识到立体定向技术既能诊断又能治疗脑内病灶的

学者。基于临床容易掌握、方便操作的原则，第一台 Leksell 立体定向仪于 1949 年问世。经过多年的临床使用和改进，目前该类定向仪已经基本达到实用性、精确性、通用性俱佳的目标。

该系统包括一个具有 X、Y、Z 刻度的立方体定位框架，框架通过 4 根碳棒（或螺钉）固定于病人的颅骨板障内。借助框架侧方的固定环，可安置一个能前后自由移动的半弧形弓，半弧形弓上又有一个可左右滑动的导向装置，通过此装置可将穿刺针插至靶点。

施行立体定向手术时，由于可按照靶点的三维坐标调整定向仪的中心使之对应靶点，因而移动半弧形弓及其上的导向装置就可在任意选择的颅外穿刺部位进针。当进针深度为弧形弓的半径（相当于球心）时，穿刺针就到达靶点。

第四节　立体定向手术的基本程序

一、概述

立体定向手术最关键的问题是保证定位的精确性。如果机械和人为的因素导致靶点误差 2～3mm，就可能造成疗效差，而且出现严重的并发症。可能出现的误差因素包括靶点选择不准、坐标换算差错、仪器发生故障以及手术操作失误等。术者应加以重视。

立体定向手术主要经历三个步骤：确定靶点（病灶），对准靶点（根据三维坐标调整定向仪），手术穿刺。尽管病人病情不同，手术者操作习惯各异，但立体定向手术的基本步骤相似。

（1）术前准备同一般神经外科手术。

（2）安装立体定向仪定位头架。

（3）影像学检查确定手术靶点。

（4）按照靶点的三维坐标值设定立体定向仪。

（5）在定向仪的引导下，将穿刺针等器械置向靶点。此过程也可在 X 线、超声仪、电视等设备监测下进行。

（6）根据病变进行毁损、活检、注药、排除血肿、切除肿瘤等相应手术操作。

（7）手术完毕，拔出穿刺针等器械，卸除立体定向仪头架，无菌敷料包扎创口。

二、操作要点

手术者每次都可能遇到如何选择病人的体位、麻醉、入颅点等问题。

手术时病人的体位，应根据病情、使用定向仪的类型以及预行的手术而定。如果病情允许，一般病人采用坐位或半坐位，以利术者操作；危重病人采用平卧位。就病变部位而言，经鼻－蝶窦行垂体瘤手术应取仰卧位或坐位。

目前立体定向手术麻醉的总趋势是尽量应用局部麻醉。局麻有许多优点，首先对病人的全身影响小，避免了全麻的危险性。另外，在术中病人保持清醒的意识，能够回答问题并可按照术者的吩咐活动肢体，这对于随时观察手术的反应极其重要，术者可据此

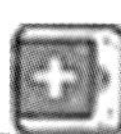

及时修正靶点和毁损灶的范围。在预防手术并发症方面，局麻也有重要意义。比如在丘脑毁损过程中出现偏瘫，在垂体瘤手术时出现视力障碍，术者均可及时发现并处理。局麻的缺点是止痛不完全，病人会有恐惧感。手术前，术者应耐心向病人如实解释，以征得病人的积极配合。对于少数不能配合的病人，应采用全麻，以免影响手术操作。

立体定向穿刺入颅点的选择，应遵循方便、安全的原则。术者特别要注意：①入颅点应当避开皮质重要功能区；②穿刺通路要避开脑深部重要结构（如内囊、大血管），有时根据手术需要还要避开脑室；③颅外至脑内靶点的穿刺距离越短越好。

三、手术方法

选定入颅点后，根据手术性质决定是否切开头皮，头皮切口的长度取决于颅骨钻孔的大小。目前许多立体定向手术，例如脑瘤内放疗、囊液排空、脑深部病变活检等项手术，通常仅向靶点插入一根穿刺针（直径1.2～2.1mm）即可完成相应操作，故只需应用很细的钻头（直径2～3mm）把头皮和颅骨一并钻透，而不必行头皮切口。但是脑内血肿排空、内镜等手术，要经过1～2cm的颅骨钻孔方能操作，故需先切开头皮2～4cm。对于脑蛛网膜增厚的病人，穿刺有造成桥静脉撕裂出血的危险性，故切开头皮钻大颅孔可减少硬膜下出血的机会，其缺点是遗留颅骨缺损。

四、手术并发症

立体定向手术由于定位准确、创伤性小，一般较开颅手术并发症少。常见的手术并发症及其处置如下。

1.穿刺造成颅内出血 颅内出血为立体定向手术最严重的并发症。除内镜及小孔洞开颅能够直视靶区外，立体定向手术穿刺过程基本为盲目性，因而可能造成颅内各部位血肿，如硬膜外血肿、硬膜下血肿、穿刺道血肿和脑内血肿等。手术引起出血的原因主要有两点：一是直接刺伤较大的血管，二是牵拉或推压脑内结构间接损伤血管。对于前一个原因引起的出血，可以通过穿刺前详细了解穿刺路径（必要时行脑血管造影），避开大血管走行区加以预防；对于后一个原因，则可根据穿刺过程选用针尖不同的穿刺针，减少其发生，如穿透硬脑膜、硬韧瘤壁时，应先用尖锐细针刺破之，再换用圆钝穿刺针深入。术中发生出血，可经穿刺针局部注入凝血酶止血。术后应严密观察病情，及时进行CT复查以便早期发现脑内血肿，必要时行开颅手术或再次立体定向手术清除血肿。

2.颅内细菌感染 由于立体定向手术创伤小，穿刺引起颅内感染较为少见。预防措施除了术中严格无菌操作外，术中、术后应给予抗生素。病人术后常恢复很快、活动较多，需注意保持头部创口的包扎完整。

3.脑水肿 应用物理和化学因素处理脑内病灶（如核团毁损、脑瘤内放疗等）后，短期内可有脑水肿；特别是丘脑区立体定向手术，脑水肿较为明显。术后1～3d，如果出现高颅压症状，应及时进行CT或MRI复查，酌情应用甘露醇脱水和激素治疗。

4.颅内积气 各种脑内血肿、囊腔、脓肿排空术后遗留的解剖腔隙，脑室穿刺脑脊液引流过多，引流管呈活瓣作用等情况，都可能导致颅内积气。因颅内压力不平衡，低颅压及气体刺激，病人可有头痛、发热、癫痫、脑膜刺激征等临床表现。处理主要为对症治疗。如果积气量较少，大多可在1周内自然吸收。如果积气很多、有明显占位效应，可穿刺抽吸或行闭式引流。为预防感染，可应用抗生素。

5.活检针前端折断在脑内 各种活检或处理脑内病变时，无论采用钳夹还是螺旋取标本，均应小心谨慎体会，不可强力操作。临床进行立体定向活检术时，若肿瘤较硬韧，加之操作不当，会使活检针前端折断在脑瘤内。

五、注意事项

立体定向手术常用局麻，术中应密切观察病人的反应，及时对症处理。例如刺激脑深部结构可能引起下述变化：①运动改变（各部位的肌紧张、震颤及痉挛）；②感觉变化（感觉异常、疼痛）；③眼部变化（眼球运动、瞳孔直径、睁闭眼）；④自主神经改变（动脉压、血管张力、心率、出汗、面色苍白）；⑤精神情感变化（过度兴奋、嗜睡、言语变化及欣快、恐惧、愤怒、幻觉等）。

CT或MRI影像学检查发现颅内病灶，并且术前临床定位诊断较为明确后，方考虑立体定向活检术。有时术前临床诊断过于广泛，则给活检定性造成一定的困难。

对于可疑慢性病毒感染的病例，需对立体定向仪应用特殊消毒方法（如次氯酸等药物）。如不具备消毒条件，不能贸然进行脑内病灶活检，以免污染手术器械造成疾病传播。

尽管CT、MRI有了很大发展，但一般情况下尚难以确定脑内病灶（主要为脑瘤）的实际边界。在施行脑瘤内放疗时，对此应予以注意。立体定向进行系列活检，对确定病变的范围具有一定帮助。

第五节 影像学引导立体定向手术的要点

一、X线摄片引导立体定向手术

该法虽然逐渐被CT、MRI所替代，但在许多发达国家（如美国、日本）仍作为治疗功能疾病的一种辅助定位手段；在我国也有不少单位沿用此法，并且治疗了许多病人。X线摄片定位主要通过脑室造影（ventriculography）显示出脑内的参照点，依据这些参考点确定靶点的相对位置。脑室造影有两种方法，气脑造影和碘剂造影。通过拍摄前后位和侧位X线片，显示脑室的轮廓。靶点定位需要计算，以修正X线拍摄的偏差。

二、CT引导立体定向手术

CT的广泛应用不仅对诊断多种颅内疾病具有重要意义，而且为脑深部立体定向手术创造了新的必要条件。由于CT扫描可以建立脑的三维解剖结构，而立体定向手术正是基于这种三维结构，故二者在立体定向神经外科中完全能够结合在一起。CT引导立体定向手术的优点是提高了立体定向手术的精度，因有一系列CT扫描片，术者可精确地选择手术靶点和入路。 CT扫描确定靶点可以通过参照大脑原点的方法进行。靶点的X坐标和Y坐标测定较为容易，前者测定靶点与中线的左右距离，后者CT扫描平面显示

 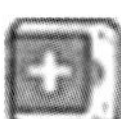

靶点与大脑原点的前后距离。CT 扫描的厚度和扫描的层面，对决定 Z 坐标有意义。借助薄层 CT 扫描（1.5mm）和计算机技术，定位精度可以达到 1mm 以下。CT 引导立体定向手术的靶点可在某一扫描平面上确定；术者据此可以计算出扫描时未能显示的靶点，建立出相关坐标。

1.手术准备 手术前晚应用镇静剂，术日晨使用适量的镇静剂、抗胆碱药和激素。安装立体定向框架时，病人尽可能取坐位，以利术者操作。病人对疼痛敏感时，麻醉师可静脉给予芬太尼等药物。安装框架：病人整个头部应用乙醇或灭菌剂消毒后，套上定位框架并注意使头部位于其中心。一名助手应把持框架，以减少病人耳部不适。术者用 1%利多卡因或 2%普鲁卡因局部麻醉后，将 4 个固定钢钉置入颅骨板障。固定框架的 4 个钢钉（通常额、枕部各两个）位置要根据病变部位而定。

2.CT 扫描定位 病人平卧于 CT 检查床。头部的定位框架与 CT 床头的适配器呈磁性结合，保证了扫描精确。如使病变显示清晰，也可静脉注射增强剂；如果病人以往有碘过敏史，又必须进行增强扫描，则可先应用激素，以防止发生严重反应。CT 扫描的基线应与定位框架平行。轴位扫描层数可依据颅骨侧位像决定，由于立体定向手术的病人术前一般已行 CT 检查，故定位时可以减少扫描的层数。CT 扫描层厚以及像素是影响立体定位精度的重要因素。CT 扫描系合成图像，因此 CT 层厚不仅影响立体定位 Z 坐标的精度，而且影响 X、Y 坐标精度。CT 扫描的直径越小，像素即越小，定位的精度就越高。实际工作中， CT 扫描层面越薄，脑内结构显示越清晰。

3.实施手术 定位扫描完成后，病人返回手术室。选择入颅穿刺部位，重新消毒。立体定向手术一般在局麻下进行。如果病人精神极度紧张，手术经鼻－蝶窦向蝶鞍穿刺，应有麻醉师辅助静脉麻醉或全麻。预先选择的穿刺通路应避开脑重要结构和血管密集区，根据病变部位，分别选择经额、眶上、颞入路进行有关操作。术后有条件的应行 CT 复查，观察有无脑内出血。

三、MRI 引导立体定向手术

MRI 扫描定位特点：MRI 扫描较以往的 X 线检查方法（包括脑室造影、脑血管造影、CT 扫描）具有许多优点。MRI 能够清楚地分辨灰质和白质，能从任意角度进行扫描并可得到水平、冠状、矢状层面的信息。在立体定向手术中，有利于避免误伤内囊等重要结构。MRI 的脑图像（T_1 加权）较 CT 脑扫描更加清晰，有时 MRI T_2 加权像上见到的病灶在 CT 扫描上见不到。在确定脑内胶质瘤和其他恶性肿瘤的组织边界时，MRI 扫描明显优于 CT 检查。这些优点在脑肿瘤立体定向手术、内放疗确定照射范围等方面具有特殊明显的作用。现今通用的一些立体定向仪采用高强度的塑料和非磁性材料制成，既适合 CT 也适合 MRI 扫描定位靶点。MRI 在显示肿瘤边界和肿瘤体积方面常较 CT 优越，但并无法替代病理组织学检查。因为立体定向活检证实，无论是恶性胶质瘤，还是低恶度星形细胞瘤，肿瘤细胞均超出 CT 和 MRI 的显示范围。

MRI 定位框架的安装基本同 CT 引导立体定向手术，仅在固定钉上有些不同。MRI 框架的固定针材料为玻璃纤维，以免对磁场产生影响造成图像伪影。固定钉的位置也不必像 CT 定位那样要求严格，因为在 MRI 图像上，定位框架和固定钉均不显影。但是固

定针必须很短，以便MRI检查线圈能够容纳得下。立体定向仪及MRI适配器应为非磁性材料。RF线圈直径应大于30cm。

目前，MRI增强对比剂Gd–DTPA已在临床广泛使用。这种顺磁性化合物可选择性地改变器官在病理过程中的信号强度，通过观察血－脑屏障的变化，将肿瘤等病灶从正常组织中区分开来。多种新的对比剂正在进行临床试验研究。目前许多MRI装置已附有MRA（磁共振血管造影）软件，可迅速而无损伤地获得血管图像，为立体定向手术中避免穿刺误伤大血管提供了良好的条件。MRI装置的基本硬件虽无大变化，但软件技术却在不断进步，以缩短成像时间和提高数据采集能力。采用钠、磷和氟等元素来成像的MRI装置正在开发中。可将成像时间减缩到亚秒级范围内的超快速MRI技术，也处在研究阶段。采用这种快速、循环的旋转方法，从采集数据到组成图像仅需0.05s，无疑将在今后的立体定向手术中发挥巨大的作用。

第六节　立体定向鞍区病变活检术

对鞍区病变的性质做出正确诊断是选择合适治疗方法的重要前提，因此无论是肿瘤还是非肿瘤，都需要做出病理学判断。明确的病理学诊断是神经外科医师决定如何治疗、是否手术的依据，也是确定放疗和化疗的先决条件。如证实为恶性脑瘤，可行化疗、放疗或手术；若证实为生殖细胞瘤等对放射线敏感的肿瘤，可单纯采用放疗或X刀、γ刀治疗。对于白血病、霍奇金病等全身性疾病造成的鞍区病灶，亦需在治疗前确定病理性质。只要借助脑立体定向仪，就可在侵袭很小的情况下，准确获得病变组织，明确病理性质，进行正确的治疗。

影像学的发展对于颅内病变的诊断具有很重要的意义，但是即使是最先进的影像学技术，目前也无法替代组织病理学诊断。临床医师如果仅仅根据影像学的检查图像来确定病变的病理性质，不但并非易事，而且常常会出现误诊。如果只是单纯保守观察，也可能会延误治疗时机。因此立体定向病变活检对于颅内病变的诊断有着十分重要的临床意义。

普通X线定位的立体定向活检术，神经系统并发症（脑室造影引起的颅内压增高、碘过敏，穿刺造成的损伤、脑水肿、脑内血肿）为5%～10%，而CT、MRI引导的立体定向活检术的并发症仅为1%～4%。

CT、MRI引导的立体定向技术能精确又非侵袭性地显示脑内结构，既可准确定位靶点，又能识别病灶周围的血管等重要结构，从而使外科医师能够更好地选择穿刺入路，保证了立体定向活检手术的安全可靠。

活检器械和其他诊断技术的不断发展也促进了病变活检术的进步。目前，CT、MRI引导立体定向病变活检的准确率不仅与开颅手术取标本相差无几，而且具有以下独特的优点：①可对体积很小的鞍区肿瘤或病变（直径小于5mm）进行精确的定位取样。②可以清楚辨别靶点周围的重要结构，从开颅手术无法抵达的病变部位取材。

脑内病变活检术往往也是其他立体定向手术（如鞍区肿瘤内放疗）的先行步骤。当然，立体定向活检手术取得的病理标本少、数量有限，对病理诊断技术提出了更高的要

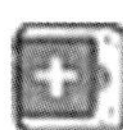

求，要求操作者更为熟练和稳定。

（一）立体定向活检的适应证和禁忌证

1.鞍区病变活检的适应证

（1）诊断不清的鞍区及鞍旁占位病变。

（2）鞍区内外的病变性质不明者。

（3）颅内多发并鞍内病灶，不能明确病因。

（4）认为开颅手术风险大而性质不明的鞍区肿瘤。

（5）可疑为病毒性脑炎或全身性疾病造成的鞍内病变。

（6）体质差，不能耐受全麻及开颅手术，欲行鞍区肿瘤内放疗等治疗。

（7）鞍内病变需鉴别恶性胶质瘤与转移癌。

（8）怀疑为淋巴瘤，预行外放射治疗。

（9）影像学诊断为鞍区肿瘤，预行X刀或γ刀治疗。

总之，活检能够明确肿瘤性质（包括分级），同时也可排除临床怀疑的脑瘤。

2.鞍内病变活检的禁忌证

（1）年龄＜2岁，颅板菲薄（＜3mm），无法固定立体定向仪者。

（2）出、凝血功能严重障碍者。

（3）鞍内病变为血管性或富含血管者。

（4）疑为脑包虫，可能通过活检扩散者。

（二）手术方法

1.术前准备 ①血常规、血小板及出、凝血时间检查。②术日晨禁食、禁水，剃除术区头发或用灭菌溶液消毒。③苯巴比妥钠术前30min肌内注射，成人用量0.1～0.2g，小儿2～4mg/kg（体重）。

2.麻醉与体位 ①一般采用局麻，小儿及不配合病人可加用基础麻醉或全身麻醉（术中吸入氧化亚氮与氧的混和气体）。②病情许可时，一般采用坐位；经鼻腔活检者采用平卧仰头位。

3.手术步骤 ①安装框架：病人头部应置于立体定向仪框架（或基环）的中心，局部麻醉后加以固定。如果病人不能配合，可应用静脉辅助麻醉。病人在术前剃发，可使头外形和颅骨标志更清晰，利于此步骤操作。由于固定针会对CT扫描产生伪影，因此安装框架时要设法将固定钉置于鞍区靶点平面的上方或下方，避免在同一个层面。②扫描定位靶点：将定位板（或定位环）置于框架（或基环）后，进行CT、MRI扫描定位。由于病人以前已有详细的CT片，故此次可仅集中于鞍区扫描。为使病灶显示更清晰，可采用增强扫描方式。CT扫描时可在屏幕上用蜡笔标出穿刺点的位置，然后将各扫描层面的穿刺点连接起来即为穿刺通路。在CT、MRI定位片上确定穿刺靶点，将片上的二维数据转换成三维坐标值，并据此安装好定向仪导向装置。③钻透颅骨：重新消毒头部，局麻下切开头皮1.5cm，应用普通颅骨钻钻开颅孔约1cm大小，或用环钻钻下圆形颅骨片。如果只是单纯病变活检，也可不采用头皮切开，仅用细小颅钻（直径2mm）在钻套保护下直接钻透颅骨内板。鞍区钻颅的部位一般采用冠状缝前、矢状缝旁开3cm处行环钻。④选择活检器械：根据病变情况，可选用相应的活检器械。⑤穿刺靶点：切开或刺透硬

脑膜，将立体定向活检针或活检钳深入至鞍区靶点。此过程可在X线或电视监测下进行。⑥留取病变组织：由于肿瘤中心可能是坏死组织，取活检时应选择病变的适当部位，留取2或3块病变组织，以提高诊断准确率。具体操作时，可将活检针经导向器深入至病变内5mm处采取组织，然后每深入3～5mm采取一块组织。穿刺及采集病变组织时，进针要缓慢、轻柔；退出活检针时若阻力明显，应缓缓放开活检组织，不可用力撕拉，以免损伤重要结构。⑦闭合创口：以小片明胶海绵贴附硬膜开口，将环钻的圆形颅骨片复位，取下立体定向仪，缝合头皮切口。

（三）活检针使用方法（以Backlund活检针为例）

活检针在导向装置固定下，缓缓刺向靶点。接近靶点后，从活检针套中拔出普通针芯，换入活检针芯。此时置入的活检针芯上端应留出10mm，因为针芯下端的螺旋簧已伸到针套下端的平齐处，即已经到达取病理组织的起始位置。按顺时针的方向缓慢、平稳地旋入活检针芯，直至针芯上端的圆柱体与针套上端紧靠在一起。此时，活检针下端螺旋簧已突出针套下端10mm，其中部正处在病灶靶点，可以准确获取病理检查组织。用左手的手指捏住活检针及外套上端的两个圆柱体，保持其位置不动；用右手松开拖板上的标尺旋钮，并下调滑块至“+10mm”处，再用右手拇指和示指捏住针套上端的圆柱体，将针套按逆时针方向慢慢向下旋转，直至螺旋簧全部位于外套内，这样就将原已旋入螺旋簧内的病理活检组织切割下来。右手同时捏住针套和活检针上端两个相隔10mm的圆柱体，轻轻将其拔出；再将两个圆柱体合拢，活检针前端的病理活检组织即显露出。右手捏住针套和活检针上端的两个圆柱体，同时左手的拇指、中指和无名指捏住针套下端并将螺旋簧轻轻压在示指尖上，然后右手将针套和活检针一起按逆时针方向旋转，使螺旋簧内的病理活检组织落在左手示指尖上。取出活检组织 2mm×10mm，放在生理盐水浸泡过的橡胶条上，送病理科进行快速冰冻切片病理检查；或者放入事先准备好的盛有福尔马林的小玻璃瓶内，留作病理石蜡切片。

（四）注意事项

1.术中操作要点

（1）颅骨环钻及进针位置的选择：①穿刺针进入脑时应避开重要功能区和血管密集区。②穿刺针至活检靶点的径路上，不可伤及邻近其他重要结构。③穿刺针从皮质到活检靶点的距离应尽可能短。

（2）活检针取标本：Backlund活检针外径2.1mm，其针芯尖端有10mm长的螺旋钢丝，用于采取病理标本。采取的病变标本应当包括三部分：① CT显示增强病灶的外周组织；②扫描增强的病灶；③病灶的中心，不论此中心是否为低密度。

（3）防止并发症：注意观察病人意识、精神状态、语言、瞳孔、眼球运动、深浅反射、肌肉张力等变化，以便尽早发现神经损害征象，及时调整活检针的方向或深度。

2.提高活检的阳性率 立体定向活检术取样小是确定诊断的潜在不利因素。标本仅为1mm^{3}时，对于确定同性质肿瘤（如星形细胞瘤、垂体瘤、少突胶质细胞瘤等）并不困难，但对于确定不同组织成分的肿瘤（如颅咽管瘤、畸胎瘤、转移癌等）则很容易误诊。为了提高脑内病变活检的阳性率，术者和病理科医师应注意下述原则：

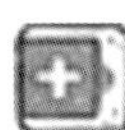

（1）术者与病理科医师密切合作，及时通告病人的临床情况（年龄、病程、体征）、影像学结果（包括CT、MRI、血管造影）和术中所见（肿瘤呈囊性、实性、坏死、钙化等）。

（2）根据病变体积，尽量多采取组织标本。根据影像学检查选准靶点、有针对性地取材，可以用细针抽吸的方法。取标本时，要注意不能只取病灶中心的坏死区，以免病理检查无特异性发现。

（3）活检标本取材要包括病变的外周、边缘和中心，最好能够贯通病变。术者将取材部位标记在CT片上，供神经病理医师确定组织学诊断时参考。

（4）微型活检钳取材很小，其优点为不会造成正常解剖结构（如下丘脑）推移。抽吸方法、留取标本效果也较好，特别是对于较软的病变，把一根外径1.9mm的尖锐穿刺针插入瘤内，穿刺针的末端接2ml注射器抽吸。

（5）术中快速病理检查不能做出诊断时，及时更换穿刺靶点部位。特殊情况的取材，需告之病理科做相应的或特殊的病理检查。

（6）囊性病变除留取囊壁外，抽出的囊液也要进行细胞学检查。

3．病理标本检查的注意原则

（1）神经病理医师必须熟悉立体定向活检取材的微小标本检查技术，这样才能及时做出正确的诊断。

（2）有条件的单位，快速病理检查室可设在手术室内；至少应邻近手术室，以利及时检查和反复核实。

（3）病理学分类可按照WHO的标准。肿瘤的分级标准对于选择治疗方法，如手术、放疗、化疗，具有重要的意义。

（4）病理检查的常规技术包括冰冻切片、快速涂片和石蜡包埋。术中病理检查除可用冰冻切片技术外，目前也常采用快速涂片技术。将数块活检标本置于玻片上，轻轻涂布并加压，美蓝染色（Loeffler法）2min，然后在显微镜下观察，并可照相留底片。目前，石蜡包埋作为常规病理检查手段，其结果仍最可靠。此外，根据病变情况，亦可对所取标本进行特殊包埋，供超薄切片和电镜检查。

（5）基于上述方法获得的病理诊断可分为两类。一类是快速病理检查，通过冰冻切片或涂片，使术者及时得到脑瘤的诊断，为下一个手术步骤（如瘤内放疗）提供依据，但此种方法有时对肿瘤的分类较困难；另一类是普通病理检查，取出的标本立即放入10%福尔马林液中固定，留作常规石蜡切片，以便获得准确的诊断，指导日后临床治疗。有时术中快速病理诊断实难确定，可在靶点区置入一个小银片（用半个银夹折叠而成），待术后普通病理检查确定为肿瘤后，再依此靶点标记进行治疗。

（6）免疫组织化学方法不仅适合确定活检的小标本，而且对于鉴别不同类型和亚型的肿瘤细胞具有重要意义。

（五）术后处理

（1）注意意识及生命体征变化。

（2）应用止血剂和抗生素。

（3）术后发生脑水肿时，应用甘露醇、激素对症治疗。

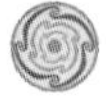

（4）颅内出现感染表现时，应选择针对性抗生素控制。

（六）颅内出血并发症的防治

颅内出血是立体定向手术活检的严重并发症，发生率为0.5%～3%。颅内出血的种类：硬膜外血肿、硬膜下血肿、脑实质内血肿、鞍内出血等。颅内出血的预防及治疗措施如下。

（1）术前依据影像学检查，充分估计脑内病变的血液供应情况。

（2）选择穿刺点和穿刺道应避开颅内重要血管。

（3）调整好细钻钻颅骨的深度，防止固定架滑脱使长钻头刺入脑内。

（4）应用尖锐的穿刺针刺透硬膜。

（5）应用头端圆钝的穿刺针通过脑组织。

（6）术中发现穿刺针尾有动脉血或静脉血涌出时，应立刻停止移动穿刺针。小量出血时，轻轻推注生理盐水冲洗即可奏效。出血量较多，可应用凝血酶1 000～2 000U（溶于2～5ml注射用水）直接经穿刺针注入，常即时达到止血效果。确认无活动性出血后，拔出穿刺针，更换穿刺靶点，不得再于该处采取标本。

（7）活检完毕后，可应用穿刺针检查穿刺道有无出血。将穿刺针插入活检的最低靶点，取出针芯后缓缓拔针，术者确认有无活动性出血。如果针尾有血液流出，应将穿刺针固定此处，处理同前。

（8）术后发生颅内出血时，应对症治疗并及时进行CT复查；如血肿较大且造成脑组织或脑神经压迫症状时，应行立体定向或开颅手术清除血肿。

第七节　立体定向鞍内血肿排空术

鞍内血肿主要指由于高血压动脉硬化引起的脑血管破裂、鞍内肿瘤的血管破裂、鞍区动脉瘤破裂或其他原因导致的鞍区出血和存血。鞍区脑出血死亡率和病残率很高。采用立体定向手术方法治疗本病虽然是一种简捷方便的方法，但有关手术的适应证与禁忌证及手术的时机与手术方法，尚无统一意见。

一、影响手术的因素

毫无疑问，立体定向手术及时清除脑内血肿，可以解除血肿造成的高颅压，去除血肿对周围正常脑组织及神经血管的压迫及有害影响，对挽救病人生命和改善其预后具有积极的意义。立体定向血肿排空术，由于在局麻下操作，手术方法简便，手术时间短，安全有效而且创伤小，更适用于年老体弱及一般情况较差的病人，进一步扩大了脑出血病人的手术范围，提高了手术疗效。与常规开颅手术清除血肿相比安全系数提高了，病人更易耐受，费用也相应减少了。

手术前病人的GCS评分和重要脏器情况、血肿的部位和数量等指标，可以作为决定手术和判断预后的重要参考因素。深昏迷病人、血肿大大超出鞍区范围并侵扰下丘脑、丘脑或脑干时病人死亡率仍相当高。实践表明，对于许多危重病人若能及时行立体定向血肿排空术，不但会挽救病人生命，而且在一定程度上改善了脑功能，提高了病人的生存质量。

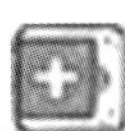

以往认为，病人年龄超过70岁的脑出血不宜采用手术治疗。目前这一年龄界限已打破，对于高龄病人仍可进行立体定向鞍区内血肿排空术，并且有不少临床成功的报道。当然，手术时应充分考虑到老年人的生理病理特点。老年人脑血管硬化、脑组织可塑性差，易发生再出血。但老年人的脑重量随年龄增加而减少，故颅内代偿空间加大，在一定程度上能耐受颅内血肿压迫，故不要轻易放弃对一些病人的抢救机会。

二、手术适应证与禁忌证

（一）适应证

（1）血肿位于鞍区及其周围并有明显的压迫症状，需要挽救病人视力。

（2）病情紧急，出现脑疝，需要迅速清除血肿，挽救生命。

（3）病人生命体征平稳，排出积血有可能促进脑神经功能恢复。

（4）高龄病人和心肺复苏稳定后的危重病人也可慎重考虑手术。

（二）禁忌证

（1）病人或家属拒绝手术。

（2）病人心、肺等重要脏器功能衰竭。

（3）凝血功能明显障碍。

（4）处于脑死亡者。

三、手术种类

立体定向鞍区脑出血排空术有两种方法，即血肿内置管引流术和鞍区内血肿清除术，可根据病人的病情和血肿情况加以选择。无论何种手术，其目的均为在不加重病情的情况下去除血肿。

（一）血肿内置管引流术

此种方法是在鞍区血肿腔内置入引流管，术后经管腔注射尿激酶使血凝块溶解，进而完全排出之。

如果置入的引流管较细，可直接用细钻（直径2～3mm）钻孔后导入，不必行头皮切口。显而易见，这种手术的特点是操作较为简单，手术时间短，创伤较小；但手术时无法排出血凝块，完全排出血肿的时间较长为其不足。

（二）鞍区内血肿清除术

此方法利用特制的血肿排出器去除脑出血，Backlund（1978）首先予以报道。与上一种方法比较，这种手术的特点是操作效果明确，排出血肿彻底，可以直接在术中观察到排出积血的情况；缺点是手术时间稍长，创伤性略大。本方法适用于包括鞍区在内的各个部位的血肿，特别适合血肿较大或呈血凝块时。

四、操作方法

（一）术前准备

（1）常规准备同一般开颅手术。

（2）对呼吸道梗阻者，应先行气管切开，改善其呼吸功能。

（3）CT扫描确定鞍区内血肿的大小、数量和范围。

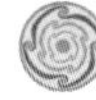

(二)麻醉与体位

一般采用局部麻醉，需要时可加用镇痛剂。

病人取仰卧位，头部抬高10°；血肿延及小脑或脑干者，取侧卧位。清醒的病人也可采用半坐位，手术者操作较方便。

(三)手术步骤

1.安装定向仪框架 病人头部置于枕托上，用龙胆紫画出矢状中线等颅外重要标记线。病人头部置于框架正中，一名术者负责固定其平衡；另一名术者将框架上的两个耳塞棒等距离抵紧病人外耳道，然后分别将4个金属螺钉安放在两侧前额和枕部的头皮外。1%普鲁卡因溶液局麻后，将螺钉刺入头皮，深达骨膜。用电钻把螺钉送入颅骨板障后，电钻自动停止。为避免CT扫描定位产生伪影，应用尼龙尖棒或碳纤维尖棒替换出金属螺钉，再拧紧外固定器，使其牢固地固定在颅骨板障孔内。核实框架位置正确、固定牢固后，取出耳塞棒。用无菌巾包裹定向仪框架，病人前往CT室进行定位。

2.CT扫描定位 病人平卧于检查床，将头部框架与CT床端的转换器相连接。转换器有3个磁铁吸帽，可与框架耦合吸附，从而保证CT扫描时病人头部位置正确、不会移动。脑出血病人一般行平扫即可看清血肿的部位和大小，无需增强扫描。按定向手术所需，选出靶点层面的1～2张扫描片，尽快冲洗出备用。

3.确定手术靶点 把CT定位片放在特制的坐标读数盘上，确定血肿的靶点（一般取血肿中心点），记录下X、Y、Z三维坐标值。

4.计算血肿量 利用CT扫描计算机可直接测出血肿体积。血肿每个层面的面积×扫描层的厚度，再将各层面血肿体积相加就是血肿总量。临床通过测量CT片上各个层面血肿的直径，也可换算出血肿体积。

5.安装定向仪导向装置 根据靶点三维坐标，调整定向仪导向装置。依次按照Y、Z、X数值，安装好Y轴尺和弧形弓，并调整好弧形弓的角度，使导向器对准颅骨钻孔处。

6.清除血肿 置入细穿刺针试抽。试抽时，如血肿为液体性，可用血肿内置管引流术，缓慢抽出血肿量的1/2～3/4，再将内径2mm的硅胶管送至靶点，用等渗盐水反复冲洗血肿腔，待液体清亮后妥善固定硅胶管，留术后用其注射尿激酶和引流残余积血。

7.结束手术 固定引流管，逐层缝合头皮，卸下定向仪框架，无菌包扎切口。血肿腔内置入引流管术后引流；如果引流管尾端流出新鲜血，立即局部注入凝血酶500～1 000U（溶于5ml生理盐水）进行止血，常可奏效。根据病情需要，可以同时行对侧侧脑室外引流术，以便术后排出脑室内积血，并能够进行颅内压监护。

五、注意要点

安装立体定向仪框架时，框架X轴的中点应与头部矢状线对准，框架基底平面要与眦听线平行，以保证CT扫描定位的准确。

选择血肿体积最大的CT扫描层面作为靶点定位片，选择血肿的中心作为靶点。

测定靶点X、Y、Z三维坐标以及安装定向仪导向装置时，要有2名术者共同校对，

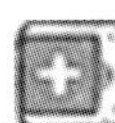

避免发生人为误差。

六、术后处理

(1) 经常检查血肿腔引流管是否通畅，以及引流液的颜色。一旦发现再出血，应立即CT扫描复查；排出液体已无血液时，可拔除引流管。

(2) 术后次日常规行CT复查，了解血肿残留量、脑室移位、脑水肿等情况。

(3) CT证实血肿腔内积血多于10ml时，可从引流管内注入尿激酶溶解凝血块。一般用尿激酶5 000～20 000U溶于生理盐水3～4ml，注入血肿腔内；夹闭引流管2～4h后开放。尿激酶每日注入1～2次，一般2～4d即将凝血块完全溶解。

(4) 术后主要并发症为再出血，发生率3%～10%。注意结合病人临床变化和CT扫描动态观察，及早发现再出血；一旦发现新的血肿形成，可再次行立体定向手术清除血肿。

(5) 老年人由于抵抗力低、代偿能力差、动脉硬化等全身状况，要慎重手术，术后更应积极预防肺内感染、消化道出血等并发症，以期得到较好治疗效果。

七、手术要求

立体定向手术要取得良好效果，应该：①局麻下施术，避免全身麻醉的危害；②手术创伤小，使病人全身衰竭状况无进一步干扰；③手术及时，术前准备及手术时间较短，争取在出血6～7h后尽早清除血肿，迅速解除鞍区脑及神经血管受压；④定位要准确，尽量使周围正常脑组织及神经损害轻微；⑤引流管置入血肿腔中心，彻底排除积血；⑤减少病人术后并发症，早日康复。

第八节　脑血管疾病的治疗

颈内动脉、大脑前动脉及前、后交通动脉的动脉瘤均可突向鞍区，过去常规行开颅夹闭动脉瘤。目前也可在内镜的辅助下用立体定向夹闭某些类型脑动脉瘤和进行脑血管畸形的局部手术治疗。另外，立体定向手术也可与普通开颅手术联合应用。立体定向手术可进行病变定位、电凝止血等操作，甚至夹闭动脉瘤。立体定向手术的优点是创伤小，不必分离动脉瘤与周围的粘连，在一定程度上可减少动脉瘤破裂的危险。应当指出，由于手术颅骨开窗小，视野受限，操作较为困难，并且需要特殊的器械，采用立体定向方法处理脑动脉瘤及脑血管畸形仍较为谨慎。

立体定向手术夹闭动脉瘤，应严格选择病例。选择合适病例的主要依据为：动脉瘤的部位和形态、动脉瘤颈的宽窄、动脉瘤痉挛程度、蛛网膜下隙出血的时间及病人的全身状况等。手术宜采用全身麻醉，以保证病人生命体征平稳，并适时降低血压，减少动脉瘤破裂的机会。头皮小切口位置（以后交通动脉瘤为例）：冠状缝后3cm，中线旁3cm。确定动脉瘤颈的靶点位置，应将DSA数据与CT/MRI定位片融合。夹闭动脉瘤时，动脉收缩压可根据病情降至70mmHg左右。近年来，脑内镜的应用，特别适合治疗体积较小的脑血管疾病，手术安全性进一步提高。

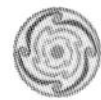

第九节　垂体瘤内镜辅助下立体定向手术治疗

垂体腺瘤是一种生长缓慢的颅内肿瘤，发病率约1/10万，占颅内肿瘤的10%。近十年来，垂体肿瘤的临床和基础研究有了飞速的发展。放射免疫测定和各种激素的兴奋/抑制试验的应用，以及CT、MRI等影像学检查的进步，使垂体腺瘤的诊断准确性较过去以视野及视力改变、X线片上的蝶鞍骨质变化等为诊断标准前进了一个时代。加之现代显微外科、放射神经外科的广泛开展，各种疗法的不断改进，使垂体腺瘤的全切除率大大提高。根据国内外报道，小型或微型腺瘤切除后，症状改善率达70%～90%，垂体大腺瘤如切除彻底，有效率亦达30%～70%。又由于分子生物学的迅速发展，垂体肿瘤单克隆发生及致瘤基因理论的研究，使人们对垂体肿瘤的认识不断深化，从而为临床疗法的改进开辟了广阔的前景。

（一）发病原因

具体的发病原因就像一些其他肿瘤一样不是很清楚，一般来讲跟遗传基因有关系，也有一些是环境因素，最近也有研究报道，它与饮食当中的一些食物添加剂，包括一些激素添加剂有关系。

（二）临床表现

垂体瘤是垂体的一种肿瘤，多数是良性肿瘤，主要症状早期是内分泌症状，如泌乳、肢端肥大、不育，晚期会出现视力和视野障碍，还会出现头痛，严重的并发症有致命危险。女性不明原因月经不调、泌乳、不育。男性性功能障碍，巨人症或肢端肥大，可伴有毛发减少等症状。其他不明原因的头痛、视力下降、视野缩小、尿崩，甚至梗阻性脑积水。

（三）病理学上的分类

垂体瘤病理学上可以分成催乳素型、生长激素型等，一般都是良性的，恶性的垂体瘤很罕见，它的严重程度不是跟病理类型有关，主要是肿瘤的大小和它生长所侵害的脑部神经和重要组织结构。

（四）手术方式

一般分为开颅手术和经蝶入路手术两大类。 经蝶手术，就是采用不开颅的方式，借鼻腔通道，经蝶窦直达垂体肿瘤。 较之开颅手术，它具有肿瘤暴露佳、创伤和危险性小、颅面外观无改变、疗效好、根治率高等优点。 适合经蝶手术的垂体腺瘤有：①垂体微腺瘤（直径<1cm）；②侵犯蝶窦的腺瘤；③向鞍上扩展而未向鞍旁扩展的垂体腺瘤。 内镜手术是一种微创的手术方式，用传统手术方式治疗的这些垂体瘤有一部分可以通过内镜进行手术治疗。对于垂体瘤特别大的，通过鼻腔入路有时很难切除干净，需要选择开颅手术。

（五）内镜治疗前的准备

内镜手术前的准备主要是要明确有没有手术的禁忌证，在一些生理指标正常的情况下，都可以进行手术，术前要进行鼻部处理，如剪鼻毛等，术中要点滴一些激素，防止术中的应激情况。

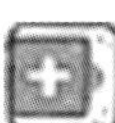

（六）内镜型号与使用方法

1.垂体内镜法 属硬管型，外径4 mm，有效长度15cm。垂体内镜Ⅰ型视角为90°；Ⅱ型为70°与0°，可连接电视录像系统。手术方法按Tindall改良方式可分：①经唇下-鼻中隔-蝶窦入路；②经单侧鼻孔-鼻中隔-蝶窦入路。鞍底开窗后，切取硬膜活检，然后分别以刮匙、吸引器或组织钳清除肿瘤，并严密止血。对鞍膈下降不满意或囊变则用垂体内镜检查残腔盲区。重点检视前上与双侧直视下难以看到的死角。通过冲水与吸引保持镜面清晰，对可疑残瘤作再次清除。

2.立体定向经颅手术内镜法 采用AESCULP硬质神经内镜，外径6mm，镜长24cm。内镜的套管内具有4个相互独立的工作通道：光纤照明道（直径2.8mm）、手术器械道（2.2mm）、吸引道（1.6mm）和冲洗道（1.6mm）。每个孔道接口处都设有锁定开关，可有效地固定照明、手术、冲洗和吸引等相应微型器械。

手术方法：采用CT或MRI引导立体定向定位，内镜通过BH4型定向仪手术。我们的研究中，45例病人应用局麻，5例（小儿和不配合病人）加用基础麻醉。CT或MRI扫描直接确定病变靶点。根据病变部位，选择手术入路和穿刺点。头皮切开2cm，钻开直径1cm的颅骨孔洞，“十”字切开硬膜。内镜在定向仪引导装置固定下，缓缓置向手术靶点。内镜尖端抵达病变靶点后，在直视（电视监测）下进行各种手术操作。内镜手术时，配套设备还有纤维冷光源、钕激光器、冲洗装置及吸引器等。肿瘤可采用钳夹、激光气化等方法分块切除之。如果实性肿瘤体积较大（直径＞3cm），难以全部切除，可切除其中心部分，置入间质放源管，术后进行肿瘤内^{192}Ir后装放射治疗。

3.经蝶窦垂体腺瘤切除术 经内镜垂体腺瘤切除术，是近年来发展应用的一种手术方式。近5年来国外报道日渐增多，而国内在这方面研究尚不多见。Matulac等认为通过神经内镜可以发现一般手术显微镜无法观察到的结构。更重要的是，利用内镜使显微手术的范围扩大，可以看到后方和周边结构，在神经外科中是一种安全、有效的手术方法。在具体操作上，经蝶垂体腺瘤切除术中采用两阶段操作。第一阶段使用鼻内镜切开鼻中隔后1/3，移开犁骨，用内镜打开蝶窦后置入扩张器，使用手术显微镜行第二阶段操作。这一方法有利于放置手术显微镜，使双目视野和双手操作更为容易，并且使鼻中隔穿孔和上颌部感觉缺失等并发症大大减少。Jho等指出，对垂体微腺瘤可采用0°内镜，对于扩展到蝶鞍以上的垂体大腺瘤则联合使用0°和30°两种内镜，有利于切除肿瘤的鞍上部分。随后Jho等又报道44例垂体腺瘤单纯使用鼻腔内镜经蝶切除，其中16例为蝶鞍内大腺瘤，19例为蝶鞍外扩展的大腺瘤，6例为侵袭性大腺瘤。最后在17例催乳素腺瘤的有效率为82%（14/17），在19例非功能腺瘤中全切率为84%（16/19）。Jho指出，经内镜手术后不需填塞鼻腔，病人感觉轻微，半数病人只需住院一天，发展前景令人鼓舞。

总之，使用鼻腔内镜，避免了传统的切开方法及术后鼻腔填塞，可使病人更快痊愈。内镜能使术者看清蝶窦全景，避免损伤周围结构。并且通过改进照明及放大设备，能提供蝶鞍及蝶鞍上区的极佳视野。这为彻底切除肿瘤和保存垂体功能，避免神经血管损伤提供了良好前景。但内镜本身直径较粗，视野仍嫌狭小，变角度能力较差，仍是需要解决的问题。并且目前手术经验的积累尚不太多，治疗的病人例数也较少，还需要不断深

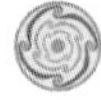

入研究。

（七）经蝶垂体腺瘤切除术的并发症

虽然内镜提供良好的照明和多方位的清晰手术视野，由于蝶窦和蝶鞍区解剖位置特殊，与周围血管和神经关系密切，仍有严重并发症发生。蝶窦自然开口是经鼻腔蝶鞍手术的重要解剖标志，直视下向内下方扩大窦口，切除蝶窦前壁比较安全。手术可切除中鼻甲后端，这样不但容易显示和辨认蝶窦开口，同时能暴露蝶窦前壁，获得更大的手术操作空间。有些学者不主张切除中鼻甲后端，认为这是术中和术后出血的主要原因。要利用内镜多方位视角的优点，术中仔细观察，特别是观察视神经管和颈内动脉管在蝶窦外壁有无隆起，谨慎操作。如果不能在直视下切除鞍内肿瘤，尽量使用刮匙将肿瘤刮入蝶窦内后取出，用吸引器吸引清除残余肿瘤组织，减少用取瘤钳钳取，防止损伤蝶鞍周围重要结构。同时蝶窦和蝶鞍内避免使用单极电凝、激光和微波等止血，防止热传导损伤视神经。

1.脑脊液漏 多因手术中撕破鞍膈及鞍上池蛛网膜囊，加之鞍底修补欠佳，最终形成脑脊液鼻漏。轻度的脑脊液漏，多于数日后自愈，严重者多需手术修补。

2.尿崩症 由于经蝶垂体腺瘤手术基本上在鞍内或鞍膈下操作，很少会对鞍膈上垂体柄及下丘脑造成直接的不可逆损伤，故多为暂时性尿崩症，永久性者甚少见。Black 报道经蝶术后尿崩症持续 1 周以上 1 年以内者占 1.6%，只有 0.4% 的病人可持续更长时间。Mohr 报道巨大腺瘤术后永久性尿崩症发生率也只有 6.5%。其主要原因是手术干扰了垂体柄、垂体后叶，暂时影响了视上垂体束 ADH 的转运和释放。一般给予垂体后叶素治疗 1 周以后可逐渐好转。

3.视力丧失 常见于术者操作粗疏和过于追求彻底切除者。Barrow 等总结 1 100 例经蝶术后 11 例视力丧失的原因为：①直接损伤视交叉、视神经；②视神经、视交叉血管的破坏；③眶部骨折引起的直接损害；④术后血肿压迫；⑤过多的鞍内脂肪填塞压迫；⑥术后视交叉垂入空蝶鞍。Barrow 认为发生视力丧失的危险因素有：巨大腺瘤；肿瘤呈瓶颈状、哑铃状；术前有视力障碍；既往手术 / 放疗史。这一结果提示术者经验和细致操作在经蝶手术中的重要性。

4.血管损伤 较少见，主要是由于手术中颈内动脉和海绵窦的直接损伤而造成颈内动脉海绵窦瘘和颈内动脉假性动脉瘤但易于发生致命性动脉瘤破裂而需提高警惕。另外，Matsuno 曾报道一例经蝶术后严重的蛛网膜下隙出血而死亡的病例。经术前、术后血管造影分析，认为可能是由于附着瘤壁的颈内动脉小分支在切除瘤体时被离断所致。提示术中对血管处理应当细致、谨慎。

5.迟发性低钠血症 Taylor 发现经蝶垂体腺瘤切除术后有 1.8% 病人发生此症。表现为非特异性呕吐、头痛、眩晕、厌食、乏力等。多于术后 4～13d 出现，一般 6d 内恢复。该并发症和病人性别、年龄、肿瘤的大小类型均无关。Taylor 认为经蝶术后低钠血症并不少见，且威胁生命，因此应告知病人有关症状，一旦发现及时就医。

6.高渗性非酮症糖尿病昏迷 发病率甚低但病死率高。

7.其他 另外还有鼻窦炎、眼肌麻痹等。

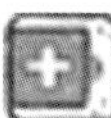

第十节　内镜辅助下切除鞍区其他肿瘤和病变

鞍区肿瘤切除术：鞍区脑肿瘤可包括神经胶质瘤、颅咽管瘤、脑转移癌、海绵状血管瘤。囊性变肿瘤手术可先放除瘤液，再分块切除瘤壁及实质性肿瘤。

金属异物取出术：脑深部金属异物，其中包括气枪铅弹、铁砂弹、细钢针等。内镜抵近异物时，辨明并分离开异物周围结构，特别注意避免重要的血管和神经损伤。视异物性状，用微型异物钳（三爪式）或取瘤钳轻轻松动异物，然后再将其小心取出。如果异物细长（如钢针），应先调整异物的长轴，使之与内镜的纵轴方向一致，方可顺利取出。

囊肿、脓肿摘除术：包括脑囊肿、脑脓肿。内镜到达囊肿或脓肿壁后，应用微型剪或钬激光打开囊壁，及时吸除囊（脓）液，防止其扩散。囊腔缩小后，再用微型活检钳小心去除残留的囊壁，并采用激光烧灼止血。脑脓肿抽吸后，还要用冲洗液（根据可能的感染源，加用菌必治等抗生素）反复冲净脓腔。手术若不能全切囊壁，可在囊内置入一根引流管，术后行外引流。

脑内病变活检术：如为鞍区囊性病变，应用取瘤钳夹取病理组织；实性病变，用微型取瘤钳从病变的一侧开始留取标本，逐渐向病变的对侧深入。夹取标本时，注意避开血管和神经，防止发生损伤；病变残面应用激光止血。

立体定向内镜手术有以下特点。

1.立体定向内镜手术的主要优点　先进影像技术与立体定向仪的结合，保证了病变靶点定位的精确性；立体定向手术中应用内镜，则进一步把以往的不可视性穿刺过程变为直视下进行。这种方法避免了盲目穿刺可能造成的重要神经和血管损伤，减少了手术并发症。同时，内镜手术中，能够利用激光光纤、取瘤钳等微型器械进行止血、分离组织、切除肿瘤等项操作，扩大了立体定向手术范围，提高了安全性和彻底性。

2.脑内镜手术适应证　手术定位的精确性和内镜的细小性，决定了此方法的主要适应证为脑深部体积较小的各种病变。内镜手术种类有脑肿瘤切除、脑内病变活检、脑内异物取出、脑脓肿摘除、脑内血肿排空等。我们体会，立体定向内镜手术不仅可以解决开颅手术风险大的病变，而且能够完成普通立体定向手术难以解决的问题，如囊性病变的活检、多血管性病变的处理。这种方法可视为开颅手术和普通定向手术的中介产物，对脑内某些病变的治疗弥补了前二者的缺陷。

3.双套管操作法　国外报道立体定向内镜手术切除肿瘤，主要局限于脑室内或囊性病变。我们的研究中除上述病变外，还包括脑深部实质性肿瘤。应用细小的内镜切除实质性肿瘤，其困难在于缺少有效的术野空间。内镜贴近肿瘤后，照明光纤的镜面常被渗血和组织碎屑覆盖，导致术野不清、操作困难。如果单纯采用直径较粗的套筒，分别在套筒内置入各种微器械操作，既不方便又难以精确到位。双套管操作法解决了上述难题。术中先向靶点放入一个直径8mm的自制外套筒，然后再置入内镜在其内操作。这样不仅扩大了手术视野，而且避免了反复移动内镜造成周围脑组织损伤。内镜各操作孔道能够按照术者的意愿准确到位，保证了手术的安全。实质肿瘤体积较小（直径＜3cm）时，

通过调整套管的距离可以全切肿瘤；对于体积较大的肿瘤（直径＞3cm），部分切除后置入后装导管，术后进行肿瘤内 ^{192}Ir 后装放射治疗，也可收到良好的疗效。

立体定向内镜手术具有定位精确可靠、手术伤道小、操作侵袭性小、手术并发症少、病人术后康复快等特点。我们认为本方法发挥了立体定向手术定位精确的长处，又具有显微外科直视下手术的优点，为治疗脑深部较小病变提供了一条新的有效途径。内镜主要不足之处在于术野狭小，术者需要一定的训练才能适应各种微型器械的使用。

第十一节　鞍区肿瘤立体定向手术治疗

鞍区脑肿瘤采用立体定向手术主要基于两个原因：一是多数脑肿瘤（如垂体瘤、颅咽管瘤、胶质瘤、恶性肿瘤等）界限不清，与周围组织粘连紧密，无法做到手术全切；二是肿瘤位置深在、死角多，开颅手术往往创伤大、并发症多。事实上，鞍区大多数脑肿瘤均适于立体定向手术治疗。鞍区脑肿瘤立体定向手术治疗的原则是明确病理性质，减小肿瘤体积，采用物理或化学的方法杀伤肿瘤。

（一）基本原则

许多情况下，部分去除肿瘤、减小肿瘤体积是脑肿瘤治疗的先决条件，因为只有如此，才能缓解肿瘤压迫症状，保护重要组织器官，并且赢得继续治疗的时间；立体定向手术切除肿瘤也可以达到此目的。各种立体定向仪都适合这种手术，但因不同定向仪结构有差异，对手术野的要求也不同。

对于鞍区体积较小的肿瘤，手术操作较为困难，常需特殊的显微器械。为方便肿瘤切除且易于控制出血，采用立体定向小孔洞开颅手术较为适宜。用CT或MRI精确定位后，头皮和颅骨的相应切开处可以同时确定，肿瘤到硬膜的距离也可同时测出。这样手术只需很小的切口，分别切开头皮，钻开颅骨，打开硬脑膜和脑皮质，即可直接到达鞍区，切除鞍区内的肿瘤。为方便手术操作，应用立体定向仪确定颅骨钻孔中心点后，可将弧形弓暂时移开，而后再重新归位。切除肿瘤之前，应常规取靶点标本进行病理检查证实。

根据肿瘤体积大小不同，通常有两种方法进行立体定向肿瘤切除术：肿瘤较小时采用内镜方法，肿瘤较大时利用手术显微镜方法；前者为内置式，后者为开放式。利用内镜切除脑瘤时，首先用探针在立体定向仪引导下，轻轻扩张脑皮质通路；然后置入一根直径6～8mm的内镜，在直视下用YAG激光或Ho激光（经光纤传导）切除肿瘤。此方法对病人损伤小、效果好。如果肿瘤直径大于10mm，常需要开放式立体定向手术；头皮切口及颅骨孔洞应稍大些，通过定向仪置入精巧的脑压板，在手术显微镜下将肿瘤显露并切除。开放式方法可利用术中超声检测病变切除情况，如囊液吸除后的变化以及有无术中出血。也可利用 CO_2 激光切除肿瘤。

（二）测容立体定向手术

测容立体定向手术（volumetric stereotaxis）最初用于脑瘤内放疗计划，通过限定肿瘤的边界，使肿瘤内部坏死，同时保证周围正常脑组织安全。

常规开颅手术切除鞍区的肿瘤，术者有时为找不到病灶而困扰。立体定向技术与开

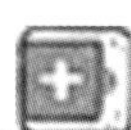

颅手术相结合形成的测容立体定向手术，正是为了解决这一难题。手术室内的计算机将病人的CT、MRI检查图像进行整合，术中通过监视器可以直接显示病灶的体积。立体定向手术操作可以通过两个弧形弓完成：通过内弧形弓施行固定牵开器，通过外弧形弓固定CO_2激光。在术者监控下，应用激光将肿瘤切除。激光的照射点能够在监视器上清晰地显示。切除脑肿瘤的程度常取决于肿瘤的性质。对于不同性质的脑瘤，应采用不同的切除方式。

第十二节　立体定向鞍区肿瘤内放疗

脑肿瘤内放疗系将放射性同位素置入脑肿瘤内，直接对肿瘤组织起到杀伤作用的一种治疗方法。

（一）脑肿瘤内放疗的分类及机制

脑瘤内放疗包括两大类：一类是在实质性脑肿瘤内置入同位素，称为组织间质放疗（interstitial irradiation）；另一类是将同位素胶体注入脑肿瘤的囊腔实施放射治疗，称为囊腔内放疗（intracystic irradiation）。在临床工作中，注射同位素胶体和置入同位素颗粒的方法既可用于治疗实质性肿瘤，也可用以治疗囊性肿瘤；有些脑肿瘤既有囊性成分又有实体部分，故上述两类界限已经打破，通称为脑肿瘤内放疗。实行脑肿瘤内放射疗法，通常采用开颅手术或立体定向手术在脑瘤内置入放射性同位素。

长期以来，人们一直在探索和应用放射方法治疗原发的恶性脑肿瘤、脑转移癌以及手术不能全部切除的良性肿瘤以延长病人生命并提高生存质量。对于恶性胶质瘤，放射总剂量增加，可减少肿瘤复发，提高治疗有效率。普通颅外放射疗法多采用全脑照射加局部照射法，放射剂量若高于60～70Gy（6 000～7 000rad），则正常脑组织发生坏死的危险性也明显增加；在临床上,即使低于上述放射剂量，也可使部分病人发生严重的放疗反应而中止治疗。

放射疗法的主要目标是使肿瘤组织接受到最大的放射剂量，同时最大限度地减少非肿瘤组织所接受的放射剂量。放射治疗对于特定组织的电离放射效应，取决于放射线的总剂量、放射率、放射能量和放射精度；这些因素的适当组合，可望获得较满意的治疗效果。脑瘤内放疗可以提高肿瘤的放射精度和局部的放射总剂量，这种方法可在脑肿瘤局部产生很高的放射效应（200～400Gy），而周围正常脑组织则很少发生坏死。

（二）脑肿瘤内放疗方法

脑肿瘤内放疗是在肿瘤内施行放射治疗,由于放射源在肿瘤组织内，放射剂量与放射源的距离成反比，因而肿瘤靶点接受的放射线剂量最大，而周围脑组织受放射线影响呈梯度减小。根据置入放射性同位素源的方式以及同位素在脑肿瘤内停留时间的长短，脑肿瘤间质内照射法可分为永久性置入法和暂时性置入法。

1.永久性置入法　采用立体定向技术，一次将放射性同位素直接注入脑肿瘤的靶区。施行手术时，先将立体定向仪的定位框架固定在病人头部，然后进行X线、CT或MRI定位。根据脑肿瘤的部位、体积以及肿瘤是实质性的还是囊性的，选择放射性同位素并确定其剂量；核医学科按照计划应用剂量，准确地分装好待用，然后通过立体定向

仪的导向装置，用Backlund活检穿刺针插入肿瘤靶点，取出病变组织进行快速病理切片；明确、证实脑肿瘤性质后，再将分装好的同位素注入瘤内。

这种方法一般应用放射线能量较低的同位素如^{32}P、^{90}Y、^{186}Re及^{198}Au等。由于放射性同位素可制成胶体状，因而可通过注射器经穿刺针直接推注至肿瘤内；或将同位素制成颗粒状，用穿刺针的针芯将其送至肿瘤靶点，操作十分方便。这些同位素主要靠β射线的电离辐射作用而杀伤肿瘤细胞。根据同位素放射线能量的不同，其β射线穿透软组织的距离为4～10mm。由于这些同位素放射范围较小，因而适合治疗位于脑重要结构附近的肿瘤，像鞍区囊性肿瘤（颅咽管瘤、胶样囊肿、星形细胞瘤等）或体积较小的实质性肿瘤治疗效果较好。

这种方法的不利之处在于一旦放射性同位素注入肿瘤，即不能移动；颗粒状同位素也可能因为肿瘤组织发生坏死而移位。尽管如此，由于这种方法操作简便、疗效确实、技术条件要求不高，因而应用的范围较广。

2.暂时性置入法 肿瘤内放疗也可采用暂时性置入同位素方法，即通过肿瘤内的预置导管分次临时放入放射源，利用其高放射率、高放射剂量达到治疗目的。近年来，放射影像技术、放射物理学、放射剂量学、计算机技术以及同位素后装技术的发展，使得高剂量近距离遥控后装机成为新一代肿瘤治疗设备。这种后装机极大地提高了暂时性置入同位素进行肿瘤内放射治疗的精度，改善了脑肿瘤靶点区放射线剂量的分布状况，避免了医护人员接受放射线，有利于病人的医疗和护理工作。

采用暂时性置入法施行肿瘤内放疗，首先需要用立体定向仪定位，然后将特制的金属导管或塑料导管（导管的尖端为盲端）插至肿瘤靶点。行放射治疗时，将导管与近距离遥控后装机的置源导管相接，通过高精度的步进电机把放射性同位素送至靶点；放射治疗至预定时间后，自动回收放射源于储存器。由于治疗时放射源置于肿瘤内，放射线对肿瘤作用强烈，而对周围组织影响明显减小。

采用这种方法可应用高活度的放射性同位素，目前常用的是^{192}Ir（^{192}铱）和^{125}I（^{125}碘）。放射治疗作用主要依靠这些同位素产生的γ射线。γ射线穿透性强，适合治疗体积较大的脑肿瘤，以及开颅手术无法全部切除或普通颅外照射治疗效果不佳的脑肿瘤。这种方法的不足之处是需要特殊的设备和防护治疗室；多次置源治疗，需要一定的时间；根据放射剂量分布均匀的原则，体积较大的肿瘤需要置入多个导管。

（三）脑肿瘤内放疗的附属设备

采用永久置入法，可将胶体同位素直接经注射器注入肿瘤靶区，或将颗粒状同位素经穿刺针送至肿瘤靶区。采用暂时性置入法，则要用特殊的近距离遥控后装治疗机。无论采用何种置入方法，都首先需要一台定位精度高、适于脑瘤内放疗的立体定向仪。此外，同位素的分装和管理、后装治疗机的应用，都需要一些相应的设备，需要有关科室的合作。

（四）放射性同位素的选择、置入方法和放疗剂量

1.放射性同位素的选择及剂量 对于脑肿瘤内放疗，人们选用了各种各样的放射性同位素进行尝试。治疗脑肿瘤理想的放射性同位素应该具备：①作用范围局限；②不溶于水，不易扩散入血；③便于计算放射剂量；④性质稳定无毒，便于消毒。目前应用

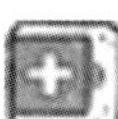

最多的是^{32}P、^{125}I和^{192}Ir，这些放射性同位素的半衰期为14～74d。

^{32}P通常制成磷酸铬悬胶液，注入肿瘤腔内，用以治疗颅咽管瘤、星形细胞瘤等囊性肿瘤。肿瘤囊壁吸收放射剂量为100～400Gy（10 000～40 000rad）。^{125}I的放射半衰期为60d，其放射性较弱（27～35keV），作用温和，易于防护。^{125}I可包在钛粒中，再用离子交换树脂包埋，手术应用很方便；放疗时穿透软组织厚度为2cm，穿透铅板厚度仅0.025mm。^{192}Ir容易碎裂，制成直径0.3～0.5mm的柱状合金（70%铂与30%铱）就可克服这一缺点。^{192}Ir的放射半衰期较长（74d），穿透软组织放疗范围为5cm，而0.5mm厚的铅板即可有效防护。^{125}I和^{192}Ir易于贮存，价格较为便宜。平时二者均可贮于密闭的铅罐中，一旦需要取出就可应用，对于囊性肿瘤和实性肿瘤均有治疗作用。

适量的内放疗起始剂量加上充足的放射时间，可以保证肿瘤区放射剂量积聚到理想状况。放射性同位素起始剂量一般为2～5mCi，这样便于手术室人员进行放射防护。由于放射性同位素胶体主要释放β射线，手术者在操作中应注意防止其沾染他处。对于弱γ射线^{125}I，手术者及周围人员防护也很容易。

2.治疗脑肿瘤种类 脑肿瘤病人一般先应用立体定向仪进行肿瘤活检，而后置入放射性同位素。CT问世后，脑肿瘤立体定向内放疗技术得到进一步发展。脑立体定向仪与CT扫描相结合，能清楚地辨别肿瘤的部位及大小，使得计算肿瘤放射剂量更加精确，并使放射性同位素的置入更加准确、安全。CT引导的立体定向内放疗对位于脑深部中线结构、鞍区、基底节区等处的肿瘤（囊性肿瘤或实性肿瘤）均可进行内放疗。肿瘤病理种类有：星形细胞瘤、少突神经胶质细胞瘤、胶质母细胞瘤、颅咽管瘤、垂体腺癌、生殖细胞瘤等。对于垂体激素分泌过盛的垂体微腺癌，将^{125}I、^{192}Ir 等放射性同位素置入鞍内，可使垂体内对照射敏感的生长激素分泌细胞破坏，而其他细胞和视交叉、丘脑下部等结构不受损害。对于年长体弱的病人或胶质瘤复发病例，立体定向内放疗更有其损伤小、安全可靠的作用。

3.放射性同位素置入方法 Mackey等应用CT引导立体定向技术对脑瘤活检，若为胶质瘤则采用内放疗。他治疗胶质瘤24例，肿瘤经内放射后，中央呈放射性坏死或囊变，组织学检查坏死组织中已无瘤细胞。他认为这样可使肿瘤局部受到很高的放射剂量，而周围正常脑组织剂量很低。

对于实性脑瘤，近年来采用后装导管放疗法效果较好。这种方法是应用立体定向技术将一开放性导管放至脑瘤靶点，然后再将放射性同位素（如^{192}Ir ）置入，一旦达到理想的放射剂量，就将导管连同放射性同位素拔除，从而实现对放射剂量的准确控制。

Kelly进一步改进，在载放射性同位素的同轴导管外端安装一螺丝，将其固定在钻好的颅骨上。这样就可缝合头皮，把开放性留置导管变为闭合性，减少了颅内感染的机会。需要去除放射性同位素时，切开头皮旋出螺丝，即可拔除同轴导管。为避免立体定向穿刺活检及置入放射性同位素时伤及脑内血管，还可进行颈动脉造影，以明确肿瘤血管和脑内血管走行情况。

4.治疗效果 应用^{32}P、^{90}Y、^{198}Au等同位素胶体治疗颅咽管瘤和恶性程度低的囊性胶质瘤，加用立体定向抽吸无活性的胶体，可使肿瘤囊壁不再分泌并萎缩。

Taasan等应用^{32}P治疗6例囊性肿瘤（颅咽管瘤3例、星形细胞瘤Ⅱ～Ⅲ级3例），

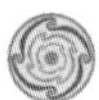

囊腔体积 2～44ml。经注射^{32}P胶体磷酸铬 0.11～26mCi，治疗近期疗效明显，无手术并发症。中枢神经系统及网状内皮系统经韧致辐射扫描（bremsstrahlung scanning）未发现有放射性物质漏出。

（五）立体定向肿瘤内放疗

目前最常用的立体定向肿瘤内放疗方法有两种，即同位素胶体注入法和近距离后装治疗法。这里主要介绍同位素胶体注入法。

本方法将同位素经穿刺针直接注入瘤腔或瘤体内，操作简便。肿瘤在较短时间内连续受到核射线的均匀大剂量辐射，效果显著。由于β射线的穿透力有限，病变周围组织受到的不必要放射剂量很少。同时注入的放射性核素是胶体，除大部分留在注入部位外，小部分可被吞噬细胞作为异物吞噬，引流至微小的隐匿病灶，起到有效的内辐射作用，此外，可以利用注入的治疗核素活度进行体外显像，如利用SPECT监测核素在脑内的动态变化。

1.治疗范围 脑瘤内注入同位素胶体主要适用于治疗囊性肿瘤，近年来也试用于治疗体积较小的实质性肿瘤，均收到较为理想的效果。

脑内良性囊肿或恶性肿瘤（如胶质瘤、转移癌）发生囊变时，囊壁不断产生液体，形成进展性颅内压增高和神经压迫症状；由于囊壁通常较薄，并与周围重要结构粘连紧密，手术难以根治。经过立体定向手术，将放射性同位素胶体注入囊内，能够减少以至终止囊液分泌。随着囊液吸收，囊壁皱缩、囊腔闭塞，如为良性囊肿可以治愈，若为恶性肿瘤的囊性变，也可减缓病情进展，为手术切除创造条件。

对放射线敏感的体积较小实性肿瘤，注入同位素胶体也可获得较好的治疗效果。

2.作用机制 囊内或瘤内注入同位素胶体后，放射性同位素同胶粒一起聚集在囊内或肿瘤局部，不进入血流。就囊性肿瘤而言，由于囊壁组织的吸收剂量很大，局部辐射作用很强，减少和制止了囊液的渗漏，局部淋巴管和微血管关闭，分泌囊液的细胞萎缩、纤维化，最后囊腔萎陷、闭合。对于实质性肿瘤，只要组织不致密，同位素胶体注入后可在一定程度上扩散，直接使局部的肿瘤组织坏死、萎缩。

3.治疗方法 囊性肿瘤抽吸囊液时，应缓慢进行，病人如头痛明显，可暂停抽液，待头痛缓解后再继续。如果囊液黏稠（胆固醇结晶较多时），可边抽液边用生理盐水冲洗。囊壁冲洗干净后，注入同位素胶体有利于附着。

实性肿瘤首先采取病理活检，造成注药孔洞，而后注入高活度的同位素胶体。

4.治疗适应证

（1）肿瘤以囊性为主，或为直径＜3cm的实质性肿瘤。

（2）预计排除囊液能够迅速缓解高颅内压症状。

（3）肿瘤囊腔无感染。

（4）肿瘤引起的内分泌紊乱已经纠正。

（5）对放射线较敏感的肿瘤，如颅咽管瘤、胶样囊肿、神经胶质瘤、异位松果体瘤等。

5.相对禁忌证

（1）大部分为钙化的颅内肿瘤。

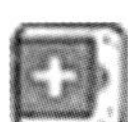

（2）鞍内体积很小的肿瘤。

（3）多发性囊性混合瘤。

（4）病人呈衰竭体质，预计生存期很短。

6．肿瘤囊腔体积确定方法

（1）CT计算机测量法：目前颅脑CT检查方法最为常用。通过一系列4～10mm厚的CT强化断层扫描，在每一张断层图像上，用计算机勾画出囊腔的外界线，决定每一部分的体积；将各部分的体积相加，得出囊腔的容积。此方法简便易行，一般误差小于10%，与核素分析法比较并无显著差别。产生误差的主要原因系多囊性、有分隔的病变；同位素若注入小囊腔，则其可能吸收的剂量极大，而其他囊腔有可能得不到足够的吸收剂量。

（2）核素分析法：此方法又称稀释囊液法。首先穿刺瘤体囊腔，抽出适量囊液，然后注入已知比活度的等体积核素胶体溶液（一般用^{99m}Tc）。通过抽出再注入操作，使核素与囊液充分混合均匀。最后，抽出与注入体积相等的均匀液体，分别测定每毫升注入液及抽出液的放射性计数。按下式计算出肿瘤囊腔的体积：

$$V\text{（ml）}=\frac{\text{注入液放射性计数/ml}}{\text{抽出液放射性计数/ml}}$$

（3）B型超声检测法：通过以往开颅去骨瓣区或重新钻颅孔，应用B型超声测量囊腔体积。

7．注入同位素剂量 通过许多学者的研究结果，目前一般对囊壁放射的有效剂量为100～400Gy。临床计算方法有两种，一种是公式法，另一种是表格法。

（1）公式法：假定在一个球形肿瘤囊内，^{32}P完全衰变并呈均匀一致分布。对肿瘤囊壁放射剂量为200Gy时，应注入^{32}P的剂量公式为：

$$V\text{（}\mu Ci\text{）}=27.47/f$$

公式中的V为测定得知，27.47为常数，f是随囊径变化的因数（0～5）。

（2）表格法：对照肿瘤囊腔的直径或体积，可以直接找出应注入^{32}P的剂量。注入核素剂量与肿瘤囊腔的体积关系，见表4-14-1。

表4-14-1　核素剂量与肿瘤囊腔体积关系

囊腔		^{32}P平面源		(kBq − μCi)	
直径（cm）	体积（ml）	μCi	kBq	μCi	球形均匀分布kBq
1.0	0.5	14	518	34	1 258
1.2	0.9	20	740	59	2 183
1.4	1.4	27	999	92	3 404
1.6	2.1	35	1 295	135	4 810
1.8	3.0	45	1 665	189	4 810
2.0	4.2	55	2 035	256	9 472
2.2	5.6	66	2 442	339	12 543
2.4	7.2	79	2 923	437	16 169
2.6	9.2	93	3 441	553	20 461
2.8	11.5	108	3 996	687	25 419

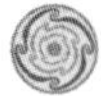

续表

囊腔		^{32}P 平面源			(kBq − μCi)
直径（cm）	体积（ml）	μCi	kBq	μCi	球形均匀分布 kBq
3.0	14.1	124	4 662	841	31 117
3.2	17.2	142	5 254	1 009	37 333
3.4	20.6	159	5 883	1 203	44 511
3.6	24.4	178	6 586	1 422	52 614
3.8	28.7	198	7 326	1 672	61 864
4.0	33.5	220	8 140	1 937	21 669
4.2	38.2	242	8 954	2 234	81 658
4.4	44.6	266	9 842	2 552	94 422
4.6	51.0	291	10 767	2 917	117 829
4.8	57.7	317	11 729	3 300	122 100
5.0	65.5	343	12 691	3 707	137 159

Yong 根据上表所列出的核素活度，将手术切除的颅咽管瘤细胞进行体外培养试验研究，发现 10 μCi/ml 和 50 μCi/ml 的 ^{32}P 辐射效应差别很大。把瘤细胞放在 10 μCi/ml 的 ^{32}P 溶液中孵化 48h，见细胞浆空泡变、细胞核重染，但无核固缩或坏死；在 50 μCi/ml 的 ^{32}P 溶液中孵化时，则整个标本出现广泛不可逆性退化。这项研究证明，在同样囊腔体积情况下，按平面源计算的核素活度不足以杀死较大容积中的肿瘤细胞。在临床应用中，可根据病情，参照表中球形均匀分布核素活度使用。

（8）术后复查：术后应定期复查 CT 或 MRI，有条件者术后 1 个月、3 个月、1 年各复查 1 次，观察肿瘤变化情况。病变如复发，可间隔 3～6 个月再次进行内放疗。1 例巨大颅咽管瘤在 3 年期间共进行 5 次立体定向 ^{32}P 内放疗，终获治愈。

（六）颅咽管瘤的立体定向内放疗

颅咽管瘤是立体定向内放疗方法应用最为长久、疗效最好的代表性疾病。

近年大宗资料表明，颅咽管瘤的发病率占全部脑肿瘤的 2%～4%；在儿童中，颅咽管瘤约占脑瘤的 10%。多数颅咽管瘤位于鞍区。尽管任何年龄都可发生颅咽管瘤，但 5～10 岁和 55～65 岁为两个发病高峰。患颅咽管瘤的儿童与成人的临床症状有所不同：儿童常以头痛等高颅压症状就诊，成人则多以视力、视野障碍就诊。颅咽管瘤在组织学上虽为良性肿瘤，但因其位于脑的深部，邻近重要结构如丘脑下部、视交叉、脑底动脉环，开颅手术风险很大，完全彻底切除很困难；部分切除则术后很容易复发，成为手术治疗的难题。立体定向内放疗则是解决这一难题的有效途径。

1.手术要点

（1）安装框架，定位靶点：术前男性与儿童病人一律剃去头发，女性成人术日用洗必泰或灭菌王液洗头，仅在手术区局部理发 3.5cm × 3.5cm。头部安装立体定向仪框架，然后到 CT 室进行增强 CT 头部扫描并选留定位层面片，用 CT 计算机系统测算肿瘤的容积（体积）并换算出放射性核素的剂量。病人返回立体定向手术室，根据病情可取仰卧位或坐位，按靶点计算出 X、Y、Z 三维坐标数值，安装定向仪侧板及定位弓。装上导向系统，用 0.5% 奴夫卡因 20ml 行局部麻醉，选好入颅点用 3mm 环钻行颅骨钻孔；或用

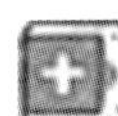

细钻头（直径2mm）钻透颅骨内板。

（2）病理活检，穿刺抽液：应用尖针刺破硬膜，再换用Backlund活检针对实质性肿瘤或在高密度区行穿刺取材活检，每次从瘤缘至瘤中心取出 2mm × 10mm 条状肿瘤组织并进行冰冻切片检查，一般一个穿刺点可取材2～4块（术后部分组织行石蜡切片核实）。对完全囊性肿瘤，抽囊液行瘤细胞检查及寻找胆固醇结晶体。初次治疗抽出的囊液多为褐黄色或浓咖啡色，黏稠囊液在灯泡下可见大量发光的胆固醇结晶体，抽液时可用含抗生素及凝血剂的生理盐水对囊内容物彻底冲洗，一般至冲洗液清亮、微黄为止；病人若有不适反应，可减慢冲速或减少冲洗次数。

（3）注入同位素：选用胶体 ^{32}P 和 ^{90}Y 作为颅咽管瘤内放疗的射线源。胶体磷酸酪核素（^{32}P）呈低能量释放（0.26MeV），软组织最大穿透力为7.9mm；胶体钇核素（^{90}Y）也为低能量释放（0.93MeV），软组织最大穿透力为11.0mm。这两种核素都是纯β射线，它们能杀死肿瘤囊壁的上皮细胞，却很少引起周围正常组织放射性损害，从而可避免术后严重并发症。^{32}P 和 ^{90}Y 穿透力弱，易于防护、保存和运送。

颅咽管瘤瘤内放射性核素注入剂量，一般按囊壁上可接受照射量200Gy（20 000rad）的标准，根据肿瘤体积计算出注入剂量（表4-14-1）；也可采用Taasan报道的公式计算，即：放射性核素剂量（μCi）=27.47 ×囊容积（ml）。立体定向手术中，按囊腔大小把适量的核素直接注入囊腔内，留针1～3min后再拔针。同位素胶体注入肿瘤后，可立刻黏着在囊壁或肿瘤上。由于胶体不易流动，故常无外溢之忧；但对于小囊腔、囊壁很厚或者实质性肿瘤活检造孔注入核素时，应注意防止外漏。推注同位素时应缓慢，注入后要留针片刻。如果估计术后可能出现核素外漏情况，可把止血用的海绵做成细条送入穿刺针内，边拔针边用针芯推入海绵条使其堵塞囊壁穿刺孔，防止核素外溢。

治疗较大囊腔的颅咽管瘤时，为了增大同位素胶体注入量的容积，使其能均匀黏附在囊壁上，可把预注入的胶体核素先用33%葡萄糖液 1～3ml稀释，而后注入瘤内。

由于注入核素胶体量远比抽出囊液少，故临床症状可迅速减轻，病人往往术中即会诉说感觉良好。注入核素完毕，病人若无不良反应，即拔针、去掉立体定位框架。无菌包扎创口后，可用弹力网眼帽固定头部敷料，送病人回病房。

2.治疗结果 多数颅咽管瘤病人（83.5%）仅接受1次内放射治疗，少数病人接受2～5次治疗，每次间隔40～180d。一般每次内放射治疗只需住院1周，绝大多数病人术后临床症状迅速改善，术后就可正常行动与饮食，无颅内感染或死亡，无严重并发症发生。17.2%的病人术后1～2d可有轻度头痛或呕吐、低热等症状，可对症治疗。穿刺时致囊壁外血管出血，常可1周后自行吸收。穿刺侧动眼神经麻痹，原因可能为囊内容物排空后，囊壁塌陷过快，引起动眼神经牵拉所致，多半可恢复。病人术后还可出现丘脑下部及垂体功能低下，一般术后经少量激素治疗部分改善。

术后随访 6个月到6年（平均4年）。根据临床症状改善情况和CT、MRI复查判断结果。研究中280例（70%）肿瘤消失或残留一片状钙化，临床症状消失，恢复正常工作与学习。上述结果说明，这种内放射可杀死瘤腔内肿瘤细胞及囊壁上皮细胞或抑制其生长，使之逐渐退变、萎缩坏死，而对囊壁周围的正常神经血管组织一般不会造成损害。

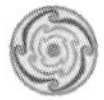

3. 有关问题探讨

（1）放射剂量：Kobayashi 指出，颅咽管瘤囊腔内注入的核素剂量低于 100Gy（10 000rad）时，常出现早期肿瘤复发。Backlund 等报道，颅咽管瘤囊壁的放射剂量为 200～250Gy 时，可以杀死瘤细胞、控制复发，同时对丘脑下部或颅神经产生最小损害。临床实践也表明，放射剂量为 100～150Gy 时，一些病例的囊腔缩小不明显，术后容易复发；采用放射剂量 200～250Gy 时，疗效明显提高，复发率显著减低。但对于高龄病人，放射剂量减少 100～300Gy。

（2）抽吸和冲洗囊液：囊腔内注入核素前，应抽出囊液使囊腔缩小，从而很快缓解囊性肿瘤压迫周围引起的视力及内分泌功能损害。有时颅咽管瘤的囊腔内含有黏稠胆固醇沉积，必须反复注入生理盐水冲洗方能将其排净，此后注入核素，有利于核素在肿瘤囊壁上充分粘连，起到对肿瘤细胞的最大杀伤作用。

（3）视力恢复：一般视路损害的恢复比丘脑下部损害恢复要快，有时术中抽出囊液即可见效。Julow 报道 9 例颅咽管瘤内放疗后，8 例视力稳定改善，1 例恶化。Pollack 报道 5 例术前视力严重障碍者，术后 3 例改善。我们的研究中术前视力损害严重者 25 例（眼前指动 18 例，光感 7 例），术后 16 例视力改善（其中 6 例恢复到接近正常），5 例稳定，4 例视力进一步恶化。术前已失明者，术后视力很难恢复。

（4）内分泌障碍恢复：术前已有严重内分泌障碍者，内放疗后恢复多较困难。Kodama 报道一组临床结果，认为术后内分泌多无明显改善，仅有少数病例生长激素轻微改善。研究中术前严重内分泌障碍者术后内分泌功能检查亦未见明显改善；但术前内分泌障碍较轻者，术后多有改善。Straus 等报道核素放疗后囊壁的皱缩只需要 4 个月，我们观察术后囊腔消失时间与其囊腔体积有关：囊腔＜10mm 时，需 3～6 个月；囊腔＞10mm 时，多发生于 6 个月以后。

（5）并发动眼神经麻痹与垂体功能低下：少数病例在内放疗后 1 周内出现动眼神经麻痹。此类病人多系巨大颅咽管瘤，一般认为并非由于核素放射性损害，而是囊液排空后囊壁牵拉所致。丘脑下部及垂体功能低下偶见于内放疗术后，多为老年病人，可采用小剂量激素替代治疗。

4. 结论

（1）立体定向瘤内注入同位素胶体是目前治疗颅咽管瘤（尤其囊性者）的有效方法之一，常用的核素有 ^{32}P 和 ^{90}Y。

（2）穿刺抽囊液可使临床症状迅速得到改善，并可避免造成周围组织的损害。

（3）治疗剂量 200～250Gy（^{32}P 的 5 个半衰期为 70.2d），可对囊壁的上皮细胞与肿瘤细胞进行有效杀灭，防止肿瘤复发。

（七）立体定向内放疗治疗其他肿瘤

放射性同位素胶体注射于脑肿瘤内，可以使肿瘤局部得到较为缓慢、持久、高剂量的放射效果。除治疗颅咽管瘤效果良好外，同位素注入法也适宜治疗其他囊性肿瘤和体积较小的实性肿瘤。

1. 囊性肿瘤 囊性肿瘤最适合同位素胶体内放疗。因为一则囊内容物抽出后，可以迅速而明显地减轻临床症状；二则肿瘤囊壁一般较薄，恰好适合同位素胶体（主要为

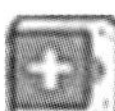

β射线）的短距离放射穿透性。常用同位素胶体进行内放疗的肿瘤除颅咽管瘤外，还有胶样囊肿、囊性星形细胞瘤等。

2.实质性肿瘤 对于质地较软的实体肿瘤，首先穿刺留取活检标本，可为注射同位素胶体造成孔洞。注射的同位素胶体在肿瘤内具有一定的扩散能力，这样尽管纯β射线同位素的放射治疗距离有限，但对于放射线敏感的脑肿瘤仍可收到较好的疗效。按照病理性质分类，治疗效果较理想的肿瘤有生殖细胞瘤、星形细胞瘤（Ⅰ、Ⅱ级）、垂体腺瘤、颅咽管瘤、转移癌等。

（八）脑肿瘤近距离放疗法

近距离放疗法（brachytherapy）又称为后装治疗（afterloading therapy）。目前采用这种方法行脑肿瘤治疗时，常用的放射源为^{192}Ir（^{192}铱）。

1.后装治疗概述

（1）临床意义：颅内肿瘤（特别是恶性胶质瘤）的病程通常为进展性，死亡率较高，一般难以控制。当前常用的有效治疗方法主要有手术治疗、放射治疗和化学药物治疗。对于肿瘤部位深在或者肿瘤已侵犯重要功能区者，手术相当困难，危险性很大，可能会引起严重后果。如果这些肿瘤对放射线敏感，应以放射治疗作为首选；对于手术不能彻底切除的恶性肿瘤，术后配合放疗对控制肿瘤复发、延长病人生命也有重要作用。

目前对于脑瘤的放疗，主要分为外放疗（远距离照射）和内放疗（近距离照射）两种方法。外放疗超过一定剂量时，正常脑组织放射性损伤的发生率增加，所以临床上很难采用加大放射剂量的方法提高疗效。内放疗是将放射源置于癌组织内照射。内放疗与外放疗相比，具有靶区剂量高、周围正常组织受损较小等优点。内放疗方法除上文介绍的瘤内永久置入放射性同位素（如^{125}I，^{32}P等）外，还包括近距离后装治疗。

（2）国内现状：现代的后装治疗机具有电脑控制的信息处理系统和相应的剂量计划系统，并有可靠的剂量监测系统和安全保障系统。这种治疗机操作简便快速，治疗效果好，能够较为持久地控制肿瘤进展和减轻临床症状，同时有利于保护重要神经结构及功能。国外后装机发展较快，型号也较多，如德国 Brchler后装机、荷兰Selectron后装机、日本Ralstron后装机等。目前国内应用于肿瘤后装治疗的后装机主要为天津ZL-HDR18型和广东WD-HDR18型等。

（3）布源方式：在神经外科领域，脑立体定向技术的开发和完善，使得颅内肿瘤的近距离后装放疗有了很大发展。关于颅内肿瘤后装治疗的布源方式，现今主要有两种观点：

1）一些学者认为应遵循巴黎系统的布源原则，强调多管多点，根据靶体积的几何形状确定放射源的排列方式和间距。

2）另一些学者认为颅内不适合多管插植，因为巴黎系统要求的多管平行排列可能会对颅内大血管及重要功能区造成损伤，特别是处理部位深在的肿瘤更为困难，而单管或双管（最多三管）可在立体定向手术下较安全地插入肿瘤相应部位，减少了穿刺损伤的危险。虽然这种方法会造成放射剂量不均匀，但由于其高剂量区集中在肿瘤中心区域，对周围正常组织损伤较小，临床是切实可行的。上述两种布源方式均治疗了大量病例，获得一定治疗效果。

国内外一些学者报道，术中置多管（4～9根）并用模板固定后行近距离后装放疗，再配合外放疗，治疗效果较满意。Prados用立体定向仪将硅导管置入肿瘤区行近距离放疗，并配合外放疗及化疗亦达到满意疗效。Leibel报道星形细胞瘤Ⅰ、Ⅱ、Ⅲ级采用^{192}Ir后装放疗的3年生存率分别为69%、57%和12%。从1992到1996年，我国海军总医院采用立体定向瘤内置管1～3根的后装放疗治疗160例脑肿瘤，术后随访6～18个月，有效率81.9%。治疗结果显示：对恶性程度低、体积较小的肿瘤单纯后装放疗可取得较好疗效，对恶性程度高的肿瘤可迅速缓解症状和体征，配合外放疗对于延长病人生命、控制肿瘤生长可起到一定作用。

（4）存在问题：对于后装治疗可能产生的并发症，临床医师应予以足够的重视。主要严重并发症为放射性脑坏死，影像学表现酷似肿瘤复发，手术切除坏死灶可有效解除或缓解其引起的临床症状。

当前，颅内肿瘤近距离后装治疗还存在较多问题，如分次剂量和总剂量的设计、参考点的选择、剂量分布的改善、后装治疗和外放疗的合理配合、施源管的排列等。因此对上述问题还需继续探索，逐步加以解决，使其达到更好的治疗效果。

（5）置管技术：主要有术中置管和立体定向下置管两种方法。

1）开颅术中置管：全麻下先行肿瘤部分切除术或探查术，术中可用脑针进一步明确病变范围。选择插植点后，将施源管或导源针插植到肿瘤组织中，一般用模板固定。术中置管由于在直视下进行，可置入瘤内确切的位置，多管插植（最多可置入9根）相对来说较容易，但不利之处为开颅手术创伤性和危险性都较大。

2）立体定向手术置管：在局麻下安装立体定向仪头架，之后行CT扫描。在CT定位片上选择合适的靶点。根据该靶点的定位标记，测量计算出靶点的三维坐标，术前选择插入的角度及深度，定向穿刺至肿瘤中心。采取病变组织明确肿瘤性质后，导入施源管（特制的塑胶管）。在导入施源管之前，可先在靶区中心置入半片手术用银夹，作为术后拍摄放疗定位X线片的标志。这样既可验证肿瘤中心与放置施源管位置的关系，为制定放射治疗计划提供参照依据，也可供日后CT复查，验证治疗的靶中心是否为真正的肿瘤中心。对于肿瘤形状不规则和体积较大的肿瘤，可选2～3个靶点，同时置入2～3根施源管或三管，以便术后行多点照射。施源管出头皮处要缝扎固定，以免脱出移位。立体定向手术置后装管，由于从颅外导入颅内，常需避开脑内一些大血管和重要功能区，因此很难采用完全符合巴黎系统要求的多管插植。目前国内多数医院神经外科施行脑瘤后装治疗时，采用立体定向手术瘤内置管1～3根，置管走向尽量与肿瘤长轴一致。

2.后装治疗的实施　瘤内置管完成后，施源管内插入带有标尺的模拟导源线，拍头正、侧位X线片，根据颅内银夹与模拟导源线的位置关系判定施源管的位置是否合适。如果靶点位置无误，则参考CT片和（或）MRI片上显示的肿瘤大小、形态、部位，以模拟导源线（代表施源管）为对称轴，在正、侧位X线片上画出临床上所需要的治疗体积，设计参考点及源驻留位。

参考点的设计应随肿瘤的大小而不同，一般以包含肿瘤边缘（影像学所见）为度。例如将一施源管置入一个近于球形、直径约2cm的肿瘤中心，选择肿瘤中心单点照射，参考点范围设定为距施源管中心1cm，那么肿瘤边缘刚好被该参考点等剂量曲线包含。

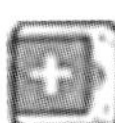

如果采用多管插植，则应根据巴黎系统的布源原则及剂量学要求选择参考点。由于计算机治疗计划系统的应用，使得优选参考点相当方便。

对于恶性肿瘤来说，参考点以内的剂量均高于参考点剂量，这对肿瘤杀伤作用较大。参考点外的较近区域虽然影像学未见肿瘤，但可能会有一些亚临床灶存在，此处剂量低于参考点剂量，这对于治疗亚临床灶非常适合。根据距离平方反比定律，离参考点愈远则剂量愈小。海军总医院曾对2例脑肿瘤后装放疗的病灶进行病理学研究，方法为后装治疗后立体定向手术活检复查靶点区组织。从置源靶点开始，每退出1cm采取1个活检标本。病理组织学结果显示：1例后装治疗后8个月（放射参考点为1.5cm），原来的靶点位置为坏死组织，靶点外2cm为正常脑组织；另1例为后装治疗后3个月（参考点1.7cm），原靶点外1cm为正常组织伴坏死组织，靶点外2cm为正常组织伴纤维增生，靶点外3cm为正常脑组织伴钙化。这说明后装治疗的高剂量区集中于靶区，而对靶区外的正常组织损伤较小。对于源驻留位可根据肿瘤的大小选择单点或多点，尽管对于单点目前放疗学界仍有争议。关于参考点放射剂量目前尚没有定论，有的学者给予6～10Gy/次，1～2次/d，总量40Gy；也有学者给予5～12Gy/次，隔日一次，总剂量10～35Gy并配合外照射。Anzona大学对22例脑瘤首程治疗病人，先在术后行外放疗40～54Gy，2～4周后再行^{192}Ir放疗，剂量26～41Gy；对6例复发病人则仅行后装放疗13.9～50Gy。

临床参数确定后，将其输入计算机治疗计划系统。治疗计划系统会根据输入的参数计算出等剂量曲线，放疗医师通过计划系统中三维坐标图各轴面上所显示的等剂量曲线验证各临床参数是否恰当，同时进行必要的修正，优化治疗方案。

3.后装治疗的效果 日本冈山大学应用后装治疗52例胶质瘤，病人1、2、3年的生存率分别是79.4%、38.0%、24.2%，中位生存为84周。Prados报道术后外放疗配合后装治疗多形性胶质母细胞瘤，中位生存87周，2年生存率29%，3年生存率14%。Mundinger报道89例脑低度恶性星形细胞瘤，其中26例用^{192}Ir后装治疗，29例行^{125}I肿瘤间质内放疗，34例仅做活检，病人5年生存率分别为26.9%、54.8%、14.7%，认为立体定向内放疗可以提高病人的5年生存率。

4.后装治疗的注意事项

（1）后装治疗适应证：进行脑瘤近距离后装治疗，一般要求病人意识清楚，能够积极配合治疗。脑瘤后装治疗主要适用于下述情况：①病灶性质明确为肿瘤，病人自身原因拒绝手术切除；②肿瘤部分切除术后，残留的肿瘤组织不能再次手术；③肿瘤位于重要功能区，手术难以全切除或风险很大；④颅内肿瘤已行外照射，效果不佳时可作为外放疗的补充治疗；⑤脑转移癌孤立病灶，或者病灶不超过3个。

（2）后装治疗反应及并发症：

1）脑水肿：急性期主要表现为脑水肿，照射期间就可出现，从而使症状和体征加重，应引起重视。减小放射剂量，后装治疗期间应用激素和脱水剂，可减轻放射性脑水肿。

2）放射性脑坏死：后装治疗发生放射性脑坏死虽较普通外放疗少，但仍为主要并发症。大部分脑坏死发生在后装治疗后1～6个月。应用后装治疗，肿瘤中心的放射剂量很大，中心放射性坏死不可避免，此时在影像学可表现为病灶增大，伴周围水肿，酷似肿瘤复发。鉴别肿瘤究竟是复发还是坏死具有重要临床意义，如能尽早手术去除坏死灶，可

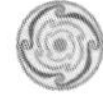

有效地缓解临床症状和体征。目前采用糖代谢示踪剂18FFDG–PET检查技术，有助于对此进行鉴别。

3）放射性头皮坏死：如果肿瘤靠近头皮，由于头皮区域放射剂量过大，有可能在后装治疗结束后出现头皮坏死，故应注意参考点的选择。

（3）注意要点：

1）掌握适应证：后装放射治疗颅内肿瘤的适应证较广泛，无论肿瘤是原发、转移、术后复发还是放疗后复发，均可应用本法。但要注意肿瘤体积较大时，单用本方法治疗效果不佳，应该配合手术或外放疗等方法。

2）慎重选择参考点距离及剂量：由于应用后装治疗时，肿瘤中心的靶区剂量很大，放射性坏死不可避免。临床医师应特别注意预防肿瘤周围的正常脑组织发生放射性坏死。脑瘤后装治疗的病理组织学研究发现，在选择适当照射剂量的情况下，参考点外5～10mm处即为正常脑组织，说明完全有可能保护参考点外的组织。在选择参考点及剂量时，神经外科医师与放疗科医师应共同讨论，在详细掌握病史、影像学资料和手术情况的基础上，根据肿瘤周围脑组织的耐受剂量、周围有无重要功能区而决定。

3）配合外放疗：对于形状不规则的鞍区脑肿瘤，单独依靠后装治疗不易达到满意的疗效，应配合外放疗。对于恶性程度较高、侵袭性较强的肿瘤，如星形细胞瘤Ⅲ、Ⅳ级，髓母细胞瘤等，即使影像学所示瘤体较小也应配合外放疗。根据近距离放射剂量的距离平方反比定律，后装治疗无法完全包括范围广泛的病灶，所以一定要应用外放疗补量照射。

4）肿瘤中心标记：在脑瘤中心置入银夹，可作为治疗计划设计时确定靶点的标志，也是治疗后复查肿瘤所在位置的标志，所以必须置银夹。

5）施源管固定：立体定向手术将施源管置入肿瘤后，其出头皮处缝扎固定应适当。因为施源管管壁较薄（管壁厚1mm），被紧扎后容易使管腔变小，影响放射源在施源管内的顺利通过；缝扎过松，则施源管容易发生移位或者脱出。

第十三节　立体定向手术治疗鞍区肿瘤的其他疗法

临床可用物理方法（高温或低温）、化学方法（各种药物）和生物方法（单克隆抗体和光敏剂）进行肿瘤局部治疗，立体定向手术为此提供了有效的途径。

一、物理方法

肿瘤局部加热或冷冻的物理方法，具有一定的治疗效果。肿瘤局部加热治疗可用微波和射频热凝方法，后者应用历史较长，现简要介绍如下。

射频热凝治疗主要利用局部热疗方法杀伤肿瘤细胞。立体定向手术在肿瘤内置入局部电极，然后进行控制升温。高温的物理作用可治疗实性恶性脑瘤。由于这种方法是非特异性的，其效果与肿瘤的病理类型和体积关系不大。治疗温度选择在42℃时，既对肿瘤有效，又不会造成周围组织的明显伤害。此方法与化疗联合应用治疗恶性肿瘤可以提高疗效。

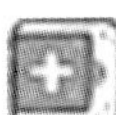

可用射频治疗垂体微腺癌，采用经鼻－蝶窦入路，鼻孔用碘仿小纱布块消毒，鼻道后局部麻醉。通过立体定向仪引导装置，应用直径2mm的细钻钻开蝶窦及鞍底，严格按照肿瘤靶点置入射频电极。有条件时，在内镜下置入电极更为安全。根据需要利用射频仪对电极加温，注意病人治疗反应。治疗结束后，缓缓拔出电极。鼻腔不必填塞，术后抗生素液滴鼻3d。

二、脑瘤内化疗

采用立体定向方法，脑瘤局部注射BCNU（卡氮芥）可以收到较好的近期效果。BCNU的注射剂量为50～125mg，注入时应注意勿溢出肿瘤，以免进入蛛网膜下隙引起癫痫。脑瘤内化疗主要并发症为术后1周内发热、癫痫，临床应给予对症治疗。由于化疗药吸收较快，因而较内放疗同位素作用时间短为其缺点。脑瘤局部应用博莱霉素、长春新碱等化疗药，治疗效果可能优于静脉用药，并且副作用较少。化疗药物应用脂质体剂型，治疗脑胶质瘤效果可望更佳。

三、单克隆抗体和光敏剂

近年来，有关报道指出脑瘤局部注射单克隆抗体和光敏剂，肿瘤免疫学标记后进行针对性治疗，也取得一定效果。

（刘宗惠　王　锐）

第十五章　鞍区疾病的放射治疗

第一节　垂体肿瘤的放射治疗

以往放射治疗是治疗垂体腺瘤极其重要的方法之一，近年来由于显微外科技术不断发展，放射治疗主要用于术后辅助治疗。

一、放射治疗的目的

在不影响垂体功能和周围正常组织的前提下，放射治疗的目的有以下三点：①尽可能消灭肿瘤组织；②减轻肿瘤对周围组织的压迫；③使内分泌功能恢复正常。

二、放射治疗的适应证

1. 手术后放疗适应证　①肿瘤不能完全切除；②分泌功能持续过度；③肿瘤复发再次手术的病例。

2. 单纯放疗适应证　仅适用于不能耐受手术或拒绝手术的病例。

三、放射治疗技术

（一）常规外照射技术

1. 模拟机定位合理设计照射野　目前国内外仍采用钴－60 机或直线加速器治疗。由于垂体周围有很多重要组织，有些组织对放射线较为敏感，故要求放射技术务必精确。常用的方法多为一个前野加两个侧野的三野照射技术，即在模拟机下定位，头部用面罩固定，病人仰卧位，使头部矢状面与床面垂直。照射野中心轴与眼耳线垂直，透视下见两侧下颌骨的下颌支后缘、两侧岩骨嵴或两侧前床突互相吻合一致。以垂体窝为中心划出照射野。照射野大小参考术前术后的 CT、MRI 图像，一般为 4cm ×（4～6）cm × 6cm 范围。如果肿瘤向上或向下侵入蝶窦等，照射野必须将这些区域包括在内。定好两侧野后旋转机头至 0° 角，照射野中心轴应与颅底平行。当肿瘤横径>3.5cm 时，最好不用前额野，以免损伤角膜。

2. 方案优化　有条件的地方可利用 TPS（treatment plan system，治疗计划系统），计划出最佳治疗方案，使靶区内处于较高剂量而尽可能减少皮肤及正常组织受量。

3. 照射剂量　一般常规外照射为每周 5 次，每次 1.8～2.0Gy，1 次/d。总剂量 45～50Gy，4.5～5.5 周为 1 个疗程。Sheline 等分析肢端肥大症和无功能腺瘤病人放疗剂量与复发的关系，照射 30Gy 时复发率为 5/9（55.9%），30～40Gy 时为 1/9（11.1%），大

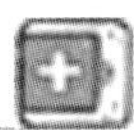

于40Gy时为5/88（5.9%）。Grigsby等报道单纯放射治疗无视野缺损或向鞍上扩展的垂体瘤，剂量为45～50Gy，有视野缺损而未能手术者，照射剂量可达54Gy。苗延浚等人的资料显示，50Gy以上并不增加疗效。Zierhut等则认为45～48Gy为宜，超过48Gy不增加疗效。对儿童进行照射时，总剂量应减至40～45Gy/（4～5）周。一般认为采用三野等中心放射技术，分次剂量1.8～2.0Gy，总量45～50Gy是安全有效的。

（二）三维适形或调强放疗

对于肿瘤较大、周围组织侵犯较广的病例可采用多野照射，整体适形挡块技术，有条件者可采用适形调强技术。该技术对设备要求较高，具体细节请参阅有关专业书籍。

四、治疗效果

放疗后的病人应长期随诊，尤其是功能性垂体腺瘤，需要长期检测激素水平。陈仁武等（1992）报道57例催乳素瘤，其中15例单纯放疗，42例术后放疗，经6个月～13年随访，多数症状有明显改善，10例有生育要求的女性病人，5例分娩出健康婴儿。冯纪祥等（1992）也报道11例催乳素瘤病人，9例术后放疗，随访10～24个月，6例症状改善，7例PRL水平正常，2例受孕。张永禄等（1996）报道227例生长激素瘤的放疗效果，放疗前GH>45ng/ml者162例，有效者122例（75.3%），GH≤45ng/ml者65例，有效者60例（92.3%），总有效率为80%。于顺江等（1992）报道130例术后放疗，34例单纯放疗的垂体嫌色细胞瘤病人，其5年、10年、15年肿瘤控制率分别为90.7%、86%、81.8%。

五、并发症

1.垂体功能低下　垂体功能低下是垂体腺瘤病人在治疗前后常见的症状，但放疗后更为多见。Snyder 等（1986）对33例垂体瘤放疗病人进行了随访和总结，发现单纯放疗者肾上腺、甲状腺和性腺功能低下率分别为55%、15%、50%；手术加放疗者则分别为67%、55%和67%。崔书祥等（1990）报道140例垂体病病人，经5年以上随访，其甲状腺、性腺和肾上腺功能低下发生率分别为57.1%、61.4%和17.8%。发生垂体功能低下的原因可能有以下几点：①接受术后放疗的病人，一般肿瘤较大，术前可能有不同程度的功能低下；②手术中可能有部分垂体组织连同肿瘤组织一并切除，受损的垂体组织更易遭受放射损伤；③肿瘤较大时，照射体积过大，可能同时引起丘脑性垂体功能低下。若发生垂体功能低下，采用激素替代治疗，效果较好。

2.中枢神经系统损伤　中枢神经系统损伤是放射迟发性损伤，主要表现为视神经损伤及脑坏死。Harris等（1976）观察55例垂体瘤及颅咽管瘤放疗后5～34个月，有5例出现继发性视力丧失。张永禄等（1997）报道631例垂体瘤放疗后，随访5～20年，发现有6例视神经损伤，8例放射性脑坏死。若发生中枢神经系统损伤，治疗是非常困难的。不少人介绍早期可用糖皮质激素、血管扩张剂、神经营养药物及高压氧等治疗，但效果不确切。最有效的办法是预防，即尽可能减少照射体积，控制照射总剂量和分次剂量。相信随着放射设备不断更新，放疗技术不断改进，这种放射损伤可以最大限度地

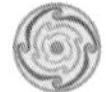

避免。

第二节 颅咽管瘤的放射治疗

颅咽管瘤是发生在鞍区的良性肿瘤，可伴有囊性变和钙化，对放疗和化疗不敏感，手术切除是首选的治疗手段，但即使在显微外科技术发展较快的今天，肿瘤的完全性切除仍是很困难的，因此，术后辅以放射治疗是重要的治疗手段。

一、放射治疗适应证

1.术后放射治疗 颅咽管瘤多侵蚀垂体柄、漏斗、灰结节、乳头体和视交叉等下丘脑结构。肿瘤较大、钙化坚硬；肿瘤与下丘脑结构或穿通动脉粘连；肿瘤囊壁薄，不能与周围结构分离；手术视野限制，使手术切除肿瘤困难；术后并发症如尿崩症、高热和昏迷等，严重影响病人预后，都会限制颅咽管瘤的手术治疗效果。有些只能不全切除，有些只能部分切除，有些只能排出囊肿内的积液，甚至只能单纯活检取材，有些术后影像检查发现肿瘤未能全切，即使行完全性切除仍有肿瘤细胞残留可能，术后放疗可作为常规。不全切除加术后放疗的肿瘤控制率不低于全切除术后的肿瘤控制率。

2.单纯放射治疗 单纯放疗仅限于手术禁忌或拒绝手术者或微小的肿瘤。

二、放射治疗技术

1.常规外照射技术 可依照垂体肿瘤放疗的原则和条件要求补充术后放疗，头部用热塑面罩固定，病人仰卧位，在CT、MRI定位扫描下确定靶区，照射野大小参考术前术后的CT、MRI 影像，利用TPS设计出最佳治疗方案。可采用三维适形放疗，放疗剂量1.8～2.0Gy/次，55～60Gy/6周，儿童病人剂量应低10%。放疗的时机以术后立即进行为好，如部分切除后复发，再做放疗则疗效不佳，局部控制率仅25%。

2.综合放射治疗 对于远离神经结构的残留实性肿瘤，小于3cm者，可采用立体定向放射治疗，或者γ刀放射外科治疗。

3.放射性核素治疗 采用立体定向穿刺抽液，若囊壁完整可注入胶性治疗性放射性核素，如^{32}P、^{125}I等行腔内核素治疗。

三、治疗结果

Danoff等（1983）报道19例颅咽管瘤部分切除术后加放疗5年、10年存活率分别为67%、50%。Sung等（1981）报道23例成年病人单纯全切除肿瘤的5年、10年存活率分别为58.6%、24.4%；11例成年病人次全切除肿瘤后加放疗的5年、10年存活率分别为90.9%、75.8%；7例成年病人部分切除肿瘤后加放疗的5年、10年存活率皆为66.7%。Wara WM（1994）报道，切除肿瘤后加放疗的10年存活率为77%。Hetelekidis（1993）报道61例单纯放疗9例、单纯手术15例、手术加放疗37例，10年存活率分别为91%、100%、86%。 于耀宇等（2000）报道84例颅咽管瘤全切除14例，全切率17%，复发率14%，死亡率7%；次全切未行放疗10例，复发率60%；次全切同时进行放疗35例，复发率9%，死亡率6%；大部切除加放疗10例，复发率20%；

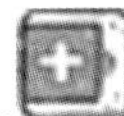

囊性肿瘤单纯吸除囊液3例,全部复发;而CT定向囊液吸除后行腔内放疗12例,复发率为25%。

四、并发症

与垂体肿瘤相似,亦可有垂体功能低下、中枢神经系统迟发性放射损伤。

第三节　鞍区生殖细胞瘤的放射治疗

颅内生殖细胞瘤最常见的部位为松果体区,其次为鞍区,约占颅内生殖细胞瘤的20%,又称异位松果体瘤。由于该肿瘤对放射线敏感,一经确诊后应尽早放疗。

一、放射治疗技术

1.单纯放射治疗　对于无组织学或细胞学诊断的病例,可先行局部照射,照射设野可参阅垂体腺瘤的放射治疗。每周照射5次,每次1.8~2.0Gy,当剂量达20~30Gy时,立即检查MRI或CT与放疗前比较,若肿瘤消失或明显缩小,则强烈地提示为生殖细胞瘤等恶性肿瘤。此时改为全脑、全脊髓照射,剂量为30Gy。原发灶总剂量50Gy,儿童可略减低。若复查CT或MRI变化不大,说明对放射线不敏感,可能为非生殖细胞瘤或其他良性肿瘤,建议手术切除治疗。也有学者主张对无播散病例,全脑室照射30Gy,局部再加20Gy。有播散病例,全中枢神经照射30~36Gy,局部追加20Gy,并辅以化疗。若有明显阻塞性脑水肿病例,先行脑室分流术,再放疗较为安全。

2.手术后放射治疗　①无播散病例:若肿瘤已完全切除,局部照射,参照CT或MRI影像,肿瘤边缘外1.5~2.0cm照射,剂量30Gy,若肿瘤部分切除则局部为50Gy。②有播散病例:若原发灶已完全切除,全中枢神经轴30Gy加局部10.8Gy;部分切除者,全中枢神经轴36Gy加局部23.4Gy。

二、治疗效果

有选择地进行标准的全中枢神经轴放疗,5年生存率达90%~100%;Sung等(1978)报道16例鞍区生殖细胞瘤局部放疗后5年生存率为77%,但随访6个月至5年内有37%发生了脑室或全脊髓转移,因此建议全中枢神经系统照射。治疗后的并发症多与垂体腺瘤放疗后类似,分次量不宜过大,总量不宜过高。

第四节　脑膜瘤的放射治疗

鞍区脑膜瘤较少见,手术全切是理想的选择,但由于鞍区结构的特殊性,手术难以完全切除,放射治疗往往是必要的。

一、放射治疗适应证

1.术后放射治疗　①恶性脑膜瘤术后复发率较高,因而恶性脑膜瘤或间变性脑膜瘤需术后放疗;②次全切术后,肿瘤残留;③单纯手术切除后复发,行二次手术后。

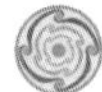

2.单纯放射治疗 不宜手术或单纯手术切除后复发又不宜再次手术的病人。

二、放射治疗技术

常规外照射技术，可依照垂体肿瘤放疗的原则和条件要求补充术后放疗，头部用热塑面罩固定，病人仰卧位，在CT、MRI定位扫描，确定靶区后，针对瘤床和残存肿瘤尽可能采用TPS计划优化。分次量1.8～2.0Gy/次，良性脑膜瘤DT54Gy，恶性脑膜瘤DT60Gy。

外照射后有肿瘤残留的恶性脑膜瘤，可采用三维适形放疗或立体定向放射外科技术推量照射。

对手术难度大、直径小于3cm或手术、放疗后复发的病人可行立体定向放射外科（X刀、γ刀）治疗。

第五节　脊索瘤的放射治疗

脊索瘤是一种非常少见的、具有局部破坏性的肿瘤，鞍区脊索瘤常广泛侵犯颅底重要神经结构，全切除肿瘤难度极大，术后复发率很高，术后放疗是必要的。传统放射治疗因剂量受到严格限制而疗效欠佳，控制率低，约27%。应以适形放疗、调强适形放疗为主，靶区剂量常规分割66～78Gy。应注意垂体受量控制在50Gy以下为宜。肿瘤残存较小，采用立体定向外科（X刀技术）治疗，更安全有效。近年来，有关应用重型带电粒子照射（heavy charged particle irradiation）辅助治疗脊索瘤的研究已初步显示一定的疗效，据报道对颅底部脊索瘤采用160MeV质子线分次放疗，局部控制率高达88%。

（冯纪祥　陈卫东）

参 考 文 献

1 陈仁武，张永录，杨天思.垂体大泌乳素瘤放射治疗效果观察.中华放射肿瘤学杂志，1992，1（1）:15

2 催书祥，张丙兴，曾狄闻.垂体瘤放疗后对周围靶腺功能的影响——附140例分析.中国放射肿瘤学杂志,1990,4（3）:144

3 冯纪祥，陈涛.垂体泌乳素瘤的放疗——附11例报道.中国肿瘤临床杂志,1992,19（4）:283

4 谷铣之，殷蔚伯，刘太福等.肿瘤放射治疗学.第2版.北京：北京医科大学、中国协和医科大学联合出版社，1993.739～755

5 刘太福.现代放射肿瘤学.上海：复旦大学出版社，上海医科大学出版社，2001.477～483

6 殷蔚伯，谷铣之.肿瘤放射治疗学.第3版.北京：中国协和医科大学出版社，2002.1 029～1 039

7 于耀宇，章翔，李安民等.颅咽管瘤84例临床治疗评价.第四军医大学学报,2000,21（1）

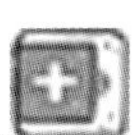

8 Danoff B F, Cowchock F S, Kramer S. Childhood craniopharyngiomas and neurologic funtion following radiotherapy. Int J Radiat Oncol Biol Phys, 1983, 9 (2):171

9 Grigsby P W, Stokers S, Marks J E, et al. Prognostic factors and results of radiotherapy alone in the management of pituitary asenomas. Int J Radiat Oncol Biol Phys, 1988, 15 (5):1 103

10 Hetelekidis S, Barnes P D, Tao M L. 20-year experience in childhood craniopharyngiomas. Int J Radiat Oncol Biol Phys, 1993, 27 (2):189

11 Snyder P J, Fowble B F, Schatz N J, et al. Hypopituitarism following radiation therapy of pituitary asenomas. Am J Med, 1986, 81 (3):457

12 Sung D I, Chang C H, Hasiscadis L, et al. Treatment results of craniopharyngiomas. J Cancer, 1981, 47 (5):847~852

13 Sung D I, Harisliadis L, Chang C H. Midline pineal tumors and suprasellar germinomas. highly curable by irradiation Radiology, 1978, 128 (3):745

14 Zierhut D, Flentje M, Adolph J, et al. External radiotherapy of pituitary adenomas. Int J Radiat Oncol Biol Phys, 1995, 33 (2):307

第十六章　鞍区肿瘤术前术后处理

鞍区肿瘤的特点之一是术后并发症多，病情变化快而急，处理时须抓住机会及时治疗，且要求治疗者有较丰富的专业和多学科知识。可以这样说，如果没有及时、恰当的处理，鞍区肿瘤切除，特别是全切除术后，病人不仅不能顺利恢复，还可增加手术的死亡率和病残率。

1985年1月至2002年12月，我们共手术治疗鞍区肿瘤800余例，在长年的临床治疗实践与实验研究基础上，摸索出了一些治疗经验，并在实验研究的理论指导下进一步验证了这些治疗经验，取得了较好效果。

第一节　常规术前术后处理

一、术前处理

1.常规检验及内分泌激素检测　除常规检查外，尚应做垂体功能及内分泌全套检查，以决定术前给予垂体激素的种类及剂量。如测定24h尿量、尿相对密度、尿钠含量及血尿渗透压以了解病人术前这些指标的基础值及异常程度。

2.视力、视野、眼球活动及眼底检查　视力极差者，术后可能发生失明（手术干扰或减压综合征），应向病人及家属讲明以取得他们的配合与理解。

3.CT及MRI检查　术前CT及MRI检查对于选择手术入路、规划手术步骤、减少术中损伤很有意义。CT片可发现肿瘤钙化及其大小和部位，典型者有所谓“蛋壳样”图像。MRI对颅咽管瘤手术可提供更多信息，有助于判断颅咽管瘤是膈上型、膈下型、第三脑室内型或第三脑室内外型，以针对具体情况采用翼点入路、经胼胝体入路或联合入路。从MRI上尚可推测病人是否有视交叉前置，一般在矢状位上肿瘤向后上方向生长者，视交叉前置可能性大。轴位片上，视交叉位于肿瘤前方者，视交叉前置可能性大。MRI对判断肿瘤质地也有其特点，可供医生术前评估手术切除的难易。囊性肿瘤在MRI T_1加权像上常为低信号，T_2加权像上为高信号，增强后多为环状强化，但也有的囊性肿瘤由于囊液富含胆固醇类物质，在T_1加权像上为等信号或高信号，看似实体肿瘤，T_2加权像上为均匀高信号，增强后为环状强化。鞍区脑膜瘤的MRI检查有利于判定肿瘤的基底部和与周围神经及血管的关系，以便做好充分的术前准备。

4.术前用药　术前1周给予地塞米松0.75mg，3次/d口服，或用强的松5mg，3次/d口服，有甲状腺功能低下者可给甲状腺素20mg/d。为预防癫痫给予大仑丁0.1g，3次/d，儿童剂量酌减。考虑到术中及术后早期病人不能口服大仑丁，所以术前日晚大

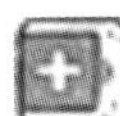

仑丁 0.2g 口服 1 次，地塞米松 10mg 术日前晚肌内注射 1 次，术前 30min 再肌内注射 1 次。

二、术后处理

1.术后即刻处理 术后应即刻给予鲁米那 0.1g，肌内注射，此后每 12h 重复 1 次，直至病人可口服大仑丁为止。术后还应即刻给予地塞米松 10mg，肌内注射。依据病人是否出现寒战等情况，可给予非那根 25mg，肌内注射。

2.术后输液 术后一般用等渗的 5% 葡萄糖液、林格液或 0.9% 氯化钠。若病人尿崩明显，输液用林格液为好。输液量一般为每天 1 500ml 左右，或根据尿量适当调整，量出为入。

3.术后用药 ①止血药：常规可用止血敏 2.0g/d，止血芳酸 0.4～0.6g/d。②预防应激溃疡药：雷尼替丁 0.4g/d。③糖皮质激素：地塞米松 5mg，6h 肌内注射 1 次，每 3d 减半量。④抗癫痫药：术后 2d 内鲁米那 0.1g 肌内注射，12h 1 次，以后大仑丁 0.1g，3 次 /d 口服。⑤电解质补充生理需要量。⑥脱水药一般不用。

4.术后监测 ①意识状况监测：颅咽管瘤术后意识状况依病情不同，可有如下几种情况：术后意识立即清醒；术后数小时清醒；术后昏迷持续；术后清醒而后昏迷。术后持续昏迷者，多有术中损伤，术后清醒又昏迷者多为继发损害所致，如颅内出血、脑水肿，各种并发症损害脑功能时。②生命体征监测：血压、心率、呼吸、体温的监测十分重要，可及时评估血容量，及早控制体温等。③中心静脉压监测：及时了解血容量情况，当病人出现血钠低时，对鉴别是脑性盐耗综合征或是抗利尿激素异常分泌综合征（SIADH）有一定帮助。④血电解质、尿钠、血尿渗透压术后前 3d 早晚各测 1 次，3d 后每天 1 次。⑤记录每小时尿量和 24h 尿量。⑥引流管监测：通过脑室引流管可了解颅内压情况，术后应将脑室引流管提高 10～15cm（以外耳道为基线），流出液量及性质（血性或清亮）应每日记载。一般可待脑脊液清亮后拔管。置管时间不应超过 7d。

第二节 尿崩症

漏斗部以下受损引起暂时性尿崩，漏斗部以上的下丘脑受损常致永久性尿崩。完全性尿崩症的尿量>5 000ml/d，尿的相对密度 1.001～1.005，部分性尿崩症的尿量 2 500～5 000ml，尿相对密度 1.010。我们治疗的病例术后发生尿崩的比例为 60%，发生永久性尿崩者为 15 人。为便于临床早期诊断，及时治疗，我们一般记录病人每小时的尿量和尿相对密度，成人若每小时尿量>200ml，应考虑尿崩症可能，在第 1 个小时尿量>200ml 后，应停用脱水、利尿剂，将输液全改为林格液。在第 2 个小时记录尿量>200ml 后，应适当增加输液量，补充林格液，查血电解质和尿钠。在第 3 个小时记录尿量仍>200ml 后，应做中心静脉压监测。在第 4 个小时记录尿量> 200ml 后，应在中心静脉压不高、无低钠血症的情况下，使用垂体后叶素，首次用 2.5U 皮下注射，以后可增至 5～10U 皮下注射。采取上述措施后，大部分病人的尿崩情况可明显缓解，少部分病人对采取上述措施无效或增加注射次数过多时可考虑使用长效尿崩停，一般皮下或肌内注射，从小剂量开始，

每次注射0.15ml，根据尿量情况可逐渐递增每次注射药量。使用此药时应特别谨慎，在首次注射剂量偏大时，病人可能出现尿少情况，并很快出现低钠血症，所以首次注射药后应密切观察病人的尿量和血电解质的变化。醋酸去氨加压素（弥凝）抗利尿效果显著，有口服和针剂两种，一般在手术后期常用口服弥凝，剂量也应从小剂量开始，如0.05mg 2次/d口服，使尿量控制在2 000ml/d以下，否则可逐渐递增药量。颅咽管瘤术后尿崩症的主要原因是抗利尿激素缺乏所致，但也有极少数病人表现为SIADH，其中部分病人是用药剂量过大引起。对这类病人应限制入水量。

第三节　电解质紊乱

鞍区肿瘤术后电解质紊乱占手术病例的50%，高钠高氯血症常为血液浓缩表现，有时手术中输入过多钠盐液也可引起这类并发症。它的表现主要是意识障碍和癫痫。对出现高钠高氯血症的病人应每天两次检查血电解质，少输或停止输入钠液，补充足量5%葡萄糖液。对顽固性高钠高氯血症者还可口服双氢氯噻嗪，促进肾对钠的排出。低钠低氯血症大多因肾排钠、氯过多所致，称为脑性盐耗综合征；另一少见原因为SIADH，体内保留过多水分不能排出，形成水中毒、血液被稀释而出现低钠低氯血症。低钠低氯血症与高钠高氯血症一样，严重时引起意识障碍和癫痫。脑性盐耗综合征引起的低钠血症常伴有中心静脉压低，尿钠含量高，SIADH时尿钠正常或偏高，但中心静脉压不低或偏高。前者的治疗为补充高渗氯化钠，给予醋酸脱氧皮质酮（DOCA）或ACTH，以促进钠的吸收。后者的治疗为严格限制入水量，每日<1 000ml，必要时尚可应用速尿等利尿药物。这两个综合征同样表现为低钠低氯血症，但治疗方法截然相反，所以，血电解质结果必须结合尿钠含量、中心静脉压等的检查结果才能得出正确的诊断，给予正确而及时的治疗。

低钾血症也是颅咽管瘤常见的术后并发症，多为尿崩补钾不足所致。因输液补钾量有限，多采用口服补钾方法，可用补达秀 1片，3次/d口服，或10%氯化钾10ml 3次/d。高钾血症常与肾功能受损有关，治疗主要是使用速尿，严重者可用透析疗法。

第四节　癫　痫

占手术病例的15%，多为下丘脑损伤或血电解质紊乱引起，偶尔也可因术后颅内出血所致。再次手术病人发病率高。除针对病人病因处理外，应在术前至少1周口服抗癫痫药，癫痫发作时给予静脉推注安定5～10mg，有癫痫持续状态倾向者可在静脉推注安定后，再静脉持续滴注安定，成人剂量<100mg/d，也可用德巴金1mg/（kg·h）静脉滴注。术前无癫痫者，术后抗癫痫药至少应用2～3周，术前或术后有癫痫者，应按常规抗癫痫治疗。

第五节　意识障碍

占手术病人例数的25%，除上述电解质紊乱、癫痫引起意识障碍外，颅内血肿、急

 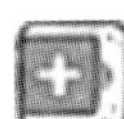

性梗阻性脑积水、酸碱平衡失调、高热、水中毒等也可引起意识障碍。值得一提的是，肾上腺皮质激素严重不足也是导致意识障碍的常见原因，其发生多是在用药过程中骤然停药或减量过多所致，处理方法是先给予一次冲击剂量如地塞米松 10mg 肌内注射，然后 5mg 肌内注射，1 次 /12h，每两天减半量。

所以当颅咽管瘤术后出现意识障碍时，需全面分析，在 CT 检查首先排除颅内血肿、脑积水后，应考虑其他因素，并采取相应检查和处理。

第六节　体温异常

术后即有体温升高者，应采取物理降温为主的方法。物理降温以不引起寒战为度，一般不用冬眠药物，以便观察神志，保留病人口渴反应和饮水功能。控温床是目前物理降温最行之有效的方法。

第七节　上消化道出血

由于术后使用抗组胺药预防上消化道出血，目前此类并发症已较少发生，约占手术例数的 5%。一旦有上消化道出血，常用的药物为洛塞克 40mg 静脉注射，以后行 40mg 静脉滴注，每 12h　1 次。其他尚可用立止血、雷尼替丁联合用药治疗上消化道出血。

第八节　出院后治疗

出院后常规行放疗，术后每半年复查一次 CT 或 MRI。

颅咽管瘤的术前术后处理，尤其是术后处理较复杂，要求临床医生有高度的责任心和丰富的临床理论和经验，这样才能提高手术的成功率，提高病人的生存质量。

（赵洪洋）

第九节　垂体前叶功能低下

垂体前叶功能低下（hypopituitarism）是指垂体前叶分泌的一种或多种促激素不能满足人体基础生理或应激需要而出现的功能减退性症状。鞍区疾病或鞍区疾病外科治疗后引起的垂体前叶功能低下，一般为多种甚或全部垂体激素缺乏。由于受累的垂体促激素不同，临床有不同的症状，若多种促激素受累，则其表现交叉混杂。

一、病因和发病机制

（一）肿瘤

从解剖学特点看，鞍区肿瘤容易影响下丘脑－垂体功能而导致垂体前叶功能低下，这些解剖学特点是：下丘脑体积小，仅重 4～5g，容易遭受肿瘤挤压破坏；垂体窝狭窄，又受骨性和硬膜结构限制，垂体在狭小空间受肿瘤压迫时其压力较高；垂体门脉血管无交叉重叠，缺血时难以建立侧支循环，一旦垂体门脉受阻或破坏，不仅下丘脑促释放激素

不能到达垂体前叶，而且垂体还遭受缺血性损害。因此鞍区肿瘤病人在手术前可以存在垂体前叶功能低下；手术治疗后，一般不能很快缓解这种病理生理状态，反而更多见因手术骚扰、损伤下丘脑－垂体而使垂体前叶功能低下的症状加重。

（二）放射治疗

大剂量鞍区放射治疗，如γ刀、X刀、囊性肿瘤（如颅咽管瘤）内放射治疗，以及头部大剂量普通放疗，可以使下丘脑－垂体系受到放射损害。一般认为过量照射（>55Gy）即可损伤垂体前叶功能，还可以诱发垂体门脉血管炎。大剂量放疗后垂体前叶功能减退会逐年增多，文献报道鞍区肿瘤手术加鞍区普通放疗5年后，垂体前叶功能低下的发生率可由放射治疗前的17%增加到76%，10年后达到92%。

（三）手术损伤

手术损伤不同部位导致垂体前叶功能低下的机制和严重程度略有不同。如手术损伤下丘脑可累及下丘脑促释放激素的合成释放，引起相对应的垂体促激素缺乏而使靶腺组织功能低下。手术损伤垂体前叶可以导致垂体促激素缺乏，一般认为损伤垂体前叶75%，即有前叶促激素缺乏的临床表现，若损伤垂体前叶90%，将出现垂体促激素完全缺乏。手术损伤或离断垂体柄，不仅下丘脑促释放激素不能到达垂体前叶，而且由于垂体门脉系统的损伤将出现急性垂体前叶梗死，累及全部垂体促激素，其垂体前叶功能低下表现最为完全和严重。

（四）其他

鞍区手术后的术区感染、脑膜脑炎、门脉血管感染性梗塞等均可引起本症。

二、临床表现

起病的急缓和病因与围手术期激素是否正确使用有关：手术损伤下丘脑－垂体，围手术期未正确使用糖皮质激素和甲状腺激素的病人起病较急；放射治疗导致的则发病隐匿，慢性症状多见。症状轻重不仅与下丘脑－垂体受损程度有关，更取决于垂体前叶各种激素减退速度。由于多种垂体前叶激素缺乏的量和（或）比例不同，临床表现多变。本节按缺乏的激素分类阐述，病人也可以同时出现下述症状体征。

（一）肾上腺皮质功能减退症候群

肾上腺皮质激素分为糖皮质激素、盐皮质激素。垂体前叶ACTH对盐皮质激素的分泌无调节作用，因此下丘脑－垂体损害引起的肾上腺皮质激素分泌不足，主要是糖皮质激素（皮质醇）缺乏。

1.一般表现 早期或轻症病人症状往往不明显，较常见的为极度疲乏，体力虚弱，有时厌食或恶心、呕吐，以致体重大减；病人不耐饥，严重病例时有发作性低血糖和低血压；男性性功能减退，女性月经失调或闭经，男女毛发稀疏、少光泽、枯燥易脱，腋毛、阴毛减少；病人的机体免疫力较差，故易感染；皮肤因促肾上腺皮质激素分泌减少而色泽变浅，面容苍白，乳晕等处色素变淡，与原发性肾上腺皮质功能不全者迥然不同。

2.急性肾上腺皮质功能危象 又称肾上腺危象（adrenal crisis），是指在肾上腺皮质功能减退状态下因各种应激而产生的危急症候群。皮质醇血浆半衰期约为70min，需要肾上腺皮质持续不断分泌皮质醇来维持正常血浓度，正常成人 24h 皮质醇分泌为 20～30mg，强烈应激时可增加 5～10 倍以上，以应付应激状态需要。鞍区肿瘤手术后，下述引起皮质醇分泌不足或应激时不能增加皮质醇分泌的因素均可导致肾上腺危象。

(1) 手术损伤下丘脑－垂体：ACTH 急剧下降而导致急性皮质醇缺乏，若病人手术前未进行糖皮质激素准备，术中、术后也未及时或正确补充，可以引起肾上腺危象。

(2) 应激打击：慢性肾上腺皮质功能减退病人，平时遇一般感染、发热、急性胃肠紊乱、变态反应、精神创伤等应激而未增加糖皮质激素补给量，也可以出现本危象；如遇大手术、失血等强烈应激时更容易导致危象。

(3) 激素不适当停药或减量过快：鞍区手术应激期未安全度过即停用糖皮质激素或糖皮质激素减量过快，是神经外科病人引起本危象的常见原因。

(4) 高热：下丘脑损伤、严重尿崩脱水、严重高钠血症等都可以引起高热而诱发本危象。

(5) 感染：严重中枢神经系统感染、肺部感染。

(6) 肾上腺皮质功能抑制：长期使用糖皮质激素会重度抑制肾上腺皮质功能，停药后其自然恢复期约需 9 个月，在此期间遇有应激可以发生本危象。

临床主要表现有高热、恶心、呕吐、血压下降、休克、脉搏细速、神志淡漠、昏迷。

(二) 甲状腺功能减退症候群

1. 一般表现 畏寒无力，皮肤干燥而粗糙，较苍白，少光泽、少弹性、少汗等，出现典型黏液水肿者较少；神经系统有精神抑郁、表情淡漠、嗜睡、记忆力减退；消化系统可有纳差、便秘；心血管系统表现为心动过缓、心脏扩大、血压偏低或正常；其他还有贫血、性欲减退、阳痿，女病人月经不调。

2. 急性甲状腺功能减退性昏迷（myxedema coma） 又称黏液水肿性昏迷。是甲状腺功能减退症未能及时诊治，又在各种诱因参与下发展到危及生命的严重昏迷状态。并不是所有病人都出现黏液水肿，所以称为急性甲状腺功能减退性昏迷更为确切。以下原因可以诱发本症。

(1) 手术损伤下丘脑－垂体：使 TSH 急剧下降，TSH、T3、T4 血中半衰期分别只有 60min、1.5d、7d。完全损伤垂体、垂体柄的病人，即使术前甲状腺功能正常，也将引起急性 T3、T4 缺乏。若手术前未进行甲状腺激素准备，术后也未补充治疗，病人可于术后 1～2 周左右发生昏迷。手术时间过长者，手术后即不能清醒。

(2) 应激：在慢性甲状腺功能减退状态下，再遇手术、创伤、失血、感染、寒冷，以及使用麻醉剂、安眠剂、镇静剂等，将容易导致昏迷。

(3) 尿崩失水：甲状腺功能减退者的机体为了代偿低代谢状态，已使全身血容量减少约 30%，鞍区手术后若再有尿崩、多尿而降低血容量，很容易使机体失代偿导致休克，引起昏迷。

(4) 感染：多见于中枢神经系统感染、肺部感染。

临床主要表现为昏迷和低代谢状态。手术前严重甲状腺功能减退未纠正的病人，可于手术后即昏迷；手术前甲状腺功能正常但手术中完全损伤垂体、垂体柄者，昏迷可由

嗜睡、蒙眬等逐步发展而至。病人有明显低代谢状态，如：低体温而无寒战，全麻手术后体温长时间不升反而下降，体温甚至可低于32℃，此时应使用低读数的温度计，使结果可靠；脉搏、心动过缓而弱，常在40～60次/min；呼吸频率常低至5～10次/min，可有二氧化碳潴留、低氧血症等呼吸衰竭表现；近半数病人血压低于100/60mmHg，可能系心肌收缩力减低、代偿性血容量减少所致。

（三）性腺功能减退症候群

胡须、腋毛、阴毛减少或稀疏脱落，生殖器萎缩，睾丸变小，性欲减退或消失。女性闭经或月经紊乱稀少，子宫缩小，阴道黏膜萎缩，可伴阴道炎。此外还有体力虚弱、易于疲乏、精神不振等征象。

（四）生长激素不足

生长激素不足在垂体前叶功能减退症中最易出现。儿童期表现为生长停滞，成年人仅表现为肌肉无力、萎缩，易疲劳、纳差、头晕，可有直立性低血压，中心性肥胖，应激能力差，易出现低血糖、低血钠、骨质疏松等非特异性的临床表现，常容易被忽视。

三、辅助检查

（一）肾上腺皮质功能测定

血清ACTH降低或测不出；晨8时血浆皮质醇＜82.8nmol/L可诊断肾上腺皮质功能不全，若＞500nmol/L可除外肾上腺皮质功能不足，最好同时测定24h尿17-羟皮质醇、24h尿游离皮质醇，本病者均低于正常。ACTH兴奋试验可以鉴别下丘脑－垂体性肾上腺皮质功能不全与原发性肾上腺皮质功能不全。本试验有多种方法，神经外科病人采用“静脉滴注ACTH 25mg历时8h连续5d法”较好，观察24h尿17-羟皮质醇和（或）皮质醇变化，正常人在兴奋后第1天较对照日增加1～2倍，第2天增加1.5～2.5倍；下丘脑－垂体性肾上腺皮质功能不全者第1～2天反应小，连续兴奋3～5d时反应逐日增强；原发性肾上腺皮质功能不全者连续兴奋5d无反应。

（二）甲状腺功能测定

TSH明显下降或测不出，T4、FT4下降，严重病人才出现T3、FT3减少。这是因为甲状腺分泌的激素中，T4约占总量的90%，而且当机体缺乏甲状腺激素时，T4脱碘转变成T3过程增强。因此TSH下降使T4、FT4下降更为明显。

（三）性腺功能测定

FSH、LH降低或测不出，睾酮、雌二醇下降。

（四）生长激素

生长激素分泌波动很大，而且影响分泌的因素很多，因此单一的生长激素缺乏症，不能仅凭生长激素测定诊断，而应做胰岛素、精氨酸激发试验。鞍区疾病或手术后，只要有其他多种垂体前叶激素缺乏，不必再做激发试验，即可以认为存在生长激素缺乏症，因为生长激素缺乏在垂体前叶功能减退症中最易出现。

（五）其他实验室检查

正常细胞正常血色素性贫血（单个红细胞正常的贫血），少数为巨幼红细胞贫血，一般红细胞总数在（3.0～4.0）$\times 10^{12}$/L之间；白细胞总数正常或偏低，淋巴细胞及嗜酸

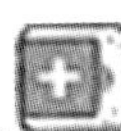

性粒细胞常可偏高。少数病人可有再生障碍性贫血。

四、诊断与鉴别诊断

（一）诊断

根据病史、症状、体征诊断慢性垂体前叶功能减退症不难。对病人生命构成威胁的是垂体前叶功能减退性危象。根据激素缺乏的种类、量不同以及是否受到外源性补充激素的影响，危象又分为急性肾上腺皮质功能危象和急性甲状腺功能减退性昏迷两种，虽然前者有血浆皮质醇、24h 尿 17－羟皮质醇、24h 尿游离皮质醇下降，后者有 TSH、T4、T3下降等特征性实验室检查表现，可是很多医院未将上述实验室检查列为急诊检查项目，等待检查结果而延误诊治可能导致病人死亡。因此，一旦发生手术后昏迷或危急症状，主要根据症状、体征、围手术期激素准备情况以及手术损伤程度来诊断。

1．急性肾上腺皮质功能危象诊断

（1）高热。

（2）血压下降、脉搏细速、皮肤湿冷。

（3）神志改变：淡漠、嗜睡、蒙眬、昏迷。

（4）术前未给予充分糖皮质激素准备，或近期有糖皮质激素停用、减量、使用剂量不足的情况。

（5）术前有肾上腺皮质功能减退病史，鞍区肿瘤放射治疗史。

（6）手术时损伤下丘脑－垂体的病史。

2．急性甲状腺功能减退性昏迷诊断

（1）昏迷、四肢腱反射减弱。

（2）低代谢状态：低体温、低血压、呼吸慢、脉搏慢。

（3）皮肤粗糙、脱屑，头发干燥、易脱。

（4）术前有甲状腺功能减退病史，鞍区肿瘤放射治疗史，平时畏寒、淡漠、便秘。

（5）术前、术后未给予充分甲状腺激素准备或治疗。

（6）手术时损伤下丘脑－垂体的病史。

（7）心电图表现心率慢、各导联低电压。

（二）鉴别诊断

1.颅内血肿　可发生神志改变，一般病情发展快，多有血压升高，呼吸变深，体温正常或升高。CT 检查可明确诊断。

2.脑干损伤　可发生昏迷，多有高热、消化道出血、瞳孔变化。

3.脑水肿高颅压症　术中对下丘脑反复刺激，对脑组织压迫牵引过重过久，麻醉中血压忽高忽低，都可能发生术后弥漫性脑水肿高颅压。可有神志改变，严重者昏迷。特点是病人体温不低、呼吸不浅，腰椎穿刺脑脊液压力明显增高，CT 检查等可鉴别。

4.电解质紊乱　低钠血症、高钠血症都是鞍区术后常见并发症，严重时可出现神志障碍甚至昏迷。特点是病情进行性恶化、尿崩多尿、无低代谢体征，血电解质检查显示血钠显著异常。

5.低血糖昏迷　昏迷前有饥饿感、头晕、震颤，昏迷时心动过速、多汗。血糖检测

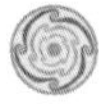

可明确诊断。

6.高血糖高渗性昏迷 鞍区术后糖代谢紊乱的一种。可有高热，表现为严重脱水症状，如皮肤干燥、弹性降低、眼球凹陷、呼吸浅快、心率增快。血糖检测可明确诊断。

五、治疗

（一）激素替代疗法

补充垂体促激素最为合理，但此类激素属肽类，不易补充，长期应用容易产生相应抗体而失效。目前该病大多应用多种靶腺激素联合替代。

1.糖皮质激素 垂体前叶功能低下首先应补充糖皮质激素，若首先使用甲状腺激素则会加速皮质醇的代谢，加重皮质醇的缺乏症状。正常人每日皮质醇分泌量约为20～30mg，严重应激时每日可达100～300mg，补充激素亦按上述分泌量确定，还应模拟其昼夜分泌的生理规律，即早晨8时服全日量的2/3，下午2时服1/3。遇有应急时激素要适当加量，以防发生肾上腺皮质功能危象。在激素品种选择上，最好应用符合生理、具有保钠作用的品种，病因不能解除者需终生使用。理想药物有下述三种：①氢化可的松，最符合生理激素而被列为首选，有片剂、针剂，替代治疗多用片剂，每片20mg。使用方法为上午8时20mg，也可在下午2时再加服10mg。②醋酸可的松，需经肝脏转化为氢化可的松才能发挥作用，肝功能障碍者疗效差，常用片剂，每片25mg。使用方法为上午8时25mg，或下午2时加服12.5mg。③强的松，需在肝脏转化为强的松龙（皮质醇的衍生物）才能起作用，并且保钠作用偏弱，每片5mg，使用方法为上午8时5mg，或下午2时再加服2.5mg。由于地塞米松的保钠作用很强，不符合生理需求，因此不主张作为替代激素使用。

2.甲状腺激素 可在肾上腺皮质激素应用之后或同时使用，以免加重皮质醇的缺乏。首选制剂甲状腺片。一般病人每日40～80mg。对于重症、老年病人，开始用量宜小，避免诱发心绞痛、心律失常，可从每日20mg开始，逐渐增加剂量。长期维持剂量的确定主要根据症状及血T3、T4检测结果，一般每日40～120mg。

3.性腺激素 男女病人均需补充雄性激素，以促进蛋白质合成，肌肉有力，精力充沛。男性常用丙酸睾丸酮50～100mg肌内注射，每周1～2次；庚酸睾丸酮150～200mg，肌内注射，每2周1次，或口服十一酸睾丸酮40～120mg/d。睾酮的皮肤贴片，每天释出睾酮4～6mg，但价格较贵。阳痿者可在性活动前0.5～1h口服西地那非（万艾可）50～100mg（0.5～1片）。女性病人则使用男性化作用弱的苯丙酸诺龙25mg，每周肌内注射1～2次，或口服康力龙2～4mg/d。为了改善育龄女性第二性征及性功能，宜行人工周期疗法：雌激素口服24d，从第24天开始加用孕激素5d，停药后月经来潮，从月经第5天起重复人工周期用药。常用雌激素有己烯雌酚0.25mg/d，孕激素有甲地孕酮10mg/d。长期存在垂体前叶功能低下者，往往有子宫严重萎缩等，女性激素的补充最好请妇产科医师协助。

4.生长激素 多用于儿童，促进生长。有种属特异性，使用动物生长激素对人类无效，过去曾应用人垂体提取生长激素，由于来源困难并在1984年发现可导致死亡的Creutzfeldt-Jakob病而停止使用。现在使用的是基因重组合成的生长激素（rhGH），目

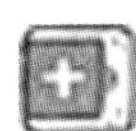

前品种较多，如瑞典的Genotropin（健高宁），瑞士的Saizen，丹麦的Norditropin，美国的Humatrope，推荐剂量为0.1U/kg，临睡前皮下注射，每周3次，如6个月内生长速度不到5cm，剂量可加倍。国内也有上海细胞生物研究所、珠海恒通生物工程制药公司生产的产品，文献报道疗效满意。一般第一年疗效最显著，但仍有一定抗原性而影响后续使用。疗程取决于最终身高是否接近于正常，以及骨骺是否已融合，如每年生长速度不到5cm应停药。特别提醒神经外科医师，儿童病人在使用生长激素促进生长发育过程中，还应注意其他激素的均衡补给，如糖皮质激素、甲状腺激素、雄性激素、绒毛膜促性腺激素等。治疗方法、观测指标和不同年龄段用药调整，都非常专业和复杂，请内分泌科、小儿内科处置更为稳妥。成年病人可于每周皮下注射rhGH0.125～0.25U/kg，1个月后可改善肌肉无力、贫血、直立性低血压等非特异性症状，并且伤口愈合增快。上述药物价格昂贵，不适用于恶性肿瘤术后病人。

（二）危象处理

应强调的是，危象的诊断主要根据临床症状体征，而不需要等待激素检测结果，以免贻误抢救时机，如不能及时识别和救治，急性肾上腺皮质功能危象可于1～2d内死亡，急性甲状腺功能减退性昏迷的病死率高达50%以上。

1．急性肾上腺皮质功能危象抢救

（1）紧急补充糖皮质激素：首先迅速静脉滴注氢化可的松100～200mg（溶于葡萄糖氯化钠液体500ml中），以后每6h给予100mg静脉滴注，第1天总量应达400～600mg。如病情好转，第2天可减至氢化可的松300mg/d，第3天减至200mg/d，继而100mg/d，均分次静脉滴注。病情稳定后改为口服氢化可的松、醋酸可的松或强的松，逐渐过渡到病人所需维持量。

（2）补液、纠正电解质紊乱：补液总量须视失水程度而定，鞍区肿瘤术后常有尿崩多尿，失水较为严重，最好在中心静脉压监测下补充液体。补液时须注意电解质平衡，纠正低钠血症或高钠血症。

（3）抗休克，纠正低血压：如补液及激素给予充足，仍有休克性低血压者，应考虑输入血浆、全血，可酌情选用血管活性药物，如多巴胺等。

（4）抗感染：有感染者应针对病因予以抗感染。

（5）对症治疗：给氧、吸痰，高热者予以降温，体温过低者注意保暖等。

2．急性甲状腺功能减退性昏迷抢救

（1）紧急补充甲状腺激素：因肠道处于麻痹状态影响药物吸收，补充激素最好经静脉途径。首选制剂三碘甲状腺原氨酸（T3），此药在体内无需脱碘而直接发挥作用，疗效发生快，首剂40～120μg静脉注射，以后每6h静脉注射5～15μg，病人清醒后改为口服。如无此剂型，可将此药片剂研细加水，每4h 鼻饲20～30μg。或者使用左旋甲状腺素钠（T4），首次静脉注射200～500μg，疗效应在给药后6～12h出现，否则应在24h内补足剂量至500μg。以后每日静脉滴注或口服100μg，直至病情好转再逐步过渡到甲状腺片的维持剂量。要注意的是，已经抢救清醒病人如果无甲状腺激素维持可再次昏迷。如果医院未备有上述两种药物，急救中可以考虑在监测中心静脉压下，输入大量当日新鲜血浆1 000～2 000ml来补充体内极度缺乏的甲状腺激素，这种方法对于术后尿

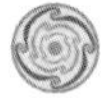

崩多尿病人尤为适用，同时鼻饲甲状腺片，首剂200～400mg，然后40～80mg/4h，清醒后开始减量。

（2）补充糖皮质激素：垂体前叶功能减退病人其应激功能低下，特别是单纯接受甲状腺激素治疗后，血清皮质醇的清除可加快，有可能诱发急性肾上腺皮质功能危象。所以补充甲状腺激素的同时一定要静脉给予糖皮质激素，推荐氢化可的松100mg/6h。

（3）纠正低氧血症：常规监测动脉血气，及时吸氧。若有呼吸衰竭或呼吸道堵塞症状时，应行气管插管或气管切开。病人存在部分不张肺泡的动－静脉分流作用，即使充分给氧，低氧血症也难以纠正。此时若红细胞比积<30%，可适当输入压积红细胞，改善组织缺氧。

（4）防休克：由于代偿低代谢状态，血容量已经减少约30%，因此尿崩多尿降低血容量的因素极易诱发低血容量性休克，应严密监测血压。

（5）纠正低血糖：低血糖较常见，一旦诊断成立，即应静脉注射50%葡萄糖50ml，然后予以5%葡萄糖氯化钠静脉滴注。

（6）保温：采用被动缓慢的升温方法，如增加被褥、逐渐提高室温等。主动加热应予避免，因为可增加耗氧并使血管扩张而加重低血压，甚至引起休克。只有在严重低体温（<30℃）下有可能发生心室纤颤时才考虑主动加热，但每小时温度上升不超过0.5℃，直肠温度升至31℃即不应再主动加热。

（7）避免使用中枢抑制剂：不使用哌替定、氯丙嗪、安定、苯巴比妥等中枢抑制药，即使需行气管切开术，也应少用局麻药，以免因病人不能耐受上述药物而进一步影响意识、呼吸、血压。

（8）抢救成功后，仍需甲状腺片终生替代治疗。

（张小鹏）

第十节　激素替代治疗

鞍区肿瘤手术常可导致手术后垂体功能的低下，包括腺垂体功能低下和神经垂体功能低下，前者包括促性腺激素缺乏、生长激素缺乏、促甲状腺激素缺乏、促肾上腺皮质激素缺乏、催乳素缺乏等，各种激素的缺乏引起相应的临床症状；后者主要影响抗利尿激素的分泌和释放，导致尿崩症等水、钠代谢的失调。本节主要讨论腺垂体功能低下的激素替代治疗。

一、病因

手术后引起腺垂体功能减退的病因主要为下丘脑和垂体本身的异常。发生在下丘脑的病变导致继发性垂体功能减退，发生在腺垂体本身的属于原发性垂体功能减退。

（一）肿瘤本身

较大的鞍区肿瘤由于压迫正常垂体组织，造成正常垂体组织的破坏，功能丧失。肿瘤如果压迫垂体柄，切断了下丘脑和腺垂体之间的联系，也可引起垂体功能的减退。另外，肿瘤如果向上侵犯下丘脑，也可以破坏下丘脑的神经核，造成继发性的垂体功能低

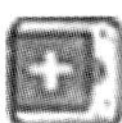

下。如果这些在手术前时间较持久，程度较重，在手术切除肿瘤后常不容易恢复，手术后一定时期内还同样存在着垂体功能的低下。

（二）手术损伤

手术损伤也是手术后引起腺垂体功能减退的主要原因，包括垂体本身和垂体柄、下丘脑的损伤；手术本身也可以引起垂体血供的损害，导致垂体供血不足，组织坏死，引起功能减退。

（三）放疗损伤

鞍区肿瘤手术后常规需行放射治疗，在放射治疗若干年后，部分病人可能出现垂体功能的减退，特别是儿童病人更应该注意。

（四）其他因素

如手术后感染、自身免疫性疾病、浸润性疾病等。

二、手术后腺垂体功能低下的判断

（一）病史

包括手术前症状、体征、垂体功能的检查等；手术中对正常垂体和下丘脑的骚扰情况，手术中垂体柄有无断裂等。

（二）临床表现

腺垂体功能减退的症状和体征主要取决于腺垂体激素和靶腺激素的缺陷，可以表现为单一或者多种激素缺乏的临床表现，需与原发性的靶腺功能减退相鉴别。

1.促性腺激素的缺乏　促性腺激素在不同性别和同一性别的不同发育时期其作用是不一致的。在育龄妇女，促性腺激素的缺乏可以导致月经失调，如月经周期时间延长、经量减少甚至闭经，阴毛、腋毛稀少脱落，乳房萎缩、性欲减退，外阴和子宫不发育，不孕等。对于绝经后的妇女，促性腺激素的影响不大。男性病人常表现为性欲减退、阳痿、睾丸萎缩、外生殖器变小等。对于青春期前发病的病人，可以表现为青春期延迟或性发育不全，身材矮小，外生殖器幼稚，阴毛、腋毛稀少等。

2.生长激素的缺乏　在青春期前的儿童引起侏儒症，身材矮小，但体态匀称；在成人，生长激素的缺乏不会造成明显的症状，常常难以发现。

3.促甲状腺激素的缺乏　主要为甲状腺功能不足的表现，如怕冷少汗、表情淡漠、面色苍白、眼睑浮肿、思维迟钝、疲倦无力、记忆力下降等。

4.促肾上腺皮质激素的缺乏　主要表现为头晕、虚弱乏力、面色苍白、浮肿、食欲不振、恶心呕吐、体重下降、血压偏低、应激能力下降等。

5.催乳素的缺乏　一般没有明显的症状。

（三）实验室检查

1.下丘脑－垂体－性腺轴功能测定

（1）性激素检查：包括FSH、LH，女性的雌二醇、孕酮、雌三醇，男性的睾酮均处于低值。

（2）促性腺激素释放激素兴奋试验：

1）方法：静脉注射促性腺激素（十肽）100～200 μg，并在注射前及注射后30min、

45min、60min 分别抽血测定 FSH 和 LH；由于在长期促性腺激素释放激素缺乏的情况下，垂体呈萎缩倾向，LH 和 FSH 对单次注射促性腺激素释放激素可能不发生反应，重复注射促性腺激素后可能有反应，因此在进行兴奋试验之前，常主张先静脉注射促性腺激素释放激素 4～5d。

2）结果判断：FSH 和 LH 的峰值一般出现在注射后 30～45min；如果二者能够升高，但反应较弱或者峰值出现延迟，提示病变在下丘脑；如二者无反应，提示病变在垂体。

2．生长激素轴功能测定

1）血生长激素水平低下：生长激素的测定值要同相应年龄、性别的正常值做比较才能得出正确的结果。

2）生长激素刺激释放试验：即通过注射生长激素释放激素来刺激生长激素的释放；也可采用可乐定或胰岛素等诱导的低血糖试验。

3）血清 IGF–I 水平测定。

3．下丘脑 – 垂体 – 肾上腺轴功能测定

（1）在功能减退的病人，一般 24h 尿游离皮质醇水平下降，同时伴有血 ACTH 水平下降，24h 尿 17– 羟皮质醇对肾上腺功能评价也有帮助。

（2）CRH 兴奋试验：

1）方法：静脉注射 CRH，剂量 1 μg/kg 体重，分别在注射前 15min、注射时和注射后 15min、30min、60min、90min、120min、150min、180min 抽血测定 ACTH。

2）结果判断：正常人在注射 CRH 后 ACTH 峰值一般出现在 15～30min，对 CRH 反应延迟提示病变在下丘脑，无反应者提示病变在垂体。

4．下丘脑 – 垂体 – 甲状腺轴功能测定

（1）血清 TSH 和 T3、T4、FT3、FT4 的测定值低下。

（2）TRH 兴奋试验：

1）方法：静脉注射 TRH 200～500 μg，在注射前和注射后 30min、60min、90min 分别抽血测定 TSH。

2）结果判断：正常人的 TSH 峰值一般出现在注射 TRH 后 20～30min；如 TSH 反应增高，但峰值延迟，一般出现在 60～90min，多为下丘脑病变；如果 TSH 对 TRH 没有反应，说明病变在垂体。

5．催乳素测定 催乳素测定一般以清晨起床后 1～2h 空腹时采血为宜，腺垂体功能低下的病人催乳素常较低。

三、治疗

在行激素替代治疗之前，应该首先明确腺垂体功能减退的原因，针对病因治疗是很重要的一个方面。只有在去除病因后仍有腺垂体功能低下的病人，才给予激素替代治疗。因此，病人在进行激素替代治疗的前后均需要检测激素的水平，以观察疗效，调整用药。必须替代的激素包括参与机体应激反应的糖皮质激素和甲状腺激素。进行激素替代治疗时，一般从小剂量开始，逐渐加大剂量到恢复激素的正常血浓度。糖皮质激素的替代必须先于甲状腺激素的替代，因为在病人有肾上腺功能不足的情况下给予甲状腺激素，可能诱发肾上腺皮质功能衰竭，发生低血压和休克。

（一）肾上腺皮质激素替代

通常采用泼尼松，每日7.5mg，清晨5mg及午后2.5mg服用，用药后，病人的体力及精神改善，可免于发生低血糖及低血压，皮脂分泌及出汗较原来增多。阴毛稍生长，排尿量稍增加，排泄水负荷能力好转。如有高热、感染、手术创伤等并发症时，可增加可的松的剂量，每日静脉滴注可的松100～300mg，并发症过后，数日内递减至原来的维持量。潴钠激素，如去氧皮质酮，一般并不需要。

（二）甲状腺激素替代

可用干甲状腺片，开始用小剂量，每日20～40mg，在数周内逐渐增至60～120mg。如果用左旋甲状腺素，开始每日50 μg，在数周内增至每日100～200 μg。如果用碘赛罗宁（三碘甲状腺原氨酸），开始每日10～20 μg，在数周内增至每日50～75 μg。

用甲状腺治疗后，病人畏寒减轻，精神好转，浮肿消失，眉毛生长，心电图有所改善，贫血得以纠正。因单用甲状腺激素可加重肾上腺皮质功能不足，故在用甲状腺激素之前或同时应用肾上腺皮质激素。

（三）性激素替代

男性病人，肌内注射丙酸睾丸酮（丙酸睾丸素），每周2次，每次50mg，或甲酸睾丸酮（甲酸睾丸素）片，每日20～30mg口服或者舌下含服。用药后可改善性功能。由于雄激素具有促进蛋白质合成作用，病人的体力增强，营养状况好转。

女性病人可进行人工周期治疗，如每晚睡前服己烯雌酚0.5～1mg，连续20d，以后改为每日肌内注射黄体酮10～20mg，连续5d，或口服甲羟孕酮（安宫黄体酮）每日4～8mg，连续5d或用尼尔雌醇。

女性病人也可用小剂量雄激素如丙酸睾丸酮，每周1～2次，每次25mg肌内注射；或甲酸睾丸酮（甲基睾丸素）1次5～10mg口服或舌下含服，10～30mg/d以改善性功能，增强体力。

（四）生长激素替代

生长激素缺乏的症状在儿童病人比较明显，在成人中不甚明显。目前，已经有国产的人重组生长激素供应，用于生长激素缺乏的病人。

（五）腺垂体功能减退危象的处理

应根据病史和体检，判断昏迷的病因和类型，以加强治疗的针对性。对垂体前叶功能减退性昏迷病人，应立即进行挽救治疗。

1.补充葡萄糖 先静脉注射50%葡萄糖40～60ml，继以10%葡萄糖溶液静脉滴注。为避免内源性胰岛素分泌过度引起低血糖，除了继续静脉滴注葡萄糖外，还需静脉滴注氢化可的松。

2.补充氢化可的松 100mg氢化可的松加入500ml葡萄糖液内静脉滴注，第一个24h用量200～300mg，对低温型昏迷，氢化可的松的用量不宜过大，否则有可能抑制甲状腺的功能，使昏迷加重。

3.去除造成危象的诱因 如感染者加用抗生素，失钠严重者应补钠。

4.甲状腺素应用 低温昏迷的病人除保温外，还应尽快给予三碘甲状腺原氨酸，每6～12h静脉注射12.5 μg。在用甲状腺激素治疗的同时，应用适量的氢化可的松（如50～100mg静脉滴注），以免发生严重肾上腺皮质功能不足。

5.水中毒 有水中毒者应立即给予氢化可的松50mg或泼尼松10mg口服。如病人不能口服，则应立即给予静脉注射氢化可的松25mg加25%葡萄糖40ml，必要时可以静脉滴注。

第十一节 营养支持治疗

营养支持治疗也是鞍区肿瘤手术后处理的一个重要环节。如鞍区肿瘤常因下丘脑、垂体的病变出现电解质紊乱，手术创伤、高热、呕吐等使机体的消耗增加，手术后可能的应激性溃疡又进一步对胃肠道功能造成损害，伴昏迷的病人可能长期不能进食而营养不良，从而导致伤口愈合不佳、并发感染等直接影响病人的恢复，甚至危及生命。因此，研究鞍区肿瘤手术后的营养支持治疗是十分必要的。鞍区肿瘤手术后营养支持治疗的特点和基本原则：①鞍区肿瘤手术后病人容易发生水和电解质平衡失调、高热、呕吐、消化道出血、高血糖等各种并发症，在进行营养支持治疗的同时，要注意纠正由这些因素引起的内环境紊乱。②鞍区手术后清醒的病人，多可在手术后数小时进水，鼓励病人早期进流质饮食。③手术后进食困难或者昏迷的病人，鼓励早期肠内营养，多采用鼻胃管进流质饮食。④完全肠外营养在鞍区手术后的病人中少见，肠外营养多在肠内营养不足的情况下起辅助作用。

一、肠内营养

由于鞍区手术后的病人胃肠道功能多正常，所以营养支持时应首选肠内营养。肠内营养制剂经肠道吸收入肝，在肝内合成机体所需的各种成分，整个过程更符合生理状态。肝还可以发挥解毒作用。食物的直接刺激又有利于预防肠黏膜萎缩，保护肠黏膜屏障功能，预防应激性溃疡的发生。食物中的某些营养素（谷氨酰胺）可直接被黏膜细胞利用，有利于其代谢及增生。较肠外营养而言，肠内营养没有明显的并发症。

（一）肠内营养制剂

为适应机体代谢的需要，肠内营养制剂的成分均很完整，包括碳水化合物、蛋白质、脂肪或者其代谢产物，也含有生理需要量的电解质、维生素和微量元素等。

肠内营养的制剂分粉剂及溶液两种，前者需加水后使用。

（二）肠内营养的实施

对于鞍区肿瘤手术的病人，肠内营养的实施主要是通过鼻胃管来实现的。鼻胃管喂养的优点在于胃的容量大，对营养液的渗透浓度不敏感，适于应用要素饮食、匀浆饮食、混合奶的肠内支持，但缺点是有反流与吸入气管的危险。对预计管饲时间较长的病人，最好选用手术造口的喂养途径。

根据喂养管尖端的位置和胃肠道承受能力，肠内营养液可通过分次给予（包括分次推注和分次滴注）或连续滴注的方式给予。分次给予适用于喂养管尖端位于胃内及胃功能良好者，其优点是较接近一日三餐的饮食习惯和生理状态；每次给予的量为100～300ml，用推注的方法在5～15min完成，滴注方式在2～3h完成，每次间隔2～3h。连续滴注适用于喂养管尖端位于十二指肠或者空肠内的病人，最好用输液泵控制速度，初速为20～50ml/h，逐渐可增加至100～120ml/h。

调配好的标准肠内营养液的热量密度为4.18kJ/ml（1kcal/ml）。应用时应从低浓度向高浓度过渡。室温较低时还可以适当加温。

（三）肠内营养的并发症及其防治

较肠外营养而言，肠内营养的并发症不多，且多不严重。

1.误吸 由于病人年老体弱、昏迷或存在胃潴留，当通过鼻胃管输入营养液时，可能因为呃逆后误吸而导致吸入性肺炎。预防措施是病人取30°半卧位，输营养液后停输30min，若回抽液量>150ml，则考虑胃潴留存在，应暂停鼻胃管灌注。

2.腹泻、腹胀 与输注速度、溶液的浓度和渗透压有关。输注太快是引起症状的主要原因，故应强调缓慢输注。因渗透压过高所致的症状，可酌情给予阿片酊等药物以减慢肠蠕动。

二、肠外营养

凡不能或不宜经口摄食超过5～7d的病人，都是肠外营养的适应证。手术前有营养不良，以及手术后发生了消化道出血、严重感染和败血症、肝肾功能损害等也是肠外营养的指征。手术后放疗期或者化疗期应用肠外营养也可补充摄食的不足。

（一）肠外营养制剂

1.葡萄糖 葡萄糖是肠外营养的主要能源物质。机体所有器官、组织都能利用葡萄糖，补充葡萄糖100g/24h就有显著节省蛋白质的作用。来源丰富、价格低廉也是其优点。通过血糖、尿糖的监测能了解其利用情况，相当方便。

但葡萄糖的应用也有不少缺点。首先是用于肠外营养的葡萄糖溶液往往是高浓度的，渗透压高，对静脉壁的刺激很大，不能经周围静脉输注。其次是机体利用葡萄糖的能力有限，为5mg/（kg·min），过量或过快输入可能导致高血糖、糖尿，甚至高渗性非酮症昏迷。鞍区肿瘤手术后合并糖尿病者，易发生糖代谢紊乱。同时，手术应激使机体利用葡萄糖的能力下降，多余的糖将转化为脂肪而沉积在器官内，例如肝脂肪浸润，损害其功能。因此，目前肠外营养时已不用单一的葡萄糖能源。

2.脂肪乳剂 是肠外营养的另一种重要能源。以大豆油或红花油为原料，磷脂为乳化剂，制成的乳剂有良好的理化稳定性，微粒直径与天然乳糜微粒相仿。乳剂的能量密度大，10%溶液含热量4.18kJ（1kcal）/ml。10%溶液为等渗，可经周围静脉输入。应激时对其氧化率不变，甚至加快。脂肪乳剂安全无毒，但需注意使用方法。单独输注时速度要慢，先以1ml/min开始，500ml的输注需用5～6h。输注太快可致胸闷、心悸或发热等反应。脂肪乳剂可按其脂肪酸碳链长度分为长链甘油三酯（LCT）及中链甘油三酯（MCT）两种。LCT内包含人体的必需脂肪酸（EFA）——亚油酸、亚麻酸及花生四烯酸，临床上应用很普遍。MCT的主要脂肪酸是辛酸及癸酸。MCT在体内代谢比LCT快，代谢过程不依赖肉毒碱，且极少沉积在器官、组织内。但MCT内不含EFA，且大

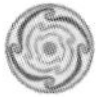

量输入后可致毒性反应。临床上对于特殊病人（例如肝功能不良）常选用兼含LCT及MCT的脂肪乳剂（两者质量比为1∶1）。

产品有10%和20%等不同浓度。由于20%乳剂所含磷脂量与等容量的10%乳剂相同，而含热量加倍，因此在提供相同热量的情况下，使用20%乳剂可以使磷脂的摄入量减少，避免高磷脂摄入后可能发生的体内脂代谢异常。因此，对于神经外科需限制入水量者使用20%乳剂更合适。

3.复方氨基酸溶液 是按合理模式（人乳或鸡蛋白）配制的结晶、左旋氨基酸溶液。其配方符合人体合成代谢的需要，是肠外营养的唯一氮源。复方氨基酸有平衡型及特殊型两类。平衡氨基酸溶液含EAA 8种，NEAA 8～12种，其组成符合正常机体代谢的需要，适用于大多数病人。特殊氨基酸溶液专用于不同疾病，配方成分上作了必要调整。例如用于肝病的制剂中含BCAA较多，而含芳香氨基酸较少。用于肾病的制剂主要含必需氨基酸，仅含少数非必需氨基酸（精氨酸、组氨酸等）。用于严重创伤或危重病人的制剂含更多的BCAA，或含谷氨酰胺二肽等。关于谷氨酰胺，由于其水溶性差，而且在溶液中不稳定，容易变性，因此，目前用于肠外营养的谷氨酰胺制剂都是用谷氨酰胺二肽（如甘氨酰－谷氨酰胺、丙氨酞－谷氨酰胺）。此二肽物质的水溶性好，稳定，进入体内后可很快被分解成谷氨酰胺而被组织利用。

4.电解质 肠外营养时需补充钾、钠、氯、钙、镁及磷。有关的制剂，其中不少是临床常用制剂，例如10%氯化钾、10%氯化钠、10%葡萄糖酸钙及25%硫酸镁等。磷在合成代谢及能量代谢中发挥重要作用，肠外营养时的磷制剂有无机磷及有机磷两种，前者因易与钙发生沉淀反应而基本不用，有机磷制剂为甘油磷酸钠，含磷10mmol/10ml。磷主要经肾脏排泄，故严重肾功能不全或存在高磷血症者忌用本品。

5.维生素 用于肠外营养的维生素制剂有水溶性及脂溶性两种，均为复方制剂。每支注射液包含正常人各种维生素的每日基本需要量。机体内的水溶性维生素没有储备，因此凡肠外营养者均应常规给予。机体内有一定量的脂溶性维生素的储备，因此短期禁食行肠外营养者可不必补充。由于维生素过量蓄积后可导致中毒，因此需要注意其用量。在临床应用时，水溶性维生素在日光下可能变性，在使用时应注意避光。

6.微量元素 也是复方注射液，每支含锌、铜、锰、铁、铬、碘等多种微量元素，每支含正常人每天需要量。

（二）全营养混合液

肠外营养所供的营养素种类较多。从生理角度看，将各种营养素在体外先混合在3L塑料袋内（称全营养混合液）再输入的方法最合理。同时进入人体内的各种营养素，各司其职，对合成代谢有利。另外，混合后高浓度葡萄糖可被稀释，渗透压降低，使经周围静脉输注成为可能。混合后输注，单位时间内的脂肪乳剂输入量大大低于脂肪乳剂的单瓶输注，可避免因脂肪乳剂输注过快的副作用。全营养混合液在无菌环境下配制，使用过程中无需排气及更换输液瓶，全封闭的输注系统大大减少了污染机会。全营养混合液的配制过程要符合规定的程序，由专人负责，以保证混合液的理化性质仍保持在正常状态。

同时，在应用全营养混合液的时候，应该考虑病人的电解质情况，根据电解质监测

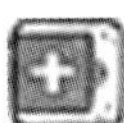

的结果补充电解质。糖尿病的病人要适当补充外源性的维生素以控制血糖水平。肝肾功能不良的病人其全营养液也要做适当的调整。

（三）肠外营养的输入途径

由于全营养液的渗透压不高，对于用量小、时间不超过2周的病人，可经外周静脉输注；如果需要长期肠外营养，则以经中心静脉导管输注为宜。全营养液常需要12～16h输完，也可24h连续输注。

（四）肠外营养的并发症

1.技术性并发症 指中心静脉导管在放置或留置过程中发生的并发症。如穿刺损伤导致的肺损伤、气胸、血胸、皮下血肿、神经或胸导管损伤等，严重的并发症还包括空气栓塞。

2.代谢性并发症 主要包括代谢成分补充不足引起的血电解质紊乱、微量元素缺乏、必需脂肪酸缺乏，糖代谢紊乱如高血糖、低血糖，肝功能损害等，肠外营养本身还可引起胆囊内胆泥和结石形成、胆汁淤积和肝酶谱升高、肠屏障功能减退导致的肠源性感染等。

3.感染性并发症 主要是导管性脓毒症，临床表现为突发的寒战、高热，严重的可导致感染性休克。

（赵洪洋）

参 考 文 献

1 陈灏珠.实用内科学.第11版.北京:人民卫生出版社,2001.1 055～1 063

2 林言箴.现代外科基本问题（上册）.上海：上海科学技术出版社,2000.133～166

3 施秉银.基础与临床内分泌学.第5版.西安：世界图书出版公司,2001.97～163

4 覃舒文,史轶繁,王德芬等.重组人生长激素治疗青春期前生长激素缺乏症的临床观察.中华内分泌代谢杂志,1999,15（1）:8～11

5 吴在德.外科学.第5版.北京：人民卫生出版社，2001.162～170

6 俞森洋.危重病监护治疗学.北京:北京医科大学、中国协和医科大学联合出版社,1996.390～397

7 张达青，胡绍文.下丘脑垂体疾病.北京：科学技术文献出版社,2001.288～297

8 张文武.急诊内科学.北京：人民卫生出版社,2002.428～436

9 张小鹏,王伟民,林健等.鞍区肿瘤术后急性黏液水肿性昏迷的预防治疗.中国微侵袭神经外科杂志,2003,8（4）:160～162

10 Colao A,Cerbone G,Cappabianca P,et al.Effect of surgery and radiotherapy on visual and endocrine function in nonfunctioning pituitary adenomas.J Endocrinol Invest,1998,21:284～290

11 Kurosaki M,Ludecke D K,Flitsch J,et al.Surgical treatment of clinically nonsecreting pituitary adenomas in elderly patients.Neurosurgery,2000,47(4):843～849

12 Lamberts S W J,Herber WWDE,Lely AJVD.Pituitary insufficiency.The Lancet, 1998,352:127～134

第十七章　鞍区疾病的围手术期护理

第一节　常规护理

一、手术治疗的围手术期护理

手术是治疗鞍区疾病的重要方法，但由于疾病所在部位解剖位置深，与诸多重要解剖结构相邻，手术不可避免要牵拉邻近组织，术后早期（48～72h）并发症的发生率较高且常常危及病人生命。在围手术期严密观察病人的病情变化，及时发现和处理并发症，是手术成功的关键因素之一。

（一）术前护理

1．手术前的病情观察

（1）颅内压增高症状的观察：严密观察病人的神志、瞳孔变化，注意有无头痛、呕吐等颅内压增高的症状。如头痛程度加重，次数增多，呕吐频繁，应立即报告医生，遵医嘱使用脱水药，并做好脑室穿刺引流的准备。

（2）视力、视野障碍的观察：术前护士要了解病人视力情况和视野的损害程度，以便与术后进行对比。

（3）下丘脑损害的症状观察：在病人入院后应监测生命体征，记录24h出入量，观察病人有无嗜睡、体温异常、尿崩等症状的发生。

（4）垂体功能低下的观察：垂体瘤压迫正常腺垂体，可引起腺垂体功能低下。注意观察病人有无精神失常、谵妄、高热、低温、恶心、呕吐、低血糖症、昏厥、昏迷等症状。

（5）其他：包括观察病人有无精神症状、癫痫发作、发育异常等，女病人还应询问有无月经异常。如术前1d病人出现发热、术区皮肤破损、女病人月经来潮等现象，应及时报告医生，推迟手术。

2．完善术前准备

（1）常规术前检查：包括胸透，心电图检查，抽血查血常规、肝肾功能、电解质、血糖和血型、配血，以及大小便常规、24h尿量，尿崩者还应查尿相对密度及尿钠，垂体瘤病人还应进行垂体功能测定。

（2）皮肤准备：术前晚术区按常规备皮。采取经鼻－蝶手术入路的病人还应剪鼻毛，术前连续3d使用氯朴麻等滴鼻剂滴鼻。

（3）药物过敏试验：术前应进行抗生素及麻醉药的过敏试验。

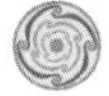

（4）术前禁食禁水。

（5）请麻醉医师探访病人，根据医嘱使用术前用药。

3.心理护理 在病人入院后护士应向病人介绍病区环境，为病人提供有关疾病的治疗、护理等相关知识，了解病人的心理状态，做好术前指导，对术后可能出现的问题及解决方法向病人及家属详细说明，消除病人的恐惧和顾虑，帮助其以良好的状态迎接手术。

（二）术后护理

1.卧位 全麻未醒者给予去枕平卧位，头偏向一侧；全麻已醒者可给予头高脚低位，床头抬高10°～30°。

2.颅内出血的观察与护理 严密观察神志、瞳孔，持续监测体温、心率、呼吸、血压及心电图。如病人出现头痛、呕吐、意识障碍，应及时报告医生，协助查找原因，如颅内出血诊断明确，应遵医嘱及时使用脱水药，必要时做好急诊手术清除血肿的准备。

3.尿崩症的观察与护理 观察病人有无口渴、多饮、多尿，生命体征和皮肤弹性有无变化。准确记录每小时尿量、24h出入量、尿相对密度，定时监测血糖、尿糖，必要时监测中心静脉压、血电解质。如成人尿量大于200ml/h（儿童大于150 ml/h），尿相对密度低于1.005，须警惕尿崩症的发生。在治疗尿崩症给药时应从小剂量开始，用药后应严密观察尿量变化，依据每小时尿量来调整药量，防止尿闭发生。尿崩者应注意补液，保持水、电解质和出入量平衡，预防脱水和水电解质紊乱的发生，在进行静脉补液的同时，还应鼓励病人口服补液。口服补液量＝尿量－静脉补液量＋不显性失水（800～1 000ml）。应禁止摄入含糖食物，避免产生渗透性利尿。

4.体温异常的护理

（1）高热的护理：术后监测体温1次/2h。除非体温不升，一般术毕即行头部物理降温，控制室温在20～25℃。如病人出现体温升高超过38℃，需采取积极有效的降温措施，可采用冰枕、冰袋敷大动脉处、冰盐水灌肠等物理降温措施。难以控制的中枢性高热可采用降温毯（床）持续降温。物理降温以不引起寒战、畏冷为宜，同时监测体温。禁用冬眠药，以免影响病人神志，使之丧失口渴反应和饮水功能。

（2）体温不升的护理：体温不升应注意保暖，适当提高室温，慎用热水袋，防止发生烫伤。

5.电解质紊乱的观察与护理 术后严密观察病人的意识变化，当出现低钠血症或高钠血症时，病人首先表现为意识淡漠；同时观察病人皮肤弹性，注意有无脱水或水肿发生（高钠脱水，低钠水肿）。术后应每12h测量一次血电解质，根据病情调整治疗方案。在补钾时应遵循量不宜过大、浓度不宜过高（小于0.3%）、速度不宜过快、见尿补钾的原则，能进食者应鼓励口服补钾。鼓励高钠病人多饮白开水，少食含钠高的食物；低钠病人多进食含钠高的食物。

6.抽搐发作的观察与护理 术后观察病人有无癫痫发作。有癫痫发作的病人，应观察发作时的表现、持续时间等，遵医嘱及时给药，观察用药效果；同时应派专人守护，保持呼吸道通畅，及时给氧；注意安全，防止咬伤舌头、坠床等意外发生。

7.消化道出血的观察与护理 术后注意观察病人有无呃逆、黑便、呕吐物呈咖啡

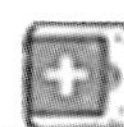

色等消化道出血症状发生，及时报告医生并留标本送检。遵医嘱使用H_2受体拮抗剂如雷尼替丁或质子泵抑制剂如洛赛克等。发生消化道出血的病人应暂禁食，严密观察血压波动情况，保持液路通畅，及时补充血容量，同时可给予冰盐水200ml加去甲肾上腺素2mg反复洗胃。

8.视力、视野障碍的观察 病人从手术室返回病房后应立即检查视力、视野，术后应连续观察病人有无视力、视野改变，注意与术前及术后即刻的状态进行比较。有视力障碍的病人应专人守护，加强生活护理，防止病人因视力原因而发生意外。

9.脑脊液鼻漏的观察与护理 经单侧鼻腔－蝶窦手术入路及经口－鼻－蝶窦手术入路的病人应注意鼻孔内渗液情况，术后使用复方硼酸溶液漱口每日4次，连续7d；经单侧鼻腔－蝶窦手术入路的病人鼻腔内填塞纱条6～12h后拔除，经口－鼻－蝶窦手术入路的病人鼻腔内填塞纱条2～3d后拔除；随时观察鼻孔内有无清水样液体流出，避免术后剧烈咳嗽和用力擤鼻涕，以防脑脊液鼻漏，术后绝对卧床1周。如有脑脊液鼻漏，应保持头高位，防止脑脊液逆流，严禁经鼻插胃管，禁止填塞、冲洗鼻腔及禁止鼻腔内用药。

10.加强营养 清醒病人应鼓励进食；有意识障碍不能自行进食者宜及早采用鼻饲，进行正规的肠内营养支持，在计算鼻饲热量时应含有充足蛋白质、维生素及微量元素等；不能进食者，应采用静脉补充营养。

11.内分泌替代疗法的护理 内分泌替代治疗是手术治疗不可缺少的重要组成部分，护理上应严格遵医嘱按时按量给药，在每次减量及停药后观察病人有无精神萎靡、食欲不振等激素不足症状，如有应及时报告医生恢复原剂量或另外再追加一个突击剂量。

12.加强基础护理 注意观察局部伤口情况及引流管引流情况，严格无菌操作，保持引流通畅，准确记录引流液的颜色、性质和量。有意识障碍的病人，应注意保持呼吸道通畅，加强口腔护理，勤翻身叩背，防止口腔疾患、压疮和坠积性肺炎等并发症的发生。

13.加强心理护理 术后由于并发症的发生导致病情加重，病人和家属常由于认识不足而出现焦虑恐惧心理，护理上应多关心病人和家属，认真倾听其诉说，耐心解释并发症的发生是暂时的现象，经过治疗是可以治愈的，争取病人的配合和家属的支持。

（三）护理诊断及措施

1.颅咽管瘤护理诊断及相关措施

（1）潜在并发症：尿崩症。

1）相关因素：①肿瘤或手术累及下丘脑。②蝶鞍区附近病变或视上核到垂体后叶的纤维束损伤。

2）护理措施：①严格记录每小时尿量、24h出入量。②严格观察病人意识、生命体征的变化和皮肤弹性，及早发现脱水体征。③严密监测血钾、钠、氯、钙的变化及尿相对密度异常，根据医嘱及时纠正电解质紊乱。④保证静脉输液通畅，鼓励病人多饮盐开水，禁止摄入含糖食物，避免渗透性利尿。⑤发生尿崩者，根据医嘱使用药物，并观察用药后的效果。

（2）潜在并发症：低钠血症／高钠血症。

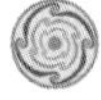

1）相关因素：①手术累及下丘脑。②体液丢失过多。③利尿剂的长期应用。

2）护理措施：①严密观察生命体征，特别是意识变化，当出现低钠血症／高钠血症时，病人首先表现为意识淡漠。②观察病人皮肤弹性（高钠脱水，低钠水肿）。③准确记录每小时尿量、24h出入量，监测血电解质及尿相对密度变化。④鼓励高钠病人多饮白开水，低钠病人多进食含钠高的食物。⑤保持静脉输液通畅，根据医嘱按时输入各种液体。

（3）潜在并发症：脑疝。

1）相关因素：①肿瘤压迫引起颅内压增高超过机体代偿能力。②术后颅内出血引起颅内压增高。

2）护理措施：①严密观察神志、瞳孔、生命体征变化。②观察头痛、恶心、呕吐情况。③按时使用脱水药，观察用药效果。

（4）活动无耐力。

1）相关因素：①与长期卧床、颅内病变有关。②与电解质紊乱有关。

2）护理措施：①评估和记录病人对活动的耐受情况。②根据医嘱及时纠正病人电解质紊乱。③定期按摩四肢，采取消除疲劳措施。④鼓励病人逐渐下床活动并逐渐增加活动量。⑤加强营养，提高机体抵抗力。

（5）焦虑。

1）相关因素：①对环境不适应。②对疾病缺乏认识。③不能预料手术结果。

2）护理措施：①热情接待病人，详细介绍病区环境。②评估和记录病人的焦虑程度，识别问题来源，协助解决。③向病人及家属详细介绍疾病的相关知识、治疗方法及可能出现的并发症。④让康复病人现身说教，增强病人治疗信心。⑤积极识别焦虑的原因，如家庭顾虑、手术效果、医疗费用等，并有针对性地解决。⑥为病人提供安静、舒适的休息环境，创造良好的氛围。

（6）有外伤的危险。

1）相关因素：①与意识障碍有关。②与癫痫发作有关。

2）护理措施：①评估病人发生外伤的可能性。②有意识障碍和／或癫痫发作的病人应派专人守护，及时观察巡视。③癫痫发作时，应注意保持呼吸道通畅，适时使用牙垫，防止病人咬伤舌头。④把病人安排在离护士站近的房间，并加用床挡，防止坠床或自伤。⑤保持病室环境安静，减少刺激。

（7）知识缺乏（特定的）。

1）相关因素：与对本身疾病不了解有关。

2）护理措施：①与病人交流，评估其对疾病的认识程度和自身的接受能力。②针对病人情况，向病人介绍疾病的有关知识。③落实围手术期的宣教计划及注意事项。

2．垂体瘤护理诊断及相关措施

（1）自我形象紊乱。

1）相关因素：功能性垂体瘤分泌过多激素。

2）护理措施：①与病人交谈，鼓励病人表达自己的感受，给予正面的引导。②鼓励病人经常进行修饰和改善个体形象。③鼓励病人加强修养，提高自身的内在素质，敢于

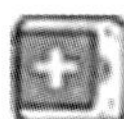

面对现实。④帮助病人适应日常生活，参与社会活动及人际交往。

（2）潜在并发症：有感染的危险。

1）相关因素：①与脑脊液漏有关。②与手术有关。

2）护理措施：①观察有无脑脊液漏。②避免术后剧烈咳嗽和用力擤鼻涕，以防脑脊液鼻漏。③如有脑脊液鼻漏，应保持头高位，防止脑脊液逆流，严禁经鼻插胃管，禁止填塞、冲洗鼻腔及鼻腔内用药。④严格无菌操作，防止医源性感染。⑤病房保持通风，减少人员流动。

（3）感知改变，视觉障碍。

1）相关因素：肿瘤压迫视神经、视交叉及视束。

2）护理措施：①向病人详细介绍病室环境，提供适当的光源。②把水、餐具、呼叫器等常用物品放在病人视力范围内。③移去环境中的障碍物，室内用物相对固定，如用物摆放位置发生改变要告诉病人。④避免让房门半开，一定要全开或全关。⑤保持床位低水平，床边有扶栏。⑥当病人行走时要搀扶，提供适当的辅助用具并练习使用。

（4）潜在并发症：尿崩症、低钠血症／高钠血症、脑疝。

（5）活动无耐力。

（6）焦虑。

相关因素及护理措施同颅咽管瘤。

（华　莎　徐　敏）

二、血管内栓塞治疗的围手术期护理

（一）常规术前准备

1．心理护理　向病人及家属介绍手术目的、方法、必要性、安全性以及术中、术后的不适，以消除疑虑，配合栓塞治疗。

2．病人准备

（1）按医嘱做好术前准备，如三大常规，出、凝血时间，心、肺、肝、肾功能及头颅CT、MRI、MRA检查，行青霉素、碘、普鲁卡因过敏试验，为医生提供准确依据。

（2）按医嘱术前3d给予口服尼莫地平，每次20mg，每日3次，以预防脑血管痉挛。

（3）穿刺部位（腹股沟及会阴部）备皮。注意勿损伤皮肤，以免感染。

（4）精神紧张者术前晚给予口服安定5mg，保证睡眠，减少体力消耗。

（5）术前6h禁食、水，以免术中呕吐。

（6）建立静脉通道。应用静脉留置针选择左上、下肢浅静脉穿刺，以不妨碍术者在右侧操作。

（7）对估计手术时间较长者，特别是小儿，给予留置导尿。

（8）术前30min遵医嘱肌内注射镇静剂，如苯巴比妥钠。

3．物品准备

（1）根据所选择的血管内治疗的方法准备穿刺针、导引器、导管、微导管、导丝、导管连接用物、栓塞材料，并准备动脉加压输液袋、调节输液器、输液避光装置等。

（2）备2%利多卡因、鱼精蛋白、硝普钠、肝素、地塞米松、罂粟碱、碘必乐等术中

用药以及急救药物。

（二）特殊术前准备

根据不同类型脑血管疾病的特殊要求，术前除按上述常规准备外，还须进行特殊准备与护理。

1．颅内动脉瘤

（1）预防导致动脉瘤破裂的诱因发生：动脉瘤破裂出血是绝大多数颅内动脉瘤病人的首发症状，病人可因情绪激动、起身或弯腰、排便、咳嗽、分娩、创伤、性生活等诱因，导致动脉瘤破裂出血而突然发病，严重者甚至可以突然死亡。护理：①将病人安置于急救或重症监护病房，避免声、光刺激，嘱病人卧床休息，适当应用镇静剂，保持安静。②避免对病人的不良精神刺激，使病人情绪保持稳定。③监测血压。对有高血压的病人按医嘱给予降压药或控制性低血压，并注意观察用药效果。④注意保暖，避免着凉。⑤保持大便通畅，便秘者可使用缓泻剂。⑥按医嘱禁食或给予易消化、营养价值高的食物以及各种维生素。

（2）严密观察病情，及时发现动脉瘤破裂的先兆症状：动脉瘤破裂最常见的先兆症状是头痛、呕吐和癫痫发作。如病人突然发生剧烈头痛、面色苍白、呕吐、烦躁不安、四肢抽搐、全身出冷汗，严重者随即出现意识障碍、躁动、谵妄、意识模糊，乃至昏迷，甚或呼吸停止，并伴有喷射状呕吐、脑膜刺激征阳性等，应考虑为动脉瘤破裂，采取如下措施：①让病人平卧，保持平静；②立即报告医生；③癫痫者立即静脉注射安定 10mg；④严密观察意识、瞳孔及生命体征；⑤抽血、备皮；⑥迅速建立输液通道；⑦迅速完成术前及急诊手术抢救病人的准备。

（3）积极做好各种抢救准备工作：对入院时已发生动脉瘤破裂出血的病人，遵医嘱对病人采取降血压、降温、降颅压、抗脑血管痉挛、抗纤溶和脑室外引流或持续蛛网膜下隙引流等治疗措施。护理上严密观察病情变化，注意用药效果，做好基础护理，积极创造条件，争取实施血管内栓塞治疗。

2．颈动脉海绵窦瘘

（1）掌握病人的神经系统功能情况及眼球突出程度，并了解颅内杂音的响度及音调的情况，以便与术后比较。

（2）指导病人做颈动脉压迫试验（Matas 试验），以估计病人对脑缺血的耐受情况，为术中必要时栓塞患侧颈内动脉做好准备。具体操作：嘱病人取仰卧位，用 Matas 试验架或手指将患侧颈总动脉压向第 6 颈椎横突，以同侧颞浅动脉搏动消失为按压有效，每次压迫时间以病人能耐受为限，一般每次压迫 30min，持续 5～7d。在压迫颈总动脉后，应注意观察病人有无患侧视力障碍、对侧肢体偏瘫、失语、意识障碍等症状。

（3）对结膜充血、水肿、角膜溃疡的病人，每日用氯霉素眼药水滴眼数次，后用红霉素眼药膏涂眼，再用无菌纱布敷盖，防止角膜溃疡的发生；每日检查病人视力，若发现病人出现进行性视力下降，应报告医生做急诊手术，以挽回视力。

3．脑动静脉畸形

（1）加强病情监护，预防颅内出血：颅内出血（蛛网膜下隙出血）是威胁脑动静脉畸形病人生命安全的两大首发症状之一，情绪激动、烦躁不安或突然用力劳动等为诱因，

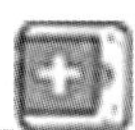

因此病人入院后劝其注意休息，避免情绪激动、烦躁不安，必要时给予镇静药，鼓励多吃蔬菜水果，保持大便通畅，预防感冒，以消除出血诱因。如有头痛、呕吐、意识障碍、肢体无力等出血表现，应报告医生并配合处理。

（2）癫痫的护理：对有癫痫病史的病人，应了解既往癫痫发作的情况，遵医嘱给予抗癫痫药物，并注意病人安全。

（三）术后一般观察与护理

（1）将病人安置在ICU病房进行监护，待病情平稳后转至普通病房。

（2）术后24h内，病人绝对卧床休息，穿刺侧肢体伸髋制动24h，穿刺局部用1kg沙袋压迫6h。

（3）严密观察病人的病情变化，包括意识状态、语言功能、肢体活动、生命体征等，发现异常及时报告医生给予相应处理。

（4）观察穿刺点有无出血、足背动脉搏动以及下肢末梢血液循环情况。行颈动脉穿刺的病人，术后应特别注意穿刺部位有无血肿，以防血肿压迫气管引起呼吸困难。

（5）术后禁食6h后可根据病情酌情进食。

（6）有的病人术后出现对比剂的副作用，如头痛、恶心、呕吐、失语、感觉运动障碍，甚至出现惊厥昏迷。轻型反应可在短时间内好转，不必处理，症状明显者行对症处理；严重反应如中枢性抽搐，应按癫痫护理常规进行护理，如安定10～20mg静脉注射，鲁米那0.1～0.2g肌内注射，给予氧气吸入。抽搐时间较长者，可给予20%甘露醇250ml快速静脉滴注以预防脑水肿。

（7）对颈动脉海绵窦瘘的病人，继续做好眼部护理，并注意询问病人是否能听到颅内轰鸣声，患侧眼眶杂音是否再现。对有癫痫病史的病人，术后要按时服用抗癫痫药物，并要密切观察癫痫发作的先兆。

（四）术后并发症的观察与护理

1.脑过度灌注综合征 脑过度灌注综合征主要发生在高血流病变栓塞后，由于在瞬间将动静脉短路堵塞，原被病变盗去的血液迅速回流至正常脑血管，而正常脑血管长期处于低血流状态，其自动调节功能失调，不能适应颅内血液动力学的变化，将会出现过度灌注。临床上表现为头晕、头痛、呕吐、肢体功能障碍、脑水肿或颅内出血等症状。故术后24～48h内，要密切观察意识、瞳孔、生命体征及肢体活动变化，根据医嘱经静脉给予20%甘露醇250ml以减轻脑水肿，降低颅内压。对于高血压的病人更应监测血压的变化，使血压维持在基础血压2/3水平，如应用硝普钠等降压，同时给予氧气吸入。

2.脑血管痉挛 脑血管痉挛是血管内治疗术中或术后的并发症，其原因可能与导管对血管的机械刺激、精神因素、对比剂的影响有关，加上局部脑水肿、脑缺氧，影响血管壁本身血液供给，所以引起局限性脑血管痉挛。临床上主要表现为头痛、短暂的意识障碍、肢体瘫痪等。治疗方法主要是应用尼立苏、尼莫地平、尼莫通等钙离子拮抗剂或使用罂粟碱，经颈动脉给药，以扩张血管，解除血管痉挛。护理上应注意在使用尼立苏等药物时，最好是使用微电脑输液泵，并观察血压情况，因为此药物会导致血压下降。

3.脑出血 脑出血是脑动静脉畸形与颅内动脉瘤的常见并发症，其原因可能为：①栓塞后脑血管自动调节功能不适应，引起过度灌注脑肿胀；②过度灌注综合征；③畸形

血管团压力升高致血管破裂；④导管粘于畸形供血动脉，抽出导管时动静脉畸形受牵拉破裂出血；⑤膨胀球囊使血管破裂出血。临床症状主要表现为颅内压增高的症状及意识、瞳孔的改变。治疗上主要是应用脱水剂，如20%甘露醇。护理上要注意密切观察病情变化，如果出现以上症状，应及时报告医生，做出相应处理，还要注意避免诱发颅内压增高的因素。

4. 血栓形成和局部缺血 密切观察下肢末梢血运情况是及早发现股动脉栓塞及明确栓塞程度的依据，所以应密切观察股动脉穿刺侧足背动脉的搏动及下肢皮肤的温度。因股动脉穿刺插管对股动脉内膜都会有不同程度的损害，部分病人可能出现下肢供血不足，若发现足背动脉搏动减弱或消失，肢端温度下降，小腿疼痛剧烈、感觉迟钝，要立即通知医生，按医嘱给予抗凝溶栓治疗。

5. 穿刺局部出血和血肿 穿刺局部出血和血肿形成的原因主要有：①反复穿刺或穿破动脉前、后壁；②术中使用肝素过量；③凝血机制障碍；④局部压迫止血不彻底；⑤术后穿刺部位活动频繁，活动度大所致。临床上主要表现为穿刺局部出血和皮下血肿形成，若出现这种情况时可加压包扎。护理上应注意术后绝对卧床休息24h，穿刺侧肢体不得弯曲，沙袋压迫穿刺点6h，并嘱咐病人减少活动。若病人不配合时，可适当约束。

（五）护理诊断及措施

1. 动脉瘤护理诊断及相关措施

（1）焦虑。

1）相关因素：与疾病有关。

2）护理措施：①评估病人的焦虑程度。②评估病人控制焦虑的应对技巧。③观察记录焦虑的行为和语言表现。④对病人表示理解和同情。⑤主动介绍环境，消除陌生感和紧张感。⑥解释病情和治疗方案。⑦指导放松行为训练。⑧耐心回答病人提出的每一个问题。⑨与病人建立相互信任的关系，必要时陪伴病人。⑩帮助病人认识焦虑的症状，并提醒病人及时控制。

（2）活动无耐力。

1）相关因素：与患病后需绝对卧床有关。

2）护理措施：①除了嘱咐病人绝对卧床外，不能忽视病人的肢体锻炼。②教会病人简单的床上运动，教会并训练病人床上大小便。③让病人做一些诸如伸腿、抬腿、活动肢体的动作，但幅度要小，动作轻柔，必须在有人陪伴的情况下活动，以不出汗为宜。

（3）有周围血管、神经功能障碍的危险。

1）相关因素：与瘤体位置有关。

2）护理措施：①加强巡视，告诉病人卧床的重要性，取得病人的配合。②保持环境安静，减少人员探视，防止瘤体破裂导致神经功能障碍威胁生命。③及时观察病情变化，将危险性减少到最低程度。

（4）有出血的危险。

1）相关因素：与瘤体破裂有关。

2）护理措施：①及时观察病情变化，防止动脉瘤破裂出血。②血压升高时，应遵医嘱给予降压药，并观察用药后的效果。③保持室内安静，减少声、光等不良刺激，保证病人充足的睡眠。④进行护理操作时动作轻柔，减少对病人的刺激。⑤鼓励病人多饮水，多食蔬菜、水果，保持大便通畅，必要时可遵医嘱给予缓泻剂。⑥预防感冒、咳嗽，严重时可遵医嘱给予止咳药。

2．脑动静脉畸形护理诊断及相关措施

（1）疼痛。

1）相关因素：与疾病有关。

2）护理措施：①评估疼痛的性质、程度、部位和诱发因素。②评估病人过去对疼痛的应对技巧。③评估疼痛对个人的影响并预测是否需要止痛药或其他止痛措施。④卧床休息，协助生活自理。⑤倾听病人表达疼痛的陈述。⑥指导病人取舒适的体位。⑦尽可能减少应激刺激。⑧指导病人分散注意力、按摩病变部位及放松技巧。⑨保持病区安静，提供有利于休息和睡眠的环境。⑩讲解疼痛的诱因、预防措施和缓解办法。

（2）知识缺乏（特定的）。

1）相关因素：与对疾病不了解有关。

2）护理措施：①评估病人文化程度。②评估病人相关知识缺乏的程度。③多与病人沟通，在沟通中给病人概要讲述疾病的有关治疗、预后情况，增加病人对疾病的了解。④在做术前准备以及其他各项操作时，对病人的疑惑给予解答，解除病人的紧张情绪以及因对疾病无知所致的恐惧。⑤介绍出院后注意事项和定期复查意义。

（3）预感性悲哀。

1）相关因素：与担心预后有关。

2）护理措施：①开导病人，加强与病人沟通，使病人产生信赖感。②讲解相同疾病病人康复出院的情况，鼓励病人。③告诉病人适当的自我保护措施，做好复诊，增强信心。④有可能时对病人进行术后回访，了解病人术后康复状况，并给予鼓励。

3．颈动脉海绵窦瘘护理诊断及相关措施

（1）自我形象紊乱。

1）相关因素：与眼球突出有关。

2）护理措施：①用纱布覆盖病人突出的眼球，让病人不会感到难看。②教会病人眼部自我护理的方法。③多与病人交谈，告诉病人术后突出的眼球会慢慢恢复，这并不是永久性的。④鼓励病人多与同类疾病恢复较快的病人交谈。⑤允许病人家属陪伴，减少病人与外界接触，以减轻病人的尴尬心理。

（2）睡眠形态紊乱。

1）相关因素：与耳内轰鸣声有关。

2）护理措施：①告诉病人这是由疾病引起的，术后便会有很明显的改善。②安排有利于睡眠的环境。③帮助病人重新建立或恢复正常入睡方式。④减少或消除对睡眠的干扰因素。⑤必要时可给予病人安眠药物，改善睡眠。

（3）潜在并发症：角膜溃疡。

1）相关因素：可能与长期突眼有关。

2）护理措施：①用清洁纱布覆盖突出的眼球，每日更换，并给予抗生素滴眼液滴眼，一日数次，每晚涂眼膏。②观察病人角膜、视力情况，班班交清，防止发生并发症。

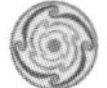

③术后仍应坚持用眼药水滴眼，加强眼部护理。

（吕　健　杨　剑）

第二节　鞍区肿瘤术后重症监护

重症监护是当代一门跨学科、综合性强、需要密切协作的独立专业学科。20 世纪 50 年代医疗水平发达的国家相继建立了重症监护病房。20 世纪 80 年代神经外科重症监护走进了神经外科领域，使重症监护逐步走向专科化，神经外科病人得到了及时、正确的抢救、治疗和护理，大大降低了死亡率，提高了治愈率，减少了交叉感染，规范了神经外科的抢救程序。神经外科理论和技术的不断发展，很多现代化仪器在神经外科手术中的应用，大大冲破了手术禁区，改善了手术效果，这对神经外科护理提出了新的要求。因此，神经外科重症监护也成为热门话题，引起学者们的高度重视。本节着重介绍鞍区肿瘤术后的重症监护。

最常见的鞍区肿瘤为垂体腺瘤、颅咽管瘤、脑膜瘤、生殖细胞瘤、视神经胶质瘤等。

上述肿瘤在手术过程中最易侵害丘脑下部，使体温调节中枢功能受损而引起体温的改变，同时丘脑下部受损后病人容易出现尿崩而引起电解质的紊乱，因此除监护心电、呼吸、 循环系统外，还应加强对并发症的监护。

一、心电图监测

在神经外科的重症监护中，心电图是通过心电监护仪进行监测的，它反映病人的心律、心率以及是否有心律失常、低电压、电解质紊乱、酸碱平衡失调、低氧血症等。同时也可以反应ST－T 段和Q－T 间期的改变。这是一种无创监测，十分方便，可准确地反映病人的心脏功能，给医生提供可靠的治疗依据。因此重症监护中，心电图的连续监测是一项必不可少的重要指标，护士及医生应掌握正常和常见的异常心电图。

（一）正常心电图

正常心电图即P－QRS－T 波群顺序出现，各波段振幅时间、电压和形态均在正常范围内。

1.P 波

(1) 方向：Ⅰ、Ⅱ、aVF、V4～V6 导联直立，波顶圆钝。aVR 倒置，Ⅲ、aVL、V1～V3 可以直立平坦、双向或倒置。

(2) 时间（波宽）：不超过 0.11s。

(3) 电压（振幅）：肢体导联不超过 0.25mV，心前导联不超过 0.20mV。

2.P－R 间期　正常成人 P－R 间期 0.12～0.20s，但随心率与年龄而变化。选择P 波最宽的Ⅱ导联测量。

3.QRS 波群

(1) 时间（波宽）：正常成人 QRS时间为 0.06～0.10s，儿童为 0.04～0.08s。在QRS 波最宽的肢体导联或 V3 导联测量。

(2) 电压：①Q 波：深度小于同导联的 1/4 R 波，时间小于 0.04s。②R 波：RV1

不超过0.1mV，RV5不超过2.5mV，RaVL不超过1.2mV，RaVF不超过2.0mV，RaVF不超过0.5mV。③ S波：V1、V2呈rs波，称右心室波型。V4、V5、V6则R波比S波大，称左心室波型。④ RV5+SV1 ＜ 4.0mV（男），＜ 3.5mV（女），RV1+SV5 ＜ 1.2mV。⑤ R+S波的电压在三个标准导联和三个加压单极肢体导联中都＜ 0.5mV，称为低电压。⑥室壁激动时间：V1、V2反映右心壁激动时间，正常为0.02～0.05s。

4.ST段 正常ST段压低（即向下偏移）在任何导联中不应超过0.5mV，抬高（向上偏移）在肢体导联中不超过0.1mV，胸导联V1～V3不超过0.3mV，V5～V6不超过0.1mV。

5.T波 为心室复极波。

（1）方向：正常T波方向与QRS波主波方向一致，Ⅰ、Ⅱ、V4～V6直立。aVR、Ⅲ、AVL、V1～V3可倒置。

（2）电压：胸导联中T波可高达1.2～1.5mV，但V1的T波倒置不超过0.4mV，V5的T波大于V1的T波，aVL、aVF可高达0.4～0.5mV，aVR的T波可深达0.6mV，在R波为主的导联中，T波不应低于R波的1/10。

6.Q-T间期 为QRS波群起点至T波终点时间，代表心室除极、复极过程中总共所需要的时间，Q-T间期随心率而变化。心律正常时，QT间期约为0.36～0.44s。

7.U波 U波是在T波后0.02～0.04s出现的低平波，其方向与T波方向一致。正常心电图方向不明显，在Ⅱ、V3导联易见相对U波。

（二）常见异常心电图

电解质紊乱对心电图的影响：

1.低钾血症 ① U波明显可见，肢体导联振幅增高＞ 0.1mV，有时超过同一导联上T波的振幅，可与T波融合。Q-U间期延长。② ST段下移可达0.5mV以上。T波降低、平坦，负正双相或倒置。③重度缺钾可致室性期前收缩，室上性或室性心动过速，心室颤动等。

2.高钾血症 ① T波高耸，呈帐篷状，长支与降支对称，基底变窄。② P波增宽，振幅降低甚至消失。③ QRS间期增宽，R波振幅逐渐降低，S波逐渐加深，ST段压低或抬高。

3.低钙血症 血中钙离子浓度过低时，心肌收缩无力，心肌膜电位增加，ST段平坦延长，Q-T时限延长，T波直立。

4.高钙血症 ① Q-T间期缩短为最早的心电图改变。表现为ST段缩短或消失，Q-T间期缩短，常伴有U波，P-R间期可延长。②重度高血钙时T波可倒置。③窦性心动过速，偶发室性期前收缩、室性心动过速和心室颤动，甚至突然死亡。

5.高钠与低钠血症 理论上讲钠离子对动作电位有影响，但在临床上见不到高钠或低钠所致的心律失常，心电图无法诊断高钠或低钠，只有根据血电解质来判断高钠或低钠。

（三）低血容量性心律失常

血容量降低时，左心排出减少，右心回流也减少，心率出现代偿性加快，每分钟100次以上，严重失血性休克或脱水过度没及时补充时，心率可在150次/min以上，心电

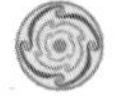

图提示窦性心动过速。

二、呼吸监测

脑对缺氧非常敏感，大脑皮质更敏感。缺氧最易引起脑功能障碍，脑血管扩张，导致脑水肿，颅内压增高。因此，鞍区肿瘤术后病人应立即给氧，保持呼吸道通畅，除观察病人呼吸频率、节律、深浅度外还应从以下几个方面监测。

（一）血氧饱和度

正常的血氧饱和度（SPO_2）为95%～98%。轻度不饱和为90%～95%，中度不饱和为85%～90%，重度不饱和为85%以下。其操作方法是：将感应器夹在病人手指、耳垂或足趾等部位，通过微机对输入信号进行处理，结果在显示器上反应出来。操作简便、无创并连续监测，是目前临床上最常见的一种方法。

（二）血气监测

血气分析可以测出血pH、PaO_2、SaO_2、$PaCO_2$、HCO_3^-等重要指标，判断呼吸功能和酸碱平衡。

1.pH值 在正常生理状态下血液的酸碱度为7.35～7.45（平均7.40），[H^+]为35～45nmol/L（平均40nmol/L），此种状态称为酸碱平衡。凡是由原发[HCO_3^-]下降或$PaCO_2$升高引起[H^+]升高的病理生理过程称为酸中毒。凡是由原发[HCO_3^-]升高或$PaCO_2$下降引起[H^+]下降的病理生理过程称为碱中毒。pH < 7.35为酸中毒，pH > 7.45为碱中毒。

2.动脉血氧分压（PaO_2） 正常值为10.67～13.33kPa，主要了解有无低氧血症，是了解肺通气和换气功能的重要指标。

3.动脉血二氧化碳分压（$PaCO_2$） 正常值为4.67～6.0kPa，是了解肺通气功能的指标。

（三）机械通气

机械通气是外科重症监护中经常采取的抢救措施，它能维持呼吸道通畅，改善病人缺氧状况，纠正或预防二氧化碳潴留。因此应了解使用呼吸机的适应证和禁忌证，选择合适的通气方式，正确调节呼吸机参数和撤机的时机等。正确使用呼吸机，能改善全身氧合状况，减少并发症的发生，降低死亡率。

三、循环系统监测

循环系统监测一般在心排出量、血容量及外周血管阻力等三方面进行，监测上述指标在临床上并不方便，而连续不间断的反复监测更为困难。因此可根据具体情况结合临床资料直接（如心排出量、氧饱和度）或间接（如血压、尿量）获得有关脏器功能的资料，通过心电图和心排出量、每搏输出量、射血分数及心室壁运动的研究可以持续而详细地监测全身及局部灌注和心脏功能。

（一）心排出量

可以用稀释法来测量，即向心房内快速注射相对密度低于血液的溶液，并通过位于导管远端的热敏电阻监测肺动脉内血流的温度变化来计算心排出量，正常人静息状态时

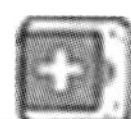

心排出量为4～8L/min。每搏输出量是每次心脏搏动射出的血量，静息时为60～90ml。

每搏输出量、心排出量均能反映心肌收缩力与外周血管阻力同心血流量密切相关。

（二）血容量

血容量是血液在血管内的流量，它能提供器官组织的血液灌注，保证器官组织的气体交换，维持有效血液循环。任何构成血管内血容量降低的因素均可导致低血容量性休克，出现微循环障碍，心肌耗氧量增加，内脏组织缺血缺氧，代谢产物积聚。血容量过高则心脏负荷加重，出现严重的肺水肿、脑水肿等。监测血流量需用放射性同位素标记方法测定，很难连续监测。因此，临床上只能通过血流动力学来综合分析评估。

目前主要采取监测血压、脉压、脉搏、尿量、中心静脉压、心排出量等指标来综合判断血容量。

（三）外周血管阻力

外周血管阻力是血液经过动脉和静脉循环的血管阻力，测量的方法是通过中心静脉压、心排出量等指标计算出来。外周血管阻力增加是机体的一种代偿机制，外周血管收缩时，血管阻力增加，心脏负荷加重，心排出量下降，血压下降，舒张压增高，脉压差减小，病人出现口干、尿少、面色苍白、皮肤潮红等低血容量休克症状。上述临床表现可以评估外周血管阻力。

四、术后重点监护

显微神经外科病人开颅术后，应该进入重症监护病房，特别提倡神经外科专科重症监护，有利于观察病情、发现问题、及时治疗，对病人术后康复很有利。

（一）意识判断

神经外科检查意识主要判定神志是否清楚、昏迷程度和昏迷演变过程。判断有无昏迷和昏迷程度比较容易，但适时地观察意识变化并确定其昏迷程度演变过程相对困难。神经外科原发性脑损伤、脑干损伤、原发性丘脑下部损伤可以表现立即昏迷；继发性脑损伤或颅脑占位病变引起的昏迷，无论缓慢与迅速，都有由轻至重或中间清醒的过程。这对正确诊断、及时治疗和判断预后都很重要。因此在监护设备齐全的条件下，医护人员特别是护士仍不可忽视对病人的床前观察。

传统的意识判断将神志分为五种情况，即清楚、模糊、浅昏迷、昏迷、深昏迷。这些情况的标准多数大同小异，每种情况本身也有由轻到重的广泛变化幅度，要把这一演变过程截然分清楚并不是轻而易举的。因此，现在国际上普遍采用英国Glasgow大学Jennett等人根据病人睁眼、语言和肢体运动情况制定的GCS昏迷指数。积分15分为正常；14～12分为轻度昏迷；11～9分为中度昏迷；8分以下重度昏迷；7～4分预后极差，生死难卜；3分以下为罕见生存。

（二）瞳孔观察

动眼神经的副交感神经纤维支配缩瞳肌和睫状肌。传统观察瞳孔的方法是用手电筒直接照射在两眼的瞳孔上，用目测判断瞳孔的大小、光反射情况，带有较大的主观性。近来采用瞳孔测量尺，克服了以往目测的误差，使瞳孔观察更加准确，为预防颅内高压和脑疝的形成提供依据。

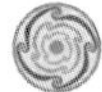

（三）颅内压的监测

颅内压增高或降低均是神经外科工作中遇到的重要问题，特别是颅内压增高对病人的危害更大。以往采用腰椎穿刺测量颅内压，只能观察一次，不能持续监测，且有诱发脑疝的可能。近年来开始采用颅内压监护仪持续监测颅内压，其方法是将导管直接置于侧脑室内或将测压探头置于蛛网膜下隙、硬脑膜下隙或硬脑膜外，克服了腰椎穿刺测压的痛苦和危险，更不会导致脑移位或脑疝。

监护内容包括：①颅内压与意识的变化；②颅内压与生命体征的变化；③药物对颅内压的影响；④其他因素对颅内压的影响。

在颅内压的监测过程中，护士应注意以下几点：①确保呼吸道的通畅，充分供氧，吸痰时注意颅内压的变化。②监护病人血压及颅内压，保证脑灌注压力。③根据颅内压变化情况采取有效降压和稳定措施。④保持病人头部与颅内压监护仪的位置一致，防止过高、过低或脱落等。保持头部穿刺部位伤口敷料干燥，注意无菌操作，预防感染。⑤保持水、电解质平衡，准确记录24h出入量。

（四）生命体征的监测

1.血压　血压过高应警惕颅内高压的可能；血压过低多由于术后血容量不足，脑干功能严重受损，累及血管运动中枢。应每小时监测血压一次，必要时每15～30min监测一次，发现问题及时处理，使血压维持在正常范围。

2.脉搏　颅内压增高的脉搏是偏慢且有力。血压偏低而脉搏细弱无力说明血容量不足，有休克的可能。无论是前者还是后者都应找出原因及时处理，使脉搏在正常范围。

3.体温　显微神经外科手术后立即出现高热多发生于垂体腺瘤、颅咽管瘤和鞍区其他肿瘤病人，由于下丘脑前部的散热中枢受累所致。高热可加快新陈代谢，加重脑缺氧和脑水肿，严重时发生脑疝，威胁生命，应及时处理。护理要点：①预防发热，鞍区肿瘤病人术后无论有无发热，可常规头部置冰枕24h。对低热（38℃以下），减少盖被，全身温水擦浴后体温可降至正常。②高热，特别是中枢性高热（39℃以上），物理降温效果较为明显，可大血管处（如双侧腋下、腹股沟、腘窝、双侧颈部）冰敷，头部置冰枕。近来使用控温床对中枢性持续高热病人效果良好。

（五）中心静脉压监测

中心静脉压监测对病人心功能和血容量的判断以及指导输液、输血量均很重要，特别是颅内高压和显微神经外科大手术后的病人在输液量及输液速度上都应严格控制。

五、术后并发症的预防和护理

（一）尿崩症

每小时测量尿量及尿相对密度，准确记录24h出入量，维持外周循环的稳定，必要时测中心静脉压。应用抗利尿制剂时，须了解电解质的情况，如病人每小时尿量＞250ml说明有尿崩的可能，在不存在低钠血症及抗利尿激素异常分泌综合征的情况下，可用垂体后叶素，首先以小剂量（2.5U）皮下注射，一次有效剂量应能控制其尿量达8h，否则可按医嘱追加剂量；如不能控制尿量，可遵医嘱使用长效尿崩停，首先以小剂量（0.1～0.2ml）皮下注射。尿崩期间，一定要根据尿量补充足够的水分，意识无障碍者，鼓励病

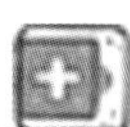

人自饮、多饮，饮料中适当加盐；意识障碍者，应鼻饲足够的水。常规输液量，成人1 500～2 000ml/d，儿童700～1 000ml/d，约相当于由皮肤、呼吸道丢失的水分。

（二）高热、体温波动

术后立即预防性物理降温，冰枕冰敷，是预防术后高热最有效的方法，应每小时测体温一次，以肛温为宜。如体温高达40℃，适当减少盖被，头部、腋下及腹股沟处冰敷，有条件的情况下，使用控温床，体温可降至正常，对中枢性高热有良好效果。物理降温以不引起病人寒战为宜，避免引起高热。神志清楚者，避免冬眠疗法，以免影响病情观察，体温不升者，加强保暖，加盖棉被，适当调高室温，使病人体温控制在正常范围。

（三）电解质紊乱

1.低钾　由尿崩排钾过多而未及时补足引起。

2.高钾　与补钾过多和胃肠功能损害有关。心电图也可反映异常血钾。

3.高钠高氯　血液浓缩，严重时出现意识障碍，应限制氯、钠的补充，补足液体，及时治疗尿崩，嘱病人多吃甜食和清淡食物，限制钠的摄入。

4.低钠低氯　因尿崩钠、氯排出过多所致，即所谓“脑性盐耗综合征”。应遵医嘱及时补充高渗氯化钠，给予促肾上腺皮质激素，促进肾对钠的吸收。同时应警惕抗利尿激素异常分泌综合征的可能，因水分过度潴留，血液稀释而形成低氯低钠，血浆渗透压低，体重加重，即形成水中毒。必须严格控制，限制水的摄入。成人800～1 000ml/d，儿童400～500ml/d，适当使用利尿剂，如速尿等。对电解质紊乱的纠正，必须全面分析其发生原因和病理生理过程，在医生的正确指导下进行治疗和护理，按时检查血电解质，随时调整治疗、护理方案。

（四）癫痫发作

术前应按医嘱常规口服抗癫痫药物，如大仑丁0.1g，3次/d，或丙戊酸钠0.2g，3次/d，手术结束后立即遵医嘱肌内注射或静脉注射抗癫痫药物，如安定、德巴金等。如癫痫发作者，立即Valium 10mg静脉注射，给氧、加固护栏、约束四肢，以防坠床，使用口咽通气道，防止舌后坠和舌咬伤，吸痰，保持呼吸道通畅。如从未发生癫痫，出院后嘱病人仍继续口服抗癫痫药物，1～2周后停药。如术前或术后曾有过癫痫发作，可诊断癫痫者须长期服药，进行正规的抗癫痫治疗。

（五）上消化道出血

术后禁食、激素的应用是引起上消化道出血的主要原因。为预防上消化道出血，术后早期进食可减少胃酸对胃黏膜的刺激，意识无障碍者，术后6h即可进流质或半流质饮食，持续2～3d后进普食。昏迷不能进食者，上鼻胃管行鼻饲，同时遵医嘱使用H_2受体拮抗剂，如Ranitidine或Cimitidine或洛赛克等，有助于减少上消化道出血。

（六）意识障碍

术后应每小时按GCS方法观察病人的意识改变，瞳孔变化，一旦出现意识、瞳孔改变，除立即行CT检查确定有无颅内出血和脑积水外，还须抽血检查电解质和激素用量等。

（七）营养护理

意识无障碍者，术后6h即可进食，首次量不宜过大，一般为200ml为宜，2～3d后

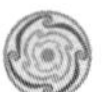

进半流质饮食，1 周后进营养丰富易消化的普食。意识障碍不能进食者，应及早采用鼻饲进行正规的肠内营养，如米汤、牛奶、医院配制的混合奶或能全力、能全素等，成人每天 420～2 100kJ，开始分次注入，观察消化道功能，逐渐增量，待胃肠道功能恢复后可增至每天 3 360～5 040kJ，肠内营养未完成适应阶段，不足热量由静脉供应，如静脉注射脂肪乳剂。

（蒋年华）

参 考 文 献

1　薛庆澄.神经外科学.天津：天津科学技术出版社，1990.284～298

2　吴承远，刘玉光.临床神经外科学.北京：人民卫生出版社，2001.317～359

3　马廉亭.实用神经外科手册.北京：人民军医出版社，1996.413～423

4　段杰，王庆珍，金颖.神经外科护理.北京：北京科学技术出版社，2001.115～122

5　朱贤立.颅咽管瘤全切术后处理.中国临床神经外科杂志，2000（4）:248

6　葛美叶，李岩等.颅咽管瘤全切术后并发症的护理观察.现代护理杂志，2002（8）：160

7　鲜继淑，苗新英，杜小琴等.颅咽管瘤切除术后并发症的观察及护理 40 例.实用护理杂志，2002（12）:21

8　张艳红.垂体瘤术后并发症的观察及护理.护士进修杂志，1999（2）:45

9　杨春明.现代急症外科学.北京：人民军医出版社，2001.181～182

10　钱桂生.现代临床血气分析.北京：人民军医出版社，2002.3～4

11　赵洪洋.神经外科学新进展.武汉：湖北科学技术出版社，2003